Die Wirbelsäule in Forschung und Praxis, Band 79
―――――
Die Wirbelsäule in der Arbeitsmedizin
Teil II

DIE WIRBELSÄULE IN FORSCHUNG UND PRAXIS

Herausgegeben von
Professor Dr. med. Dr. med. h. c. Herbert Junghanns, Bad Homburg v.d.H.

Band 79

Die Wirbelsäule in der Arbeitsmedizin

Teil II

Einflüsse der Berufsarbeit auf die Wirbelsäule

von

HERBERT JUNGHANNS

mit 129 Abbildungen in 216 Einzeldarstellungen, 60 Tabellen

HIPPOKRATES VERLAG STUTTGART

CIP-Kurztitelaufnahme der Deutschen Bibliothek

Junghanns, Herbert:
Die Wirbelsäule in der Arbeitsmedizin / von Herbert Junghanns. – Stuttgart : Hippokrates-Verlag.
Teil II. Einflüsse der Berufsarbeit auf die Wirbelsäule. – 1979
(Die Wirbelsäule in Forschung und Praxis ; Bd. 79)
ISBN 3-7773-0447-6

Prof. Dr. med. Dr. med. h. c. Herbert Junghanns,
Tannenwald-Allee 43
D-6380 Bad Homburg v. d. H.

Die Bearbeitung des Gesamtthemas wurde vom Hauptverband der gewerblichen Berufsgenossenschaften in Bonn unterstützt.

Das Bayerische Staatsministerium für Arbeit und Sozialordnung in München unterstützte einen Teil der literarischen Vorarbeiten.

ISBN 3-7773-0447-6

ISSN 0510-5315 (Schriftenreihe)

Alle Rechte, auch die des auszugsweisen Nachdrucks, der fotomechanischen Wiedergabe und der Übersetzung vorbehalten. Kein Teil des Werkes darf in irgendeiner Form (Fotokopie, Mikrofilm oder ein anderes Verfahren) ohne Genehmigung des Verlages vervielfältigt werden. © Hippokrates Verlag GmbH, Stuttgart 1979. Printed in Germany 1979. Druckerei Wagner, Nördlingen.

Inhaltsverzeichnis

Inhaltshinweis auf Teil I:
Biomechanische und biochemische Probleme der Wirbelsäulenbelastung 11

Berufskrankheiten-Verordnungen oder -Listen europäischer Länder mit Abkürzungen 12

Gemeinsames Vorwort für die Teile I und II 13

II 1	Einführung in Teil II	15
II 2.0	**Die häufigen Veränderungen der Wirbelsäule**	17
2.1	Allgemeines	17
2.2.0	Angeborene und wachstumsbedingte Veränderungen	17
2.2.1	Variationen	17
2.2.2	Fehlbildungen der Wirbelkörper-Bandscheiben-Reihe	19
2.2.3	Fehlbildungen der Wirbelbogenreihe	21
2.2.4	Zusammengesetzte Wirbelsäulefehlbildungen	22
2.3.0	Wirbelsäuleverkrümmungen	24
2.3.1	Kyphosen	24
2.3.2	Adoleszentenkyphose	24
2.3.3	Alterskyphose	26
2.3.4	Skoliosen	26
2.3.5	Lordosen, Geradehaltungen, Streckungen	28
2.4	Wirbelgleiten und Wirbelverschiebung	29
2.5.0	Im späteren Leben auftretende Veränderungen	31
2.5.1	Spondylosis deformans	31
2.5.2	Spondylosis hyperostotica	32
2.5.3	Chondrosis disci und Osteochondrosis intercorporalis	34
2.5.4	Protrusio disci und Prolapsus disci	37
2.5.5	Arthrosen an Gelenken der Wirbelsäule	39
2.5.6	*Baastrup*-Krankheit	41
2.5.7	Osteoporosen	41
2.5.8	Malazische Osteopathien	44
2.5.9	Osteopetrosen (Osteosklerosen)	45
2.6.0	Verschiedene weitere Veränderungen	45
2.6.1	Erbkonstitutionelle Systemerkrankungen	45
2.6.2	Chronisch-entzündliche Erkrankungen	46
2.6.3	Trauma- und Infektionsfolgen	47
2.6.4	Die operierte Wirbelsäule	47
2.7	Literatur	47
II 3. 0	**Prognose der Wirbelsäuleleiden**	49
3.1	Allgemeines	49
3.2	Selbstschutz, Regulierung, Anpassung	49
3.3.0	Die Prognosen häufiger Wirbelsäuleleiden	50
3.3.1	Allgemeines	50
3.3.2	Prognose jugendlicher Wirbelsäuleleiden	50
3.3.3	Prognose später erworbener Wirbelsäulestörungen	51
3.4	Weitere Literatur	51

II 4.0	Ärztliche Untersuchung	53
4.1	Vorgeschichte	53
4.2	Körperliche Untersuchung	53
4.3.0	Röntgenuntersuchung	58
4.3.1	Allgemeines	58
4.3.2	Röntgen-Sonderaufnahmen	61
4.3.3	Röntgenuntersuchung bei Vorsorge, Vorbeugung, Einstellung und Überwachung	63
4.3.4	Röntgenbilder als Begutachtungsgrundlagen	63
4.3.5	Gefahren der Röntgenuntersuchung	63
4.3.6	Literatur zu II 4.3	63

II 5.0	Berufliche Belastbarkeit bei häufigen Wirbelsäuleveränderungen	65
5.1	Vorbemerkungen	65
5.2	Veränderungen des Knochengerüstes	66
5.3.0	Veränderungen im Bewegungssegment	67
5.3.1	Allgemeines	67
5.3.2.0	Insufficientia intervertebralis	68
5.3.2.1	Einleitung	68
5.3.2.2	Instabilitas intervertebralis	69
5.3.2.3	Immobilitas intervertebralis	70
5.3.2.4	Wirbelblockierung	71
5.3.2.5	Belastbarkeit der Wirbelsäule bei Insufficientia intervertebralis	72
5.3.3	Bandscheibevorfall	73
5.3.4	Spondylosis deformans	74
5.3.5	Spondylosis hyperostotica	75
5.4.0	Weitere (besondere) Veränderungen	75
5.4.1	Allgemeines	75
5.4.2	Adoleszentenkyphose	75
5.4.3	Kyphosen und Skoliosen	77
5.4.4	Wirbelgleiten und Wirbelverschiebung	78
5.4.5	Arthrosen der Wirbelsäulegelenke	81
5.4.6	*Baastrup*-Krankheit	81
5.4.7	Die Wirbelsäule nach Verletzungen, Operationen und Infektionen	81

II 6.0	Übersichten aus der Literatur	85
6.1	Allgemeines	85
6.2	Häufigkeit der Wirbelsäuleveränderungen	86
6.3	Rücken- und Kreuzschmerzen in der Statistik	90
6.4.0	Krankheitshäufigkeit infolge von Wirbelsäulebeschwerden	91
6.4.1	Krankheitshäufigkeit in einzelnen Berufen	91
6.4.2	Vergleiche der Krankheitshäufigkeit zwischen Wirbelsäuleschäden und anderen Erkrankungen im selben Beruf	91
6.4.3	Unterschiede in der Häufigkeit von Wirbelsäulebeschwerden bei verschiedenen Berufen	93

II 7.0	Sozialmedizinische und volkswirtschaftliche Bedeutung der spondylogenen Krankheiten	95
7.1	Allgemeines	95
7.2	Notwendigkeit zu Berufsförderungsmaßnahmen infolge von Wirbelsäuleleiden	96
7.3	Berufswechsel, Berufsabbruch und Frühinvalidisierung durch spondylogene Leiden	97
7.4	Berufliche Bedeutung der Wirbelsäuleleiden	98
7.5	Weitere Literatur zu II 7	99

II 8.0		Vorsorgeuntersuchungen zur Feststellung der Wirbelsäulebelastbarkeit für den Beruf	101
	8.1	Vorbemerkungen	101
	8.2	Allgemeines, gesetzliche Grundlagen und Durchführung der Untersuchungen	102
	8.3	Eignungsuntersuchung / Einstellungsuntersuchung	106
	8.4	Tauglichkeitsmerkmale / Gefährdungsverzeichnis	111
	8.5	Überwachungsuntersuchung	122
	8.6	Nachgehende Untersuchung	123
II 9.0		Allgemeines über berufsabhängige mechanische Dauereinwirkungen	125
	9.1	Einführung	125
	9.2.0	Dauerbelastungen	130
	9.2.1	Vorbemerkungen	130
	9.2.2	Knochen	131
	9.2.3	Zwischenwirbelscheibe	131
	9.3.0	Vibrationen	132
	9.3.1	Vorbemerkungen	132
	9.3.2	Teilkörperschwingungen durch handgeführte Arbeitsgeräte	133
	9.3.3	Vibrationen in Fahrzeugen, Ganzkörperschwingungen	134
	9.3.4	Stochastische Schwingungen	137
II 10.0		Bewegungsmangel / Dauerhaltung	139
	10.1	Vorbemerkungen	139
	10.2	Sitzberufe	140
	10.3	Chirurgen / Zahnärzte	146
	10.4	Weitere Stehberufe	147
	10.5	Sitz-Steh-Berufe	148
	10.6	Sitzberufe mit Vibrationseinflüssen	149
II 11.0		Körperliche Schwerarbeit	151
	11.1	Vorbemerkungen	151
	11.2	Bergarbeiter	156
	11.3	Arbeiter in der Schwerindustrie	162
	11.4	Hoch- und Tiefbauarbeiter	164
	11.5	Land-, Forst- und Gartenarbeiter	168
	11.6	Lastenträger	171
	11.7	Hochseefischer	175
	11.8	Hausfrauen	175
	11.9	Weitere Berufe	178
II 12.0		Berufsabhängige Teilkörperschwingungen	181
	12.1	Vorbemerkung	181
	12.2.0	Vibrierende Handwerkzeuge	181
	12.2.1	Druckluftwerkzeuge / früher »Preßluftwerkzeuge«	181
	12.2.2	Motorgetriebene Handwerkzeuge	183
	12.3.0	Vibrierende Maschinen	183
	12.3.1	Schleif- und Poliermaschinen	183
	12.3.2	Maschinen der Schuhindustrie	183
	12.3.3	Weitere Maschinen	183
II 13.0		Berufsbedingte Ganzkörperschwingungen in Verkehrsfahrzeugen (Erde/Wasser/Luft)	185
	13.1	Vorbemerkungen	185
	13.2	Kinetosen	186

13.3	Eisenbahn		187
13.4	Straßenbahn		188
13.5	Autobus		188
13.6	Personenkraftwagen (PKW) / Lastkraftwagen (LKW) / Gabelstapler		188
13.7	Schiffe		190
13.8	Verkehrsflugzeuge		191
II 14.0	**Ganzkörperschwingungen in motorisierten schweren Arbeitsfahrzeugen**		193
14.1	Vorbemerkungen		193
14.2	Landwirtschaftliche Traktoren		193
14.3	Baumaschinen / Erdbewegmaschinen		199
II 15.0	**Die Wirbelsäule unter besonderen Arbeitsbedingungen**		201
15.1	Allgemeines		201
15.2	Kälte / Wärme		201
15.3.0	Einflüsse des äußeren Umgebungsdruckes sowie der Beschleunigung		202
15.3.1	Vorbemerkungen		202
15.3.2	Einwirkungen des Druckfalles auf das Knochen-Gelenk-System der Gliedmaßen und auf die Wirbelsäule		204
15.3.3	Druckänderungen in der Luftfahrt		205
15.3.4	Einfluß der Beschleunigung, Schleudersitz / Katapultstart / Strahlflugzeuge		206
15.4.0	Einflüsse der Raumfahrt		208
15.4.1	Einleitung		208
15.4.2	Knochengewebe und Muskulatur		209
15.4.3	Zwischenwirbelscheiben (Längenzunahme der Wirbelsäule von Astronauten)		211
15.4.4	Einflüsse auf die Funktion der Wirbelsäule		214
15.5	Schädigungen durch ionisierende Strahlen		214
15.6	Erdbeben		216
15.7	Polizei / Feuerwehr / Notdienste		216
II 16.0	**Nichtmechanische Einwirkungen auf die Wirbelsäule und ihre Beziehungen zu Berufskrankheiten**		219
16.1	Allgemeines		219
16.2	Einleitung		219
16.3.0	Chemische Stoffe		221
16.3.1	Vorbemerkungen		221
16.3.2	Fluor		221
16.3.3	Blei und seine Verbindungen		223
16.3.4	Phosphor und seine Verbindungen		224
16.3.5	Beryllium und seine Verbindungen		224
16.3.6	Cadmium		225
16.3.7	Vinylchlorid (VC) und Polyvinylchlorid (PVC)		225
16.3.8	Weitere Einwirkungen durch chemische Stoffe: Benzol, Halogenkohlenwasserstoffe		226
16.3.9	Zusammenfassung		227
16.4.0	Infektionserreger, Protozoen, Parasiten, Pilze		227
16.4.1	Vorbemerkungen		227
16.4.2	Beziehungen zur Wirbelsäule bei den nach Ziffern 3101, 3102, 3104 der D-BeKV melde- und entschädigungspflichtigen Berufskrankheiten		229
16.4.3	Tuberkulose		230
16.4.4	Typhus abdominalis, Paratyphus		230
16.4.5	Brucellosen		230
16.4.6	Salmonellosen		231
16.4.7	Spondylosteomyelitis/Wirbelosteomyelitis		231

16.4.8	Wirbelsäuleerkrankungen durch seltene Erreger: Listeriosen, Rickettiosen, Lepra, Rotz, Erysipel, Pocken, Tetanus, Syphilis (Lues, Tabes), Frambösie, Rückfallfieber u. a.	231
16.4.9	Protozoen, Parasiten, Pilze	233
16.4.10	Außereuropäische Krankheiten	235
16.4.11	Zusammenfassung und Begutachtung	236
16.5.0	Berufsbedingte Staublungenerkrankungen	237
16.5.1	Vorbemerkungen	237
16.5.2	Quarzstaublunge	237
16.5.3	Asbeststaublunge	238
16.5.4	Talkumlunge	238
16.6.0	Ernährungseinflüsse	238
16.6.1	Vorbemerkungen	238
16.6.2	Sprue	239
16.6.3	Skorbut	239
16.7.0	Stoffwechselstörungen	239
16.7.1	Vorbemerkungen	239
16.7.2	Diabetes und Gicht	239
16.7.3	Ochronose / Alkaptonurie	240
16.7.4	Raumfahrteinflüsse	240
16.8.0	Berufsbedingte bösartige Geschwülste	241
16.8.1	Primäre bösartige Tumoren der Wirbelsäule	241
16.8.2.0	Wirbelsäulemetastasen bei berufsbedingten bösartigen Geschwülsten	241
16.8.2.1	Vorbemerkungen	241
16.8.2.2	Schneeberger Lungenkrankheit	242
16.8.2.3	Bösartige Neubildungen verschiedener Genese	242
16.8.2.4	Hautkarzinome	244
16.9.0	Rheumatismus	244
16.9.1	Allgemeines (Definition)	244
16.9.2	Spondylitis ankylosans *(Becherew)*	246
16.9.3	Spondylodiscitis rheumatica	248
16.9.4	Weitere Formen des Rheumatismus	248
16.9.5	Begutachtung	249
II 17.0	**Vorbeugung, Behandlung, Wiedereingliederung**	253
17.1	Einleitung	253
17.2.0	Vorbeugung gegen Arbeitsschäden	253
17.2.1	Allgemeines	253
17.2.2	Vorsorgeuntersuchung	256
17.2.3	Überwachungsuntersuchung	257
17.2.4	Nachgehende Untersuchung	258
17.2.5	Verminderung der Vibrationseinwirkungen	258
17.2.6	Vorbeugung während der Arbeitszeit	260
17.2.7	Berufliche Schwierigkeiten durch Wirbelsäuleschäden	260
17.2.8	Betriebssport / Sport als Vorbeugung	261
17.3.0	Vorsorge für wirbelsäulegerechte Haltung und Bewegung	262
17.3.1	Stehen und Gehen im Beruf	262
17.3.2	Sitzen im Beruf	264
17.3.3	Wirbelsäuleschonendes Heben und Tragen im Beruf	271
17.3.4	Gestaltung von wirbelsäulegerechten Arbeitsplätzen	275
17.4.0	Behandlung von Wirbelsäuleschäden	277
17.4.1	Allgemeines	277
17.4.2	Wirbelsäulebeschwerden bei der Arbeit	279
17.5.0	Eingliederung in die Arbeit bei Vorveränderungen sowie nach Verletzungen und Erkrankungen der Wirbelsäule	280
17.5.1	Allgemeines zur Rehabilitation	280
17.5.2	Hilfen für die Eingliederung	280

17.5.3	Eingliederung Jugendlicher	282
17.5.4	Weiterführung des Berufes für ältere Menschen	283
17.6	Vorzeitiger Berufsabbruch aufgrund von Wirbelsäuleschäden	283

II 18.0 Mechanische Dauereinwirkungen auf Knochen und Gelenke der Wirbelsäule in ihren Beziehungen zu Berufskrankheiten ... 285

18.1	Allgemeines	285
18.2	Berufsbedingte Abtrennung von Wirbelbogenfortsatzteilen	286
18.3	Abtrennung an der Wirbelkörperkante	288
18.4	Spondylolysis / Spondylolisthesis	289
18.5	Mikrofrakturen am Wirbelkörper-Bandscheibe-Übergang	291
18.6	Druckfallschaden in den Wirbelknochen	292
18.7	Veränderungen der Knochendichte: Osteoporose / *Sudeck*-Knochendystrophie / Osteomalazie / Osteosklerose	294
18.8	Wirbelsäuleverkrümmungen: Skoliose / Adoleszentenkyphose / Alterskyphose	296
18.9	Vibrationen	297
18.9.1	Einleitung	297
18.9.2	Teilkörperschwingungen	299
18.9.3	Ganzkörperschwingungen	299
18.10	Veränderungen an den Gelenken	300
18.10.1	Einleitung	300
18.10.2	Wirbelbogengelenke	301
18.10.3	Iliosakralgelenke	302
18.10.4	Kopfgelenke	302
18.10.5	Unkovertebralgelenke	302
18.10.6	Falschgelenke	303
18.11	Erkrankungen der Sehnen- und Muskelansätze	303
18.11.1	Insertionsosteotendopathie / Akroosteopathie	303
18.11.2	*Baastrup*-Krankheit	305
18.11.3	Der Faserring der Zwischenwirbelscheibe als Sehnenansatz	306
18.12	Zusammenfassung	306

II 19.0 Der Zwischenwirbelscheibeschaden als problematische Berufskrankheit ... 309

19.1	Allgemeines	309
19.2	Spondylosis deformans	313
19.3	Spondylosis hyperostotica	318
19.4	Chondrosis disci und Osteochondrosis intercorporalis	319
19.5	Protrusio disci und Prolapsus disci	322
19.6	Zwischenwirbelscheibeschäden im Zusammenhang mit Stoffwechselstörungen	323
19.7	Raumfahrt	324
19.8.0	Vibrationen	324
19.8.1	Allgemeines	324
19.8.2	Teilkörperschwingungen	325
19.8.3	Ganzkörperschwingungen	326
19.9	Zusammenfassung zu II 19	327

II 20	Schlußbetrachtung	331
	Literaturverzeichnis	335
	Verzeichnis der erwähnten Berufe	375
	Stichwortverzeichnis	379

Kurzgefaßter Inhalts-Hinweis auf Teil I

Biomechanische und biochemische Probleme der Wirbelsäulenbelastung

I 1	Einführung in Teil I	1
I 2	Die Funktionen der Wirbelsäule	13
I 3	Die Biomechanik in ihren Beziehungen zur Wirbelsäule	37
I 4	Das Knochengerüst in der Biomechanik	39
I 5	Die Bewegungssegmente in der Biomechanik – Zwischenwirbelscheiben, Bänder, Wirbelbogengelenke	47
I 6	Versuchsobjekte und experimentelle Modelle in der Biomechanik der Wirbelsäule	63
I 7	Die besondere Bedeutung der sinusförmigen und der stochastischen Schwingungen (Vibrationen)	103
I 8	Untersuchungen zur Biochemie der Wirbelsäule	129
	Literaturverzeichnis	147
	Stichwortverzeichnis	171

Den im Text enthaltenen Hinweisen auf andere Kapitel, Bilder und Tabellen ist
    für den Teil I eine **I**
    für den Teil II eine **II** vorgeschaltet.

Berufskrankheiten-Verordnungen oder -Listen europäischer Länder

Alphabetisch geordnet nach den Länderkennzeichen der Kraftfahrzeuge

Land	Abkürzung	Bezeichnung der Liste	Datum
Österreich	A-BK	Liste der Berufskrankheiten (§ 177)	März 77
Belgien	B-BK	Liste des maladies professionelles	23. 8. 73
Schweiz	CH-BK	Verordnung über Verhütung von Berufskrankheiten	23. 12. 60
Bundesrepublik Deutschland	D-BeKV	Berufskrankheitenverordnung (Ablösung der 7. BKVO von 1968)	1. 1. 77
Deutsche Demokratische Republik	DDR-BK	Berufskrankheitenverordnung	1971
Frankreich	F-BK	Tableaux des maladies professionelles	5. 1. 76
Großbritannien	GB-BK	Prescribed industrial diseases, Leaflet NI 2	Juni 76
Italien	I-BK	Neue Tabelle der Berufserkrankungen in der Industrie	9. 10. 75

Weitere Listen

Land	Abkürzung	Bezeichnung der Liste	Datum
Europäische Gemeinschaft	EG-BK	Berufskrankheitenliste der Europäischen Gemeinschaft (EG)	4. 9. 72
Grundsätze für Vorsorgeuntersuchungen	GAVU	Grundsätze (G1–G34) für Arbeitsmedizinische Vorsorge-Untersuchungen des Hauptverbandes der gewerblichen Berufsgenossenschaften	seit 1971

Gemeinsames Vorwort zu den Teilen I und II

Der Plan zur Bearbeitung des Themas hat seinen Ursprung in verschiedenen Wurzeln. Vordergründige Veranlassung ist die Tatsache, daß es bisher in der Arbeitsmedizin und in anderen ärztlichen Teilbereichen weder für die gesunde noch für die vorveränderte Wirbelsäule eine zusammenfassende Darstellung über die Beziehungen zu den nichttraumatischen Einflüssen des Berufes, der täglichen Umwelt und der Freizeitgestaltung gibt.

Die zweite Wurzel zur Begründung einer ausführlichen Darstellung in Buchform entstammt dem Forschungsgebiet über Entstehung und Fortentwicklung der oft schon seit früher Jugend als endogene Vorschäden an einigen Aufbauteilen des zentralen Achsenorganes bestehenden Veränderungen. Sie fordern vorrangig für das Gebiet der Arbeitsmedizin eine kritische Zusammenstellung über die Wirkungen zusätzlicher exogener Einflüsse, wie sie in manchen Berufen durch schwere körperliche Arbeit und Vibrationen, aber auch durch Bewegungsarmut gegeben sind.

Eine wesentliche Wurzel zu dem vorliegenden Buch reifte seit langem heran. Ihr Ursprung reicht fünfzig Jahre zurück in die Zeit, als *Georg Schmorl* in Dresden nach langer, auf vielen Gebieten fruchtbarer pathologisch-morphologischer Forschertätigkeit begann, die Wirbelsäule in den Mittelpunkt seines wissenschaftlichen Interesses zu stellen. In den Jahren 1927 bis 1931 war es dem Autor vergönnt, mit der Untersuchung von 10 000 Wirbelsäulen an diesen Forschungen teilnehmen zu dürfen. Das Interesse blieb wach, begleitete den chirurgischen Alltag über mehrere Jahrzehnte und fand seit 1962 die großzügige Unterstützung des Hauptverbandes der gewerblichen Berufsgenossenschaften durch die Gründung des Institutes für Wirbelsäuleforschung in Frankfurt am Main.

Die laufende Bearbeitung der 1956 eingerichteten Buchreihe ›Die Wirbelsäule in Forschung und Praxis‹ mit jetzt 80 Bänden (darunter 37 Referatenbände mit über 8000 Referaten) kann als weitere Wurzel für das vorliegende Buch gelten.

Trotz der jahrelangen vielfältigen Erfahrungen zeigte sich bei den Vorbereitungen zu diesem Buche sehr bald, daß die Verbindung der Wirbelsäuleforschung mit der Arbeitsmedizin eine besondere, auf ihre Belange ausgerichtete umfassende Literaturzusammenstellung notwendig machte. Erst auf dieser Grundlage ließ sich eine kritische Bewertung der im weiten internationalen Bereich erarbeiteten Forschungsergebnisse sowie der daraus gezogenen, häufig nicht übereinstimmenden Schlußfolgerungen und Meinungen erlangen. Die aus manchen Veröffentlichungen hervorgehenden Interpretationsschwierigkeiten beruhen nur selten auf Forschungsergebnissen, die bei gleicher Fragestellung und Forschungstechnik zu abweichenden Deutungen gelangten. Wenn dies vorkommt, dann liegt der Grund dafür häufig in ungenügender interdisziplinarer Zusammenarbeit. Jedoch treten beträchtliche Schwierigkeiten in der Beurteilung dort auf, wo nach unterschiedlichen politischen Betrachtungsweisen gewertete wissenschaftliche Grundlagen Anlaß für gesetzliche Maßnahmen geben. Das zeigt sich bereits bei den Versuchen innerhalb des Bereiches der Europäischen Gemeinschaften, eine einheitliche europäische Liste der Berufskrankheiten aufzustellen, klingt aber auch bei Bestrebungen zu einer einheitlichen Gesundheitsüberwachung an. Infolge der über alle diese Gebiete in vielen Sprachen weltweit verstreuten Veröffentlichungen nahm die Vorbereitungsarbeit zur Niederschrift mehrere Jahre in Anspruch. Die anschwellende Fülle der Literaturstellen macht aber trotz vieler Bemühungen eine vollständige Erwähnung der für die jeweiligen Probleme wichtigen Aussagen nicht in allen Kapiteln möglich.

Verwirrend ist – wie bereits angedeutet wurde – das unausgeglichene Nebeneinander von Forschungen im Rahmen verschiedener ärztlicher und nichtärztlicher Disziplinen. Deshalb strebt der Verfasser an, durch die Zusammenstellung wesentlicher biomechanischer und biochemischer Grundkenntnisse sowie Ergebnisse experimenteller Forschungen und praktisch-ärztlicher Erfahrungen Verständnis für eine enge Gemeinschaftsarbeit zu wecken. Sie kann für den an der praktischen Arbeitsmedizin interessierten Arzt, aber auch für weitergehende ärztliche Forschungsvorhaben, als gemeinsame Grundlage neuer Fortschritte dienen. Von der biomechanischen und der biochemischen Seite wird ebenfalls das Bestreben zur Einarbeitung in die arbeitsmedizinischen Gedankengänge und Fragestellungen vorausgesetzt. Um diese Notwendigkeiten zu fördern, enthalten sowohl der Teil I (Biomechanische und biochemische Probleme der Wirbelsäulenbelastung) wie der Teil II (Einflüsse der Berufsarbeit auf die Wirbelsäule) mancherlei Hinweise für eine gesteigerte interdisziplinare Verbundforschung der medizinischen Fächer untereinander und gekoppelt mit nichtmedizinischen Fachdisziplinen.

Die mit den beiden Teilen vorgelegte Bearbeitung des Themas sollte von vornherein keineswegs den Charakter der Vollständigkeit eines Handbuches tragen. Das würde die Möglichkeiten eines Verfassers übersteigen. Für eine umfassende Handbuchbearbeitung hätten zahlreiche Mitarbeiter gewonnen werden müssen, um die Grundvoraussetzungen, die hochspezialisierten Untersuchungsverfahren und die erreichten Spitzenleistungen vieler Fachdisziplinen nach allen Richtungen hin darzustellen. Demgegenüber besteht bei der Gestaltung durch einen alleinverantwortlichen Verfasser das Bestreben, Erkenntnisse und offene Fragen aus seiner Sicht und aufgrund jahrzehntelanger Erfahrungen einem interessierten Leserkreis zusammengefaßt anzubieten. Auf einer solchen Grundlage wird der Leser rasch Tatsachen erkennen, die in seinem Arbeitsbereich Ausgangspunkte für praktisches Handeln sein können. Darüber hinaus soll es ihm möglich gemacht werden, ungelöste Fragen aufzuspüren, um nach seinen Neigungen und mit eigener Initiative entsprechend an der Beantwortung mitzuwirken oder neue Forschungswege zu beschreiten.

In einem Buch, das der Arbeitsmedizin dienen soll, dürfen Vorsorge und Rehabilitation nicht vernachlässigt sein. Das ist im Gebiete der Wirbelsäulebelastung bei bestehenden Vorerkrankungen besonders wichtig. Deshalb muß die Wirbelsäuleuntersuchung vor der Einstellung in einen gefährdenden Beruf ebenso behandelt werden wie die Gestaltung wirbelsäulegerechter Arbeitsplätze. Im Zusammenhang damit steht die Schilderung der wichtigsten Wirbelsäuleerkrankungen mit Angaben zur Differentialdiagnostik, die Bewertung ihrer Häufigkeit sowie der durch sie verursachten Arbeitsunfähigkeitszeiten und Frühinvalidisierungen.

Abschließende Kapitel behandeln die Beziehungen der Wirbelsäuleleiden zu den Berufskrankheiten und die kritische Bewertung des Zwischenwirbelscheibeschadens, der als problematische Berufskrankheit bezeichnet wird. Diese zusammenfassenden Darstellungen sind erforderlich, weil Fragen über die Arbeitsbelastungen der Wirbelsäule infolge Änderungen der Berufsbilder immer wieder durchdacht werden müssen, und weil infolge neuer wissenschaftlicher Erkenntnisse sowie praktischer Erfahrungen die Abgrenzungskriterien gegenüber dem individuellen Faktor, der die Wirbelsäuleschäden begleitet, von Zeit zu Zeit einer geänderten Blickrichtung folgen.

Wiederholungen lassen sich bei der Gliederung in zahlreiche Kapitel nicht völlig vermeiden. An einigen Stellen wurden sie bewußt eingefügt, um dem Leser, der sich in einem Einzelkapitel rasch zurechtfinden möchte, längeres Suchen in anderen Abschnitten des Buches zu ersparen.

Mit diesem Buch ist beabsichtigt, Rechenschaft über den heutigen Stand unseres Wissens zu geben und folgernd darzulegen, was von dem vorliegenden Wissen nur ungenügend in die Praxis eingedrungen ist, und für welche wissenschaftlichen Fragen die Antworten noch ausstehen. Der Verfasser hofft, diesem Ziel nähergekommen zu sein.

Das Vorwort kann nicht abgeschlossen werden, ohne denen zu danken, die bei der Bearbeitung des Themas unterstützende Hilfe brachten. Vor allem gilt der Dank meinen langjährigen Mitarbeiterinnen im Institut für Wirbelsäuleforschung (spätere Abteilung für Wirbelsäuleforschung des Berufsgenossenschaftlichen Forschungsinstitutes für Traumatologie) Frau *Ingeborg Ahnefeld*, Frau *Herta Birner*, Frau *Johanna Hertel*, Frau *Martha Sedlacek*, Frau *Helga Walter*. Zu danken habe ich Frau Dr. med. *N. A. Perkovac*, die mit ihren ausgezeichneten Kenntnissen mehrerer Sprachen eine Zeitlang bei Übersetzungen und bei Zusammenstellung von Literaturunterlagen wesentliche Hilfe leistete.

Nicht zuletzt gebührt dem Direktor des Hippokrates Verlages, Herrn *Ehrenfried Klotz*, und seinen Mitarbeitern Dank für die stets wertvollen verlegerischen Ratschläge, die gute Ausstattung des Buches und die flüssige Drucklegung.

Bad Homburg, März 1979   *Herbert Junghanns*

II 1 Einführung in Teil II

War Teil I den biomechanischen und den biochemischen Grundlagen gewidmet, die Voraussetzungen für das Verständnis arbeitsmedizinischer Betrachtungen über die Wirbelsäulebelastung sind, so beschäftigt sich der hier vorliegende Teil II mit den allgemeinen Einflüssen der Arbeit und mit den besonderen Belastungseinwirkungen einzelner Berufe auf das zentrale Achsenorgan. Diese Konzeption setzt Kenntnisse voraus: über die häufigen Veränderungen der Wirbelsäule (**II 2**), wie sie wachstumsbedingt (**II 2. 2**) sein oder im späteren Leben (**II 2. 5**) auftreten können usw., und über die Prognose der Wirbelsäuleleiden (**II 3**). Sachgemäßen körperlichen Untersuchungen (**II 4. 2**) und technischen Untersuchungsverfahren (**II 4. 3**), die in der Arbeitsmedizin noch mehr als bisher Eingang finden sollten, sind weitere Abschnitte gewidmet.

Der grundlegende Faktor für die Wirksamkeit äußerer Einflüsse ist die Belastbarkeit des Knochengerüstes (**II 5. 2**) und der Zwischenwirbelscheibe (**II 5. 3**). Letztgenannte wird durch exogene, zum Teil auch berufliche Einwirkungen besonders gefährdet. Ihr kommt infolge der etwa 23- bis 25-maligen segmentalen Einschaltung eine wesentliche Rolle für statische und dynamische Belastungen im zentralen Achsenorgan zu. Ihre vielfältigen endogenen Vorschäden und die dadurch bedingte Leistungsminderung stellen der Vorsorge sowie der Schadensbeurteilung noch manche Fragen. Deshalb ist es unter anderem erforderlich, die Probleme der Vorsorgeuntersuchungen im Blickwinkel der Zuweisung des geeigneten Arbeitsplatzes sowie im Zusammenhang mit den Tauglichkeitsmerkmalen und den bereits für einzelne Berufe vorliegenden Gefährdungsverzeichnissen zu behandeln: **II 8. 4**. Hier sind die wechselseitigen Beziehungen Mensch/Arbeitsplatz und Arbeitsplatz/Mensch sowie die von der Wirbelsäule aus zu beschreibenden Berufsbilder und Arbeitsplatzcharakteristiken von Bedeutung: **II 8. 4**, **II 9. 1**, **II 11. 4**. Diese und manche andere Kapitel rufen die Arbeitsmedizin auf, sich weit eingehender mit wirbelsäulespezifischen Problemen zu beschäftigen als dies bisher im allgemeinen geschah.

Rückenschmerzen haben neben der ernsten individuellen noch eine erhebliche sozialmedizinische sowie volkswirtschaftliche Bedeutung: **II 7**. Das machen die aus der internationalen Literatur zusammengetragenen Häufigkeitszahlen wichtiger Wirbelsäuleveränderungen deutlich: **II 6**. Sie untermauern auch das Verständnis für deutsche und ausländische Gesetzesgrundlagen, die aus verschiedenen – darunter auch politischen – Gründen oft in wesentlichen Punkten voneinander abweichen: **II 8. 2**, **II 17. 2.1**.

Dauereinflüsse auf Knochen und Weichgewebe der Wirbelsäule (**II 9**), wie sie durch Druck, Zug oder Drehung, aber auch durch Bewegungsmangel oder berufliche Dauerhaltungen sowie durch vibrierende Wechselbelastungen auftreten, werden zunächst in ihren allgemeinen Grundzügen erläutert. Dabei sind Rückblicke in mehrere Kapitel des Teiles I nötig: **I 6**, **I 7** u. a. Es folgt die Darstellung spezieller Folgen exogener Wirkungen auf die Wirbelsäule in verschiedenen Berufen, die körperliche Schwerarbeit (**II 11**) verlangen beziehungsweise das Achsenorgan durch Teil- oder Ganzkörperschwingungen beeinflussen: **II 12**, **II 13**, **II 14**. Diese alltäglichen Vorkommnisse bedürfen des laufend verbesserten Interesses der Hausärzte ebenso wie der Werksärzte. Deshalb ist in diesen Kapiteln ein zentrales Anliegen im Bereiche der arbeitsmedizinischen Betreuung, nämlich die Hervorhebung der häufig noch immer nicht ausreichenden Beachtung der Wirkung von Bewegungsarmut und Vibrationen auf die Wirbelsäule, nach dem neuesten Kenntnisstand für die betroffenen Berufe geschildert.

Besondere Arbeitsbedingungen (Einfluß von Kälte, äußerem Umgebungsdruck, Beschleunigung, Raumfahrt u. a.) werden in ihren Wirkungen auf die Wirbelsäule (**II 15**) ebenso besprochen wie die nichtmechanischen Einwirkungen (**II 16**) durch chemische Stoffe, Infektionserreger, Stauberkrankungen (die zum Beispiel über verschiedene Wege mittelbar die Wirbelsäule beteiligen können), Ernährung, Stoffwechselstörungen, berufsabhängige Geschwülste und Rheumatismus.

Die durch arbeitsmedizinische Vorsorge mögliche Vorbeugung (**II 17**) gegenüber ungünstigen Berufseinflüssen wird mit Hinweis auf Behandlungsmöglichkeiten angesprochen. Weitere Kapitel behandeln die Eingliederung von wirbelsäulegeschädigten Jugendlichen (II 17. 5.3) und von älteren Menschen (II 17. 5.4), bei denen durch zielgerichtete arbeitsmedizinische Betreuung eine wirbelsäulebedingte Frühinvalidität verhindert werden kann.

Abschlußkapitel beschäftigen sich mit den schwierigen und im Ausland zum Teil anders als in der Bundesrepublik gewerteten Möglichkeiten für die Entstehung von Berufskrankheiten an der Wirbelsäule, wobei die Schädigungen am Knochengerüst (II 18) und an den Weichgeweben (vor allem an den Zwischenwirbelscheiben) auseinanderzuhalten sind, was bisher leider nicht genügend differenziert geschah. Das gilt bevorzugt für die beruflich unterschiedlich betroffenen Vorveränderungen der Zwischenwirbelscheibe: II 19. Dieses Kapitel steht unter der Überschrift »Die Zwischenwirbelscheibeveränderungen als problematische Berufskrankheiten« und enthält Zündstoff und Zukunftsaussichten für Forschung und Praxis.

Dem Verfasser war es sowohl in Teil I wie auch im hier vorliegenden Teil II daran gelegen, für interessierte Leser Hinweise auf bisher vernachlässigte Forschungsmöglichkeiten zu geben. Neben der Erkennung und Verarbeitung der wissenschaftlich und praktisch erprobten Tatsachen sind für die Arbeitsmedizin die weitere zielgerichtete Forschung über die arbeitsabhängigen Wirbelsäulestörungen und die Ursachenabwägung zwischen den Anteilen der endogenen und der exogenen Einflüsse die Fragenkreise der nahen Zukunft. Noch vieles andere kommt hinzu, und das berechtigte *Grmek* 1974 zu dem Ausspruch: »Für die moderne Forschung ist die Wirbelsäule ein ganz besonderes Gefüge.«

II 2.0 Die häufigen Veränderungen der Wirbelsäule

2.1 Allgemeines

Die größte Zahl der in den folgenden Abschnitten zusammengestellten häufigen Wirbelsäuleveränderungen, die zwar nicht alle und nicht immer einen Krankheitswert haben – aber doch ein Krankheitspotential in sich tragen und damit ein Erkrankungsrisiko darstellen –, beruhen auf endogenen Grundlagen. Ihnen werden im täglichen, individuell gestalteten Leben und im Beruf vielfältige exogene Belastungen aufgebürdet. Daraus ergeben sich Verknüpfungen und Überschneidungen zwischen endogenen und exogenen Ursachen der Wirbelsäuleleiden. In diesem Ursachenbündel sind die einzelnen Faktoren mit verschiedenem Gewicht verteilt. Darüber finden sich in zahlreichen Kapiteln dieses Buches eingehende Ausführungen und Darlegungen der sich ergebenden schwierigen Fragestellungen.

Einige Abschnitte enthalten Angaben über die Häufigkeit der jeweils besprochenen Wirbelsäuleveränderungen. Wie häufig bereits Jugendliche mit Störungen an der Wirbelsäule behaftet sind, untersuchte *Ross* 1962: Graphische Darstellung in *Bild II 6/1*. Er zählte anlagebedingte Abweichungen, unregelmäßige Wirbelkörperabschlußplatten, *Schmorl*-Knötchen, Höhenverminderungen von Zwischenwirbelräumen, Wirbelkantenverformungen, Fehlhaltungen, Wirbelverschiebungen u. a. an der Halswirbelsäule in 72%, an der Brustwirbelsäule in 20%, an der Lendenwirbelsäule in 66%.

Die folgenden Erläuterungen über die einzelnen häufigen Veränderungen der Wirbelsäule sind bewußt nur eine kurze Charakteristik und als Kompendium anzusehen. Wer sich ausführlich unterrichten will, findet Angaben in vielen Lehr- und Handbüchern, unter anderem: *Schmorl* u. *Junghanns* »Die gesunde und die kranke Wirbelsäule in Röntgenbild und Klinik«, Thieme Stuttgart, 5. Auflage, 1968. Bei Zweifelsfragen über die Namengebung empfiehlt sich das Nachschlagen in der von *Junghanns* erläuterten Zusammenstellung: Nomenclatura columnae vertebralis, Die Wirbelsäule in Forschung und Praxis, Band 75, Hippokrates Stuttgart 1977.

2.2.0 Angeborene und wachstumsbedingte Veränderungen

2.2.1 Variationen

Im Gegensatz zu den später zu besprechenden bandscheibebedingten Veränderungen sind die Variationen der Wirbelsäule, also die angeborenen Veränderungen (Unstimmigkeiten) in der üblichen Zahl der Wirbel sowie Formänderungen von Wirbelkörpern und von Wirbelbogenfortsätzen an den Übergangsstellen der Wirbelsäulenabschnitte, verhältnismäßig unbedeutend, wenn sie sich nicht über größere Wirbelsäulenabschnitte erstrecken. Neben den Knochen beteiligen sich die Zwischenwirbelscheiben mit mehr oder weniger Veränderungen an den Variationen. Das Hinzukommen weiterer Einflüsse, zum Beispiel Alternsvorgänge oder exogene Noxen, wie schwere – auch berufliche – Belastungen kann zusätzliche Schwierigkeiten bereiten. Deshalb bedürfen sie einer kurzen Erwähnung.

Die an der Kopf-Halswirbelsäulen-Grenze auftretenden Variationen (Okzipitalisation des Atlas, Manifestation eines Okzipitalwirbels) verursachen Bewegungseinschränkungen und führen zu vorzeitigem Verschleiß benachbarter Bandscheiben, vor allem wenn sie unsymmetrisch auftreten und dadurch Schiefhaltungen des Kopfes hervorrufen. Je nach ihrem Ausprägungsgrad entstehen Beschwerden, die unter Umständen (zum Beispiel bei Arbeit im Sitzen mit geneigtem Kopf) behindernd wirken.

Einseitige und doppelseitige Halsrippen mit knöcherner Verbindung zur ersten Thorakalrippe oder feste Bindegewebszüge, die sich von den Spitzen kurzer Halsrippen zur nächsten echten Rippe ziehen, sind häufig von Änderungen im Verlauf der Skalenusmuskeln und Anomalien der Nerven und Gefäße begleitet. Das kann bei einseitiger Belastung zunehmende Beschwerden hervorrufen: Halsrippen- oder Skalenussyndrome.

Die Variationen am Brust-Lenden-Übergang,

die Lendenrippen, spielen keine große Rolle, sind aber sehr vielseitig: *Bild* II 2/1. In der Differentialdiagnostik zwischen Lendenrippe und Querfortsatzabbruch oder Querfortsatzabtrennung gewinnen sie Bedeutung: II 18. 2.

Häufige Variationen weist der Lenden-Kreuzbein-Übergang auf: einseitige oder doppelseitige Übergangswirbel (Lumbalisation/Sakralisation, *Bilder* II 2/2 und II 2/3). Das Vorkommen dieser Variationen wird für Europäer mit 4% angegeben.

Aufgrund pathologisch-anatomischer Erfahrungen ist die Häufigkeit wahrscheinlich größer: Zahlenvergleiche bei *Schmorl* u. *Junghanns* 1968. Falschgelenke, die sich in solchen Fällen zwischen den verbreiterten Querfortsätzen und den Kreuzbein-Seitenflügeln entwickeln (*Bild* II 2/2 B), werden im Laufe des Lebens arthrotisch und verursachen Beschwerden, vor allem, wenn sie einseitig bestehen: II 2. 5.5. Die unsymmetrische Gestaltung eines Übergangswirbels führt zu Skoliosebil-

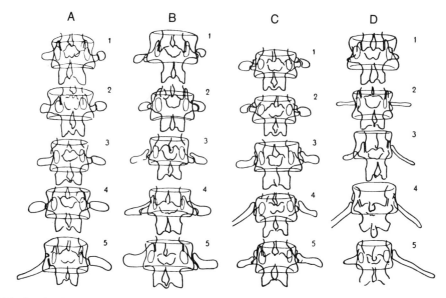

Bild II 2/1: Lendenrippen, einseitig und doppelseitig in ihrer großen Variationsbreite.

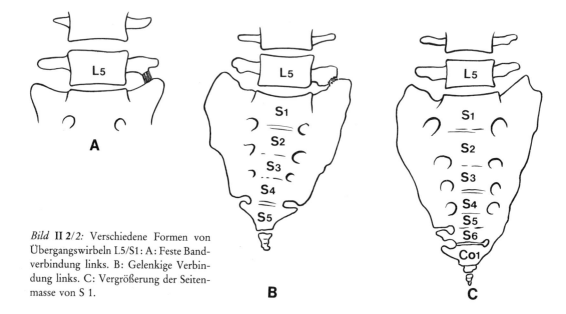

Bild II 2/2: Verschiedene Formen von Übergangswirbeln L5/S1: A: Feste Bandverbindung links. B: Gelenkige Verbindung links. C: Vergrößerung der Seitenmasse von S 1.

dung und kann dadurch Grund für Beschwerden sein. Die Übergangswirbel am Lenden-Kreuzbein-Übergang sind in den Vorsorgeuntersuchungen besonders zu beachten, da sie durch körperliche Belastung zur Schmerzauslösung neigen. Beziehungen der lumbosakralen Übergangswirbel zur Osteochondrosis (II 2. 5.3) und zu Lumbalskoliosen (II 5. 4.3) dürfen bei den Vorsorgeuntersuchungen nicht übersehen werden.

2.2.2 Fehlbildungen der Wirbelkörper-Bandscheiben-Reihe

Fehlentwicklungen in der Segmentierung der Wirbelkörper-Bandscheiben-Reihe stehen unter dem Einfluß einer gestörten Chordaausbildung beziehungsweise ihrer Rückbildung. Dafür spielen außer primären Gen-Wirkungen noch die segmentalen Blutgefäße oder äußere Einflüsse während der Embryonalzeit, wie Hypoxämie, Röntgenstrahlen, Bleiaufnahme, verschiedene Arzneimittel, z. B. Thalidomid (*Ruffing* 1975), usw. eine Rolle. (*Bild* II 2/4 gibt die normale Rückbildung der Chorda dorsalis schematisch wieder.)

Durch eine häufige Hemmungsbildung der Chorda dorsalis verbleiben an den Chordadurchtrittsstellen Ausbuchtungen der Deck- oder/und

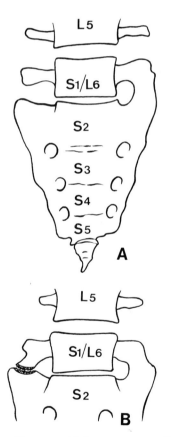

Bild II 2/3: Übergangswirbel S1/L6. A: Feste linksseitige Knochenverbindung. B: Linksseitig knöcherne, rechtsseitig gelenkige Verbindung, die sich oft arthrotisch verändert (II 18.10.6).

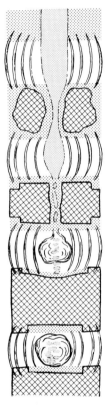

Bild II 2/4: Die Rückbildungsvorgänge der Chorda dorsalis. Im oberen Teil der Zeichnung durchzieht die Chorda dorsalis (grau) die knorpelige Wirbelkörperanlage (punktiert) und die Zwischenwirbelscheibenanlage in der Kopf-Steiß-Richtung als geschlossener runder Stab. Sie wird im Zusammenhang mit der Knochenkernbildung (schraffiert) im Wirbelkörper eingeengt, während sie sich im Bereiche der Zwischenwirbelscheibenanlage zur intervertebralen Chordaanschwellung auftreibt. Im Wirbelkörper verschwindet sie schließlich vollständig, aber im Gallertkern der Zwischenwirbelscheibe finden sich weiterhin Chordazellreste. Wenn sich die Durchtrittsstelle der Chorda dorsalis in der knorpeligen Schlußplatte nicht völlig schließt, bleibt hier eine »Eindellung« mit verdünnter Knorpelplatte zurück: siehe *Bild* II 2/5.

II 2.0 Die häufigen Veränderungen der Wirbelsäule

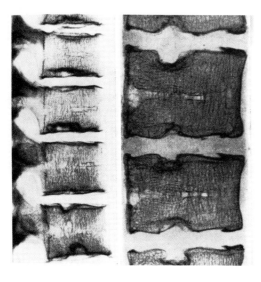

Bild **II 2/5:** Ausbuchtungen der Bandscheiben im Bereich der früheren Chordadurchtrittsstelle: *Schmorl*-Knoten in Reihenanordnung (vgl. *Bilder* **II 2/26** u. **II 5/6**).

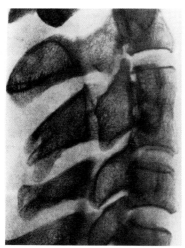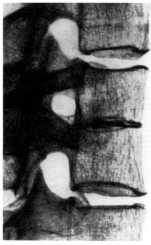

Bild **II 2/6:** Angeborene Blockwirbel an der Halswirbelsäule. Verschmelzung der Wirbelkörper, der Wirbelbogengelenke und der Dornfortsätze. Einengung des Zwischenwirbelkanals.

der Grundplatten eines oder mehrerer Wirbelkörper: *Bild* **II 2/5**. Die Ausbuchtungen finden sich in verschiedenem Ausprägungsgrade an 20 bis 30% aller Wirbelsäulen. Immer sind sie von einer Verminderung in der Dicke und damit in der Widerstandsfähigkeit der knorpeligen und auch der knöchernen Abschlußplatten begleitet. Deshalb besteht an dieser Stelle häufig ein *Schmorl*-Knoten: Prolapsus disci intraspongiosus, *Bilder* **II 2/22, II 2/26** u. **II 5/6**. Außerdem können die Ausbuchtungen Mitursachen der Adoleszentenkyphose sein: **II 2. 3.2, II 5. 4.2**.

Nur gelegentlich bleibt die Chorda in einem Wirbelkörper bestehen: Chorda dorsalis persistens, *Bild* **II 2/7**. Das führt zu einem in Kopf-Steiß-Richtung ziehenden Verbindungsstrang mit leichtem Keilwirbel. Gleichzeitig ist das Gewebe der anliegenden Zwischenwirbelscheiben gestört und wenig widerstandsfähig.

Häufige Fehlbildungen durch Störungen der Segmentierung sind die angeborenen Blockwirbel: Coalitio vertebrae. Die Verschmelzung von zwei oder mehr Wirbeln besteht vorwiegend in einer knöchernen Verbindung der Wirbelkörper, wobei sich der Bandscheibenraum meist noch durch mehr oder weniger deutliche quere Spongiosazüge auch später im Röntgenbild erkennen läßt: *Bild* **II 2/6**. Der Blockwirbel kann die Höhe der verschmolzenen Wirbelkörper einschließlich der zwischenliegenden Bandscheibenräume haben. Wenn er niedriger als diese Gesamthöhe ist, kommt es zu leichter Keilbildung mit Andeutung einer Kyphose. Die Wirbelbögen sind teilweise oder vollkommen in die Verblockung eingeschlossen (wichtiges differentialdiagnostisches Zeichen gegenüber später aufgetretenen Blockwirbeln auf der Basis einer abgelaufenen Eiterung). Die Zwischenwirbelkanäle bleiben trotzdem immer für den Durchgang der Segmentalnerven und der Blutgefäße frei. Im späteren Lebensalter sind die einem Blockwirbel oben und unten anliegenden Bandscheiben von einer frühzeitigen Chondrosis disci oder Osteochondrosis intercorporalis bedroht.

Im Zusammenhang mit Entwicklungsstörungen der Chorda dorsalis entsteht die seltene Wirbelkörperspaltung in der Pfeilnahtebene mit Ausbildung eines Schmetterlingswirbels: Vertebra alata, *Bild* II 2/7. Er schwächt die Belastungsfähigkeit der Wirbelsäule.

Durch Entwicklung angeborener seitlicher Halbwirbel formen sich erhebliche knickartige Skoliosen. Ihre Träger sind wenig geeignet für schwere körperliche Belastungen, vor allem, wenn noch weitere (häufig vorkommende) begleitende Fehlbildungen vorliegen und sich zunehmende Folgeschäden ausbilden.

Ein rückenwärts entwickelter Halbwirbel (Hemispondylus dorsalis) ist stets von einer spitzwinkligen Kyphose mit Bandscheibenstörungen begleitet und bedeutet eine erhebliche Schwächung der Belastungsfähigkeit. Bauchwärts liegende Halbwirbel sind so selten, daß sie hier keiner Besprechung bedürfen.

Bild II 2/8 gibt eine Übersicht über verschiedene Fehlbildungsmöglichkeiten in der Wirbelkörper-Bandscheiben-Reihe.

2.2.3 Fehlbildungen der Wirbelbogenreihe

Die häufigsten in der Wirbelbogenreihe entstehenden Fehlentwicklungen sind Fugenbildungen (Spalten). Sie werden weitgehend von der Entwicklung des Neuralrohres bestimmt und sitzen an typischen Stellen: *Bild* 2/9.

Die mediane Fuge im Dornfortsatz, die Spina bifida, ist am bekanntesten. Je nach ihrer Ausdehnung auf einen oder mehrere übereinanderliegende Dornfortsätze sowie der Mitbeteiligung des Rückenmarkes und seiner Häute haben diese Spalten eine verschieden stark ausgeprägte nervale Beteiligung und bringen entsprechende Belastungs-

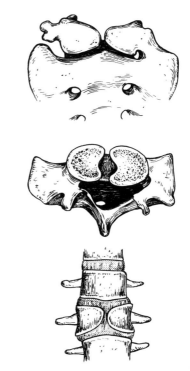

Bild II 2/7: Schmetterlingswirbel. Zentraler Kanal infolge Chorda dorsalis persistens. Sagittale Wirbelkörperspalte. Verbreiterung des Wirbels und trichterförmige Einziehung der Deckplatte und der Grundplatte des Wirbelkörpers.

schwierigkeiten: *Bild* II 2/10, Myelomeningozele. Die größte Häufigkeit liegt im Kreuzbein: 20 bis 25%, vorwiegend bei Männern. Die unteren Lendenwirbel-Dornfortsätze sind in 1,5 bis 3% beteiligt, meist als Spina bifida occulta. Die Ausdehnung der Spaltbildung bestimmt die Belastbarkeit. Gering klaffende Einzelfugen haben weder klinische noch biomechanische Bedeutung.

Die seitliche Unterbrechung des Wirbelbogens, die als Ziffer 2 des *Bildes* II 2/9 dargestellte Zwischengelenkstückfuge (Spondylolysis interarticularis), kann verschieden breit sein (A, B u. C in *Bild* II 2/11) und kommt in unterschiedlicher Häufigkeitsverteilung vor. Sie ist zum Teil durch genetische rassenmäßige Einflüsse oder Lebensgewohnheiten bedingt: 5–7% bei der europäischen und der weißen amerikanischen Bevölkerung, 9% bei Bantunegern, 27% bei Eskimos. Nach den Angaben in der Literatur können die Zwischengelenkstückfugen oder ihre Vorstufen angeboren sein. Sie führen erst in der Pubertät oder später, auch durch äußere Einflüsse, zu fühlbarer Krank-

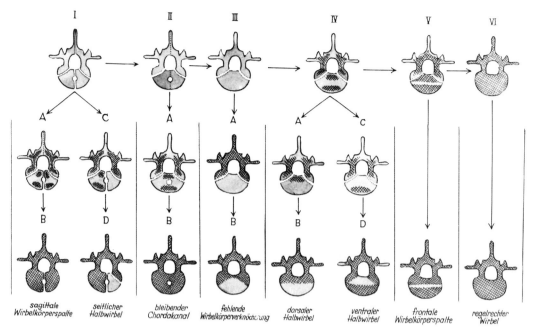

Bild II 2/8: Schematische Darstellung der regelrechten Wirbelkörperentwicklung (obere Reihe I–VI) und der verschiedenen Wirbelkörperfehlbildungen (mittlere und untere Reihe), die sich aus den Entwicklungsstufen I bis V ableiten lassen.

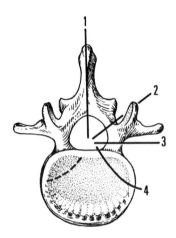

Bild II 2/9: Wirbelbogenspalten.
1) Dornfortsatzfuge, 2) Zwischengelenkstückfuge,
3) Bogenwurzel, 4) Wirbelbogenepiphyse.

heit mit röntgenologischer Erkennbarkeit. Über die umstrittene Frage, ob sie durch äußere Einflüsse, zum Beispiel durch berufliche Einwirkungen, erworben werden, geben die Kapitel II 2. 4, II 5. 4.4, II 18. 4 Auskunft. (Siehe auch *Junghanns*, Die Wirbelsäule im täglichen Leben, in der Freizeit, im Sport und im Wehrdienst, Hippokrates Stuttgart in »Die Wirbelsäule in Forschung und Praxis«, erscheint 1980.)

Die in *Bild* II 2/9 eingezeichneten Fugen 3 und 4 sind in der Diagnostik schwierig. Wegen ihrer Seltenheit bedürfen sie hier keiner Erörterung: Näheres bei *Schmorl* u. *Junghanns* 1968.

Zu differentialdiagnostischen Erwägungen führen gelegentlich die Apophysen an den Spitzen der Wirbelbogenfortsätze. Sie sollen bis zum Wachstumsende mit den Fortsätzen fest verknöchern, bleiben aber bisweilen als persistierende Apophysen bestehen. Dadurch können Schwierigkeiten in der Abgrenzung gegenüber Frakturen auftreten.

Knochenbrücken zwischen Querfortsätzen (auch mit zwischengeschaltetem Falschgelenk) in der Lendenwirbelsäule sind nur gelegentliche Befunde. Sie müssen in bezug auf die Belastungsfähigkeit individuell beurteilt werden, vor allem dann, wenn sie mit Skoliosen in Verbindung stehen.

2.2.4 Zusammengesetzte Wirbelsäulefehlbildungen

Es gibt vielfältige Kombinationen der besprochenen Fehlbildungsformen an Wirbelkörpern

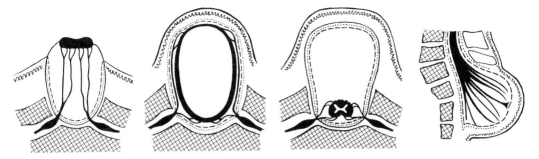

Bild II 2/10: Verschiedene Formen von Meningozelen mit breiten Dornfortsatzspalten.

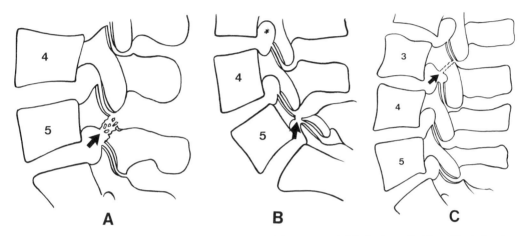

Bild II 2/11: Verschiedene Formen von Zwischengelenkstückfugen (Spondylolysis) im 5. (A, B) und im 3. Lendenwirbelbogen (C). Vergleiche Spondylolisthesis: *Bild* II 5/8.

und Wirbelbögen. Sie sind manchmal sehr unübersichtlich, führen zu Kyphosen, Skoliosen oder Kypho-Skoliosen, oft in Verbindung mit Wirbelverschmelzungen, Wirbelkörper- und Wirbelbogenspalten. Die schwersten angeborenen Formen sind nicht lebensfähig. Viele andere beeinträchtigen Statik und Dynamik des Achsenskeletts so erheblich, daß ihre individuelle oder berufliche Belastungsfähigkeit von Fall zu Fall geklärt werden muß. Regelmäßige Überwachungsuntersuchungen sind erforderlich. Das bekannteste Krankheitsbild ist der Kurzhals (*Klippel-Feil*-Syndrom), bei dem der Kopf unmittelbar den Schultern aufzusitzen scheint. Die Bewegungs- und die Belastungsfähigkeit der Wirbelsäule sind stark eingeschränkt. Nervale Syndrome treten häufig hinzu.

Manche angeborenen Skoliosen beruhen auf einem seitlichen oder auf mehrfach alternierenden Halbwirbeln, wie sie bei der hemimetameren Segmentverschiebung entstehen: *Bild* II 2/12. Häufig sind gleichzeitig Wirbelbogenspalten vorhanden.

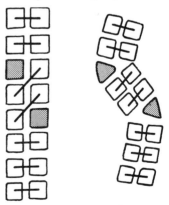

Bild II 2/12: Schema der Verschiebung von Halbsegmenten mit Skoliosenbildung: hemimetamere Segmentverschiebung.

2.3.0 Wirbelsäuleverkrümmungen

2.3.1 Kyphosen

Aus der großbogigen kyphotischen Haltung der Gesamtwirbelsäule des Neugeborenen entstehen während der Erlernung des Sitzens und des aufrechten Ganges neben den Lordosen der Halswirbelsäule und der Lendenwirbelsäule die wichtige Kyphose der Brustwirbelsäule und die biomechanisch weniger bedeutsame Kyphose des Kreuzbeines. Die durch Nachlassen der Muskelkräfte und durch Bänderschlaffheit häufig auftretende Verstärkung der normalen Brustkyphose wird als Haltungsschwäche oder Haltungsverfall bezeichnet: »Schülerkyphose« der Wachstumszeit. Allerdings dürfen solche Diagnosen nicht über eine unter Umständen zugrunde liegende ernste Erkrankung, die Adoleszentenkyphose, hinwegtäuschen. Wegen ihrer Wichtigkeit wird in einem gesonderten Abschnitt berichtet: II 2. 3.2. Jede Verstärkung der natürlichen Krümmung im Bereiche der Brustwirbelsäule bedarf einer eingehenden Aufklärung unter Zuhilfenahme aller diagnostischen Möglichkeiten.

Die Ursachen von häufigen angeborenen Kyphosen sind in Abschnitt **II 2. 2.2** besprochen worden. Weitere und oft recht auffallende Kyphosen bilden sich noch bei verschiedenen Systemerkrankungen der Knochen. Dazu gehören erbkonstitutionelle Erkrankungen ebenso wie alters- oder ernährungsbedingte Osteoporosen, Osteomalazien oder Osteodystrophien. Wenn Systemerkrankungen bekannt sind, ist die Wirbelsäule stets in die Diagnostik einzubeziehen, oder bei zunehmenden – meist schmerzhaften – Kyphosen muß nach solchen Erkrankungen gefahndet werden, da sie sich durch Belastungen verschlimmern können.

2.3.2 Adoleszentenkyphose

Haltungsschwäche und Brustkyphose (I 2. 2.3) gehören bei der Jugend heute zu dem Ausdruck eines Lebensstiles, dem aller Zwang zuwider ist. Nach außen hin wird die »lässige« Körperhaltung als gewollt sichtbares Zeichen zur Schau gestellt. Bedenklich ist dabei die fortschreitende Rückenmuskelschwäche, die in Verknüpfung mit »innerer« Haltung – vielmehr mit innerer Fehlhaltung – einen Teufelskreis schließt, der kaum mehr durchbrochen werden kann. Hinzukommende Rückensteife erschwert die Abgrenzung zur primär krankhaft entstandenen Kyphose der Jugendlichen, der häufigen *Scheuermann*-Krankheit, die außerdem eine der ältesten bekanntgewordenen Krankheiten der Wirbelsäule ist. Dies wurde in Röntgenaufnahmen von ägyptischen Mumien gefunden. *Schermuly* u. *Eggebrecht* veröffentlichten 1976 eine Literaturzusammenstellung. An einer so häufigen und äußerlich auffallenden Rückenveränderung konnte auch die Kunst nicht vorübergehen, wie unter anderem das Bild der vier Hexen von *Albrecht Dürer* aus dem Jahre 1497 zeigt.

Die ausgeprägteren Krankheitsfälle wirken durch ihre Rückstände mit Beschwerden und Belastungsschwierigkeiten in spätere Lebensjahrzehnte fort: Skizzierung des Entwicklungsganges in *Bild* II 2/13. Etwa 50% aller jugendlichen Wirbelsäulen haben Anzeichen dieser Erkrankung, die bei der Hälfte der Fälle Verkrümmungen in der unteren Brustwirbelsäule hervorruft: **II 5. 4.2**, **II 6. 2**. Häufig bestehen die typischen Krankheitszeichen auch oder vorwiegend im oberen Bereich der Lendenwirbelsäule (*Bild II 18/3*) mit besonders heftigen Beschwerden und rasch zunehmender Kyphosierung.

Die in II 2. 2.2 beschriebenen Ausbuchtungen von Bandscheiben in den Deck- und/oder Grundplatten der Wirbelkörper, die reihenweise an zahlreichen übereinanderliegenden Wirbelkörpern vorkommen können (*Bild II 2/5*) und zu den bekannten *Schmorl*-Knoten führen (*Bilder* in II 2. 5.4), spielen bei der Entstehung der Adoleszentenkyphose eine gewisse Rolle. Hinzu kommen noch Entwicklungsfehler, die dem Kreis der enchondralen Dysostosen angehören. Ein Zusammenhang mit den abortiven Formen der Mucopolysaccharidosen (I 8. 3.5) ist wahrscheinlich. *Mau* spricht 1958 und 1972 von Knorpelverknöcherungsstörungen der Wirbelkörperabschlußplatten unter Beteiligung der Zwischenwirbelscheiben.

An den Deck- und Grundplatten der wachsenden Wirbelkörper entstehen die von *Scheuermann* beschriebenen Veränderungen, die sich vorwiegend im Wachstumsschub während der Pubertät bilden: *Schmorl* u. *Junghanns* 1968, *Aufdermaur* 1975 u. a. Der bei allen Belastungen, insbesondere bei gekrümmtem Sitzen, auf den vorderen Teilen der Brustwirbelsäule liegende Druck erzeugt eine Hemmung in den gestörten Wachstumszonen an der Wirbelkörper-Bandscheibe-Grenze. So entste-

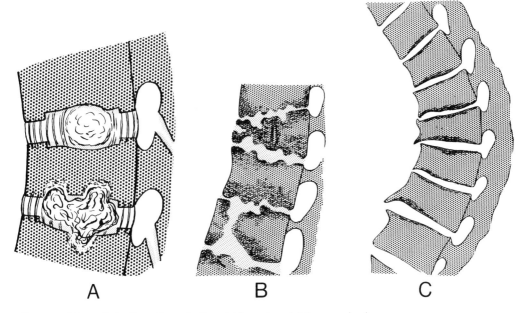

Bild II 2/13: Schematische Darstellung der Entwicklung einer Adoleszentenkyphose.

hen Keilwirbel mit Zuspitzung nach vorn. Die Keilwirbel und die nach dem Wachstumsabschluß unregelmäßig wellig bleibenden Deck- und Grundplatten der Wirbelkörper sind die lebenslangen Zeichen der Krankheit. Das sich in der Zeit zwischen dem 13. und 16. Lebensjahr abspielende Zusammenwirken der Wachstumsstörungen mit körperlichen Belastungen, wie gekrümmtes Sitzen, Schulsport und besondere Anforderungen der Lehrzeit (**II 5. 4.2, II 18.** 8) gaben der Krankheit den Namen »Sitzkyphose« und »Lehrlingskyphose«: *Elsner* 1913.

Da die Adoleszentenkyphose in verschiedenen Ausprägungsgraden vorliegt, sind vielerlei Einstufungen der Zustandsbilder vorgeschlagen worden. Eine Einteilung in 3 bis 5 Stadien ist üblich, wobei fließende Übergänge in Kauf genommen werden müssen. Bei Unterteilung in 5 Zustandsbilder können folgende Abgrenzungen vorgenommen werden:

Stadium 1: isolierte und geringfügige Unregelmäßigkeiten an den Wirbelkörperabschlußplatten

Stadium 2: stärkere Veränderungen (Wachstumsunruhe) an den Wirbelkörperabschlußplatten, wie sie im allgemeinen bei Beginn einer *Scheuermann*-Krankheit vorliegen

Stadium 3: klassisches Bild der Adoleszentenkyphose mit zahlreichen *Schmorl*-Knoten, Höhenverminderungen der Bandscheiben und Keilwirbel im erkrankten Bereich

Stadium 4: Endzustand der *Scheuermann*-Krankheit mit welligen, aber geglätteten Veränderungen der Wirbelkörperabschlußplatten, Höhenverminderungen der Bandscheibenräume und Keilwirbeln

Stadium 5: Schwerste Endformen mit rundbogiger Kyphose der Brustwirbelsäule oder mit tiefsitzender Kyphose am Übergang der Brust- zur Lendenwirbelsäule und hochgradigen Einbrüchen von Zwischenwirbelscheibegewebe in die Wirbelkörper (meist in den vorderen Teilen)

Diese pathomorphologisch ausgerichteten Kennzeichnungen sind in ihren stärksten Formen bereits bei der körperlichen Untersuchung festzustellen, aber selbstverständlich im Röntgenbild besonders deutlich zu finden. Die weniger ausgeprägten Zustandsbilder (Stadium 1 und 2) sind nur in Röntgenaufnahmen sicher deutbar. Die Einordnung der Grenzfälle bietet, wie bei allen Versuchen zu einer Einteilung in Gruppen, einen beträchtlichen Ermessensspielraum.

Die Gruppeneinteilung dient im wesentlichen der Verständigung über Fragen der Belastbarkeit, die in den Einstellungsuntersuchungen zu klären sind: **II 5. 4.2, II 18. 8**.

2.3.3 Alterskyphose

Eine spezifische Bandscheibenveränderung an der Wirbelsäule des alternden Menschen, die erstmals 1931 von *Junghanns* gegenüber anderen Kyphoseformen abgegrenzt wurde, führt zur Alterskyphose: Kyphosis senilis, *Bild* II 2/14. Im Gegensatz zur Adoleszentenkyphose, deren Krümmungsscheitel im unteren Teil der Brustwirbelsäule, oft sogar an der Lendenwirbelsäule sitzt, findet sich das Zentrum der rundbogigen Krümmung der Alterskyphose im oberen bis mittleren Teil der Brustwirbelsäule. Wahrscheinlich ist der Druck auf die vorderen Teile der Bandscheiben bei gleichzeitigen alternsbedingten Ernährungsstörungen dieses Bereiches Ursache für die auftretenden Gewebsnekrosen. Der Zwischenwirbelraum verliert vorn an Höhe. Der unmittelbare Druck auf die vorderen Anteile der Wirbelkörper führt zur Knochenverdichtung. Schließlich kommt es zur festen knöchernen Verbindung im vorderen Abschnitt. Der Vorgang schreitet von oben nach unten fort. Das Ergebnis ist eine rundbogige, oft erhebliche Kyphose: *Bild* II 2/15. Während der Entstehungsphase treten Schmerzen auf, die im Zuge der Verknöcherung wieder verschwinden. Trotzdem wird die Krümmung der Alterskyphose als sehr unangenehm empfunden, da ähnlich wie bei der *Bechterew*-Krankheit der Blick zum Boden gerichtet ist. Häufig tritt die Alterskyphose zusammen mit Osteoporose und osteoporotischen Wirbelkörperzusammensinterungen auf: II 2. 5.7. Das führt zu weiterer Zunahme der Rundrückenbildung. Da die Alterskyphose fast immer erst im siebenten Lebensjahrzehnt auftritt, hat die Wirbelsäulekrümmung keine große Bedeutung für Arbeit oder Sport. Daß sie gelegentlich zum frühzeitigen Berufsabbruch führt, ist infolge der Schmerzhaftigkeit und der behindernden Versteifung verständlich.

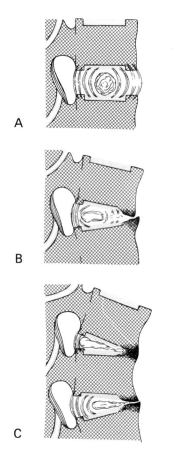

Bild II 2/14: Schematische Darstellung der schrittweisen Entwicklung einer Alterskyphose.

2.3.4 Skoliosen

Eine ebenfalls häufige und in der überwiegenden Zahl der Fälle aus der Wachstumszeit stammende Erkrankung der Wirbelsäule ist die Skoliose. *Nöh* u. *Behnecke* (1975) entdeckten bei Untersuchungen von Schülern im Alter zwischen 10 und 12 Jahren in fast einem Drittel Seitabweichungen der Wirbelsäule. (Die Zahlen für die Skoliosen liegen also niedriger als die von der Adoleszentenkyphose mitgeteilte Häufigkeit: vergleiche II 2. 3.2.) Die Erhaltung der Statik erfordert für alle Skoliosen aufrichtende Gegenkrümmungen. Die bekannte S-Form der Skoliose entsteht. Je nach der Stärke der Hauptkrümmung und der zusätzlichen Gegenschwingungen liegt für die Skoliosen Bewegungs- und Belastungsschwierigkeit vor. Mit zunehmendem Alter bilden sich jeweils an der Bogeninnenseite »abstützende« Knochenzacken von unterschiedlicher Größe: Bild II 2/16. Diese Stabilisierung führt zur Schmerzberuhigung und verbessert somit die Leistungsfähigkeit des zentralen Achsenorgans. In der Hauptkrümmung stark ausgeprägter Drehskoliosen bildet sich ein besonders deutlicher Torsionswirbel: *Bild* II 2/17, Vertebra torta. Das kann zum seitlichen Abrutschen, dem Drehgleiten führen: *Bild* II 5/7 in II 5. 4.3. Solche Veränderungen und die Verbindung mit Kyphosen zur Kyphoskoliose be-

2.3.0 Wirbelsäuleverkrümmungen

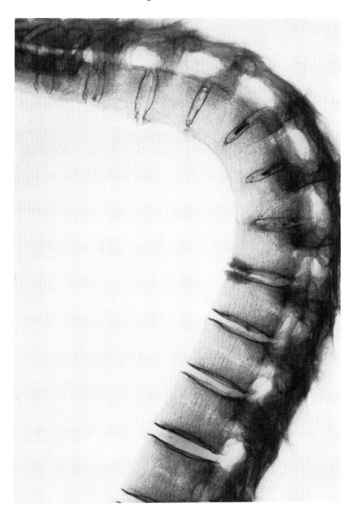

Bild II 2/15: Röntgenaufnahme einer hochgradigen Alterskyphose mit Verknöcherung in den ventralen Abschnitten mehrerer Zwischenwirbelscheiben und fortschreitend, entsprechend dem untersten Bild des Schemas in II 2/14.

stimmen im Zusammenhang mit den Folgen am Herz-Kreislauf-System und an der Atmung die Belastungsfähigkeit des Skoliotikers. Das Schrifttum enthält seit Jahrzehnten ausgedehnte, allerdings auch gegensätzliche Meinungen. Zur Erleichterung der Belastbarkeitsprüfung sind zahlreiche Vorschläge für die Systematisierung der Skolioseformen gemacht worden. Darüber ist in den Lehr- und Handbüchern der Orthopädie nachzulesen.

Neben den wachstumsbedingten »idiopathischen« Skoliosen spielen die mit zunehmendem Lebensalter mehr und mehr Schmerzen erzeugenden Skoliosen, die aufgrund von Variationen oder Fehlbildungen bevorzugt am Lenden-Kreuzbein-Übergang entstehen, eine bedeutende Rolle: II 5. 4.3. Von diesen verschiedenartigen strukturellen Skoliosen sind die Haltungsskoliosen abzugrenzen. Ihre Träger benötigen eine fachärztliche prophylaktische Behandlung, wie sie zum Beispiel *Jani* 1976 beschreibt. Bei Erfolg dieser Therapie, die in Form von muskelkräftigender Gymnastik öfter wiederholt werden sollte, ist ein wirbelsäuleschonender Arbeitsplatz nicht erforderlich.

Scheier gibt 1975 eine Übersicht nach ätiologischen Gesichtspunkten, wie sie *Cobb* 1948 für die Einteilung der Skoliosen ausarbeitete: osteochondropathisch, neuropathisch, myopathisch, fibropathisch, idiopathisch. Dem Verfasser erscheint es fraglich, ob die idiopathische Skoliose eine Einheit darstellt: »Es ist viel wahrscheinlicher, daß immer mehr Formen der idiopathischen Skoliose in eine der geschilderten Gruppen aufgenommen werden müssen.«

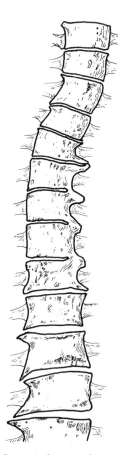

Bild II 2/16: Skoliose mit der Hauptkrümmung im oberen Brustbereich und anschließenden Gegenkrümmung. Jeweils an der Bogeninnenseite haben sich abstützende knöcherne Wirbelkörperrandzacken von unterschiedlicher Größe gebildet.

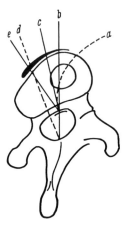

Bild II 2/17: Torsionswirbel bei Skoliose mit der Lage der ursprünglichen Sagittalebene nach der Ansicht verschiedener Autoren: a) *Riedinger,* b) *Engel,* c) *Albert* 1899, d) *Nicoladoni,* e) *Albert* 1890.

2.3.5 Lordosen, Geradehaltungen, Streckungen

Außer den üblichen Lordosen im Hals- und Lendenbereich, die gemeinsam mit der Brustkyphose dem statischen Ausgleich der S-Form des zentralen Achsenorganes dienen, finden sich nur selten durch pathoanatomische Veränderungen des Knochengerüstes oder der Zwischenwirbelscheiben verursachte Lordosen. Das kommt bei einigen Fehlbildungsformen vor. Die häufigste durch krankhafte Veränderungen entstehende Lordose ist die Ausgleichslordose: *Bild* II 4/1. Sie findet sich bei Verstärkung der Brustkyphose am häufigsten nach keilförmig verheilten Wirbelkörperbrüchen. Sie kann an verschiedenen Stellen der Wirbelsäule oberhalb und unterhalb solcher Knickbildungen auftreten. Die Ausgleichslordose dient zur Wiederaufrichtung der Schwereachse und zur Wiedererlangung einer aufrechten Kopfhaltung mit Horizontalblick. Bei knickartigen Kyphosen kommt es oft zu einer starken Ausprägung der Ausgleichslordose, wie das zum Beispiel bei der Wirbeltuberkulose sichtbar wird. Bildet sich die Lordose während der Wachstumszeit, so entstehen ausgleichende Höhenzunahmen der Lendenwirbelkörper: Vertebra elongata. Doppelseitige Hüftluxationen, Hängeleib und Hüftversteifungen sowie Muskelstörungen gehen fast regelmäßig mit Ausgleichslordose einher. Bekannt sind die häufig sehr auffallenden Haltungslordosen, die durch das Tragen besonders hoher Absätze entstehen. Schmerzen können sich einstellen.

Ein Begleitsymptom stark gewölbter Lordosen ist häufig die Berührung der im Scheitelpunkt liegenden Dornfortsätze mit Bildung von Pseudarthrosen, an denen sich Randzacken und Sklerosen zeigen. Das wird vielfach an der Lendenwirbelsäule, selten an der Halswirbelsäule beobachtet: *Baastrup*-Krankheit, II 18. 11.2, *Bild* II 18/6.

Die üblichen Wirbelsäulekrümmungen in der Pfeilnahtebene können nicht nur ihren Krümmungsradius verkleinern und damit ihre Krümmungen verstärken, sondern es kommen Vergrößerungen des Krümmungsradius, also Streckungen der kyphotischen oder der lordotischen Wirbelsäulenabschnitte vor. Das kann isoliert nur einen Wirbelsäuleteil betreffen, meist aber bedingt die Streckung eines Abschnittes die ausgleichende Streckung benachbarter Gegenkrümmungen.

Viele dieser Streckungen sind fixiert und deshalb sowohl bei der körperlichen wie bei der röntgenologischen Untersuchung der Wirbelsäule zu finden. Manchmal handelt es sich jedoch lediglich um Haltungsfehler (Geradehaltung), die sich ausgleichen lassen und röntgenologisch nur am stehenden Kranken darzustellen sind.

Eine dauernd fixierte Streckung der üblichen Rundrückenbildung im Brustbereich ist zu beobachten, wenn entfernt voneinander zwei Wirbelbrüche oder auch zwei Infektionsherde bestehen. Man hat dafür den nicht ganz glücklichen Ausdruck „relative Lordose" gewählt. Auch die Lendenlordose oder die Halslordose streckt sich zwischen zwei Wirbelherden oder Wirbelbrüchen. Das wird als »relative Kyphose« bezeichnet.

Besonders häufig besteht sowohl in lordotischen wie auch in kyphotischen Wirbelsäulenabschnitten oberhalb eines instabilen Bewegungssegmentes eine Aufhebung der regelrechten Krümmung als Geradehaltung über eine größere Strecke: Zeichen von *Güntz*. Sie ist Ausgleichshaltung zur Vermeidung einer Wirbelkörperverschiebung und kann nach langer Dauer in eine fixierte Streckung übergehen. Auch bei der Wirbelkörperverschiebung nach hinten (*Bilder* II 5/10 A u. B) besteht eine Geradehaltung der oberhalb liegenden Wirbelsäulenabschnitte. Bei dem echten Wirbelgleiten (Spondylolisthese, *Bilder* II 2/11 u. II 5/9 B) vereinigt sich eine Aufkippung des Beckens und Verschiebungsstufe zwischen den Dornfortsätzen mit einer darüber liegenden Abflachung der regelrechten Lendenlordose. Die häufige Lendenstrecksteife (oft gemeinsam mit Hüftsteife) gehört in das soeben besprochene Gebiet. Sie findet sich bei Kaudaltumoren, Entzündungen und Arthrosen der Wirbelbogengelenke und kann noch aus anderen Ursachen vorkommen. Nach Laminektomien stellt sich fast immer eine Streckhaltung ein, die von der Muskulatur gesteuert wird. An der Halswirbelsäule sind oft Blockwirbel, viel häufiger aber Bandscheibeschäden und die Unkovertebralarthrose Ursache für eine steile Aufrichtung, die bis zur Kyphosierung gehen kann.

Gerade an der Lendenwirbelsäule ist die Abflachung der Lordose ein wichtiges Leitzeichen zur Fahndung nach der Ursache. Oft werden dabei ernste Störungen zu Tage gefördert. Die Beachtung von Aufrichtungen der regelrechten Wirbelsäulekrümmungen ist wichtig, denn sie gehen mit Schmerzzuständen einher.

2.4 Wirbelgleiten und Wirbelverschiebung

Das Wirbelgleiten nach vorn, die *Spondylolisthese* (*Bild* II 5/8) wird durch verschiedene Veränderungen am Zwischengelenkstück (Portio interarticularis, Isthmus) des Wirbelbogens hervorgerufen: I 6.4.7, I 8.4.1, II 2.2.3, II 5.4.4, II 18.4.0. Die Portio interarticularis kann bereits aus der frühen Wachstumszeit – unter Umständen angeboren und familiengebunden – in einen vorderen und einen rückwärtigen Teil getrennt sein: Spondylolysis, *Bild* II 2/11. Dysplastische Vorgänge (Hyper- und Dysplasien) können an dieser Stelle während der Entwicklungszeit einwirken. Dadurch kommt eine Verlängerung des belasteten Zwischengelenkstückes zustande: *Bild* II 5/8 A. In neuer Zeit wird wieder vielfach die trophostatische Theorie zur Entstehung der Veränderungen am Isthmus herangezogen, also die Bildung von Umbauzonen oder schleichenden Frakturen (mit entsprechenden biochemischen Veränderungen, I 8.4.1) durch belastungsbedingten Druck, der sich infolge besonderer Wirbelsäulekrümmungen, durch Kneifzangenwirkung der von oben und von unten an das Zwischengelenkstück heranreichenden Gelenkfortsatzspitzen oder infolge Dauerbelastung bilden kann. Experimentelle Forschungen beschäftigen sich mit diesen Theorien: I 6.4.7. Früher vertraten bereits *Meyer-Burgdorff* 1931, *Müller* 1945, *Reischauer* 1935 und andere diese Ansichten. Weitere Literatur bei *Schmorl* u. *Junghanns* 1968. Die Erörterungen haben durch die Beobachtungen von gehäuften Spondylolisthesen bei Hochleistungssportlern neue Nahrung gefunden: *Junghanns* 1980.

Die Häufigkeit der Spondylolyse/Spondylolisthese schwankt nach Bevölkerungsgruppen, Rassen und wahrscheinlich auch nach unterschiedlichen Sitz- und Hockgewohnheiten zwischen 2% und 27%. Bei der weißen Rasse beträgt die übliche Durchschnittszahl 5 bis 7%, bei Bantunegern 9%, bei Japanern 10% und bei Eskimos 27%. (Nähere Angaben bei *Junghanns* 1929, 1930.) Einige Verfasser berichten über die Aufteilung nach Geschlechtern von 50 zu 50. Nach manchen Literaturangaben ist das Verhältnis ein Drittel Frauen zu zwei Dritteln Männer. Das wird auf die stärkere körperliche Belastung der Männer zurückgeführt. Die Hälfte bis zwei Drittel der Lysen sind mit einer Olisthesis verbunden.

Wenn durch beiderseitige Zwischengelenkstückfugen oder durch »dysplastische« Minderung der Knochenfestigkeit bzw. Trümmerzonen ein Wirbelgleiten eingeleitet wird, dann bleibt der hintere Bogenteil mit den beiden unteren Gelenkfortsätzen und den Wirbelbogenplatten zusammen mit dem Dornfortsatz an ursprünglicher Stelle. Der Gleitwirbel rutscht mit beiden Bogenwurzeln, den oberen Gelenkfortsätzen und beiden Querfortsätzen mit der gesamten darüber liegenden Wirbelsäule nach vorn. Die Bandscheibe der Gleitebene wird allmählich zermürbt und verliert an Höhe. Knöcherne Randzacken können sich vorn bilden. Am Kreuzbein entsteht oft ein lasttragender (lastabfangender) konsolartiger Vorbau. Einseitige Lysen verursachen geringes Vorgleiten unter mäßiger Drehung.

Der bevorzugte Sitz der Spondylolyse/Spondylolisthese ist der letzte präsakrale Wirbel mit $^2/_3$ oder mehr der beobachteten Fälle. Dann folgt der 4. Lendenwirbel mit 15 bis 30%. Kombinationen mehrerer Gleitwirbel in der Lendenwirbelsäule kommen vor.

Die Stärke des Gleitvorganges spielt eine entscheidende Rolle für Beschwerden und für die zumutbare Belastbarkeit. Deshalb geben viele Veröffentlichungen Vorschläge zur Erzielung vergleichbarer Messungen, um ein Belastbarkeitsschema aufzustellen. Die Messung der Gleitstrekke geschieht am besten an den hinteren Wirbelkörperkanten, da die Messung an den vorderen Wirbelkörperkanten wegen der Randwülste und Randzacken nicht genau ausführbar ist.

Ohne Zusammenhang mit Veränderungen im Zwischengelenkstück entsteht die *Pseudosponylolisthesis* (Morbus *Junghanns*, Bild II/9), die Wirbelverschiebung nach vorn. Sie geht immer mit einer Höhenminderung des zugehörigen Bandscheiberaumes einher, die sich bis zur ausgeprägten Osteochondrosis intercorporalis entwickeln kann. Die Richtung des Wirbelbogengelenkspaltes ist bei Vergleich mit dem Spalt des darüber liegenden Gelenkes nach vorn geneigt. Der Wirbelbogen-Gelenkfortsatz-Winkel des Gleitwirbels ist deutlich stumpfer als der Regel entspricht. Die Wirbelbogengelenke des Bewegungssegmentes sind arthrotisch verändert mit verminderter Weite des Gelenkraumes und arthrotischen Zacken, die den Zwischenwirbelkanal einengen: *Junghanns* 1930. *Taillard* u. *Lagier* bezeichnen diesen Zustand 1977 als erosive Osteoarthrosis.

Das Krankheitsbild wird in hohen Lebensjahrzehnten beobachtet, bevorzugt am 4. Lendenwirbel und häufiger bei Frauen als bei Männern. Bemerkenswert bei der Pseudospondylolisthesis ist die Parallelverschiebung des Gleitwirbels auf dem darunter liegenden. Kippungen des Wirbels und damit keilförmige Verbildungen des Zwischenwirbelraumes kommen nicht vor.

Die mit der Verschiebung und der Wirbelbogengelenkarthrose verbundene Lockerung des Bewegungssegmentes kann in funktionellen Röntgenaufnahmen dargestellt werden. Die Beschwerden entsprechen denen der Instabilitas intervertebralis: II 5. 3.2.2.

Das Wirbelgleiten nach vorn kann in der Halswirbelsäule ähnlich wie in der unteren Lendenwirbelsäule vorkommen, allerdings viel seltener. Als Ursache der Zwischengelenkstückfugen werden angeborene Veränderungen vermutet. Ihre Erscheinungen und Beschwerden entsprechen den Spondylolisthesen der Lendenwirbelsäule. Literatur: *Azouz* et al. 1974, *Bellamy* et al. 1974, *Böhler* 1968, *Bozdech* 1967, *Dawley* 1971, *Gehweiler* et al. 1977, *Klaus* 1969, *Moseley* 1976, *Prioleau* u. *Wilson* 1975.

Die Wirbelverschiebung nach hinten (*Retrolisthesis*, Bilder II 5/10 A u. B) findet sich nach Literaturstatistiken in 3,2% an der Halswirbelsäule und in 4,7% an der Lendenwirbelsäule. Die Bandscheibe in der Gleitebene ist auffallend stark zermürbt (Osteochondrosis intercorporalis) und das Bewegungssegment zu einer entsprechenden Instabilitas intervertebralis gelockert. Die Stufenbildung ist bei Betrachtung der zum Wirbelkanal hin liegenden Wirbelkörperkanten im seitlichen Röntgenbild gut erkennbar, weil hier die Lagebeziehungen nicht durch Randwülste verschleiert sind. Im betroffenen Bewegungssegment wird die gesamte darüber liegende Wirbelsäule leicht nach rückwärts gegenüber dem unteren Wirbelsäuleabschnitt verschoben. Oberhalb der Verschiebung besteht sehr häufig eine Steilstellung: Zeichen von *Güntz*. Die planparallele Höhenverminderung des betroffenen Zwischenwirbelraumes wird nur möglich, wenn die zum Bewegungssegment gehörenden Wirbelbogengelenkfortsätze aneinander vorbeigleiten: Teleskopverschiebung. Infolge der schräg nach hinten-unten geneigten Gelenke wird der Wirbel zwangsläufig nach rückwärts geführt. Die Beschwerden entsprechen einer Instabilitas intervertebralis und sind besonders heftig, wenn sich mehrere übereinander liegende Lendenwirbel treppenartig nach rückwärts verschieben. An der

Halswirbelsäule kann es im Rahmen einer Rückverschiebung zu dem Kneifzangenmechanismus kommen, wenn sich Arthrosen der Wirbelbogengelenke mit Zackenbildungen hinzugesellen: *Bild* II 5/2. Infolge der entstehenden Einengung des Wirbelkanals von vorn und hinten können ernste Rückenmarkschäden auftreten.

Seitverschiebung (Drehgleiten, *Bild* II 5/7) findet sich fast nur in der Lendenwirbelsäule und im Zusammenhang mit Skoliose. Sie ist Ausdruck einer Instabilitas, und bei derartigen Skoliosen ist die Frage der Belastungsfähigkeit für körperliche Arbeit, aber auch für einen Beruf mit langzeitiger Sitzhaltung zu prüfen. In solchen Fällen muß sich die Aufmerksamkeit auch den Zwischengelenkstücken der Wirbelbögen in der Höhe des Drehungsscheitels zuwenden, da es eine Vielzahl von spondylolisthetischen Skoliosen und skoliotischen Spondylolysen gibt: *Mau* 1977.

Durch seitliche Röntgenaufnahmen in Vorbeuge- und Rückbeugestellung (Funktionsaufnahmen) lassen sich oft bei Kindern und Jugendlichen im Bereiche der Halswirbelsäule leichte Vor- und/oder Rückverschiebungen einzelner oder auch mehrerer Wirbel feststellen: I 2. 3. Das kann im Rahmen des Normalen liegen. Bei anhaltenden Beschwerden sollte nach sechs bis neun Monaten allerdings eine Überwachungsuntersuchung mit Röntgenkontrolle stattfinden.

2.5.0 Im späteren Leben auftretende Veränderungen

2.5.1 Spondylosis deformans

Die Spondylosis deformans, die Knochenzakkenkrankheit, gilt mit Recht als eine der häufigsten Erkrankungen der Wirbelsäule. Gleichzeitig ist sie die häufigste aus der Reihe der bandscheibebedingten Veränderungen. Eine kurvenmäßige Darstellung ihres Vorkommens an der Brustwirbelsäule und an der Lendenwirbelsäule errechnete *Junghanns* 1931 aus mehr als 4000 pathoanatomisch untersuchten Wirbelsäulen. Bemerkenswert ist der schnelle Anstieg der Veränderungen (*Bild* II 2/18 A): bis zum 35. Lebensjahr bei beiden Geschlechtern 40%, bis zum 49. Lebensjahr 80% der Männer und 60% der Frauen, bis zum 59. Lebensjahr 90% der Männer und 80% der Frauen. Die unterschiedliche Verteilung der Spondylosis deformans auf die Brust- und die Lendenwirbelsäule in verschiedenen Lebensaltern ergibt sich aus *Bild* II 2/18 B für Männer und II 2/18 C für Frauen.

Eine Vielzahl von Autoren hat ähnliche Berechnungsergebnisse, meist an Röntgenbildern, vorgelegt: *Süsse* 1957, *Tepe* 1956 u. v. a. *Nathan* unter-

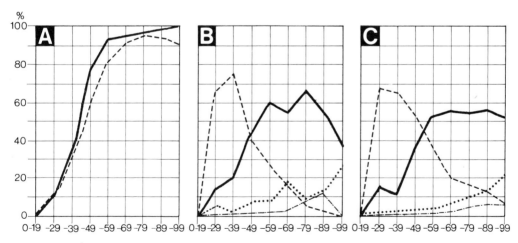

Bild II 2/18: Häufigkeit der Spondylosis deformans.
A: Zunahme bei Männern ——— und bei Frauen - - - - -
B: Verteilung auf die Lenden- und die Brustwirbelsäule bei Männern
C: bei Frauen

——— Gleichmäßige, geringe Befunde in LWS und BWS
- - - - - Befunde an BWS ohne Beteiligung der LWS
. . . . . Starke Befunde der LWS, geringe Beteiligung der BWS
-.-.- LWS und BWS gleichmäßig stark befallen.

suchte 1962 die Zusammenhänge der Spondylosis deformans mit Alter, Geschlecht und Rasse. Manche Verfasser nehmen an, daß die Spondylosis deformans durch berufliche Belastung auftreten kann und in solchen Fällen ihren bevorzugten Sitz an der unteren Brustwirbelsäule hat: *Kersten* 1967, *Liebeskind* 1970 und Kapitel **II 9. 2**. Einen zusätzlichen Übergang auf die Lendenwirbelsäule beschreiben *Louyot* mit seiner Arbeitsgruppe 1951 u. 1954 sowie *Schröter* 1971. Nähere Ausführungen zu diesem Thema in **II 19. 2**.

Die Voraussetzung für die zunächst knorpeligwulstigen und allmählich verknöchernden Zacken ist die Abtrennung des Anulus fibrosus von der knöchernen Wirbelkörperrandleiste: *Bild* **II 19/2**. Siehe auch Ziffer 3 im Schema über die Gefährdungsstellen an der Zwischenwirbelscheibe: *Bild* **II 19/1**. Die Ablösung der Fasern aus ihrer Verankerung zerstört den festen Zusammenhang zwischen Wirbelkörper und Bandscheibe. (Gewisse funktionsmechanische Parallelen bestehen zu den Sehnenverankerungen: **II 18. 11.1**, vergleiche **II 19. 2**.) Es kommt zu einer unrichtigen Verschiebemöglichkeit des gelockerten Bandscheibegewebes nach vorn und seitlich, die sich ungünstig auswirkt, wenn der Gallertkern kaum verändert und noch flüssigkeitsreich, sein Turgor also im wesentlichen erhalten ist. Infolgedessen preßt sich bei Bewegungen und Belastungen das am Randleistenanulus gelockerte Zwischenwirbelscheibegewebe gegen das vordere Längsband. Diese sich immer wiederholende Vortreibung der Bandscheibe und die außerdem auftretenden unrichtigen Bewegungen ergeben dauernde Zerrungen an den Ansatzstellen des Längsbandes, an denen sich schließlich infolge der Überbeanspruchung – als Reizantwort – knöcherne Zacken ausbilden (*Bild* **II 19/3**), ohne daß eine wesentliche Höhenverminderung des Bandscheibenraumes eintritt. Immer mehr setzt sich die Ansicht durch, daß die »Knochenzackenkrankheit« weniger Krankheit als vielmehr Abwehr (Versuch einer Abstützung) gegen die Instabilitas intervertebralis darstellt: **II 5. 3.2**.

Die Wulstungen und Zacken der Spondylosis deformans sind in Größe und Ausdehnung sehr verschieden. Sie können rasch oder langsam wachsen und bis zu grotesken Formen führen, die gelegentlich den Zwischenwirbelraum schnabelartig aufeinander zustrebend überbrücken (*Bild* **II 19/4**), sich knöchern verbinden und dadurch eine Immobilitas des Bewegungssegmentes hervorrufen: **II 5. 3.2.3** u. **II 5. 4.5**. Die Vielfältigkeit des Erscheinungsbildes der Spondylosis deformans, die große Unterschiedlichkeit in den Beschwerden der Betroffenen und die schließlich eintretende, aber meist wenig schmerzhafte Steifigkeit verlangen eine individuelle Beurteilung der Einsatzfähigkeit für einzelne Berufe: **II 5. 3.4**, **II 17. 5.4**, **II 19. 2**.

Hinzuzufügen ist, daß bei der Chondrosis und Osteochondrosis (**II 2. 5.3**) infolge Flüssigkeitsverarmung mit vermindertem Ausdehnungsdruck des Gallertkernes das vordere Längsband keine nennenswerten mechanischen Belastungen erleidet. Deshalb kommt es auch nicht zur Bildung großer, oft schnabelartig gebogener Knochenzacken wie bei der Spondylosis deformans, sondern nur zu verhältnismäßig kleinen Knochenvorsprüngen, die an der Kante der Wirbelkörperrandleiste auftreten, während die Zacken der Spondylosis deformans, wie beschrieben, von der Ansatzstelle des vorderen Längsbandes ausgehen. Hinweise zur röntgenologischen Differentialdiagnose enthält *Tabelle* **II 2/1**. Die Beachtung dieser Unterschiede erfordert für alle Beurteilungen des Zusammenhanges zwischen Arbeitseinwirkung und Spondylosis deformans, über die in Kapitel **II 19. 2** ausführlich berichtet wird, die eindeutige Trennung der bandscheibebedingten Veränderungen. Deshalb ist es nicht angebracht, weiterhin die Bezeichnung Spondylosis deformans als einen Sammelbegriff oder als eine undifferenzierte Verlegenheitsdiagnose in der arbeitsmedizinischen Literatur oder für Begutachtungen zu verwenden.

2.5.2 Spondylosis hyperostotica

Eine sichere Abgrenzung gegenüber der Spondylosis deformans ist nicht in allen Fällen der Spondylosis hyperostotica zu treffen. In ihren ausgeprägten Formen besteht aber kaum Verwechslungsmöglichkeit, da die dichten, glatten, an den Wirbelkörpern »herabfließenden« Knochenauflagerungen mit breiten Überbrückungen der Zwischenwirbelräume charakteristisch sind und ihr den Namen Zuckergußwirbelsäule einbrachten: *Bilder* **I 4/4** u. **II 19/6**. Der enge Zusammenhang mit Gicht und Diabetes deutet auf Beziehungen zum Stoffwechsel hin, die von der Spondylosis deformans nicht bekannt sind: **I 2. 5**, **I 7. 5.7**, **I 8. 3.9**, **II 5. 3.5**.

Die Konstitution spielt für die Spondylosis hyperostotica eine Rolle (Pykniker), und vermehrte

2.5.0 Im späteren Leben auftretende Veränderungen

	Spondylosis deformans	Chondrosis disci / Osteochondrosis intercorporalis
Zwischenwirbelraumhöhe	wenig verändert *Bilder* II 19/2, II 19/3	anfangs gering, aber zunehmend stärker herabgesetzt *Bild* II 2/19 (F u. G)
Knochenzacken an den Wirbelkörpern	am Abgang des Ligamentum long. ant. *Bild* II 19/3 langsam wachsend, oft hochgradig und überbrückend *Bilder* II 19/4 A u. B	am Wirbelkörperrand *Bilder* II 5/8, II 5/9, II 5/10, II 19/5 klein, nur selten auffallend groß, wenig Überbrückungstendenz
Sitz der Veränderungen	alle Wirbelsäulebereiche, betrifft meist mehrere benachbarte oder auch entfernt voneinander liegende Bewegungssegmente	meist nur einzelne Bewegungssegmente, häufig an Hals- und Lendenwirbelsäule, selten an Brustwirbelsäule; an der Halswirbelsäule oft mehrere Bewegungssegmente, an der Lendenwirbelsäule bisweilen nur einzelne Bewegungssegmente (bevorzugt L 5 / S 1 u. L 4/5) betroffen *Bild* I 5/9
Altersverteilung	deutliche und stetige Häufigkeitszunahme bis in die höheren Lebensjahrzehnte und bis zu 90% *Bild* II 2/18	Häufigkeit mit zunehmendem Alter vermehrt (ausreichend große Zahlenübersichten und genau durchgearbeitete Statistiken fehlen)
Knöcherne Wirbelkörperabschlußplatten	nur selten verändert	verdichten sich an beiden angrenzenden Wirbelkörpern (Sklerose) *Bilder* II 2/19 (F. u. G), II 2/21, II 2/29
Lockerung im Bewegungssegment	nicht auffallend	fast regelmäßig vorhanden
Stufenbildung im unbelasteten Zustand mit Abgleiten des oberen Wirbels	selten	häufig und oft erheblich, Wirbelgleiten, Wirbelverschiebung
nach vorwärts		Spondylolisthesis und Pseudospondylolisthesis *Bilder* II 5/8 A, B u. C, II 5/9 A u. B, II 19/5
nach rückwärts		Retrolisthesis, aus verschiedenen Ursachen *Bilder* II 5/2, II 5/19 A u. B, II 5/11, II 19/5
Stufenbildung bei Vor- und/oder Rückbeugung in der funktionellen Röntgenaufnahme	selten und nur geringfügig	gelegentlich nachweisbar, oft wegen der Bewegungsschmerzen und der Muskelsteife nicht auszulösen

Tabelle II 2/1: Hinweise zur röntgenologischen Differentialdiagnose zwischen Spondylosis deformans und Chondrosis disci / Osteochondrosis intercorporalis.
Zu beachten sind in allen Fällen Verbindungen mit der häufigen Adoleszentenkyphose und anderen Wirbelsäuleverkrümmungen, weil sie zum Teil an der Entstehung mitverantwortlich sind oder die Ausbildung der Veränderungen ungünstig beeinflussen.

Ausschüttung von Wachstumshormonen wird diskutiert. Biomechanisch interessiert die häufig bei dieser Krankheit gefundene rechtsseitig betonte Zuckergußauflagerung auf der Brustwirbelsäule. Das linksseitige Fehlen wird mit dem Einfluß der Aortenpulsation erklärt. Die problematischen Beziehungen der verhältnismäßig seltenen Erkrankung zu beruflichen Einflüssen sind in II.19.3 erörtert.

Literatur: *Boos* u. *Rehr* 1969, *Boulet* et al. 1954, *Hájková* et al. 1965, *Ott* 1962 bis 1970, *Schilling* et al. 1965.

2.5.3 Chondrosis disci und Osteochondrosis intercorporalis

Das Zwischenwirbelscheibengewebe erleidet so frühzeitig einsetzende und so ausgedehnte Veränderungen wie kaum ein anderes Organ oder Organsystem des menschlichen Körpers. Biochemische Veränderungen im Gallertkern und im Faserring sind damit verknüpft: I 8.3, I 8.4. Vorwiegend handelt es sich um Vorgänge des Alterns, also um eine schicksalsmäßige, endogen bestimmte Umprägung des Bandscheibegewebes. Ob und wieweit beim Menschen genetische Ursachen dabei eine ausschlaggebende Rolle spielen, ist nicht restlos geklärt. *Berry* beschreibt 1961 genetische Grundlagen bei der Maus. *De Sèze* fand bei Mäusen rassenmäßige Unterschiede in der Häufigkeit des »degenerativen Rheumatismus« der Wirbelsäule. Unter dieser Bezeichnung verbergen sich chronische Bandscheibestörungen wie Chondrosis disci und Osteochondrosis intercorporalis. Wieweit genetisch erklärbare »Gewebeschwächen« biochemische Veränderungen einschließen und im Zusammenhang mit funktionsmechanischer Belastung die vorbereitende Rolle für chondrotische Schäden spielen, oder ob die Funktion vorrangig dafür verantwortlich ist, wird in vielen Kapiteln dieses Buches besprochen, zum Beispiel in Kap. I 5.2, I 6.3, I 7.10, I 8.3.8, II 19.8. Wieweit bei den chronischen Veränderungen im Gewebe der Zwischenwirbelscheibe Autoimmunvorgänge eine wesentliche oder eine begleitende Rolle spielen, bedarf der weiteren Durchforschung: siehe I 8.3.7, Literatur bei *Gertzbein* 1977.

Änderungen des chemischen Milieus, zunehmende Austrocknung, Abnahme des inneren Spannungsdruckes sowie das Auftreten von Rissen und Spalten kennzeichnen die *Chondrosis disci*, den *Bandscheibeverschleiß*, die erste Stufe der Altersveränderungen. Eine allmähliche Höhenabnahme des betroffenen Zwischenwirbelraumes kommt hinzu. Daran sind konzentrische Spalten (*Bild II 19/1*, Ziffer 1) und Querrisse (*Bild II 19/1*, Ziffer 6) maßgeblich beteiligt. Sie lassen sich in pathoanatomischen Präparaten (*Junghanns* 1931) und am Lebenden durch Einspritzung einer röntgenschattengebenden Flüssigkeit darstellen. Die Schemazeichnung (*Bild II 2/19*) gibt einige der häufigsten Zustandsbilder im Vergleich zum Normalbefund (A) wieder. Bei der Chondrosis disci sind die Spaltbildungen nur geringgradig (B). Auch mit dem Nodulus intraspongiosus Schmorl (C) und den anderen Formen des Prolapsus disci (D, E) ist stets eine Chondrosis disci verbunden. Das veränderte Bandscheibegewebe läßt unrichtige Beweglichkeit zu und zieht durch seine Leistungsschwäche das gesamte Bewegungssegment in Mitleidenschaft. (Die Biomechanik des normalen Bewegungssegmentes ist in I 5 beschrieben; seine krankhaften Veränderungen schildert II 5.3; Bilder in beiden Kapiteln.) Die röntgenologische Diagnose des Zustandes ist durch die Höhenabnahme des Zwischenwirbelraumes und durch Darstellung einer übermäßigen Verschieblichkeit zu sichern, die mit Aufnahmen in starker Vor- und Rückbeuge, gelegentlich auch bereits durch die körperliche Untersuchung geklärt werden kann. Die Auswirkungen des Bandscheibeverschleißes werden in bezug auf die Belastbarkeit der Wirbelsäule in II 5.3.2.2 geschildert.

Der stärkste Grad des chronischen Bandscheibeschadens – gewissermaßen Fortsetzung und Endausgang der Chondrosis disci – ist die *Osteochondrosis intercorporalis*, die *Bandscheibezermürbung*. Sie tritt im pathoanatomischen Bild durch eine immer mehr zunehmende Zerstörung des Bandscheibegewebes in Erscheinung. Die Spaltbildungen in dem ausgetrockneten Gewebe sind vielgestaltig (F u. G in *Bild II 2/19*), Bandscheibesequester können auftreten: II 5.3.2.4 mit *Bild II 5/4*. Eingespritzte Kontrastflüssigkeit verläßt den Bandscheiberaum (G in *Bild II 2/19*), wenn Risse nach rückwärts vorliegen. Wie vielgestaltig die Risse sein können, hat *Hammerbeck* 1934 nach Durchsicht zahlreicher Sagittalschnitte aus dem großen Untersuchungsgut von *Schmorl* aufgezeichnet.

Mit Zunahme der Höhenverminderung des Bandscheiberaumes verstärken sich Druck und Reibung auf die anliegenden knöchernen Wirbel-

2.5.0 Im späteren Leben auftretende Veränderungen

Bild II 2/19: Übersicht über Diskographien (ergänzt in Anlehnung an *Erlacher*). Linke Reihe im Blick von der Seite, mittlere Reihe im Blick von vorn, rechte Reihe im Blick auf Horizontalabschnitte der Zwischenwirbelscheiben.

A Normale Nukleographie

B Geteilter Gallertkern, oft Beginn der Austrocknung und der Chondrosis disci

C Nodulus intraspongiosus *Schmorl* mit abdeckender Knochenschale

D Protrusio postero-medialis disci: Bandscheibe- und Gallertkerngewebe ist in einem Faserringspalt nach rückwärts verlagert und drückt die Bandscheiberückwand in den Wirbelkanal

E Prolapsus postero-lateralis disci: Gallertkern- und Faserringteile haben die Bandscheiberückwand nach seitlich-hinten durchbrochen

F Osteochondrosis intercorporalis: Spalten im Zwischenwirbelscheibegewebe (Gallertkern und Faserring), Verminderung der Höhe des Zwischenwirbelraumes mit Einengung des Zwischenwirbelkanales, Sklerose der Wirbelkörperabschlußplatten

G Osteochondrosis intercorporalis wie bei F mit Durchbruch eines Spaltes nach rückwärts und Eindringen des Kontrastmittels in den Wirbelkanal nach oben und unten.

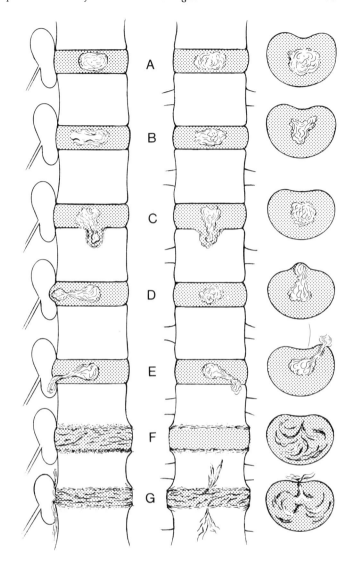

körperdeck- und -grundplatten. Diese Veränderungen betreffen den Bereich der Wirbelkörper-Bandscheibe-Grenze (Limen discocorporalis) in ganzer Ausdehnung, beziehen also auch den Randleistenring ein: *Bild* II 2/20. Röntgenaufnahmen zeigen die entstehende Sklerose der Wirbelkörperabschlußplatten nebst Rauhigkeiten oder kleinen Knochenzacken, die vom Rande des Wirbelkörpers ausgehen: *Bild* II 2/21. Im Gegensatz dazu entspringen die knöchernen Auswüchse der Spondylosis deformans etwas entfernt vom Wirbelkörperrand am Ansatz des vorderen Längsbandes: II 19. 2 mit *Bild* II 19/7. Hinweise auf weitere Merkmale zur röntgenologischen Differentialdiagnose in *Tabelle* II 2/1.

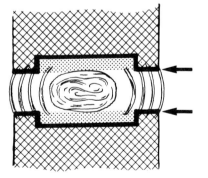

Bild II 2/20: Wirbelkörper-Bandscheibe-Grenze (Limen disco-corporalis). Pfeile und ausgezogene Linien bezeichnen diese für viele Erkrankungszustände wichtige Grenzlinie: vergleiche Ziffern 3, 4 und 5 in *Bild* II 19/1.

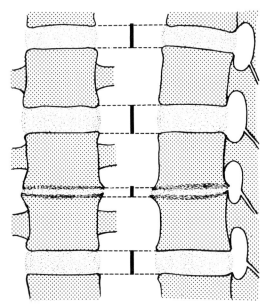

Bild II 2/21: Osteochondrosis intercorporalis.
Schema mit Darstellung der Höhenverminderung des Zwischenwirbelraumes und der kleinen Knochenzacken am Wirbelkörperrand: vergleiche *Bilder* II 5/2, II 5/8, II 5/9, II 5/10, II 19/5, II 19/6, II 19/7.

An dieser Stelle ist ein Blick auf die Namengebung für die verschiedenen Arten von Zwischenwirbelscheibeveränderungen erforderlich. Unter den häufig verwendeten Sammelbegriffen Diskopathie oder Zwischenwirbelscheiben-Degeneration verstecken sich Veränderungen, die zum Teil klinische Auswirkungen haben und/oder bei pathoanatomischen Untersuchungen sowie teilweise auch röntgenografisch sichtbar gemacht werden können. In den vorstehenden Abschnitten und in weiteren Kapiteln dieses Buches wird jedoch Wert darauf gelegt, die einzelnen Krankheitsbilder auf klar umgrenzte pathoanatomische Befunde – und deren röntgenologische Erfaßbarkeit – zurückzuführen. Das kann nur geschehen, wenn klare Begriffe verwendet werden: *Junghanns*, Nomenclatura Columnae Vertebralis, 1977. Deshalb wird unter anderem auf die Trennung zwischen Chondrosis disci und Osteochondrosis intercorporalis großer Wert gelegt. Der Terminus »Degeneration« ist nach *Pritzker* (1977) lediglich der Ausdruck unserer Unkenntnis über die Gewebeschäden in den Zwischenwirbelscheiben. Deshalb sollte er vermieden und jeweils durch die kennzeichnenden Begriffe ersetzt werden.

Die Ursachenforschung läßt noch die Frage offen, ob die Bandscheibezermürbung immer vordergründige Bedeutung für die sklerosierenden Vorgänge in den Wirbelkörperabschlußplatten hat, oder ob in gewissen Fällen – unter Umständen als Ausheilung von Mikro-Trümmerfrakturen – die zuerst entstehende Sklerose des Knochens den Stoffaustausch für die Bandscheibe verhindert und dadurch den Bandscheibenschaden einleitet. Darüber wird ausführlich in I 8. 3.2 berichtet, siehe auch I 4, II 18. 9.0, II 19. 4, II 19. 8.

Nur selten kommt die Osteochondrosis intercorporalis an mehreren Bandscheiben gleichzeitig vor. Sie steht häufig im Zusammenhang mit Wirbelverschiebungen: II 2.4. Über ihre ernste und nachhaltige Wirkung auf die Belastungen und Bewegungen der Wirbelsäule, die Insufficientia intervertebralis, ist in II 5. 3.2.5 nachzulesen.

Eine auffallende Häufung von Osteochondrosis intercorporalis in der Nachbarschaft von lumbosakralen Übergangswirbeln (II 2. 2.0) beobachtete *Erdmann* 1953 an Röntgenbildern. Er sieht deshalb diese Variationsbildungen als endogenen Faktor für die Bandscheibeveränderung an, während Belastungen durch Arbeit und durch besondere Lebensumstände oder Verhaltensweisen seiner Ansicht nach nur als zusätzliche Faktoren wirken: II 11. 3. Diese Schlußfolgerungen müssen bei der Beurteilung des Zusammenhanges mit Berufseinflüssen beachtet werden: II 19. 4.

In welcher Weise Vibrationen, die in vielen Berufen auf die Wirbelsäule einwirken, mit der Entstehung oder der Verschlimmerung einer Chondrosis disci zusammenhängen, wird in zahlreichen Kapiteln erörtert, unter anderem in I 7. 5.10, I 8. 3.7, I 8. 4.2, II 9. 3, II 9. 12, II 13, II 14. Die Rolle der Autoimmunisierung im Bandscheibengewebe und der dabei wirksam werdenden Lymphocyten ist in I 8. 3.7 geschildert.

Die ärztliche Erfahrung lehrt, daß in einer kleinen Anzahl von Fällen (genaue Zahlenangaben fehlen) die mit der Bandscheibezermürbung verbundene Lockerung und Verschiebemöglichkeit durch Einwuchern von straffem Bindegewebe oder von Knochen in den Zwischenwirbelraum (oder auch durch überbrückende Knochenspangen) gefestigt werden kann. Operative Stabilisierung ist bei erheblicher Schmerzhaftigkeit angezeigt.

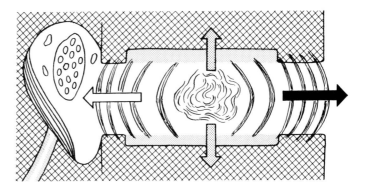

Bild II 2/22: Schema der verschiedenen Möglichkeiten des Bandscheibevorfalles. Punktierte Pfeile: Vorfall nach kopfwärts oder steißwärts ergibt einen Nodulus intraspongiosus *Schmorl: Bilder* II 2/5, II 2/19 C, II 2/26, II 2/27. Weißer Pfeil zeigt den Weg des Prolapsus posterior disci an: *Bilder* II 2/19 E, II 2/24, II 2/25. Schwarzer Pfeil: Richtung der Vortreibung der Zwischenwirbelscheibe bei der Spondylosis deformans, *Bilder* II 19/2, II 19/3, II 19/4.

2.5.4 Protrusio disci und Prolapsus disci

Der Austritt von Zwischenwirbelscheibegewebe aus dem Bandscheibenraum ist nach allen Richtungen möglich: *Bild* II 2/22. Mit jeder Austrittsrichtung ist ein eigenes Krankheitsbild verbunden, siehe Bildunterschrift.

Bei Chondrosis disci kann gleichzeitig mit dem Elastizitätsverlust und der Höhenabnahme des Bandscheiberaumes eine Vorwölbung der äußeren Schichten des Faserringes eintreten: Autoreifenbandscheibe. Ein solches Herausdrücken der Bandscheiberückwand ist durch einen sich verschiebenden Bandscheibesequester möglich. Die Protrusio disci drängt sich gegen die Nervenwurzeln (*Bild* II 2/23) und kann je nach dem Druck, der auf der Bandscheibe ruht (Heben aus gebückter Stellung, Husten, Niesen usw.), wechselhafte Beschwerden verursachen.

Kommt es zu einem Aufbruch im Faserring nach postero-medial oder postero-lateral und zum Austritt von Faserring- oder Gallertkernstücken (Sequester), entstehen die verschiedenen Formen des Prolapsus disci: *Bilder* II 2/24 u. II 2/25. Je nachdem, ob er pendelnd, fixiert, eingeklemmt oder frei ist, verursacht er die bekannten Beschwerden. Der Bandscheibevorfall gehört pathomorphologisch in die Bilder der Chondrosis disci oder der Osteochondrosis intercorporalis, löst sich durch seine auffallenden Besonderheiten jedoch als eigene Erkrankungsform heraus.

Vorfall von Bandscheibegewebe ist auch in die anliegenden Wirbelkörper hinein möglich: Prolapsus intraspongiosus disci, der typische *Schmorl*-Knoten: *Bild* II 2/26. Er entsteht gelegentlich traumatisch, zum Beispiel nach einem türflügelartigen Deck- oder Grundplatteneinbruch: *Bild* II 2/27. Viel häufiger dringt das Bandscheibegewebe nur langsam und oft auf dem Wege der beschriebenen Bandscheibenausbuchtungen an der früheren Durchtrittsstelle der Chorda dorsalis in die Wirbelkörperspongiosa ein: II 2. 2.2, *Bilder* II 2/4 u. II 2/5. Einzelne *Schmorl*-Knötchen verursachen keine Schmerzen oder Behinderungen. Treten sie in zahlreichen übereinander liegenden Wirbelkörpern auf, können sie Vorzustände für die Adoleszentenkyphose sein: II 2.3.2, *Bild* II 2/13.

Eine Sonderform des Bandscheibevorfalles ist die apfelsinenscheibenförmige *Abtrennung eines Wirbelkörperkantenstückes* (*Bilder* II 18/2 u. II 18/3), das sich auf dem Wege eines schräg ver-

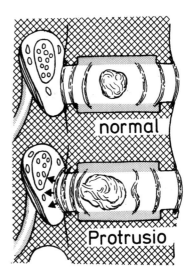

Bild II 2/23: Vorwölbung der Bandscheiberückwand, Protrusio posterior disci, kann Vorläufer eines Prolapsus disci sein.

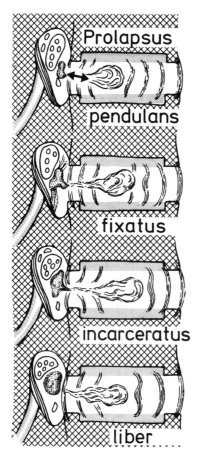

Bild II 2/24: Schemazeichnung der verschiedenen Formen des Bandscheibevorfalles: pendelnd, verwachsen, eingeklemmt, frei.

laufenden Bandscheibevorfalles (Prolapsus disci intraspongiosus retromarginalis obliquus) von der inneren Kante der knöchernen Wirbelkörperrandleiste vorschiebt. Allmählich drückt sich ein Kantenstück vorn, selten seitlich ab: Dissectio marginis vertebrae. Im vordringenden Zwischenwirbelscheibegewebe besteht fast regelmäßig ein Spalt. Eine Pseudarthrose kann sich bilden, wenn nicht eine überbrückende Verknöcherungsspange im Wirbelkörperperiost das abgetrennte Kantenstück stabilisiert. Die Differentialdiagnose gegenüber einem Wirbelkörperkantenabbruch ist oft schwierig.

Von verschiedenen Autoren wird auf einen Zusammenhang zwischen Bandscheibevorfall und Adoleszentenkyphose hingewiesen: *Edgren* u. *Vainio* 1957, *Idelberger* 1951, *Rübe* u. *Schulte* 1974, u. a. Die mitgeteilten Zahlen sprechen aber mehr für ein zufälliges Zusammentreffen, da bei etwa 50% aller Jugendlichen Anzeichen einer *Scheuermann*-Krankheit vorliegen, deren Reste auch noch im Alter zumindest röntgenologisch festzustellen sind.

Die Fragen der beruflichen Einflüsse auf Entstehung oder Verschlimmerung des Bandscheibevorfalles werden in **II 19.** 5 erörtert, für den Sonderfall der Wirbelkörperkantenabtrennung in **II 18.** 3. Die Kapitel I 5. 2, I 6. 2, I 6. 4.3, I. 7. 5.10 und I 8. 3 enthalten Hinweise auf die biomechanischen und die biochemischen Grundlagen der Zwischenwirbelscheibestörungen.

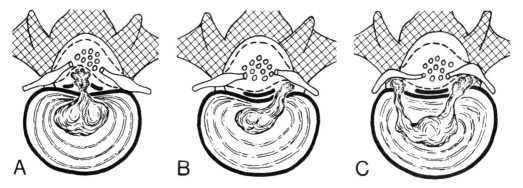

Bild II 2/25: Die verschiedenen Arten des Vorfalles von Zwischenwirbelscheibegewebe nach rückwärts: postero-medial mit Zerreißung (Auffaserung) des hinteren Längsbandes (A), postero-lateral einseitig (B) und doppelseitig (C).

2.5.5 Arthrosen an Gelenken der Wirbelsäule

Außer den Zwischenwirbelscheiben, die als Halbgelenke bezeichnet werden, gibt es an der Wirbelsäule eine Reihe von echten Gelenken: die rechts und links in jedem Bewegungssegment vorhandenen Wirbelbogengelenke (zusammen etwa 50!), die »Kopfgelenke« zwischen Occiput/Atlas/Axis (4) und die beiden Kreuzbein-Darmbein-Gelenke, die im vorderen Anteil als echte Gelenke und im rückwärtigen als straffe Bandhaft (Halbgelenk) ausgebildet sind. Hinzuzurechnen sind noch die sich an der Halswirbelsäule während des jugendlichen Lebensalters allmählich zu den Unkovertebralgelenken umgestaltenden seitlichen Bandscheibenspalten (*Bild* I 5/9), die beiderseits von C 2/3 bis C 6/7 auftreten, insgesamt 10. An der Wirbelsäule bestehen also etwa 66 »echte« Gelenke. Sie haben für die Funktion der »Gliederkette Wirbelsäule« nicht nur von der Zahl her große Bedeutung. Bedauerlicherweise wird sie nicht immer ausreichend beachtet, obwohl Schmerzursachen häufig in diesen Gelenken zu suchen sind, wenn Arthrosen oder Verschiebungen, die meistens ebenfalls mit Arthrosen verbunden sind, vorliegen. Allerdings ist der Nachweis der Gelenkarthrose – vor allem in den Anfangszuständen – nur durch gezielte Röntgenuntersuchungen zu erbringen: Schichtaufnahmen, Schrägaufnahmen, Schicht-Schrägaufnahmen (Kapitel II 4. 3.1 u. II 4. 3.2). *Güntz* stellte 1934 bei Sechzigjährigen in 50% Wirbelbogengelenkarthrosen fest.

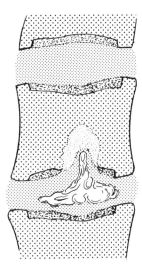

Bild II 2/26: Nodulus intraspongiosus *Schmorl*. Das aufgefaserte Bandscheibegewebe hat die Knorpel- und die Knochenplatte durchdrungen. Seine weitere Ausbreitung in der Spongiosa wird durch eine korbartige Knorpelwucherung abgefangen: siehe *Bilder* II 2/5 u. II 5/6.

Nebenbei ist zu erwähnen, daß die Wirbelbogengelenkarthrose trotz ihrer großen praktischen Bedeutung noch nicht genügend systematisch untersucht wurde. So haben erst neuerdings *Vernon-Roberts* u. *Pirie* (1977) über den bisher nicht bekannt gewesenen Durchbruch von Knorpelgewebe in die angrenzende Spongiosa berichtet. Sie zeigen im Bild einen rundlichen Knorpelherd, der durch einen Spalt im Gelenkknorpel vorgedrungen ist und, umgeben von einer dichten Schale, im subchondralen Knochen liegt. Ähnliche Bilder sah *Schmorl* im Knochen der Wirbelkörper-Bandscheibe-Grenzschicht bei Osteochondrosis intercorporalis. Er bezeichnete diese perlenartigen Bildungen im Unterschied zu den typischen *Schmorl*-Knoten (II 2. 3.2) als arthrotische Knorpelknötchen.

Wirbelbogengelenkarthrosen sind fast regelmäßig mit Chondrosis disci oder Osteochondrosis intercorporalis des gleichen Bewegungssegmentes gekoppelt und in diesen Fällen als wesentliche Schmerzursache anzusehen: *Bilder* II 2/28, II 5/2,

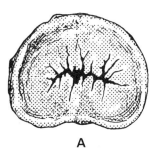

A

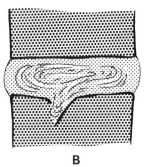

B

Bild II 2/27: Prolapsus intraspongiosus traumaticus disci. A Sternförmiger Riß in der knöchernen Wirbelkörperdeckplatte (siebartige Porenplatte). B Prolaps der Zwischenwirbelscheibe durch die in der Knochen- und in der Hyalinknorpelplatte entstehende Lücke.

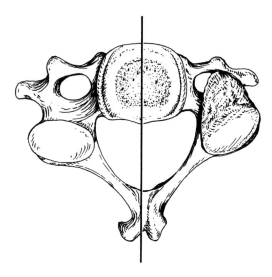

Bild II 2/28: Rechtsseitige Einengung des Canalis vertebralis sive Foramen transversarium (Durchtrittskanal der Arteria vertebralis) durch eine große knöcherne Randzacke infolge Arthrose des Wirbelbogengelenkes.

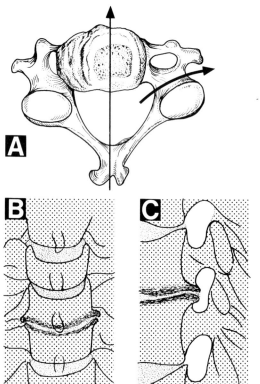

II 5/9, II 5/10. Es ist selten, daß in einem Bewegungssegment nur die Wirbelbogengelenke verändert sind, denn im allgemeinen liegt gleichzeitig eine unter Umständen noch wenig ausgeprägte Chondrosis disci vor oder wird allmählich nachweisbar. Meist hinkt die Erkennungsmöglichkeit der begleitenden Wirbelbogengelenkarthrose der bereits erkannten Chondrosis nach. Einseitige Wirbelbogengelenkarthrosen kommen bei Skoliosen vor oder finden sich nach Verletzungen der Wirbelbogengelenke: Gelenkspitzenabbrüche u. ä. Der Zusammenhang zwischen Pseudospondylolisthesis und anderen Wirbelverschiebungen mit Wirbelbogengelenkarthrosen wurde in II 2. 4 besprochen.

Ein häufiger Befund an der Halswirbelsäule ist die *Unkovertebralarthrose*, die meist mit einem deutlichen Bandscheibenverschleiß (bis zur Bandscheibenzermürbung) einhergeht, im Röntgen-Vorderbild mit zentriertem Strahlengang fast immer und in Tomogrammen regelmäßig gut erkennbar ist. Ihre knöchernen Randwulstungen bedrohen die Wirbelarterie und die anliegende Rückenmarkwurzel: *Bild* II 2/29. Ausstrahlschmerzen sind in solchen Fällen häufig vorhanden und behindern die Beweglichkeit: siehe auch Kap. II 5. 4.5, II 18. 10.5, II 19. 4. Die Beeinträchtigung der Arteria vertebralis und der dadurch in manchen Kopfstellungen behinderte Blutdurchfluß kann sich ungünstig auf das Innenohr auswirken und eine Kinetose hervorrufen oder verstärken: II 13. 2.

Arthrosen in den Kopfgelenken bestehen gelegentlich im Zusammenhang mit Verschiebungen und können mögliche Ursache einer Wirbelblokkierung sein. Ihre Diagnose ist in gezielten Röntgenaufnahmen zu sichern.

Der Verdacht auf *Arthrose* in den *Kreuzbein-Darmbein-Gelenken* zeigt sich durch die bei ent-

---

Bild II 2/29: Am linken Uncovertebralgelenk eines Halswirbels entwickelte arthrotische Zacke (A) engt das Foramen transversarium und den Canalis intervertebralis ein. Dadurch wird gleichzeitig die Arteria vertebralis bedrängt und die Wurzel des Intervertebralnerven verschoben und gequetscht. In B ist schematisch eine doppelseitige Uncovertebralarthrose bei Osteochondrosis intercorporalis nach einem Röntgenbild dargestellt. Das seitliche Röntgenbild (C) zeigt die hochgradige Einengung des Zwischenwirbelkanales durch knöcherne Zakken der Unkovertebralarthrose und die Osteochondrosis intercorporalis.

sprechender körperlicher Untersuchung auslösbaren Schmerzen. Der dorsale Teil der Articulatio sacroiliaca besteht aus einer Bandhaft (Syndesmosis) und ist deshalb wie die Zwischenwirbelscheibe als Halbgelenk zu bezeichnen. Im ventralen Abschnitt liegt eine gelenkige Verbindung mit Knorpelbelag und Gelenkspalt: *Bild* II 2/30. Sie wird häufig von arthrotischen Veränderungen befallen. Demgemäß finden sich röntgenologisch Randzacken im Vorderbild an der unteren Begrenzung der Kreuzbein-Darmbein-Fuge sowie bandförmige Spongiosaverdichtungen entlang der Fuge mit Auflockerung der glatten Begrenzung.

Arthrosen in Falschgelenken eines Übergangswirbels an der Lendenwirbelsäule-Kreuzbein-Grenze (II. 2. 2.1 mit *Bildern* II 2/2 B u. II 2/3) sind häufig Ursachen von Schmerzen: II 5. 4.5.

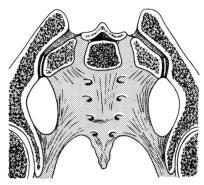

Bild II 2/30: Das Kreuzbein-Darmbein-Gelenk besteht im rückwärtigen Teil aus einer festen Bandhaft (Syndesmosis). Der vordere Teil ist gelenkig mit Knorpelbelag (Articulatio). Hier kommt es unter Lockerung der Syndesmose zu Arthrosis mit Randzacken.

2.5.6 Baastrup-Krankheit

Die erstmals von *Baastrup* (1933, 1936) beschriebene chronische Veränderung zwischen den Dornfortsätzen der Lendenwirbelsäule, die an der Halswirbelsäule ebenfalls zu beobachten ist, beruht auf dem Verschleiß (Zermürbung) des Ligamentum interspinosum: *Bild* II 18/6. Starke Lordosierung, übermäßige kräftige Ausbildung der Dornfortsätze oder Höhenverminderung des Zwischenwirbelraumes (z. B. durch Osteochondrosis intercorporalis) werden mit der Entstehung der schmerzhaften Erkrankung in Zusammenhang gebracht, deren Ursache nach *Eger* (1966) in mechanischer Beeinflussung der Bänder durch Scher- und Dehnungskräfte zu suchen ist, wenn auch hinzukommende andere Ursachen möglich sind, die *Rissanen* 1960 in einer rheumatischen Komponente vermutet. Nachdem sich zunächst Höhlen und Spalten bilden, die ähnlich wie bei der Chondrosis disci durch Füllung mit röntgenschattengebender Flüssigkeit dargestellt werden können, entsteht schließlich ein Falschgelenk zwischen den Dornfortsätzen mit zunehmender Sklerose der Berührungsflächen. Das Röntgenbild ist sowohl in der Vorderansicht wie auch in der Seitenansicht eindrucksvoll. Die Krankheit erhielt verschiedene Namen: Diarthrosis interspinosa, Neoarticulatio interspinosa, Osteoarthrosis proc. spin., Kissing spine, Kontaktsyndrom der Dornfortsätze u. a. Einspritzungsbehandlung und gelegentlich operative Hilfe sind angezeigt. Über Beziehung zu einzelnen Berufen: II 11. 1, II 11. 2, II 18. 11.2.

Literatur bei *Schmorl* u. *Junghanns* 1968.

2.5.7 Osteoporosen

Osteoporosen sind die häufigsten Erkrankungen des Knochengewebes und fast ausschließlich Allgemeinkrankheiten des Knochengerüstes aus inneren, mit Stoffwechselstörungen gekoppelten Ursachen: I 2.5, I 4. Die bekannteste und häufigste Form, die Altersosteoporose, entsteht durch erhöhte Steigerung des physiologischen Knochenabbaues. Dadurch vermindert sich die Knochenmasse etwa vom dritten Lebensjahrzehnt ab, und zwar bei Männern in jedem Lebensjahrzehnt um 3% und bei Frauen um 8%. Das bedeutet schließlich einen Gesamtverlust der Knochenmasse von ungefähr 10–40%, an dem die Spongiosa durch Verminderung von Dicke der Knochenbälkchen früher und stärker beteiligt ist als die Corticalis, die erst im späteren Verlauf nachfolgt. Der Knochenabbau beginnt im Zentrum der Wirbelkörper und schreitet allmählich nach allen Seiten fort, wobei die senkrechten, lasttragenden Knochenlamellen anfangs verschont werden: **II 2/31, vergleiche *Bild* I 4/5**. Röntgenologisch wird die Osteoporose erst sichtbar, wenn das mineralisierte Knochengewebe um etwa 3% herabgesetzt ist: *Beneke* 1956. Die Tragfähigkeit solcher Knochen vermindert sich zunehmend, denn Dehnbarkeit, Festigkeit und Elastizitätsmodul gehen im Alter zurück: *Vinz* 1975. Örtliche oder auf einen Knochen begrenzte Osteoporosen kommen selten vor. Sie werden unter anderem verursacht durch Tumoren, durch Entzündungen im Knocheninneren

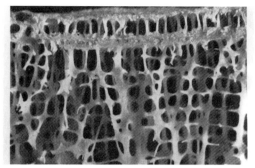

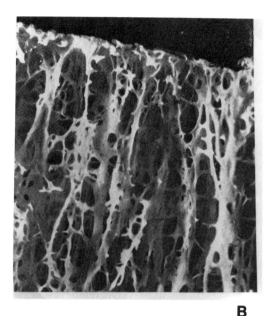

Bild II 2/31: Spongiosagerüst des Wirbelkörpers.
A: Normale Anordnung des Knochenbälkchenwerkes
B: Osteoporose mit Verminderung von Zahl und Dicke der Knochenbälkchen.

oder in seiner Umgebung, durch Inaktivität, durch Strahleneinwirkung. *Dennert* u. *Münzenberg* geben 1975 Hinweise zur röntgenologischen Untersuchung.

Die durch körpereigene Ursachen entstehenden Osteoporosen, denen meist endokrine Störungen des Stoffwechsels zugrunde liegen, sind in den Knochen der Wirbelsäule fast immer auffallender ausgeprägt als in anderen Knochen. Das hängt mit der guten Blutgefäßversorgung des auch im hohen Alter noch reichlich entwickelten roten Knochenmarkes zusammen: I 2. 5. Die alternsbedingte Kalziumverminderung der Wirbelknochen ist bei Frauen ausgeprägter als bei Männern: *Bild* II 2/32. Vergleiche auch die Ausführungen dazu in I 4.

Neuerdings führt die Arbeitsgruppe *Krokowski* (1974–1977) die Osteoporose auf Verminderung der Knochendurchblutung zurück. Nach ihrer Theorie wird die Osteoklastentätigkeit angeregt, wenn der Blutumlauf in dem sinusoidalen Venenplexus des Knocheninneren gestört ist, sei es durch Stase infolge verminderten arteriellen Einstroms, durch venöse Stauung oder durch herabgesetzten extravaskularen Flüssigkeitsdruck. Wieweit sich diese neue Theorie durch kritische Nachprüfung und Experimente anderer Forscher bestätigen läßt, bleibt abzuwarten: I 2. 5, I 4. *Krokowski* u. *Peter* betonen 1977 den Einfluß der Muskelschwäche auf die Ausbildung der Osteoporose. Dieser Hinweis sollte im Bereiche der Arbeitsmedizin beachtet werden, damit bei gefährdeten Wirbelsäulen außer der Fluoridtherapie vorbeugende krankengymnastische und sportliche Maßnahmen rechtzeitig eingreifen.

Weitere Literatur: *Fricke* u. *Krokowski* 1975, *Krokowski* mit *Polonyi* u. *Fricke* 1976, *Samirzadeh* et al. 1977, *Trueta* 1956.

Durch das Zusammenkommen von biochemischen Veränderungen und mechanischem Dauereinfluß (I 8. 4) entstehen bei erheblichen Wirbelosteoporosen isolierte oder vielfache Wirbelkörpersinterungen, die sich ohne Hinzutreten eines Unfallherganges bereits bei alltäglichen oder bei üblichen beruflichen Belastungen ausbilden: Keil-, Flach-, Platt-, Fischwirbel (*Bilder* II 2/33 u. II 2/34).

Diese Umbildungsformen der Wirbelkörper können isoliert auftreten, sind aber meist mehrfach an einer Wirbelsäule vorhanden. Oft bestehen verschiedene Formabwandlungen an der gleichen Wirbelsäule. Im Lendenteil herrschen Fischwirbel mit einer charakteristischen bikonkaven Eindellung vor, die sich im Röntgenseitenbild deutlich darstellen. Solche auffallenden Wirbelkörpersinterungen gaben Anregung zur Entwicklung von Meßverfahren mit Errechnung eines Vergleichsindex. Die Anwendungen des Bikonkav-Index (zentraler Index) von *Barnett* u. *Nordin* (1960) und des Kompakta-Index von *Nordin* (1965) erläutert *Hueck* 1976. Nach seiner Ansicht unterstützen diese morphometrischen Meßverfahren in Zusammenhang mit den röntgendosimetrischen Messungen (I 4) die frühzeitige Erkennung von Wirbelosteoporose.

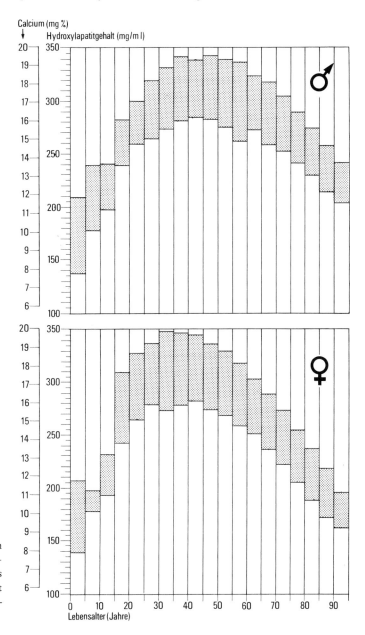

Bild II 2/32: Die unterschiedlichen Normbereiche des Kalzium- beziehungsweise Hydroxylapatitgehaltes im Wirbelkörper in Abhängigkeit von Alter und Geschlecht. Nach *Krokowski* 1975.

Die Altersosteoporose oder die in etwas früherem Lebensalter besonders bei Frauen auftretende postmenopausische Osteoporose sind bekannte Beispiele für die geringe Widerstandsfähigkeit osteoporotischer Wirbelknochen. Nach Angaben von *Havelka* (1975) leben in USA schätzungsweise 1,6 Millionen Frauen mit Altersosteoporose und Wirbelkörpersinterungen.

Die fehlende Widerstandsfähigkeit gegen Belastungen gilt nicht nur für die genannten Formen der Osteoporose, sondern ebenso für Osteoporosen aus anderen Ursachen, von denen die folgenden wegen ihres Interesses für die Arbeitsmedizin zu nennen sind: Barotaktische Osteoporose der Raumfahrer (II 15. 4.2), Fischwirbelkrankheit der Jugendlichen (die bei Untersuchungen für das Jugendarbeitsschutzgesetz zu beachten ist), Osteoporose durch Arzneimittel, östrogene und androgene Mangelosteoporosen, Inaktivitätsosteoporose.

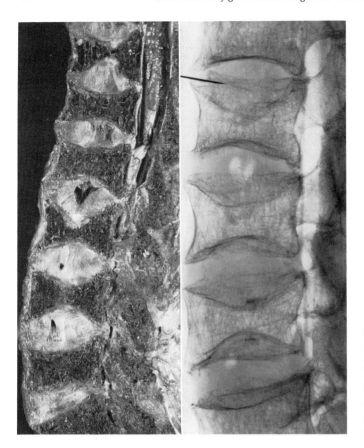

Bild II 2/33: Sagittalschnittfläche einer stark osteoporotischen Lendenwirbelsäule (77jähr. Frau). Zentral eingedellte Wirbelkörper: Fischwirbel. In einigen der aufgetriebenen Zwischenwirbelscheiben Hohlräume (flüssigkeitgefüllte Zysten). Im Röntgenbild erscheinen einige davon als Aufhellungen: Vakuumphänomen.

Die Osteoporosen der Wirbelsäule führen neben den geschilderten auffallenden Zusammensinterungen einzelner Wirbelkörper zu großbogigen (*Bild* II 2/34) oder gelegentlich ähnlich wie Wirbelkörperzusammendrückbrüche zu knickartigen Kyphosen (*Bild* II 2/35), sehr selten zu Skoliosen. Bestehende Skoliosen, ebenso wie bestehende Kyphosen, werden bei hinzukommender Osteoporose verstärkt. Häufig verbindet sich mit einer osteoporotischen Kyphose eine Alterskyphose, die nach *Junghanns* (1931) durch Veränderungen im vorderen Teil der Zwischenwirbelscheibe verursacht wird: II 2. 3.3 mit *Bild* II 2/14.

Beachtung in der Arbeitsmedizin verdienen die Osteoporosen, die durch verschiedene berufliche Schadstoffe entstehen können: z. B. Blei, Phosphor, Kadmium, Benzol und seine Homologe: II 16. 3. Die Fragen der Entstehung oder Verschlimmerung von Osteoporosen durch berufliche mechanische Dauereinwirkungen werden in II 18. 7 behandelt.

2.5.8 Malazische Osteopathien

Zu den malazischen Osteopathien gehören die durch Vitamin-D-Mangel entstehende Rachitis, die Osteomalazie (D-Hypovitaminose der Erwachsenen), die Hungerosteopathie und die Knochenveränderungen bei Sprue. Ähnliche Knochenveränderungen finden sich bei den hyperparathyreoidalen und den renalen Osteopathien sowie bei kindlichem Diabetes und weiteren seltenen Krankheiten.

Der kennzeichnende Knochenaufbau bei den malazischen Osteopathien entsteht durch Anlagerung von breiten Osteoidsäumen an den Knochenbälkchen. Jedoch unterbleibt die Verkalkung des Osteoids, während der Knochenabbau durch Osteoklasten ungestört ist. Röntgenografisch ergibt sich dadurch eine verwaschene Wirbelkörperstruktur, während bei der Osteoporose die in ihrer Dicke verminderten Knochenbälkchen eine scharfe Zeichnung aufweisen. Die Osteomalazien verursachen eine erhebliche Minderung der Belastungsfähigkeit, so daß, ähnlich wie bei der Osteoporose, Sinterungen von Wirbelkörpern und Kyphosen üblich sind.

Neuere Literatur: *Kruse* 1977, *Ritz* et al. 1977, *Thurner* u. *Amato* 1977.

2.5.9 Osteopetrosen (Osteosklerosen)

Die Knochen bei Osteopetrosis, Eburnisatio, Elfenbeinwirbel und Marmorwirbel zeichnen sich durch verdichtete Spongiosa aus. Die Verdichtung kann im Röntgenbild nur als mäßige Verbreiterung der noch gut unterscheidbaren Knochenbälkchen auftreten, oder es kommt nach langem Bestehen der Ursachen zu einer so vollkommenen Verdichtung der Struktur, daß die Differenzierung einzelner Knochenbälkchen nicht mehr möglich ist. Die Ursachen sind vielfältig. Sie beanspruchen aber die Aufmerksamkeit der Arbeitsmedizin, weil zum Beispiel die beruflich erworbene Fluorose auffallende Osteopetrose und auch dichte Knochenauflagerungen hervorruft: II 16. 3.2. Bei Leukosen, die u. U. beruflich bedingt sein können (**II 15. 5**), und nach Einwirkungen von Lost-Kampfstoffen (**II 16. 3.7**) werden ebenfalls Knochenverdichtungsherde beobachtet. Differentialdiagnostisch wichtig ist die Osteodystrophia deformans, der Morbus *Paget*.

Bei einigen Karzinomarten werden in der Wirbelsäule bis zu 33% Metastasen gefunden, die häufig osteoblastisch mit herdförmigen Verdichtungen auftreten: II 16. 8.2.1.

Neuere Literatur bei *Jesserer* 1977.

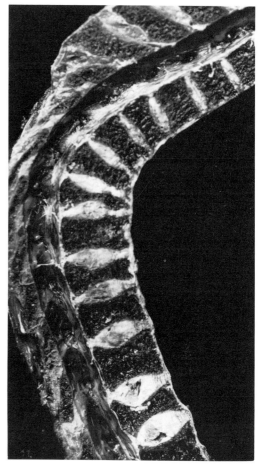

Bild II 2/34: Osteoporotische Kyphose (63jähr. Frau) durch zusammengesinterte Wirbelkörper, die den Kyphosescheitel bilden. Außerdem einige mehr oder weniger zentral eingedellte Wirbelkörper: vgl. *Bild* II 2/33.

2.6.0 Verschiedene weitere Veränderungen

2.6.1 Erbkonstitutionelle Systemerkrankungen

Manche der erbkonstitutionellen Systemerkrankungen, die mit Beteiligung der Wirbelsäule einhergehen, sind nicht immer bereits im Kindesalter oder bei der üblichen körperlichen Untersuchung eines Erwachsenen feststellbar. Sie bewirken häufig erst in späteren Lebensjahrzehnten Störungen, die arbeitsmedizinisches Interesse beanspruchen. Außerdem sind sie trotz Anwendung

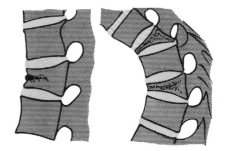

Bild II 2/35: Knickartige osteoporotische Kyphosen infolge Sinterung oder Fraktur.

des Röntgenverfahrens differentialdiagnostisch schwierig zu deuten, da sie nicht bei jedem Merkmalträger in ausgeprägter Form bestehen. Das kann bei einer Fehlbeurteilung der Belastungsmöglichkeiten schwerwiegende Folgen haben. In solchen Fällen sind die Untersuchung des gesamten Skelettsystems, die Überprüfung der Familie und entsprechende Laboratoriumsuntersuchungen nicht zu umgehen.

Die Chondrodystrophia fetalis, deren Prototyp der mit dieser Erbkrankheit gezüchtete (chondrodystrophische) Dackel ist, kommt beim Menschen selten in stark ausgeprägter Form, häufiger in abortiver Form vor. Die Wirbelsäule ist regelmäßig beteiligt. Buckelbildungen im thorako-lumbalen Übergang durch Keilwirbel mit vorderen Schneiden werden beim erwachsenen Chondrodystrophiker gefunden. Dagegen sind die beim Kleinkind erheblichen Wirbelkörperveränderungen (unregelmäßig gestaltete flache Scheiben) im späteren Leben oft nur noch andeutungsweise vorhanden.

In den letzten Jahrzehnten ist eine gewisse Abgrenzung zwischen der Chondrodystrophia fetalis und der Gruppe der enchondralen Dysostosen gefunden worden, zu denen die Krankheiten nach *Ribbing-Müller, Morquio-Brailsford, Pfaundler-Hurler* gehören. Bei allen drei Typen ist die Wirbelsäule beteiligt. Die Wirbelkörper zeichnen sich in der Jugendzeit durch Abrundungen ihrer Kanten aus. Sie sind in der Höhe vermindert. Die Knochenkerne in den knorpeligen Wirbelkörperrandleisten treten verzögert auf, und die Wirbelkörperabschlußplatten erscheinen unregelmäßig. Diese Beschreibung ergibt bereits gewisse Beziehungen zur Adoleszentenkyphose: II 2. 3.2. Unklar ist aber noch, ob alle Adoleszentenkyphosen auf dieser Grundlage entstehen, wieweit die *Schmorl*-Knoten dabei eine Rolle spielen und welche weiteren Schädigungen (zum Beispiel mechanische) für das Zustandekommen der endgültigen Wirbelsäuleveränderungen angeschuldigt werden müssen.

Weitere Erkrankungen aus der Gruppe der erblichen konstitutionellen Systemkrankheiten, die gelegentlich erhebliche, auch die Arbeitsmedizin interessierende differentialdiagnostische Schwierigkeiten bereiten, sollen wegen ihrer Seltenheit nicht beschrieben, aber der Vollständigkeit halber aufgezählt werden: angeborene Knochenbrüchigkeit, Dysostosis cleidocranialis, Marmorknochenkrankheit *Albers-Schöneberg*, Neurofibromatosis, Osteopoikilie, Wirbelsäulen-Mongolismus, Ochronose (Alkaptonurie). Näheres darüber kann nachgelesen werden bei *Hellner* 1961 sowie bei *Schmorl* u. *Junghanns* 1968.

2.6.2 Chronisch-entzündliche Erkrankungen

Die häufigste chronisch-entzündliche Erkrankung der Wirbelsäule ist die *Spondylitis ankylopoetica,* die *Bechterew*-Krankheit: Beschreibung und Bilder in II 16. 9.2. Als Ursachen gelten eine genetische Disposition und verschiedene hinzukommende äußere Einflüsse: II 16. 9.1, II 16. 9.2. Die oft bereits vor dem zwanzigsten Lebensjahr beginnende Erkrankung schreitet im Wechsel von sehr schmerzhaften Schüben mit vollkommen oder verhältnismäßig schmerzfreien Zeiträumen voran und endet in einer völligen oder auf Teile der Wirbelsäule beschränkten knöchernen Versteifung, die auch andere Gelenke des Körpers einschließen kann. Vom jeweiligen Zustand sowie von Art und Dauer der Behandlungsnotwendigkeiten hängt die Arbeitsfähigkeit ab.

Die *Spondylodiscitis* (Beschreibung und Bilder in II 16. 9.2 u. II 16. 9.3), eine Begleiterscheinung der *Bechterew*-Krankheit, aber auch der primärchronischen Polyarthritis, ist infolge der Zerstörung des Bandscheibegewebes mit Übergang der Veränderungen auf die anliegenden Wirbelkörper eine ernste fortschreitende Erkrankung, die durch entsprechende Behandlungsmaßnahmen mit knöcherner Versteifung ausheilt. In geeigneten Fällen fördert eine stabilisierende Operation die Ausheilung.

Für die Entstehung einer Spondylodiscitis gibt es noch weitere Ursachen. Von einem Wirbelkörper her einbrechende Infektionen, wie Tuberkulose oder Osteomyelitis, können die Zerstörung des Bandscheibegewebes und durch das Eindringen in den anderen Wirbelkörper auch Auflösungen der Knochengrenzschichten einleiten. Die Spondylitis superficialis anterior, die durch Eindringen von Eiterungen entsteht, die im vorderen Längsband der Wirbelsäule weitergeleitet wurden, kann häufig mehrere Bandscheiben zerstören und von dort aus auf die angrenzenden Wirbelkörper übergreifen. Nach neueren Erkenntnissen sind auch andere Einflüsse auf das Bandscheibegewebe in der Lage, den Bandscheibeverschleiß zu begünstigen (I 8. 3.7) und können so unter Umständen dem Auftreten einer Spondylodiscitis Vorschub leisten.

Bedauerlicherweise kommt es gelegentlich zur Spondylodiscitis arteficialis, die iatrogen sein kann. Näheres darüber in II 16. 4.1.

Weitere Angaben zur Spondylodiscitis in den Kapiteln II 5. 4.7, II 16. 4.8.

2.6.3 Trauma- und Infektionsfolgen

Folgen nach Traumen oder Infektionen hinterlassen häufig nachweisbare Schäden an der Wirbelsäule. Es ist nicht möglich, sie alle aufzuzählen. Aus der Vorgeschichte des einzelnen, aus gewissen Befunden bei der körperlichen Untersuchung (Verkrümmungen, Schmerzangaben bei Betastung und bei Bewegung, nachweisbare Bewegungseinschränkungen) lassen sich auf die Dauerfolgen bereits einige Schlüsse ziehen. Als Grundlage für eine bindende Auskunft über die Belastungsfähigkeit für das tägliche Leben oder für die Arbeit im Beruf sind zumindest in allen Zweifelsfällen ausreichende Röntgenuntersuchungen notwendig. Das Röntgenbild zur alleinigen Beurteilungsgrundlage heranzuziehen, ist aber falsch: II 4. 3. Auf der einen Seite kann den im Röntgenbild geradezu erschreckend aussehenden Veränderungen eine vollkommen ausreichende körperliche Belastungsfähigkeit gegenüberstehen, andererseits besteht aber die Möglichkeit, daß trotz eines wenig auffallenden Röntgenbefundes erhebliche Belastungsschwierigkeiten vorliegen. Weitere Ausführungen in II 5. 4.7.

2.6.4 Die operierte Wirbelsäule

Unter den zahlenmäßig zunehmenden Operationen an der Wirbelsäule ist noch immer die Operation wegen eines Bandscheibevorfalles die häufigste. Daß der Erfolg dieser Operation in gleicher Weise wie bei allen anderen Operationen von einer gezielten Diagnostik, von der Stärke der Veränderungen, die im Operationsgebiet gefunden werden, und von den aus dieser Sachlage heraus gegebenen Möglichkeiten der operativen Hilfe, aber ebenso von den bereits entstandenen spondylogenen Folgekrankheiten (II 5. 4.7) abhängt, bedarf keiner besonderen Erläuterung. Der Ausheilungszustand ist nach sehr vielen Bandscheibevorfall-Operationen so ausgezeichnet, daß die volle Belastungsfähigkeit der Wirbelsäule – im Rahmen des gegebenen Alters – wiederkehrt. Je mehr sich durch einen langen Krankheitsverlauf bereits die erwähnten Dauerschäden an den Nerven und inneren Organen eingestellt haben, um so behinderter bleibt der Kranke nach der Operation.

Literatur: *Perin* u. *Fučan-Perin* 1978, *Shport* et al. 1978.

An der Wirbelsäule werden zunehmend mehr Operationen zur Aufrichtung von Kyphosen oder Skoliosen ausgeführt sowie Operationen, die der Behebung einer Instabilitas intervertebralis disci dienen: II 5. 3.2.2. Solche Operationen können durchaus Schmerzbefreiung und bis auf die bleibende Bewegungseinschränkung des operierten Wirbelsäuleabschnittes auch wieder verbesserte Belastungsfähigkeit bewirken. Gleiches gilt für die Operationen von Spondylolisthesen.

Die Tatsache einer Operation an der Wirbelsäule bedeutet keineswegs von vornherein Berufswechsel oder Dauerinvalidität: II 5. 4.7, II 17. 5.1.

2.7 Literatur

Die in II 2. 0 beschriebenen Veränderungen wurden im Laufe der letzten vergangenen Jahrzehnte besonders eingehend untersucht, nachdem *Schmorl* und seine Schüler in der Mitte der zwanziger Jahre – also vor etwa fünfzig Jahren – mit pathoanatomischen Untersuchungen von 10 000 Wirbelsäulen den Anstoß gegeben hatten: Fünfzig Jahre Wirbelsäulenforschung (*Junghanns* 1974). In dieser Zeit ist eine unerhört umfangreiche Literatur entstanden, deren wichtigste Arbeiten im Literaturverzeichnis bei *Schmorl* u. *Junghanns* »Die gesunde und die kranke Wirbelsäule in Röntgenbild und Klinik«, 5. Auflage, Thieme Stuttgart 1968, enthalten sind. Die seit dieser Zeit neu veröffentlichten Arbeiten sind wiederum in ihrer Zahl nicht mehr übersehbar. Wenn sich Beziehungen zu den Kapiteln dieses Buches ergeben, wird die Literatur jeweils so weit als möglich genannt.

II 3. 0 Prognose der Wirbelsäuleleiden

3. 1 Allgemeines

Die Wirbelsäuleleiden, die zum großen Teil bereits in der Jugend vorliegen oder beginnen (zum Beispiel Zeichen der Adoleszentenkyphose bei 50% der Heranwachsenden, **II 2. 3.2**) und weitere, die sich während der späteren Lebensjahrzehnte einstellen, wie die Verschleißkrankheiten im Bereiche des Bewegungssegmentes, bergen im allgemeinen den Keim der Verschlimmerung in sich. Maßgebend für die Prognose ist allerdings die Schwere, mit der die Krankheit einsetzt, sowie Form und Stärke der hinzukommenden äußeren Einflüsse. Die individuell vorgegebene Widerstandskraft, das persönliche Verhalten des Merkmalträgers, die Aufnahme rechtzeitiger und sorgfältig fortgesetzter Behandlungsverfahren und die sehr wesentliche rechtzeitige Abwehr oder Beendigung ungünstiger äußerer Einflüsse bestimmen den weiteren Verlauf. Da sich mit Berechtigung sagen läßt, daß die Prognose der Wirbelsäuleleiden ganz wesentlich von der Vorsorge abhängt, ist die Präventivmedizin als vorsorgerisch denkende und handelnde Medizin von ausschlaggebender Bedeutung. Jedoch kann Vorsorge nur dann in vollem Umfang gegen das frühzeitige Versagen der Wirbelsäuleleistung wirken, wenn am Übergang zwischen Schulzeit und Beruf eine Untersuchung die Leistungsmöglichkeit des Achsenskelettes ergründet und die anschließende Beratung geeignete Berufsmöglichkeiten aufzeigt. Die beschriebenen zahlreichen Vorveränderungen, die dem Rückgrat auch noch im weiteren Lebensablauf drohen (**II 2, II 5**), machen die vom Gesetzgeber vorgezeichnete regelmäßige vorsorgerische Betreuung erforderlich, um prognostisch ungünstige Veränderungen, wie sie insbesondere der Bandscheibenverschleiß in sich birgt (**II 2. 5.3**), so rechtzeitig zu erkennen, daß ungünstige äußere Zusatzeinflüsse wirksam ausgeschaltet werden können. Das ist ein wichtiges Problem der Arbeitsmedizin, besonders in bezug auf arbeitsmedizinische Vorsorgeuntersuchungen: **II 8**.

3. 2 Selbstschutz, Regulierung, Anpassung

Glücklicherweise bieten die Selbstschutzmöglichkeiten sowie die Regulierungsfähigkeit der Muskeln, der Knochen und der Gelenke wichtige Abwehrmöglichkeiten, um gefährdete Teile der Wirbelsäule oder die Wirbelsäule als Ganzes vor schädigend wirkenden mechanischen Beeinflussungen zu bewahren. Die Anpassung an geforderte Leistung durch Änderung von Knochenstrukturen (verstärkte Spongiosatrajektoren), durch Kräftigung der Muskulatur und Straffung belasteter Bänder, Geschicklichkeit in der Anpassung an den Belastungsablauf und eine positive psychische Einstellung zur körperlichen Leistung vermögen manchen Schaden abzuwenden. Allerdings findet die Kompensationsfähigkeit ihre Grenzen dort, wo Vorschädigungen der Wirbelsäule nicht überwunden werden können, oder wo die geistige Entwicklung, der eigene Wille zu Einsicht und Mithilfe sowie vielerlei ungünstige Umweltbedingungen und anderes hemmende Einflüsse ausüben.

In welcher Weise die reaktiven, degenerativen und involutiven Vorgänge des Alterns (oder ihre Kombinationsformen) auf die Leistungsfähigkeit einzelner Organsysteme einwirken, hat *Eitner* 1975 zutreffend geschildert. Das gilt auch für die Wirbelsäule, die allerdings in einem gewissen Umfang durch eigene Regulationsmechanismen, »in Selbsthilfe« eingreifen kann. Zum Beispiel entstehen mit der Entwicklung mancher schmerzauslösender Bandscheibeschäden (Chondrosis disci/ Osteochondrosis intercorporalis, **II 2. 5.3**, **II 19. 4**), Spondylosis deformans (**II 2. 5.1**, **II 19. 2**) an den Wirbelkörpern knöcherne Randzacken, die nicht selten durch Überbrückung des Zwischenwirbelraumes zur Versteifung des Bewegungssegmentes und damit zur schmerzbefreienden »Reparation« führen. Die Prognose der fortschreitenden Altersschäden ist außerdem zu bessern, wenn bei einer der regelmäßigen Vorsorgeuntersuchungen Verschleißschäden bereits im Beginn erkannt werden, so daß rechtzeitig eingeleitete Maßnahmen zur Kräftigung der Muskulatur sowie ihres arbeitsgerechten Einsatzes führen und damit eine »äußere Schienung« der Wirbelsäule mit belastungsabfangender Stützung, also eine muskulare Kompensation, erreichen.

Diese körpereigenen Vorgänge, die schließlich zur Anpassung an die vom individuellen Leben oder von der Berufsarbeit geforderten Leistungen führen, ermöglichen die wünschenswerte Wiedereingliederung: II 17. 5.

Die besonderen arbeitsmedizinischen Probleme der Anpassung am Arbeitsplatz beschreibt 1976 *Rutenfranz*.

3.3.0 Die Prognose häufiger Wirbelsäuleleiden

3.3.1 Allgemeines

In einem gewissen, jedoch nicht genau bestimmbaren Umfang sind Aufbau, Funktion und Belastungsfähigkeit der Wirbelsäule eine Frage der zum Teil erbgebundenen Konstitution. Das gilt unter anderem für Variationen und Fehlbildungen (II 2. 2.1, II 2. 2.2) sowie Wirbelgleiten: II 2. 4. In welchem Hundertsatz es eine genetisch bedingte Schwäche oder Anfälligkeit für Leiden der Zwischenwirbelscheiben (zum Beispiel Chondrose in frühen Lebensstufen) gibt, bleibt umstritten, obwohl die Adoleszentenkyphose mit ihren ernsten Folgeerscheinungen für das Bandscheibegewebe als Ausdruck einer enchondralen Dysostose aufgefaßt wird, die häufig familiengebunden vorkommt. Deshalb ist für die Einstellungsuntersuchung in einen wirbelsäulegefährdenden Beruf (II 8. 3) die Klärung der diesbezüglichen Familienanamnese erforderlich. Sie kann Anhaltspunkte für die Prognose des individuellen Lebens geben (*Berry* konnte 1961 bei einer Mäuserasse die Vererbbarkeit von Bandscheibeveränderungen nachweisen: II 2. 5.3). Wegen der Gefährdung einer »konstitutionell schwachen« Wirbelsäule müssen die entsprechenden Merkmalträger bei den Überwachungsuntersuchungen besonders geprüft werden: II 8. 5.

Alle Versuche zu prognostischen Aussagen über den Weiterverlauf organischer Leiden bringen den Arzt in Entscheidungsnöte. Das gilt bevorzugt für die Wirbelsäule mit ihren zahlreichen Vorschäden. Bei ihrer Beurteilung wird der Erfahrene zwar das vorhandene Krankheitspotential herausfinden, in dem ein größeres oder weniger starkes Krankheitsrisiko verborgen ist, da aber nicht in jedem Krankheitsrisiko ein Krankheitsobligatorium beschlossen liegt, bleibt für die Entscheidung über die Berufswahl ein Ermessensspielraum offen. Er sollte keineswegs dadurch beseitigt werden, daß der untersuchende Arzt jeden Träger einer Wirbelsäuleveränderung von Schwerarbeit oder von einem Sitzberuf oder vom Sport abhält. Das würde schon deswegen falsch sein, weil die Prognose der Wirbelsäuleleiden nicht nur von den negativen exogenen Einflüssen beruflicher Belastungen abhängt. Der Träger einer Wirbelsäulestörung kann durch die Führung eines entsprechenden persönlichen Lebensstiles (II 17. 2) und durch Einplanung einer wirbelsäulegerechten, unter Umständen ärztlich überwachten Sportausübung aktiv mitwirken und so auf die Prognose des Wirbelsäuleleidens einen günstigen Einfluß ausüben. Weiteres darüber in II 17.

Zu beachten ist für die Prognose der individuellen Belastungsfähigkeit einer Wirbelsäule das mit zunehmendem Lebensalter nachlassende Ausgleichsvermögen, das Muskelkraft und Bänderstraffheit nur einige Jahrzehnte lang aufrecht erhalten können: Kompensationsfähigkeit, II 3. 2. Aus diesem Grunde sind Muskelschwächlinge, denen der Arzt wegen ihrer geistigen Haltung die Energie zu regelmäßig fortgesetzter aufbauender Krankengymnastik und zu einsatzfreudiger sportlicher Betätigung nicht zutraut, bei der Berufswahl anders zu beurteilen als muskelkräftige Konstitutionstypen. Mit besonderer Sorgfalt ist der Weiterverlauf eines Wirbelsäuleleidens zu überdenken, wenn sein Träger erst jenseits des vierten Lebensjahrzehntes zur Beurteilung kommt. In solchen Fällen spielt die allgemeine Anamnese und die Arbeitsvorgeschichte (Leistungsvorgeschichte, II 4. 1) eine ausschlaggebende Rolle.

3.3.2 Prognose jugendlicher Wirbelsäuleleiden

In zahlreichen folgenden Kapiteln dieses Buches wird unter Darstellung der wechselseitigen Beziehungen des Menschen zur Arbeit und der Arbeit zum Menschen versucht, dem Arzt Hinweise zur Hand zu geben, die im vorliegenden Ermessensspielraum eine gewisse Einteilung der Wirbelsäuleleiden in bezug auf Belastungsfähig-

keit bringen. Deshalb sind lange Ausführungen darüber an dieser Stelle nicht erforderlich. Einige Beispiele von Wirbelsäulestörungen, deren Verlauf – also deren Prognose – besondere vorausschauende Vorsorgemaßnahmen erfordert, sollen angedeutet werden:
- Dazu gehört wegen der Häufigkeit in erster Linie die Adoleszentenkyphose (*Scheuermann*-Krankheit). Sie ist in II 2. 3.2 dargestellt, und II 5. 4.2 sowie II 18. 8. behandeln ihre arbeitsmedizinische Bedeutung.
- Nachdem in den letzten Jahrzehnten die auffallende prozentuale Häufigkeit der Spondylolysis/Spondylolisthesis bei Hochleistungssportlern erkannt wurde, bedarf dieses Krankheitsbild für die allgemeine Berufsberatung sowie im Sport und im Wehrdienst einer gezielten Beachtung: II 2. 4, II 5. 4.4, II 18. 4.
- Die im wesentlichen bereits in der jugendlichen Wachstumszeit beginnenden Wirbelsäulekrümmungen (Skoliosen, Kyphosen, Kyphoskoliosen) haben häufig eine ungünstige Prognose und bedürfen deshalb einer vorsichtigen Beurteilung bei den Einstellungsuntersuchungen und den Überwachungsuntersuchungen: II 2. 3.1, II 2. 3.4, II 5. 4.3, II 18. 8.

3.3.3 Prognose später erworbener Wirbelsäulestörungen

Neben den mit dem Wachstum zusammenhängenden beziehungsweise während dieser Zeit in ihren Anlagen erkennbaren Wirbelsäulestörungen spielen weitere Wirbelsäuleveränderungen eine wesentliche Rolle. Sie sind in II 2 und II 5 besprochen. Ihre Bedeutung für Vorsorgeuntersuchungen und für die Arbeitsmedizin ganz allgemein haben sie durch ihr Auftreten in späteren Lebensaltern. Deshalb ist der größte Prozentsatz dieser Veränderungen, die als alternsbedingte Knochenstörungen bestehen oder von Bandscheibeschädigungen ausgehen, bei der Untersuchung für das Jugendarbeitschutzgesetz und bei der Einstellungsuntersuchung in den Beruf noch nicht zu erfassen. Ihre Probleme, die Schwächung der Belastungsfähigkeit des Knochengerüstes und die Funktionsstörungen der Bewegungssegmente, kommen erst in den Überwachungsuntersuchungen zutage. Zu diesen Veränderungen gehören u. a.:
- Die erst in späteren Lebensjahrzehnten auffällig werdenden Knochenveränderungen, wie die häufigen Osteoporosen: II 2. 5.7, II 5. 2, II 18. 7.
- Die häufigste Erkrankung der Wirbelsäule, die Spondylosis deformans: II 2. 5.1, II 5. 3.4, II 19. 2.
- Die Chondrosis disci und die Osteochondrosis intercorporalis mit den begleitenden Veränderungen im Bewegungssegment: II 2. 5.3, II 5. 3, II 19. 4. Dazu ist vor allem die Insufficientia intervertebralis zu rechnen: II 5. 3.2.
- Der Bandscheibevorfall bietet oft schwierige prognostische Probleme zur Frage der Dauerbeschäftigung in einem belastenden Beruf: II 2. 5.4, II 5. 3.3, II 19. 5.
- Die Arthrosen der Wirbelsäulegelenke bedürfen einer erhöhten Aufmerksamkeit: II 2. 5.5, 2.5.4.5, II 18. 10.
- Prognostisch wichtig sind die Verhältnisse nach Operationen an der Wirbelsäule: II 2. 6.4, II. 5. 4.7.

3. 4 Weitere Literatur zu II 3

Brocher 1973, *Gaucher* u. *Poncin* 1973, *Gschwend* 1972, *Gschwend* u. *Tschui* 1963, *Humperdinck* 1959, *Schröter* 1965 u. 1971.

II 4. 0 Ärztliche Untersuchung

4. 1 Vorgeschichte

Für die Beurteilung des Leistungsvermögens einer Wirbelsäule ist zunächst die hier nicht näher zu erörternde übliche Vorgeschichte notwendig. Wenn die besonderen Belange der Belastbarkeit in Rede stehen, sind Fragen nach der Leistungsvorgeschichte unerläßlich. Vor der Untersuchung muß geklärt sein, ob bereits Leistungsschwierigkeiten vorlagen wie
- Bewegungsstörungen
- Rückenbeschwerden
  - nach Belastungen des täglichen Lebens
  - bei der Arbeit im Haushalt (welche besonderen Arbeiten?)
  - bei bisheriger Berufsarbeit (wurde sie deshalb unterbrochen oder beendet?)
  - nach längerem Sitzen (in welchen Stuhlarten?)
  - nach Gehen, Stehen, Heben und Tragen (welche Trageart?)

Schüler werden zusätzlich um Auskunft gefragt über
- Turnen und Sport (gelegentlich, regelmäßig, Leistungssport usw.)
- Beschwerden beim Sitzen in der Schule (welche Schulbank, flache oder geneigte Schreibtischplatten?)
- Ablehnung gewisser Turn- und Sportarten wegen Rückenbeschwerden

Nach der orientierend erfragten Leistungsvorgeschichte sind für die Gebiete, die bisher Schwierigkeiten bereiteten, ins einzelne gehende Fragen zu stellen. Durch die anschließende gezielte Untersuchung der Wirbelsäule muß versucht werden, die Ursachen der Schmerz- oder Behinderungszustände aufzuklären. Darüber hinaus soll der Arzt aber bereits bei der Erhebung der Anamnese die beruflichen oder die sportlichen Wünsche erfragen, um unter Umständen schon durch Vergleich der angegebenen Beschwerden und durch Vorausschau auf die zu erwartenden Belastungen den anschließenden Untersuchungsgang zu steuern.

4. 2 Körperliche Untersuchung

Über die körperliche Untersuchung der Wirbelsäule geben die üblichen Lehr- und Handbücher hinreichend Auskunft. Deshalb soll sie hier nicht im einzelnen dargestellt werden. Eine Zusammenfassung der Untersuchungstechnik mit Erläuterungen der Punkte, die erfahrungsgemäß zu Fehldeutungen führen, gibt *Debrunner* 1971.

Biomechanische Grundlagen, die vielfältige Hinweise für eine sorgfältige Untersuchung des Rückens und der Wirbelsäule bringen, sind in den einzelnen Abschnitten des Kapitels I 2. enthalten: zum Beispiel Form und Haltung, Stehen, Gehen, Sitzen, Bewegung und Bedeutung der Muskulatur. Unentbehrlich für das Verständnis der notwendigen Untersuchungen ist die »funktionelle Wirbelsäule-Betrachtung«: *Erdmann* 1967 u. 1968.

Soweit Untersuchungen der Wirbelsäule und des Rückens die Frage der besonderen beruflichen Belastbarkeit zu prüfen haben, muß sorgfältig die Haltung in Ruhestellung beachtet werden, die sich aus einem inneren Gleichgewicht und exogenen stützenden Kräften (Muskeln und Bändern) zusammensetzt. Das hat *Rizzi* 1973 übersichtlich dargelegt. Bereits die Betrachtung des Wirbelsäuleprofils kann mancherlei Aufschlüsse über krankhafte Veränderungen geben: *Bild* II 4/1, siehe auch *Bilder* I 2/9 u. I 2/10.

In bezug auf die Ergänzung der körperlichen Untersuchung beziehungsweise auf ihre Abgrenzung zur röntgenologischen Untersuchung gelten die Ausführungen von *Erdmann* (1975) über Frakturfolgen an der Wirbelsäule auch für Reihenuntersuchungen im arbeitsmedizinischen Vorsorgebereich (siehe II 4. 3 und *Junghanns* 1977: Die Röntgenuntersuchung in der Arbeitsmedizin).

Vorsorge- und Eignungsuntersuchungen stellen für die Beurteilung der Wirbelsäule in Zusammenhang mit dem gesamten Stütz- und Bewegsystem noch weitergehende Aufgaben, wenn sich die Prüfung in ähnlicher Genauigkeit vollziehen soll, wie sie von seiten der Arbeitsmedizin für jede Allgemeinuntersuchung als notwendig gilt. Dafür werden sehr weit in Einzelheiten gehende Klärungen

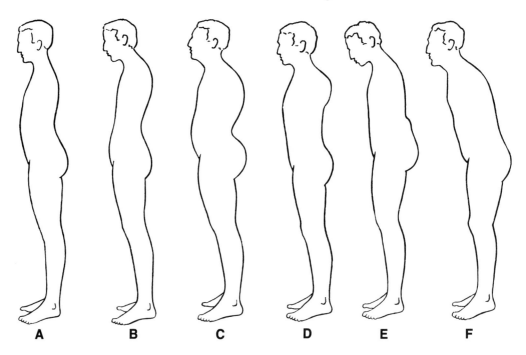

Bild **II 4**/*1:* Vergleich der normalen mit pathologischen Wirbelsäuleformen.
A harmonische Rückenform, B Adoleszentenkyphose im Brustwirbelsäulebereich, C großbogige Adoleszentenkyphose im Brust- und Lendenteil (Totalkyphose) mit statischem Ausgleich durch knickartige Lendenlordose, D Kyphoskoliose der Brustwirbelsäule, E spondylolisthetische Stufe bei L 5, F schmerzbedingte Haltung bei Ischialgie.

über den Zustand des Atmungs- sowie des Herz-Kreislauf-Systems unter Einsatz von Elektrokardiogrammen ohne und mit Belastung, Oscillogrammen, Laboruntersuchungen usw. gefordert. In solchem Vergleiche wären mindestens für gewisse Zweifelsfälle als Teil der Wirbelsäuleuntersuchung verschiedene apparative Verfahren zu verlangen: zum Beispiel Elektromyographie der Rückenmuskulatur sowie Untersuchungen mit dem Statokinesiometer einschließlich Fotogrammetrie, wie sie von *Groeneveld* (1975 und 1976) vorgeschlagen werden, um die für die Belastungsfähigkeit der Wirbelsäule wichtigen Koordinationsleistungen zu prüfen und dokumentationsgerecht festzulegen. Die Aufdeckung versteckter Herde mittels der Thermographie des Rückens wird bei gegebenem Anlaß ebenfalls wichtige Hilfe leisten können: I 7. 3. Da in vielen Berufen eine zunehmende Gefährdung durch Erschütterungen zu befürchten ist, kann ein von *Debrunner* u. *Graden* 1975 empfohlenes Verfahren unterstützende Hilfe leisten, wenn die technischen Voraussetzungen zur Anwendung der Apparatur für Reihenuntersuchungen erfüllt sind. Die Verfasser prüfen die dynamische Funktion der Wirbelsäule durch Einleiten eines Druckstoßes vom Becken her in axialer Richtung und messen die Laufzeit bis zum Kopf und die Schwingungsdämpfung an verschiedenen Meßpunkten entlang der Wirbelsäule. Falls es möglich wird, eine entsprechend empfindlich reagierende Apparatur zu konstruieren, die sich für Reihenuntersuchungen eignet, könnte dieses Verfahren nach Festlegung bestimmter Auswertungskriterien eine wichtige Hilfe zur Erkennung vibrationsgefährdeter Wirbelsäulen sein: vergl. I 7, II 9. 3.

Eine auf die Leistung orientierte Untersuchung bedarf auch der Messung über die Bewegungsfähigkeit der Gesamtwirbelsäule und ihrer einzelnen Abschnitte, siehe I 5. 2. Ein einfaches Verfahren für die Sprechstunde und für Reihenuntersuchungen ist die Prüfung von Meßstrecken zwischen den Dornfortsätzen C 7 (Spina prominens) bis T 12 und von T 12 bis L 5 bei aufrechter Haltung und bei Vorbeuge. Die vergleichsweise Abtastung der Spreizstrecken zwischen den Dornfortsätzen unterrichtet über Beweglichkeitsstörungen in einzelnen Bewegungssegmenten. Außerdem werden verschiedene apparative Verfahren angeboten: der Nulldurchgangswinkelmesser von *Schilgen* u. *Goetze* 1975, das Kyphometer von *Debrunner* 1972, das Hydrogoniometer nach *Rippstein* (benutzt von *Stofft* u. *Grosam* 1975, *Stofft* u. *Ribka* 1975), das Elkameter von *Hackethal* (1962), über dessen vielseitige Verwendungsfähigkeit *Eichler* 1972 berichtet, das Spondylogoniometer von *Swiderski* et al. 1973, das Oleo-Goniometer »Reglus« nach *Rippstein* 1977 und weitere Verfahren: *Böhler* 1933, *Lekszas* 1970, *Tichauer* et al 1973 (Lordosimetrie). Die *Bilder* II 4/2 bis II 4/5 geben einige Meßverfahren wieder. *Neugebauer* (1975) machte einen Großversuch mit einem einfachen Rückenmeßgerät, das die Erkennung eines »Rückenindex« und die Aufstellung einer Rückenformel erlaubt, die mit wenigen Zahlen die Messungen derselben Wirbelsäule in Ruhehaltung, guter Haltung und nach Armvorhalte bezeichnet.

Trotz der genannten und einiger weiterer Meßverfahren bleibt zweifelhaft, ob Messungen der Bewegungsfähigkeit und der Wirbelsäulekrümmungen in den Untersuchungsgang bei allen Vorsorgeuntersuchungen eingeführt werden sollen. Das wird nur möglich sein, wenn es gelingt, eine Festlegung auf bestimmte, leicht durchführbare und einfach dokumentierbare Meßverfahren zu erreichen. Wie schwierig dies ist, zeigen die Erfahrungen bei den wehrdienstlichen Einstellungsuntersuchungen. Solche Schwierigkeiten veranlaßten *Beck* 1975 trotz der von ihm begrüßten Bemühungen um ein einheitliches Meßverfahren zu der Äußerung, »daß alle bisher aufgestellten Formeln nicht zu einer befriedigenden Charakterisierung ausreichen und schon gar nicht für die Beurteilung, ob eine Krümmung oder ein Winkel den physiologischen Belastungswert verändert«.

Für die Prüfung der Belastbarkeit des Achsenorgans spielt neben der Klärung von belastungsmindernden Veränderungen der Wirbelsäule selbst (**II 2, II 5**) die Feststellung der Muskelleistung eine Rolle, weil die Insuffizienz der Rückenmuskulatur – aus welcher Ursache sie auch entstanden sein mag – unausbleiblich auf die Wirbelsäule wirkt. Da die Leistungsfähigkeit der Rückenmuskulatur weder in Reihenuntersuchungen, wie sie für das Jugendarbeitsschutzgesetz vorgeschrieben sind, noch in jeder Einzeluntersuchung

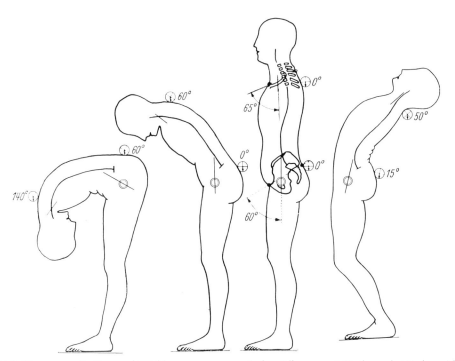

Bild II 4/2: Normwerte für Vor- und Rückbeuge, gemessen mit dem Elkameter. A Vorbeuge bei Beckenmitbewegung, B Vorbeuge ohne Beckenbewegung, C Nullstellung, D Rückbeuge.

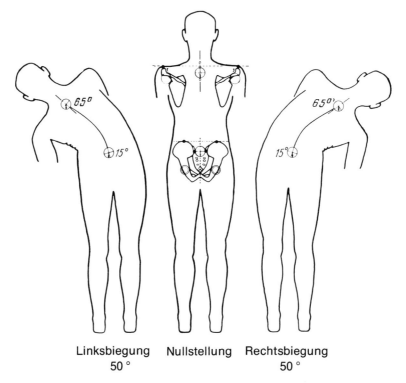

Bild II 4/3: Normwerte für die Seitbeuge nach rechts und links, gemessen mit Elkameter. Der Wert zwischen beiden Meßpunkten (15° und 65°) ergibt den durchschnittlichen Beugewert von 50°.

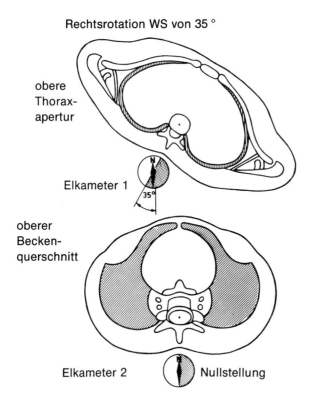

Bild II 4/4: Messung der Oberkörperrotation (oben) im Vergleich zur Nullstellung des Beckens.

Bild II 4/5: Messung mit dem Kyphometer von *Debrunner* in habitueller Haltung, in Normalbeuge und bei maximaler Streckung der Brustwirbelsäule.

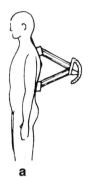
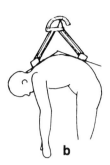
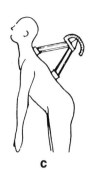

a　　　　b　　　　c

Bild II 4/6: Haltungstest nach *Matthiaß* mittels Arm-Vorhebe-Prüfung. Durch die Armvorhalte verlagert sich der Schwerpunkt nach vorn. Das haltungsstarke Kind verlagert den Gesamtkörper nur gering nach rückwärts (a), wobei es manchmal die Brustkyphose und die Lendenlordose leicht verstärkt (b). Das haltungsschwache Kind schiebt das Becken nach vorn und vertieft die Lordose erheblich (c).

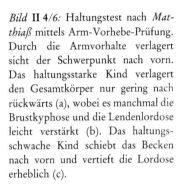
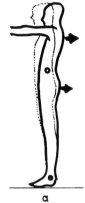
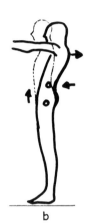
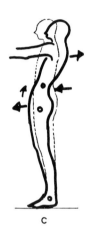

a　　　　b　　　　c

für die berufliche Eignungsprüfung elektromyographisch geprüft werden kann, empfiehlt sich eine einfache Untersuchung, die in jeder ärztlichen Sprechstunde ohne Aufwand möglich ist: Die Haltedauer des Rumpfhebens aus Bauchlagenüberhang (I 2. 4). Sie läßt sich mit der Stoppuhr messen. Die Haltedauer gilt als ausreichend, wenn der Rumpf mehr als 120 Sekunden lang erhoben gehalten werden kann. Jede darunter liegende Haltedauer bedeutet eine Leistungsschwäche der Muskulatur (Muskelinsuffizienz). Bei Untersuchungen von *Christ* u. *Dupuis* (1966) zeigten 63,2% (im Alter von durchschnittlich 29,3 Jahren) eine ausreichende Muskelleistung. Muskelinsuffizienz fand sich bei 36,8% der Untersuchten. Bei Nichtsportlern aus dieser Reihe war die Insuffizienzrate höher: 43,2%.

Ähnliche, einfach durchführbare Untersuchungen zur Klärung der Rückenmuskelkraft, die für Untersuchungen im Rahmen des Jugendarbeitsschutzgesetzes und für berufliche Eignungsuntersuchungen wichtig sein können, beschreibt *Groeneveld* 1976. In seiner Monographie gibt er Messungsergebnisse unter Verwendung der Elektromyographie an. Für die Sprechstundenuntersuchung läßt bereits die einfache Arm-Vorhebe-Prüfung ohne Belastung (Haltungstest nach *Matthiaß*, Bild II 4/6) die Rückenschwäche durch Ausweichen des Körpers nach rückwärts bei gleichzeitiger Verstärkung der Lendenhohlkrümmung mit Vorschiebung des Beckens erkennen. Ausführliche Beschreibungen ähnlicher Verfahren zur Klärung der Muskelkraft gibt *Rizzi* 1979 unter Verwendung typischer Abbildungen aus den Veröffentlichungen von *Kraus* (1946).

Die Zusammenstellung mit einem umfassenden Literaturkatalog, die *Eichler* 1972 über einfache Verfahren zur Untersuchung der Wirbelsäule bringt, ist als Grundlage für arbeitsmedizinische Einzel- und Reihenuntersuchungen gut zu verwenden. Sie enthält kritische Hinweise auf die Genauigkeit von Meßverfahren und berücksichtigt die Ergebnisse passiver Untersuchungen, wie sie 1968 von *Hinz* u. *Erdmann* für die Halswirbelsäule empfohlen wurden. 1977 stellt *Hinz* die Grundzüge der körperlichen Untersuchung übersichtlich zusammen.

Als einfach durchführbare Untersuchung für die Erkennung der Disposition zu Überlastungsschäden wird von *Hettinger* 1958 eine Hautwärmemessung an besonderen Körperpunkten nach Schüttelbewegungen empfohlen. 1967 versuchte *Schröter* die Frage zu klären, ob der *Hettinger*-Test Vorhersagen über das wirbelsäulebedingte Schulter-Arm-Syndrom ermöglicht. Das war nicht der Fall. Deshalb läßt *Schröter* den Versuch nach *Hettinger* nicht als einfaches, erfolgreiches und für die Einstellungsuntersuchungen geeignetes Verfahren gelten, das drohende Wirbelsäuleschäden anzeigt.

Die vorstehenden Ausführungen brachten nur einen kurzen Überblick über verschiedene Untersuchungsverfahren, mit denen Form, Haltung und Beweglichkeit der Wirbelsäule zu erfassen sind. In

I. Form der Wirbelsäule

			HWS	BWS	LWS
1. normal	☐	5. Skoliose			
2. Flachrücken	☐	a. mit Bogenaußenseite rechts	☐	☐	☐
3. Verstärkte BWS-Kyphose	☐	b. mit Bogenaußenseite links	☐	☐	☐
4. Verstärkte LWS-Lordose	☐	6. Kyphoskoliose	☐	☐	☐

II. Funktionen der Wirbelsäuleabschnitte (einschl. Schmerz-Prüfung)

A. Halswirbelsäule

	Bewegung eingeschränkt	mit Schmerz	(eingehendere Untersuchung)		Bewegung eingeschränkt	mit Schmerz
1. Längszug		☐	7. Drehungen			
2. Vorbeuge	☐	☐	a. in Normalhaltung	nach rechts	☐	☐
3. Rückbeuge	☐	☐	b.	nach links	☐	☐
4. Seitbeuge n. rechts	☐	☐	c. in Vorbeuge	nach rechts	☐	☐
5. Seitbeuge n. links	☐	☐	d.	nach links	☐	☐
6. Drehungen	☐	☐	e. in Rückbeuge	nach rechts	☐	☐
			f.	nach links	☐	☐

B. Brust- und Lendenwirbelsäule

	BWS Bewegung eingeschränkt	mit Schmerz	LWS Bewegung eingeschränkt	mit Schmerz
1. Vorbeuge	☐	☐	☐	☐
2. Rückbeuge	☐	☐	☐	☐
3. Drehung nach rechts	☐	☐	☐	☐
4. Drehung nach links	☐	☐	☐	☐

C. Dornfortsätze

Druckschmerz

HWS	BWS	LWS
☐	☐	☐

Messung (in cm)

	T 1–12	T 12–L 5
Aufrechte Haltung	.... cm	.... cm
Starke Vorbeuge	.... cm	.... cm

III. Dehnungsschmerz des N. ischiadicus rechts ☐ links ☐

Der im Bereich des grauen Kastens befindliche Teil ist nur auszufüllen, wenn eingehendere Untersuchungen erforderlich sind.

Tabelle II 4/1: Dokumentation der körperlichen Untersuchung zur Bewertung der Wirbelsäule

vielen Berufen steht die Wirbelsäule unter ungünstigen Einflüssen: Bewegungsmangel, Zwangshaltung, körperliche Schwerarbeit und Vibrationen. Deshalb ist es Aufgabe der Arbeitsmedizin, in Vorsorgeuntersuchungen – vor allem bei der Einstellung – Grunddaten über die Wirbelsäule zu erfassen und bezüglich der Zuweisung des Arbeitsplatzes zu bewerten. Dazu sind entsprechende Spalten in den Bögen für die Allgemeinuntersuchung vorzusehen. Sie fehlen leider in den üblichen Vordrucken, während der Erfassung anderer Organe breiter Platz eingeräumt wird. *Tabelle II 4/1* enthält einen Vorschlag zur Dokumentation der Wirbelsäuleuntersuchung. Zur körperlichen Untersuchung des Achsenorganes, die nach dieser Tabelle übersichtlich dokumentiert werden kann, gehören ebenso wie für die Vorsorgeuntersuchungen anderer Organsysteme in manchen wichtigen Fällen ergänzende technische Verfahren, zum Beispiel die Röntgenuntersuchung: II 4. 3.

Sollen Untersuchung und Dokumentation für therapeutische Zwecke und Erfolgskontrolle oder für wissenschaftliche Untersuchungen genutzt werden, sind wesentlich mehr Daten zu erfassen als in Tabelle II 4/1 vorgesehen sind. Darüber finden sich Angaben bei *Tillmann* (1978), der einen entsprechenden Dokumentationsbogen abbildet. Ein computergerechter Dokumentationsbogen für das Stütz- und Bewegsystem, der einen Abschnitt für die Wirbelsäule enthält, wird 1978 von *Thumb* erläutert.

4.3.0 Röntgenuntersuchung

4.3.1 Allgemeines

Röntgenuntersuchungen der Wirbelsäule sind gleichermaßen für die praktische ärztliche Arbeit, für die Belange der Arbeitsmedizin und für die wissenschaftliche Forschung von unbestrittenem Wert. Sie gehören auch in das tägliche Arbeitspensum der Vorsorge-, Einstellungs- und Überwachungsuntersuchungen: *Allen* u. *Lindem* 1950, *Caillard* u. *Thilliez* 1975, *Crasselt* 1962, *Cremona* 1972, *Foehr* et al. 1975, *Henry* et al. 1958, *Jaster* 1963, *Junghanns* 1977, *Kersten* 1967, *MacDonald* 1958, *Mach* et al. 1976, *Majdecki* et al. 1977, *Montgomery* 1976, *Runge* 1954, *Stapleton* 1978.

In den Luftwaffen vieler Länder sind für die Tauglichkeitsprüfung zur Pilotenausbildung Röntgenuntersuchungen der Wirbelsäule unerläßlich: II 8. 4.

Der sinnvolle Einsatz von Röntgenuntersuchungen bedarf in jedem Falle einer vorherigen eingehenden Befragung über die Vorgeschichte, bei der auch die durchgemachten oder die zu erwartenden Arbeitsbelastungen zu klären sind (II 4.1), und einer genauen körperlichen Untersuchung (II 4. 2), die stets den Vorrang vor allen weiteren Untersuchungen haben soll. Auf diesen Grundlagen beruht eine gezielte Röntgenuntersuchung. Die üblichen Aufnahmen in zwei Ebenen klären bereits viele der bei der körperlichen Untersuchung offen gebliebenen Zweifel.

Weil für die Zwecke der Vorsorge- und Einstellungsuntersuchungen die Belastbarkeit der Wirbelsäule zu prüfen ist, empfiehlt sich die Anfertigung der Wirbelsäule-Ganzaufnahme im Stehen mit Blick von der Seite und/oder mit Blick von vorn (*Bild* II 4/7), je nach der durch die körperliche Untersuchung zu begründenden Notwendigkeit. Gelegentlich sind beide Aufnahmerichtungen erforderlich. Nach *K. P. Fischer* (1964) »spiegelt die Ganzaufnahme den Kompromiß von gezielter Haltungsbeeinflussung und gerichteter Funktionsbehinderung wider« und zeigt an, auf welcher Ebene er zustande gekommen ist. Im Hinblick auf diese Frage ist sie eine Funktionsaufnahme des Achsenorganes. Die Ganzaufnahmen im Stehen, deren Aussagemöglichkeit allerdings gewisse Grenzen gezogen sind (*Erdmann* 1965, 1967/68), ermöglichen zutreffende Aussagen über die Krümmungen der Wirbelsäule in der Sagittal- und in der Frontalebene sowie über die Beckenstellung. Gleichzeitig können sie als Standardbilder für den späteren Vergleich über das weitere Verhalten der Wirbelsäule unter den Belastungen des täglichen Lebens und des Berufes dienen.

Bleiben trotz der Wirbelsäule-Ganzaufnahme noch Zweifel über Befunde an einzelnen Wirbelsäuleabschnitten oder über die Belastbarkeit bestehen, dann sollten unter stetigem Rückblick auf die Beschwerden und die körperlichen Untersuchungsbefunde sowie im Vorausblick auf die zu erwartende Belastung die weiteren Röntgenaufnahmen nach einem *Stufenplan* fortgeführt werden. Als Ergänzungsaufnahmen der ersten Stufe kommen bei der Erstuntersuchung oder bei späteren Überprüfungen bestimmter Wirbelsäuleabschnitte Schrägaufnahmen in Frage. Am häufigsten ergibt sich eine solche Notwendigkeit an der

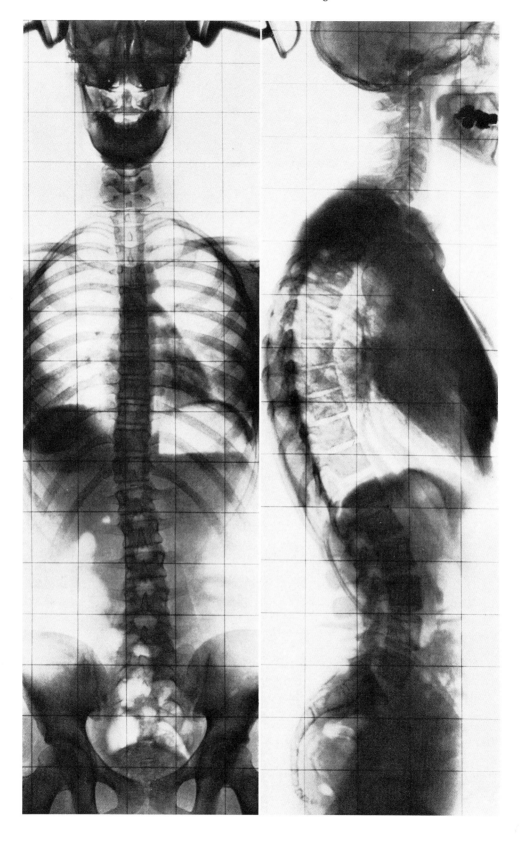

Lendenwirbelsäule (zur Fahndung nach einer Spondylolyse im Zwischengelenkstück oder nach einer Wirbelbogengelenkarthrose) und an der Halswirbelsäule (zur Klärung der Verhältnisse in den Zwischenwirbelkanälen). Auch andere Indikationen können für Aufnahmen in schräger Richtung bestehen.

Als zusätzliche Röntgenbilder (2. Stufe) sind Schichtaufnahmen, unter Umständen Schräg-Schichtaufnahmen, empfehlenswert, wenn einzelne Veränderungen an umschriebenen Abschnitten der Wirbelsäule vorliegen. Das ist zum Beispiel für die Klärung von Einzelheiten der Knochenstrukturen und in manchen Fällen zur Verdeutlichung der Verhältnisse an der Wirbelkörper-Bandscheibe-Grenze erforderlich und für die Darstellung der Wirbelbogengelenke und/oder ihrer Arthrosen sowie von Verschiebestellungen: *Bild* II 5/10. In die zweite Stufe gehören weiterhin Aufnahmen in besonderen Strahlenrichtungen für die klare Darstellung der Übergangsverhältnisse Kopf-Halswirbelsäule und für den Einblick in einen besonderen Zwischenwirbelraum von vorn her, zum Beispiel an der Halswirbelsäule oder in den letzten präsakralen Zwischenwirbelraum: Einblickaufnahmen mit gekippter Röhre.

Eine 3. Stufe von Röntgenuntersuchungen umfaßt die weiteren Möglichkeiten der röntgendiagnostischen Verfahren, die vom Fachröntgenologen je nach Notwendigkeit des Einzelfalles durchzuführen sind: siehe II 4. 2.

Durch die Empfehlung eines Stufenplanes zur Röntgenuntersuchung wird keineswegs für eine Vielzahl von Röntgenaufnahmen eingetreten. Er soll im Gegenteil von der ersten Untersuchung ab einen sparsamen Einsatz der Röntgendiagnostik einleiten, der auf die Belange der mechanischen Belastbarkeit der Wirbelsäule abgestellt ist, sich aber auch für Untersuchungen der Wirbelsäule aus anderen Gründen anbietet. Wenn dieser Plan von vornherein folgerichtig abläuft, können die gesammelten Bildunterlagen (unter Umständen als Kleinbilddokumentation) sachgemäß durch weitere Aufnahmen ergänzt werden und stehen außerdem für Begutachtungen zur Verfügung. Durch dieses Verfahren vermeidet man unnötige, allzu oft wiederholte Strahlenbelastungen, und bei Dokumentierung auf Kleinbildfilme sind die Voraufnahmen als Vergleichsbilder rasch zu beschaffen.

Bild II 4/7: Röntgenganzaufnahme der Wirbelsäule.

Neben der Aufbewahrung von Klein- und Kleinstformaten der Röntgenbilder kann eine andere Form der Röntgenbilddokumentation für die Zukunft hilfreich sein, nämlich eine Kodierung der Befunde auf ähnliche Weise wie sie bereits für Lungen-Röntgenbilder zur Unterscheidung des Sitzes und der Form von Lungenherden für die Silikose und Asbestose (*Bohlig* 1977) in Gebrauch sind: II 16. 5.1. Einen Vorschlag in dieser Richtung machte *Schmidt* 1974 für die Wirbelsäulenbefunde in der Sportmedizin und für die Sporttraumatologie. Bei der Vielzahl von krankhaften Befunden, die an der Wirbelsäule gegeben sind (II 2), wird ein standardisiertes und möglichst für die elektronische Datenverarbeitung (EDV) brauchbares Auswertungsschema nur schwierig zu erarbeiten sein. Daß eine standardisierte Röntgenbildauswertung auch auf dem Gebiete der Wirbelsäule eine erreichbare Möglichkeit bietet, zeigen die Vorschläge von *Schmidt*. In ähnliche Richtung zielt die Rückenformel, die *Neugebauer* 1975 als Vergleichsmöglichkeit für Kyphosen und Skoliosen beschrieb.

4.3.2 Röntgen-Sonderaufnahmen

Ein den erhobenen Befunden und den weiteren noch offenen Fragen mit Überlegung angepaßter Plan (II 4. 3.1) kann für einige Fälle durch Sonderuntersuchungen ergänzt werden, wie Funktionsaufnahmen in gewissen Bewegungsstellungen, die nach der Empfehlung von *Junghanns* seit 1937 allmählich Eingang in die Diagnostik fanden: *Bild* II 4/8. Röntgenaufnahmen mit Belastung (im Stehen oder Sitzen mit Last auf Kopf und Schultern) gehören zu den selten gebrauchten Sonderaufnahmen. Sie haben für manche arbeitsmedizinische und mehr noch für wissenschaftliche Belange Bedeutung. Die Wichtigkeit von Messungen mittels Funktions-Röntgenaufnahmen an der Halswirbelsäule unterstreicht *Arlen* 1978 mit Zahlenangaben. Er weist auf die Bedeutung für Diagnostik und Therapie und auf die umfangreiche Literatur hin: vergl. die Kapitel I 2. 2 und I 2. 3.

Gelegentlich empfiehlt sich die Hinzufügung von Nukleographie und Diskographie einschließlich Diskometrie, Myelographie, Szintigraphie, Myeloszintigraphie, Funktions-Myelographie und von weiteren Verfahren. Solche eingreifenden Untersuchungen sind für die Einstellung oder für eine Überwachung nur in Einzelfällen und bei beson-

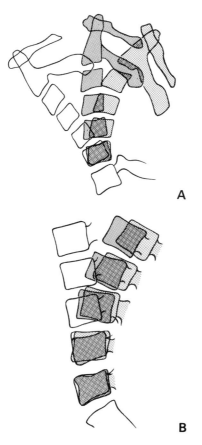

Bild II 4/8: Funktionelle Röntgenuntersuchung an der Hals- und an der Lendenwirbelsäule in Vorbeuge, Normalhaltung und Rückbeuge.

Für wissenschaftliche Zwecke und gelegentlich als Erfolgskontrolle der Therapie – auch nach Operationen – besteht die bisher nur selten genutzte Möglichkeit kinematographischer Röntgenaufnahmen, wenn besondere Bewegungsvorgänge zu prüfen sind. Soweit solche Aufnahmen am Lebenden durchgeführt werden können, bedeuten sie gegenüber den aus anatomischen Präparaten gewonnenen Messungsergebnissen eine Bereicherung unserer Kenntnisse über die Bewegungsabläufe in den einzelnen Bewegungssegmenten, besonders wenn Filmaufnahmen im Zeitlupentempo analysiert werden.

Die Röntgenuntersuchung zeigt nicht nur Befunde am Knochengerüst. Durch Hinzunahme von Sonderuntersuchungen, wie sie in den vorliegenden Abschnitten kurz erwähnt sind, kann sie – allerdings nur in einem beschränkten Umfange – auch Veränderungen an den Weichgeweben aufdecken, wenn mittelbare Bildmerkmale sorgfältig beachtet und kritisch bewertet werden. So deuten Höhenverminderungen von Bandscheibenräumen und Verschiebestellungen zwischen Wirbelkörpern auf Veränderungen der Zwischenwirbelscheibe hin. Verengungen der in Schrägaufnahmen sichtbaren Gelenkspalten der Wirbelbogengelenke können den Knorpelschwund einer beginnenden Arthrosis deformans verdeutlichen oder als Begleitzeichen einer Blockwirbelbildung vorliegen. »Teleskop-Verschiebungen« (*Bild* II 5/10) in den Wirbelbogengelenken sind Anzeichen für eine Lockerung der Gelenkkapseln. Allerdings ist die Ursachendeutung bei diesen und anderen mittelbaren Röntgenzeichen oft noch schwieriger als die Klärung vieler knöcherner Veränderungen. Das betrifft die Art und den Zeitpunkt ihrer Entstehung.

Vorgeschichte, körperliche Untersuchungsbefunde und gegebenenfalls die Durchsicht früherer Röntgenaufnahmen bleiben bei Einstellungsuntersuchungen und Überwachungsuntersuchungen in der Arbeitsmedizin in vielen Fällen unerläßliche Voraussetzungen für die Beurteilung der augenblicklichen und der zukünftigen Belastungsfähigkeit der Wirbelsäule.

Literatur: *Bernau* 1978, *Buetti-Bäuml* 1954, *Christ* u. *Dupuis* 1966, *Colachis* u. *Strohm* 1965, *Dihlmann* 1978, *Erdmann* 1964, *Fielding* 1964, *Gelehrter* 1975, *Jones* 1960, *Lotz* u. *Cen* 1978 *Markuske* 1975, *Massare* 1976; *Rothe* et al. 1977, *Scherer* et al. 1977, *Seifert* (Sammelreferat) 1976, *Sollmann* 1955 u. 1964.

deren Umständen zu verantworten. Seit neuerer Zeit gehört dazu auch die Transversal-Axial-Tomographie: *Gargano* 1976, *Kreei* u. *Osborn* 1976. Die epidurale Venographie kommt wegen ihres geringen Aussagewertes für arbeitsmedizinische Vorsorgeuntersuchungen nicht in Frage: *Clemens* 1966, *Sackett* et al. 1977. Gleiches gilt für Arteriographien der Arteria vertebralis an der Halswirbelsäule.

Zur Erkennung biomechanischer Störungen im Bereich von Übergangsregionen (besonders am thorakolumbalen Übergang) empfehlen *Rizzi* et al. 1977 und 1979 Vergleichsberechnungen unter Verwendung von Funktionsaufnahmen in Vorbeuge- und Rückbeugestellung. Es ist noch zu prüfen, ob in schwierigen Beurteilungsfällen derartige Berechnungen für die Zuweisung eines geeigneten Arbeitsplatzes hilfreich sein können.

4.3.3 Röntgenuntersuchung bei Vorsorge, Vorbeugung, Einstellung und Überwachung

Die in den vorstehenden Abschnitten mehrfach erwähnte Forderung nach gezielter Röntgendiagnostik bei Vorsorge-, Vorbeuge-, Einstellungs- und Überwachungsuntersuchungen ist nicht neu. Sie wird schon seit vielen Jahren erhoben, wie aus der internationalen Literatur zu entnehmen ist. Einige Verfasser stützen sich dabei auf ihre guten Erfahrungen in den Einstellungsuntersuchungen bei verschiedenen Zweigen der Industrie, des Sports und des Wehrdienstes: *Beck* 1973 (Piloten), *Cremona* 1972 (Eisen- und Montanindustrie), *Mach* et al. 1976 (Hafenumschlagarbeiter), *Redfield* 1971 (Forstarbeiter), *Refior* 1970 (Sport), *Reiner* 1958 (Busfahrer), *Stapleton* 1978 (Industrie), *Steinfield* 1970 (Bergleute) u. v. a. Röntgenaufnahmen in Funktionsstellungen werden vielfach empfohlen, darunter von *Jirout* (1957, 1967). Es ist erklärlich, daß sich auch kritische Stimmen zu Wort melden. Sie vertreten die Meinung, eine allgemeine Einführung wegen der Strahlenbelastung zu vermeiden, daß aber in schwierigen Fällen Röntgenaufnahmen für Einstellungsuntersuchungen erforderlich sind: *Denman* et al. 1961, *Emilio, de* et al. 1969.

Aus der großen Zahl der Veröffentlichungen noch einige Namen: *d'Amico* 1961, *Brech* et al. 1964, *de Bernardi* 1965, *Caillard* u. *Thilliez* 1975, *Ferguson* 1947, *Foehr* u. *Hoffmann* 1965, *Foehr* et al. 1974, *Henry* et al. 1958, *Houston* 1977, *Kosiak* et al. 1966, *Crookshank* et al. 1961, *La Rocca* u. *Macnab* 1969 u. 1970, *Le Go* u. *Welfing* 1968, *Mac Donald* 1958, *Mach* et al. 1976, *Present* 1974.

4.3.4 Röntgenbilder als Begutachtungsgrundlagen

Gezielt und sorgfältig ausgeführte Röntgenaufnahmen der Wirbelsäule sind unverzichtbare Unterlagen und oft die wesentlichsten Grundlagen für Begutachtungen, die sich auf dem Gebiete der Wirbelsäule besonders häufig mit Zusammenhangsfragen beschäftigen müssen, weil die Abgrenzungen von Unfallschäden oder Berufseinflüssen gegenüber den sehr häufigen Vorveränderungen (II 2) oft Zweifel aufkommen lassen. Gerade in diesen Fällen wird es fast regelmäßig erforderlich, frühere Röntgenaufnahmen beizuziehen, die unmittelbar im Anschluß an das besondere Ereignis (Unfall oder angegebene Arbeitseinwirkung) angefertigt wurden, oder die durch Zufall aus früherer Zeit vorliegen. Sie sind die einzigen objektiv vergleichbaren Unterlagen. Versäumnisse der Beachtung solcher Röntgenbilder können zu bedauerlichen Fehlschlüssen führen. Beschreibungen der früher erhobenen Röntgenbefunde genügen nur selten als Vergleichsunterlage, weil ihnen oft eine völlig andere Fragestellung zugrunde lag. Der unmittelbare Vergleich der Röntgenbilder fördert die Beurteilungsmöglichkeiten ganz wesentlich.

Von dieser Sicht her ist auch die Frage der regelmäßigen Kleinbilddokumentation von Röntgenbildern zu überdenken, weil dieses Verfahren die sofortige Einordnung der Röntgenaufnahmen in die Gutachtenakten ermöglicht und das zeitraubende Zusammenstellen der gesamten Röntgenbilderreihe vermeidet: **II 4.** 3.1, **II 17.** 2.3, **II 17.** 2.4.

4.3.5 Gefahren der Röntgenuntersuchung

Die Gefahren der Röntgenuntersuchungen sind so bekannt, daß hier keine allgemeine Erörterung dieses Themas notwendig erscheint. Trotzdem ist ein Hinweis darauf angebracht, weil die bei Wirbelsäuleuntersuchungen schwierigen und nur mit Sonderaufnahmen klärbaren Fragen eine Mehrzahl von Röntgenbildern erfordern, während an anderen Skelettabschnitten meist Aufnahmen in zwei Ebenen ausreichen. Deshalb ist bei notwendigen Röntgenuntersuchungen der Wirbelsäule mit Zurückhaltung zu verfahren und von vornherein eine vorgeplante Untersuchungsmethodik auszuwählen: **II 4.** 3.1 und **II 4.** 3.2.

4.3.6 Literatur zu II 4. 3

Zu diesem Kapitel **II 4.** 3 liegt eine sehr umfangreiche Literatur vor. Nur einige Verfasser sollen hier genannt werden: *Allen* u. *Lindem* 1950, *Barton* 1948, *Colcher* u. *Hursh* 1952, *Diveley* u. *Oglevie* 1956, *Ghormky* 1958, *Linden* et al. 1960, *Mac Donald* 1958, *Moreton* u. *Winston* 1958, *Müller-Stephan* 1970, *Preset* 1973, *Reiner* 1958, *Roche* u. *Rowe* 1951, *Stewart* 1947 u. 1948.

II 5. 0 Berufliche Belastbarkeit bei häufigen Wirbelsäuleveränderungen

5. 1 Vorbemerkungen

Die Leistungsforderungen, die von Beginn des Lebens an unausweichlich der »Gliederkette Wirbelsäule« gestellt sind, kann nur ein gesundes Organ erfüllen, dessen funktionsgerecht abgestimmte Einzelteile eine ungestörte Einsatzfähigkeit haben. Jede durch angeborene Veränderungen oder im Verlaufe des Lebens eingetretene Schädigung (**II 2**) bedeutet eine endogene Schwächung der Belastbarkeit, also eine Änderung in den Leistungsvoraussetzungen. Da derartige Vorveränderungen jede Belastung oder Bewegung sehr unterschiedlich behindern können, ist eine differenzierte Betrachtung für alle arbeitsmedizinischen und sozialmedizinischen Belange erforderlich. Das gilt für die Diagnostik, für Vorbeuge- und Behandlungsmaßnahmen sowie für die wissenschaftliche Erforschung der noch offenstehenden Fragen.

In seiner Veröffentlichung über röntgenologische Befunde bei der Wirbelsäuleuntersuchung von 5000 jungen Polizeianwärtern berechnete *Roß* (1962) aus den Angaben der Untersuchten auch berufliche und sportliche Einflüsse und kommt zu dem Schluß, »daß vorangegangene körperliche Belastungen durch Beruf oder durch Sport keinen Einfluß auf die Häufigkeit oder den Schweregrad der Veränderungen ausüben«. Dieses Ergebnis veranlaßte ihn zu der Annahme einer vererbbaren anlage- und entwicklungsbedingten Genese der Wirbelsäuleveränderungen. Wenn auch dieser Annahme aus vielen anderen Gründen zuzustimmen ist, so liegen bei kritischer Betrachtung doch gegen die Deutung, daß körperliche Belastungen keinen Einfluß hatten, verschiedene wichtige Argumente vor, darunter die Tatsache, daß die Untersuchten eine sehr umgrenzte Auslese darstellen, denn Jugendliche mit schwächlicher Konstitution oder mit Beschwerden im Stütz- und Bewegsystem melden sich nicht für den Polizeidienst. Darauf wird bei der Besprechung der Zahlen von *Roß* im Kapitel II 6 eingegangen, siehe auch *Bild* II 6/1.

Nur vertiefte Kenntnisse über die Wirbelsäuleschäden werden in Zukunft die heute noch häufig anzutreffenden ungenauen Diagnosen wie Rückenschmerzen oder (nicht definierte) Gefügestörungen der Wirbelsäule, Rheumatismus der Rückenmuskulatur und ähnliche vermindern. Solche globalen Angaben fördern weder die Behandlung, die auf einer differenzierten Diagnose beruhen muß, noch können sie für Fragen der Arbeitsunfähigkeit, Zuweisung eines geeigneten Arbeitsplatzes, Umschulungswünsche, Anerkennung einer Berufskrankheit, endgültigen Berufsabbruch durch vorzeitige Invalidisierung oder Wechsel in einen anderen Beruf maßgebend sein. Auch Rehabilitation und Begutachtung müssen von genauen Diagnosen über die Veränderungen an der Wirbelsäule ausgehen. Für diese Maßnahmen ist die Kenntnis der vielfältigen Wirbelsäulestörungen, ihrer Häufigkeit und ihrer Erkennungsmöglichkeiten erforderlich, wie sie die Kapitel II 2 bis II 6 kurzgefaßt vermitteln. Weiteres ist den üblichen Lehr- und Handbüchern zu entnehmen.

Neben gründlichen Kenntnissen über die pathomorphologischen Veränderungen und die pathophysiologischen Zustände, die zur Differentialdiagnostik der Wirbelsäuleleiden nötig sind, spielt das Röntgenbild eine unverzichtbare Rolle: II 4. 3. Gleichzeitig besteht jedoch auf der einen Seite die Gefahr, daß der »Blickfang Knochen« zu einer vorschnellen Röntgendiagnose verführt, wenn augenfällige Knochenzeichnungen vorliegen. Auf der anderen Seite lenkt die Aufmerksamkeit, die ein durch viele übereinander projizierte Knochenlinien nur schwierig deutbares Röntgenbild beansprucht, von der Berücksichtigung der Verhältnisse an den Weichgeweben ab. Weichteilschäden, die bevorzugt im Bewegungssegment liegen, wie in weiteren Abschnitten dieses Kapitels besprochen wird, sind aber viel häufiger Ursache für vorübergehende oder dauernde Leidenszustände und ernste Behinderungen als primäre Veränderungen im Aufbau des Knochengerüstes. Dieses kann allerdings von Schädigungen der Weichgewebe zweitlinig verändert werden. Dann lassen sich von den röntgenologisch erkennbaren Knochenveränderungen Rückschlüsse auf den Zustand der Weichgewebe ziehen. Das war bereits aus den Schilderungen in verschiedenen Teilen des Kapitels II 2 zu entnehmen und wird in den Abschnitten des Kapitels II 5. 3 noch verdeutlicht.

Das Kapitel II 5. 4 bringt die Beschreibung von Erkrankungen, die sich über die gesamte Wirbelsäule oder über größere Strecken ihres Verlaufes ausdehnen, oder die wegen ihrer Besonderheiten Einflüsse auf die Belastungs- und Arbeitsfähigkeit ausüben.

Pathomorphologisch und pathophysiologisch feststellbare Veränderungen der Wirbelsäule genügen nicht zur Erkennung aller Hintergründe von Störungen der Wirbelsäulebelastbarkeit. Der Rückenschmerz ist häufiges Leitsymptom für mehr oder weniger unterschwellige psychische Störungen. Das weiß jeder Wirbelsäulentherapeut. *Straube* (1970) erläutert es für den Kreuzschmerz. In Kapitel I 2. 2 wurde bereits darauf hingewiesen, in wie vielfältiger Weise der Rücken als Ausdrucksorgan augenblicklicher Stimmung dienen und durch langdauernde psychische Krankheiten in seiner Haltung verändert werden kann. Seit der Antike hat sich die Kunst immer wieder mit der Darstellung des Rückens und seiner Ausdrucksmöglichkeiten beschäftigt: Literatur in I 2. 2.

5. 2 Veränderungen des Knochengerüstes

Da das Wirbelsäuleskelett der wesentliche tragende Faktor für den Rumpf ist, hängt die statische Belastungsfähigkeit in hohem Maße von einem unveränderten Knochengewebe und einem regelrechten Aufbau der Form des Wirbelkörpers sowie des Wirbelbogens einschließlich seiner Fortsätze ab. Die Tragfestigkeit der Wirbelsäule muß für die vielfältigen dynamischen und kinetischen Belastungen gewährleistet sein, die infolge der senkrechten Haltung oder durch wechselnde Belastungsstellungen von ihr verlangt werden. Jede Veränderung im Knochengerüst ist also darauf zu prüfen, ob sie eine Belastungsschwäche in sich birgt und/oder Beschwerden verursachen kann, also für den Träger schmerzhaft in Erscheinung tritt. (Hier ist anzumerken, daß eine begleitende Schmerzhaftigkeit für Knochenveränderungen seltener gilt als für Schädigungen der Gewebe des Bewegungssegmentes: siehe II 5. 1.) Einige Veränderungen im Knochengerüst der Wirbelsäule rufen allerdings ernste Krankheitserscheinungen hervor. Dazu gehört die verbreitetste Knochenkrankheit, die Osteoporose in ihren verschiedenen Formen: II 2. 5.7, II 18. 7. Ihre zunächst geringen diffusen Rückenbeschwerden werden bei der röntgenografisch verfolgbaren Zunahme der Kalkverminderung immer heftiger. Das Auftreten von Wirbelkörpersinterungen verstärkt die Belastungsbehinderung gelegentlich bis zur Bettlägerigkeit. Das gilt auch für die in II 2. 5.8 besprochenen malazischen Osteopathien. Bei der Entwicklung von Osteopetrosen kann es ebenfalls zu schmerzhaften Zuständen kommen: II 2. 5.9, II 18. 7.

Der Aufbau des Knochengerüstes ist stark gestört oder wesentlich in Mitleidenschaft gezogen bei allen Veränderungen, die angeboren oder wachstumsabhängig sind und in den entsprechenden Abschnitten des Kapitels II 2 geschildert wurden. Ebenso wirken sich die Folgen von traumatischen Einflüssen und Infektionen auf das Knochengerüst aus: II 2. 6.3. Die erbkonstitutionellen Erkrankungen (II 2. 6.1) verändern durch erhebliche Wachstumsstörungen den inneren Aufbau und die äußere Form des Wirbelsäuleknochengerüstes in verschiedener Ausprägung. Chronischentzündliche Erkrankungen, wie die *Bechterew*-Krankheit (II 2. 6.2, II 16. 9.2), und die Folgen mancher Wirbelsäuleoperationen (II 2. 5.4, II 5. 4.7) können das Knochengerüst wesentlich beteiligen.

In allen Fällen der genannten Veränderungen oder Krankheitszustände ist der Knochen nicht mehr unmittelbare Ursache von Schmerzen, wenn er die endgültigen Veränderungen seiner inneren Struktur und/oder seiner Form gefunden hat. Das muß zur Vermeidung von Fehlschlüssen festgestellt werden. Zur Klärung von hartnäckigen Schmerzzuständen ist nach anderen Ursachen zu fahnden. Sie sind häufig in gleichzeitig bestehenden Veränderungen der Weichgewebe, also an Bandscheiben, Bändern und den zugehörigen Muskeln, sowie in Mitbeteiligungen oder »Belästigungen« von Nerven und Gefäßen und auch in den Folgen statischer Veränderungen zu suchen. Erneut ist festzuhalten, daß die häufigsten Ursachen für »Rückenschmerzen« nicht im Knochengerüst liegen, sondern sehr wesentlich auf Veränderungen im Bewegungssegment zurückgehen. Einzelheiten berichtet das anschließende Kapitel.

Die Belastbarkeit für den Beruf hängt bei den Veränderungen im Knochengerüst der Wirbelsäule im wesentlichen von der jeweiligen Krankheitsart, ihrem augenblicklichen Entwicklungszustand, von den entstandenen Wirbelkörperzusammensinterungen oder den knochenbedingten Änderungen der Krümmungsverhältnisse ab. Die schmerzhaften Phasen der Leidenszustände, z. B. bei den Osteoporosen, den Knocheninfektionen oder den Knochenbrüchen bedingen Arbeitsunfähigkeit von verschieden langer Dauer, die in den Fällen, in denen eine Wiedereingliederung in die Arbeit in Frage kommt, individuell zu prüfen ist. Schematische Leitlinien können dafür nicht angeboten werden. Das gilt im allgemeinen auch für den Wiederbeginn der Arbeit nach einem Wirbelbruch und für die nachfolgende, individuell zu klärende Minderung der Erwerbsfähigkeit. Hierfür enthalten die üblichen Lehr- und Handbücher der Unfallheilkunde ausreichende Erörterungen, die im Rahmen dieses Kapitels nicht besprochen werden können. Über die häufig schwierige und in vielen Fällen stufenweise durchzuführende Wiedereingliederung berichten die Kapitel II 17. 5 u. II 17. 6.

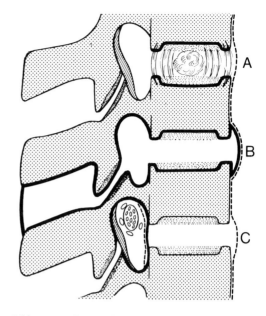

Bild **II 5/1**: Schematische Skizzen
A: »Halbgelenk« Zwischenwirbelscheibe
B: Bewegungssegment
C: Inhalt des Zwischenwirbelkanales

5.3.0 Veränderungen im Bewegungssegment

5.3.1 Allgemeines

Die vielseitigen Funktionen des Bewegungssegmentes (*Bild* **II 5/1**) wurden in **I 5** dargestellt. Störungen in einer oder in mehreren dieser dreiundzwanzig- bis fünfundzwanzigmal an der Wirbelsäule vorhandenen Bewegungseinheiten haben – da sie häufige Schmerzursachen sind – für das individuelle Leben ebenso wie für den Berufsalltag und für die Freizeit, kurzum für das allgemeine Wohlbefinden des Menschen eine wesentlich größere Bedeutung als Veränderungen in den knöchernen Teilen des zentralen Achsenorganes. Die Schädigungen im Bewegungssegment mit ihren Ausstrahlungen sind häufige Ursache für einen Besuch beim Arzt, für wiederholte und lange Arbeitsunfähigkeitszeiten (**II 6**) sowie für langwierige Rehabilitationsmaßnahmen. Nicht zu vergessen ist die oft beobachtete »Hinwendung« psychisch labiler Menschen zu Klagen über Rückenbeschwerden. In einem hohen Prozentsatz sind vom Bewegungssegment ausgehende Störungen verantwortlich für einen frühzeitigen Berufsabbruch:

II 7. 3. Aus allen diesen Gründen machen die Folgen der Veränderungen im Bewegungssegment einen beträchtlichen Teil der Ausgaben für Sozialleistungen aus: II 7. 1.

In den letzten Jahrzehnten waren Leidenszustände aus dem Komplex der Veränderungen des Bewegungssegmentes Anlaß zum Ausbau besonderer, früher kaum bekannter oder wenig genutzter Behandlungsverfahren, z. B. für die manuelle Medizin (Chiropraktik), aber auch für operative Maßnahmen, wie Entfernung eines Bandscheibevorfalles, versteifende Operationen u. ä.

Alle Beurteilungen von Rückenbeschwerden, deren wahrscheinlicher Ausgangspunkt die Wirbelsäule ist, sowie die Klärung der sehr wechselhaften spondylogenen Ausstrahlschmerzen und der bleibenden, von der Wirbelsäule ausgestrahlten Krankheitszustände sollten zunächst den Ursprungsherd in einem oder in mehreren Bewegungssegmenten suchen. So können zeitraubende Fehlwege der Diagnostik vermieden werden, weil andere Ursachen viel seltener sind. Das gilt vor allem für Diagnosen wie Muskelrheumatismus, Nervenentzündung, Knochenschmerzen und andere, die dem Kranken als Erkältungskrankheiten hingestellt werden. Derartige Krankheitsbezeichnungen sind aber allzu häufig nur Ausweichdiagnosen, denen der Hintergrund der Ursachenklärung und damit auch die Möglichkeit einer ursachengerechten Abhilfe fehlt. An der gleichen Schwierigkeit krankt die Klärung über die Bedeutung beruflicher Dauereinflüsse: **II 19**.

Weitere Literatur: *Emminger* 1958, *Erdmann* 1968, *Gantenberg* 1930, *Husser* 1951, *Junghanns* 1962 u. 1974, *Louyot* et al. 1956, *Matthiass* 1956, *Rowe* 1969, *Schröter* 1965 und viele andere.

5.3.2.0 Insufficientia intervertebralis

5.3.2.1 Einleitung

Jede Störung im normalen Aufbau des Bewegungssegmentes (**I 5**, *Bild* **II 5/1**) stellt eine Verminderung der Leistungsfähigkeit der gesamten segmentalen Bewegungseinheit auch bereits dann dar, wenn nur ein Teil »auffällig« betroffen ist, da die gegenseitigen Funktionsbeziehungen der einzelnen Teile sehr eng verflochten sind. So beeinträchtigen zum Beispiel die häufigen Veränderungen der Zwischenwirbelscheibe, die Chondrosis disci und die Osteochondrosis intercorporalis (**II 2. 5.3, II 19.** 4), die zweite wesentliche Funktionseinheit, nämlich die beiden zum Segment gehörenden Wirbelbogengelenke mit ihren Bändern, Gelenkkapseln und Menisci: **I 5. 2**. Umgekehrt können Schädigungen eines Wirbelbogengelenkes nicht nur das parallel geschaltete zweite Gelenk in Mitleidenschaft ziehen, sondern mittelbar auch die Funktion der Zwischenwirbelscheibe oder sogar ihren morphologischen Aufbau und damit ihre Funktionsfähigkeit stören. Das alles bleibt nicht ohne Einfluß auf das intervertebrale Bewegungsspiel. Dadurch sind wiederum andere in engen Beziehungen mit dem segmentalen Bewegungsraum stehende Nachbargebilde gefährdet: das Rückenmark und seine Häute, die segmentalen Nervenwurzeln sowie anliegende autonome Nerven und Blutgefäße.

Solche Überlegungen waren es auch, die 1951 die Bezeichnung *Bewegungssegment* entstehen ließen. Das Bewegungssegment vereinigt in sich sowohl Bewegungsfreiheit wie auch gewisse Hemmungen für übermäßige Bewegungsausschläge, die durch die Anordnung der Fasersysteme im Gewebe der Zwischenwirbelscheibe, durch die Bänder und durch die Bewegungsbegrenzung der Wirbelbogengelenke gesteuert werden. Die einzelne, segmental angeordnete intervertebrale Bewegungseinheit ist aber nicht nur für sich allein zu betrachten. Sie wiederholt sich etwa 23mal. Damit stellen die Bewegungssegmente als Gesamtheit trotz ihrer segmentalen Verteilung ein geschlossenes Organsystem dar, das der »Gliederkette Wirbelsäule« eine modulationsreiche Bewegungsfähigkeit bringt, dessen einzelne Glieder aber aus den geschilderten Gründen an einer erheblichen Störanfälligkeit leiden. Welche der vielfältigen Veränderungen in den einzelnen Elementen des Bewegungssegmentes auch auftreten, in jedem Falle kommt es zu einer Leistungsschwäche oder zum Leistungsverfall für diese Bewegungseinheit. Deshalb liegt es nahe, die funktionsstörenden Geschehnisse im Bewegungssegment unter dem Begriff »Insufficientia intervertebralis« zusammenzufassen, nicht zu verwechseln mit der Bezeichnung »Insufficientia vertebrae«, die von *Schanz* geprägt wurde. Mit seinem Ausspruch »Jede menschliche Wirbelsäule wird schließlich insuffizienzkrank, wenn sie nur das nötige Alter erreicht« meinte er zwar die Insufficientia vertebrae (ausgehend vom Mißverhältnis zwischen Belastung und Tragfähigkeit der Wirbelknochen). Der Satz gilt aber in gleicher Bedeutung für die Insufficientia intervertebralis, die von Schädigungen im Bewegungssegment gesteuert wird.

Um die Insufficientia intervertebralis als einen umfassenden Begriff und als das Hauptanliegen für eine gezielte Diagnostik und für ursachengerechte Behandlungsverfahren zu verstehen, ist eine klare Nomenklatur erforderlich. Bisher besteht international und auch im deutschen medizinischen Sprachgebrauch noch immer Uneinheitlichkeit. Die weitere Forschung und gleichermaßen die Praxis sowie die Begutachtung erfordern unmißverständliche Bezeichnungen, die auf anatomischer Grundlage beruhen und in Beziehung zu pathophysiologischen Tatsachen stehen: *Junghanns* 1977. Deshalb sind für das intervertebrale Bewegungssegment als einem ausschlaggebenden Faktor für Statik, für Kinetik und für die angreifenden Störmöglichkeiten übersichtlich gegliederte Begriffsbestimmungen unerläßlich.

Dafür sind zu beachten:
- Die inneren Beziehungen und Abhängigkeiten zwischen den einzelnen Bauteilen: Bandscheibe, Wirbelbogengelenke usw.
- Einwirkungen der Veränderungen vom Bewegungssegment auf die Nachbarschaft: Knochen, Nerven, Blutgefäße

- Einflüsse von außen auf das Bewegungssegment: Veränderungen der Struktur und der Widerstandsfähigkeit des angrenzenden Knochengewebes, Änderungen der Wirbelsäulestatik durch Achsenabweichungen und ähnliches.

Einzelne oder mehrere der Veränderungen im Inneren des Bewegungssegmentes oder der von außen wirkenden Einflüsse stören die Leistungsfähigkeit der segmentalen Bewegungseinheit. Die Möglichkeiten der Leistungsminderung umspannen einen weiten Bereich von der übermäßigen Beweglichkeit auf der einen Seite bis zur gehemmten oder völlig aufgehobenen Bewegungsmöglichkeit auf der anderen Seite. Aber nicht nur die Bewegungsfähigkeit, sondern auch die Belastungsmöglichkeit der Wirbelsäule ist im Rahmen der Insufficientia intervertebralis gestört, die aber im allgemeinen erst dann in das Interesse des Arztes tritt, wenn der Kranke selbst ernste Minderungen der Bewegungs- und Belastungsfähigkeit und Schmerzen verspürt, obwohl der Beginn der Veränderungen sehr oft in einer viel früheren Lebenszeit liegt. Das ist besonders zu berücksichtigen, wenn Unfalleinflüsse beteiligt sind, Begutachtungen erforderlich werden oder Arbeitseinflüsse in Rede stehen.

Nun zurück zur Terminologie. Die Insufficientia intervertebralis kann sich als verstärkte Beweglichkeit, also als »Lockerung im Bewegungssegment« zeigen: Instabilitas intervertebralis, Hypermobilitas intervertebralis. Manche krankhaften Veränderungen führen zum Gegenteil, zur Immobilitas intervertebralis: zur Versteifung, als Rigor oder Ankylosis. Häufig ist eine Incarceratio intervertebralis, die sogenannte Blockierung des Bewegungssegmentes.

Für den Arzt, der wirbelsäulebedingte Störungen aus dem Blickwinkel der Insufficientia intervertebralis sieht, wird ein »neues Bild von der Wirbelsäule« seine diagnostischen Überlegungen, sein therapeutisches Handeln, seine Beurteilung der Arbeitsfähigkeit, seine arbeitsmedizinischen Interessen und Fragen der Begutachtung bestimmen.

5.3.2.2 Instabilitas intervertebralis

Das Bewegungsübermaß in der segmentalen Bewegungseinheit, die Lockerung im Bewegungssegment (Hypermobilitas intervertebralis oder Instabilitas intervertebralis) kann nach dem im vorhergehenden Abschnitt Gesagten von jedem Anteil des Bewegungssegmentes ausgehen. Ihre häufigste Voraussetzung liegt in der Schädigung des größten Gewebsanteiles, also in der Zwischenwirbelscheibe mit ihren Störungen durch eine Chondrosis disci, die im fortschreitenden Verlauf der Veränderungen zur Osteochondrosis intercorporalis werden kann: II 2. 5.3. Am häufigsten spielen sich diese Veränderungen in der Halswirbelsäule und/oder in der Lendenwirbelsäule ab.

Die beginnende Instabilitas führt nicht zu fühlbaren Schmerzen, solange Muskulatur und Bänder noch kräftig genug sind, Verschiebungen und Verdrehungen abzufangen. Es besteht eine Insufficientia (Instabilitas) latens, die ruhende Leistungsschwäche. Die Insuffizienz wird für den Kranken fühlbar, sowie sich die Veränderungen im Bewegungssegment verschlimmern, wenn mehrere Segmente beteiligt sind oder wenn äußere Umstände hinzukommen, wenn zum Beispiel ein Zusatzimpuls eingreift. Dieser »krankmachende« Einfluß ist häufig ein mechanischer Impuls: Husten, Niesen, Pressen, stoßende Bewegungen im Kraftwagen, plötzliche Körperdrehungen, Vorbeugung des Körpers, längers Sitzen in ungünstiger Körperhaltung und anderes.

Der zusätzliche Impuls kann auch thermisch, klimatisch, allergisch, toxisch, endokrin oder sogar psychisch sein. Bei psychisch labilen Kranken genügt die gekrümmte Haltung und ein Angsterlebnis als Zusatzimpuls, um durch Muskelkontraktion ein instabiles Bewegungssegment, zum Beispiel an der Halswirbelsäule, zu verschieben und eine heftige Nacken-Schulter-Arm-Neuralgie auszulösen.

Dauernde ungünstige Belastungen und Zusatzimpulse können bei der intervertebralen Lockerung Beschwerden verschiedenster Art hervorrufen: *drei Gruppen der Instabilitas.*

Die Folgezustände der ersten Gruppe der Instabilitas intervertebralis erscheinen dem Kranken als Lumbago, als Rücken- oder als Nackenschmerz. Bei vielen Kranken sind diese Beschwerden einzige Krankheitszeichen mit verschieden langen schmerzhaften Intervallen über viele Jahre. Unerträgliche Dauerschmerzen entstehen bei der Instabilitas besonders dann, wenn mehrere Segmente treppenförmig verschoben sind.

Zur zweiten Gruppe der Instabilitas intervertebralis gehören spondylogene Symptome und Syndrome. Sie entstehen durch Fortleitung der Beschwerden auf nervalem oder auf vasalem Wege in die Peripherie des Körpers: zum Beispiel Ischialgie, Nacken-Schulter-Arm-Schmerz. Am häufigsten ist der nervale Weg der Ausbreitung, seltener der vasale. Die Reizungen der segmentalen Nervenwurzeln sind zunächst nur gering (unterschwellig). Allmählich verursacht wiederholter Reiz eine zunehmende Störanfälligkeit. Ausstrahlungen zu inneren Organen können vorkommen.

Wenn ernste Auswirkungen der Instabilitas intervertebralis lang anhaltende Druckwirkungen gegen das Rückenmark, die spinalen Nervenwurzeln und ihre Ganglien oder auf Blutgefäße und autonome Nerven ausgeübt haben, dann können spondylogene Krankheiten entstehen, oft weitab vom Ursprungsort und so selbständig, daß sie nicht mehr ausheilen. Diese Zustände stellen die dritte Gruppe der Instabilitas intervertebralis dar. Als Beispiele sind zu nennen:
- Bandscheibevorfall mit Paresen, gelegentlich von Querschnittscharakter,
- Druck gegen das Halsmark mit chronischer Myelopathie durch Einengung des Wirbelkanals (Kneifzangenmechanismus *Bild* II 5/2),
- Irritation von autonomen Nerven mit ernsten Folgen wie Herzstörungen oder Durchblutungsstörungen und andere chronische Krankheiten, deren Ursprung früher nicht in der Wirbelsäule gesucht wurde.

Die Instabilitas übt die beschriebenen Wirkungen nicht nur bei starker Überbeweglichkeit aus. Auch geringe Verschiebemöglichkeiten, die in Röntgenfunktionsaufnahmen nicht darstellbar sind, können die geschilderten Beschwerden verursachen. Während eines längeren Krankheitsverlaufes bestehen nebeneinander (beziehungsweise im gegenseitigen Wechselspiel) Vorgänge mit Steigerung der Beweglichkeit (Bandscheibeverschleiß, Bandscheibezermürbung) und solche mit Beweglichkeitsminderung (narbige Bänderversteifungen, versteifende Knochenwülste). Wie oft ein erhebliches Bewegungsausmaß durch feste Verklemmung oder durch zunehmende Einsteifung bis auf eine geringe Restbeweglichkeit zurückgeht, ist bisher zahlenmäßig nicht erfaßt. Unbekannt ist außerdem, wie häufig die Instabilitas nach längerem oder kürzerem Krankheitsverlauf durch Einwuchern von fibrösem Gewebe oder Knochen in den Zwischenwirbelraum beziehungsweise durch verklammernde Knochenbrücken in eine Immobilitas (II 5. 3.2.3) mündet.

5.3.2.3 *Immobilitas intervertebralis*

Im Gegensatz zur Hypermobilitas intervertebralis (II 5. 3.2.2) kann die Insufficientia intervertebralis auch als Immobilitas intervertebralis erscheinen:
- durch Einwuchern von Blutgefäßen in die Zwischenwirbelscheibe kommt es zur Fibrosis disci (nach Trauma, nach Infektion);
- eine Ossificatio disci kann sich bilden (nach Infektion, nach Trauma, angeborene Blockwirbel);
- das Bewegungssegment versteift, wenn eine Ossificatio ligamentorum entsteht, wie bei Spondylarthritis ankylopoetica oder Spondylosis hyperostotica;
- wenn sich eine brückenartige Überknöcherung des Zwischenwirbelraumes bei Spondylosis deformans, nach Trauma oder Infektion einstellt.

Die genannten Veränderungen haben eine dauernde Bewegungsbehinderung eines oder mehrerer segmentaler Bewegungseinheiten zur Folge. Bei der Einsteifung kann die Normalstellung der

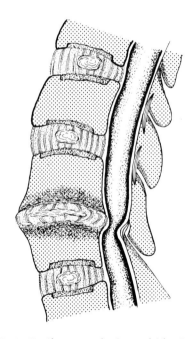

Bild II 5/2: Kneifzangenmechanismus: leichte Rückverschiebung eines Wirbels mit Knochenzacken an der rückwärtigen Wirbelkörperkante, Osteochondrosis intercorporalis, Arthrose des Wirbelbogengelenkes – dadurch zangenartige Einklemmung des Rückenmarkes: vergleiche *Bild* II 5/10 A.

Wirbel gegeneinander bestehen bleiben. Meist liegt jedoch eine Höhenminderung des Bandscheiberaumes vor. Gelegentlich tritt die Immobilitas in einer mehr oder weniger ausgeprägten Verschiebe-, Kipp- oder Drehstellung zwischen den Wirbeln zutage.

5.3.2.4 Wirbelblockierung

Unter der Bezeichnung Wirbelblockierung ist eine vorübergehende Bewegungshemmung, eine Immobilitas non permanens, zu verstehen. Diese sich selbst wieder lösende oder durch ärztliche Manipulationsbehandlungen lösbare Hemmung kann ihre Ursache im Bandscheibenraum als Incarceratio intercorporalis oder in einem Wirbelbogengelenk als Incarceratio intraarticularis haben. Die Incarceratio intradiscalis sive intercorporalis (*Bild* II 5/3) entsteht meist im Zusammenhang mit einer Osteochondrosis intercorporalis durch Einklemmung eines teilweise oder vollkommen gelösten Bandscheibenstückes (Diskussequester, *Bild* II 5/4). Zur Incarceratio interarticularis (*Bild* II 5/5) kann die Einklemmung eines Corpus librum beziehungsweise eines abgespaltenen oder gekanteten Meniskusteiles führen. Hier besteht also Ähnlichkeit mit der Meniskuseinklemmung im Kniegelenk.

Für die Incarceratio intercorporalis und die Incarceratio intraarticularis wird häufig die Bezeichnung Subluxation verwendet. Bei diesem Vorgang handelt es sich nicht um eine Subluxation, sondern um die Sperrung während einer Gelenkbewegung, die den anatomisch begrenzten Bewegungsausschlag kaum oder nur unbedeutend überschreitet. Kein Arzt spricht bei der Meniskusblockade im Kniegelenk von »Subluxation«. Man sollte dieses Wort auch nicht für die Blockade des intervertebralen Bewegungssegmentes gebrauchen, was bedauerlicherweise noch immer – vor allem im anglo-amerikanischen Sprachgebrauch – geschieht.

Obwohl es für die körperliche und auch für die röntgenologische Untersuchung nicht leicht ist, die genaue Ursache der Incarceratio in jedem Falle zu klären, kann die manuelle Therapie Hilfe bringen. Die gezielten Handgriffe vermögen die Blok-

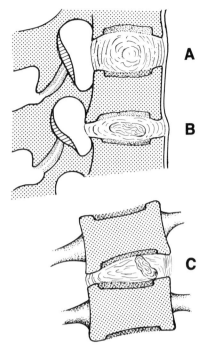

Bild II 5/3: A: Normale Zwischenwirbelscheibe mit regelrechter Höhe des Zwischenwirbelraumes in der Sagittalebene.
B: Chondrosis disci mit zentralem Bandscheibesequester, Zwischenwirbelraum höhengemindert.
C: Seitlich liegender gekanteter und eingeklemmter Sequester in der Frontalebene.

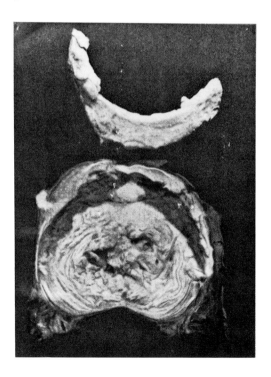

Bild II 5/4: Großer Diskussequester bei Osteochondrosis intercorporalis; kann zur Blockierung führen: *Bild* II 5/3.

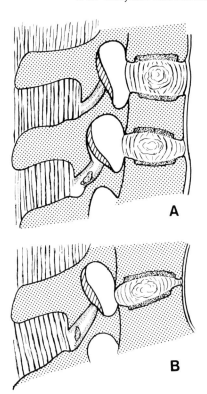

Bild II 5/5: Einklemmung eines freien Knorpelkörpers oder einer Gelenkzotte im Wirbelbogengelenk; erzeugt schmerzhafte Blockierung des Bewegungssegmentes.

kierung bei beiden Einklemmungsursachen zu lösen und damit Schmerzbefreiung und Wiederkehr der Beweglichkeit zu bringen. Einklemmungsrezidive sind häufig.

Die Belastbarkeit der Wirbelsäule ist während der akuten Einklemmungsphase durch Teilversteifung und Schmerzhaftigkeit stark oder völlig behindert. Nach der Blockierungslösung kehrt der Vorzustand zurück. Er ist, wie beschrieben, meist eine Chondrosis disci/Osteochondrosis intercorporalis oder eine Wirbelbogengelenkarthrose mit dem der Insufficientia intervertebralis entsprechenden Beschwerdekomplex.

5.3.2.5 Belastbarkeit der Wirbelsäule bei Insufficientia intervertebralis

In den vorhergehenden Kapiteln wurde die Insufficientia intervertebralis, deren wichtigste pathomorphologische Grundlage die Chondrosis disci bis zu ihrem Endausgang in die Osteochondrosis intercorporalis ist (**II 2. 5.3**), gewissermaßen vom Blickpunkt eines einzelnen Bewegungssegmentes aus beschrieben. Auch die geringste anfängliche Veränderung im Sinne einer Chondrosis disci beinhaltet für das betroffene Bewegungssegment eine Verminderung der Leistungsfähigkeit. Allerdings besteht zunächst eine ruhende Leistungsschwäche, die unter langsamer Zunahme der Veränderungen im Bandscheibengewebe allmählich in die fühlbare Leistungsschwäche übergeht. Eine vom Merkmalträger kaum beachtete »Unbequemlichkeit« kann schließlich zu ernster Krankheit werden und selbst bei Osteochondrosis intercorporalis eines einzelnen Bewegungssegmentes zur Arbeitsunfähigkeit führen, wobei die in **II 5. 3.2.2** geschilderten drei Gruppen der Insufficientia intervertebralis eine ausschlaggebende Rolle spielen. Sie verursachen die beschriebenen Ausstrahlschmerzen, spondylogene Krankheiten usw., deren Besonderheiten die Belastbarkeit der Wirbelsäule im täglichen Leben, mehr noch für berufliche und sportliche Betätigungen beeinträchtigen. Für jeden Einzelfall ist das durch die ärztliche Untersuchung zu klären. Die große Bedeutung dieses mit erheblichen Beschwerden belasteten Krankheitsbildes liegt in der Leistungsschwäche, der Lockerung im Bewegungssegment, die vielfältige Beziehungen zur Arbeitsmedizin hat, zum Beispiel für die Einstellungsuntersuchung, aber auch für Arbeitsunfähigkeit und Frühinvalidisierung: **II 6. 4, II 7. 3, II 8. 3**.

In der größten Anzahl der Fälle von Bandscheibenverschleiß (Chondrosis disci) ist aber nicht nur ein Bewegungssegment betroffen. Weil der Erkrankung allgemeine körpereigene Ursachen zugrunde liegen, breitet sie sich in zahlreichen Bandscheiben aus. Allerdings mit verschiedener Stärke der Veränderungen und unterschiedlicher Verteilung auf kleinere oder größere Abschnitte der Wirbelsäule, wobei der schwerste Endzustand der Chondrosis disci, die Osteochondrosis intercorporalis, meist nur an einem oder an wenigen Zwischenwirbelräumen auftritt.

Bedauerlicherweise ist das individuell verschieden stark ausgeprägte Krankheitsrisiko, das praktisch allen Wirbelsäulen innewohnt, dessen Auswirkung allerdings durch mancherlei Vorbeugemaßnahmen vermindert oder in spätere Lebensjahrzehnte verschoben werden kann (**II 17**), in der entscheidenden Zeit des Überganges von der Schule in das Berufsleben nicht vorherzusehen. Deshalb tritt der »alternsabhängige« Bandscheibeverschleiß etwa gegen Ende des vierten Lebensjahrzehntes mehr oder weniger fühlbar, unerwartet mitten in das Berufsleben der Betroffenen. Da Eignungsuntersuchungen vor Beginn der Berufsjahre keine Hinweise auf das spätere Schicksal der Bandscheiben geben können, sind wegen der zahlenmäßigen Verbreitung der Bandscheibenleiden beim Auftreten von Beschwerden und im höheren Lebensalter regelmäßige Überwachungsuntersuchungen erforderlich. Ihre Ergebnisse können in entsprechenden Fällen zur rechtzeitigen Einleitung notwendiger ärztlicher Behandlungsmaßnahmen führen, die manche Schäden abwenden oder mindern, so daß keine wesentlichen Arbeitsunterbrechungen entstehen. Therapie, unter Umständen auch mit operativen Maßnahmen, ist in der Lage, eine Leistungsschwäche wieder zu stabilisieren und den vorzeitigen Berufsabbruch zu verhindern: II 17. 4, II 17. 6.

In welcher Weise die Belastungen durch Vibrationen, schwere körperliche Arbeit oder langdauernde Zwangshaltung eine Chondrosis disci an einzelnen oder an zahlreichen Bewegungssegmenten hervorrufen oder ihren »schicksalsmäßigen, altersabhängigen Weiterverlauf« beeinflussen können, wird in mehreren der folgenden Kapitel erläutert: II 9.3, II 13, II 14, II 19. 4, II 19. 8.

Isolierte Bandscheibeveränderungen, die sich bis zu einer Osteochondrosis intercorporalis aus verschiedenen Ursachen entwickeln können, rufen stets eine deutliche Minderung in der Belastbarkeit der Wirbelsäule hervor: II 5. 4.4, II 5. 4.5, II 19. 4.

In gewisser Weise besteht noch bei einigen anderen Wirbelsäuleerkrankungen eine der Insufficientia intervertebralis entsprechende Belastungsschwäche, die bezüglich der Belastbarkeit ähnlich zu beurteilen ist: Bandscheibevorfälle (II 5. 3.3, II 19. 5), Spondylosis deformans (II 5. 3.4, II 19. 2), Adoleszentenkyphose (II 5. 4.2, II 18. 8), Arthrosis der Wirbelbogengelenke (II 5. 4.5, II 18. 10.2) und andere.

Das Bewegungssegment, insonderheit sein mechanisch bedeutsamster Anteil, die Zwischenwirbelscheibe, bietet die in den vorstehenden Ausführungen berührten vielfältigen Belastungsstörungen, sowie eine Leistungsschwäche von bemerkbarem Ausmaß entsteht: Insufficientia intervertebralis. Sie kann sich im beruflichen Alltag dann ungünstig auswirken, wenn die Dauerleistungsgrenze erreicht ist, lange Zeit ausgehalten werden muß oder sogar überschritten wird. Trotz aller individuell vorgegebener Veränderungen behalten viele der experimentellen Prüfungen, die in Teil I ausführlich besprochen worden sind (zum Beispiel in I 6 und I 7, biochemische Fragen in I 8), ihren Wert als Grundlagen der Leistungsmöglichkeiten. Darüber enthält Teil I reichliche Literaturangaben.

5.3.3 Bandscheibevorfall

Die einzelnen Formen des Austrittes von Zwischenwirbelscheibegewebe in die Umgebung können verschiedenartige Einflüsse auf anliegende Knochen und/oder Weichteile ausüben, wie beschrieben wurde: II 2. 5.4 mit *Bildern*.

Der Prolapsus postero-medialis und der Prolapsus postero-lateralis spielen die Hauptrollen als schmerzauslösende Formen des Bandscheibevorfalles: *Bild II 2/25*. Ein solcher Vorfall kann fast ohne jedes auffallende Vorzeichen plötzlich in großer Schmerzstärke auftreten und Arbeitsunfähigkeit bedingen, oder durch häufig rezidivierende Beschwerden allmählich zu einer stark behindernden Belastung für den Alltag oder die Berufsarbeit werden und schließlich eine Operation erfordern.

Die häufig rezidivierenden Schmerzzustände werden vorwiegend von Vorfällen im Bereiche der Lendenwirbelsäule ausgelöst und als Hexenschuß, Kreuzschmerz oder Ischialgie empfunden. Sie kommen in ähnlicher Weise im Nacken, dem »oberen Kreuz«, mit Ausstrahlungen in die Arme vor, entstehen hier aber weniger durch Bandscheibevorfälle als vielmehr durch Verschleiß oder Zermürbung des Zwischenwirbelscheibegewebes, oft verbunden mit Rückverschiebung und Kneifzangenmechanismus: *Bilder* II 5/2, II 5/10, II 19/5 C. Der schmerzerzeugende Bandscheibevorfall oder die Wirbelverschiebung stören nicht nur im individuellen Leben, sondern wirken hindernd auf die berufliche Belastbarkeit und sind oft Ursache für langdauernde Arbeitsunfähigkeit: II 6. 4 und II 6. 4.1. Durch Beeinträchtigung von Nervenwurzeln besteht die Gefahr von Dauerfolgen im Sinne von spondylogenen Krankheiten: II 5. 3.2. Zur Verhinderung derartiger Störungen sollten die Möglichkeiten von regelmäßigen Überwachungsuntersuchungen genutzt werden: II 8. 5.

Zweifelsfragen über die Arbeits- und Leistungsfähigkeit nach der Operation eines Bandscheibevorfalles tauchen immer wieder auf: II 5. 4.7. Die Lösung ist nicht generell zu finden.

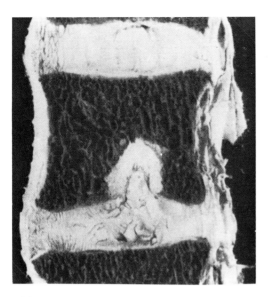

Bild II 5/6: Vorfall von Zwischenwirbelscheibegewebe in einen Wirbelkörper: Nodulus (Prolapsus) intraspongiosus *Schmorl*, siehe Schemazeichnung *Bild* II 2/26 und *Bild* II 2/5.

Individuelle Beratungen sind erforderlich. Das gilt besonders für jugendliche Operierte, deren Zahl nicht klein ist. In einem solchen Falle kann bei rechtzeitiger Operation die Wiederherstellung einer völligen Belastungs- und Bewegungsfähigkeit der Wirbelsäule erreicht werden. Die Wiederaufnahme der früheren sportlichen Betätigung und sportliche Höchstleistungen solcher Operierter sind bekannt: *Mohssenipour* u. *Fischer* 1976. Keinesfalls sollte die Tatsache einer Bandscheibeoperation ohne weiteres der Grund für Arbeitserleichterung oder gar für Invalidisierung sein. In manchen Fällen wird allerdings ein entsprechend ausgesuchter, dem Wirbelsäulezustand angepaßter Arbeitsplatz notwendig: *Featherstone* 1964. Wieweit berufliche, statische und dynamische Belastungen Ursache eines Bandscheibevorfalles sein oder in seine endogene Entwicklung eingreifen können, wird in **II 19. 5** behandelt.

In den vorhergehenden Abschnitten wurden die Krankheitszeichen besprochen, die im ärztlichen Sprachgebrauch und auch von Laien als Ausfluß des Bandscheibevorfalles gelten, genau genommen jedoch nur die Folgeerscheinungen des Prolapsus posterior disci sive nuclei betreffen: Prolapsus posteromedialis oder posterolateralis, *Bild* II 2/25. Der Prolapsus intraspongiosus disci (*Bilder* II 2/26 und II 5/6) kann bei starker Ausbildung erhebliche biomechanische Folgen vor allem dann haben, wenn er im Bereich der Lendenwirbelsäule in den vorderen Wirbelkörperteilen sitzt. Letzteres ist bei der Adoleszentenkyphose häufig: **II 2. 3.2** mit Bildern. Auch jeder andere größere isolierte Bandscheibevorfall im Wirbelkörper ändert die biomechanischen Verhältnisse für die Bandscheibe, der er entstammt und in gewissem Umfange für das Bewegungssegment, dem sie zugehört. Gelegentlich sind in einem solchen Falle Beschwerden glaubhaft, die bei Arbeitsbelastungen auftreten oder sich dadurch verstärken. Die Frage des Zusammenhanges eines isolierten *Schmorl*-Knotens im Wirbelkörper mit beruflichen Einflüssen wird in **II 19. 5.** erörtert.

5.3.4 Spondylosis deformans

Die sehr unterschiedlichen Erscheinungsformen der Spondylosis deformans (**II 2. 5.1, II 19. 2**, mit Bildern), das heißt die verschieden gestalteten Knochenzacken (-vorsprünge, -schnäbel) und ihre Ausdehnung über kleinere oder größere Streckenabschnitte der Wirbelsäule, bieten keine Anhaltspunkte für die Stärke der Schmerzhaftigkeit. Selbst über große Wirbelsäuleabschnitte ausgedehnte und/oder grotesk gestaltete Knochenschnäbel verursachen nicht ohne weiteres eine wesentliche Arbeitsbehinderung. Sie sind allerdings meist mit einer Bewegungseinschränkung verbunden, die aber für das tägliche Leben und für viele Berufe ohne wesentlichen Einfluß ist. Diese allgemein gemachten Beobachtungen dürfen nicht darüber hinwegtäuschen, daß manche Betroffene von Zeit zu Zeit durch Schmerzschübe mit Belastungsbehinderung geplagt werden. Das gilt oft für Träger einer Spondylosis deformans im mittleren Lebensalter, die aber ihre Schmerzen im zunehmenden Alter gegen eine schmerzfreie Wirbelsäulesteife austauschen.

Bei Beurteilung der Röntgenaufnahmen von Spondylosis deformans mit Schmerzhaftigkeit ist stets zu prüfen, ob die Schmerzen einen anderen Grund haben. Er kann in einer gleichzeitig bestehenden Osteochondrosis intercorporalis gefunden werden, die sich an einem oder an mehreren Bewegungssegmenten abspielt: **II 2. 5.3, II 19. 4**, siehe auch die umfangreiche tabellarische Übersicht der Differentialdiagnose beider Veränderungen in Kapitel **II 2. 5.1**. Die Häufigkeit dieser Kombination ist bisher nicht errechnet. Dies sollte von arbeitsmedizinischer Seite an einer größeren körperlich und röntgenologisch untersuchten Reihe geeigneter Fälle durchgeführt werden, um eine Beurteilungsgrundlage zu schaffen. Ungeklärt ist auch noch die Frage, wie stark die Spondylosis deformans allein ohne Verbindung mit Osteochondrosis intervertebralis oder andere schmerzauslösende Wirbelsäuleveränderungen Ursache für die hohe Prozentzahl von frühzeitigen Invalidisierungsanträgen ist: II 7. 3, II 17. 6.

Die bisherigen Erfahrungen zeigen, daß die Spondylosis deformans pauschal weder auf die Seite der schmerzhaften und arbeitsbehindernden noch auf die Seite der schmerzfreien und nichtbehindernden Krankheiten geschlagen werden kann. Eine individuelle Untersuchung, Beratung und Begutachtung ist für jeden Einzelfall erforderlich.

Die beruflichen Beziehungen der Spondylosis deformans werden in mehreren Abschnitten der Kapitel II 9 bis II 14 besprochen und sind in Kapitel II 19. 2 näher erläutert. Die Problematik der Berufskrankheit ist ebenfalls in II 19. 2 behandelt. Ob spondylotische Veränderungen mit bevorzugter Entwicklung an der unteren Brustwirbelsäule auf eine berufsbezogene Entstehung schließen lassen, wird in Kapitel II 5. 1 und II 19. 2 erörtert.

5.3.5 Spondylosis hyperostotica

Die Zuckergußwirbelsäule (I 2. 5, I 7. 5.7, I 8. 3.9, II 2. 5.2) ist in ihren Auswirkungen auf Belastungs- und Arbeitsfähigkeit schwierig zu beurteilen, weil ihre Zusammenhänge mit konstitutionellen und metabolischen Veränderungen noch nicht ausreichend geklärt sind und gezielte arbeitsmedizinisch überprüfte Untersuchungsreihen fehlen. Nach bisherigen Erfahrungen sind die Erkrankungsfälle nach abgeschlossener, breitbandiger Verknöcherung (meist Brustwirbelsäule) mit Überbrückung mehrerer Bandscheibenräume schmerzfrei, aber die betroffenen Wirbelsäulenabschnitte sind versteift: *Bild* I 4/4. Das ist bei der Prüfung der Belastbarkeit für einen speziellen Beruf zu berücksichtigen. Weitere Beziehungen zur Arbeitsbelastung: II 19. 3.

5.4.0 Weitere (besondere) Veränderungen

5.4.1 Allgemeines

Die Veränderungen, die in den folgenden Abschnitten besprochen werden, sind entweder durch besondere Häufigkeit gekennzeichnet, wie die Adoleszentenkyphose, oder in ihren Auswirkungen bedeutsam. Soweit diese Veränderungen nicht unmittelbar vom Bewegungssegment ausgehen, stehen sie doch in verschiedener Weise mit der Insufficientia intervertebralis in Zusammenhang, sei es, daß sie wenigstens in gewissen Entwicklungszuständen zu einer Instabilitas intervertebralis führen, oder daß sie bewegungshemmend, unter Umständen sogar versteifend wirken.

5.4.2 Adoleszentenkyphose

Der typischen Kyphose des Heranwachsenden (Adoleszentenkyphose, *Scheuermann*-Krankheit) liegen endogene pathogenetische Faktoren zugrunde. Wie sich daraus mehr oder weniger starke Kyphosen bilden können, schildert II 2. 3.2 mit Bildern. Daß dabei Belastungen eine gewisse Rolle spielen, wurde dort erläutert. Die große Häufigkeit, in der Veränderungen der Adoleszentenkyphose gefunden werden (50% aller Jugendlichen), bringt ernste Probleme für die Beratungen in der ärztlichen Sprechstunde und für arbeitsmedizinische Vorsorgeuntersuchungen. Die Einteilung in verschiedene Stärkegrade (II 2. 3.2, Stadien 1–5) kann behilflich sein, da sie einen Vergleichsmaßstab setzt und die Dokumentation erleichtert.

Geringe Andeutungen der Erkrankung, wie sie kleine Unregelmäßigkeiten einzelner Wirbelkörperabschlußplatten und einzelne *Schmorl*-Knoten darstellen, bedürfen auf jeden Fall der Überwachung in der Schulzeit. Das Fernhalten von turnerischen Leistungen und sportlichen Anstrengungen ist ratsam, um einer Verschlimmerung vorzubeugen. Gleichzeitig ist aber eine angepaßte krankengymnastische Kräftigungsbehandlung der Muskulatur erforderlich, wobei alle Übungen mit Vorwärtsbeugen vermieden werden müssen und das aufrechte Sitzen in der Schulbank immer wieder zu überprüfen ist: II 17.

Wenn der mit deutlichen Zeichen der Adoleszentenkyphose behaftete Jugendliche in die Berufswahl geht, ernstlich Sport betreiben will oder vor dem Wehrdienst steht, ist eine Berücksichtigung des Wirbelsäulezustandes mit der Frage der Belastbarkeit erforderlich. Infolge der Streuung von geringen Anzeichen bis zur ausgeprägten und schmerzhaften Kyphose bringt diese Entscheidung in jedem Einzelfall mancherlei Schwierigkeiten mit sich.

Um eine gewisse Übersicht zu erlangen, bieten sich Einteilungen der *Scheuermann*-Krankheit in Schweregrade an: **II 2. 3.2**. Unter anderem beschäftigten sich die Luftwaffen verschiedener Staaten mit der Klassifizierung von Körperschäden im Hinblick auf die Pilotenverwendungsfähigkeit, wobei schon ihrer Häufigkeit wegen die Adoleszentenkyphose den Vorrang einnimmt. Die von *Beck* 1976 veröffentlichten Zusammenstellungen (*Tabellen* **II 8/6** bis **II 8/10**) zeigen weitgehende Übereinstimmung der Meinungen. An einigen Stellen sind jedoch Verschiedenheiten der Ansichten erkennbar. Zum Beispiel wird die leichte Form der Adoleszentenkyphose, der *Scheuermann* I nur bei der amerikanischen Luftwaffe (US A F) als untauglich für den Pilotendienst angesehen. In anderen Luftwaffen bestehen keine Einwände gegen diese Erkrankungsform. Einige der unterschiedlichen Angaben in der Aufstellung sind wahrscheinlich von Verschiedenheiten der Namengebung her zu verstehen, die sich der internationalen Verständigung oft hindernd in den Weg stellen: *Junghanns* 1977. Außer den Luftwaffen mit ihren besonderen Anforderungen an die Piloten haben sich andere Waffengattungen ebenfalls mit den Problemen beschäftigt, die von den Wirbelsäuleschäden im allgemeinen und im besonderen von der *Scheuermann*-Krankheit ausgehen.

Daß infolge der ungünstigen Lage, die von den (meist jugendlichen) Segelfliegern in Höchstleistungsflugzeugen eingenommen werden muß (*Stedtfeld* 1976), eine Adoleszentenkyphose sehr stark der Verschlimmerungsmöglichkeit ausgesetzt wird, ist nicht zu bezweifeln. Wegen des großen Verschlimmerungsrisikos bei diesem Sport sollte der Sportarzt eine ernste Warnung aussprechen (siehe *Junghanns*: Die Belastung der Wirbelsäule im täglichen Leben, in der Freizeit, im Sport und im Wehrdienst, erscheint 1980 im Hippokrates-Verlag Stuttgart).

Bemühungen zu einer Ordnung in der Reihenfolge der vielgestaltigen »Minimalbefunde« bis zu schwerwiegenden Veränderungen, die in Röntgenaufnahmen von Jugendlichen angetroffen werden, hat *Ross* 1962 aufgrund seiner Erfahrungen an jugendlichen Bewerbern um die Anstellung bei der Polizei bekanntgegeben: *Bild* **II 6/1**. Einige der Befunde, die er in acht Schweregrade einteilt (während sonst meist fünf genannt werden, **II 2. 3.2**), sind nur »Andeutungen« des Krankheitsbildes. Ob die Zusammenzählung mehrerer an einer Wirbelsäule (oft in verschieden weit auseinander liegenden Wirbelsäulenabschnitten) vorliegenden Minimalbefunde ein so hohes Krankheitsrisiko bedeutet, um daraus eine Begründung für die Untauglichkeit zu einer bestimmten Arbeit abzuleiten, bedarf vor allgemeiner Einführung noch der Sammlung von kritisch gesichteten Erfahrungen aus Langzeitstudien mit Vergleichen zwischen Röntgenbildern und körperlichen Untersuchungsbefunden.

Die Belastbarkeit der *Scheuermann*-Wirbelsäule spielt im Arbeitsleben eine bedeutende Rolle. Das wurde für jugendliche Landwirte in bezug zum Fahren schwerer Arbeitsmaschinen (Traktoren) unter den schwierigen Bedingungen der Landwirtschaft überprüft. Darüber berichtet **II 14. 2** ausführlich. Dort sind die Ergebnisse von zwei Forschergruppen besprochen, die unabhängig voneinander arbeiteten, um Fragen über Belastungsschädigungen zu klären. *Christ* u. *Dupuis* (1968) stellten aus den Röntgenbildern junger Landwirte die verschiedenen Veränderungen an der Wirbelsäule zusammen. Darunter fanden sich 51,5% Adoleszentenkyphosen, die von den Verff. als »schwerwiegende Befunde mit sicher ungünstigem Einfluß« eingestuft wurden. Das wird im wesentlichen aus den Ergebnissen der im Abstand von fünf Jahren durchgeführten Nachuntersuchungen geschlossen. Die schwerwiegenden Anfangsbefunde von 50,2% erhöhten sich auf 68,7% und nach zehn Jahren auf 80,1%: *Tabelle* **II 14/2**. Die andere Arbeitsgruppe (*Rosegger* u. *Rosegger*) fand bei landwirtschaftlichen Schlepperfahrern einen mit dem Alter zunehmenden erheblichen Anstieg des Schweregrades der Adoleszentenkyphose: Kapitel **II 14. 2**. Aus den Befunden dieser Arbeitsgruppen, die manche kritische Erörterungen herausfordern, geht aber doch so viel hervor, daß die *Scheuermann*-Krankheit eine ungünstige Voraussetzung für die belastenden Vibrationen der landwirtschaftlichen Schlepper ist.

Nauwald, der 1976 über Einstellungsuntersuchungen von Lehrlingen für die Schiffsbauindustrie berichtet, fand nur bei 0,99% das Krankheitsbild Adoleszentenkyphose. Rund- und Hohlrücken, die zum größten Teil Folgezustände einer Adoleszentenkyphose sein können, bestanden bei weiteren 10,42%. Grundlage dieser Zahlen waren sorgfältige und kritisch beurteilte körperliche Untersuchungen, während Röntgenaufnahmen, die wahrscheinlich noch manche abortive Formen der Krankheit aufgezeigt hätten, nur als erweiterte Untersuchung bezeichnet werden, ohne daß genaue Zahlen darüber angegeben sind.

Unterschiedliche Untersuchungsgrundlagen ergeben Zahlenverschiedenheiten, wie sie auch aus II 6. 2, *Bild* II 6/1 und aus der Übersicht von *Cremona* (II 6. 1) hervorgehen.

Mit Wirbelsäulebeschwerden bei der Bedienung schwerer Baumaschinen und Erdbewegungsmaschinen haben sich *Kunz* u. *Meyer* (1969) beschäftigt. Überwiegend fanden sie Zeichen der *Scheuermann*-Krankheit als Ursache aufgetretener Wirbelsäulebeschwerden und halten deshalb diese Veränderungen für ein ernstes Krankheitsrisiko. Sie empfehlen Einstellungsuntersuchungen für die Bauindustrie und führen als Ausschlußgründe für diese Berufe u. a. Kyphosen, Skoliosen und die *Scheuermann*-Krankheit in ihren schweren Formen auf: II 14. 3.

Nach Beschreibung der neuzeitlichen funktionellen Behandlung der Adoleszentenkyphose kommt *Henssge* (1976) zu dem Schluß, daß die funktionelle Betrachtungsweise auch im Erwerbsleben Berücksichtigung finden sollte. Zwar ist die Fernhaltung von fortgesetzter Schwerarbeit erforderlich, aber leichte und mittelschwere Arbeiten können im Stehen und im Sitzen geleistet werden, wenn sie keine langdauernden Zwangshaltungen der Wirbelsäule mit sich bringen. Nach Ansicht des Verfassers sind die bei der Adoleszentenkyphose gebotenen Einschränkungen für das allgemeine Erwerbsleben »so wenig einengend, daß der Jugendliche die meisten Berufe unbedenklich erlernen kann«. Einzelne Befunde an den Wirbelkörperabschlußplatten (zum Beispiel *Schmorl*-Knoten) hält *Henssge* für bedeutungslos. Die Beurteilung der Leistungsbreite wird »ausschließlich durch das Ausmaß der Kontraktur und der hierdurch bedingten Auswirkungen auf die benachbarten Wirbelsäulenabschnitte« bestimmt.

Weitere Literatur: *Berquet* 1965, *de Sèze* 1964, *Güntz* 1957, *Mau* 1966, *Rathke* 1965, *Reinhold* u. *Tillmann* 1968, *Rompe* 1965, *Scheier* u. *Saner* 1976, *Schlegel* 1964, *Schmitt* 1975, *Schneider* 1956, *Thomsen* 1955.

5.4.3 Kyphosen und Skoliosen

Neben der Adoleszentenkyphose (II 2. 3.2, II 5. 4.2) sind die aus verschiedensten Ursachen entstehenden Wirbelsäuleverkrümmungen im Sinne der Kyphosen, Skoliosen oder der Kombinationen von beiden, der Kyphoskoliosen, sowie die knickartigen Gibbusbildungen in den Kapiteln II 2.3.1, II 2. 3.3 und II 2. 3.4 besprochen. Sie können häufige Ursachen für Belastungs- und Bewegungsstörungen des Achsenskelettes sein. In den abgeschlossenen Entwicklungszuständen dieser Verkrümmungen spielt der Knochen als solcher keine wesentliche Rolle mehr. Das gilt auch für Schmerzzustände, soweit es sich nicht um eine infektionsbedingte Verkrümmung mit aufflakernder Infektion handelt. Das plötzliche oder das wiederholte Auftreten von Schmerzen nach Belastungen bedarf einer Ursachenklärung. Die Belastbarkeit einer Wirbelsäuleverkrümmung kann durch Schmerzen gestört sein, wenn Schäden an Bewegungssegmenten hinzutreten oder vorhandene sich bemerkbar machen und unter Umständen verschlimmern. Erfahrungsgemäß können die Schmerzen mit Bandscheibeschädigungen (Chondrosis disci, Osteochondrosis intercorporalis, II 2. 5.3) zusammenhängen oder von einer sich in den überlasteten Wirbelbogengelenken entwickelnden Arthrosis deformans (an der Halswirbelsäule von einer Unkovertebralarthrose, II 2. 5.5, II 5. 4.5) ausgehen. Gezielte körperliche und röntgenologische Untersuchungen sind für die Klärung dieser Beschwerden hilfreich. Eine Vielzahl von Beschwerden wird von den durch die unrichtigen Krümmungsverhältnisse unphysiologisch beanspruchten Muskeln ausgelöst.

Obwohl selbst für schwerere in der Jugendzeit entstandene Verkrümmungen der Wirbelsäule erfahrungsgemäß die Belastungsmöglichkeit bis Mitte oder Ende des vierten Lebensjahrzehntes in einem Beruf mit mittelschwerer körperlicher Anstrengung ohne wesentliche Beschwerden gegeben ist, sollten die Träger dieser Veränderungen in der Berufswahl darauf aufmerksam gemacht werden, daß in späteren Lebensjahrzehnten bei körperlichen Beanspruchungen doch Beschwerden zu befürchten sind, die einen Berufswechsel erfordern. Skoliotikern ist von vorneherein ein Beruf mit einer zwischen Gehen, Stehen und Sitzen wechselnden Tätigkeit und dauernde krankengymnastische Betreuung vorzuschlagen, um Überlastungsschäden in den Bewegungssegmenten, in der Muskulatur und selbstverständlich auch für das Herz-Kreislauf-System zu vermeiden. *Gronert* (1975) hält Einschränkungen für Skolioseträger nur in den Lehr-, Anlern- und Einarbeitungsberufen erforderlich. Weiterhin empfiehlt er zu beachten, daß die körperliche Belastung des Arbeitenden weniger vom Beruf als vielmehr vom Arbeitsgebiet und vom Arbeitsplatz abhängt. Deshalb hat die Wahl des Arbeitsplatzes die entscheidende Bedeutung. *Götze* u. *Rompe* geben 1977 Empfehlungen zur gutachtlichen Bewertung von Personen mit Skoliosen.

Besondere Beachtung verdient die Drehskoliose mit einem Dreh-Gleit-Vorgang im Scheitel der Seitkrümmung: *Bild* **II 5**/7, siehe auch **II 2.** 3.4 u. **II 5.** 4.4. Die begleitende Zerstörung der Haltefunktion des Zwischenwirbelscheibegewebes führt zur Lockerung im Bewegungssegment (**II 5.** 3.2.2), und damit ist die Belastungsfähigkeit erheblich gestört, bis sich durch Verknöcherungen im Bandscheiberaum oder durch überbrückende Randwülste eine Festigung eingestellt hat. Die Berufswahl ist mit besonderer Sorgfalt zu prüfen.

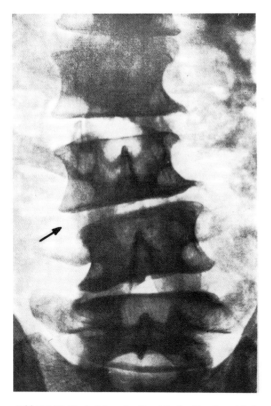

Bild **II 5**/7: Drehgleiten im Bereich der Lendenwirbelsäule.

Manchmal läßt sich ein Berufswechsel nicht vermeiden.

Für Skoliosen bedeutet das gleichzeitige Vorkommen von Übergangswirbeln am Lendenwirbelsäule-Kreuzbein-Übergang eine zusätzliche Belastungsbegrenzung, weil in späteren Lebensjahren fast regelmäßig osteochondrotische Veränderungen in den oben/unten angrenzenden Bandscheibenräumen entstehen. Besondere Schmerzhaftigkeit ergibt sich in pseudarthrotischen Zusatzgelenken (Neoarthrosen), wie sie häufig einseitig zwischen dem Kreuzbeinseitenflügel und dem verbreiterten Querfortsatz des Übergangswirbels eingeschaltet sind: Kapitel **II 2.** 2.1 mit *Bildern* **II** 2/2 B und **II** 2/3 B. Solche Zustände verbieten die Einordnung in einen Beruf mit schwerer körperlicher Arbeit oder mit langdauernder Zwangshaltung der Wirbelsäule: **II 11.** 3.

Haltungsskoliosen (**II 2.** 3.4) bedürfen der systematischen Behandlung, die auf Muskelkräftigung abzielt, ihre Träger können aber im allgemeinen eine wirbelsäulebelastende Arbeit übernehmen. Regelmäßige Überwachungsuntersuchungen sind erforderlich. Noch wichtiger ist die Behandlungsnotwendigkeit bereits in der Schulzeit: *Heipertz* 1976.

Starke Knickbildungen (Gibbus) oder rundbogige Kyphosen und auch die selteneren traumatischen oder die nach Infektionen entstandenen Skoliosen können, obwohl Bewegungsbehinderungen bestehen, mehrere Jahrzehnte lang weitgehend belastungsfähig sein, wenn sie aus der Jugend stammen. Infolge der nachlassenden Kraft der Ausgleichsmuskulatur vermindert sich in höheren Lebensstufen jedoch ihre Belastungsfähigkeit. Deshalb ist die Auswahl eines körperlich wenig belastenden Berufes empfehlenswert, der einen Wechsel zwischen Gehen, Stehen und Sitzen gestattet. Träger derartiger ernster Wirbelsäuleverbiegungen bekommen in späteren Jahren Schwierigkeiten, wenn sie in einen Beruf vermittelt sind, der dauerndes Sitzen oder eine körperliche Zwangshaltung verlangt. Vibrations-Arbeitsplätze sollten ebenfalls gemieden werden.

5.4.4 Wirbelgleiten und Wirbelverschiebung

Wirbelgleiten und Wirbelverschiebung wurden in ihren Ursachen und Erscheinungsformen in **II 2.** 2.3 und **II 2.**4 beschrieben. Sie werden in weiteren Kapiteln noch mehrfach erläutert:

5.4.0 Weitere (besondere) Veränderungen

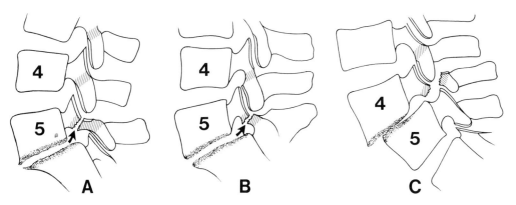

Bild II 5/8: Schemazeichnung verschiedener Formen der Zwischengelenkstückfuge (Spondylolysis) mit Vorgleiten des Wirbels (Spondylolisthesis) und unterschiedlich stark ausgeprägter Osteochondrosis intercorporalis.

I 8. 4.1, II 18. 4. Literaturstellen finden sich in den genannten Kapiteln. Über die zahlreich durchgeführten experimentellen Untersuchungen berichtet I 6. 4.7.

Die Frage der Belastbarkeit von *Spondylolysis/ Spondylolisthesis* kann nicht generell beantwortet werden, denn die Entstehungsursache und der nur durch Röntgenuntersuchung mit Schrägaufnahmen feststellbare pathomorphologische Befund sind sehr unterschiedlich. *Bild* II 5/8 bringt eine kleine Auswahl der Möglichkeiten. Da bei jugendlichen Trägern einer Spondylolysis die Einleitung eines Gleitvorganges (Spondylolisthesis) und das Fortschreiten der Verschiebung weder aufgrund bestehender Beschwerden noch nach dem Röntgenbefund vorhergesehen werden kann, ist Vorsicht in der beruflichen oder sportlichen Belastung anzuraten. Berufe mit Belastung des Lendenwirbelsäule-Kreuzbein-Überganges sind zu vermeiden, da das Risiko einer Verschlimmerung beträchtlich ist, wie *Baumgartner* u. *Taillard* 1971 berichten. Sie untersuchten Träger dieser Veränderungen, die ihren Wehrdienst mühelos überstanden, etwa zehn Jahre später (im 30. Lebensjahr) mit dem Ergebnis, daß 62% der Untersuchten wegen Beschwerden als dienstunfähig bezeichnet werden mußten.

Spondylolysen ohne Gleitvorgang oder mit nur geringem Vorgleiten, die gegen Ende der Wachstumsperiode, also zwischen dem 18. und 25. Lebensjahr durch Röntgenaufnahmen zur Kenntnis kommen, müssen nicht unbedingt weitergleiten, und die Träger sind vielfach in der Lage, mittelschwere bis schwere körperliche Arbeit beschwerdefrei zu leisten. Zahlreiche von ihnen bekommen aber doch in den »Lebensjahrzehnten des Abbaues«, also nach dem 45./50. Lebensjahr, Beschwerden. Vorgleiten stellt sich in vielen Fällen zusätzlich ein. Deshalb ist Vorsicht bei der Zuweisung des Arbeitsplatzes geboten, und die Überwachung gehört zur Sorgfaltspflicht des Werksarztes.

Moreton (1966) hat in Einstellungsuntersuchungen für mehrere Industrieunternehmen von 32 600 gesunden Männern, die keine Rückenbeschwerden angaben, mit dem Durchschnittsalter von 25 Jahren, 7,2% Spondylolysen aufgedeckt. Diese Zahl liegt im Rahmen der bekannten Durchschnittswerte: II 2. 4. Über Langzeit-Nachuntersuchungen berichtet der Verfasser nicht.

Die Wirbelsäuleverschiebung nach vorne ohne Veränderungen im Zwischengelenkstück (*Pseudospondylolisthesis, Bild* II 5/9) ist in II 2. 4 beschrieben. Sie findet sich vorwiegend an der Lendenwirbelsäule. Die im gleichen Bewegungssegment bestehende Kombination zwischen Bandscheibeschaden und Arthrosen der Wirbelbogengelenke verursacht Lockerung mit Schmerzhaftigkeit: *Epstein* et al. 1976, *Junghanns* 1930, *Taillard* u. *Lagier* 1977. Die Belastungsfähigkeit ist dadurch gemindert. Da sich die Beschwerden langsam entwickeln, kommt es erst in späteren Lebensjahrzehnten mit dem Eintreten der Instabilitas intervertebralis (II 5. 3.2.2) zu ernsthaften Störungen der Berufstätigkeit.

Die nicht seltene und mit Belastungsbeschwerden verbundene *Retrolisthesis*, die Wirbelverschiebung nach rückwärts, wurde in Kapitel II 2. 4 geschildert. In der Röntgenaufnahme ist die Teleskopverschiebung der Wirbelbogengelenkfortsätze sichtbar: II 5/10. Unter Umständen sind dafür

II 5.0 Berufliche Belastbarkeit bei häufigen Wibelsäuleveränderungen

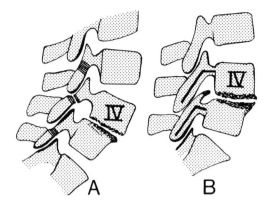

Bild II 5/9: Skizze einer Spondylolisthesis aufgrund einer Spondylolysis (A), gegenübergestellt einer Pseudospondylolisthesis, der Wirbelverschiebung nach vorn (B). Beachte die Einengung des Zwischenwirbelkanales und die Osteochondrosis intercorporalis bei A sowie die Flachstellung des Wirbelbogengelenkes mit der in den Zwischenwirbelkanal hineinragenden arthrotischen Zacke und die Osteochondrose bei B.

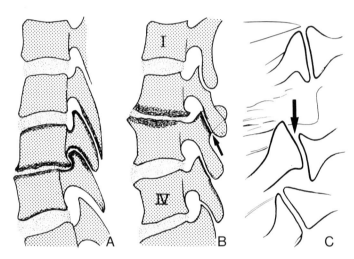

Bild II 5/10: Schema der Wirbelrückverschiebung (Retrolisthesis) im Bewegungssegment an der Halswirbelsäule (A) und an der Lendenwirbelsäule (B), gezeichnet nach Röntgenaufnahmen. Osteochondrosis intercorporalis an der Hals- und an der Lendenwirbelsäule. Einengung des Zwischenwirbelkanales an der Halswirbelsäule infolge der Rückverschiebung und der Arthrose im Wirbelbogengelenk: vgl. *Bild* II 5/2, Kneifzangenmechanismus. Teleskop-Verschiebung im Wirbelbogengelenk an der Lendenwirbelsäule (Pfeil). Diese Verschiebestellung läßt sich besonders deutlich durch eine Röntgen-Schrägschichtaufnahme darstellen (C).

Sonderaufnahmen erforderlich. Die Diagnose der Rückverschiebung wird durch Vergleich der rückwärtigen Wirbelkörperkanten gesichert. Die mit dem Alter zunehmenden Belastungsschwierigkeiten können ein ernstes Problem für die Arbeitsplatzfindung sein: II 5. 3.2.5.

Das *Drehgleiten* (II 2. 3.4 u. II 5. 4.3 mit *Bild* II 5/7) ist bezüglich der Belastungsmöglichkeiten nach den Grundsätzen zu beurteilen, die in II 5. 3.2.5 beschrieben sind. Da Drehverschiebungen bei stärker entwickelter Seitkrümmung im Lendenbereich verhältnismäßig früh auftreten und die Belastungsfähigkeit erheblich mindern, ist auf diese Gefahr bereits bei den Einstellungsuntersuchungen zu achten, damit die Arbeitsplatzwahl vorausblickend geklärt wird.

Bei der Beurteilung der Belastungsfähigkeit von *Wirbelverschiebungen* sind selbst geringgradige Verschiebemöglichkeiten zu beachten, die sich in funktionellen Röntgenaufnahmen (*Bild* II 4/7) mit Vorbeugung darstellen. Am häufigsten werden sie an der Halswirbelsäule, seltener an der Lendenwirbelsäule gefunden: *Bilder* II 5/9 und II 5/10. Mehrfach berichtete darüber *Ross* (1963, 1964). In seinem Referat zu diesen Arbeiten beschäftigte sich *Erdmann* in »Die Wirbelsäule in Forschung und Praxis, 31 (1965) 23« mit der Problematik dieser Verschiebungen. Sie wurden auch in letzter Zeit in bezug zur Haltung der Halswirbelsäule kritisch beleuchtet: *Decking* u. *terSteege* 1975, *Markuske* 1971. Leichte röntgenologisch feststellbare Verschieblichkeiten bedeuten für die Wirbelsäule keine Belastungsschwäche, wenn von dieser Stelle ausgehende Beschwerden fehlen. Für die

Arbeitsmedizin bedürfen solche Fälle jedoch der laufenden Beobachtung, um beginnende Zeichen der Leistungsschwäche (latente Insuffizienz, II 5. 3.2.2) rechtzeitig zu erkennen und gegebenenfalls die Umsetzung auf einen geeigneteren Arbeitsplatz einzuleiten.

5.4.5 Arthrosen der Wirbelsäulegelenke

Die mehr als 60 »echten« Gelenke der Wirbelsäule neigen zu Arthrosen: II 2. 2.5. Soweit es sich um Arthrosen der Wirbelbogengelenke und Unkovertebralarthrosen handelt, besteht üblicherweise eine Koppelung mit Chondrosis disci/Osteochondrosis intercorporalis. Diese zweifache Schädigung im Bewegungssegment bringt erhebliche Störungen für die Belastbarkeit der erkrankten Wirbelsäuleabschnitte. Über eine zunächst ruhende Leistungsschwäche entsteht das Krankheitsbild der Insufficientia intervertebralis, dessen Beurteilung bezüglich der Belastungsfähigkeit in II 5. 3.2.5 besprochen wurde.

In den weiteren Gelenken der Wirbelsäule (Kopfgelenke, Kreuzbein-Darmbein-Gelenke) sind Arthrosen entsprechend ihrem Schweregrad leistungsmindernd. In den Iliosakralgelenken (*Bild* II 2/30) entstehen schmerzhafte Arthrosen nach Fehlbelastungen, zum Beispiel infolge Beckenschiefstand, und durch Lockerungen, wie sie nach Geburten auftreten können. *Dihlmann* (1975) spricht von sakroiliakalen Überlastungsschäden.

Die in Zusammenhang mit Übergangswirbeln am Lendenwirbelsäule-Kreuzbein-Abschnitt auftretenden Falschgelenke (II 2. 2.1) schmerzen deshalb, weil in diesen Gelenken sehr häufig eine deformierende Arthrose auftritt: II 2. 5.5

Da die Diagnostik nicht ganz leicht ist, werden die arthrotischen Veränderungen an den Gelenken und an den Falschgelenken der Wirbelsäule übersehen, obwohl sie viel häufiger Beschwerden verursachen als gemeinhin angenommen wird. Sie gehören zu denjenigen Wirbelsäuleleiden, die sich allzu oft unter der undefinierten Bezeichnung »Rückenrheumatismus« verbergen und bei der Begutachtung nicht selten außer acht bleiben.

Wegen dieser Schwierigkeiten, die sich durch ungenaue Nomenklatur noch verstärken, geht die Diagnostik leider oft verschlungene Irrwege, und eine gezielte Therapie wird daher lange Zeit versäumt. Das gilt auch für die arbeitsmedizinische Vorsorgeuntersuchung. Bereits bei der Einstellungsuntersuchung und mehr noch bei Überwachungsuntersuchungen älterer Betriebsangehöriger sollten die Verhältnisse an den »versteckt« liegenden Wirbelsäulegelenken geprüft werden.

Die Bedeutung der Wirbelsäulegelenke und ihrer Arthrosen in bezug auf berufliche Einflüsse behandelt **II 18. 10**.

Darstellung von Arthrosen verschiedener Wirbelsäulegelenke in den *Bildern* II *2/2*, II *2/3*, II *2/28*, II *2/29*, II *5/2*, II *5/9 B*, II *5/10*, II *19/5*.

5.4.6 Baastrup-Krankheit

Die Erscheinungsformen des Morbus *Baastrup* sind in den Kapiteln II 2. 5.6 und II 18. 11.2 geschildert: *Bild* II 18/6. Im Anfang zunächst nur gelegentlich auftretende Schmerzen gehen allmählich in einen Dauerschmerz über, der die statische Belastbarkeit und die Beweglichkeit der Wirbelsäule erheblich eingrenzt. Bei erfolgloser konservativer bzw. operativer Therapie sind gegebenenfalls Umsetzungen auf einen anderen Arbeitsplatz im Betrieb zu erwägen. In ihrem vollen schmerzhaften Umfang tritt die Krankheit meist in höheren Altersstufen auf, so daß gelegentlich ein vorzeitiger Berufsabbruch in Frage kommt. Ob sich daraus eine Berufskrankheit ableiten läßt, wird in Kapitel II 18. 11.2 erörtert.

5.4.7 Die Wirbelsäule nach Verletzungen, Operationen und Infektionen

Nach Wirbelbrüchen (II 2. 6.3) kehrt die vorherige Belastungsfähigkeit je nach dem durch Behandlung und Rehabilitationsmaßnahmen erreichten knöchernen Ausheilungsgrad und nach ausreichender Wiederertüchtigung der Muskulatur zurück. Nach der Ausheilung des einfachen Wirbelkörperzusammendrückbruches ohne wesentliche Winkelbildung ist die Minderung der Erwerbsfähigkeit fast regelmäßig mit weniger als 10% anzusetzen. Im übrigen entscheidet die fachliche Begutachtung. Unter Berücksichtigung der Gutachtenergebnisse fällt dem Werksarzt die Entscheidung zu, ob der frühere Arbeitsplatz wieder eingenommen werden kann, oder ob die Umsetzung in eine andere Tätigkeit notwendig ist. Eine Umschulung sollte dagegen nur in seltenen Fällen der letzte Ausweg sein.

Bei Wirbelsäuleverletzungen mit Querschnittlähmung heilt der Knochen-Bandscheibe-Schaden nach entsprechender konservativer oder operativer Behandlung aus. Die Wiederaufnahme des bisherigen Berufes oder die Einführung in eine neue, den Restfolgen angepaßte Tätigkeit ist eine schwere, aber nicht unlösbare Aufgabe der Rehabilitation. Das ist in früheren und neuen Arbeiten vielfach beschrieben, zum Beispiel *Paeslack* 1975.

Im militärischen Flugdienst sind Folgen von Wirbelfrakturen keineswegs immer Grund für Außerdienststellung eines Piloten. Eine genaue Aufstellung über die Möglichkeit zur Wiederaufnahme des Flugdienstes nach Wirbelfrakturen geben *Gschwend* u. *Gubser* 1970 für die Schweizer Luftwaffe. Volle Flugtauglichkeit wird nur anerkannt, wenn neun Monate nach der Verletzung Beschwerden durch Beschleunigung nicht mehr auftreten. Ähnliche Beurteilungen sollten auch für den zivilen Pilotendienst maßgebend sein.

Nach den Erfahrungen der letzten Zeit liegen nach Bandscheibeverletzung ohne wesentliche Knochenbeteiligung häufig Schwierigkeiten für die Wiederaufnahme der Arbeit, für die Beurteilung der Minderung der Erwerbsfähigkeit und unter Umständen sogar zur Frage eines Berufswechsels vor. Das betrifft auffallend die Schleuderverletzungen der Halswirbelsäule: *Erdmann* 1973, *Hinz* 1970 und viele andere, *Bild* II 5/11. Ursache dafür ist eine gewisse Lockerung im ver-

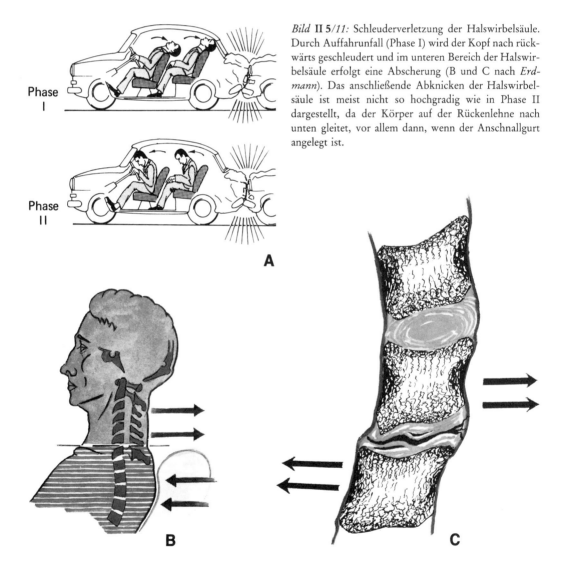

Bild II 5/11: Schleuderverletzung der Halswirbelsäule. Durch Auffahrunfall (Phase I) wird der Kopf nach rückwärts geschleudert und im unteren Bereich der Halswirbelsäule erfolgt eine Abscherung (B und C nach *Erdmann*). Das anschließende Abknicken der Halswirbelsäule ist meist nicht so hochgradig wie in Phase II dargestellt, da der Körper auf der Rückenlehne nach unten gleitet, vor allem dann, wenn der Anschnallgurt angelegt ist.

letzten Bandscheibegefüge mit gleichzeitigen Schädigungen der umgebenden Weichteile, z. B. Blutungen in die Muskulatur. Letzten Endes ist bei der größten Zahl der Verletzten Arbeitsfähigkeit im alten Beruf wiederzuerlangen, weil eine genügende statische und dynamische Belastbarkeit zurückkehrt, wenn sie auch im gewissen Umfange eingeschränkt bleibt. Das hat *Erdmann* 1973 eingehend dargelegt.

Die in **II 2. 6.4** erwähnten Operationen sind große Eingriffe. Nur selten sind sie als sofortige operative Hilfen notwendig, zum Beispiel wegen heftiger Schmerzhaftigkeit und wegen der Gefahr von Verschlimmerungen und Lähmungen. Die größte Zahl der Wirbelsäuleoperationen wird nach dem Versagen konservativer Behandlung durchgeführt. Trotz einer solchen schwierigen Ausgangslage ist es keineswegs richtig, jede operierte Wirbelsäule als nicht mehr belastungsfähig anzusehen und ohne weitere Klärungen Umschulungsmaßnahmen oder einen vorzeitigen Berufsabbruch einzuleiten. Wegen der langzeitigen Krankheitsentstehung, der vorhergegangenen Schmerzzustände und Arbeitsbehinderungen ist postoperativ allerdings eine systematische Rehabilitationsbehandlung erforderlich, die häufig einige Zeit in Anspruch nimmt. Danach wird die Wiedereingliederung in die frühere Arbeit in den meisten Fällen möglich, soweit nicht die Grundkrankheit örtlich fortschreitet oder andere Regionen der Wirbelsäule ergreift. Regelmäßige Überwachungsuntersuchungen der Operierten sind empfehlenswert.

Für den Wintersport haben *Mohssenipour* u. *Fischer* 1976 festgestellt, daß nach Entfernung von Bandscheibevorfällen jüngere Operierte durchweg nach vier und ältere nach zwölf Monaten zur Wiederaufnahme des Sportes in der Lage waren: »Der operative Eingriff ist in der überwiegenden Mehrzahl der Fälle kein Hindernis, einen Sport weiter auszuüben.«

Beachtenswert ist, daß in der französischen Luftwaffe nach einer Spondylodese die Wiederaufnahme des Pilotendienstes individuell geklärt, aber keineswegs generell abgelehnt wird.

Die Entscheidung über die Belastbarkeit der Wirbelsäule bei Infektionsfolgen (**II 2. 6.3**) kann nur der Erfahrene aufgrund einer körperlichen Untersuchung (**II 4. 2**) – aber nicht allein durch Betrachtung von Röntgenaufnahmen – fällen: **II 4. 3**. Zum Beispiel muß eine aus der Jugend stammende infektionsbedingte Teilzerstörung eines Wirbelkörpers oder eine frühere Spondylodiscitis (**II 2. 6.2**) keine Störungen der Belastbarkeit hervorrufen, wenn spontan oder durch operative Verblockung von zwei Wirbelkörpern ein fester knöcherner Wiederaufbau vorliegt.

Weitere Literatur: *Saunders* u. *Jacobs* 1976, *Perin* u. *Fučkan-Perin* 1978, *Short* et al. 1978.

II 6. 0 Übersichten aus der Literatur

6. 1 Allgemeines

Die in den Kapiteln **II 2** und **II 5** besprochenen Vorzustände, Vorschäden oder Vorerkrankungen bestehen bei vielen Jugendlichen bereits vor Aufnahme eines Berufes, oder sie bilden sich im Laufe des Lebens aufgrund endogener Bedingungen beziehungsweise durch Unfälle oder andere exogene, nicht berufsbezogene Einflüsse. Schließlich können vorbestehende Wirbelsäuleleiden beruflichen Dauereinwirkungen ausgesetzt sein, so daß sich mit den Vorzuständen wechselseitige Beziehungen ergeben. Da sie infolge eines verschiedenartig ausgewählten Untersuchungsgutes (oft fehlen pathoanatomisch begründete Vorstellungen und/oder röntgenologische Unterlagen) mit sehr unterschiedlichen Zahlen in den Statistiken erscheinen, vermehren sich die bereits vorliegenden Unklarheiten durch abweichende Meinungen über die Belastungsfähigkeit der Wirbelsäuleveränderungen. Deshalb bestehen besonders viele Ungereimtheiten in vergleichend-statistischen Bemühungen, denen sich einzelne Autoren unterzogen haben. Ein eindrucksvolles Beispiel dafür ist eine Übersicht aus dem Jahre 1972 von *Cremona*: Tabelle **II 6/1**.

Kritische Betrachtung der angegebenen Zahlen zeigt, daß allzu häufig Unvergleichbares verglichen wird. Wenn ein Autor die angegebenen Beschwerden zugrunde legt, ein anderer körperliche Untersuchungsbefunde zur Verfügung hat und der dritte das gleiche Problem von den Ergebnissen der Röntgenuntersuchung aus betrachtet, sind keine verwertbaren Zahlenvergleiche möglich. Erschwerend kommt bei der Durchsicht der Literatur eine störende Ungleichheit der Namengebung hinzu, die nicht nur im deutschen Sprachbereich besteht. Der Versuch zu einer internationalen Vereinheitlichung, wie sie von *Junghanns* bereits mehrfach vorgeschlagen wurde, erscheint deshalb berechtigt: Nomenclatura columnae vertebralis, Termini und Synonyma in sechs Sprachen, zusammengestellt und erläutert von *H. Junghanns*, Hippokrates Verlag, Stuttgart 1977.

Bei Betrachtung der in den folgenden Abschnitten enthaltenen Berichte aus der Literatur ist zu bedenken, daß nicht jeder in einem wirbelsäulebelastenden Beruf auftretende Beschwerdekomplex bereits »Berufskrankheit« bedeutet. Das ist besonders dann nicht der Fall, wenn die Statistiken nicht in jeder Hinsicht hieb- und stichfest sind. Deshalb ist also eine kritische Betrachtung von vornherein am Platze: vergl. **II 18** und **II 19**.

Tabelle II 6/1

Wirbelsäuleveränderungen	Autoren Zahl d. Fälle	*Runge* 4654	*Lindemann* 4291	*De Sèze* 1000	*Le Go* 4161	*Fargeot* 100	*Foehr* 684	*Cremona* 5580
		%	%	%	%	%	%	%
Anomalien		32,00	43,00	5,50	25,40	36,00	–	–
Spina bifida		3,09	11,00	–	–	–	24,00	0,74
Beschwerden an LWS-Kreuzbein-Übergang		6,16	7,70	–	15,71	11,00	11,00	8,76
Spondylolysis/Spondylolisthesis		2,08	1,40	3,80	–	5,00	4,00	10,36
Diskopathie		2,53	–	0,4	–	–	11,00	–
Arthrose		19,20	17,50	–	–	–	39,00	28,76
Statische Beschwerden		2,32	–	0,90	5,85	0,90	65,00	18,41
Adoleszentenkyphose (*Scheuermann*-Krankheit)		0,81	0,40	0,50	–	0,50	82,00	2,78

Tabelle II 6/1: Häufigkeit von Veränderungen der Wirbelsäule nach einer Zusammenstellung von *Cremona* 1972

6.2 Häufigkeit der Wirbelsäuleveränderungen

Um trotz der geschilderten Schwierigkeiten etwas Übersicht in die Bemühungen der vielen Autoren zu bringen und dadurch einige brauchbare Zahlenvergleiche zu erhalten, ist zunächst eine Zusammenstellung über die Häufigkeit der wichtigsten Wirbelsäuleveränderungen erforderlich, über die in den Kapiteln II 2 und II 5 kommentarartig berichtet wurde.

Die zweifellos häufigste Wirbelsäulestörung im Alter der heranwachsenden Jugend – mit Folgeerscheinungen bis in das höchste Lebensalter – ist die *Adoleszentenkyphose* (Morbus *Scheuermann*) in ihren verschiedenen Ausprägungsgraden: II 2. 3.2, II 5. 4.2. Mindestens die Hälfte aller Jugendlichen hat Röntgenzeichen der *Scheuermann*-Krankheit, und die Hälfte davon leidet unter erheblichen Beschwerden. Das geht aus vielen Veröffentlichungen hervor. Die Adoleszentenkyphose hat eine breitgefächerte Skala der ihr zugehörenden Veränderungen, von geringen Störungen der Wirbelkörperabschlußplatten bis zu erheblichen Formveränderungen der Wirbelkörper, die sich im Laufe des Wachstums meist verstärken und in vielen Fällen zum typischen Rundbuckel führen.

Christ u. *Dupuis* (1968) fanden bei der Untersuchung jugendlicher Landwirte 51,5% schwerwiegende Befunde von Adoleszentenkyphose. Bei der großen Häufigkeit der Adoleszentenkyphose ist es verständlich, wenn *Gschwend* (1972) in 70 bis 80% der Fälle von späteren Chondrosen und Osteochondrosen einen Zusammenhang mit der Adoleszentenkyphose feststellt.

Ross (1962) untersuchte die Wirbelsäulen von 5000 gesunden, beschwerdefreien Jugendlichen im Alter zwischen 15 und 22 Jahren röntgenologisch. Die Aufnahmen ergaben nur bei 31,6% normale Befunde. Bei 33,6% bestanden leichte, bei 27,6% mittelschwere und bei 7,2% schwere Wirbelsäuleveränderungen. Trotz der hohen Untersuchungszahlen ist die Aussagefähigkeit dieser Berechnungen begrenzt, das heißt sie vermitteln einen zu günstigen Eindruck, da die Untersuchten bereits eine Auslese »beschwerdefreier gesunder Jugendlicher« darstellten, die sich freiwillig zur Tauglichkeitsuntersuchung für den Polizeiberuf meldeten. Die Darstellung der von *Ross* erhobenen Befunde gibt immerhin Anhaltspunkte für das Verteilungsmuster häufiger Wirbelsäuleveränderungen. In *Bild* II 6/1 betreffen die Teilbilder A bis F verschiedene Zustände aus dem Komplex der Adoleszentenkyphose.

Bei 403 Einstellungsuntersuchungen von Lehrlingen in einen Schwerarbeiterberuf (Schiffbauindustrie) stellte *Nauwald* 1976 in 52,61% eine unveränderte Wirbelsäule fest. Nach seiner Aufstellung stammen 11,41% der Befunde aus dem Gebiet der Adoleszentenkyphose (II 5. 4.2) und 20,59% betreffen Skoliosen unterschiedlicher Ausprägung. Wenn der Vergleich verschiedener Zusammenstellungen eine Schwankungsbreite zwischen 0,4% und 82% (!) für die Adoleszentenkyphose ergibt, wie aus *Tabelle* II 6/1 hervorgeht, können nur Unterschiede in der Namengebung, in der Grundauffassung über das Krankheitsbild oder im Fehlen von Röntgenaufnahmen Ursachen dafür sein: siehe II 5. 4.2.

Da es nicht möglich ist, alle Erscheinungsformen der *Scheuermann*-Krankheit gleichermaßen in bezug auf die Belastungsfähigkeit einzustufen, haben viele Bearbeiter Einteilungen empfohlen. Nach den in der Literatur weithin vertretenen Ansichten werden drei bis fünf Schweregrade vorgeschlagen: II 5. 4.2.

Literatur: *Beck* 1976, *Christ* u. *Dupuis* 1968, *Henssge* 1976, *R. Rosegger* 1967, *H. Schmidt* 1975 u. a.

Weitere Bemühungen um eine für die praktischen Belange der Einstellungsuntersuchungen brauchbare Gliederung sind erforderlich. Darüber hinaus darf aber für die Belastung im Erwerbsleben eine funktionelle Betrachtungsweise nicht außer acht bleiben: *Henssge* (1976) in II 5. 4.2.

Gegenüber der großen Häufigkeit der Adoleszentenkyphose stehen die *Kyphosen aus anderen Ursachen* weit zurück, und verwertbare Angaben über ihre Häufigkeit liegen nicht vor: angeborene, infektions- oder unfallbedingte Kyphosen, Kyphosen durch erbkonstitutionelle Systemerkrankungen und andere. Einzelheiten über diese Kyphoseformen in II 2. 2 bis II 3 und II 5. 4.3. Wegen der Vielgestaltigkeit dieser Kyphoseformen sind keine allgemeinen Angaben über die Belastbarkeit möglich. Sie ist für einen vorgesehenen Beruf stets individuell zu prüfen.

Ähnlich wie die Adoleszentenkyphose kommen auch die *wuchsbedingten Skoliosen* bereits in früher Jugend häufig vor. Ihre durchschnittliche Häufigkeit wird mit fast 30% angegeben: II 2. 3.4.

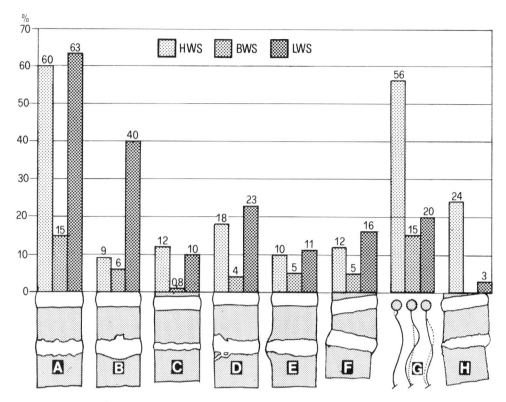

Bild II 6/1: Verschiedene häufige Veränderungen in Röntgenbildern Jugendlicher (Neuzeichnung in Anlehnung an eine Abbildung von *Roß* 1962, siehe Text)
A = Unregelmäßige Wirbelkörperabschlußplatten
B = Einzelner *Schmorl*-Knoten (oben), Einbuchtung der Wirbelkörperabschlußplatte
C = Höhenverminderung der Bandscheibe
D = Unregelmäßigkeiten vorderer Wirbelkörperkanten
E = Knöcherne Randlippen
F = Keilwirbel
G = Kyphose, Brustkyphose mit ausgleichender Lordose, Flachrücken
H = Wirbelverschiebung

Die Belastungsfähigkeit dieser Verkrümmungen hängt von dem individuell verschiedenen Ausprägungsgrad und den Begleiterscheinungen für das Herz-Kreislauf-System ab. Darüber und über die zahlreichen Vorschläge zu einer systematischen Gliederung der Skolioseformen – auch im Hinblick auf die Belastbarkeit – geben die Lehr- und Handbücher der Orthopädie Auskunft. Entsprechend dem Erfolg der konservativ oder operativ gegebenen Hilfe, ist der Arbeitsplatz individuell auszusuchen.

Obwohl *weitere Skolioseformen,* wie die durch Variationen oder Fehlbildungen entstandenen (**II 2.** 2.1, **II 2.** 2.2, **II 5.** 4.3) ebenso wie die infektions- und unfallbedingten Seitkrümmungen der Wirbelsäule relativ selten sind, stellt doch jeder einzelne Fall bezüglich der Belastbarkeit für das Berufsleben seine eigenen Probleme.

Über die zahlenmäßigen Unterschiede in der *Häufigkeit von Kyphosen und Skoliosen* besteht in der Literatur keine völlige Einheitlichkeit. Die Häufigkeitszahlen beider Krümmungsformen wechseln von Autor zu Autor, je nachdem welche Achsenabweichung im Interessegebiet des Bearbeiters stand, und ob die Verkrümmungen nur von einem gewissen Winkelgrad der Formabweichung oder lediglich vom Standpunkt der Schmerzhaftigkeit betrachtet wurden. Die fehlende Übereinstimmung über die zahlenmäßige Verteilung beider für die Arbeitsmedizin wichtigen

Wirbelsäulekrümmungen darf aber keineswegs zur Vernachlässigung ihrer Bedeutung führen.

Die *Fehlbildungen der Wirbelkörper-Bandscheiben-Reihe* (II 2. 2.2) und der *Wirbelbogenreihe* (II 2. 2.3) spielen zahlenmäßig keine große Rolle, wenn nur unbedeutende Fehlformen entstanden sind. Sowie damit aber durch Ausdehnung auf viele Segmente der Wirbelsäule oder durch örtlich umschriebene stärkere Veränderungen erhebliche Wuchsfehler (Kyphose, Skoliose, weit offener Wirbelbogenspalt und anderes) entstehen, liegen meist äußerlich sichtbare Fehlformen der Wirbelsäule vor, die infolge der allgemeinen Beeinträchtigung der Belastbarkeit schwere körperliche Arbeiten ausschließen. Solche ernsten Bildungsstörungen der Wirbelsäule sind – soweit überhaupt Lebensfähigkeit besteht – glücklicherweise verhältnismäßig selten.

Von *Veränderungen der Zwischenwirbelscheiben* und ihren Folgeerscheinungen wird praktisch jeder Mensch vom vierten/fünften Lebensjahrzehnt an betroffen. Die Spondylosis deformans, die Knochenzackenkrankheit, stand und steht als Sonderform der Bandscheibestörung im Blickpunkt vieler Häufigkeitsberechnungen: II 2. 5.1, II 5. 3.4, II 19. 2. *Junghanns* stellte 1931 eine Statistik aufgrund von pathoanatomischen Untersuchungen zusammen (*Bild II 2/18 A*). *Bild* II/18 zeigt in B und C die steil ansteigenden Häufigkeitskurven der Spondylosis deformans an der Brust- und Lendenwirbelsäule. In den hohen Altersstufen sind fast alle Männer und Frauen befallen. Überwachungsuntersuchungen der Betriebsangehörigen sollten für alle Fälle der Knochenzackenkrankheit stattfinden, damit Zunahme der Beschwerden behandelt und Arbeitsplatzwechsel vermieden oder in schwerwiegenden Fällen rechtzeitig eingeleitet werden können.

Ebenso wie die Spondylosis deformans nehmen infolge der endogenen und der hinzukommenden exogenen Ursachen *alle weiteren Bandscheibestörungen* mit den Lebensjahrzehnten stetig zu: die Chondrosis disci und die Osteochondrosis intercorporalis (II 2. 5.3, II 19. 4) mit den in II 5. 3.2 beschriebenen Folgeerscheinungen der Insufficientia intervertebralis. Jedoch lassen die Statistiken, die aufgrund körperlicher und röntgenologischer Untersuchungen aufgestellt wurden, eine einheitliche Auffassung über die Häufigkeit vermissen. Der Grund dafür liegt sehr wesentlich in der ungenauen Abgrenzung der röntgenologisch sichtbaren Veränderungen. Insbesondere fehlt die Differentialdiagnose zwischen den Knochenzacken als Zeichen der Spondylosis deformans und den Höhenverminderungen der Zwischenwirbelscheiben sowie die Beachtung von Wirbelverschiebungen, den Folgen der Lockerung im Bewegungssegment. Für arbeitsmedizinische Belange ist jedoch eine klare Unterscheidung der Röntgenbefunde unerläßlich, weil nur so die Wertigkeit der einzelnen Veränderungen bezüglich ihrer statischen und kinetischen Belastungsgrenzen festzustellen ist. Außerdem verlangen die statistischen Berechnungen für die noch zu besprechenden Zahlenvergleiche klare Diagnosen: II 6 und II 7.

Eine viel erörterte Folge von Bandscheibestörungen, der *Prolapsus disci posterior* (II 2. 5.4, II 5. 3.3) spielt eine bedeutende Rolle, wenn auch nur selten Häufigkeitsziffern aus pathologisch-anatomischen Reihenuntersuchungen bekannt geworden sind. Die Untersuchungen von *Andrae* (1929), die aus den Anfangsjahren der *Schmorl*schen Forschungen in Dresden stammen, berücksichtigen nur die im Wirbelkanal nach Entfernung des Rückenmarks sichtbar gewordenen Prolapse, also im wesentlichen die postero-medialen. Wesentlicher für Schmerzen und als Krankheitsursachen sind aber die postero-lateralen Vorfälle, über deren Häufigkeit es keine ausführlichen pathoanatomischen Statistiken gibt, während Operationsstatistiken die Verteilung auf die verschiedenen Höhenabschnitte der Wirbelsäule eindeutig mit einem Maximum an der unteren Lendenwirbelsäule zeigen.

Das Vordringen von Bandscheibegewebe in die Wirbelkörperspongiosa, der *Nodulus intraspongiosus Schmorl*, der oft in Zusammenhang mit der Adoleszentenkyphose steht, ist sehr häufig: etwa 20% aller Jugendlichen zeigen diesen Zustand. Weitere Erläuterungen in den Kapiteln II 2. 2.2 und II 2. 5.4 sowie *Bilder* II 2/26 und II 5/6. Einzelne *Schmorl*-Knoten bedeuten keine Behinderung für schwere Arbeitsleistungen: II 19. 5.

Die *Arthrosis der Wirbelbogengelenke* (II 2. 5.5, II 5. 4.5, II 18. 10) wird in ihrer Häufigkeit weit unterschätzt. Meist findet sie sich in Kombination mit anderen Störungen des gleichen Bewegungssegmentes, insbesondere mit Veränderungen der Zwischenwirbelscheibe. Diese können aber in den Anfangszuständen bereits schon bei jugendlichen Menschen isoliert bestehen, ehe sichtbare Schäden im Bewegungssegment hinzukommen. Zahlen über Größe und statistisch eindeutig ausgewertete Reihenuntersuchungen fehlen. Das liegt in der Schwierigkeit der Untersuchungen begründet, da nur mit gut gezielten Röntgenaufnahmen in schräger Strahlenrichtung – am besten mit Schräg-Schichtbildern – eine sichere Diagnose möglich ist. Nur eine umfangreiche pathoanatomische Reihenuntersuchung vermag diese Kenntnislücke zu schließen. Wegen der starken Schmerzhaftigkeit der oft schon bei Jugendlichen bestehenden Arthrosen sind Fragen der Arbeitsplatzzuweisung individuell zu klären.

Gleiches gilt für die *Unkovertebralarthrose* der Halswirbelsäule (II 2. 5.5, II 4. 5.5, II 18. 10.5), die häufig ist und auch bereits in verhältnismäßig jugendlichem Lebensalter als Schmerzursache auftritt: Kapitel II 2. 5.5, II 5. 4.5, II 18. 10.5 und *Bilder* II 2/29 A, B u. C.

Arthrosen der Kopfgelenke (II 18. 10.4) und der *Kreuzbein-Darmbein-Gelenke* (II 18. 10.3) bedürfen ebenfalls der Beachtung. Die zahlenmäßige Häufigkeit dieser Veränderungen in den einzelnen Lebensjahrzehnten sollte noch durch Reihenuntersuchungen geklärt werden.

Der von den Störungen der Zwischenwirbelscheibe ausgehende vielfältige Komplex der *Insufficientia intervertebralis* (II 5. 3.2) zeigt sich als Instabilitas (II 5. 3.2.2), Immobilitas (II 5. 3.2.3) oder Wirbelblockierung (II 5. 3.2.4) und noch in anderen selteneren Erscheinungsformen, über die Kapitel II 5. 3.2 unterrichtet. Dieser Krankheitskomplex mit seinen zahlreichen Beschwerdeformen ist zahlenmäßig kaum genau zu ergründen. Der Begriff umgrenzt aber ein großes Krankheitspotential, das oft im Zusammenhang mit exogenen Belastungen durch den Beruf und/oder durch das tägliche Leben krankmachend in Erscheinung tritt und die Belastbarkeit der Wirbelsäule ernstlich stört: II 5. 3.2.5. Wie schwierig sich infolgedessen Häufigkeitszahlen statistisch genau begründen lassen, schildert II 6. 4.

Im Gegensatz zu den häufigen Veränderungen der Zwischenwirbelscheiben mit ihren Folgezuständen, denen praktisch kein Mensch entgeht, sind *Störungen des Knochengerüstes* verhältnismäßig selten. Dazu gehört eine in ihren Ursprüngen aus der Wachstumszeit stammende Störung in den Zwischengelenkstücken des Wirbelbogens, die *Spondylolyse,* mit der häufigen Folge einer Spondylolisthese: Kapitel II 2. 4, II 5. 4.4, II 18. 4 sowie Bilder II 2/11, II 5/8, II 5/9 B. Im europäischen Raum wird ihre Häufigkeit wechselnd mit mindestens 4% oder mit 5 bis 7% angenommen (Literatur und Zahlen bei *Schmorl* u. *Junghanns* 1968). Für ernstere Formen dieser Störung ist die Belastungsfähigkeit begrenzt. Deswegen besteht trotz der wenig zahlreichen Fälle die Notwendigkeit einer Diagnose in allen Fällen mit unklaren Beschwerden in der Kreuzgegend, um die Zuweisung an einen gefährdenden Arbeitsplatz zu vermeiden.

Die häufigste Knochenveränderung des Alters ist die *Osteoporose:* Kapitel II 2. 5.7, II 5. 2, II 18. 7 sowie *Bilder* I 4/5, II 2/31 bis II 2/35. Bei allen Rückenschmerzen älterer Menschen muß unter anderem auch nach ihr gefahndet werden. Allerdings ist ihre Häufigkeit nur schwer statistisch zu erfassen, weil sie während des Lebens allmählich zunimmt, und weil die heute mögliche Differenzierung über den Grad der Verminderung des Knochengewebes (I 4) noch nicht für Reihenuntersuchungen an der Wirbelsäule nutzbar gemacht wurde. Über die Häufigkeit starker osteoporotischer Wirbelkörpersinterungen in den einzelnen Lebensjahrzehnten fehlen genaue Unterlagen.

Wegen ihrer Seltenheit haben die *malazischen Osteopathien* (II 2. 5.8, II 18. 7) keine nennenswerte Bedeutung für die Arbeitsmedizin.

Die *Osteopetrosen* (Osteosklerosen, II 2. 5.9, II 18. 7) sind selten, bedürfen aber der Beachtung, weil zum Beispiel bei der Fluorose (II 16. 3.2) eine Knochenverdichtung in den Wirbelkörpern fast regelmäßig vorkommt und Frühzeichen für die Diagnose sein kann.

Im Rahmen der entwicklungsbedingten Variationen spielen die Übergangswirbel an den Grenzen der einzelnen Wirbelsäulenabschnitte eine gewisse Rolle. Zahlenmäßig und infolge der häufigen Schmerzauslösung fallen die Übergangswirbel an der Lenden-Kreuzbein-Grenze auf, die *Sakralisation* und die *Lumbalisation:* Kapitel II 2. 2.1 und *Bilder* II 2/2, II 2/3. Sie verursachen in großer Häufigkeit besonders dann Schmerzen, wenn eine zunehmend arthrotisch werdende gelenkige Verbindung zwischen den verbreiterten Querfortsätzen und den Kreuzbeinseitenteilen vorliegt. Oft sind zusätzlich Skoliosen mit Belastungsbeschwerden vorhanden. Auf diese Veränderungen ist bei der Einstellungsuntersuchung zu achten.

6.3 Rücken- und Kreuzschmerzen in der Statistik

Kranke mit Klagen über Rückenbeschwerden und/oder Kreuzschmerzen füllen nicht nur die Sprechstunden der Ärzte, sondern diese Bezeichnungen finden sich auch in vielen Veröffentlichungen, die einen großen Bogen von der wissenschaftlichen Erörterung bis zur Arzneimittelwerbung und bis hin zu laienhaften Ursachenerklärungen und Therapieempfehlungen umspannen. Das Problem dieser Schmerzen wird weltweit erörtert. Die Bezeichnung »Rheumatismus« entbindet in der Meinung der Bevölkerung – aber leider auch in der Ansicht vieler Ärzte – von der Notwendigkeit zu weiterer Klärung der wahren Ursachen des Leidens: vergleiche II 16.9. Ärztliche Verantwortung und wissenschaftliche Genauigkeit erfordern die Differenzierung der Diagnose, also die Klärung der Veränderungen an der Wirbelsäule, die als wesentliche Ursachen fast allen Rückenschmerzen und noch einer großen Anzahl weiterer Krankheitserscheinungen, wie Ausstrahlschmerzen zum Kopf und zu den Gliedmaßen, zugrunde liegen.

Unter Mitteilung von Häufigkeitszahlen über Rücken- und Kreuzschmerzen wird in Veröffentlichungen auf die Verhältnisse in verschiedenen Berufen hingewiesen. Das geschieht teilweise mit Angabe der als ursächlich anzusehenden und klar diagnostizierten Wirbelsäuleveränderungen, zum Teil aber sind lediglich die Schmerzangaben Grund für die Erörterungen. Daß mit solchen Ausführungen ein schwankender Boden betreten wird, kommt nicht bei allen Autoren zum Ausdruck. Mehr noch ist bei Laien die Annahme verbreitet, die nicht zu bezweifelnde Häufigkeit von Rücken- und Kreuzschmerzen in einigen Arbeitsbereichen sei allein durch die besondere berufliche Belastung bedingt. Die damit zusammenhängenden Probleme werden in den Kapiteln II 18 und II 19 eingehend erörtert.

Im Arbeitsleben haben Kreuzschmerzen ein großes Gewicht. Deshalb ist es nicht verwunderlich, daß seit Jahrzehnten die Arbeiter der Schwerindustrie und die Bergleute die häufigen schmerzhaften und arbeitsbehindernden Zustände des Rückens als Bergmannsrücken oder Arbeiterwirbelsäule (minor's spine, labourer's spine) bezeichnen. Für die Landwirtschaft gilt trotz des weit fortgeschrittenen Überganges von der körperlichen Schwerarbeit zur Benutzung von Traktoren und motorgetriebenen Arbeitsmaschinen (die allerdings einen früher nicht gekannten Vibrationseinfluß auf die Wirbelsäule ausüben) ähnliches wie in anderen Berufszweigen. Die Literatur bezüglich der Wirbelsäulebeschwerden in der Landwirtschaft ist umfassend, und in Anlehnung an den »Arbeiterrücken« wird vom »Traktorrücken« (*Paulson* 1949) gesprochen.

Bei diesen Betrachtungen darf nicht vergessen werden, daß viele Menschen, die in ihrem Beruf keiner besonderen körperlichen Belastung ausgesetzt waren, in späteren Lebensjahrzehnten an dem in der Literatur häufig erwähnten »Altersrücken« leiden. Er bildet sich infolge der endogenen Ursachen aus, die das einzelne Individuum in verschiedener Ausprägungsart und -stärke auf seinem Lebensweg begleiten. Sie sind in den Kapiteln II 2 und II 5 besprochen worden. »Bergmannsrücken«, »Arbeiterwirbelsäule«, »Traktorrücken« und »Altersrücken« haben in der Art der fühlbaren Schmerzen und der Bewegungsbehinderungen viele Gemeinsamkeiten: II 9.1, II 11.1, II 11.2, II 11.5. Die folgenden Ausführungen bringen eine kommentarlose Zusammenstellung einiger typischer Angaben aus der Literatur:

Becker stellte 1973 fest, daß 50% der untersuchten Traktoristen und der Führer von selbstfahrenden Landmaschinen an Rückenbeschwerden leiden.

Kreuzschmerzen beginnen in hoher Zahl bereits vor dem 30. Lebensjahr, und Schmerzanfälle, die Arbeitsbefreiung verursachen, werden in allen Berufen am häufigsten durch Heben und Bücken ausgelöst: *Magora* 1973.

Dukes-Dubos (1977) berichtet, daß in den USA 1973 infolge Schädigung durch Heben und Tragen schwerer Lasten am häufigsten Arbeitsunfähigkeitszeiten auftreten und die höchsten Rentenzahlungen (23% von allen Berufen) erforderlich wurden. Verantwortlich dafür waren neben Kreuzschmerzen allerdings auch noch andere durch Heben hervorgerufene Krankheitszeichen.

In einem Pariser Rheumazentrum wurden 50% aller Schmerzen in der Lendenkreuzgegend angegeben.

Nach *Cremona* (1972) sitzen 17% sämtlicher »Rheuma«-Schmerzen an der Lumbosakralregion. 37% aller Rückenschmerzen sind den diskovertebralen Syndromen zuzurechnen.

80 bis 90% der Lastenträger und Straßenarbeiter leiden an Lendenkreuzschmerzen: *Louyot* 1956.

In einer ärztlichen Praxis vor den Toren eines Großbetriebes der Automobilindustrie fanden sich 80% der aus diesem Betrieb kommenden Kranken im Alter von 26 bis 56 Jahren zur Behandlung vertebragener Leiden ein: *Davidowitsch* 1976.

6.4.0 Krankheitshäufigkeit infolge von Wirbelsäulebeschwerden

6.4.1 Krankheitshäufigkeit in einzelnen Berufen

Die zahlreichen genetisch bedingten und anderen endogenen Ursachen der während der Jugendzeit entstehenden, oft aber erst später zutage tretenden Veränderungen der Wirbelsäule bieten ein pathomorphologisch, pathophysiologisch und klinisch vielfältiges Bild. Die Zusammenstellung in II 6. 2 zeigt eine Häufigkeit von mehr als 50% bei einigen Veränderungen. Das beginnt in der Jugend mit Kyphosen und Skoliosen, zu denen mit zunehmendem Lebensalter die von Bandscheibenveränderungen ausgehenden vielfältigen Störungen, verschiedene Formen der Osteoporose und weitere Veränderungen hinzukommen. Bei ungenügend differenzierter Diagnostik verbergen sich viele dieser Veränderungen unter Bezeichnungen wie Rücken- und Kreuzschmerzen oder Rheumatismus. Manche von ihnen sind Ausstrahlungen der verschiedenen Krankheitszustände der Insufficientia intervertebralis: II 5. 3.2. Beachtenswert ist die Tatsache, daß in vielen Berufszweigen die Arbeitsunfähigkeit durch derartige Beschwerden andere Krankheitsursachen weit in den Schatten stellt. Dazu einige Angaben:

In den Industriebetrieben Englands gehen jährlich dreißig Millionen Arbeitstage durch »rheumatische« Beschwerden verloren, wobei Rückenschmerzen und »Lendenbandscheiben-Krankheiten« die häufigsten Krankheitsursachen sind: *Leyshon* u. *Francis* 1975.

Benn u. *Wood* legen 1975 eine gegliederte Statistik über den Verlust von Arbeitstagen in England vor. Sie errechneten folgende Fehlzeiten (Absentismus):

	Millionen Arbeitstage	
	bei Männern	bei Frauen
durch Ischias	1,84	0,22
durch Kreuzschmerz	1,19	0,26
durch Bandscheibe-vorfall	3,65	0,65
durch Rückenschmerz	1,35	0,26
durch Wirbelsäule-verkrümmung	0,07	0,01

Ein Drittel aller Fehlzeiten (Absentismus) in der Industrie beruht auf Rückenleiden: *Simons* u. *Mirabile* 1972.

Der Rückenschaden (back injury) der Dockarbeiter ist ein großes Problem: *Blow* u. *Jackson* 1971.

50% der Schwerlastträger haben als Ursache langer Arbeitsunfähigkeit bereits mit dreißig Jahren Störungen im Bereich der unteren Brustwirbelsäule und oberen Lendenwirbelsäule.

Bei 40% der Stauer finden sich röntgenologisch Rückwärtsverschiebungen in der Lendenwirbelsäule mit arbeitsbehindernden Schmerzen: *Jeanmart* 1973.

Zwei Drittel der Arbeitsbefreiungen wegen Erkrankungen am Bewegungsapparat beziehen sich allein auf Verschleißschäden der Wirbelsäule oder auf davon ausgehende Syndrome. Das stellten *Bräunlich* u. *Häublein* 1971 bei etwa 28 000 Beschäftigten der Bauberufe fest.

Bereits bei jungen Bauarbeitern (bis 25 Jahre) und bei Baulehrlingen übertragt die Zahl der Arbeitsbefreiungsfälle infolge von Krankheiten des Stütz- und Bewegsystems wesentlich die durch Arbeitsunfälle bedingten Zahlen der Arbeitsbefreiung: *Kruska* 1975, Kapitel II 11. 4.

Prämorbide und krankhafte Zustände an der Wirbelsäule stellten *Bräunlich* u. *Häublein* 1971 bei einem Drittel der Lehrlinge in Bauberufen fest.

Dupuis u. *Christ* (1972) führten Langzeituntersuchungen mit Röntgenkontrollen an jugendlichen Landwirten durch: II 14. 2. Die schwerwiegenden Röntgenbefunde an der Wirbelsäule und mit ihnen gleichzeitig die Arbeitsbehinderungen stiegen innerhalb von fünf Jahren von 50,2 auf 68,7% und in den folgenden fünf Jahren auf 80,1% an.

20% von 4700 Werktätigen, die den Gesundheitsdienst aufsuchten, litten an Rückenbeschwerden: *Koutny,* 1975.

Von 621 langzeitig beobachteten Bergleuten des Untertagebetriebes erkrankten 400 – also mehr als zwei Drittel – an vertebragenen Beschwerden, teilweise im Lumbosakralbereich (273), zum Teil an der Halswirbelsäule (127): *Musiot* 1976.

60% der weiblichen und 61% der männlichen Arbeiter eines dänischen Industriebetriebes litten mehrfach an Lenden-Kreuzschmerzen. Wegen dieser Beschwerden wurde die Arbeit von 21% der weiblichen und 37% der männlichen Arbeiter zeitweilig eingestellt: *Pedersen* et al. 1975.

6.4.2 Vergleiche der Krankheitshäufigkeit zwischen Wirbelsäuleschäden und anderen Erkrankungen im selben Beruf

Eine große Zahl von Bearbeitern hat in vielen Ländern die Krankheitshäufigkeit durch Wirbelsäuleschäden mit der Häufigkeit anderer Krankheitsursachen in demselben Beruf verglichen. In den bekanntgegebenen Übersichten fällt nicht nur die hohe Zahl der Wirbelsäuleleiden auf, die zu Arbeitsunfähigkeit führten, sondern auch die Dauer der Arbeitsunfähigkeitszeiten. Sowohl

Häufigkeit wie auch Dauer der krankheitsbedingten Abwesenheit vom Betrieb (Absentismus) finden sich in den Statistiken oft an erster Stelle oder kommen anderen, im allgemeinen als sehr häufig angesehenen Krankheiten nahe. Obwohl Vergleiche über die verschiedenen Aussagen an den in **II 6.** 1 bereits erwähnten Schwierigkeiten kranken, ergibt sich infolge der mit Zahlen belegten Grundtatsachen doch ein bezeichnendes Bild über die Häufigkeit der arbeitsbehindernden Wirbelsäuleschäden. Die Zahlen deuten außerdem auf gewisse exogene Einflüsse hin. Aus der Fülle der Literatur nur einige Zitate:

In einem Großbetrieb der optischen Industrie ermittelte *Machan* 1975 die Zahl der Krankmeldungen eines Jahres nach Diagnosen. Neben den Erkältungskrankheiten mit 25% und den Unfällen mit 11% stellte der Verfasser folgende Prozentzahlen der häufigsten Erkrankungen zusammen:

Nach Organgruppen
    Verdauungsorgane   10,2%
    Bewegungsorgane   9,0%
    Herz-Kreislauf   5,1%
    Atemwege   1,1%
Nach Anteil an Arbeitsunfähigkeitstagen
    Bewegungsorgane   11,8%
    Verdauungsorgane   9,9%
    Herz-Kreislauf   7,0%
    Atemwege   4,6%

Die Bewegungsorgane stellen also in den ausgewerteten Organgruppen den höchsten Anteil an Krankheitstagen (11,8%) und einen deutlich höheren Erkrankungsanteil (9,0%) als die Herz-Kreislauf-Organe (5,1%) und die Atemwege (1,1%).

In einer Ölraffinerie war der »schmerzhafte Rücken« zusammen mit weiteren Erkrankungen des Stütz- und Bewegungssystems bei weitem die häufigste Ursache für krankheitsbedingte Abwesenheit, zweimal häufiger als die nächste Gruppe der gastrointestinalen Erkrankungen: *Robertson* 1970.

Die behandlungsbedürftigen und leistungsmindernden Veränderungen im Stütz- und Bewegsystem nehmen bei Bauarbeitern den ersten Rang ein und stehen zahlenmäßig weit über den Krankheiten des Herz-Kreislauf-Systems: *Beer* u. *Behrbohm* 1971 (**II 11.** 4).

Eine Studie der Bau-Berufsgenossenschaften in der Bundesrepublik Deutschland enthält Angaben über eine Befragung von 35 592 Bauarbeitern im Jahre 1977. Über häufige Rückenschmerzen klagten 42% und über Hexenschußbeschwerden 19%. Allerdings ist eine gewisse Überdeckung dieser Zahlen anzunehmen. Kopfschmerzen, die erfahrungsgemäß zum Teil von Halswirbelsäuleveränderungen ausgehen, wurden von 18% angegeben (persönliche Mitteilung dieser Umfrageergebnisse von *A. Daßbach*). Die gleiche Zusammenstellung bringt noch folgende Angaben: Herz-Kreislauf-Erkrankungen (einschließlich Herzinfarkt) 21%, Erkrankungen der Atmungsorgane und Neigung zu Bronchialasthma 29%. Diese wichtigen internistischen Erkrankungsformen ste-

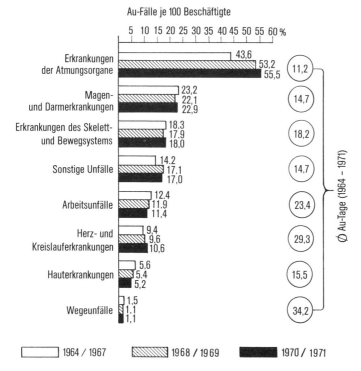

Bild II 6/2: Arbeitsunfähigkeitsfälle und durchschnittliche Dauer der Arbeitsunfähigkeit nach Diagnosegruppen bei allen Beschäftigten im Volkseigenen Bauwesen der DDR in Berlin. Durchschnittswerte gezeichnet nach *Häublein*.

hen also zahlenmäßig deutlich hinter den wirbelsäuleabhängigen subjektiven Beschwerden zurück.

In der Bauwirtschaft der DDR bestand nach *Häublein* (1971) in den Jahren von 1965 bis 1969 für die behandlungsbedürftigen chronischen leistungsmindernden Erkrankungen folgende Häufigkeitsreihenfolge (in Prozenten):

37,4 Stütz- und Bewegsystem
21,2 Herz-Kreislaufsystem
11,3 Sinnesorgane
10,2 Atemtrakt

Die Ergänzung der Statistik bis 1971, insgesamt für die Jahre 1964 bis 1971, enthält eine Grafik: *Bild* II 6/2. Sie gibt als spezifisch für den Bauarbeiter, der den Unbilden der Witterung ausgesetzt ist, die große Zahl an Erkrankungen der Atmungsorgane wieder. Somit ist sie ein typisches Beispiel für die Berufsabhängigkeit mancher Krankheitsbilder. Weitere Grafik über den Bauarbeiterberuf: *Bild* II 8/1.

1974 gibt *Häublein* folgende Arbeitsunfähigkeitsfälle aus der Bauindustrie der DDR bekannt (errechnet auf 100 Beschäftigte):

52 durch Erkrankungen der Atemorgane (vorwiegend »Erkältungen«)
22 durch Magen-Darm-Erkrankungen
18 durch Erkrankungen des Stütz- und Bewegsystems
11,9 durch Arbeitsunfälle
9,6 durch Herz- und Kreislauferkrankungen

Mit Errechnungen nach altersstandardisierten Prozentsätzen kommt der gleiche Verfasser 1976 zu beachtenswerten Zahlen über die Abhängigkeit der behandlungsbedürftigen Befunde von der Expositionsdauer in den Schwerarbeiterberufen des Bauwesens. Aus den Zahlenvergleichen geht außerdem hervor, daß die Wirbelsäule die zweite Stelle nach dem Kreislaufsystem einnimmt: *Tabelle* II 6/2. Die Stütz- und Bewegorgane zusammen (Wirbelsäule und Gliedmaßen) ergeben höhere Werte als das Kreislaufsystem.

Die Seekasse (See-Berufsgenossenschaft Hamburg) errechnete für 1975 den Anteil der abgeschlossenen stationären Heilverfahren. Beteiligt waren:

Erkrankungen der Bewegorgane mit 26,8%
Erkrankungen von Herz, Kreislauf, Gefäßen, Blut mit 26,9%
andere Krankheiten mit je unter 13,0%

6.4.3 Unterschiede in der Häufigkeit von Wirbelsäulebeschwerden bei verschiedenen Berufen

Erfahrungsgemäß bestehen Unterschiede in der Häufigkeit von wirbelsäulebedingten Beschwerden und damit von Arbeitsunfähigkeitszeiten zwischen einzelnen Berufen. Das hat vielerlei Gründe, die an dieser Stelle nicht zu untersuchen sind. Darüber berichten die in einzelne Berufe unterteilten Abschnitte des Kapitels II 9. Die folgende Zusammenstellung soll lediglich das Bild verdeutlichen, das sich bei den Erörterungen dieser Fragen in der Weltliteratur widerspiegelt:

Ellwanger 1976: Aufgrund großer Statistiken der Arbeiterrentenversicherung (LVA) ist eindeutig erhärtet, daß körperlich belastende Berufe eher und häufiger zu Wirbelsäulebeschwerden führen.

Klima et al. errechneten 1964 für Bergleute, die thermischen Einflüssen und mechanischen Belastungen ausgesetzt waren, eine dreimal häufigere Anzahl von Krankheitsfällen an Hexenschuß (Lumbago) als bei Büroangestellten.

Die Arbeitsunfähigkeiten von Bergleuten waren zu 90% durch Erkrankungen der Lendenwirbelsäule hervorgerufen, während dies bei Büroangestellten nur in 33% der Fall war: *Noro* 1965.

Bei Bergleuten mit Untertagearbeit betrug die Erkrankungshäufigkeit an Lumbalgie und Ischias 8,31% und bei Übertagearbeitern 3,8%: *Lindemann* u. *Kuhlendahl* 1953.

Für die Belegschaft einer Großwerft errechnete *Nauwald* 1972 die Erkrankungshäufigkeit an Rückenbeschwerden bei

Produktionsarbeitern
  mit 2,91% für Männer und 1,71% bei Frauen,
Angestellten
  mit 1,23% für Männer und 0,44% bei Frauen.

Dauer der Exposition	Gesamt-zahl	Altersstandardisierte Prozentsätze					
		Wirbel-säule	Glied-maßen	Stütz- und Bewegsystem	Kreislauf-system	Atmungs-organ
keine oder < 1 Jahr	17 606	2,83	1,61	4,44	4,47	2,03
1 Jahr bis < 10 Jahre	7 674	2,85	2,14	4,99	4,66	2,07
> 10 Jahre	6 801	3,13	1,92	5,05	4,39	1,93

Tabelle II 6/2: Behandlungsbedürftige Befunde in Abhängigkeit von der Expositionszeit in Bauberufen mit schwerer körperlicher Arbeit. (Gekürzte Wiedergabe einer Tabelle von *Häublein* 1976.) Erläuterung im Text, siehe auch *Tabelle* II 19/1

Kennzeichnende Unterschiede der Veränderungen an der Wirbelsäule in der Handelsschiffahrt und in der Hochseefischerei fand *Kersten* 1967. In der Hochseefischerei stehen die Matrosen (das sind die mit Fangarbeiten an Bord Beschäftigten) mit einer Krankheitshäufigkeit im Bereiche des Stütz- und Bewegsystems von 10,9% wesentlich höher als die Besatzungsmitglieder der Handelsschiffahrt, für die nur in 2,9% eine Erkrankung am Stütz- und Bewegsystem zu Arbeitsbefreiung führte.

Kersten hat in der gleichen Mitteilung 1967 außerdem berichtet, daß die Häufigkeit von Erkrankungen im Stütz- und Bewegsystem zwischen verschiedenen Berufsgruppen in der Hochseefischerei entsprechend der unterschiedlichen körperlichen Belastung sehr verschieden ist: Matrosen erkranken in 10,9%, Kapitäne und Steuerleute jedoch nur in 5,8%.

In einer großen Untersuchungsreihe errechnete *Hult* (1954) Unterschiede in der Häufigkeit der Arbeitsbefreiung infolge des Lendenwirbel-Syndroms: bei Leichtarbeitern in 52,7% und bei Schwerarbeitern in 64,4%. Röntgenzeichen von Bandscheibenstörungen hatten 46,1% der Leichtarbeiter und 75,4% der Schwerarbeiter.

Von allen Lenden-Kreuz-Schmerzen, die in den Betrieben des Erzbergbaues sowie der Eisen- und Stahlindustrie in Nordfrankreich zur Arbeitsunfähigkeit führten, traten nach *Cremona* (1972)
70% bei Führern schwerer Arbeitsmaschinen, also unter Vibrationseinflüssen,
und nur
20% bei Arbeitern ein, die ohne Vibrationseinflüsse auf fester Unterlage tätig waren.

Eine vergleichende Aufstellung über den gesamten Gesundheitszustand in verschiedenen Berufszweigen der Forstarbeit und der Bauwirtschaft liegt von der Gesundheitsorganisation der Schwedischen *Bygghälsan* aus 1971 vor. Die Wirbelsäulekrankheiten lagen im Vordergrund mit:

16,0% von 3 000 Betonarbeitern
14,5% von 500 Maurern
14,0% von 462 Malern
12,9% von 1 900 Waldarbeitern
11,5% von 147 Straßenarbeitern
10,3% von 700 Installateuren und Klempnern
8,2% von 206 Metall- und Blecharbeitern
7,2% von 1 000 Angestellten
7,0% von 108 Elektrikern.

Im Durchschnitt bestanden bei diesen verschiedenen Berufen 13,5% Wirbelsäuleerkrankungen. Kopfschmerzen und Migräne waren mit 2,4% und Erkrankungen des Bewegsystems mit 5,4% beteiligt. Da Kopfschmerzen und Migräne weitgehend von Veränderungen der Halswirbelsäule aus gesteuert werden, ist also eine Wirbelsäulenbeteiligung von etwa 16% anzunehmen. Demnach war das gesamte Stütz- und Bewegsystem mit 21,3% beteiligt. Die Erkrankungen im Bereiche des Herz-Kreislaufsystems, des Atemtraktes und des Verdauungssystems liegen mit zusammen etwa 18,4% also deutlich zurück. Die gleichen Zahlenunterlagen benutzte *Dankis* 1971 für seine Ausführungen: II 11. 4, siehe auch II 11. 5.

Die Zahl der Fehlzeiten im Betrieb infolge von Lenden-Kreuz-Schmerzen ist nach *Aubert* (1975) bei Bergarbeitern erheblich höher als bei Hüttenwerksarbeitern.

Die mit fortschreitendem Alter ansteigende Kurve der röntgenografisch nachweisbaren Bandscheibeschädigungen erreicht bei Leichtarbeit etwa im 55. Lebensjahr 50%. Bei Schwerarbeit sind es bereits vor dem 50. Lebensjahr 90%: *Fahrni* 1975.

Jung u. *Schumann* berechneten 1975, daß die chronischen, röntgenologisch nachweisbaren Schäden an der Halswirbelsäule bei Schwerarbeitern bereits im Alter zwischen 40 und 49 Jahren mit 76% gegenüber anderen Berufen wesentlich herausragen: Maschinenarbeiter 69,2%, Angestellte 62,8%, Kraftfahrer 60,0%.

1969 stellten *Magora* u. *Taustein* eine sehr umfangriche Statistik über Lendenkreuzschmerzen (low back pain, LBP) bei 3316 Angehörigen aus acht Berufen zusammen. 12,9% der Probanden klagten über solche Schmerzen. Bezogen auf alle Probanden waren beteiligt:

Postangestellte mit 24,7%
Autobusfahrer mit 19,9%
Krankenpflegepersonen mit 14,0%
Industriearbeiter,
  körperliche Schwerarbeit mit 11,8%
Bankangestellte mit 11,4%
Polizisten mit 7,5%
Industriearbeiter
  Leichtarbeit mit 5,8%
Landwirte mit 4,3%

Die Verfasser errechneten in den einzelnen Berufen deutliche Unterschiede der Häufigkeit von Lendenkreuzschmerzen. Belästigende Schmerzen wurden angegeben von:

21,6% der Industriearbeiter mit körperlicher Schwerarbeit
16,8% der Krankenpflegepersonen
14,5% der Landwirte
14,1% der Industriearbeiter mit leichter körperlicher Arbeit
11,9% der Autobusfahrer
10,1% der Bankangestellten
10,1% der Postangestellten
6,4% der Polizisten

II 7. 0 Sozialmedizinische und volkswirtschaftliche Bedeutung der spondylogenen Krankheiten

7.1 Allgemeines

Wenn *Schipperges* 1976 von der Dezimierung der produktiven Schicht durch die Zivilisationsschäden – wie Krebskrankheiten, Herzinfarkt, Stoffwechselleiden und Verkehrsopfer – spricht, dann lassen sich auch die Wirbelsäuleleiden im Zusammenhang mit den Verschleißschäden des Stütz- und Bewegsystems in diese Gruppe einreihen, da sie nicht nur den Erkrankten selbst durch Schmerzen und Kummer belasten, sondern in einer volkswirtschaftlich bedeutsamen Häufigkeit zu langen Arbeitsunfähigkeitszeiten und zu vorzeitigem Berufsabbruch führen: II 6.1, II 6.4.

Die sozialmedizinische Bedeutung der von Wirbelsäuleschäden ausgehenden Erkrankungen zeigt sich in der Gliederung der 200 Millionen Arbeitsunfähigkeitstage der Pflichtversicherten der Ortskrankenkassen in der Bundesrepublik Deutschland aus dem Jahre 1973. Darüber berichtete *Ebersbach* 1976 bei gleichzeitiger Bekanntgabe eines umfangreichen Literaturverzeichnisses. Von den 200 Millionen Arbeitsunfähigkeitstagen fallen etwa 37,8 Millionen (also knapp 20%) auf die Diagnosegruppen der Krankheiten des Stütz- und Bewegsystems. Mit der gleichen Zahl waren die Atmungsorgane an den Ausfalltagen beteiligt. Andere Krankheitsgruppen liegen weit zurück: 31,2 Millionen Ausfalltage durch Unfälle, 30,6 Millionen infolge Krankheiten der Verdauungsorgane, 22,5 Millionen infolge Krankheiten des Kreislaufsystems und 4,4 Millionen für die Geschwulstkrankheiten.

Die österreichische Krankheitenstatistik des Jahres 1972 zeigt, wie aus Angaben im Buch von *Eder* u. *Tilscher* (1978) hervorgeht, ähnliche herausragende Zahlen für die Erkrankungen des Stütz- und Bewegsystems: *Tabelle* II 7/1.

Eine Prüfung der stationären Leistungen der Landesversicherungsanstalt Oldenburg/Bremen ergab bei 30% der Untersuchten krankhafte Veränderungen im Wirbelsäulebereich: *Seitz* u. *Anderl* 1972. Die in II 6.4.1 angegebenen Zahlen beweisen ebenfalls die sozialmedizinische Bedeutung der »Rückenleiden«. Wenn bei einer Befragung der Gesamtbevölkerung eines Ortes in der Schweiz 67% der Einwohner Wirbelsäulebeschwerden angaben, wie *Wagenhäuser* 1969 berichtet, so spricht auch diese Zahl im gleichen Sinne.

Das Schrifttum enthält noch viele derartige und ähnliche Zahlenaufstellungen, aus denen sich die prozentual hohe Zahl der wirbelsäulebedingten Leiden ablesen läßt:

Im Jahre 1938 gingen in den USA 64 Millionen Arbeitstage infolge »Rheumatismus« verloren: *Weil* 1953. Für Schweden wird der Arbeitsverlust durch Beschwerden im Bereich der Wirbelsäule mit zwei Millionen Arbeitstagen im Jahre angegeben: *Hult* 1954.

Die Industriebetriebe Englands verlieren jährlich 30 Millionen Arbeitstage durch »rheumatische« Beschwerden, wobei Rückenschmerzen und »Lendenbandscheiben-Krankheiten« die häufigsten Krankheitsursachen sind: *Leyshon* u. *Francis* 1975.

Nach den oben bereits mitgeteilten Zahlen von *Ebersbach* betrug der Verlust an Arbeitstagen für die Krankheiten des Stütz- und Bewegungssystems 1973 in der Bundesrepublik Deutschland 37,8 Millionen.

	Krankenstandstage 1972	
Erkrankungen	Tage je Fall	Gesamtzahl in Millionen
im Stütz- und Bewegsystem	19,1	3,5
Magen-Darm-Krankheiten	14,0	2,8
Grippe	9,0	2,9

Tabelle II 7/1: Auszug aus der Österreichischen Krankheitenstatistik von 1972, zusammengestellt nach *Eder* u. *Tilscher*

Selbst unter Berücksichtigung der etwas verschiedenen Berechnungsarten ergeben die Übersichten aus verschiedenen Ländern wie USA, England, Österreich und Bundesrepublik Deutschland doch ein verhältnismäßig einheitliches Bild über die Arbeitsausfallzeiten (Absentismus) durch Störungen, die ihren Ausgangspunkt bevorzugt von der Wirbelsäule nehmen.

Die langen Arbeitsunfähigkeitszeiten (Absentismus) der im Arbeitsleben stehenden Altersgruppen verursachen allein schon durch die Krankengeldzahlungen hohe Kosten. Hinzu kommen noch die Kosten der Behandlung, beträchtliche Ausgaben für Kuren, für Berufsförderungsmaßnahmen und häufige frühzeitige Invalidisierung: II 7.2, II 7. 3 und andere. Wirbelsäuleleiden haben also eine erhebliche volkswirtschaftliche Bedeutung und verbrauchen einen großen Anteil aus dem erarbeiteten Gesamteinkommen der Bevölkerung. Allerdings sind ins einzelne gehende Berechnungen darüber schwierig, und deshalb liegen nur wenige Veröffentlichungen vor, von denen einige zusammengestellt werden:

Für die Landesversicherungsanstalten in der Bundesrepublik Deutschland verursachen wirbelsäulebedingte Krankheitszustände einen hohen Kostenaufwand. Das läßt sich aus einem Bericht schließen, den *Ellwanger* auf der 8. Arbeitstagung der Gesellschaft für Wirbelsäulenforschung 1973 abgab: »In der Arbeiterrentenversicherung Württemberg wurden im Jahre 1972 wegen Wirbelsäuleleiden und ihrer zusätzlichen Symptome 31,2% aller Heilverfahren und 46,95% der Berufsförderungsmaßnahmen durchgeführt.«

Die krankhaften Veränderungen der Wirbelsäule kosten in Frankreich nach den Berechnungen von *Jouret* (1961) für Krankenhausaufenthalt, ärztliche Behandlung und Arzneimittel eine Milliarde alte französische Franken.

Weil (1953) gibt die Kosten für die Behandlung des »Rheumatismus« im Bezirk von Paris für das Jahr 1952 mit 2,6 Milliarden alten französischen Francs an und errechnete für Dänemark die Behandlungs- und Arbeitsausfallkosten wegen Lumbosakralstörungen für das Jahr 1946 mit 5,5 Milliarden alten französischen Francs.

Wie stark Wirbelsäuleleiden in finanzielle Überlegungen jedes einzelnen Betriebes einfließen, beweist die Errechnung durch *Marsh* u. *Rombold* (1952), nach der ein Betrieb 5000 US-Dollar mit jedem abgewiesenen Träger einer Spondylolisthese spart.

Diese Zahlen sprechen ihre eigene Sprache. Obwohl die einzelnen Berechnungen aus Ländern mit unterschiedlichen Wirtschaftsstrukturen stammen und keine Vergleiche mit den Kosten anderer Erkrankungsgruppen bringen, ist die beträchtliche volkswirtschaftliche Bedeutung der Wirbelsäuleerkrankungen abzulesen. Das wurde auch bereits in Angaben der vorhergehenden Abschnitte dieses Kapitels über die Arbeitsunfähigkeitszeiten (Absentismus) deutlich, obwohl Abwesenheit von der Arbeit und Krankheit nicht immer in Übereinstimmung zu bringen sind. Deshalb ist *Cremona* zuzustimmen, wenn er 1972 ausführt, daß die Allgemeinheit allein für die Schädigungen im Bereiche des Lenden-Kreuzbein-Überganges »einen großen Tribut zahlen muß«. Wieviel höher ist dieser Tribut für alle Wirbelsäuleleiden!

Für Schweden wurde errechnet, daß bei gleichbleibendem Ansteigen der Forderung nach optimaler medizinischer Versorgung in etwa 40–50 Jahren die gesamte erwerbstätige Bevölkerung eines Landes nur noch im Dienste des Gesundheitswesens tätig sein wird. Demnach wird infolge des hohen Prozentanteiles der Wirbelsäuleschäden ein sehr beträchtlicher Teil der Bevölkerung »für die Wirbelsäule arbeiten«.

7. 2 Notwendigkeit zu Berufsförderungsmaßnahmen infolge von Wirbelsäuleleiden

Häufiger als angenommen wird, sind Störungen im Bereiche der Wirbelsäule und vor allem wirbelsäulebedingte Beschwerden mit Ausstrahlungen in Kopf, Arme oder Beine, darunter besonders die verschiedenen Krankheitsbilder der Insufficientia intervertebralis (II 5.3.2), Ursachen für Berufsförderungsmaßnahmen. Eine Notwendigkeit dazu besteht für diejenigen jungen Menschen, die bereits vor oder während der Lehrlingszeit an derartigen Beschwerden leiden, aber auch in späteren Lebensjahrzehnten tritt häufig die Notwendigkeit für Berufsförderungsmaßnahmen ein. Einige Zahlen aus der Literatur geben Auskunft:

In der Arbeiterrentenversicherung Württemberg wurden im Jahre 1972 wegen Wirbelsäuleleiden und ihrer zusätzlichen Symptome 31,2% aller Heilverfahren und 46,95% der Berufsförderungsmaßnahmen durchgeführt: *Ellwanger* 1976.

Bei 3215 Rehabilitanden des Berufsförderungswerkes Heidelberg lagen Behinderungen des Haltungs- und Bewegsystems in 47,51% vor. Die Wirbelsäule war in 34,74% betroffen, darunter 19,49% infolge Morbus *Scheuermann: Fichtner* 1976. Das gleiche Berufsförderungswerk meldete im Jahre 1976 unter insgesamt 1409

Rehabilitanden 405 Wirbelsäuleerkrankungen. Das entspricht 30,7% (persönliche Mitteilung).

Im Berufsförderungswerk Dortmund betrafen von den Krankheiten des Stütz- und Bewegsystems 66,9% Wirbelsäuleleiden. Das errechneten *Kollmeier* u. *Wehmeier* 1977 aus den Diagnosen von 782 Rehabilitanden, die vorwiegend in den Altersstufen zwischen 21 und 40 Jahren mit Krankheiten des Skeletts, der Muskeln und des Bindegewebes betreut wurden.

1975 wurden in einem deutschen Berufsförderungswerk 500 Berufsbehinderte in Förderungskursen betreut, vorwiegend Männer im Alter zwischen 20 und 50 Jahren. Bei 38,5% lauteten die Diagnosen Wirbelsäuleschäden, Ischias, Lumbago. Bei 27,5% lagen Schäden an Gliedmaßen (einschließlich 3,1% Amputationsfolgen) vor. Das Stütz- und Bewegsystem war demnach mit 66% Ursache für notwendige Berufsförderungsmaßnahmen. Berufsbehinderungen durch innere Erkrankungen bedurften in wesentlich geringerer Zahl der beruflichen Förderung: 21,7% wegen Erkrankungen an Herz, Kreislauf, Lunge, Leber, Nieren, Magen, Diabetes. Obwohl bei derartigen Zahlen verschiedene örtliche Gegebenheiten eine Rolle spielen, läßt sich aus ihnen doch erkennen, wie überragend häufig Rückenbeschwerden (also Wirbelsäuleschäden mit ihren Folgezuständen) Ursachen für lange Arbeitsunfähigkeitszeiten, für Notwendigkeit zu berufsfördernden Maßnahmen und für einen frühzeitigen Berufsabbruch sind: II 6, II 7. 3.

In der Rehabilitationsklinik Neckargemünd betraf ein Drittel der orthopädischen Krankheitsbilder die Wirbelsäule. Von 1968 bis 1970 litten etwa 20% der Rehabilitanden an einer Adoleszentenkyphose, und 11% wiesen angeborene Fehlbildungen auf: *Fichtner* 1977.

Im Berufsförderungswerk Michaelshoven befanden sich 1977 von 550 Rehabilitanden fast 50% (205) wegen eines Wirbelsäuleleidens in der beruflichen Umschulung.

Für die Berufsförderungswerke ließe sich eine so hohe Belegung vermeiden, wenn viel öfter als dies jetzt üblich ist eine fachgerechte Wirbelsäuleuntersuchung vor der Einstellung in einen wirbelsäulegefährdenden Beruf – besser noch vor jedem Berufsbeginn – durchgeführt würde. Die Wirbelsäuleuntersuchung sollte nicht erst nach einem mißglückten Berufsversuch helfend eingreifen. Hier liegt eine Verantwortung für die Arbeitsmedizin vor, die bei der Bedeutung und der zahlenmäßigen Häufigkeit von Wirbelsäuleleiden besonders ernst genommen werden muß.

Bei der so häufigen Notwendigkeit zu Berufsförderungsmaßnahmen ist es vordringlich erforderlich, die Gründe in einer nach den heutigen Grundlagen der Statistik durchgearbeiteten Studie klarzulegen.

In dieser Hinsicht sind mehrere Fragen zu klären:

- Welcher durch die individuelle Vorgeschichte, durch körperliche und durch röntgenologische Untersuchung bestätigte Krankheitszustand an der Wirbelsäule liegt vor?
- Entstand die Notwendigkeit zu Berufsförderungsmaßnahmen bei Jugendlichen infolge fehlender Eignungsuntersuchung, also durch die Aufnahme einer von vornherein ungeeigneten Arbeit?
- Spielt bei älteren Menschen die Arbeitsvorgeschichte eine ausschlaggebende Rolle für das Versagen in einem längere Zeit durchgeführten Beruf?
- Gibt es röntgenologische Nachweise für die Verschlimmerung eines vorbestehenden Wirbelsäuleleidens oder für die Neuentstehung von Wirbelsäuleveränderungen?

7. 3 Berufswechsel, Berufsabbruch und Frühinvalidisierung durch spondylogene Leiden

Spondylogene Leiden mit ihren in das individuelle Leben und in die Arbeitsfähigkeit häufig eingreifenden Begleitsymptomen, wie Kopf-Nacken-Schulter-Arm-Schmerzen oder Lumbago-Ischias-Anfällen usw. (II 5. 3), haben ihre Auswirkungen bis zum Wunsche eines Berufswechsels oder bis zu einem Antrag auf Anerkennung der Erwerbsunfähigkeit bzw. Berufsunfähigkeit. Um dies zu verdeutlichen, folgen einige Beispiele aus der Literatur:

Berufswechsel infolge gehäufter Lendenkreuzschmerzen war nach *Magora* (1970) nötig bei

75% Schwerarbeitern
66% Postangestellten
65% Autobusfahrern
40% Beschäftigten mit leichter Industriearbeit
30% Krankenpflegepersonen

Nach *Theyssen* u. *Wittgens* (1973) sind für Triebwagenführer und Zugbegleitpersonal Wirbelsäuleleiden der dritthäufigste Grund zu einem vorzeitigen Berufsabbruch (nach Herz-Kreislauf-Krankheiten und Erkrankungen der Atemwege). Werden die nach den Angaben der Verfasser ermittelten weiteren Veränderungen des Bewegsystems zu den Wirbelsäuleleiden hinzugerechnet, rückt das Stütz- und Bewegsystem an die zweite Stelle der Frühpensionierungen bei diesem Beschäftigtenkreis der Deutschen Bundesbahn.

60% aller Anträge auf Gewährung einer Frührente

werden wegen Wirbelsäuleleiden gestellt: *Fürmaier* 1954.

Fast 50% aller Antragsteller auf vorzeitige Invalidisierung (LVA Oberbayern) litten an Wirbelsäuleschäden: *Matthiass* 1975.

Von 43 wegen Bandscheibeleidens frühinvalidisierten Männern waren 28 Schwerarbeiter, aber nur 5 Angestellte: *Scherzer* 1972.

Die von der Arbeiterrentenversicherung in Württemberg im Jahre 1972 an Männer vergebenen frühzeitigen Renten wegen Arbeitsunfähigkeit oder Erwerbsunfähigkeit waren in etwa 20% für Wirbelsäuleleiden und ihre Symptome erforderlich, für Frauen sogar in 23%: *Ellwanger* 1976.

Bei einem Vergleich zwischen der Jahresgruppe 1966–1968 mit einer zweiten Gruppe aus den Jahren 1971–1973 konnte *Auberlen* errechnen, daß in der gesetzlichen Rentenversicherung der Arbeiter und der Angestellten bei den Frauen eine geringe, aber bei den Männern eine erhebliche Zunahme der Berufsunfähigkeitsrenten vor allem zwischen dem 25. und 49. Lebensjahr eingetreten ist.

7.4 Berufliche Bedeutung der Wirbelsäuleleiden

Die Zahlen in den vorstehenden Abschnitten der Kapitel II 6 und II 7, die sich weiter vermehren ließen, wurden im wesentlichen zusammengestellt, um die Problematik anklingen zu lassen, die infolge der großen Häufigkeit von spondylogenen Krankheitserscheinungen und ihren Einflüssen auf Arbeitsfähigkeit, Berufsabbruch, frühzeitige Invalidisierung usw. besteht. Es wurde bereits angedeutet, soll aber ausdrücklich nochmals betont werden, daß viele dieser Zahlen für endgültige Beurteilungen zu klein sind, daß der Versuch, Unvergleichbares zu vergleichen scheitern muß, und daß fast alle der bisher vorliegenden Zahlenaufstellungen und Berechnungen nicht den Grundsätzen neuzeitlicher Statistik entsprechen. Die meisten Zahlen sind zu allgemein gehalten. Nur wenige berücksichtigen den Vergleich zwischen den Altersgruppen desselben Berufes und gleichartigen Gruppen der Allgemeinbevölkerung.

Trotz allem ergeben die mit Fleiß von vielen Bearbeitern zusammengetragenen Zahlen den allgemeinen Nachweis über die Häufigkeit der Wirbelsäuleleiden und über die Bedeutung von exogenen Einflüssen auf die Wirbelsäule, wie sie Berufe in verschiedener Weise mit sich bringen. Darüber wird in einigen Abschnitten der Kapitel II 9 bis II 15 noch berichtet. In welcher Wertigkeit sich die endogenen Grundlagen und die hinzukommenden exogenen Einflüsse gegenüberstehen, behandeln spätere Kapitel, z. B. II 18, II 19.

Ein wichtiger Gesichtspunkt ist die Berechnung der während der Berufsdauer auftretenden Zunahme von Beschwerden oder von nachweisbaren Veränderungen. Darüber haben einige Autoren berichtet. So finden sich zum Beispiel nach den Berechnungen von *Magora* (1970) Lendenkreuzschmerzen nach mehr als elfjähriger Arbeit im Beruf in:

76% bei Busfahrern
64% bei Postangestellten
59% bei Industriearbeitern mit leichter Arbeit
47% bei Krankenpflegepersonen
42% bei Bankangestellten.

Der gleiche Autor zählte bei Industriearbeitern mit körperlicher Schwerarbeit im Durchschnitt nur in 25% Lendenkreuzschmerzen, aber bei Berücksichtigung einer sechs- bis zehnjährigen Durchführung der gleichen Arbeit in 42,9%. Damit bleibt für die Schwerarbeit der Prozentsatz deutlich hinter der Leichtarbeit zurück. Erklärt werden kann dieser Unterschied zum Teil damit, daß Schwerarbeiter häufig bereits in frühen Jahren aus diesem Beruf ausscheiden und nur Arbeiter mit besonders widerstandsfähiger Wirbelsäule im Berufe verbleiben. Solche Aussagen sind wiederum ein Beweis dafür, wie sorgfältig Zahlen zusammengestellt werden müssen, und wie kritisch sie zu betrachten und mit anderen Angaben zu vergleichen sind.

Eine ähnlich kritische Betrachtung ist auch für weitere Angaben von *Magora* und *Taustein* (1969) notwendig. Nach den in II 6.4.3 wiedergegebenen Zahlen stehen in der Reihe von acht Berufen die Polizisten an der niedrigsten Stelle mit 6,4% Lendenkreuzschmerzen. Sie reihen sich nach den Autobusfahrern, Bank- und Postangestellten ein. Der Grund dafür wird wahrscheinlich zum Teil darin liegen, daß Polizisten nur nach einer strengen Auswahl bei einwandfreier körperlicher Verfassung eingestellt und mindestens während ihrer ersten Berufsjahre zu ausgleichendem und muskelkräftigendem Sport angehalten werden. Wesentlich höher sind die Zahlen der Lendenkreuzschmerzen bei den Industriearbeitern, von denen die Autoren meinen, daß sie bedauerlicherweise nicht ausreichend auf ihre Eignung untersucht werden. Bei ihnen findet sich die Prozentzahl von

21,6. Dafür ist nach Ansicht der Verfasser die tägliche, langdauernde mechanische Belastung der Wirbelsäule mit Heben und mit drehenden Bewegungen unter Belastung verantwortlich. Erstaunlicherweise liegt in der Häufigkeitsreihe der Krankenpflegeberuf mit 16,8% verhältnismäßig hoch. Nach Ansicht der Verfasser kann dafür das viele Stehen und Gehen mit erheblichen Wirbelsäulebewegungen und schweres Heben aus gebückter Stellung verantwortlich gemacht werden: II 11. 9, II 17. 3.3. Bei den übrigen Berufen finden sich Zahlen zwischen 10 und 14%.

Häublein macht 1974 in seiner Veröffentlichung im Jap. J. Industrial Med. durch eine Übersichtstabelle klar, wie mit zunehmender Dauer der Berufsbeschäftigung in den Schwerarbeiterberufen der Bauwirtschaft die Gesundheit abnimmt. Das »Gesundheitsgefälle« zwischen der Gruppe, die im ersten Arbeitsjahr und der Gruppe, die nach zehn- oder mehrjähriger Tätigkeit untersucht wurde, beträgt:

7,0% für die Wirbelsäule
3,5% für das Kreislaufsystem
2,5% für die Atmungsorgane
2,0% für die Gliedmaßen.

Gleichgültig, ob bei diesen Zahlen allein die endogenen Alternserscheinungen oder hinzugekommene exogene Faktoren des Berufes ausschlaggebend sind, zeigt sich das auffallende Nachlassen in der Gesundheit der Wirbelsäule. Diese statistische Übersicht sagt allerdings nichts darüber, wieviel Betriebsangehörige wegen der besonderen Beschwerden an einem Organsystem bereits vor der Erreichung der zehnjährigen Mitarbeit den Beruf verließen.

1954 berichten *Louyot* et al. über die Zunahme röntgenologisch sichtbarer Schädigungen im Lendenwirbelsäulebereich bei Lokomotivheizern nach längeren Berufsjahren. Röntgenzeichen bestanden in 80% zwischen dem 20. und 30. Lebensjahr, in 90% zwischen 30 und 40 Jahren und in 100% nach dem 40. Lebensjahr. Damit liegen sie wesentlich höher als der Durchschnitt der Allgemeinbevölkerung.

Der in manchen Berufen mit körperlicher Schwerarbeit und/oder Vibrationseinflüssen häufige Berufswechsel hängt ohne Zweifel mit den zunehmend auftretenden Beschwerden zusammen: II 7. 3. Allerdings liegen in diesen Berechnungen gewisse Unsicherheiten, weil in späteren Berufsjahren - also in höherem Lebensalter - die Kreuzschmerzhäufigkeit sowieso zunimmt: II 6.3. Bemerkenswert bleibt immerhin die in einigen Berufen vorliegende Häufigkeit der Kreuzschmerzen in den Lebensjahren zwischen 18 und 40, während in den höheren Lebensstufen Angaben über Kreuzbeschwerden abnehmen. Dies ist wahrscheinlich damit zu erklären, daß in diesen Berufen ebenso wie bei den Industriearbeitern viele Kreuzschmerzkranke zwischenzeitlich ausschieden, während die wirbelsäulestabilen Arbeiter in dem belastenden Berufe verblieben.

Für ungeeignet zu Arbeiten mit Einwirkung von Vibrationen hält *Cremona* (1972) alle Personen unter 20 Jahren und weiterhin Personen mit Wirbelsäuleschäden und Rückenmuskelschwäche. Bei langzeitigen Arbeiten unter Vibrationseinfluß empfiehlt sich die Begrenzung der täglichen Arbeitsstunden und das Tragen eines festen Lendenstützgürtels. Das ist wichtig bei Vibrationen von 5 Hz, weil die Wirbelsäule auf diese Frequenz besonders anspricht: I 7.2.

»Jeder fünfte Arbeiter ist nicht an dem Arbeitsplatz beschäftigt, den er angesichts des Zustandes seiner Wirbelsäule haben müßte.«

Dieser Satz ist das Ergebnis von Feststellungen, die *Cremona* 1972 in der Stahlindustrie und im Eisenerzbergbau Nordfrankreichs machte.

Mit den vorstehenden Ausführungen sollte die berufliche Bedeutung der Wirbelsäuleleiden nur kurz angesprochen werden. Die Kapitel II 8. 3 und II 8. 4 enthalten Erläuterungen über Eignungsuntersuchungen und Tauglichkeitsmerkmale, die mit vielen Fragen über die berufliche Bedeutung der Wirbelsäule eng zusammenhängen.

7. 5 Weitere Literatur zu II 7

Aubert 1975, *Benn* u. *Wood* 1975, *Andreeva-Galanina* u. *Artamanova* 1963, *Erlenkämpfer* 1975, *Friedebold* 1964.

II 8. 0 Vorsorgeuntersuchungen zur Feststellung der Wirbelsäulebelastbarkeit für den Beruf

8.1 Vorbemerkungen

Da die Wirbelsäule im Mittelpunkt der statischen und der kinetischen Funktionen des Stütz- und Bewegsystems steht, ist sie spezifischen mechanischen Belastungen von frühester Jugend an Tag für Tag ausgesetzt. Ihr Wachstum, das zum Beispiel während der Pubertät auffallende Wachstumsschübe durchläuft, wird in den fünfzig Wirbelkörperwachstumszonen später als bei anderen Knochen, erst zwischen dem 23. und 25. Lebensjahr endgültig abgeschlossen. In den lebhaften Wachstumszeiten ist die Wirbelsäule besonders anfällig gegenüber äußeren mechanischen Einflüssen, wenn angeborene oder während der Adoleszenz deutlich werdende Veränderungen bestehen. Bereits vor etwa 60 Jahren wurden Zusammenhänge eines Wirbelsäuleleidens mit Arbeitsbedingungen erkannt und unter dem Namen »Lehrlingskyphose« in den Sprachschatz der Ärzte eingeführt. Wenn damals auch noch nicht klar war, wieweit die exogenen Einwirkungen der Arbeitsbelastung in ihrer Auswirkung von endogenen Schäden beeinflußt wurden, so bedeutete die Prägung dieses Wortes vor Jahrzehnten einen unüberhörbaren Aufruf zu ärztlicher Vorsorge für den heranwachsenden Menschen. Sie ist in der Bundesrepublik seit 1960 im Jugendarbeitsschutzgesetz verankert.

Obwohl die zwischen Schulabschluß und Berufsbeginn aufgrund dieses Gesetzes eingeschalteten Vorsorgeuntersuchungen viele unmittelbar gefährdete Wirbelsäulen erfassen können, ist doch der Weiterverlauf zunächst unauffälliger Störungen und das Hinzukommen neuer Veränderungen nicht immer klar vorauszusehen: **II 2. 5, II 5**. Überwachungsuntersuchungen in regelmäßigen Abständen sind deshalb die folgerichtige Weiterentwicklung: **II 8. 5, II 8. 6, II 17. 2.3**. Dadurch werden die rechtzeitige Erkennung heraufziehender Wirbelsäuleschäden und die erforderlichen Abhilfen möglich, noch ehe ernste Schäden folgen.

Zur Ergänzung des Jugendarbeitsschutzgesetzes empfehlen sich für Berufe mit besonderer Beanspruchung der Wirbelsäule Einstellungsuntersuchungen (Eignungsuntersuchungen). Sie werden leider bisher in vielen Betrieben und überbetrieblichen arbeitsmedizinischen Untersuchungsstellen nur zurückhaltend durchgeführt: **II 8. 3, II 17. 2.2**.

Für den untersuchenden und letzten Endes für die Beratung verantwortlichen Arzt ist es schwierig, aus der großen Zahl der Wirbelsäuleveränderungen, die jede für sich in verschiedenen Ausprägungsgraden vorliegen können, diejenigen Merkmalsträger auszusondern, die allgemein gefährdet sind, oder für eine besondere Belastung als ungeeignet eingestuft werden müssen. Um diese Schwierigkeiten zu meistern, benötigt der Arzt umfassende Kenntnisse und Erfahrungen auf dem Gebiete der Wirbelsäuleleiden. Trotzdem sind Anhaltspunkte erwünscht, die in Form eines Gefährdungskataloges eine Entscheidungshilfe sein können. Das geschieht zum Beispiel bereits für die Beurteilung der Pilotentauglichkeit (**II 8. 4**), ist in der Bundesrepublik aber im Hinblick auf verschiedene wirbelsäulegefährdende Berufe nur in Anfängen ausgearbeitet. Für die französische Schwerindustrie fordert *Cremona* 1972 die systematische klinische und röntgenologische Untersuchung der Wirbelsäule, »wie es bereits bei den Eintrittsuntersuchungen für einige staatliche Hochschulen und bei der Eignungsuntersuchung für bestimmte Stellen in der Armee der Fall ist«. Auf diesem Gebiet liegt also noch ein Betätigungsfeld für speziell auf die Wirbelsäule gezielte arbeitsmedizinische Überlegungen vor.

Baldigen Ergebnissen stehen noch mancherlei Hemmnisse entgegen. Unter anderem fehlt die grundlegende Definition für eine »Wirbelsäulenorm«. Sie kann nicht nur aus einer Kombination von üblicher körperlicher Untersuchung und Röntgenbildern abgeleitet werden. Kriterien, die einen Einblick in die Weiterentwicklung des Wirbelsäulezustandes geben könnten, sind dafür zu erarbeiten. Die vielen Normvarianten müssen in die Überlegungen einbezogen werden. Ebenso wichtig wie eine Normdefinition ist die übersichtliche Klassifizierung der wichtigsten Wirbelsäuleleiden. Sie hat vom augenblicklichen Grade des Leidenszustandes auszugehen und unter Berücksichtigung von Alter, Gesamtkörperzustand, »Muskelkorsett« der Wirbelsäule und weiterer Parameter Entwicklungsprognosen aufzustellen. Der Weg dahin wird langwierig sein. Das sollte aber nicht davon abhalten, die ersten Schritte zu tun (Literatur: *Geiser* 1972). Eine solche Klassifizierung der Prognose von Wirbelsäuleveränderungen wird neben der Aussage über die Belastbarkeit einer Wirbelsäule manche Fragen der Begutachtung, des Überganges in einen anderen Beruf sowie der Invalidisierung (II 7. 3) auf brauchbarere Grundlagen stellen, als die bisherigen es sind.

8. 2 Allgemeines, gesetzliche Grundlagen und Durchführung der Untersuchungen

Die kurzgefaßten Beschreibungen der häufigen Veränderungen an der Wirbelsäule und ihrer Auswirkungen auf die Belastbarkeit des zentralen Achsenorganes sowie die Besprechung über die Prognose der Wirbelsäuleleiden in den Kapiteln II 2, II 3 und II 5 haben ausschlaggebende Bedeutung für die Arbeitsmedizin. Das verdeutlicht *Cremona* 1972 mit dem in II 7. 4 bereits zitierten Satz, der auf Erfahrungen aus dem Bergbau und der Eisenhüttenindustrie beruht. Er kann für andere Industriezweige ebenfalls gelten:

»Jeder fünfte Arbeiter ist nicht an dem Arbeitsplatz beschäftigt, den er angesichts des Zustandes seiner Wirbelsäule haben müßte.«

Diese Überzeugung ist bedauerlicherweise noch nicht überall bekannt geworden, oder zumindest wird sie nicht an allen Stellen entsprechend gewürdigt, so daß bei Eignungsuntersuchungen kein ausreichender Gebrauch von dieser Erkenntnis gemacht wird. Das heißt mit anderen Worten, das Stütz- und Bewegsystem und insbesondere die Wirbelsäule werden recht stiefmütterlich behandelt, wenn Fragen der Belastbarkeit für bestimmte Berufe zu klären sind. Verständlicherweise legt die arbeitsmedizinische Beurteilung großen Wert auf die genaue Untersuchung des Atmungssystems und auf die Prüfung der Herz-Kreislauf-Funktionen. Unverständlich ist aber, daß im Bereich des Stütz- und Bewegsystems im wesentlichen nur orientierende Untersuchungen der Gelenke und der Muskulatur vorgenommen werden. Damit bleibt die für genaue Untersuchungen etwas schwierig zugängliche Wirbelsäule weitgehend außerhalb der Betrachtungen, selbst wenn es sich um Einstellung für Berufe mit körperlicher Schwerarbeit handelt. Wie in den folgenden Ausführungen noch deutlich wird, sind es durchaus nicht nur die üblicherweise als schwer bezeichneten körperlichen Belastungen, die auf die Wirbelsäule einwirken oder unter Umständen vorhandene Veränderungen verschlimmern. Auch Arbeiten, die Dauerhaltungen der Wirbelsäule erfordern (z. B. Arbeiten im Sitzen, Arbeiten im Stehen mit einseitig belasteter Wirbelsäule, Arbeiten über Kopf u. ä.) führen insbesondere bei Vorveränderungen frühzeitig zu Beschwerden, die mit großer Häufigkeit Behandlungsbedürftigkeit, lange Arbeitsunfähigkeitszeiten und auffallend oft die vorzeitige Berufsaufgabe erzwingen: II 6. Trotzdem genießt das Stütz- und Bewegsystem noch immer nur eine geringe Berücksichtigung in der arbeitsmedizinischen Vorsorge besonders bei Einstellungs- und Eignungsuntersuchungen. Das veranlaßte den Verfasser dieses Buches, in zwei Arbeiten unter Beifügung von Literaturangaben auf die Häufigkeit und die Länge der oft wiederholten Arbeitsunfähigkeitszeiten (II 7. 1), auf die großen Zahlen der wegen Wirbelsäulestörungen notwendigen Berufsförderungsmaßnahmen (II 7.2) und auf die hohen Raten von Anträgen zu einem verfrühten Berufsabbruch (Früh-Invalidisierung, II 7. 3) hinzuweisen:

Junghanns, H., Wirbelsäule/Arbeitsunfähigkeit/Frühinvalidisierung. Ein Aufruf an die Arbeitsmedizin. Die Berufsgenossenschaft 28 (1976), 490 und Arbeitsmedizinische Vorsorge für Wirbelsäuleschäden – Die Eignungsuntersuchung – Arbeitsmedizin, Sozialmedizin, Präventivmedizin 12 (1977), 49.

Als Grundlagen für Vorsorgeuntersuchungen bestehen in der Bundesrepublik Deutschland neben der Reichsversicherungsordnung (RVO § 708, Abs. 1, Nr. 3) das Jugendarbeitsschutzgesetz aus 1960 und das Betriebsärztegesetz: Gesetz über Betriebsärzte, Sicherheitsingenieure und andere Fachkräfte für Arbeitssicherung vom 12. Dezember 1973, BGBl I, Seite 1885. Kommentare sowie Einzelveröffentlichungen zu den Gesetzen sind in den letzten Jahren in erheblicher Anzahl erschienen. Einige Literaturstellen seien genannt: *Dupuis* 1977, *Herschel* u. *Lorenz* 1976, *Knopp* u. *Kraegeloh* 1976, *Pilgrim* 1976, *Wagner* 1977. *Schaller* mit

Triebig u. *Valentin* stellten 1978 in einem Eigendruck die in der Bundesrepublik für die Vorsorgeuntersuchungen an gesundheitsgefährdenden Arbeitsplätzen geltenden rechtlichen Grundlagen zusammen. Der von *Wendland* u. *Wolff* betreute Kommentar zur Berufskrankheitenverordnung (BeKV) enthält in einem Abschnitt über die Entwicklung des Berufskrankheitenrechts auch den genauen Wortlaut der alten und der jetzt gültigen Verordnungen der Bundesrepublik sowie die »Empfehlungen der EG«.

Unter Hinweis auf die Gesetze werden in den nächsten Abschnitten dieses Kapitels die Notwendigkeit und die gesetzlich gegebenen Möglichkeiten beschrieben, die Wirbelsäule in die Vorsorgeuntersuchungen – vor allem in die Eignungsuntersuchung/Einstellungsuntersuchung – einzubeziehen. Dazu gehören noch Angaben zur Durchführung und Dokumentation der ärztlichen Untersuchung sowie zur Einrichtung ärztlicher Untersuchungsstellen.

Obwohl das Jugendarbeitsschutzgesetz (1960) für die an der Schwelle des Berufslebens stehenden Jugendlichen sehr wesentlich der Berufsfindung dient und deswegen ärztliche Untersuchungen vorschreibt, bleibt die Notwendigkeit, vor den Beginn des schließlich angestrebten Berufes noch besondere Vorsorgeuntersuchungen zu setzen. Den Auftrag dazu hat in der Bundesrepublik Deutschland der Gesetzgeber den Berufsgenossenschaften übertragen. Sie sind nach § 708 Abs. 1, Nr. 3 RVO verpflichtet, Vorschriften über die ärztliche Untersuchung zu erlassen. Darüber hat *Franz* 1971 dem Gesetzestext entsprechend berichtet:

»Die ärztlichen Untersuchungen von Versicherten sind vor der Beschäftigung mit Arbeiten durchzuführen, deren Verrichtung mit außergewöhnlichen Unfall- oder Gesundheitsgefahren für sie oder Dritte verbunden ist.

Hierzu sind sowohl Gefährdung durch chemische oder physikalische Einwirkungen als auch Tätigkeiten, deren Verrichtung mit erheblichen Belastungen physischer und/oder psychischer Art bei außergewöhnlicher Gefahr für die Gesundheit der mittelbar oder unmittelbar Beteiligten einhergehen kann, zu rechnen.«

Wenn auch die in der RVO § 708 erwähnten Gefahren in ihrer großen Mehrheit chemische Einwirkungen von Schadstoffen auf den Menschen betreffen, so sind die »außergewöhnlichen gesundheitlichen Gefahren« und die »Verrichtungen mit erheblicher Belastung physischer Art bei außergewöhnlichen Gefahren für die Gesundheit« in gewissen Berufen doch auch in bezug auf die Wirbelsäule gegeben, denn auf die Wirbelsäule können neben mechanischen (schwere körperliche Belastung, Bedrohung durch berufsbedingte Dauerhaltungen und durch Vibrationen) noch chemische, klimatische und barotaktische Einflüsse sowie andere berufliche Bedingungen ungünstig einwirken: II 15, II 16. Deshalb muß die Wirbelsäule im Rahmen der arbeitsmedizinischen Vorsorgeuntersuchungen ihren Platz einnehmen, wie aus zahlreichen weiteren Kapiteln dieses Buches hervorgeht.

Eine Unterstützung für die Bestimmungen der RVO bringt das am 12. Dezember 1973 erlassene Gesetz über Betriebsärzte. Sein Inhalt stimmt mit dem § 708 der Reichsversicherungsordnung insofern überein, als es dem Arbeitgeber neben den Unfallverhütungsvorschriften zur Auflage macht, für die Durchführung entsprechender Untersuchungen – Einstellungsuntersuchungen – zu sorgen (Erläuterungen des Gesetzes von *Doetsch* u. *Schnabel* 1974).

Nach dem Grundsatz des § 1 soll das Betriebsärztegesetz unter anderem dazu dienen, daß gesicherte arbeitsmedizinische Erkenntnisse zur Verbesserung des Arbeitsschutzes verwirklicht werden können. In § 3 wird die Aufgabe der Betriebsärzte näher umrissen: »Die Betriebsärzte haben die Aufgabe, den Arbeitgeber beim Arbeitsschutz ... in allen Fragen des Gesundheitsschutzes zu unterstützen.« Der Betriebsarzt soll weiterhin die Arbeitnehmer untersuchen sowie arbeitsmedizinisch beurteilen und beraten (§ 3.2). Nach § 3 Abs. 3c gehört es zu den Aufgaben des Betriebsarztes »Ursachen von arbeitsbedingten Erkrankungen zu untersuchen ... und Maßnahmen zur Verhütung dieser Erkrankungen vorzuschlagen«. Außerdem sind in den Erläuterungen zu § 3 Ziffer 3.1 ausdrücklich die vom Betriebsarzt durchzuführenden Einstellungsuntersuchungen erwähnt, die dazu beitragen sollen, »daß der neue Mitarbeiter eine Arbeit erhält, die seiner Konstitution und Leistungsfähigkeit entspricht.« Regelmäßige Nachuntersuchungen (Erläuterungen 3.2) werden für bestimmte Beschäftigungsgruppen empfohlen, um anlage- und betriebsbedingte Schädigungen rechtzeitig festzustellen. Aufgrund solcher Untersuchungen kann nach dem Wortlaut der Erläuterung »der Betriebsarzt feststellen, ob ein Arbeitsplatzwechsel angezeigt ist«. In 3.3a der Erläuterungen wird unter Hinweis auf den eingangs erwähnten § 708 RVO ausdrücklich betont, daß die Träger der gesetzlichen Unfallversicherung Vorschriften über ärztliche Untersuchungen zu erlassen haben.

Die Bedeutung des »Betriebsärztegesetzes« hat *Pittroff* 1975 unter besonderem Hinweis auf die berufsabhängigen Erkrankungen der Haltungs- und Bewegungsorgane unterstrichen. Unter anderem schreibt er: »Das Gesetz hat gerade die arbeitsphysiologische und ergonomische Komponente der Betreuung von Versicherten am Arbeitsplatz hervorgehoben. Man kann diese Verpflichtung mit der Forderung nach menschengerechter Gestaltung des Arbeitsplatzes gleichstellen. Wir erwarten deshalb im gleichen Maße, wie dieses Gesetz verwirklicht werden kann, eine wirksame Prophylaxe gegen Schäden, die heute noch durch berufliche Einwirkungen auf den Haltungs- und Bewegungsapparat verursacht werden.« Im gleichen Vortrag macht *Pittroff* auf die Bedeutung des § 3 der 7. BKVO aufmerksam, denn dieser Paragraph »gibt dem Träger der gesetzlichen Unfallversicherung frühzeitig die Möglichkeit einzugreifen, wenn die Gefahr des Entstehens, Wiederentstehens oder der Verschlimmerung einer Berufskrankheit besteht. Es sollte nicht zuletzt Aufgabe dieser Tagung sein, die medizinischen Erkenntnisse so weit zu fördern, daß der Arzt – insbesondere der Betriebsarzt – vorbeugende und rehabilitierende Maßnahmen anregen kann, bevor es zur Schädigung im Ausmaß einer Berufskrankheit kommt.« Diese Ausführungen treffen auf das zentrale Organ des Stütz- und Bewegsystems, das Rückgrat, in besonderem Maße zu.

Franz berichtet 1975 von den infolge der Gesetze für die Berufsgenossenschaften notwendig gewordenen Verwaltungsmaßnahmen zur Durchführung der Untersuchungen, über die Notwendigkeit der Dokumentation sowie über andere Regelungen und nicht zuletzt über die ärztliche Untersuchung. Eine einheitliche Systematik wird vorgeschlagen, damit die von einer großen Zahl beteiligter Ärzte zusammenkommenden Ergebnisse noch nach Jahren zum Befundvergleich dienen können. Als Unterlagen dazu sind vom Hauptverband der gewerblichen Berufsgenossenschaften neben einem Gesundheitsfragebogen, der sich an den Probanden wendet, und in dem unter anderem nach Bandscheibeschäden, Wirbelsäulebeschwerden und Vibrationseinflüssen gefragt wird, ein Grunduntersuchungsbogen/Einstellungsuntersuchungsbogen für den Arzt entwickelt worden. Er enthält für das Stütz- und Bewegungssystem die Stichworte: Rheuma, Wirbelsäule, Sehnen, Bänder. Dazu gehört noch die Anleitung zur Verschlüsselung der Grunddaten. Sie vermerkt die allgemeinen körperlichen Belastungen. Unter dem Begriff der Belastung des Skelettsystems und des Bewegungsapparates besteht die Möglichkeit, »besondere Belastungen des Rumpfes« einzutragen, falls eine Wirbelsäulebelastung vorliegt: vergleiche *Tabelle 4/1* in **II 4. 2**. In einer weiteren Anleitung, die der Verschlüsselung der Befunddaten dient, ist die Wirbelsäule genannt. Die Notwendigkeit der Datenverarbeitung im Rahmen der gesetzlichen Unfallversicherung betont *Bischoff* 1975.

Um die auf dem Inhalt der Gesetze beruhenden Erfordernisse zu erfüllen, ist auch für die Wirbelsäule ein systematischer Untersuchungsgang mit Ausrichtung auf den gefährdenden Beruf nötig. Als Grundlage dafür müssen unter Berücksichtigung der heutigen Kenntnisse geeignete Kriterien zusammengestellt werden. Ansätze dazu sind verschiedentlich, aber noch keinesfalls für alle Berufe gemacht worden: **II 8. 4**. Dabei zeigt sich, gerade in bezug auf Gefährdung der Wirbelsäule, immer deutlicher, daß nicht der Beruf als solcher, sondern vielmehr der für den einzelnen vorgesehene Arbeitsplatz mit seinen spezifischen Einwirkungen maßgebend ist. Deshalb bedarf es also speziell ausgerichteter Eignungsuntersuchungen, die unter Umständen auch die Anfälligkeit des Probanden auf Vibrationseinflüsse zu prüfen haben: z. B. für Lokomotivführer, Fahrer schwerer Arbeitsfahrzeuge usw.: **I 7, II 9. 3, II 13, II 14**. Darüber hinaus ist es notwendig, die Untersuchungen unter Berücksichtigung der in **II 5** dargestellten Auswirkungen auf die Belastbarkeit der Wirbelsäule durchzuführen.

Bei der bedauerlicherweise weltweit vorliegenden Ungleichheit in der Namengebung für die Wirbelsäuleleiden gilt in besonderem Maße die von *Franz* als Voraussetzung geforderte »Übereinstimmung der auf diesem Gebiet anzuwendenden Begriffe sowie der medizinischen Merkmale von Befunden und ihre Beurteilung«. Die Grundlage für eine solche auf dem Gebiet der Wirbelsäule in den deutschen und internationalen Begriffen bisher noch fehlende Übereinstimmung bietet die »Nomenclatura columnae vertebralis«: Band 75 der Buchreihe »Die Wirbelsäule in Forschung und Praxis«, Hippokrates Stuttgart 1977.

Für größere Betriebe empfiehlt sich die Einrichtung eigener Untersuchungsstellen, während Mitarbeiter kleiner ortsgebundener Betriebe in überbetrieblichen arbeitsmedizinischen Untersuchungsstellen der Berufsgenossenschaften betreut werden können: Mitteilungen der Süddeutschen Eisen- und Stahl-Berufsgenossenschaft, Nr. 1, 1976. Berufsgenossenschaften, deren Versicherte vorwiegend auf häufig wechselnden Außenstellen tätig sind, wie das zum Beispiel für den Hoch- und den Tiefbau gilt, haben eine andere Organisation der Untersuchungen vorgesehen. Die Untersuchungen werden als erste Stufe nach einem vorgezeichneten Untersuchungsbogen von Allgemeinärzten allein oder unter Hinzuziehung von Fachärzten am jeweiligen Arbeitsort ausgeführt. In einer arbeitsmedizinischen Zentralstelle der zuständigen Berufsgenossenschaft erfolgt die Auswertung, um unter Umständen weitere Untersuchungen der zweiten Stufe zu veranlassen. Aus ähnlichen Gründen hat in Schweden *Bygghälsan* vor Jahren motorisierte mobile Untersuchungsstellen eingeführt (*Östlund* und *Englund* 1971). *Drasche* et al. beschreiben 1976 ein Mehrzweckefahrzeug für arbeitsmedizinische Untersuchungen. Der berufsgenossenschaftliche arbeitsmedizinische Dienst e. V. beabsichtigt, mobile Untersuchungseinrichtungen als bewegliche Außenstellen des Arbeitsmedizinischen Zentrums einzusetzen: *Pittroff* 1977. Literatur aus berufsgenossenschaftlicher Sicht: *Buss* 1977, *Franz* 1971 u. 1975.

In jeder dieser Organisationsformen läßt sich der größte Teil der notwendigen Vorsorgeuntersuchungen durchführen: **II 8. 3**, **II 8. 4**, **II 8. 5**. Schwierige Untersuchungen und die Nachprüfung unklarer Befunde sollten erfahrenen Fachärzten oder interdisziplinaren Untersuchungsgruppen vorbehalten bleiben.

Die Bundesanstalt für Arbeit hat einen ärztlichen Befundbogen eingeführt, der für die Wirbelsäule sechs anzukreuzende Bemerkungen enthält: Verbiegungen, Beweglichkeit, dabei Kopfbeweglichkeit, Stauchungsschmerz, Druck- und Klopfschmerz, Muskulatur. Außerdem ist das *Schober*-Zeichen zu messen.

In Ländern mit staatlich gelenktem, vereinheitlichtem Gesundheitswesen werden die arbeitsmedizinischen Untersuchungen in Einrichtungen ausgeführt, die unmittelbar dem staatlichen Gesundheitsdienst unterstehen. In anderen Ländern (*Plunkett* 1971) sind, wie in der Bundesrepublik, »private Ärzte« beteiligt.

Programme für berufsbezogene Eignungsuntersuchungen der Wirbelsäule werden aus vielen Ländern in West und Ost berichtet, darunter aus:

Australien:	*Figgins* 1967
DDR:	*Häublein* 1958 sowie *Beer* u. *Behrbohm* 1971 (Bauindustrie)
Frankreich:	*Cremona* 1972 (Eisen- und Stahlindustrie, Eisenerzbergwerke)
Italien:	*Aonzo* 1971
Luxemburg:	*Foehr* et al. 1974 (Schwerindustrie)
Schweden:	*Söderström* 1975 (Nahrungsmittelindustrie)
USA:	*Allen* u. *Lindem* 1950 (Industriearbeit)
	Becker 1961 (Elektroindustrie)
	Craig 1972 (Tennessee-Valley-Programme)
	Colcher u. *Hursh* 1950 (Eisenbahndienst)
	Marsh u. *Rombold* 1953 (Gas- und Elektrizitätswerke)
	Moreton 1967 (verschiedene Industrien)
	Runge 1954 (Lokomotivbau)

Ohne auf Einzelheiten einzugehen, berichtete *Sjagajew* 1977 über die prophylaktische Betreuung aller Werktätigen in den Industriebetrieben der Sowjetunion mit jährlich 600 Millionen Untersuchungen durch 80 000 Ärzte eines speziellen Dienstes. Ziel der Untersuchungen ist die Erkennung von Berufskrankheiten in einem so frühen Stadium, »daß sie geheilt werden können«.

So wichtig die arbeitsmedizinische Vorsorge für alle Beschäftigten ist, kann doch ein kritischer Satz nicht unberücksichtigt bleiben, den *Heller* u. *Schlegel* bereits 1972 im Hinblick auf die Bedeutung der Verschleißschäden an der Halswirbelsäule geschrieben haben, der jedoch umfassende Bedeutung für das Gebiet der Vorsorge hat. Er lautet: »Der Boden für prophylaktische Maßnahmen ist nicht nur geebnet; es ist auch ein glattes Parkett dafür geschaffen, berufsmedizinisch überflüssige Präventionen durchzuführen und damit auch eine sozialmedizinische Fehlsteuerung einzuleiten.«

Weitere Literatur: *Bollermann* u. *Schürmann* 1976, *D'Amico* 1961, *Friedel* 1974, *Fries* 1975, *Kochs* 1963, *Kradolfer* 1963, *MacDonald* 1958, *Petry* 1973, *Steinfeld* 1970, *Watermann* 1974.

8.3 Eignungsuntersuchung/ Einstellungsuntersuchung

Die an erster Stelle der betrieblichen Vorsorgeuntersuchungen durchzuführenden Einstellungsuntersuchungen stellen zwar gezielte Eignungsuntersuchungen für einen vorgesehenen Beruf unter Berücksichtigung des Arbeitsplatzes dar, sind aber gleichzeitig eine allgemeine Grunduntersuchung über den körperlichen und geistigen Zustand. Deshalb verlangen die berufsgenossenschaftlichen Grundsätze für arbeitsmedizinische Vorsorgeuntersuchungen (*GAVU*), die der Hauptverband der gewerblichen Berufsgenossenschaften herausgibt, in jedem »Gefährdungs-Bogen« neben den geforderten speziellen arbeitsplatzbezogenen Untersuchungen auch eine allgemeine körperliche Untersuchung: *Franz* 1975, *Versen* 1973. Das Augenmerk soll sich dabei auf mancherlei individuelle Besonderheiten richten, die der Arbeitende oder der Einstellungsbewerber mitbringt. Das sind die genetischen Anlagen, der morphologische Aufbau und der derzeitig vorliegende Erhaltungszustand der Gewebe. Ihnen muß von den untersuchenden Ärzten nachgespürt werden. Im Gebiet der Wirbelsäule betreffen diese Forderungen entsprechend der Häufigkeit der Veränderungen und nach den ärztlichen Erfahrungen im wesentlichen die Veränderungen der Zwischenwirbelscheiben und die von ihnen ausgehenden Störungen: II 5. 3.

Für die Berufsförderungswerke ließe sich die in II 7. 2 besprochene hohe Belegung vermeiden, wenn viel öfter als dies jetzt üblich ist, eine fachgerechte Wirbelsäuleuntersuchung vor der Einstellung in einen wirbelsäulegefährdenden Beruf – besser noch vor jedem Berufsbeginn oder Arbeitsplatzwechsel – durchgeführt würde. Die Wirbelsäuleuntersuchung sollte nicht erst nach einem mißglückten Berufsversuch helfend eingreifen. Hier liegt für die Arbeitsmedizin eine Verantwortung vor, die bei der Bedeutung und der zahlenmäßigen Häufigkeit von Wirbelsäuleleiden besonders ernst genommen werden muß.

Je nachdem wie eingehend diese allgemeine körperliche Untersuchung durchgeführt und dokumentarisch festgehalten wird, hat der erste Untersuchungsbogen zunächst einen speziellen Wert für die Eignung oder die Nichteignung zu einer vorgesehenen Arbeit. Darüber hinaus kann er die immer wieder heranzuziehende Grundlage für die Überprüfung neuer Erkrankungen oder der Weiterentwicklung von Vorveränderungen sein, die unter Umständen erst nach Jahren die Arbeitsfähigkeit behindern. Spätestens zu diesem Zeitpunkt steht die Frage an, ob und wieweit exogene Arbeitseinflüsse oder mitgebrachte und in der Grunduntersuchung festgehaltene endogene Veränderungen für das Fortschreiten der Krankheit verantwortlich sind. Das hat für die Wirbelsäule eine hervorragende Bedeutung, weil sie mit Vorveränderungen weit mehr belastet ist als andere Organsysteme (II 2, II 5), und weil fortschreitende Vorerkrankungen in erschreckend hoher Zahl einen vorzeitigen Berufsabbruch verursachen: II 7. 3. Aus diesen Gründen empfiehlt sich die Ausarbeitung eines Untersuchungsganges für die Wirbelsäule, der im Rahmen der allgemeinen körperlichen Untersuchung ausreicht, um Vorschäden der Wirbelsäule zu erkennen und so zu beschreiben, unter Umständen auch so ausreichend röntgenographisch festzuhalten, daß brauchbare Vergleichsunterlagen geschaffen sind. Eine solche für die Arbeitsmedizin erforderliche Dokumentation der Wirbelsäuleschäden verlangt von den durch die Berufsgenossenschaften ermächtigten Ärzten ein größeres Maß an Erfahrungen in der Untersuchungstechnik wie auch von Kenntnissen über die Wirbelsäuleleiden als während des Studiums vermittelt wird. (Das gilt übrigens auch für andere Teile des Stütz- und Bewegsystems, z. B. das Kniegelenk.)

Die Wichtigkeit der Erhebung eines Einstellungsbefundes über die Wirbelsäule betont *Mühlbach* 1976 bei der Beschreibung von 33 Beschäftigten aus dem Bereiche schwerer und mittelschwerer körperlicher Arbeit. Von ihnen lagen entweder überhaupt keine Einstellungsbefunde mit Beschreibung der Wirbelsäule vor, oder sie enthielten die Bemerkung »ohne Besonderheiten«. Diese 33 Arbeiter in mittleren Lebensaltersstufen zwischen 22 und 50 Jahren erkrankten mit verschiedenartigen Rückenbeschwerden, wurden arbeitsunfähig, und die Röntgenaufnahmen wiesen erhebliche Befunde aus, wie Kyphosen (vorwiegend Morbus *Scheuermann* in verschiedenen Stadien), Skoliosen, ausgeprägte Osteochondrosen in verschiedenen Abschnitten der Wirbelsäule, Spondylolisthesen u. a. Wahrscheinlich hätten Röntgenbilder bei der Einstellungsuntersuchung einen großen Teil dieser Befunde bereits aufgedeckt und zur Wahl eines weniger wirbelsäulebelastenden Arbeitsplatzes geführt.

8.3 Eignungsuntersuchung / Einstellungsuntersuchung

Bereits vor dem Eintritt in die Lehrlings-Ausbildungswerkstätten der großen Betriebe des Bergbaues, der Eisen- und Stahlindustrie, der Bauwirtschaft usw., die den Einsatz körperlicher Kräfte verlangen oder Arbeitsplätze mit Vibrationseinflüssen haben, sollte der Wirbelsäule ein bevorzugter Platz bei der Eignungsuntersuchung eingeräumt werden. Nur so ist es möglich, Nachwuchskräfte mit gefährdeten Wirbelsäulen auf einen entsprechenden Arbeitsplatz hinzulenken. Damit kann einer Kettenreaktion von Rückenbeschwerden und wiederholtem Fernbleiben von der Arbeit vorgebeugt werden.

Nach den vorliegenden Planungen ist vorgesehen, die berufsgenossenschaftlichen arbeitsmedizinischen Grundsätze laufend an neu gewonnene Erkenntnisse anzupassen, und wahrscheinlich werden sie durch Hinzufügung weiterer gefährdender Berufe bzw. Arbeitsplätze nach und nach ergänzt. Das bedeutet für die beteiligten Allgemeinärzte, Werksärzte, Arbeitsmediziner, Fachärzte usw. eine stetige Fortbildung, in die auch die neuen Kenntnisse auf dem Gebiete der Wirbelsäuleleiden einzubeziehen sind. Dazu müssen für die Beurteilung des Wirbelsäulebefundes rasch erfaßbare Kriterien entwickelt werden, die eine übersichtliche Einordnung in die Abstufungen der Tauglichkeitsmerkmale ermöglichen, so daß leicht abgelesen werden kann, welche Befunde für oder gegen einen besonderen Arbeitsplatz sprechen. Beispiele bieten Kriterien für die Musterungsuntersuchungen der Bundeswehr und für die Zuweisung der Piloten zu bestimmten Flugzeugtypen: II 8. 4. Viele andere Veröffentlichungen enthalten Anregungen dazu, so die Arbeiten von *Cremona*: II 8. 4. Er schreibt 1972: »Bei der medizinischen Auslese während der Einstellungsuntersuchung sollte nach unseren Vorstellungen der Bewertung des physischen und funktionellen Zustandes der Wirbelsäule ein bevorzugter Platz eingeräumt werden.« Eine Klärung ist wichtig und dringend, weil die vielen diesbezüglichen Veröffentlichungen bisher kein einheitliches Bild gewinnen lassen. Noch immer besteht das von *Brocher* 1973 in bezug auf die Wirbelsäule bedauerte Einstellungsrisiko, und die Wirbelsäule bietet weiterhin das bereits 1959 von *Humperdinck* festgestellte »Berufsrisiko für viele«.

Der erste Schritt zu den systematischen betrieblichen Vorsorgeuntersuchungen, die Eignungsuntersuchung, ist bezüglich der Wirbelsäuleveränderungen nicht nur vor Aufnahme einer Tätigkeit an einem wirbelsäulegefährdenden Arbeitsplatz durchzuführen, sondern bei Wechsel in eine solche Arbeitsstelle des gleichen Betriebes sowie bei Beginn eines neuen Berufes zu wiederholen. Diese Untersuchungen sollten unabhängig von den erforderlichen Überwachungsuntersuchungen (II 8. 5) selbst dann durchgeführt werden, wenn eine solche erst kurze Zeit zurückliegt, denn vor jedem Neubeginn an einem wirbelsäulegefährdenden Arbeitsplatz ist ein sorgfältig dokumentierter Wirbelsäulebefund von Wichtigkeit.

Über die Häufigkeit von Wirbelsäuleveränderungen, die bei Einstellungsuntersuchungen vorlagen, berichten viele Veröffentlichungen, die nicht alle aufgeführt werden können. Nur einige charakteristische Angaben sollen hier erfolgen:

Einen überzeugenden Beweis für die Notwendigkeit der Eignungsuntersuchung bringen die aufgrund von Röntgenaufnahmen der Lenden-Kreuzbein-Gegend bei Industriearbeitern gewonnenen Erfahrungen von *Crookshank* und *Warshaw* 1961. In einer ersten Gruppe von 1927 Einstellungsbewerbern im durchschnittlichen Lebensalter von 29,9 Jahren ergaben sich 22% erhebliche Veränderungen: 229 Höhenabnahme des Bandscheiberaumes, 92 Spondylolisthese, 43 früheres Trauma und andere schwere Befunde. Diese 424 Einstellungsbewerber wurden von schwerer körperlicher Arbeit ausgeschlossen. Bei den verbleibenden 1503 Untersuchten hatten innerhalb von fünf Jahren trotz schwerer körperlicher Arbeit nur 7 (0,47%) vorübergehende Störungen an der Wirbelsäule. Im gleichen Fünfjahreszeitraum beobachteten die Verfasser eine zweite Gruppe mit 3395 Arbeitern, die ohne vorherige röntgenologische Aussonderung körperliche Schwerarbeit ausführten. 254 (7,5%) von ihnen erkrankten in dieser Zeitspanne an Rückenbeschwerden. Aus dem Vergleich beider Gruppen ergibt sich der Vorteil von Eignungsuntersuchungen mit Röntgenaufnahmen vor der Einstellung und die dadurch mögliche Aussonderung der Bewerber mit gefährdeten Wirbelsäulen.

Bei 4000 Bewerbern für die Einstellung in eine Lokomotivfabrik fand *Runge* 1954 in den Röntgenaufnahmen der Lendenwirbelsäule, die in jedem Fall angefertigt wurden, 25% (1000 Bewerber) Abweichungen von der Norm. 10% der Bewerber (400) hatten so erhebliche Befunde, daß Ablehnung erfolgte. Da sich die weiteren (20%) Ablehnungen auf eine zusammengefaßte Gruppe von Diagnosen verteilten, wie Leistenbrüche, Krampfadern, Herz- und Gefäßleiden, bedeuten also die 10% Lendenwirbelsäulestörungen ein erhebliches Überwiegen gegenüber anderen Einzeldiagnosen. Die Wirbelsäule wäre prozentual noch stärker in den Vordergrund getreten, wenn der Autor auch Hals- und Brustwirbelsäule in seine Untersuchungen einbezogen hätte.

In Röntgenaufnahmen der Lendenwirbelsäule kamen

II 8.0 *Vorsorgeuntersuchungen zur Feststellung der Wirbelsäulebelastbarkeit für den Beruf*

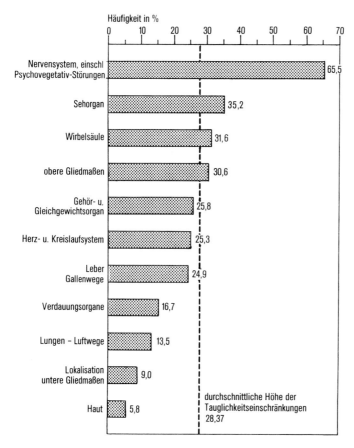

Bild II 8/1: Behandlungsbedürftige und die Leistungsfähigkeit mindernde Befunde bei Vorsorgeuntersuchungen (N = 43 170, VE Bauwesen Berlin 1969–1971).

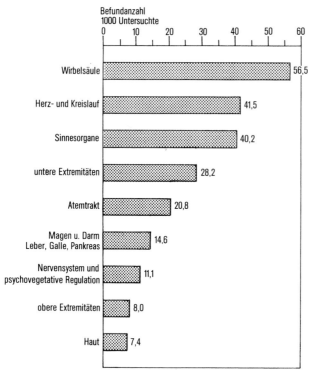

Bild II 8/2: Die unterschiedliche Tauglichkeitsrelevanz chronischer Befunde nach Lokalisation. VE Bauwesen Berlin 1969–1970. Untersuchte Bauarbeiter: 31 959, Zahl der chronischen Befunde: 6836, davon mit Tauglichkeitsrelevanz: 1802.

bei Eignungsuntersuchungen von 1030 Bewerbern für den Beruf des Busfahrers 60% Veränderungen zutage: *Reiner* 1958.

Über die Beachtung des Wirbelsäulebefundes bei Einstellungsuntersuchungen für ein Gas- und Elektrizitätswerk berichten 1952 *Marsh* u. *Rombold.* Einstellungsbewerber, die früher an Kreuzschmerzen litten, wurden ohne Untersuchung abgewiesen. Trotz wirbelsäulefreier Anamnese erfolgte bei allen anderen Bewerbern eine Röntgenuntersuchung der Lendenwirbelsäule, die 38% pathologische Befunde zutage förderte. Bei dem Vorliegen von Sakralisation (7,7%), Höhenverminderung von Bandscheibenräumen (7,7%) und Spondylolisthesen (4,4%) kam es zur Ablehnung der Anstellung, also insgesamt bei 20%. Die bei schmerzfreien Wirbelsäulen in 12,9% aufgedeckten geringgradigen Röntgenbefunde führten nicht zur Ablehnung. Bei »Grenzfällen« (5%) wurde eine sechsmonatige Probezeit vereinbart. Traten in dieser Zeit Beschwerden in der Lendenwirbelsäule auf, war eine Weiterbeschäftigung in einem Schwerarbeiterberuf nicht möglich.

Foehr et al. berichten 1975 über Röntgenaufnahmen der Wirbelsäule, die regelmäßig bei Einstellungsuntersuchungen für »Bündler von Feinblechen« angefertigt wurden. Die Autoren betonen, daß sie die Anregung dazu durch die Veröffentlichungen von *Schmorl* und *Junghanns* erhielten. Ihre Erfahrungen sammelte die Gruppe *Foehr* bei der Untersuchung von mehr als 3000 Arbeitern vor der Einstellung. Es ergaben sich in den Röntgenaufnahmen hohe Zahlen von Wirbelsäuleveränderungen. Zeichen eines Morbus *Scheuermann* wurden in 82% gefunden. 65% der Untersuchten hatten Skoliosen, 11% Bandscheibeerkrankungen. (Die Summe der Prozentzahlen überschreitet hundert Prozent, weil oft mehrere Erkrankungen an einer Wirbelsäule bestanden.) Die erhobenen Befunde wurden für die Arbeitsplatzzuweisung entsprechend berücksichtigt.

Für die Bauindustrie der DDR hat die Arbeitsgruppe *Häublein* zahlreiche statistische Daten zusammengestellt. Darüber wird in II 11. 4 berichtet. In zwei graphischen Übersichten (*Bilder* II 8/1 und II 8/2) stellte Häublein 1974 Ergebnisse aus Tauglichkeitsuntersuchungen zusammen: veröffentlicht in Jap. Journal of Industrial Health, Vol. 16, 1974.

Nauwald (1976) untersuchte 403 Bewerber um Lehrlingsstellen für die Schiffbauindustrie. 52,61% dieser Jugendlichen wiesen eine veränderte Wirbelsäule auf. Von den 253 Einstellungsbewerbern des Lehrlingsjahrganges 1976 mußten 16 wegen eines Wirbelsäuleleidens in eine andere Berufsrichtung gelenkt werden. Bezogen auf alle 403 Einstellungsbewerber hatten

191 Bewerber = 47,39%	klinisch gesunde Wirbelsäulen
83 Bewerber = 20,59%	Skoliosen verschiedener Stärkegrade
80 Bewerber = 19,85%	Wirbelsäuleschlängelungen
42 Bewerber = 10,42%	Rund- oder Hohlrundrücken
4 Bewerber = 0,99%	*Scheuermann*-Erkrankungen
3 Bewerber = 0,74%	Flachrücken.

271 Bewerber = 67,24% (normale und geschlängelte Wirbelsäulen) wurden in bezug auf ihre Wirbelsäulen als voll belastbar befunden.

Ergebnisse von Tauglichkeitsuntersuchungen liegen von der See-Berufsgenossenschaft Hamburg vor. Der in Tabelle **II 8/1** wiedergegebene Auszug aus der Liste des Jahres 1975 enthält die wichtigsten Krankheiten, die zur Seedienst-Untauglichkeit führten. Der mit 68,8% hervorragendste Ausschlußgrund betrifft Seh- und Hörstörungen bei den Neubewerbern. Diese Störungen fallen verständlicherweise bei den Nachuntersuchungen fahrender Seeleute nicht mehr ins Gewicht. Die Krankhei-

Gründe der Seedienst-Untauglichkeit	als seedienst-untauglich erklärte			
	Neubewerber		fahrende Seeleute	
	Zahl	% aus 714	Zahl	% aus 485
A: ungenügendes Sehvermögen und Farbenuntüchtigkeit, ungenügendes Hörvermögen	491	68,8	39	8,0
B: Wirbelsäulen- und Bandscheibenschäden	41	5,9	41	8,4
C: Krankheiten des Stütz- und Bewegsystems	38	5,3	52	10,9
D: *B und C zusammen*	79	11,1	93	19,2
E: Lungenleiden einschl. Tuberkulose	53	9,4	52	10,7
F: Herz- und Kreislaufkrankheiten	20	2,8	54	11,1
G: *E und F zusammen*	73	12,2	106	21,8

Tabelle II 8/1: Ergebnisse von Tauglichkeitsuntersuchungen, zusammengestellt aus Berichten der See-Berufsgenossenschaft 1975

ten des Stütz- und Bewegungssystems einschließlich der Wirbelsäule waren mit 11,1% Ausschlußgrund für Neubewerber und mit 19,2% bei den Nachuntersuchten. Daß die Herz- und Kreislaufkrankheiten bei den jugendlichen Neubewerbern nur mit 2,8% und bei den älteren Seeleuten mit 11,1% Ausschlußgründe abgaben, ist verständlich. Die bei arbeitsmedizinischen Veröffentlichungen so häufig in den Vordergrund gerückten Krankheiten des Herz-Kreislauf-Systems und des Atmungsorganes (G) spielen in der Gruppe der Neubewerber um eine Tätigkeit in Berufen der Seeschiffahrt und ebenso in der Gruppe der fahrenden Seeleute keine wesentlich größere Rolle als Veränderungen des Bewegsystems (D).

Parvi u. *Virolainen* beurteilten 1975 im Rahmen von Eignungsuntersuchungen für den Holzfällerberuf 807 Bewerber unter Hinzuziehung von Röntgenaufnahmen der Lenden-Kreuzbein-Gegend. Insgesamt wurden 130 (16,1%) abgewiesen. 92 Untersuchte (11,4%) konnten wegen Schäden im lumbosakralen Bereich nicht eingestellt werden. Das sind 70,7% der abgewiesenen 130 Bewerber. Die röntgenologischen Feststellungen waren: 5,5% Verschleiß im Lendenwirbelsäuleteil und am Übergang zum Kreuzbein, 4,2% Spondylolisthesen und 1,0% angeborene Veränderungen. In 0,7% wurde die Zurückweisung von der Arbeit trotz normaler Röntgenbefunde wegen »klinischer Rückeninsuffizienz« ausgesprochen. In dieser Untersuchungsreihe ist noch zu beachten, daß sich die Diagnosen bei den restlichen 30,3% der Abgewiesenen auf Herz-Gefäß-Krankheiten, *Raynaud*-Krankheit mit beruflichem Ursprung, Osteoarthrosen der Hüfte und Diabetes verteilten.

Es ist sicher wichtig, bei Einstellungsuntersuchungen für einen Beruf mit schwerer körperlicher Arbeit die Lenden-Kreuzbein-Gegend im Blickpunkt des Interesses zu sehen, wie das in einigen der soeben und auch in anderen Kapiteln zitierten Veröffentlichungen geschah. Dieser »unruhigste« Abschnitt der Wirbelsäule zeigt häufig Veränderungen und ist sehr oft – aber nicht ausschließlich – die Quelle von Belastungs-, Bewegungs- und »Ruhe«-beschwerden. Genaue körperliche und röntgenologische Untersuchungen der Halswirbelsäule und auch die Fahndung nach Zuständen der Adoleszentenkyphose in der Brustwirbelsäule würden zweifellos zu weiteren Vorbehalten gegenüber einer Einstellung in wirbelsäulebelastende Berufe führen.

Die Ausführungen, die im wesentlichen Einstellungsuntersuchungen für körperliche Schwerarbeit betrafen, müssen noch mit einigen Bemerkungen zur Wirbelsäulebelastung durch Bewegungsmangel ergänzt werden. Die Bewegungsarmut der »Sitzberufe« (**II 10.** 2) sowie manche beruflichen Zwangshaltungen (**II 10.** 3 bis 6) und die auch während der Freizeit fehlende gesundheitsfördernde Bewegung und Belastung bleiben nicht ohne Einfluß auf das zentrale Achsenorgan. Langes Sitzen ist die ungünstigste Körperhaltung. Die Muskulatur des Rückens – das Muskelkorsett für die Wirbelsäule – erschlafft. Da außerdem die Zwischenwirbelscheiben einen etwa 50% höheren Druck auszuhalten haben, fehlt der für die Diffusionsernährung der Zwischenwirbelscheiben notwendige Pumpmechanismus um so mehr. Nur Bewegung und Wechselbelastung können Abhilfe bringen. Die sowieso langsam fortschreitenden Altersvorgänge (endogen) der Zwischenwirbelscheiben werden durch ungünstige Belastungen des Sitzens noch zusätzlich (exogen) beeinträchtigt. Häufige Schmerzerzeugung in der Nacken-Schulter-Arm-Muskulatur kann die Folge sein. Für die Sitzberufe im Büro hat dies *Peters* (1966 bis 1976) mehrfach überzeugend dargestellt und auch die möglichen Abhilfen geschildert: **II 10. 2**. Ungünstige Wirbelsäulebelastungen ergeben sich, wenn auf die langzeitig sitzenden Führer von motorisierten Arbeitsfahrzeugen noch Vibrationen zusätzlich einwirken: **II 10. 6**. Damit solche Schwierigkeiten in den verschiedenartigen Sitzberufen nicht eintreten, empfiehlt sich eine Eignungsuntersuchung mit dem Ziel, Einstellungsbewerbern mit gefährdeten Wirbelsäulen einen Arbeitsplatz zuzuweisen, bei dem eine Wechselbelastung der Wirbelsäule zwischen Gehen, Stehen und Sitzen möglich ist.

Zusammenfassung

Eine Rückschau auf die Ausführungen zeigt die Bedeutung der Eignungsuntersuchung/Einstellungsuntersuchung. Sie soll dem neuen Mitarbeiter zu einer Arbeit verhelfen, die seiner Konstitution und Leistungsfähigkeit entspricht. Außerdem werden Nachuntersuchungen empfohlen, damit der Betriebsarzt feststellen kann, ob ein Arbeitsplatzwechsel angebracht ist. Bei den bisher zu diesen Zwecken aufgestellten Anforderungen an die ärztliche Untersuchung kommt das Stütz- und Bewegsystem und mit ihm die Wirbelsäule gegenüber anderen Organen und Organsystemen nicht in der Weise zur Geltung, wie es wegen der vielfältigen Veränderungen an der Wirbelsäule notwendig ist. Schmerzerzeugende Wirbelsäuleveränderungen, die meist von Bandscheibestörungen ausgehen, führen wesentlich häufiger als andere

Krankheiten zu langen Arbeitsunfähigkeitszeiten (II 7. 1), zur Notwendigkeit von Berufsförderungsmaßnahmen (II 7. 2) sowie zu auffallend häufigem vorzeitigem Berufsabbruch und zu Frühinvalidisierung (II 7. 3).

Diese Tatsachen begründen die Notwendigkeit zu einer aufmerksamen Beachtung der Wirbelsäule bei der Eignungsuntersuchung und zur übersichtlichen Dokumentation der Untersuchungsbefunde: II 8. 2. Diejenigen Wirbelsäuleveränderungen, die erfahrungsgemäß durch Weiterentwicklung der endogenen Veränderungen oder durch exogene Einflüsse wie Belastung durch schwere körperliche Arbeit oder durch Vibrationen usw. ein hohes Krankheitspotential in sich tragen, sollten durch arbeitsmedizinische Vorsorgeuntersuchungen erkannt werden, um ihren Trägern spätere Schwierigkeiten im Beruf und im persönlichen Leben zu ersparen.

Zur Erreichung dieses Zieles ist es notwendig, störungsanfällige Wirbelsäuleveränderungen wie konstitutionelle Leistungsschwäche mit unzureichender Muskulatur, Spondylolysen/Spondylolisthesen, Höhenverminderungen von Bandscheiberäumen (Chondrosis disci, Osteochondrosis intercorporalis), ernste Formen von Adoleszentenkyphosen oder von Skoliosen, Unfallfolgen u. ä. in ihrer wahrscheinlichen Weiterentwicklung und in ihrer Belastbarkeit für exogene, vor allem berufliche Einflüsse zu erkennen: II 5. Das beinhaltet die schwere Aufgabe, durch die Eignungsuntersuchung ein Bild von der Prognose des individuellen Wirbelsäulebefundes zu gewinnen: II 3. Dazu gehören gründliche Kenntnisse und viel Erfahrung, die sich der untersuchende Arzt verschaffen kann, wenn die Ergebnisse der Eignungsuntersuchungen auch bezüglich der Wirbelsäule in einer übersichtlichen Dokumentation (II 8. 2) tabellarisch erfaßt sind und für spätere individuelle Überprüfungen zum Vergleich abgerufen werden können. Der Aufbau einer solchen Dokumentation bedeutet für die Arbeitsmedizin Mitarbeit an der Erforschung der auf dem Gebiete der Wirbelsäule noch immer zahlreich vorhandenen Probleme.

Das erreichbare Nahziel ist die Zusammenstellung einer Liste der für berufliche Belastungen anfälligen Wirbelsäuleveränderungen: II 8. 4. Die auf solche Weise gewonnenen Erkenntnisse können letztlich auch einer wirbelsäulegerechten ergonomischen Arbeitsplatzgestaltung dienen. Sie hängt sehr wesentlich von dem Achsenorgan Wirbelsäule ab, das in alle statischen und kinetischen Belastungen zentral steuernd, tragend oder mitbewegend eingeschaltet ist.

Wenn in Zukunft die Wirbelsäule bei Eignungsuntersuchungen den ihr zukommenden Platz erhält, wird der Satz, den *Cremona* 1972 schrieb, bald seine Gültigkeit verlieren:

»*Jeder fünfte Arbeiter ist nicht an dem Arbeitsplatz beschäftigt, den er angesichts des Zustandes seiner Wirbelsäule haben müßte.*«

Weitere allgemeine Literatur zu **II 8**. 3: *Burch* 1965, *Caillard* u. *Thilliez* 1975, *Dahmen* 1968, *Diveley* 1959; *Eggeling* 1973, *Friedel* 1974, *Le Go* u. *Welfing* 1968, *Mühlbach* 1976, *Nauwald* 1972, *Reinhold* u. *Tillmann* 1968.

8. 4 Tauglichkeitsmerkmale/ Gefährdungsverzeichnis

Nach den in II 8. 2 besprochenen Gesetzen sind Vorsorgeuntersuchungen erforderlich. Sie bedürfen einer gewissen Einheitlichkeit und Vergleichbarkeit in der Beurteilung der Befunde. Deshalb wurden von Autoren des In- und Auslandes Zusammenstellungen vorgelegt, in denen Wirbelsäuleveränderungen im Hinblick auf die Belastungsfähigkeit für verschiedene Berufe oder einzelne besonders wirbelsäulegefährdende Arbeitsplätze klassifiziert sind. Allerdings ist oft schon der erste Schritt für Gruppierungen von Wirbelsäulestörungen durch die Verwendung unterschiedlicher oder nicht eindeutig abgegrenzter Fachwörter erschwert. Außerdem fehlt in manchen Vorschlägen eine Unterteilung der Veränderungen, die bei umfassenden Krankheitsgruppen, wie Skoliosen, Kyphosen, Zwischenwirbelscheibeveränderungen und anderen für die Zuweisung eines wirbelsäulegerechten Arbeitsplatzes dringend nötig ist. Trotz dieser Schwierigkeiten sind bereits verschiedene gute Ansätze zur Aufstellung von Tauglichkeitsmerkmalen für die Zuweisung von Arbeitsplätzen bzw. von Verzeichnissen über die Gefährdung bestimmter Wirbelsäuleveränderungen vorhanden. Die im folgenden zusammengestellten Verzeichnisse von Autoren der Bundesrepublik und des Auslandes zeigen eine ganze Reihe von Gemeinsamkeiten in der Auffassung über wirbelsäulegefährdende Arbeitsplätze, lassen aber in vielen Punkten noch die Notwendigkeit für kritische Überlegungen erkennen, wenn eine brauchbare internationale Angleichung zustande kommen soll.

Gewisse Ansätze zur Vereinheitlichung der statistischen Grundlagen mit dem Ziele übersichtlicher Vergleichbarkeit sind im Schrifttum verstreut zu finden. So hat *Ortmann* (1965) eine Klassifizierung der Wirbelsäuleschäden bei einer Reihenuntersuchung von 1613 Berufsschülern durchgeführt. Die einzelnen Fehler wurden hinsichtlich ihrer Leistungseinschränkung mit Zahlen von 0 bis 4 bewertet. Durch eine solche »Beziehung des Körpers zur Leistung« sollte eine wirkliche Beurteilung des Gesundheitszustandes erreicht und eine Vergleichsgrundlage mit den Ergebnissen anderer Untersucher geschaffen werden. *Ortmann* wurde zu dieser Gruppeneinteilung veranlaßt, weil die Schwankungsbreite früherer Statistiken über ähnliche Vergleichsgruppen bei einzelnen Körperfehlern unverständlicherweise zwischen 1,5 und 26,6% lagen.

Unter dem Titel »Die Zuordnung von Krankheitsgruppen zu den Belastungsfaktoren am Arbeitsplatz« veröffentlichte *Mentzel* 1976 eine Übersicht über zehn Krankheitsgruppen, von denen vier Wirbelsäuleleiden betreffen: *Tabelle II 8/2.* Diesen Gruppen sind etwa 25 Arbeitsarten

Ganztagsbeschäftigung bei Arbeitsplatzbelastungen mit:	Wirbelsäulenfehlhaltung, Rückenmuskelinsuffizienz, geringe muskul. Verspannungen, geringe Teilfixationen		rezidiv. LWS-HWS-Syndrom, Osteochondrose, fortgeschrittene Spondylos. def., stärk. muskuläre Verspannung, stärk. Bewegungseinschränkung		Radikulitis, Neuritis, Teillähmung bei degenerativen WS-Veränderungen		Konzentrische Fixation der WS, Morbus Bechterew	
	erlaubt	verboten	erlaubt	verboten	erlaubt	verboten	erlaubt	verboten
Arbeiten im Freien	×		×		×		×	
Arbeiten in geschlossenen Räumen	×			×	×		×	
Nässe, Kälte, Zugluft		×		×		×		×
starke Temperaturschwankungen		×		×		×		×
leichte Arbeit, Heben b. 10 kg, Tragen b. 5 kg	×		×		×		×	
mittelschwere Arbeit, Heben bis 25 kg, Tragen b. 13 kg	(×)			×		×		
schwere Arbeit, Heben b. 50 kg, Tragen b. 25 kg		×		×		×		×
Normalschicht	×		×		×		×	
Wechsel-, Nachtschicht	×			×		×		×
Überstunden	(×)			×		×		×
überwiegend Steharbeit		×		×		×		×
überwiegend Sitzarbeit	(×)			×		×		(×)
wechselnde Körperhaltung Gehen, Stehen, Sitzen	×		×		×		×	
häufiges Bücken, Knien, Hocken		×		×		×		×
Zwangshaltungen, Überkopfarbeit		×		×		×		×
Fließband	×		(×)		×		(×)	
Akkordarbeit	(×)			×		×		×
Arbeit a. Leit., Gerüst. und an unfallgefährd. Masch.	(×)			×		×		×
Vibrationen, Erschütterungen	(×)			×		×		×
Arbeitsweg über 1 Std.	×		(×)		×		×	

In Klammern gesetzte Tätigkeiten sind individuell von Fall zu Fall zu entscheiden.

Tabelle II 8/2: Belastungsfähigkeit bei Wirbelsäuleerkrankungen, nach *Mentzel* 1976

(Arbeitsplätze) als erlaubt oder als nicht erlaubt zugeordnet. Außerdem werden einige Arbeitsplätze bezeichnet, für die eine individuelle Entscheidung über die Arbeitsmöglichkeit notwendig ist. Die Übersichtstabelle ist ein erster Versuch, den Ärzten in sozialmedizinischen Diensten manche schwere Entscheidung zu erleichtern. Besonders wichtig ist die in der Liste genannte Gruppe »wechselnde Körperhaltung zwischen Gehen, Stehen, Sitzen« und die Angabe, daß diese Tätigkeiten für alle aufgeführten Wirbelsäuleschäden geeignet sind. Weitere Erfahrungen werden zeigen, welche Arbeitsplätze hinzugefügt werden müssen. Dazu gehören zum Beispiel Überlegungen zur Unterteilung der Vibrationen in Teilkörperschwingungen (I 7. 4.2, II 9. 3.2, II 12) und Ganzkörperschwingungen (I 7. 4.3, II 9. 3.3, II 13) sowie die Berücksichtigung schwerer Arbeitsmaschinen (Traktoren, Erdbewegmaschinen und ähnliche, II 14). Die Aufzählung der Wirbelsäuleveränderungen könnte noch durch Gruppeneinteilungen für die Kyphosen und für die Skoliosen sowie durch eine Klassifizierung der Bandscheibeschäden mit ihren Folgezuständen (Insufficientia intervertebralis und andere) ergänzt werden. Trotz dieser Ergänzungswünsche gibt die jetzt vorliegende Liste von *Mentzel* genügend Anhaltspunkte für den Werksarzt, um Bewerber mit gefährdeten Wirbelsäulen von solchen Arbeitsplätzen zurückzuhalten, von denen häufige Klagen über Wirbelsäulebeschwerden ausgehen, und die ihm daher Sorgen machen. Seiner Eigeninitiative bleibt es überlassen, die Liste nach den speziellen Gegebenheiten des Betriebes sowie einzelner Arbeitsplätze abzuwandeln.

Cremona stellte 1972 aufgrund seiner Erfahrungen im Erzbergbau und in der Hüttenindustrie eine Gefährdungsliste für Wirbelsäuleveränderungen auf: *Tabelle II 8/3*. Sie berücksichtigt allerdings nur die Veränderungen an der Lendenwirbelsäule und am Lenden-Kreuzbein-Übergang, da diese Bereiche der Wirbelsäule viele Vorveränderungen aufweisen, unter erheblicher statischer sowie dynamischer Belastung stehen und deshalb ein besonders gefährdeter Abschnitt des zentralen Achsenorganes sind. Als Ergänzung seiner allgemeinen Gefährdungsliste (*Tabelle II 8/3*) hat der Autor Verzeichnisse der beruflichen Eignung für verschiedene spezielle Arbeitsplätze der Hüttenindustrie und des Bergbaues mit seinem Forschungsbericht bei der Montanunion eingereicht: Aktenzeichen Dok. Nr. 1911/72d. Da diese Ergebnisse nicht allgemein verbreitet wurden, werden die Tabellen im Originaltext wiedergegeben: *Tabellen II 8/4 und II 8/5*. In den Tabellen erfolgt die Bewertung der Anstrengung (l'évaluation de la fatigue) nach drei Stufen. Sie werden mit liegenden Kreuzen – gestaffelt nach der Wertigkeit von 4 bis 1 – gekennzeichnet und stehen in Beziehung zum Energieverbrauch (coût énergétique) nach kcal/min. Kreuze bezeichnen die Wirbelsäuleveränderungen (anomalies de la colonne vertébrale), die eine Arbeit an dem speziellen Arbeitsplatz zulassen. Dagegen sind diejenigen Veränderungen der Wirbelsäule mit ∅ bezeichnet, die für eine Arbeit in dem angegebenen Beruf ungeeignet machen.

---

1. *Schwere Veränderungen (Anomalies majeures), die mit Schwerarbeit unvereinbar sind*
   a: akute Entzündungen und Infekte, Sacrocoxalgien,
      Tuberkulose des lumbalen und des lumbosakralen Wirbelsäuleabschnittes,
      Spondylitis ankylosans
   b: erhebliche Lumbalskoliose
   c: frühzeitige Zwischenwirbelscheibeschäden mit und ohne Übergangswirbel
   d: Spondylolisthesis mit vollständiger oder teilweiser Zwischengelenkstückfuge
   e: ernste Folgen der Adoleszentenkyphose
2. *Geringe Veränderungen (Anomalies mineures) der Wirbelsäule, die mit Schwerarbeit vereinbar sind*
   a: geringe statische Beschwerden, die ausgleichbar oder behandelbar sind,
   b: Skoliose,
   c: übermäßiges Hohlkreuz,
   e: Übergangswirbel (Lumbalisation S 1, Sakralisation L 5)
   f: geringe Folgen der Adoleszentenkyphose
Zu 1: Alle Träger dieser Veränderungen müssen von körperlicher Schwerarbeit zurückgewiesen und für einen
        geeigneten Arbeitsplatz eingestellt werden.
Zu 2: Bewerber um Schwerarbeit können mit diesen Veränderungen eingestellt werden, bedürfen aber regelmäßiger
        Nachuntersuchungen bezüglich ihres Wirbelsäulenzustandes

---

Tabelle II 8/3: Gefährdungsliste für Wirbelsäuleveränderungen im Bereich der Lendenwirbelsäule und des Kreuzbeins, nach *Cremona*, vereinfacht dargestellt

Qualification professionnelle	Fatigue	Coût énergétique en kcal/min	Anomalies de la colonne vertébrale	
			majeures	mineures
– Martin-Stahlwerk –				
1 er couleur	xxxx	7–10	Ø	Ø
2èmè couleur	xxxx	7–10	Ø	Ø
1 er fondeur	xxxx	7–10	Ø	Ø
maçons	xxxx	7–10	Ø	Ø
1 er remouleur	xxx	6	Ø	+
2ème remouleur	xxx	6	Ø	+
– Thomas-Stahlwerk –				
démouleur	xxx	6	Ø	+
1 er maçon dolomite	xxx	6	Ø	+
2ème maçon dolomite	xxx	6	Ø	+
3ème maçon dolomite	xxx	6	Ø	+
accrocheur	xx	5	+	
nettoyeur	xxx	6	Ø	+
– Hochöfen –				
Chef fondeur	xxx	6	Ø	+
1 er fondeur	xxxx	7–10	Ø	Ø
2ème fondeur	xxxx	7–10	Ø	Ø
décrasseur	xxx	6	Ø	+
3éme fondeur	xxx	6	Ø	+
machiniste	x	4	+	+
agent de sécurité	x	3	+	+
atelier magasinier	xx	5	+	+
forgeron	xxx	6	Ø	+
– Walzwerk –				
1 er lamineur	xxxx	8–10	Ø	Ø
1 er cisailleur	xx	5	+	+
aide-cisailleur	xx	5	+	+
conducteur de cisaille	xx	5	+	+
dégraisseur	xxxx	9–10	Ø	Ø
marqueur	xx	5	+	+
graisseur	xxx	6	Ø	+
burineur	xxx	6	Ø	+

Tabelle II 8/4: Liste der beruflichen Eignung für Arbeiten an verschiedenen Arbeitsplätzen in der Stahlindustrie; Erläuterung im Text

Die Bergverordnung für die Steinkohlenbergwerke (*BVOST*) aus 1964, Ausgabe 1966, gibt im Plan für die ärztliche Untersuchung an: »Bewerber mit stärkeren Wirbelsäuleveränderungen sind für Arbeiten untertags ungeeignet. Insbesondere machen bestehende entzündliche oder degenerative Wirbelsäuleerkrankungen ungeeignet, ebenfalls ein stark fixierter Rundrücken sowie die *Scheuermann*-Erkrankung.«

Um die Gefährdung veränderter Wirbelsäulen im industriellen Bereich zu vermeiden, haben 1958 *Henry* et al. aufgrund zehnjähriger Erfahrungen mit Einstellungsuntersuchungen, bei denen regelmäßig Röntgenaufnahmen angefertigt wurden, ausführliche Listen aufgestellt:

• Ständige Schwerarbeit ist nicht möglich bei:
 – Spina bifida,
 – *Schmorl*-Knötchen am 4. oder 5. Lendenwirbelkörper,
 – mäßigen Veränderungen in der oberen Lendenwirbelsäule,

Qualification	Coût énergétique en kcal/min	Anomalies de la colonne vertébrale	
		majeures	mineures
– EXTRACTION –			
1 er mineur	6–10	Ø	Ø
foreur	5	Ø	+
machiniste chargeuse	3	+	+
– Transport du minerai –			
conducteurs d'engins	6	Ø	+
creusement de rigole	6	Ø	+
bouleur au jumbo	5	+	+

Tabelle II 8/5: Liste der beruflichen Eignung für Arbeiter im Bergwerk; Erläuterung im Text

– kleinen Knochenspornen in der unteren Lendenwirbelsäule.

• Vom Heben sowie vom Tragen schwerer Lasten muß abgesehen werden bei:
  – Spondylolysis/Spondylolisthesis,
  – Übergangswirbel mit seitlicher Gelenkbildung,
  – Höhenverminderung der Zwischenwirbelscheiben L 4/5 und L5/S1,
  – starken Veränderungen in der oberen Wirbelsäule (besonders bei jungen Menschen),
  – Keilwirbeln, Hämangiomen, Tumoren,
  – früheren Operationen oder Erkrankungen der Wirbelsäule, schweren angeborenen Anomalien.

• Körperlich anstrengende Arbeit ist möglich trotz Vorliegen von
  – kleiner Spina bifida,
  – nur 4 oder 6 Lendenwirbeln,
  – geringer Asymmetrie der Gelenkfortsätze,
  – unvereinigten kleinen Knochenkernen,
  – Übergangswirbeln mit fester Verbindung der Gelenkfortsätze,
  – *Schmorl*-Knötchen in der oberen Lendenwirbelsäule.

Für die Deutsche Bundespost bestehen Richtlinien zur Feststellung der gesundheitlichen Eignung für den Dienst, herausgegeben 1976 vom Bundesminister für das Post- und Fernmeldewesen. Sie enthalten die Sätze: »Auf Veränderungen der Wirbelsäule ist besonders zu achten. In Zweifelsfällen sind Röntgenuntersuchungen hinzuzuziehen.« Als geeignet für den Dienst werden geringe Kyphosen und/oder Skoliosen angesehen.

Weiterhin gelten als geeignet geringe anatomische und funktionelle Beeinträchtigungen ohne Rückfallneigung oder Gefahr einer Verschlimmerung, sofern der Arbeitsplatz eine Verwendung zuläßt (zum Beispiel *Scheuermann*-Erkrankung, Spondylose oder Arthrose der Wirbelsäule). Als nicht geeignet sind stärkere Kyphosen, Skoliosen, Spondylosen und Arthrosen der Wirbelsäule und Spondylolisthesis bezeichnet. Für die Tätigkeit im Schalterdienst und für die Verwendung im Bürodienst einschließlich Datenverarbeitung und Buchungsmaschinen müssen die Beschäftigten den Anforderungen an den Hals-, Schulter- und Armbereich gewachsen sein. Das Gleiche gilt für die Beschäftigten im Fernmeldedienst u. ä. Im einfachen Postdienst muß der »Körperbau für schwere Dauerarbeit ausreichen: Heben und Tragen schwerer Lasten«. Als nicht geeignet für den Fahrdienst der Post werden u. a. beispielhaft aufgeführt: Wirbelsäuleveränderungen mit erheblichen behindernden Beschwerden, Morbus *Bechterew*, Morbus *Paget*.

Die Arbeitsgruppe *Majdecki* (1977) legt großen Wert auf eine sorgfältige Röntgenuntersuchung der Lenden-Kreuzbein-Gegend mit Fahndung nach angeborenen Anomalien, ehe die Einstellung von Führern für Diesel- und Elektrolokomotiven vorgenommen wird: II 13. 3. Als Ausschlußgründe für diese Berufe gelten:

• Gleichzeitiges Bestehen von zwei oder mehr röntgenologisch festgestellten Wirbelsäuleanomalien, zum Beispiel Spina bifida, Sakralisation und Lumbalisation
• angeborene Wirbelsäuleanomalien mit früheren Beschwerden

Für die Binnenschiffahrt bearbeitete *Böttger* (1971) im Bernhard-Nocht-Institut in Hamburg einen Forschungsauftrag des Bundesministeriums für Arbeit und Sozialordnung. Der Verfasser bedauert ausdrücklich, daß bisher für die Binnenschiffahrt der Bundesrepublik Tauglichkeitsvorschriften fehlen, während sie für die Seediensttauglichkeit vorliegen.

In einem Gutachten »Krankheit und Kraftverkehr«, das auf Veranlassung des Bundesverkehrsministeriums von *Lewerenz* et al. 1973 ausgearbeitet wurde, ist die Wirbelsäule verschiedentlich erwähnt. Dort findet sich auch der beachtliche Hinweis, daß Körperbehinderte, die in hohem Maße aktiv um Kompensation und Rehabilitation bemüht sind, als besonders bewährte Kraftfahrer gelten. Trotzdem wird das Führen von Kraftdroschken oder Mietwagen nach diesem Gutachten als nicht zulässig betrachtet bei »Ausfall oder dauernder schwerer Behinderung der Beweglichkeit der Wirbelsäule.«

Der Kraftfahrtauglichkeit sollte mehr Aufmerksamkeit geschenkt werden: *Lundt* 1976.

Der Schweizerische Bundesrat hat am 28. 4. 1971 einen »Bundesratsbeschluß über die medizinischen Mindestanforderungen an Fahrzeugführer und die ärztliche Untersuchung« herausgegeben. Dort sind die Führer von Gesellschaftswagen (schwere Motorwagen zum Personentransport über 3,5 t Gesamtgewicht) und die Taxifahrer besonders genannt. Dieser Beschluß zählt neben den Mindestanforderungen an Sehorgan, Herz und Kreislaufsystem usw. auch Brustkorb und Wirbelsäule auf. Von den Führern schwerer Gesellschaftswagen werden als Mindestanforderungen für Brustkorb und Wirbelsäule verlangt: keine Mißbildungen sowie keine pathologischen Prozesse, welche die Atmung und die Beweglichkeit beeinträchtigen. Diese Mindestanforderungen werden ebenfalls an Führer von Taxiwagen, von Lastwagen und von schweren Traktoren mit Allradantrieb gestellt. Gleichartig ist die Berufsgruppe der Fahrlehrer zu beurteilen. Eine dritte Gruppe darf an Wirbelsäule und Brustkorb keine Mißbildungen aufweisen, die Atmung und Beweglichkeit erheblich beeinträchtigen. Dazu gehören die Führer leichter Motorwagen und leichter Traktoren mit Allradantrieb, von Motorrädern und von Traktoren ohne Allradantrieb. Die Führer schwerer und leichter Arbeitsmaschinen sind der gleichen Gruppe zugeordnet.

Als Ausschlußgründe für den Beruf eines Baumaschinenführers zählen *Kunz* u. *Meyer* 1969 auf:
- Status nach Wirbelfraktur schweren Grades
- schwere Haltungsanomalien
  – Skoliosen (auch infolge Beinlängendifferenzen)
  – Kyphosen
- *Scheuermann*-Veränderungen (schwerer thorakaler oder lumbaler *Scheuermann* und Kombinationsformen)
- Spondylolysen/Spondylolisthesen und Pseudospondylolisthesen
- Bandscheibeverschmälerung schweren Grades
- Schwere lumbosakrale Anomalien
- Hüftgelenkerkrankungen (insbesondere doppelseitige)

Die Verfasser weisen auf weitere Vorerkrankungen hin, die Einstellungsuntersuchungen für den wirbelsäulebelastenden Beruf erfordern: II 14. 3.

Für die körperliche Eignung des zivilen Luftfahrtpersonals bestehen in der Bundesrepublik Deutschland Richtlinien zur Feststellung der »körperlichen Tauglichkeit des Luftfahrtpersonals«, herausgegeben 1974 vom Luftfahrtbundesamt. Die Untersuchung des Stütz- und Bewegsystems ist im Rahmen des allgemeinen Status vorgesehen, während für viele andere Organe und Organsysteme eingehende Sonderuntersuchungen notwendig sind. Das betrifft unter anderem Herz- und Gefäßsystem, Auge, Ohr und Nase sowie Störungen im endokrinen System und in den blutbildenden Organen. Für die Prüfung der Hör- und Sehfähigkeit wird die Ausfüllung gut gegliederter Fehlertabellen gefordert. Die Wirbelsäuleuntersuchung erfolgt im Rahmen des allgemeinen Status ohne tabellarische Dokumentation. Sie sollte zur Erleichterung der Übersichtlichkeit für die Zukunft empfohlen werden, da die ausschließenden Wirbelsäulestörungen infolge ihrer Differenziertheit Sonderuntersuchungen (z. B. Röntgendiagnostik) notwendig machen. Zum Beispiel erfordert die Führung bestimmter Flugzeugtypen die uneingeschränkten Tauglichkeitsgrade Ia und IIa, die aber nicht erreicht werden, wenn folgende Wirbelsäuleveränderungen vorliegen:
a) starke Verkrümmung der Wirbelsäule (Skoliose, Kyphose, Lordose), soweit Schmerzen oder Bewegungsbeeinträchtigungen bestehen;
b) – Osteochondrose, Spondylarthrosis stärkeren Grades oder mit funktioneller Beeinträchtigung;

- Spondylolisthesis stärkeren Grades oder im Zusammenhang mit Fehlbildungen.
- Fehlhaltungen oder sonstige Veränderungen, die die Statik der Wirbelsäule beeinträchtigen.
- Bandscheibevorfall nach erfolgter Operation in Abhängigkeit vom funktionellen Erfolg.

c) Entzündungen der Wirbelsäule (z. B. Spondylitis, Morbus *Bechterew*);
d) alle Neubildungen an der Wirbelsäule;
e) alle Bildungsfehler der Wirbelsäule mit neurologischen Symptomen (z. B. Spina bifida).

Für die Tauglichkeitsgrade Ib und IIb muß der Bewerber über die für den Flugbetrieb notwendige Gebrauchsfähigkeit der Wirbelsäule verfügen. Es gelten die Bestimmungen wie bei Tauglichkeitsgrad Ia und IIa, wobei Abweichungen weniger streng zu werten sind.

Für Tauglichkeitsgrad III kann in Anbetracht der geringeren Belastung bei den Fehlern a bis c ein erweiterter Maßstab angelegt werden, Fehler d und e machen untauglich.

Für Militärpiloten bestehen in vielen Ländern eingehende Vorschriften zur Beurteilung der Wirbelsäule vor der Einstellung. Die von *Beck* 1976 bekannt gegebenen Übersichtstabellen (*Tabellen II 8/6* bis *II 8/10*) enthalten Vergleiche zwischen den Gefährdungslisten der Bundesluftwaffe und den Luftwaffen folgender Länder: Frankreich, Schweiz, Vereinigte Staaten von Amerika. Bemerkenswert ist die sehr weitgehende Gliederung der Wirbelsäuleveränderungen. Die Eignungsanforderungen einiger Länder sind außerdem noch für die Art der Luftfahrzeuge unterschiedlich angegeben.

Der Vollständigkeit halber ist an dieser Stelle auf die Allgemeine Tauglichkeitstabelle der Zentralen Dienstvorschrift für die Deutsche Bundeswehr hinzuweisen. Dort sind unter Ziffer 42 die im Wehrdienst gefährdeten Wirbelsäuleveränderungen genannt. Näheres darüber bei *Junghanns* »Die Wirbelsäule im täglichen Leben, in der Freizeit, im Sport und im Wehrdienst«, erscheint 1980 im Hippokrates-Verlag Stuttgart.

Die Liste von *Mentzel* (*Tabelle II 8/2*) und andere Aufstellungen mit Berücksichtigung der Wirbelsäulebelastungsfähigkeit in einzelnen Berufen sind keineswegs als Wegbereiter neu einzuführender Berufskrankheiten aufzufassen. Sie geben lediglich Hinweise auf die Berufe, von denen diejenigen Jugendlichen oder auch älteren Berufsbewerber abgehalten werden sollten, die Anzeichen von belastungsgefährdeten Wirbelsäulen haben.

Aus der umfangreichen Literatur über Tauglichkeitsmerkmale, die in verschiedenen Berufen bei Eignungsuntersuchungen im Vordergrund stehen, werden nur einige Arbeiten genannt, bei denen allerdings nicht immer die Wirbelsäule allein behandelt ist:

Ballett: *Baudysová* u. *Harnach* 1960.
Bauwesen: *Bräunlich* u. *Häublein* 1971, *Häublein* 1958 bis 1977, *Kruska* 1972, *Kunz* u. *Meyer* 1969.
Bergbau: *Cremona* 1972, *Fritze* 1974, *Jönsson* 1966.
Chemische Industrie: *Kosiak* et al. 1966.
Landwirtschaft: *Christ* 1963, *Dupuis* 1968, *Straube* 1976.
Schwerindustrie: *Cain* 1959, *Cremona* 1972, *Crookshank* u. *Warshaw* 1961, *Cushway* 1929, *Duncan* 1970, *Foehr* et al. 1975, *Krbek* 1974, *MacDonald* 1958, *Marsh* u. *Rombold* 1952, *Nauwald* 1976.
Verkehrswesen: *Beck* 1976 (Piloten), *Colcher* u. *Hursh* 1952 (Eisenbahn), *Hoek* 1972 (Post), *Hoffmann* 1961, *Krause* 1975, *Majdecki* et al. 1977 (Lokomotivführer), *Melino* 1971 (Eisenbahn), *Peukert* u. *Nischke* 1963.

Für die Bundesrepublik Deutschland gelten einige Gesetze, Richtlinien oder Verordnungen, in denen Wirbelsäuleveränderungen genannt sind, die bei der Einstellung beachtet werden müssen und je nach der Art oder der Stärke ihrer Ausprägung den vollständigen Ausschluß von der angestrebten Tätigkeit bedingen oder den Bewerber auf Teilbereiche des Dienstes verweisen. Darüber finden sich unter anderem Angaben
für die

Zivilluftfahrt
in den Richtlinien zur Feststellung der körperlichen Tauglichkeit des Luftfahrtpersonals (Luftfahrtbundesamt 1974);

für den

Kraftverkehr
in einem Gutachten von *Lewerenz* et al. 1973 (Bundesverkehrsministerium);

II 8.0 *Vorsorgeuntersuchungen zur Feststellung der Wirbelsäulebelastbarkeit für den Beruf*

	Bundeswehr Piloten Erst-Untersuchungen	Bundeswehr Piloten Nach-Untersuchungen	RAF P 2	Franz. Luftwaffe A	Franz. Luftwaffe B	Franz. Luftwaffe H	Schweiz. Flugwaffe	USAF I, I a	USAF II u. III
A. In der Frontalebene: Stärkere bzw. deformierende Krümmung	■	∞						■	
Abweichungen über 2,5 cm von der Linie der Dornfortsätze								■	
Eindeutig strukturelle Skoliosen							■		
Haltungsskoliosen	□	□	□					□	
Skoliosewinkel 10°				□	□	□			
Skoliosewinkel 10—25°				■	□	■			
Skoliosewinkel 25°				■	■	■			
Aufbaustörungen mit Einschränkung der Funktion oder Beschwerden	■	∞							
Torsionsskoliosen mit stärkerer Krümmung	■	∞							
Leichte Torsionen							□		
Leichte Achsenabweichungen mit Beeinträchtigung der Beweglichkeit			■						
B. In der Sagittalebene: Flachrücken (bei lumbalem *Scheuermann*)	■	∞						■	
Mäßige Kyphose (oder Lordose)			□						
Stärkere bzw. deformierende Krümmungen (auch in der Frontalebene)	■	∞						■	■

Zeichenerklärung:

■ nicht geeignet
□ voll geeignet
∞ Ermessensfälle
P 2 = Nr. 2 des Pulheems System (Mindestforderung für Piloten der RAF)

A = geeignet für Luftfahrzeuge mit Schleudersitz
B = geeignet für Luftfahrzeuge ohne Schleudersitz
H = geeignet für Hubschrauber
I, I a, II u. III = entsprechende „Flying Class", also fliegendes Personal

Tabelle **II** 8/6: Abweichungen der Wirbelsäuleachse in der Frontal- und in der Sagittalebene, nach *Beck*

8.4 Tauglichkeitsmerkmale / Gefährdungsverzeichnis

	Bundeswehr Erst-Untersuchungen	Bundeswehr Nachuntersuchungen	Franz. Luftwaffe A	Franz. Luftwaffe B	Franz. Luftwaffe H	Schweiz. Flugwaffe	USAF I, I a, II u. III
Bildungsfehler ohne neurologische Symptome	□	□					
Bildungsfehler mit neurologischen Symptomen	■	∞					
Mißbildungen im Bereich des Brustkorbes, die die Beweglichkeit einschränken	■	∞					
Lumbosakraler Übergangswirbel + Neoartikulation + Lendenskoliose	∞					■	■
Sakralisation oder Hemisakralisation bei symmetrischen Wirbelkörpern			□	□			
Jede Mißbildung des lumbosakralen Überganges mit Neoartikulation					■		
Hemisakralisation + Neoartikulation			□	□	■	■	
Übergangswirbel + asymmetrische Deformierung der LWS					■		
Übergangswirbel + seitlich abgeschrägte Kreuzbeinplatte					■		
Übergangsanomalie mit Heraustreten des 5. LWKs aus dem Beckenring als „vertèbre pivôt"					■		
Spina bifida ohne Kombination mit anderen Mißbildungen oder neurologischen Symptomen	□		□	□	□	□	
Spina bifida mit neurologischen Symptomen	■	∞	■	■	■		
Spina bifida, wenn mehr als ein Wirbel betroffen sind oder bei Schrumpelung der darüberliegenden Haut							■
Kantenabtrennungen (nicht traumatisch)			□	□	□		
Blockwirbel ohne funktionelle Beeinträchtigung			□	□	□		
Blockwirbel mit funktioneller Beeinträchtigung			■	∞	∞		
Einzelne Keilwirbel			□	□	□		
Halsrippen mit Kompressionssymptomen						■	■
Atlas-Assimilation, Basiläre Impression			■	■	■		

Tabelle II 8/7: Variationen der Wirbelsäule, nach *Beck* (Zeichenerklärung bei *Tabelle* II 8/6)

II 8.0 Vorsorgeuntersuchungen zur Feststellung der Wirbelsäulebelastbarkeit für den Beruf

	Bundeswehr Erst-Unter-suchungen	Bundeswehr Nach-Unter-suchungen	NVA	RAF P 2	Franz. Luftwaffe A	Franz. Luftwaffe B	Franz. Luftwaffe H	Schweiz. Flugwaffe Erst-Unter-suchungen	Schweiz. Flugwaffe Nach-Unter-suchungen	USAF I, Ia, II u. III
Scheuermann III (schwer)	■	∞						■		■
mit Beschwerden vor Abschluß des Wachstums								■	∞	
mit 3 und mehr Keilwirbeln								■	∞	
mit Einbrüchen an Abschlußplatten von mehr als 5 mm								■	∞	
mit mäßigen, aber ausgedehnten Veränderungen (in über 6 Segmenten)								■	∞	
mit gibbusartiger Kyphose								■	∞	
Scheuermann II (m'schwer)	∞	□								■
betonte Kyphose mit Keilform von mehr als 2 Wirbelkörpern					■	■	■			
bis 2 Keilwirbel					■	∞	■			
mit welligen Abschlußplatten in höchstens 6 Segmenten									∞	
mit Unregelmäßigkeiten der Abschlußplatten						∞	■			
mit Bandscheibenverschmälerung und/oder hochgradiger Dorsalkyphose				■						
Scheuermann I (leicht)	∞	□						□		■
mit mäßig ausgeprägter Kyphose ohne Segmentfixation				□		∞		□		
mit diskreten Keilformen der Wirbel								□		
mit welligen Abschlußplatten und kleineren Einbrüchen						∞		□		
mit gelegentlichen Beschwerden				■						
retromarginale Hernie					■	□	■			
Fixierter Flachrücken bei lumbalem *Scheuermann*	■	□	■					■	□	
Fixierter Flachrücken bei anderer Grundkrankheit								■	□	
Thorakolumbale und lumbale Form des Morbus *Scheuermann*				■						

Tabelle II 8/8: Scheuermannsche Krankheit, nach *Beck* (Zeichenerklärung bei *Tabelle II 8/6*)

8.4 Tauglichkeitsmerkmale/Gefährdungsverzeichnis

	Bundeswehr Erst-Untersuchungen	Bundeswehr Nach-Untersuchungen	RAF P 2	Franz. Luftwaffe A	B	H	Schweiz. Flugwaffe	USAF I, Ia, II u. III
Spondylolisthesis	∞	∞		■	□	■	∞	■
Spondylolisthesis mit Beschwerden (auch zurückliegend)	■	∞	■				■	
Spondylolisthesis über 20 %	■	∞					■	
Spondylolisthesis unter ⅓ der Sakrumdachbreite					□			
Spondylolisthesis mit Wirbelbogen- und/oder Gelenkdysplasie	■	∞					■	
Spondylolisthesis mit Trapezform des 5. LWK + Abrundung des Sakrumdaches	■	∞					■	
Spondylolisthesis kompliziert durch Flachrücken, Pseudo-*Lasègue*, Morbus *Scheuermann*, Lumbalskoliose							■	
Spondylolisthesis postop. mit Ablation des W.-Bogens				∞	∞	■		
Spondylolisthesis postop. mit Arthrodese und vorderer Spanverpfl.				□	□	□		
Leichte Retrolisthesis							∞	
Spondylolyse				■	□	■		
Spondylolyse mit Symptomen								■
mediane Dornfortsatzspalte				□	□	□		

Tabelle II 8/9: Spondylolyse und Spondylolisthese, nach *Beck* (Zeichenerklärung bei *Tabelle* II 8/6)

	Bundeswehr Erst-Untersuchungen	Bundeswehr Nach-Untersuchungen	RAF P 2	Franz. Luftwaffe A	B	H	Schweiz. Flugwaffe Erst-Untersuchungen	Schweiz. Flugwaffe Nach-Untersuchungen	USAF I, Ia, II u. III
Bandscheibenvorfall	■	∞	∞	■	■	■	■	∞	■
Zustand nach Laminektomie	■	∞	■	■	■	■	□	□	■
Auslöffelung einer Diskushernie	■	∞					□	□	■
mit weitergehenden Schäden an Knochen und Bändern				■	□	■			
ohne weitergehende Schäden				□	□	□			
Anteriore retromarginale Hernie				■	□	■			
Osteochondrose	■	∞					■	∞	

Tabelle II 8/10: Bandscheibeschäden, Osteochondrose und ähnliche, nach *Beck* (Zeichenerklärung bei *Tabelle* II 8/6)

für die

Bundespost
in den Richtlinien zur Feststellung der gesundheitlichen Eignung für den Dienst
(Bundesministerium für Post- und Fernmeldewesen 1976);

für die

Steinkohlenindustrie
in der Bergverordnung für die Steinkohlenbergwerke
(BVOST 1966);

für die

Seeschiffahrt
in der Verordnung über die Seediensttauglichkeit (Bundesgesetzblatt Teil I vom 19. 8. 70, Nr. 83, Seite 1241).

Ähnliche Verordnungen, zum Teil mit eingehenden Beschreibungen der Tauglichkeitsmerkmale für die Wirbelsäule, gibt es unter anderem

für die

Binnenschiffahrt
gelten die Tauglichkeitsvorschriften der Tauvo B vom 7. 3. 1966, herausgegeben vom Med. Dienst des Verkehrswesen der DDR (nach *Böttger* 1971);

für die

Landwirtschaft
in der DDR hat *Straube* 1976 in besonderem Hinblick auf den »optimalen Arbeitseinsatz Jugendlicher« unter anderem die Anforderungen für den Agrotechniker (B 17) zusammengefaßt und in III als ausschließend oder mindernd auch die degenerativen Erkrankungen der Wirbelsäule genannt.

für

Fahrzeugführer
in dem Beschluß des Schweizerischen Bundesrates über die medizinischen Mindestanforderungen an Fahrzeugführer 1971;

Nach den vorhergehenden Ausführungen gibt es bisher nur verhältnismäßig wenige aufgegliederte Listen mit genauer Bezeichnung der Wirbelsäuleveränderungen, die Tauglichkeitseinschränkung bedeuten. Für einige Berufe geben verschiedene Veröffentlichungen allgemeine Hinweise auf die Wirbelsäule. Zum Beispiel werden in den Berufsbilder-Beilagen der Zeitschrift »Arbeitsmedizin – Sozialmedizin – Präventivmedizin« in den Jahren 1967 bis 1978 viele Berufe genannt, die ein voll leistungsfähiges Stütz- und Bewegsystem verlangen: das sind unter anderem Autoelektriker, Bäkker, Dachdecker, Dreher, Fliesenleger, Former, Fräser, Glas- und Gebäudereiniger, Kraftfahrzeugarbeiter am Montageband, Maurer, Sattler, Schmied, Schweißer, Vulkaniseur.

Mehrere der Berufsgenossenschaftlichen Grundsätze für arbeitsmedizinische Vorsorgeuntersuchungen (GAVU) geben Hinweise auf Wirbelsäulestörungen, die für gewisse Berufe untauglich machen und deshalb bei Einstellungsuntersuchungen berücksichtigt werden müssen. Das gilt für Formveränderungen des Brustkorbes und der Wirbelsäule, sofern sie die Atmung beeinträchtigen: zum Beispiel nach G 1 bei Einstellung in Berufe mit Gefährdung durch mineralischen Staub und nach G 26 für Berufe, die das Tragen von Atemschutzgeräten für Arbeit und Rettung erfordern.

In den arbeitsmedizinischen Informationen für 51 Ausbildungsberufe, herausgegeben vom Zentralinstitut für Arbeitsmedizin der DDR in Berlin 1978, wird bei 42 Berufen jeweils in Ziffer 3 der Bewegungsapparat als besonders beanspruchtes Organsystem aufgezählt. Dabei ist die Wirbelsäule zweimal genannt, und zwar bei »Facharbeiter für Anlagen und Geräte« und »Maschinist«. Ergänzend zu Punkt 3 werden in Punkt 4 für alle Berufe jeweils »Hinweise für mögliche Tätigkeitseinschränkungen« gegeben. Bei den meisten Berufen heißt es: Anlagebedingte Leiden, Erkrankungen oder traumatische Schäden des Bewegungsapparates mit Funktionsminderung. Bei Berufen mit besonders physisch belastender Arbeit ist statt der Funktionsminderung die »*bleibende* Funktionsminderung« als mögliche Tauglichkeitseinschränkung erwähnt. Das betrifft mehr als 40 Berufe, unter anderen Agrotechniker, Baufacharbeiter, Friseure, Gießereiarbeiter, Installateure, Kellner, Lackierer, Maler, Matrosen, Maurer, Monteure, Schlosser, Schmiede, Tiefbauer, Tischler.

8. 5 Überwachungsuntersuchung

In den Gesamtrahmen der betrieblichen Vorsorgeuntersuchungen gehört die Überwachungsuntersuchung zur Feststellung des Fortbestehens der Eignung während der Tätigkeit an einem gefährdenden Arbeitsplatz: **II 17. 2.3**. Es ist vorteilhaft, die Überwachungsuntersuchungen in geregelten Zeitabständen vorzunehmen, die von der Berufsgenossenschaft nach Art der Tätigkeit und der gesundheitlichen Gefährdung festzulegen sind. *Burkardt* et al. schlagen 1973 für Personen vor dem 50. Lebensjahr einen Abstand von fünf und später von drei Jahren vor. Außerdem wird eine Überwachungsuntersuchung bei innerbetrieblichem Arbeitsplatzwechsel empfehlenswert oder sogar zwingend notwendig sein. Hat die Einstellungsuntersuchung geringfügige Vorschäden an der Wirbelsäule ergeben, die zur Zuweisung eines die Wirbelsäule nicht oder nur wenig belastenden Arbeitsplatzes führten, ist auf jeden Fall eine regelmäßige Überwachungsuntersuchung erforderlich, um dem Auftreten von Verschlimmerungen mit Vorbeugemaßnahmen zu begegnen. Zur rechtzeitigen Erkennung von Wirbelsäuleveränderungen sind außerordentliche Überwachungsuntersuchungen stets angezeigt, wenn über Arbeitsbehinderung durch Rückenbeschwerden, Ausstrahlschmerzen in Kopf, Arme und Beine und ähnliche meist als rheumatisch bezeichnete Leiden geklagt wird: **II 5.** 3.1, **II 16.** 9.1. Weitere Ausführungen in II 17. 2.3.

8. 6 Nachgehende Untersuchung

In die Gesundheitsvorsorge für den arbeitenden Menschen sind nachgehende Untersuchungen (**II 17.** 2.4) bei dem Ausscheiden aus einer gefährdenden Tätigkeit eingeplant, um spätere Verschlimmerungen, die aus der Tätigkeitszeit stammen könnten, rechtzeitig zu erkennen, ihr Fortschreiten zu vermeiden oder eine Behandlung einzuleiten. Für das Knochengerüst, eingeschlossen die Wirbelsäule, sind nachgehende Untersuchungen insbesondere bei den oft erst spät erkennbar werdenden Vergiftungsfolgen erforderlich, zum Beispiel durch Fluor, Blei, Phosphor, Kadmium u. a.: II 16. 3. Das gilt auch für die in der Wirbelsäule bevorzugt auftretenden Metastasen nach berufsbedingten Krebsbildungen (II 16. 5, **II 16.** 8), ebenso nach Infektionen: **II 16.** 4. Weitere sich langsam, oft erst nach dem Ausscheiden aus einer gefährdenden Arbeit entwickelnde Spätfolgen von Berufseinflüssen auf die Wirbelsäule sind in den *Kapiteln* **II** 15 und **II** 19 besprochen. Einige von ihnen bedingen laufende Betreuung durch nachgehende Untersuchungen, siehe auch **II 17.** 2.4.

II 9. 0 Allgemeines über berufsabhängige mechanische Dauereinwirkungen

9.1 Einführung

Die »Beanspruchung der Wirbelsäule im Beruf« ist ein seit Jahren oft erörtertes Thema. Die Vielfalt von unterschiedlichen Belastungen in den zahlreichen Berufsarten erschwert eine einheitliche Behandlung dieses Themas, das vielmehr einer Gliederung nach verschiedenen Richtungen bedarf. Das gilt vor allem für die unterschiedlichen mechanischen Einflüsse auf die Wirbelsäule, die entweder belastend im üblichen Sinne sind (z. B. durch Druck, Bewegung unter Last, Schwingungen und Erschütterungen), oder die durch Bewegungsarmut den erforderlichen Wechsel- und Ausgleichsmechanismus verhindern, der für den Stoffaustausch und damit für das Leben der Zwischenwirbelscheibe so große Bedeutung hat. In Teil I dieses Buches sind die biomechanischen und biochemischen Grundlagen zu diesen Problemen geschildert.

Da üblicherweise für Betrachtungen aus der Sicht der Ergometrie die Betätigung der Muskulatur zu berücksichtigen ist, wurde auch die Belastung der mit den Wirbelsäulefunktionen engverknüpften Rückenmuskulatur häufig untersucht.

Dafür spielt der Energiebedarf, berechnet nach kcal/min, eine Rolle, die in I 6. 2.2.4 kurz erläutert ist. In übersichtlicher Form beschreibt *Tabelle II 9/1* die Belastungen und Eigenarten der häufigsten Körperstellungen und -haltungen, die gleichzeitig als günstig oder als ungünstig eingestuft sind. Die Veränderungen des Energieumsatzes nach kcal/min und der Pulsfrequenz wurden in der Aufstellung ebenso berücksichtigt wie die starken Belastungen einzelner wichtiger Muskelgruppen. Nach diesen verschiedenen Belastungskriterien sind die Körperhaltungen und -stellungen in die Rangstufen 1 bis 14 eingeteilt. *Bild II 9/1* macht die Unterschiede im Energiebedarf augenfällig. *Sämann* hat 1970 die Ergebnisse von Berechnungen des Energiebedarfes einiger Bearbeiter zusammengestellt, den Bedarf im Liegen mit 100 angesetzt und kommt auf diese Weise zu einem Mittelwert für verschiedene wichtige Arbeitshaltungen: *Tabelle II 9/2*. Zu diesen Ergebnissen schreibt *Sämann* unter anderem, daß der hohe Energiebedarf des stark gebeugten Stehens mit kcal/min von 0,56 als höchster in der Reihe »nicht erwartet wurde, da die elektromyographischen Messungen in dieser Haltung kaum Aktivität zeigen«. Nach diesem Ergebnis sind also für

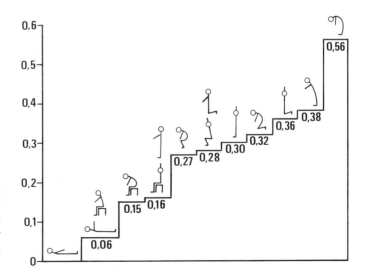

Bild II 9/1: Der Energieumsatz nach kcal/min in verschiedenen Körperstellungen, zusammengestellt nach *Tabelle* II 9/1 (unter Verwendung der Symbole und Ergebnisse von *Sämann*).

II 9.0 Allgemeines über berufsabhängige mechanische Dauereinwirkungen

Symbol		Körperstellung und -haltung	Erhöhung in bezug auf L 1		Starke Muskelbelastung	Bemerkungen $+$ = günstig $-$ = ungünstig	Rang
			E-Umsatz kcal/min	Puls P/min			
S 1		Stehen normal	0,16	14		$+$ Bewegungsraum $+$ Bewegungswechsel $-$ Stabilisierung $-$ Beinbelastung	3
S 2		Stehen gebeugt	0,38	18	Rücken Schenkel	$-$ statische Arbeit $\pm$ wie S 1	5
S 3		Stehen stark gebeugt	0,56	17	Rücken Schenkel	$-$ statische Arbeit $\pm$ wie S 1	8
S 4		Stehen Arme über Kopf	0,30	18	Rücken	$-$ statische Arbeit $\pm$ wie S 1	11
H 1		Hocken normal	0,27	10	Waden Schenkel	$-$ Kniekehlen $-$ Stabilisierung	6
H 2		Hocken Arme über Kopf	0,28	14	Schultern Waden Schenkel	$-$ Kniekehlen $-$ Stabilisierung $-$ statische Arbeit	13
K 1		Knien normal	0,28	21		$-$ Kniegelenk $-$ Kreislauf	7
K 2		Knien gebeugt	0,32	22	Rücken	$-$ Kniegelenk $-$ Kreislauf $-$ statische Arbeit	9
K 3		Knien Arme über Kopf	0,36	26	Rücken Schulter	$\pm$ wie K 2	14
Si 1		Sitzen normal	0,06	7		$+$ Stabilisierung $+$ Körpergewicht $-$ Gesäßdurchblutung	2
Si 2		Sitzen gebeugt	0,15	13	Rücken	$\pm$ wie Si 1 $-$ Atmung $-$ Magen	4
Si 3		Sitzen Arme über Kopf	0,16	13	Rücken Schulter	$\pm$ wie Si 1 $-$ statische Arbeit	10
L 1		Liegen Ruhelage	0,00	0		$+$ Kreislauf $-$ Bewegungsraum	1
L 2		Liegen Arme über Kopf	0,06	3	Hals Nacken	$+$ Kreislauf $-$ Bewegungsraum $-$ statische Arbeit	12

Autor	Hilf	Hettinger	Schulte	Sämann	**Mittelwert**
Körperhaltung		Energiebedarf bezogen auf »Liegen«			
Liegen	100	100	100	100	100
Sitzen	104	123	103–105	105	109
Sitzen, gebeugt	–	131	–	113	122
Stehen	112	147	108–110	113	120
Knien	–	139	130–140	123	132
Hocken	109	139	–	122	12
Stehen, gebückt	155	162	150–160	150	155

Tabelle II 9/2: Energiebedarf in verschiedenen Arbeitshaltungen (Zusammenstellung von Sämann)

die Beantwortung der Frage des Einwirkens von Körperstellungen auf die Wirbelsäule weder der Energiebedarf noch die elektromyographischen Messungen für sich allein maßgebend. Dafür ist der durch verschiedene Haltungen der Wirbelsäule auf die Zwischenwirbelscheiben und auf die Wirbelbogengelenke ausgeübte Druck mit den sich ergebenden Folgen viel wesentlicher: I 6. 4.3.2. Außerdem muß die für eine Arbeitsschicht durchschnittlich errechenbare Expositionszeit als Zeitfaktor in alle ergometrischen Prüfungen von Arbeitsplätzen auch in bezug auf die zeitliche Wirbelsäulebelastung einkalkuliert werden.

Bedauerlicherweise wird bei der Arbeitsanalyse und der Arbeitsplatzgestaltung der Einfluß der Rumpfhaltung noch immer zu wenig beachtet. Stärke und Richtung einer Kraftanstrengung sowie Stereotypbewegungen spielen je nach der Haltung der Wirbelsäule eine besondere und meist bedeutendere Rolle als der Kraftaufwand selbst. Nur die gemeinsame Betrachtung der verschiedenen Komponenten kann die wahre Belastungsgefährdung der Wirbelsäule klären. Hinzu kommt noch die Ermüdung der an den Haltungen und Bewegungen der Wirbelsäule beteiligten Muskelgruppen mit ihrer ungünstigen Wirkung auf die Zwischenwirbelscheiben, die sich besonders bei beruflichen Dauerhaltungen bemerkbar macht.

Welche Schwierigkeiten sich ergometrischen Untersuchungen über die wichtige Dauerleistungsgrenze entgegenstellen, schildern 1976 in ihrer Studie Jäger et al. Sie kommen zu einem wichtigen Ergebnis, das wörtlich wiedergegeben werden soll: »Eine signifikante Korrelation zwischen Maxima- und Dauerleistungsgrenzwerten konnte für keinen Parameter gesichert werden, so daß der Informationsgehalt von Maximawerten ergometrischer Kurzzeitmethoden bezüglich der Dauerleistungsfähigkeit minimal ist«. Gerade für die Wirbelsäule, die in den wirbelsäulebelastenden Berufen fast ausschließlich einer Dauerbeanspruchung unterliegt, sind solche Erkenntnisse wertvoll. Hinzu kommt noch die von den Verfassern betonte Beeinflussung derartiger Werte durch vielerlei Faktoren, die während des Lebens wechseln.

Für die differenzierten Arbeitsplätze in Fertigungs-, Kraftfahrzeug- und Bergbaubetrieben haben Rohmert u. Schott 1974 Unterlagen über die zeitliche Einhaltung verschiedener Körperstellungen geschaffen: Tabelle II 9/3 und Bild II 9/2. Es geht daraus das Überwiegen der im Stehen durchgeführten Arbeiten hervor. Aber auch das gebeugte Stehen mit dem bereits beschriebenen hohen kcal/min-Wert erreicht bei einigen Berufen ein Viertel der Arbeitszeit, die ernstlich auf die Wirbelsäule einwirkt. Die in den Berechnungen von Sämann ebenso wie in den Aufstellungen von Rohmert u. Schott zutage kommenden Zahlen für den Energiebedarf beweisen beispielhaft die bedeutenden Unterschiede in der Belastung verschiedener Arbeitsplätze in Berufen, die einheitlich als Schwerarbeiterberuf angesehen werden. Daraus geht also hervor, daß berufsbezogene Pauschalbetrachtungen über die Einflüsse auf die Wirbelsäule nicht zum gewünschten Ziele einer differenzierten Klärung führen. Das gilt für Bergbau, Autoindustrie, Bauwirtschaft, Textilbetriebe usw.

Aus den dargelegten Gründen ist die Berufsbezogenheit von Wirbelsäuleschäden nur durch sorgfältige Differenzierung der für eine Berufs-

Tabelle II 9/1: Belastungen und Eigenarten bei Körperstellungen und -haltungen (vergl. Bild II 9/1)

II 9.0 Allgemeines über berufsabhängige mechanische Dauereinwirkungen

	Tätigkeit	Körperstellung	O	Ø	G	S	B	Si	H	K	L
1	Schleifer A		27,5	14,0	5,3	84,5	6,3	2,4	–	1,5	–
2	Schleifer B		44,6	11,7	9,5	80,4	6,7	3,4	–	–	–
3	Bohrer		26,9	14,9	4,3	87,9	6,2	–	–	1,4	–
4	Stoßmasch.-Arb.		97,5	96,4	5,7	74,7	8,4	–	–	1,2	
5	Dreher		25,8	4,3	2,2	93,1	4,8	–	–	–	–
6	NC-Dreher		37,2	23,5	13,1	78,2	7,6	1,1	–	–	–
7	Radialbohrer		21,1	5,8	2,7	64,2	24,2	6,7	0,4	1,8	–
8	Langfräser		79,9	7,8	20,9	64,4	11,3	3,5	–	–	–
9	Horizontalbohrer		29,7	11,0	6,7	64,6	22,9	0,5	1,4	3,8	–
10	Langbohrer		75,0	14,7	8,3	58,9	6,4	24,4	–	1,3	0,6
1–10	(mechanische Fertigung)		46,5	20,4	8,2	75,5	10,7	4,2	0,2	1,1	0,1
11	Kfz-Schlosser (n = 4)		16,0	36,4	13,1	34,4	19,3	10,7	12,6	9,8	0,14
12	Kfz-Elektriker (n = 4)		19,0	40,1	12,5	29,4	9,4	42,1	3,7	2,9	–
11–12	(Kfz-Reparatur)		17,2	37,9	12,8	32,4	15,3	23,3	9,0	7,1	0,1
13	Hantieren, nicht-mechanisiert (n = 35)					64	16	–	–	20	–
14	Be- u. Entladen, nicht-mechanisiert (n = 135)					41	27	7	1	24	
15	Umladen, nicht-mechanisiert (n = 47)					68	23	9	–	–	–
16	Hantieren mechanisiert (n = 24)					64	20	8	–	8	–
17	Umladen mechanisiert (n = 186)					72	12	5	5	6	–
13–17	(Bergbau-Materialtransport)					59	20	6	2	13	–

Tabelle **II 9/3:** Prozentuale Anteile von Körperstellungen während der Schichtzeiten verschiedener Arbeitsverrichtungen (nach *Rohmert* u. *Schott* 1974)
Zeichenerklärung:
O = nicht beobachtbar, Ø = untätig, G = gehen, S = stehen, B = gebeugt stehen, Si = sitzen, H = hocken, K = knien, L = liegen.

gruppe besonders spezifischen, wirbelsäulebelastenden Tätigkeit zu klären oder auf den individuellen Arbeitsplatz abzustimmen. Auf der Nichtbeachtung dieser Notwendigkeit beruhen manche Fehlschlüsse. Andererseits ist nicht zu verkennen, daß diese Bedingungen oft nur schwierig erfüllbar sind, weil die einzelnen Arbeitsleistungen nicht immer genau analysiert werden können (oder bisher nicht analysiert wurden), und weil Schwierigkeiten vorliegen, differenzierte ergometrische Untersuchungen am Arbeitsplatz für eine genügend große Zahl von Berufsangehörigen durchzuführen, um verwertbare Durchschnittsergebnisse zu erhalten. Gute Ansätze für solche arbeitsmedizinische Grundlagen zur Klärung von berufsbedingten Wirbelsäulebeschwerden sind vorhanden: zum Beispiel die Prüfungen der Arbeitsbelastung beim Fahren landwirtschaftlicher Schlepper unter Verwendung eines simulierten Arbeitsplatzes: II 9. 3.3, II 14. 2.

Die arbeitsmedizinische Forschung hat für viele Arbeitsplätze bereits erfolgreich die »Quantifizierung des menschlichen Leistungseinsatzes bei hochmechanisierten Mensch-Maschine-Systemen« in Angriff genommen: z. B. *Kleensang* 1974. In diesen Bemühungen stehen die Prüfungen der Belastungs- und Leistungsfähigkeit innerer Organe (Herz, Kreislauf, Atmung) sowie die psychischen Belastungen im Vordergrund gegenüber den mechanischen Einflüssen auf das Stütz- und Bewegsystem. Insbesondere ist die Einbeziehung der Wirbelsäule mit ihren besonderen Belastungsbedingungen erforderlich, weil das »zentrale Achsenorgan« mit spezifischen Belastungsarten, unter

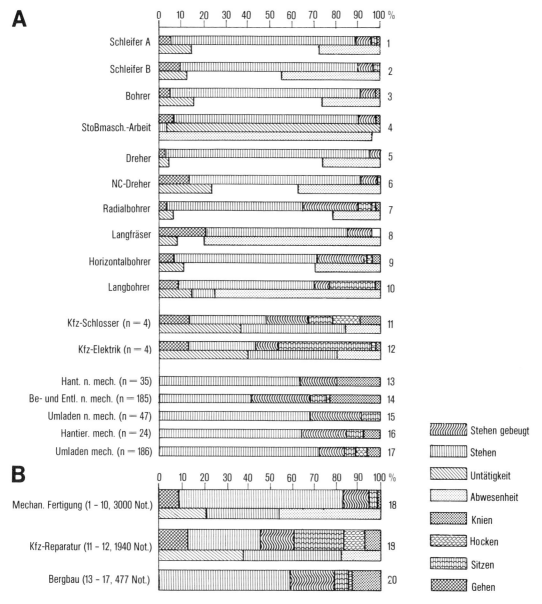

Bild II 9/2: Häufigkeiten in Prozenten von Körperstellungen an industriellen Arbeitsplätzen: mechanische Fertigung, Kfz-Reparatur, Bergbau (nach *Rohmert* u. *Schott* 1974). Bildliche Darstellung der *Tabelle* II 9/3.

anderem auch in Form der Bewegungsarmut, für alle Arbeitsplätze eine – oft sogar vordergründige – Bedeutung hat. Das beweisen die wirbelsäulebedingten häufigen Arbeitsunfähigkeitszeiten (**II 6.** 4) und Berufsförderungsmaßnahmen (**II 7.** 2) ebenso wie vorzeitiger Berufsabbruch und Frühinvalidisierung (**II 7.** 3) und die hohe volkswirtschaftliche Bedeutung der Wirbelsäuleleiden: **II 7.**

Die Bemühungen, nicht einen »Beruf« als Gesamteinheit, sondern den »spezifischen Arbeitsplatz« durch ergometrische Untersuchungen auf seine speziellen Belastungen und damit auch auf seine Einstufung in der Eignungsuntersuchung einzugrenzen, haben zu verschiedenen Versuchen geführt, Arbeitsplatzcharakteristiken zu schaffen. Auf der Ebene dieser Bemühungen liegen zum Beispiel die Kennzahlen der Arbeitsplatzbeanspruchung, die *Ahrendt* 1973 aufgestellt hat. Zunächst erarbeitete er Unterlagen für die Muskelbeanspruchung und zwar das Niveau der energetischen Beanspruchung und das Niveau der statischen Beanspruchung infolge Körperhaltung. Jedoch sind die Versuche zur Quantifizierung und zur Bildung von Kennzahlen noch nicht bis zu einer allgemeinen internationalen Anerkennung ausgereift. Grundlagen dafür schaffen Professiogramme (II 11. 2, II 11. 4) und Berufsbilder oder spezifizierte Berufsverzeichnisse (II 11. 1, II 11. 2) und andere Formen von Arbeitsplatzcharakteristiken: II 17. 2.1.

Abgestimmt auf die Wirbelsäule unternimmt *Barbera-Carre* 1972 den interessanten Versuch der »funktionellen Bewertung des Arbeitsrückens« auf der Grundlage der Kinesiologie. Der »Arbeitsrücken« wird als funktionelle Einheit betrachtet, die am Hals beginnt und in Höhe der Hüftquerlinie endet, aber auch den Brustkorb einschließt. Der Verfasser hat ein umfangreiches Programm beschrieben, das eine Bilanz der beruflichen Tätigkeit ergeben soll: die beruflich-grafisch-kinesiologische Analyse der erforderlichen Bewegungen. (Ähnliche Differenzierungen sind für den Sport notwendig, weil viele Sportarten bei geforderter Hochleistung unterschiedliche Wirbelsäulebelastungen hervorrufen.)

Außer den mechanischen Einflüssen kann der Beruf auch thermische, infektionsbedingte und chemische Wirkungen auf die Wirbelsäule ausüben. Unter besonderen Umständen unterliegt die Wirbelsäule schädigenden Berufseinwirkungen durch Klima, Ernährungs- oder Stoffwechselstörungen, ionisierende Strahlen, plötzliche Druckänderungen und barotaktische Einflüsse, wie sie unter anderem im Zusammenhang mit der Weltraumfahrt entstehen. Infolge beruflicher Tätigkeit erworbene bösartige Geschwülste ziehen häufig die Wirbelsäule in Mitleidenschaft. Solche nichtmechanischen beruflichen Einflüsse auf die Wirbelsäule haben an Umfang und Bedeutung in den letzten Jahrzehnten zugenommen. Deshalb ist ihre Besprechung in eigenen Kapiteln erforderlich: **II 15 und II 16.**

Weiteres Schrifttum: *Ahlgren* 1963, *Gutman* u. *Wolff* 1959, *Harff* 1968, *Humperdinck* 1959, *Husser* 1951, *Jeanmart* 1973, *Junghanns* 1964, *Lederer* 1972, *Lehmann* 1952, *Menegaz* 1972, *Mohing* 1957 u. 1959, *Probst* 1960, *Rettig* 1975, *Rowe* 1971, *Rößler* 1960, *Schlomka* 1956, *Schoberth* 1962, *Schott* 1974, *Voltz* 1960.

9.2.0 Dauerbelastungen

9.2.1 Vorbemerkung

Die allgemeine energetische Belastung kann für einzelne Berufe oder für umgrenzte Arbeitsleistungen oder für eine Arbeitsschicht aus dem Verhältnis zwischen Arbeitspuls und Arbeitsenergieumsatz berechnet werden: *Klotzbücher* 1975, *Rohmert* u. *Schott* 1974, *Sämann* 1970, *Kleensang* 1974 u. v. a. So lassen sich für dynamische und für statische Arbeiten Leistungsgrenzen, auch für Dauerleistungen, herausfinden.

Fraglich bleibt, ob bestimmte Veränderungen der Wirbelsäule oder chronisch und oft unbewußt vorliegende Ausweichhaltungen oder -bewegungen, die der Vermeidung von Wirbelsäuleschmerzen dienen, eine meßbare Veränderung der Dauerleistung herbeiführen, die sich in den Berechnungen des Energieumsatzes niederschlägt. Wenn dies der Fall sein sollte, könnten Energieumsatzbestimmungen vor der Zuweisung zu bestimmten Arbeitsplätzen ein vorzügliches Hilfsmittel sein.

Um für wissenschaftliche und für berufspraktische Belange Überlegungen zu den vorliegenden biomechanischen Problemen der Wirbelsäule anzustellen, sind auch für Dauerbelastungen die unterschiedlichen Gewebearten zu berücksichtigen, die das Achsenorgan erst zu der biomechanisch so außerordentlich interessanten gegliederten Säule machen. Lange Zeit standen bei Überlegungen zur Frage von Wirbelsäuleschäden durch berufliche Dauerbelastungen wesentlich die knöchernen Teile im Blickpunkt des Interesses. Darüber berichtet das folgende Kapitel II 9. 2.2.

Seit 1930 begann als Auswirkung der Forschungen *Schmorls* und seiner Schüler zur Pathoanatomie und Klinik der Zwischenwirbelscheiben eine Hinwendung des Interesses zu diesen Weichgeweben. Trotz der anerkannt großen Bedeutung der endogenen Vorbestimmung vieler Vorgänge in den segmental angeordneten Zwischenwirbelscheiben reifte die Erkenntnis, daß exogene Einflüsse, insbesondere Dauereinwirkungen, von zusätzlicher Bedeutung sind: II 9. 2.3. Der Stellenwert des exogenen (zum Teil beruflichen) Einflusses gegenüber den endogenen Anteilen der Veränderungen wird in zahlreichen Kapiteln behandelt, zusammengefaßt für einzelne Erkrankungen der Zwischenwirbelscheiben in II 19 unter der Überschrift »Der Zwischenwirbelscheibeschaden als problematische Berufskrankheit«.

9.2.2 Knochen

Infolge ihrer zentralen Lage ist die Wirbelsäule praktisch an allen Haltungen und Bewegungen des Körpers beteiligt. Dadurch kommt ihr Knochengerüst in stets wechselnde Belastungen. Schäden durch statisch-berufliche Dauerbelastungen von gesunden Wirbelknochen sind bisher nicht beschrieben. Dagegen können besondere, häufig wiederholte dynamische Belastungen Knochenschäden an der Wirbelsäule hervorrufen. Das ist von der Schipperkrankheit erwiesen, die deshalb zu den anerkannten Berufskrankheiten zählt: **II 11. 4, II 18. 2.**

Mikroskopisch nachgewiesen sind in den knöchernen Wirbelkörperabschlußplatten (Siebplatten) Trümmerfeldzonen mit Nekrosen- und Zystenbildungen (*Bechtoldt* 1969, I 4, I 8. 3.2) sowie subchondrale Mikrofrakturen in der Wirbelkörperspongiosa (*Freeman* 1973, *Radin* et al. 1973, II 9.2.3). Noch nicht restlos geklärt ist allerdings ihr Zusammenhang mit Dauereinwirkungen des Berufes (durch Vibrationen, siehe II 18. 9) und die Möglichkeit der dadurch hervorgerufenen Diffusionsstörung für die Zwischenwirbelscheibe: I 4, I 8. 3.2, II 9. 2.3, II 18. 5, II 19. 5, II 19. 8.

Um die Ursache der Fugenbildung im Zwischengelenkstück des Wirbelbogens, die Spondylolyse mit Fortsetzung zum Wirbelgleiten, der Spondylolisthese, sind in der Literatur viele Auseinandersetzungen geführt worden: I 6. 4.7, I 8. 4.1, II 2. 2.3, II 18. 4. Immer wieder taucht die Frage einer beruflichen Entstehung durch körperliche Schwerarbeit auf: II 18. 4, II 18. 7. Ein Beweis konnte jedoch bisher nicht erbracht werden. In den letzten Jahren spielt die Spondylolysis/Spondylolisthesis als eine durch Dauerbelastung im Leistungssport entstandene Schädigung eine große Rolle. Nähere Ausführungen dazu enthält: *Junghanns*, Die Wirbelsäule im täglichen Leben, in der Freizeit, im Sport und im Wehrdienst, Hippokrates Stuttgart, erscheint 1980.

9.2.3 Zwischenwirbelscheibe

Wie alle blutgefäßlosen Gewebe kann die Zwischenwirbelscheibe ihre Gesundheit und damit ihre statischen und dynamischen Aufgaben nur durch einen gut geregelten zu- und abführenden Diffusionsstrom erhalten: I 8.3.2. Langzeitige Unterbrechungen dieses notwendigen Wechselspiels gefährden die Biochemie der Bandscheibenflüssigkeit (I 8. 3.3) und damit die anatomischen Strukturen. Das bleibt nicht ohne Auswirkungen auf die statischen und dynamischen Funktionen der Zwischenwirbelscheibe: I 8. 3.2. Hierfür gibt es Parallelen zu einem anderen bradytrophen Gewebe, dem Kniegelenksmeniskus. Seine Schäden werden unter gewissen Voraussetzungen als Berufserkrankung anerkannt. In der D-BeKV:2102 heißt es zur ärztlichen Beurteilung: »Hierbei ist zu prüfen, ob die Tätigkeit unter Tage geeignet war, die Entstehung eines Meniskusschadens zu verursachen. Die Tätigkeit muß außerdem regelmäßig, das heißt während eines wesentlichen Teiles der täglichen Arbeitszeit ausgeübt worden sein.«

So wie der Kniegelenksmeniskus durch langzeitigen Druck der Gelenkflächen in Ernährungsnot gerät, kann die Bandscheibe infolge ihrer Lage zwischen zwei Wirbelkörpern einem diffusionsbehindernden Belastungsdruck ausgesetzt werden. Insofern besteht eine gewisse Vergleichbarkeit für Überlegungen zur Frage der »berufsbedingten« Schädigung der Bandscheibe durch Dauerdruck.

Allerdings sind besondere Bedingungen zu beachten, ehe eine Schädigung durch langdauernde mechanische Einwirkungen als Berufserkrankung bezeichnet oder nach § 551,2 RVO wie eine Berufserkrankung anerkannt und ggf. entschädigt werden kann. Diese Konsequenz ist bezüglich chronischer Bandscheibeschäden in verschiedenen Staaten gezogen worden (DDR-BK:23, EG-BK:E5). Weitere Erörterungen dieser Frage in der Bundesrepublik sollten solche Entscheidungen des Auslandes berücksichtigen, müssen aber neben den abweichenden versicherungsrechtlichen Grundlagen gleichzeitig das Zusammenspiel endogener und exogener Gegebenheiten kritisch bewerten. Mehr darüber in II 19. 8.

In solche Überlegungen sollten auch die Untersuchungsergebnisse einbezogen werden, die *Hartung* u. *Anna* (1976) bei Zugversuchen an menschlichen Weichgeweben (Sehnen und Knorpel) erhielten: I 5. 5, I 8. 3.3. Die Autoren kamen zu dem Schluß, daß biologische Gewebe nach fortgesetzter Be- und Entlastung typische Ermüdungserscheinungen zeigen und daß die Deformationszustände solcher Gewebe irreversibel sein können. Prüfungen an Zwischenwirbelscheiben fehlen allerdings noch.

Ein weiterer Hinweis auf Störmöglichkeiten für den Diffusionsstrom besteht nach Angaben von *Nachemson* (1975). Er zieht eine persönliche Mitteilung von *Freeman* (1973) und eine Veröffentlichung von *Radin* et al. (1973) heran, die in der Wirbelkörperspongiosa subchondral gelegene Mikrofrakturen nach wiederholten mechanischen Einwirkungen feststellten. Es wird allerdings erst noch zu klären sein, ob darunter auch Dauereinwirkungen, wie berufliche Belastungen bei schwerer körperlicher Arbeit oder durch Vibrationen gemeint sind. *Nachemson* glaubt in diesen röntgenologisch nicht sichtbaren Mikrofrakturen eine Schmerzursache zu finden. Durch die Heilungsvorgänge (Kallusbildung) solcher knorpelnaher Knochenbrüche kann noch eine andere Folge befürchtet werden – die *Nachemson* allerdings in seiner Arbeit nicht andeutet –, nämlich die Möglichkeit der nachkommenden Schwierigkeiten für die Diffusionsernährung der angrenzenden Bandscheibe: I 4, I 8. 3.2, II 9. 2.2, II 18. 5, II 18. 9, II 19. 4, II 19. 8.1.

Vielfach werden die Ähnlichkeiten des Gelenkknorpels, seiner mechanischen Belastung, seiner Strukturen und seiner biochemischen Eigenschaften mit der Bandscheibe in Vergleich gebracht. Die Sportmedizin spricht von Sportgelenk (zunehmende sportbedingte Arthrose) und auch bereits von Sport-Zwischenwirbelscheibe, wenn chronische Schäden bei Leistungssportlern entstehen. Als Erklärungen werden herangezogen: fortlaufend wiederholtes Mikrotrauma, kumulativer Beitrag wiederholter Trivialverletzungen, Gewebsermüdungsschaden, physiologischer Streß, unterschwelliges Dauertrauma, funktionsmechanische Überbeanspruchung, Erlahmen des mechanischen Widerstandes, Erlahmen des Knochen-Band-Gefüges und noch viele andere Wortschöpfungen, die in II 18. 1 zusammengestellt sind. Zum Beispiel spricht *Ogienko* 1969 von der »beruflichen Mikrotraumatisierung der Wirbelsäule«. *Martel* et al. (1976) bezeichnen diese Vorgänge mit dem Sammelnamen »subklinisches Trauma«. Sicher ist in jedem dieser Begriffe ein Teil der wahren Grundlagen angesprochen. Der Anteil des auf Beruf oder Sport zu beziehenden Wirkungsmechanismus ist aber für das Bandscheibegewebe noch schwieriger mit genügendem Gewicht in die Waagschale zu werfen als für den Gelenkknorpel (siehe *Junghanns:* Die Wirbelsäule im täglichen Leben, im Sport und im Wehrdienst, Hippokrates, Stuttgart, erscheint 1980). Die der Zwischenwirbelscheibe, dem am schlechtesten ernährten bradytrophen Organ des Stütz- und Bewegsystems, auf den Lebensweg mitgegebenen endogenen Schwächen bedeuten eine schwere Zurücksetzung im Kampf ums Überleben und machen das Gewebe anfällig für zusätzliche Einflüsse. Alle weiteren Ausführungen über berufliche Wirbelsäulebelastungen müssen unter diesem Gesichtswinkel gesehen werden.

Über langdauernde Einwirkungen auf die Zwischenwirbelscheiben und ihre Folgen berichten ausführlich die Kapitel I 6. 4.3, I 7. 5.10, I 8. 3 und I 8. 4.2. Außerdem finden sich an verschiedenen Stellen der Kapitel I 5, I 6, II 10 die Ergebnisse experimenteller Untersuchungen sowie Ausführungen über berufliche Belastungen. Die bisher noch unausgeglichenen Meinungen über die Folgen von Dauerbelastungen der Zwischenwirbelscheiben werden unter dem Titel »Der Zwischenwirbelscheibenschaden als problematische Berufskrankheit« in Kapitel II 19 zusammengefaßt.

9.3.0 Vibrationen

9.3.1 Vorbemerkungen

Im heutigen Arbeitsleben nehmen Vibrationseinflüsse sowohl in Form von Sinusschwingungen wie auch als unregelmäßige stochastische Erschütterungen einen großen Raum ein. Sie beeinflussen viele Organe und Organsysteme, so daß die Bezeichnung Vibrationskrankheit durchaus berechtigt ist: I 7. 2. Auch die Bezeichnung Vibrationsstreß ist bereits geprägt: *Warbanow* u. *Wassilewa* 1977. An den schwingungserregenden Arbeitsgeräten und Fahrzeugen sind zwar viele Verbesserungen mit Abmilderung der Schwingungsamplituden und der stochastischen Erschütterungen in den letzten Jahrzehnten eingeführt worden, aber die Zahl der Menschen, die Schwingungen ausgesetzt sind, nimmt mehr und mehr zu, da die vergrößerte Breite der Exposition neben dem beruflichen Alltag auch die Erholungszeiten durch vermehrte Benutzung von motorgetriebenen Fahrzeugen zu Lande und zu Wasser sowie von Flugzeugen erfaßt hat.

Wie erheblich der zahlenmäßige Übergang von der »körperlichen« Schwerarbeit zur Anwendung von – allerdings vibrierenden – Arbeitsfahrzeugen und handbedienten Geräten ist, zeigen Beispiele aus der schwedischen Forstwirtschaft (Eigenbericht vom Symposium von Bygghälsan in Stockholm und Sundsvalen im September 1971). Der Holzeinschlag in Schweden erfolgte einschließlich Entastung, Entrindung, Zersägung und Transport vor 1970 noch mit nur fünfzehnprozentiger Mechanisierung: *Embertsen* 1971. Nach Durchführung des Mechanisierungsplanes werden 70% aller Forstarbeiter im Holzeinschlag Führer vibrierender Maschinen sein. Der Transport von Holz in der Forstwirtschaft mittels Traktoren betrug 1960 nur 20%. Er ist ab 1970 hundertprozentig. In solchen Zahlen zeigt sich deutlich die Umschichtung der Wirbelsäulebelastung von den Einflüssen der körperlichen Arbeit in die Beeinflussung durch Schwingungen und Erschütterungen. Deshalb stellt sich die Frage, ob es möglich sein wird, bei Vorsorgeuntersuchungen vibrationsgefährdete Wirbelsäulen zu erkennen und ihre Träger von Arbeitsplätzen mit starken Vibrationseinflüssen fernzuhalten. Ansätze für die Konstruktion entsprechender Untersuchungsgeräte liegen vor: *Debrunner* u. *Graden* 1975, II 4. 2.

Im Durchschnitt gesehen treffen jeden Menschen – bereits von Jugend an – täglich mehrere Stunden lang Schwingeinflüsse, von denen frühere Generationen weitgehend oder gänzlich verschont blieben. Die Erschütterungen durch die gute alte Postkutsche waren für die Wirbelsäule des Reisenden oft sehr belastend. *Reischauer* hat 1951 auf die Reise Goethes nach Italien hingewiesen. Diese Reise war zu jenen Zeiten aber nur wenigen vergönnt und wurde durch entsprechende Pausen unterbrochen. Die Reisenden von heute, die zu Tausenden auf den Spuren Goethes der südlichen Sonne entgegenfahren, erleiden auf der Urlaubsreise (2000 km Hin- und 2000 km Rückfahrt) mit eigenem Fahrzeug oder im Bus trotz bester Federungen des Fahrzeuges und der Sitze mehrere Tage lang – oft bei ununterbrochenen Tag- und Nachtfahrten – in pausenloser Folge erhebliche Erschütterungen. Goethe und seine Zeitgenossen hielten die Beschwerden für Rheumatismus (Podagra), der von ihren Ärzten nicht auf die mechanischen Belastungen der Postkutschenfahrt nach Italien, sondern auf Erkältungen zurückgeführt wurde. Heute ist die »schmerzhafte Bandscheibe« die Bezeichnung für den gleichen Komplex von Beschwerden, an dem in unserer Zeit allein in der Bundesrepublik mehrere Millionen Menschen leiden. Wieweit dabei mechanische Belastungen, unter ihnen Vibrationen, eine Rolle spielen, ist in den weiteren Abschnitten dieses Kapitels zu besprechen.

9.3.2 Teilkörperschwingungen durch handgeführte Arbeitsgeräte

Die sehr verbreiteten handgeführten und vibrierenden Arbeitsgeräte geben ihre Schwingungen auf dem Leitweg über Hand und Arm zu den Schultergelenken und bis zur Halswirbelsäule weiter: I 7. 1. Wegen dieser begrenzten Ausbreitung der Vibrationen wird im Gegensatz zu den Ganzkörperschwingungen (I 7. 4.3, II 9. 3.3, II 18. 9.3, II 19. 8.3) von Teilkörperschwingungen gesprochen: I 7. 4.2, II 12, II 18. 9.2, II 19. 8.2.

Für die in diesem Buch zu behandelnden Probleme stellen sich die Fragen, ob und in welcher Stärke die Teilkörperschwingungen den Kopf und die Halswirbelsäule mit ihrem Übergang zur Brustwirbelsäule erreichen, und ob sie Schädigungen hervorrufen. Alle Möglichkeiten der vibrationsbedingten Schäden an Organen und Organsystemen sind in I 7 dargestellt. Die dort behandelten Schadensmöglichkeiten werden in dem Sammelbegriff Vibrationskrankheit zusammengefaßt: I 7. 3. Über das Hand-Arm-System eindringende Schwingungen verursachen Veränderungen der Blutgefäße und der Armgelenke. Manche Autoren meinen auch, daß die Wirbelsäule und im Zusammenhang mit ihr das Zentralnervensystem durch Teilkörperschwingungen erreicht und geschädigt werden können.

Im Gleichschritt mit solchen Erkenntnissen beschäftigte sich die biomechanische Forschung mit der Frage, wo die Grenze der Schwingungsverträglichkeit liegt, mit anderen Worten, bei welcher Einflußstärke Schädigungen zu befürchten sind. Die Untersuchungsergebnisse führten in der Bundesrepublik Deutschland zur Festlegung verschiedener ISO-Richtlinien. Für die Hand-Arm-Schwingungen besteht die Richtlinie ISO-DIS 5349, über die mehrfach von der Arbeitsgruppe *Dupuis-Christ* berichtet wurde. Für die DDR sind Grenzwerte der schwingenden Arbeitsgeräte in der TGL 22312, Bl. 4 festgelegt. Die Ausarbeitung solcher Richtlinien stößt auf mancherlei Schwierigkeiten, weil oft Schwingungsgemische vorliegen, weil die Schwingungen nicht immer nur in einer Richtung verlaufen, und weil auf dem bis zum »Erfolgsorgan« führenden langen Leitweg sowohl Abmilderung der Schwingenergie wie auch Resonanzen entstehen, und weil bei den handgeführten Geräten Winkelstellungen der Armgelenke, Muskelanspannungen und wechselnder aktiver Druck gegen die Geräte vielerlei Änderungen hervorrufen.

Diese verschiedenen Fragen werden in weiteren Kapiteln berührt, die sich mit Teilkörperschwingungen beschäftigen: I 7. 1, I 7. 2 (mit Bild), I 7. 4.2, II 12. 2, II 12. 3, II 18. 9.2, II 19. 8.

9.3.3 Vibrationen in Fahrzeugen/ Ganzkörperschwingungen

Auf den im Fahrzeug sitzenden Menschen wirken vor allem Ganzkörperschwingungen ein, die im wesentlichen vom Sitz her in vertikaler Richtung die Wirbelsäule treffen: I 7. 4.3. Dem Führer eines Motorfahrzeuges werden durch die Bedienung der Fußhebel zusätzliche Schwingungen zugeleitet, die in die Ganzkörperschwingungen einfließen. Darüber hinaus entstehen durch das Vibrieren von Lenkrädern oder von handbedienten Hebeln Teilkörperschwingungen. Sie pflanzen sich über die Arme und Schultern unter Umständen bis zur Wirbelsäule fort, ähnlich wie das für die Druckluftwerkzeuge gilt (II 12. 2.1), aber mit anderen Frequenzen und Amplituden. Für das zentrale Achsenorgan liegt also eine sehr komplexe Form sinusförmiger und stochastischer Schwingungsarten mit unterschiedlichen Richtungen (vertikal oder horizontal) vor. Neben den Fahrzeugteilen, die dem menschlichen Körper durch unmittelbaren Kontakt Vibrationen übertragen (Sitz, Bodenplatte mit Bodenhebeln, Lenkrad und Handhebel), wirken die Bodenverhältnisse des Fahrweges über Vermittlung vieler Teile des Fahrzeuges (Räder, Achsen, Federungen, Fahrerkabine, Bedienhebel usw.) mittelbar auf den im Fahrzeug sitzenden, stehenden oder liegenden Menschen ein.

In fruchtbarer Zusammenarbeit haben Techniker und Ärzte durch zeitraubende Messungen das zunächst unentwirrbar erscheinende komplexe System von Schwingwirkungen schrittweise geordnet.

Dazu war es zunächst erforderlich, die in und von Fahrzeugen entstehenden Schwingungen zu analysieren. *Dupuis* hat 1962 und später in mehreren Arbeiten zusammen mit der Arbeitsgruppe des Max-Planck-Institutes für Landarbeit und Landtechnik ausführlich beschrieben, mit welchen Verfahren es möglich wurde, die während des Fahrens auf der Straße und bei der Arbeit auf dem Felde entstehenden Schwingungen vom Fahrzeug auf einen simulierten Arbeitsplatz, den Schwingungsprüfstand Hydropuls, in das Forschungslaboratorium zu übertragen. Das Prinzip einer solchen Übertragung ist in *Bild* I 7/7 dargestellt. Ergebnisse mit diesem und mit ähnlichen Verfahren beziehen sich auf landwirtschaftliche Zugmaschinen, schwere motorisierte Erdbewegungsmaschinen, Lastkraftwagen, Omnibusse, Lieferwagen und Personenkraftwagen mit Berücksichtigung unterschiedlicher Bodenbeschaffenheit. Flugzeuge und Schienenfahrzeuge wurden ebenfalls geprüft.

Von vielen Seiten liegen Ergebnisse vor: *Christ* 1973, *Cibrian* 1958, *Coenenberg* 1962 u. 1963, *Coermann* 1965, *Cremona* 1972, *Dieckmann* 1961 bis 1966, *Dupuis* u. *Hartung* 1966, *Henkel* et al. 1972 u. 1973, *Heyde* 1963, *Jensen* u. *Sommerfeld* 1970, *Kandaurova* 1960, *Lange* 1974, *Lessing* 1972, *Matoba* et al. 1977, *Meschetti* 1960, *Mitschke* 1963, *Mönnich* et al. 1971, *Rademacher* u. *Romakker* 1966, *Wendeborn* u. *Hoffmann* 1965. Solche Untersuchungen wurden auf Kettenfahrzeuge ausgedehnt: *Dupuis* u. *Hartung* 1972. Arbeitsplatzsimulatoren für Fließbänder beschreibt *Malczynski* 1975.

Auf diese Weise gelang es Forschern aus vielen Ländern, Grundlagen für meßtechnische Verfahren mit dem Ziele der Vergleichbarkeit zu erarbeiten und schließlich Richtlinien für die Konstruktion möglichst weitgehend schwingungsgedämpfter Fahrzeuge, motorisierter Arbeitsmaschinen (II 17. 2.5) und Flugzeuge aufzustellen.

Wichtige Unterlagen konnte die bereits erwähnte Forschergruppe *Dupuis* (Max-Planck-Institut Kreuznach) erarbeiten. Zum Beispiel gibt *Bild* II 9/3 einen anschaulichen Vergleich über die Schwingungen in verschiedenen Fahrzeugtypen. Sie steigen zwischen Personenkraftwagen und besonders schweren Arbeitsmaschinen (Schürfkübelwagen) auf das Achtfache.

Bild II 9/4 stellt Ergebnisse von Messungen über die Vertikalschwingungen dar, die in einzelnen Fahrzeugen der gleichen Typengruppe entstehen. Gemessen nach Hz liegen die meisten der geprüften Fahrzeugtypen im gleichen Schwingbereich aber mit verschieden hohen Beschleunigungen nach m/s^2. Dadurch stehen die Symbole im Schema in einer etwa senkrechten Linie überein-

9.3.0 Vibrationen

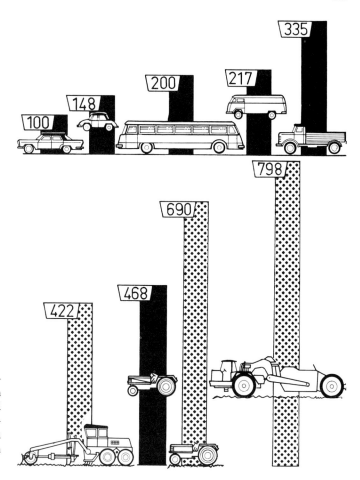

Bild II 9/3: Relative vertikale Vibration (nach *Dupuis*) in verschiedenen Motorfahrzeugen (obere Reihe) und in schweren motorisierten Arbeitsmaschinen (untere Reihe). Unten – links Wegehobel (Gräder), unten – rechts Schürfkübelwagen (Scräper).

ander: Die Omnibusse unterhalb 2 hz, die allradgefederten Schlepper bei 2–3 Hz, die Schlepper bei Transport ungefähr bei 4 Hz mit weit auseinanderliegenden hohen Beschleunigungswerten, die Personenkraftwagen leicht verstreut im niedrigen Bereich bei 1–1,5 Hz und die Kettenschlepper weitab bei 10 Hz. Verständlich ist, daß die Erdbaumaschinen infolge ihrer verschiedenartigen Tätigkeiten verstreut zwischen 2 und 4 Hz eingetragen sind.

Die zum Teil erheblichen Schwingungsunterschiede nach Hz beeinflussen im Zusammenhang mit der vertikalen Effektivbeschleunigung die Erträglichkeit für den Führer und für die Insassen des motorisierten Fahrzeuges. Das kann aus *Bild II 9/5* abgelesen werden. Daraus ergeben sich Folgerungen zu den Fragen, ob eine Berufsfahrt über kürzere oder längere Zeit zugemutet werden kann, ob unter Umständen Unterbrechungen (Arbeitspausen oder vorübergehend eine die Rückenmuskeln entlastende Ausgleichsarbeit) einzuschalten sind, oder ob sogar die Notwendigkeit vorliegt, solche Fahrzeuge als unzulässig einzustufen.

In den folgenden Besprechungen über die Vibrationseinwirkungen auf die menschliche Wirbelsäule haben eingehende Ausführungen zu technischen und organisatorischen Einzelheiten der schwingungsdämpfenden Konstruktionen keinen Platz. Für den interessierten Arzt ist auf die den Technikern bekannten Normen hinzuweisen, die in großer Anzahl bereits als Richtlinie des Vereins Deutscher Ingenieure (VDI) und der internationalen Standardisierungsorganisation (ISO 2631) vorliegen. Laufend wird an der Vervollkommnung gearbeitet, um alle Möglichkeiten der Schwingungsdämpfung auszuschöpfen. Zu nennen ist für die Bundesrepublik die VDI – Richtlinie 2057. In der DDR gilt seit 1971 für Ganzkörperschwingungen die TGL 22312, Blatt 1–3, »Wirkung mechanischer Schwingungen auf den Menschen« (nach

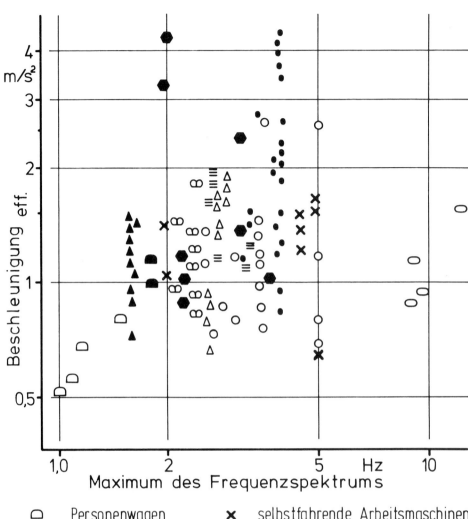

Bild II 9/4: Effektivwerte der Vertikalbeschleunigungen zwischen Fahrer und Sitz bei verschiedenen Kraftfahrzeugen, aufgetragen über dem Maximum des Frequenzspektrums (nach *Dupuis*).

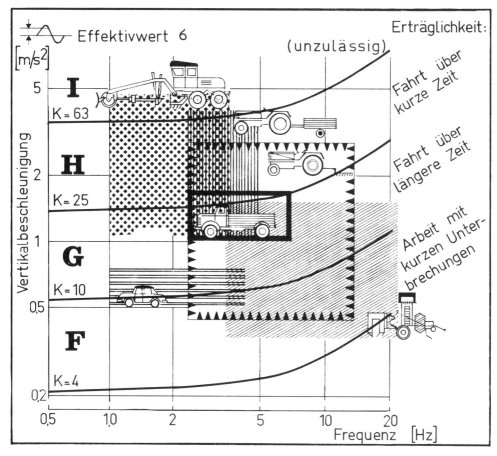

Bild II 9/5: Vertikalschwingungen in verschiedenen Fahrzeugtypen und Zumutbarkeit nach VDI-Richtlinie 2057 (Bild von *Dupuis*).

Heide 1977, *Schindler* 1974). Darüber hinaus gibt es Prüfberichte verschiedener Organisationen, z. B. der Deutschen Landwirtschaftsgesellschaft (DLG) über Fahrzeugschwingungen: DLG-Prüfbericht Nr. 1603 (*Jensen* 1971).

Ebenso enthalten viele Unfallverhütungsvorschriften Angaben zur schwingungsarmen Konstruktion von Arbeitsgeräten und motorisierten Arbeitsmaschinen, Arbeitsfahrzeugen usw., zum Beispiel: Vorläufige Durchführungsregeln zu § 13a, Abs. 1 des Nachtrages zu Abschnitt 24 der Unfallverhütungsvorschriften (*Göhlich* u. *Köpper* 1972).

9.3.4 Stochastische Schwingungen

In den vorstehenden Abschnitten, aber auch bereits in I 7 war die Vielzahl von Schwingungsarten und Schwingungswegen aufgezeigt, die an die Wirbelsäule im täglichen Leben und im Berufsleben herankommen und in sie vertikal, horizontal oder in anderen Richtungen eindringen. Dabei sind rein sinusförmige Schwingungen, wie sie in einem Laborversuch ablaufen können, in der Minderzahl, allgemein-periodische Schwingungen (zusammengesetzte Sinusschwingungen, Breitbandschwingungen) häufiger. Welche Vorstellungen über Einwirkungsart und Einwirkungsort der Vibrationen an der Wirbelsäule bestehen, ist in II 9. 3.2 und II 9. 3.3 erörtert.

Für viele Berufe bedeuten die zwischen längeren Perioden von ziemlich gleichmäßigen sinusförmigen Schwingungen plötzlich auftretenden oder auch isoliert entstehenden Schwingungen mit stochastischer Frequenz- und Amplitudenhäufigkeit ernste Einwirkungen. Sie können in einem plötzlichen vertikalen Ruck oder in einer unerwarteten Abknickung der Wirbelsäulenachse, manchmal auch in einer Verdrehung und gelegentlich in einer Kombination dieser Vorgänge bestehen. Die häufige Wiederholung solcher Geschehnisse während der Arbeit, also der chronische Einfluß stochastischer Schwingungen, kombiniert mit Sinusschwingungen und zusammengesetzten Sinusschwingungen, auf die Wirbelsäule, legt die Möglichkeit eines schädigenden Einflusses nahe.

Aufgrund der anatomischen Verhältnisse kann er sich zwar kaum im inneren Spongiosagerüst der Wirbelkörper, sondern eher an der Wirbelkörper-Bandscheibe-Grenze auswirken, wie in **I 8. 3.2** ausgeführt ist: siehe außerdem **I 4, II 9. 2.2, II 9. 2.3, II 18. 5, II 18. 9.1, II 19. 8.3**. Solche Veränderungen bringen den Diffusionsweg für die Ernährung des Bandscheibegewebes in Gefahr. Ob sich an der Grenze zwischen dem Knochen und dem Knorpelbelag der Wirbelbogengelenke ähnliche Vorgänge infolge Dauererschütterung abspielen (**II 18. 10.2**) ist ungeklärt – und damit eine offene Frage für die biomechanische Forschung. Weitere Literatur: *Christ* 1973, *Henkel* 1976.

Gleichartige Überlegungen gelten für den chronischen Sportschaden an der Wirbelsäule, weil die tausendfach wiederholten wirbelsäulebelastenden sportlichen Übungen ernste Einwirkungen von sinusförmigen und stochastischen Schwingungen bedeuten. Nähere Ausführungen darüber bei *Junghanns* 1980.

II 10. 0 Bewegungsmangel/Dauerhaltung

10. 1 Vorbemerkungen

Mehr und mehr setzt sich die Erkenntnis über diejenigen Schädigungen durch, die infolge Mangels an Funktion, an körperlicher Bewegung und an Ausgleichsübungen während der Arbeit und der Freizeit begünstigt werden. Mit Recht heißen sie *Bewegungsmangelkrankheiten*. Der früher verbreiteten berufsbedingten körperlichen Belastung ist nach und nach eine unterhalb des Pegels der gesundheitsfördernden Bewegung liegende schädigende »Minderbelastung« gefolgt. In Anlehnung an *Krauss* nennt *Mellerowicz* 1973 als Krankheiten durch Bewegungsarmut im wesentlichen Herz- und Kreislaufstörungen, vegetative Dystonie und Fettsucht. Er schließt außerdem als wahrscheinlich die Atherosklerose und geriatrische Erkrankungen mit vorzeitiger funktioneller Organschwäche ein. In dieser Aufstellung fehlen allerdings die Bewegungsmangelkrankheiten an den Stütz- und Bewegorganen, obwohl sie vorkommen, wie die Ausführungen in den folgenden Kapiteln bezüglich der Wirbelsäule zeigen.

Mit derartigen Problemen beschäftigt sich auch die Soziologie. So hat Christian von *Ferber* 1971 in seinem Buch »Gesundheit und Gesellschaft« als Konsequenz für das »gewandelte Krankheitsbild« vorgeschlagen, daß neben Rauchen und Fehlernährung auch der *Bewegungsmangel* und ähnliche Gewohnheiten als Krankheiten anerkannt und behandelt werden sollten.

Hinweise auf die Notwendigkeit, zum Beispiel das ungünstig wirkende langzeitige Stehen (II 10. 3, II 10. 4) auf seine Auswirkung hin zu prüfen, gibt es seit langer Zeit. Bereits 1718 schreibt *Ramazzini*: »weswegen aber aufs Stehen eine so große Abmattung erfolgt, wenn man es mit dem Herumgehen und Lauffen vergleicht, ist allerdings würdig, daß man es untersuche – –«

Hochgradiger und langdauernder Mangel an Bewegung und Belastung erzeugt im Knochengerüst, auch an der Wirbelsäule, Abbau des Knochengewebes, die sogenannte *Inaktivitätsosteoporose* (II 18. 7), gekennzeichnet durch Verminderung der Zahl und des Durchmessers der Knochenbälkchen. Das kann an der Wirbelsäule infolge langzeitiger krankheitsbedingter Bettruhe oder bei verschiedenen Psychosen mit Bewegungsarmut vorkommen. (Die wichtigsten biomechanischen Grundlagen enthält I 4.) Die bekannten Osteoporosefolgen sind: Schmerzhaftigkeit der Wirbelsäule und Zusammensinterung der in der Tragfähigkeit geminderten Wirbelkörperspongiosa, siehe I 4, II 2. 5.7: Keil-, Flach- oder Plattwirbel, auch zentral eingedellte Wirbelkörper sowie dadurch hervorgerufene zunehmende Verkrümmungen der Wirbelsäule können entstehen.

Eine seltene Form von berufsbedingter Osteoporose bildet sich unter den Einwirkungen der Schwerelosigkeit im Weltraum, also durch erheblich veränderte Umweltbedingungen, die das ausgewogene Gleichgewicht des Knochenstoffwechsels stören. Darüber berichten die Kapitel II 15. 4 und II 18. 7.

Häufig wird berufsbedingter Bewegungsmangel mit langdauernden Zwangshaltungen (z. B. bei Bürotätigkeit, bei Zahnärzten u. ä. Berufen) für eine Wirbelsäulenosteoporose mit Rückenschmerzen verantwortlich gemacht. Untersuchungen haben jedoch ergeben, daß durch derartige Berufsausübungen eine Osteoporose nicht entsteht. Das war auch nicht zu erwarten, weil die verminderte Belastung im Beruf täglich nur während einer begrenzten Zahl von Stunden vorliegt, die Inaktivitätsosteoporose der Wirbelsäule jedoch erst nach einer (zum Beispiel krankheitsbedingten) Bettlägerigkeit auftritt, die monatelang ununterbrochen wirkte.

Bildet sich infolge Krankheit oder aus alterungsbedingten Ursachen eine Osteoporose (z. B. die hormonale präsenile Osteoporse) mit zunehmender Schmerzhaftigkeit, dann vermehrt eine Berufstätigkeit mit Zwangshaltung im Sitzen oder Stehen – also mit Bewegungsmangel – zwar die Beschwerden, bedeutet aber lediglich einen zusätzlichen Einfluß. Die wesentliche Ursache der Beschwerden liegt in der Erkrankung. Da die Osteoporose in die Gruppe der häufigsten Alterskrankheiten gehört, sind für alle Berufe mit Bewegungsmangel entsprechende Vorbeugemaßnahmen und gegebenenfalls Behandlungen zu empfehlen, um die Beschwerden rechtzeitig abzufangen: **II 17. 2, II 17. 4**.

Da auffallend viele Angehörige von Berufen, die einem besonderen Bewegungsmangel mit statisch ungünstigen Zwangshaltungen der Wirbelsäule unterliegen, über Nacken- oder Rückenbeschwerden mit oder ohne Ausstrahlschmerzen in die Arme bzw. Beine mit Beeinträchtigung der Arbeitsfähigkeit klagen, ist die Fahndung nach anderen Ursachen erforderlich, die außerhalb der Osteoporose liegen. Sie werden im wesentlichen *im Bereich der Bewegungssegmente* (Zwischenwirbelscheiben, Wirbelbogengelenke), an den funktionsmechanisch beanspruchten Spitzen der Dorn- und Querfortsätze (**II 18. 2**) und in der zur Wirbelsäule gehörenden Muskulatur (zum Teil auch in der nervalen Versorgung) vermutet. Zu diesem Fragenkomplex enthält das Schrifttum vielerlei – oft sehr gegensätzliche – Ansichten. Die in dieser Beziehung häufig genannten Berufe lassen sich in einige Gruppen zusammenfassen:

Arbeiten mit Zwangshaltung und Dauerbelastung
im Sitzen: Büroangestellte (Arbeiten an Schreib- und anderen Büromaschinen), Locher, Zeichner, Musiker, Designer u. a.: **II 10. 2**
im Stehen: Chirurgen, Zahnärzte: **II 10. 3**, Friseure und andere: **II 10. 4**
im Sitzen oder im Stehen:
 Musiker, Arbeiter an Schleif- und Webereimaschinen, am Fließband und ähnliche: **II 10. 5**
im Sitzen bei gleichzeitiger Vibration:
 zahlreiche Berufe: **II 10. 6, II 13** u. **II 14**

Weitere Literatur: *Mathiaß* 1956, *Schmeiser* u. *Rössler* 1957.

Dauerhaltungen der Wirbelsäule im Beruf bedeuten, vor allem wenn sie mit Rückenkrümmungen verbunden sind, eine nicht zu übersehende Behinderung der Atmung. Das kann bei gleichzeitigen lungenschädigenden Einatmungen (Rauch, Gas, Staub) eine zusätzliche berufliche Belastung (*Buckup* 1976) und damit eine erhöhte Gefahr für berufsbedingte Lungenkrankheiten bilden (**II 16. 5**), die in einem gewissen Prozentsatz Lungenkarzinome mit Wirbelsäulemetastasen nach sich ziehen: **II 16. 8.2**.

Aus solchen Gründen ist es auch notwendig, Berufsbewerber mit starken Brustkorb- und begleitenden Wirbelsäuleverkrümmungen durch die Einstellungsuntersuchung (**II 8. 3**) von gewissen Berufen fernzuhalten, wie das ausdrücklich in einigen berufsgenossenschaftlichen Grundsätzen für arbeitsmedizinische Vorsorgeuntersuchungen vermerkt wird: zum Beispiel in GAVU 1. In einigen Berufsbildern, die in der Zeitschrift »Arbeitsmedizin – Sozialmedizin – Präventivmedizin« in den Jahren 1967 bis 1977 veröffentlicht worden sind, wird ebenfalls auf solche Beziehungen hingewiesen: zum Beispiel für Bergbauberufe, Bildhauer, Kraftfahrzeugmechaniker, Ladearbeiter, Schneider, Schriftsetzer, Steinmetze u. a. Diese Berufe verlangen häufig Arbeiten in wirbelsäulebelastender Dauerhaltung.

Tauglichkeitsbestimmungen mit Beachtung von Wirbelsäuleleiden gelten unter anderem für einige Berufsgruppen mit Bewegungsmangel, oft verbunden mit langzeitiger ungünstiger Körperhaltung und Schwingeinflüssen, wie Kraftfahrer, Flugzeugführer, gewisse Personalgruppen der Bundespost und noch andere Berufe. Darauf ist in den Kapiteln **II 8. 3** und **II 8. 4** näher eingegangen worden.

10. 2 Sitzberufe

(Büroangestellte, Designer, Locher, Lochkartendokumentisten, Zeichner, Maschinenbuchhalter, Musiker, Uhrmacher und andere.)

Die Angehörigen der in der Überschrift genannten und weiterer ähnlicher Berufe haben eine einseitige, monotone, stereotype Arbeitsweise während vieler Stunden ihres Arbeitstages im Sitzen und oft unter langdauernder Zwangshaltung, die neben der Wirbelsäule die Arme und den Schultergürtel besonders betrifft. Für den massenmäßig größten Teil der Wirbelsäule, die knöchernen Elemente (Wirbelkörper mit Bögen und Fortsätzen) bedeutet das keine Schädigung. Sie sind in ihrem Aufbau widerstandsfähig genug, um den mit der Ruhigstellung verknüpften langanhaltenden Belastungsdruck schadenfrei auch dann zu überstehen, wenn er in jahrelanger Berufstätigkeit während der üblichen Arbeitsstunden einwirkt. Es kommt weder zu einer Osteoporose, wie bereits im vorhergehenden Abschnitt dargestellt wurde, noch zu anderen Störungen im Knochenaufbau. Nur an den Spitzen von Wirbelbogenfortsätzen der Halswirbelsäule können sich gelegentlich Schmerzen und

10.2 Sitzberufe

reaktive unregelmäßige Periost-Knochen-Wucherungen bilden. Sie sind Ausdruck von funktionsmechanischen Überlastungen durch Sehnenanspannung (gekoppelt mit Bewegungsarmut der Wirbelsäule, sowie Wechsel zwischen Muskelüberanstrengung und Muskelermüdung) bei Stenotypistinnen und ähnlichen Berufen. Sie gehören in das Krankheitsbild der Insertionsosteotendopathie: II 18. 11.1.

Die Beurteilung von Wirbelsäulebeschwerden bei Angehörigen der in der Überschrift dieses Kapitels genannten Berufe macht es nötig, das Augenmerk bevorzugt auf den dynamisch und kinetisch wichtigsten Aufbauteil der Wirbelsäule, das Bewegungssegment (I 5) zu richten, und hier vor allem auf die Zwischenwirbelscheibe, die im Sitzen einen um etwa 50% höheren Innendruck hat als im Stehen: *Nachemson*. Langanhaltende Ruhigstellung und Zwangshaltung der Wirbelsäule wirken ohne Zweifel ungünstig auf das bradytrophe Gewebe der Zwischenwirbelscheiben (I 5. 4, I 8. 3.2), denn es gilt der Satz: »Die Zwischenwirbelscheibe lebt von der Bewegung« (I 8. 4.3).

Wenn auch aus den mit Bildern und Tabellen in II 9 erläuterten ergometrischen Beobachtungen hervorgeht, daß für das Sitzen nur ein Energiebedarf von 0,06 kcal/min – für das gebückte Stehen dagegen der Höchstwert von 0,56 kcal/min benötigt wird, wirkt das meist langzeitig ausgeübte berufliche Sitzen aber ganz besonders ungünstig auf die Zwischenwirbelscheibe ein, wie die weiteren Ausführungen in diesem Kapitel zeigen werden (vergleiche auch II 17. 3.1).

Die bei langer Sitzhaltung fehlende Bewegung betrifft jedoch nicht allein die Bewegungssegmente, sondern wirkt außerdem ungünstig auf die beteiligte Muskulatur am Rumpf, am Nacken, an den Schultern und Armen sowie im Bereich Becken/Oberschenkel, die für ihren Stoffwechsel und die Aufrechterhaltung ihrer Kraft ebenfalls der Abwechslung zwischen Ruhe und Bewegung bedürfen. Zusammenwirken von Druckbelastung der Bandscheiben sowie Verkrampfung oder Ermüdung der zugehörigen Muskulatur durch Ruhehaltung führt zu einem Teufelskreis, der letzten Endes den für das Leben der Zwischenwirbelscheibe erforderlichen Pumpmechanismus übermäßig lange lahmlegt: I 5. 4, I 8. 4.2, I 8. 4.3, II 17. 3.1, II 17. 3.4.

Bei den Sitzberufen ist bevorzugt die *Halswirbelsäule* in der geschilderten Weise gefährdet. Besonders ungünstig werden einige Muskelgruppen und Bänder belastet, denen bei der Arbeit im Sitzen mit angehobenen Armen (z. B. Bedienen von Schreib- und anderen Büromaschinen, Spielen gewisser Musikinstrumente usw.) die wichtigen ausgleichenden Bewegungen unphysiologisch lange versagt sind. Dazu legten *Rizzi* u. *Covelli* 1975 sowie *Rizzi* et al. 1976 bemerkenswerte Berechnungen vor, worüber in I 2. 4 und I 6. 5.2 berichtet wurde: *Bild I 2/19*. In Übereinstimmung mit diesen Ergebnissen stehen die von *Exner* bereits früher gemachten Erfahrungen, daß vorzugsweise solche Personen an Osteochondrosis der Halswirbelsäule erkranken, die in vornübergeneigter Haltung arbeiten. Bereits das Lesen mit geneigtem Kopf verlagert den Druck in die vorderen Teile der unteren Halswirbelsäule und verändert den Bandscheibenraum zu einem Keil mit vorderer Spitze. Die vorderen Bandscheibenabschnitte unterliegen in dieser Haltung einer Zusammendrückung mit behindertem Flüssigkeitsaustausch.

Über die Versuche an Ratten, die *Exner* anstellte, ist in I 6. 2.1 berichtet. Er konnte nach Durchtrennung der Nackenmuskulatur und Entfernung der Dornfortsätze Veränderungen an den Bandscheiben hervorrufen, die er auf den Dauerdruck der entstandenen Kyphose zurückführt. Während *Exner* mit seinen Versuchen die ungünstigen Folgen des fehlenden Muskelhaltes feststellte, hat *Mittelmeier* die durch Büroarbeiten entstehenden Dauerspannungen der Nacken-Schultermuskulatur für Überlastungsbeschwerden angeschuldigt. Dazu schreibt *Lederer*: »Nachdem erwiesenermaßen muskuläre Dauerspannungen die Degeneration des Gelenkknorpels eindeutig fördern, erhebt sich die Frage, ob diese Muskelverspannungen beim Zervikalsyndrom über Jahrzehnte hinweg nicht vielleicht als Schädigungsmoment für die natürliche Bandscheibendegeneration hinzukommen.«

Mehrfach hat sich *Schröter* über die bei Stenotypistinnen von der Halswirbelsäule ausgehenden Beschwerden geäußert und Vergleichsuntersuchungen mit anderen Berufen angestellt. Er hatte Gelegenheit, in einer Wirtschaftsschule 477 Schülerinnen zu untersuchen, von denen ein Teil (237) zu einer zweiten Untersuchung nach Beendigung der Schule zur Verfügung stand.

Die dritte Untersuchung nach drei Berufsjahren erfaßte noch 114 der 477 Probanden. Eine Gruppe aus einer Berufsart mit völlig anderen Bewegungs-

und Belastungsabläufen für die Wirbelsäule (50 Verkäuferinnen) konnten vergleichsweise überprüft werden. Zur weiteren Sicherung erfolgten Röntgenuntersuchungen der Halswirbelsäule an 100 Frauen aus verschiedenen Berufen (ausgenommen Büroberufe), die 20 Jahre lang ausgeübt waren, und an 100 Stenotypistinnen mit ebenfalls 20 Berufsjahren. In den Halswirbelsäulen-Röntgenaufnahmen bestanden nach Einteilung in Altersgruppen und Schweregrade zwischen den Stenotypistinnen und den weiteren Berufsgruppen keine wesentlichen Unterschiede. Auch ergaben die Röntgenaufnahmen keinen Anhalt dafür, daß bei Stenotypistinnen frühzeitiger und gehäufter Abnutzungserscheinungen der Halswirbelsäule auftreten als in der Durchschnittsbevölkerung. Bei den Stenotypistinnen fiel lediglich eine häufigere Steilstellung der Halswirbelsäule auf. Gegenüber den Angehörigen anderer Berufe klagten die Stenotypistinnen allerdings etwas häufiger über Beschwerden im Nacken-Schulter-Arm-Bereich.

Bei einer Gesamtüberschau über seine Ergebnisse kommt *Schröter* zu dem Schluß, daß die bei Stenotypistinnen gefundenen Veränderungen der Halswirbelsäule mit Schulter-Arm-Syndromen nicht als Berufskrankheit gedeutet werden können. Diese Schußfolgerungen hat *Schröter* 1971 bekanntgegeben. Damit ergänzte und berichtigte er vorläufige Veröffentlichungen aus den Jahren 1963, 1968, 1970, die infolge kleinerer Zahlen und geringerer Erfahrungen auf diesem schwierig überschaubaren Gebiet zu unklaren Ergebnissen gekommen waren.

Immerhin haben verschiedene Reihenuntersuchungen (*Mittelmeier, Schröter*) einen gewissen Einfluß der Sitzarbeit auf die Halswirbelsäule mit Auslösung von Beschwerden klargelegt. Einzelne Stenotypistinnen leiden ernstlich an diesen Beschwerden, häufig als Schreibkrankheit oder als Bürokrankheit, in Frankreich als Maladie des dactylos bezeichnet, die aus einer Kombination von Vorveränderungen und Arbeitsbelastung erklärt werden muß. Das ist in vorhergehenden und in weiteren Kapiteln besprochen. Da zweifellos ein ungünstiger Einfluß der Arbeitstätigkeit in den Sitzberufen (vor allem bei gleichzeitiger, langdauernder Arm-Schulter-Hebung) auf »störanfällige« Halswirbelsäulen besteht, wird es Aufgabe arbeitsmedizinischer Vorbeugemaßnahmen sein, durch noch immer mehr verbesserte körpergerechte und entlastende Gestaltung der Arbeitsplätze für Abhilfe zu sorgen.

Die geschilderte Schreibkrankheit wird in England nach Ziffer 28 der Berufskrankheitsliste unter der Krankheitsbezeichnung »Cramps of the hand and forearm due to repetetive movements« beschrieben und für Angehörige von Berufen anerkannt, die langzeitig handschriftlich oder an Schreibmaschinen arbeiten oder durch andere wiederholte Bewegungen der Finger, der Hand oder des Armes belastet sind. Auf Zusammenhänge mit dem Bewegungsmangel für die Wirbelsäule, der solchen Berufen eigen ist, wird nicht Bezug genommen.

Die Belastungen der Trapezmuskeln durch die Armhaltung beim Maschineschreiben prüften *Avon* u. *Schmitt* (1975) im Elektromyogramm. Aufgrund ihrer Ergebnisse empfehlen sie eine Unterarmstützung zur Muskelentlastung. Weitere Literatur: *Kryukova* 1977.

Häublein (1958) stellt mit Verwunderung die von *Holstein* geäußerte Ansicht fest, daß am Vorkommen der zervikalen Osteochondrose und Spondylose » die Halswirbelsäule auffallend häufiger befallen ist, wenn dauernde Wendungen des schiefgehaltenen Kopfes erfolgen, so zum Beispiel schon durch Schreiben an der Maschine bei seitlich danebenliegenden Stenogrammen sowie bei Näherinnen, Montagearbeiterinnen durch ähnliche Bewegungen«. Zuzustimmen ist *Häublein*, wenn er solche Behauptungen kritisch beleuchtet mit dem Hinweis, »daß Schlußfolgerungen bezüglich beruflicher Noxen keineswegs in erster Linie solche bei kranken Menschen erhobenen Befunde zur Grundlage haben dürfen«. Außer bei besonders schwer arbeitenden Menschen ließen sich, wie *Häublein* 1958 schreibt, bisher keine kennzeichnenden Beweise für eine berufsbedingte Beeinflussung der Osteochondrose und der Spondylosis deformans an der Halswirbelsäule erbringen. Nach seinen vergleichenden Berechnungen kann leichte Arbeit gröbere Verschleißschäden an der Halswirbelsäule weder ursächlich hervorrufen noch ihr vorzeitiges Entstehen fördern. Wenn durch leichte körperliche Arbeit Halswirbelsäulebeschwerden ausgelöst werden, dann ist zu bedenken, daß entsprechende Berufe sehr oft von Menschen gewählt werden, deren Stütz- und Bewegsystem bereits vor Beginn der Berufsbelastung Qualitätsminderung und einen mangelhaften Trainingszustand aufweist.

In die Betrachtungen über Nacken-Schulter-Arm-Schmerzen sind außer den Veränderungen an der Halswirbelsäule die häufig gestellten Diagnosen Sehnenscheidenentzündung, Neuralgien, Muskelhärten und andere einzubeziehen, wenn die Bürokrankheit (Schreibkrankheit) umfassend beurteilt werden soll. So berichtet *Peters* von 3000 bis 4000 jährlichen Anträgen auf Anerkennung derartiger Symptome als Berufskrankheit, von denen aber nur 0,1% Erfolg hatten. Die infolge dieser sich überschneidenden Beschwerdekomplexe (HWS-Syndrom/Armneuralgien/Sehnenscheidenentzündungen usw.) entstehenden langdauernden und häufig wiederholten Arbeitsunfähigkeitszeiten sind weitere Hinweise für die Notwendigkeit von Vorbeugemaßnahmen, die nach *Peters* in einer Umrüstung der Büroarbeitsplätze in Richtung auf ergonomisch einwandfreie Arbeitsmittel, höhenverstellbare Arbeitstische, einstellbare Funktionsstühle u. a. m. bestehen: **II 17. 3.4.**

In diesem Zusammenhang soll nicht unerwähnt bleiben, daß der Schreibdienst der Steno- und Phonotypistinnen sowie die Vorzimmertätigkeit der Sekretärinnen auch mentale Beanspruchungen bringen, die je nach den augenblicklichen Ereignissen (Lesen, Schreiben, Korrigieren, Telefonieren, Umspannen in der Schreibmaschine usw.) unterschiedliche Einflüsse auf Atmung, Herztätigkeit, Veränderungen des Hautwiderstandes und der im EMG meßbaren Muskelaktivität hervorrufen. Das Schreiben nach Tonträgern ergab eine deutlich geringere Beanspruchung als das Schreiben nach Vorlage. *Peters* erklärt dies mit der ungünstigen Arbeitshaltung beim Schreiben nach Vorlage. Hier liegt also eine Verbindung zwischen mentaler Belastung und Zwangsstellung mit Ruhighaltung der Halswirbelsäule vor: **I 2. 2.3.** Nicht nur für das Schreibpersonal, sondern auch für andere Angestellte im Bürobereich spielt die psychische Beanspruchung eine große, aber noch nicht eingehend genug untersuchte Rolle: *Udris* u. *Barth* 1976.

Die für Stenotypistinnen erarbeitete Beurteilung kann infolge der gleichartigen Belastungen auch für weitere Sitzberufe im Bürobereich gelten: Bedienpersonen an Buchungs- und Rechenmaschinen und an Computern, Kartenlocherinnen sowie gewerbliche Zeichner, die mit vorgeneigtem Kopf am waagerechten Tisch oder mit erhobenen Schultern und Armen an aufrechtstehenden Zeichengeräten arbeiten: **II 10. 5.** Da die Tätigkeit der Designer gleichartige Beanspruchungen mit sich bringt, treten bei ihnen ähnliche Symptome auf.

Weiterhin unterliegen Feinmechaniker, Feinschleifer, Arbeiterinnen in der Textilindustrie, Strickerinnen, Weberinnen, Abnehmerinnen, Näherinnen, soweit sie ihren Beruf überwiegend im Sitzen ausüben, einer Überlastung der Halswirbelsäule sowie der Nacken-Schulter-Arm-Muskulatur infolge ihrer stereotyp-monotonen Arbeitsweise mit langdauernder Zwangshaltung und Bewegungsmangel.

Chahidi reiht 1976 die Teppichknüpferinnen in die halswirbelsäulebelastenden Berufe ein. Sie beginnen ihre mit ungünstiger Dauerhaltung verbundene Arbeit bereits in jungen Jahren und leiden außerdem unter schlechten allgemeinen Lebensbedingungen.

Maeda berichtet 1975 über Arbeiter am Fließband (Herstellung von Verstärkern für Klangsysteme). Sie klagten über Nacken-Schulterbeschwerden, die der Autor auf die ungünstigen Haltungen der Arme und Hände zurückführt. Ähnliche Beschwerden stellen sich bei Fließband-Zigarettenarbeiterinnen ein: *Maeda* et al. 1977.

Bei Dunkelarbeit, wie sie in der photochemischen Industrie häufig ist und vorwiegend Filmprüferinnen und Filmspulerinnen betrifft, kommte es häufig gleichzeitig zu Zwangshaltungen für Nacken und Schultern: *Braun* u. *Breil* 1973. Beschwerden im Bereiche der Halswirbelsäule sind für diese Berufe typisch; die treten häufiger auf als bei vergleichbaren Arbeiten unter üblichen Beleuchtungsverhältnissen. Die Verfasser ermittelten, daß die Dunkelarbeit und weitere begleitende Faktoren verantwortlich für Fehlhaltungen und Schädigungen der Halswirbelsäule sind. Deshalb empfehlen sie, die Einstellung Halswirbelsäulegefährdeter für derartige Berufe zu vermeiden, und fordern für die Arbeitenden ein Ausgleichstraining »bereits am Arbeitsplatz«: **II 17.2.6.**

Der Beruf des Uhrmachers ist als Sitzberuf mit Zwangshaltung der Wirbelsäule in der typischen Form des Handwerkers durch die fabrikmäßige Massenherstellung der Uhren weitgehend abgelöst. *Louyot* et al. führen ihn 1956 allerdings noch als wirbelsäuleschädigend auf.

Mit Wirbelsäuleschäden bei Orchestermusikern hat sich die Untersuchergruppe *Glücksmann* mit Středa u. Šusta (1973) ausführlich beschäftigt: Sie berichtet über Röntgenuntersuchungen bei 72 Musikern des Tschechischen Philharmonischen Orchesters. Die erhobenen Befunde sind in umfangreichen Übersichten mitgeteilt, aus denen die *Tabelle* **II 10/1** zusammengestellt wurde. Im einzelnen gliedern die Verfasser ihre Übersichten

Wirbelsäuleveränderungen im Röntgenbild	Musiker %	Vergleichsgruppe %
Halswirbelsäule		
Verminderung der Zwischenwirbelraumhöhe	94	66
Knöcherne Randzacken	100	58
Streckungen und Knickungen	81	35
Brustwirbelsäule		
Knöcherne Randzacken	97	62
Skoliosen nach rechts	70	32
Skoliosen nach links	90	0
S-Skoliosen	89	25
Kyphosen	91	30
Lendenwirbelsäule		
Knöcherne Randzacken	100	78
Verminderung der Zwischenwirbelraumhöhe	66,6	28,5

Tabelle II 10/1: Wirbelsäuleveränderungen bei Orchestermusikern (zusammengestellt nach Angaben von *Glücksmann* et al.)

nach Altersgruppen (30, 40, 50, 60 und über 60 Jahre), berücksichtigen aber auch die Dauer der Berufsausübung (10, 20 und über 20 Jahre). Den Musikern wird eine altersmäßig ähnlich zusammengesetzte Vergleichsgruppe aus anderen Berufen gegenübergestellt. Die Röntgenaufnahmen der Halswirbelsäule sind bevorzugt in starker Vorbeugung aufgenommen, da nach Ansicht der Verfasser auf diese Weise die Funktionsstörungen besonders klar zu erkennen sind. Für die Brustwirbelsäule erfolgten die üblichen Aufnahmen in zwei Ebenen, und für die Lendenwirbelsäule kamen noch Aufnahmen in verschiedenen Funktionshaltungen hinzu.

Die Verfasser betrachten die mitgeteilten Ergebnisse nur als einen ersten Teil ihrer Untersuchungen. Sie möchten nach weiteren Überprüfungen endgültig dazu Stellung nehmen, welche röntgenologisch nachweisbaren Befunde auf Altersveränderungen zurückgehen und welche allein durch die unphysiologische Zwangshaltung infolge des langzeitigen Sitzens sowie der Instrumentenhaltung und -führung entstehen, also berufsbedingt sein könnten. Bei der Untergliederung der einzelnen Musiker ist auffallend, daß die Spieler von Streichinstrumenten (z. B. Geiger) an der Halswirbelsäule wesentlich stärkere Veränderungen aufzeigen als die Spieler anderer Orchesterinstrumente. Die geringen Untersuchungszahlen (72 Orchestermusiker) und die einfache Prozentberechnung sind einer eindeutigen Stellungnahme etwas abträglich. Außerdem fehlen Erstuntersuchungen vor Beginn des Berufes. Trotzdem ist die aus den Röntgenaufnahmen abgelesene Häufigkeit von Wirbelsäuleveränderungen bei den Orchestermusikern beachtlich. Vergleichsuntersuchungen an größeren Musikergruppen sollten durchgeführt werden.

Noch viele weitere Arbeiten beschäftigen sich mit den »Sitzschäden« der Halswirbelsäule: *Abramovič-Poljakov* 1969, *Čebanova* 1970, *Elsner* 1963, *Gschwend* 1965, *Heller* u. *Schlegel* 1972, *Köhne* 1973 u. 1975, *Komoike* et al. 1969, *Krieger* 1970, *Kriukova* 1977, *Last* 1973, *Lederer* 1972, *Lundervold* 1951, *Peters* seit 1958, *Roberts* 1962, *Schmeiser* u. *Rößler* 1957, *Udris* u. *Barth* 1976.

Bei den »Sitzberufen« stellt die *Lendenwirbelsäule* ein eigenes Problem dar. Das Sitzen am Arbeitstisch verursacht infolge vorgeneigter Rumpfhaltung Druck auf den vorderen Gewebeteilen der Zwischenwirbelscheiben (*Bilder* II 11/14, II 17/3 B) und zunächst Spannung, dann aber Ermüdung der Muskulatur. Die vorsorgerischen Abwehrmaßnahmen, wie Rückenstütze, richtige Tischhöhe usw., werden in II 17. 3.2 geschildert. Die Vorzüge einer Stehsitz-Stehpult-Kombination sind in II 17. 3.1 erwähnt. Das Zusammentreffen langzeitiger Sitzhaltung mit Vibrationseinwirkung, zum Beispiel in Kraftfahrzeugen bringt eigene Fragen (II 9. 3.3, II 13. 6), auch für die vorbeugende Hilfe: II 17. 2.5, II 17. 3.2.

Die Häufigkeit von sitzbedingten Lenden-Kreuz-Schmerzen hat *Magora* 1973 durch gezielte Befragungen (allerdings ohne klärende Röntgenuntersuchungen) belegt. Bei 3316 Angehörigen von acht verschiedenen Berufen fand er, daß 24,1% der Bankangestellten, die er in die Sitzberufe einreiht, beim Vorwärtsbeugen Lenden-Kreuz-Beschwerden (low back pain) verspüren. Diese Zahlen bringen kaum eine Abweichung gegenüber den Zahlen in der Schwerindustrie, die von dem Verfasser mit 23% angegeben sind: Die Vergleichszahlen bei Krankenschwestern 16,5%, bei Autobusfahrern 10,5% und bei Postbediensteten 12,0%. Die unerwartet hohen Zahlen bei Bankangestellten, die den Zahlen in der Schwerindustrie etwa entsprechen, erklärt *Magora* mit der mangelnden Übung der Muskulatur und der Wirbelsäule infolge des Sitzens.

Bei plötzlichen Anstrengungen, die der Lendenwirbelsäule zugemutet werden, gaben in der Untersuchungsreihe von *Magora* die Arbeiter in der Schwerindustrie in 27,2, der Leichtindustrie in 26,1, die Farmer in 33,3 und die Bankangestellten ebenfalls in 33,3% Lenden-Kreuz-Schmerzen an. Diese Zahlen betragen bei Schwestern 16,6, bei Autobusfahrern 11,2 und bei Postangestellten 15,4%. Der Sitzberuf des Bankangestellten ragt also wieder deutlich hervor. Obwohl für die Zahlenvergleiche von *Magora* lediglich die angegebenen Beschwerden maßgebend waren, lassen sich doch gewisse Schlüsse über das Auftreten von Lenden-Kreuz-Schmerzen während bestimmter Arbeitshandlungen ziehen: vgl. *Magora* in II 11. 1.

Nach *Noro* (1965) wurden »Erkrankungen der Lendenwirbelsäule« bei 33% der Büroangestellten und bei 92% der Bergleute festgestellt. Fast gleiche Zahlenverhältnisse geben *Klima* et al. 1964 für Lumbago an. Erstaunlich ist demgegenüber ihre Errechnung der Häufigkeit der Ischialgie. Sie lag für die Büroangestellten mit 32% der Krankmeldungen noch über dem Prozentwert, der bei den körperlich arbeitenden Bergleuten anzutreffen war. Weitere Literatur: *Kottke* 1961, *Troup* 1965.

Brocher nennt 1973 die Fußpfleger (Pedicure) in der Reihe der Berufe, deren Wirbelsäule infolge langzeitiger Belastung unter Zwangshaltung im Sitzen überbeansprucht wird.

Von Psychoanalytikern werden ebenfalls häufige und hartnäckige Rückenschmerzen geäußert und auf die mit ihrer Tätigkeit im Sitzen verknüpfte Bewegungsarmut bezogen: Erfahrungen an 750 Psychoanalytikern, untersucht von *Kraus* u. *Weber* 1962.

In den genannten und in ähnlichen Berufsgruppen spielen Schmerzsyndrome an der Lendenwirbelsäule die gleiche Rolle wie bei den Büroberufen. In diesbezüglichen Veröffentlichungen werden dieselben Argumente für und gegen die Anerkennung als Berufskrankheit wie bei der Beurteilung der Bürokrankheit an der Halswirbelsäule vorgebracht: vergl. die Veröffentlichungen von *Peters* 1958–1976.

Die oft gestellte Frage nach dem Zusammenhang zwischen langzeitigem Sitzen und dem Bandscheibevorfall wird unterschiedlich beantwortet. Nach den Berufsvergleichen von *Braun* (1969) kann für die Entstehung eines Bandscheibevorfalles an der Lendenwirbelsäule der »übergroßen Bewegungsarmut durch Tätigkeit im Sitzen« keine fördernde Wirkung beigemessen werden. Gleichermaßen bedeutungslos für das Auftreten von Bandscheibevorfällen findet er auch Druckluft- und Fließbandarbeit. Dagegen war in seinen Untersuchungsreihen der Bandscheibevorfall im Lendenbereich besonders häufig bei »stärkerer oder schwerer Beanspruchung durch körperliche Arbeit«. (Bei Berufskraftfahrern fand er ebenfalls eine auffallende Häufung: II 13. 6.) Weitere Meinungen dazu in II 11. 1. (Ob berufsbedingte Osteochondrose auftreten kann, hat *Braun* in diesem Zusammenhang nicht erörtert.) Während *Braun* also der körperlichen Arbeit eine wesentliche Bedeutung für die Ausbildung des Bandscheibevorfalles zuerkennt, halten andere Autoren den Bewegungsmangel für einen wesentlichen Faktor: *Baumann* 1949, *Busch* 1955, *Heiss* 1964, *Kunert* 1962 und andere. Eine häufige Verbindung zwischen Bandscheibevorfall und Arbeit in Sitzberufen erwähnt *Kelsey* 1975: Die Erkrankten befanden sich vorwiegend im vierten Lebensjahrzehnt.

Bei dieser Gegensätzlichkeit der Aussagen schält sich noch keine klare Antwort heraus. Größere beweiskräftige Statistiken mit vergleichbarem Ausgangsmaterial fehlen.

Die häufigen Klagen von Angehörigen der »Sitzberufe« über Rückenschmerzen und Nackenbeschwerden, über Muskelverkrampfung und Muskelermüdung gaben für manche der genannten Autoren Anlaß zu eingehenden Nachforschungen über berufsabhängige Schäden an den Zwischenwirbelscheiben. Der Nachweis stößt auf Schwierigkeiten, weil die typischen schmerzauslösenden Bandscheibeschäden, wie Chondrosis disci intervertebralis, Spondylosis deformans, Verlagerungen von Bandscheibegewebe (Bandscheibevorfall), Lockerung des Bewegungssegmentes und andere, weit verbreitet sind und im Alter zunehmen. Sie gehören in einem gewissen Ausmaß zum physiologisch bedingten Altern, dem das bradytrophe Gewebe – allerdings mit individueller Variation – unterliegt: I 8. 3.10. Nur vergleichende Reihenuntersuchungen an den Berufsgruppen mit verschiedenartigen, die Wirelsäule beeinflussenden Belastungen können weiterhelfen. Vergleichsberechnungen kommen allerdings zu unterschiedlichen Schlußfolgerungen. Das liegt zu einem nicht geringen Teil an der Auswahl der überprüften Gruppen, an ihrer ungenügenden Abgrenzung, an der nicht ausreichenden statistischen Durcharbeitung und im Fehlen regelmäßiger Röntgenuntersuchungen: II 19. Vorbeugung ist auf jeden Fall angebracht (II 17. 2). Als eine der wichtigsten Vorsorgemaßnahmen muß die Eignungsuntersuchung (Einstellungsuntersuchung) gefordert werden: II 8. 3.

10. 3 Chirurgen, Zahnärzte

Untersuchungen über die Arbeitsplatz-Ergonomie mit Berechnungen der Belastungen für den *Chirurgen* sind nicht bekannt. (Die für Zahnärzte vorliegenden ergonomischen Untersuchungen werden anschließend behandelt.) Das hat seine Ursache wohl vor allem in der Tatsache, daß infolge der verschiedenartigen Operationslagerungen der Patienten unterschiedliche Belastungen für die Arbeitshaltungen der Chirurgen bestehen. Trotzdem gibt es einige ständige Haltungen, die sich bei einer großen Zahl von Operationen wiederholen. Dazu gehört die häufig vorgebeugte Haltung im Stehen, die nach Ansicht vieler Chirurgen im Laufe mehrerer Arbeitsjahrzehnte zu einem »Chirurgenbuckel« führt, der sich im oberen Teil der Brustwirbelsäule ausbildet bei gleichzeitiger Streckung der Lendenwirbelsäule. Rückenbeschwerden haben viele Chirurgen zum Operieren im Sitzen veranlaßt. Untersuchungen über die Verhältnisse an der Wirbelsäule der Chirurgen (mit Röntgenaufnahmen in längeren Zeitabständen) liegen jedoch bisher nicht vor. *Lereim* u. *Rö* haben 1975 zwar vier chirurgisch tätige Orthopäden auf Wasserverlust mit Gewichtsabnahme sowie auf das Verhalten von Lungen- sowie Herz-Kreislauffunktionen überprüft und Veränderungen bei einigen typischen Operationsphasen gefunden. Mit Beschwerden oder Veränderungen an der Wirbelsäule haben sie sich aber nicht beschäftigt.

Seit längerer Zeit haben die *Zahnärzte* bezüglich ihrer berufsmechanischen Belastung der Wirbelsäule ein erhöhtes Interesse gefunden. Viele Autoren – häufig Zahnärzte – schildern Beschwerden, die sich nach längerer Berufstätigkeit einstellen. Sie gehören zur Symptomengruppe des Kopf-Nacken-Schulter-Arm-Schmerzes. Gelegentlich spielen Beschwerden im oberen Bereich der Brustwirbelsäule und in der Lendenwirbelsäule eine Rolle. Eingehende statistische Bearbeitungen derartiger Beschwerden wurden aufgrund umfangreicher Befragungen von 203 Zahnärzten in Tübingen durchgeführt: *Körber* 1961, *Klaas* 1968, *Wezel* 1966. 72% der Zahnärzte gaben »Beschwerden im Bereich der Wirbelsäule« an. Ihre Häufigkeit stieg mit der Dauer der Berufsjahre: bis zu fünf Berufsjahren 29%, bis zu zehn Jahren 78%, bis zu zwanzig Jahren 88%. Zähnärztinnen waren wesentlich höher beteiligt als ihre männlichen Kollegen. Es ist verständlich, wenn von seiten der Betroffenen dafür die täglich während vieler Arbeitsstunden eingehaltene Seitneigung, teilweise mit Verdrehung des Rumpfes sowie das Arbeiten mit angehobenem Schultergürtel und Armen bei gleichzeitiger Drehung und Neigung der Halswirbelsäule verantwortlich gemacht wird.

Da für die statistischen Angaben über »Berufsschäden« von Zahnärzten aber lediglich die Beschwerden oft unter sehr vieldeutigen Bezeichnungen wie Rückenschmerzen, Rheumatismus und Nackenschmerzen bewertet wurden, sind keine Rückschlüsse darüber möglich, ob und welche Krankheiten der Wirbelsäule den Angaben tatsächlich zugrunde liegen: *Gennari* u. *Galli* 1971, *Jarzab* u. *Wojcik* 1969, *Wezel* 1966 u. v. a. Besonders schwierig ist die Beurteilung, wenn lediglich Schilderungen der Zahnärzte und nicht sachgemäße Untersuchungen als Grundlagen für statistische Erhebungen dienen.

Nur sachgemäße Röntgenuntersuchungen (unter Umständen mit Sonderaufnahmen) der Wirbelsäule sowie der nach neuzeitlichen Gesichtspunkten durchgearbeitete epidemiologische Vergleich mit anderen Berufsgruppen und mit der Durchschnittsbevölkerung gleicher Altersstufen helfen in der Beantwortung der Frage weiter, ob der schmerzhafte Wirbelsäuleverschleiß bei Zahnärzten berufsbezogen sein kann. *Schöllner* kommt 1977 zu dem Schluß, »daß bei Zahnärzten unter den heutigen Arbeitsbedingungen das Halswirbelsäulenirritationssyndrom und die degenerativen Veränderungen an der Lendenwirbelsäule nicht oder nicht wesentlich häufiger auftreten als in anderen Berufsgruppen«. Insofern zählt er diese Schmerzsyndrome nicht zu den berufsspezifischen Erkrankungen des Zahnarztes. *Breitenfelder* weist 1975 nachdrücklich auf die zunehmenden altersabhängigen Veränderungen der Wirbelsäule hin, die früher bei den im Stehen mit Zwangshaltung arbeitenden Zahnärzten vermehrte Beschwerden verursachten.

Eine sehr interessante, aber keineswegs unerwartete Feststellung liegt in der aus den bisherigen Zusammenstellungen gewonnenen Erkenntnis, daß Zahnärzte, die in ihrer täglichen Arbeit häufig zwischen Stehen und Sitzen wechseln, deutlich weniger Beschwerden angeben als ihre ausschließlich im Stehen oder stets im Sitzen tätigen Kollegen. Das ist ein nicht zu übersehender Hinweis auf die Möglichkeiten und auf die Notwendigkeit der Vorbeugung, die von Zahnärzten selbst immer wieder betont wird: *Scheer* 1973, *Schöbel* 1966, s. a. Zahnärztl. Mitteil. 1. 3. 1970.

Bei Vergleichsuntersuchungen verschiedener Berufe in der DDR über die Häufigkeit der Spondylose an der Halswirbelsäule fand *Schröter* 1968 die Gruppe der Zahnärzte in der Schwere der Befunde deutlich höher als die Gruppen der Schwerlastträger, Bergleute und Büroarbeiter. Die Zahnärzte hatten diese Veränderungen außerdem gegenüber den Büroberufen – bezogen auf den Vergleich der Beschwerden – in einem um sechs Jahre jüngeren Durchschnittsalter. Falls sich solche Befunde weiterhin bestätigen, kann im Bereiche der DDR unter gewissen Voraussetzungen die Anerkennung als Berufskrankheit nach DDR-BK:22 ausgesprochen werden.

Nähere Angaben über Ergonomie bei den beruflich bedingten Körperhaltungen des Zahnarztes enthält – unter Verwertung der internationalen Literatur – der Leitfaden für den Zahnarzt: Rationelle Praxisführung, erschienen 1973 als Fachtaschenbuch Nr. 3 im Deutschen Ärzteverlag. (Außer den Zahnärzten hat keine andere Gruppe aus dem Bereich der Berufe des Gesundheitswesens eine solche berufsorientierte ergonomische Zusammenstellung herausgegeben!) Ein kleines Buch »Working Postures and Locations« bringt, ebenfalls auf den Zahnarzt abgestellt, die Zusammenfassung ergonomischer Ergebnisse einer Arbeitssitzung 1973, veröffentlicht durch Firma *Ritter* AG, Karlsruhe. Auch in Japan werden diese Probleme erörtert: Nippon Shika Ishikai Zasshi 30 (1977) 222.

10. 4 Weitere Stehberufe

Von *Friseuren* werden sehr häufig Rückenschmerzen geäußert und ebenfalls mit der Berufshaltung in Verbindung gebracht, bei der ähnliche Belastungen vorliegen wie sie für den Zahnarzt gelten, wenn dieser – was früher fast ausschließlich geschah – im Stehen behandelt: II 10. 3. Eingehende Untersuchungen, vor allen Dingen Reihenuntersuchungen, zum Belastungsproblem der Wirbelsäule bei Friseuren sowie Angaben über die Ergonomie ihrer Arbeitsplätze sind nicht bekannt.

In einem Merkblatt über die gesundheitliche Eignung zum Friseurberuf empfiehlt die Berufsgenossenschaft für Gesundheitsdienst und Wohlfahrtspflege, die stehende Arbeitsweise zu beachten und Veränderungen an der Wirbelsäule in die Überlegungen der Berufswahl einzubeziehen. Einzelheiten über die Art der Wirbelsäuleveränderungen, die Untauglichkeit für den Friseurberuf bedingen könnten, werden nicht genannt. Es wird Aufgabe des von der Berufsgenossenschaft für die Eignungsuntersuchungen ermächtigten Arztes sein, unter Anlehnung an Kriterien, wie sie für andere Stehberufe üblich sind, diejenigen Wirbelsäuleveränderungen zu bestimmen, die Untauglichkeit mit sich bringen. Allerdings gibt es darüber bisher nur wenige auf die Stehberufe bezogene Aussagen: siehe *Mentzel* (1976) in II 8. 4 mit *Tabelle* II 8/2.

Die Berufe der *Wäscherinnen* und *Büglerinnen*, in den letzten Jahrzehnten zahlenmäßig stark zurückgegangen, werden von *Louyot* und seiner Mitarbeitergruppe (1956) ebenfalls zu den Stehberufen mit übermäßiger Wirbelsäulebelastung gerechnet. Übersichtlich durchgearbeitete Reihenuntersuchungen sind jedoch nicht bekannt geworden.

Weitere Literatur: *Adamkiewicz* 1968, *Breitenfelder* 1975, *Goeminne* 1970, *Hilmer* 1969, *Matthiass* 1964, *Peters* 1964, *Rohlederer* 1969, *Schlesier* 1971, *Schmidt* 1970.

Die Tätigkeit bei *Verkaufspersonal* ist vorwiegend eine Arbeit im Stehen, die bis zu 84% der Arbeitszeit einnehmen kann, während für das Gehen zwischen 12 und 23% und für das Sitzen 2 bis 7% errechnet worden sind: *Dupuis* u. *Rieck* 1978.

Bei der Steharbeit ist, wie auch in anderen Berufen, die Ermüdung der wirbelsäulestützenden Rückenmuskulatur und damit eine Belastung der Zwischenwirbelscheiben gegeben mit Verminderung des Stoffwechsels, der stetige Bewegung zur Aufrechterhaltung des Pumpmechanismus benötigt: I 5. 4, I 8. 4.3, II 17. 3.2. Ausgleichende Bewegungen mit Umhergehen, kurzzeitiges Sitzen und – besser noch – mit Bewegungsgymnastik sind vorbeugende Maßnahmen: siehe Pausengymnastik in I 6. 4.1, II 17. 2.1, II 17. 2.6, II 17. 2.8, II 17. 3.2. Langdauernde Sitzhaltung, oft mit ungünstiger Körperdrehung, kommt bei einem Teil des Verkaufspersonales, vor allem bei Kassiererinnen, vor. Über Arbeitsanalysen sowie über Ermüdungserscheinungen bei Warenhaus-Verkaufspersonal berichtete 1968 ausführlich *Grandjean* mit seiner Arbeitsgruppe.

10. 5 Sitz-Steh-Berufe

Ein Wechsel zwischen Sitzen und Stehen während der Berufsarbeit kann für die Wirbelsäule ein guter Ausgleich sein, wenn dadurch in der Muskeltätigkeit wesentliche Änderungen eintreten, die bisher ungünstig belasteten Muskelgruppen ausreichende Entspannung und andere Bewegungen bringen. In bezug auf die Wirbelsäulebeteiligung gilt das für die Nacken-Schulter-Arm-Muskulatur und für die Muskelgruppen der unteren Wirbelsäulegegend mit Übergang zu Becken und Bein, anders ausgedrückt handelt es sich um Muskelgruppen, die mit den Bewegungen und Belastungen des oberen und des unteren Kreuzes zusammenhängen.

Für die meisten Sitz-Steh-Berufe häufen sich die Beschwerden im Nacken-Schulter-Arm-Bereich, wenn Zwangshaltungen der Halswirbelsäule ähnlich wie bei den Büroangestellten, gewissen Gruppen von Musikern oder den Zahnärzten im Vordergrund der Tätigkeiten stehen, also sowohl bei der Arbeit im Sitzen wie im Stehen gleichartig notwendig sind. Die Schilderungen in der Literatur geben über den Arbeitsablauf leider nicht immer Auskünfte mit genauer Darstellung über die Wirbelsäulehaltung. So untersuchte *Vernik* 1965 und 1967 in einer Textilmanufaktur Weberinnen, Schußspulerinnen, Wicklerinnen und Spulenabnehmerinnen. In diesen Berufen, die der Autor zusammenfassend beurteilt, sind zweifellos erhebliche Unterschiede in der beruflichen Haltung der Wirbelsäule vorhanden, und einige Tätigkeiten werden wahrscheinlich nicht dauernd im Sitzen mit Zwangshaltung durchgeführt. Trotzdem fanden sich unter den Arbeiterinnen im Alter zwischen 30 und 50 Jahren in 71,4% röntgenologisch nachgewiesene Osteochondrosen und Spondylosen an der Halswirbelsäule, die in diesen Altersstufen bei der Durchschnittsbevölkerung in viel geringerer Häufigkeit vorliegen.

Feinmechaniker und Feinschleifer arbeiten je nach den vorliegenden Besonderheiten teilweise im Sitzen und teilweise im Stehen, das heißt, einige können zwischen Stehen und Sitzen von Zeit zu Zeit wechseln, andere sind dauernd an eine gleichartige, langdauernde Zwangshaltung der Wirbelsäule gebunden. *Schmeiser* u. *Rössler* berichten 1957 über 19 Feinschleifer mit ausgesprochener beruflicher Zwangshaltung: vorgebeugter Oberkörper, untere Segmente der Halswirbelsäule gebeugt, mittlere und obere Segmente mehr gestreckt gehalten. Der Beruf war länger als fünf Jahre regelmäßig ausgeübt worden. Gegenüber einer Vergleichsgruppe fand sich im Ablauf der Verschleißerscheinungen an der Halswirbelsäule eine »leichte Beschleunigung«. Ähnliche Zwangshaltungen bringt das Lichtbogenschweißen mit sich: *Buckup* 1976.

Von den Zeichnern am Reißbrett sind nach einer Arbeitsstudie von *Hildebrandt* u. *Stier* (1960) 35% ebenso lange im Stehen wie im Sitzen tätig. 50% arbeiten doppelt so lange im Stehen wie im Sitzen. Das veranlaßte die Verfasser, Verbesserungen und Rationalisierung der Arbeit am Reißbrett vorzuschlagen. Welche arbeitstechnischen Erfordernisse zur körpergerechten Arbeitsgestaltung für die Mitarbeiter in Konstruktionsbüros, die wechselnd sitzend und stehend arbeiten, notwendig sind, beschreibt 1976 *Eder*.

Zu den Berufen, die teilweise im Stehen und teilweise im Sitzen ausgeübt werden, gehören die *Musiker*. Einige Gruppen von Musikern muten ihrer Halswirbelsäule eine langzeitige Zwangshaltung zu, zum Beispiel die Geiger, die als Orchestermusiker dazu noch langzeitig sitzen müssen. Über Wirbelsäulenbeschwerden bei Orchestermusikern berichtet II 10. 2, weil bisher nur Untersuchungen über Orchestermusiker vorliegen, die ihren Beruf im wesentlichen sitzend ausüben.

Die in der Gruppe der Steh-Sitz-Berufe aufgeführten Berufstätigkeiten können nach den gegebenen Erörterungen in bezug auf Belastungen oder Schädigungen der Wirbelsäule zur Zeit nicht einheitlich beurteilt werden. Dazu sind die berichteten Zahlen zu klein und die Tätigkeiten sowie die berufsgebundene Art der Zwangshaltungen und der Belastungen der Wirbelsäule nicht genau genug beschrieben. Die Klärung der Arbeitseinflüsse auf die Wirbelsäule in diesen Berufsarten erfordert Reihenuntersuchungen an gleichartig arbeitenden Gruppen in viel größerer Zahl und mit Röntgenuntersuchungen sowie Schilderungen der körperlichen Beschwerden. Nur so lassen sich Besonderheiten gegenüber der Durchschnittsbevölkerung aufzeigen.

Vergleichsuntersuchungen über Arbeiter in der Elektroindustrie, die zum Teil sitzend und zum Teil stehend arbeiten mußten, legt *Beyerinck* 1960 vor. Schweregrad und Häufigkeit von Kreuzschmerzen vermehrten sich ernsthaft mit zunehmendem Alter nach langzeitiger Steharbeit. Im Gegensatz dazu hatten Arbeiter mit sitzender Beschäftigungsweise weniger Kreuzbeschwerden.

10.6 Sitzberufe mit Vibrationseinflüssen

Während bei den Führern von Verkehrsfahrzeugen (**II 13**) und von motorisierten Arbeitsfahrzeugen (**II 14**) das Zusammenwirken von Schwingungen, die vom Fahrzeug selbst ausgehen, mit unregelmäßigen Erschütterungen durch die Fahrbahn ungünstige Einflüsse auf die Wirbelsäule des sitzenden Menschen haben kann, gibt es Einwirkungen von Schwingungen auch durch mehr oder weniger ortsfeste Maschinen.

Der *Kranführer eines Turmkranes* sitzt viele Stunden auf seinem Arbeitsplatz, dem durch das Vibrieren des Bedienmotors laufend Schwingungsimpulse übertragen werden, die als Ganzkörperschwingungen die Wirbelsäule erreichen. Bisher sind über diesen Beruf nur wenige Untersuchungen veröffentlicht worden. *Parjuk* (1971) fand bei Kranführern ausstrahlende Schmerzen im Bereiche des 5. bis 9. Zwischenrippennerven, die als thorakale Neuralgie bezeichnet werden. Der Zusammenhang mit Störungen der Wirbelsäule ist anzunehmen. Leider wurden Ergebnisse der Wirbelsäuleuntersuchung und Röntgenbefunde nicht berichtet. Wie *Fischer* u. *Winter* 1976 mitteilen, waren Rückenschmerzen bei Kranführern ein wesentlicher Grund für Neugestaltung der Führersitze in den Kanzeln.

Nach persönlicher Auskunft von *Dupuis* (Kreuznach) sind die Untersuchungen über Vibrationseinflüsse auf den Menschen durch *Arbeitsbühnen* bisher unzureichend. Auf den Bühnen bestehen zeitlich sehr verschiedenartige Einflüsse, je nachdem, ob die Bühne häufig fährt und dadurch Erschütterungen auftreten, oder ob bei stehender Bühne die Motoren der Hebezeuge Vibrationen hervorrufen. Deswegen war es der Arbeitsgruppe *Dupuis* bisher noch nicht möglich, eine solche Vielfalt der Einwirkungen, die außerdem von erschütterungs- und vibrationsfreien Zeiten unterbrochen sind, auf einem simulierten Arbeitsplatz zu einem aussagefähigen Einwirkungsbild zusammenzufassen (persönliche Nachricht).

Durch die modernen *Gleisbaumaschinen* hat sich die Arbeit der Gleisbauer (**II 11. 4**) von einer anstrengenden körperlichen Schwerarbeit mehr und mehr zu einem Sitzberuf auf vibrierenden, meist stehenden Maschinen umgewandelt. Bisher sind aber Messungen über die auf die Wirbelsäule übertragenen Vibrationen dieses Mensch-Maschine-Systems noch nicht bekannt geworden.

II 11. 0 Körperliche Schwerarbeit

11. 1 Vorbemerkungen

Häufig werden Beschwerden im Bereich des Rückens mit Schwerarbeit in Verbindung gebracht. Daher stammen die seit langem gebräuchlichen Bezeichnungen Bergmannsrücken, Arbeiterrücken: Minor's spine, Labourer's spine. In neuerer Zeit kam der Traktorrücken hinzu: *Paulsen* 1949. In der DDR wird von arbeitsbedingter Spondylose gesprochen: *Lederer* 1972. (Literatur dazu in **II 6. 3, II 9. 1, II 11. 2**).

Wenn auch die eigentliche schwere körperliche Arbeit mit Bücken, Aufheben, Tragen und Hochstemmen schwerer Lasten sowie Hacken, Schaufeln usw. in der neuzeitlichen Arbeitswelt weit zurückgegangen ist, so gibt es doch immer noch eine Anzahl Berufe, bei denen dauernd oder häufig solche Arbeiten ohne unterstützende Maschinen allein durch Anwendung der Körperkräfte bewältigt werden müssen. Diese Arbeiten belasten die Muskulatur der Arme und Beine und außerdem sehr wesentlich die Muskelgruppen des Rückens und der Bauchdecken sowie die vom Schultergürtel oder vom Becken zu den Gliedmaßen ziehenden Muskeln und die Verbindungsmuskeln zwischen Kopf, Halswirbelsäule und Schultergürtel. Für Schwerarbeit ist die Wirbelsäule in besonderem Maße das zentrale Achsenorgan, dem statische und dynamische Belastungen oft in einem gleichbleibenden Rhythmus oder unregelmäßig zugemutet werden.

Bei seinen Untersuchungen über den Zusammenhang zwischen Verschleißschäden und arbeitsbedingten Belastungen des Bewegsystems macht *Häublein* 1978 einige wichtige Aussagen:
1. Die körperliche Schwerarbeit des Bauarbeiters ist praktisch nie reine und nur selten überwiegend dynamische Muskelarbeit.
2. Sie hat deshalb nicht grundsätzlich einen den Gesamtorganismus fördernden Trainingseffekt wie dynamische Muskelarbeit, ist vielmehr gekennzeichnet durch
   - einen in bestimmten Tätigkeiten noch immer hohen energetischen Aufwand,
   - Zwangshaltung trotz hoher Arbeitsschwere,
   - stereotype Bewegungsabläufe mit erhöhtem Ermüdungsgrad,
   - hohe Anteile an statischer Arbeit auch bei geringem Energieaufwand,
   - den zunehmenden Gebrauch mechanisierter Handwerkszeuge, die zusätzlich Lärm und mechanische Schwingungen emittieren,
   - ein steigendes Arbeitstempo mit Einschränkung des individuellen Einflusses auf das Arbeitszeit- und Pausenregime.

Neuzeitliche Arbeitsverfahren haben in vielen Berufen eine Koppelung von körperlicher Schwerarbeit und Vibrationen gebracht. Das führt neben weiteren Ursachen zu einem Gestaltwandel in der Pathologie der Wirbelsäule (*Suzuki* u. *Takahashi* 1969), der vorwiegend Verlauf und Form der Spondylosis deformans betrifft. Die Zusammenwirkung von Vibration und Schwerarbeit wird unter anderem in folgenden Berufen deutlich: Bergbau (**II 11. 2**), Schwerindustrie (**II 11. 3**), Land- und Forstwirtschaft (**II 11. 5**), Hochseefischerei (**II 11. 7**).

Aus diesen und anderen Gründen waren die im Zusammenhang mit schweren körperlichen Arbeiten auftretenden Rückenschmerzen von jeher ein Problem praktisch-ärztlicher Überlegungen und wissenschaftlicher Forschungen. Die Lösung der Fragestellungen kann nicht pauschal sein. Sie erfordert die Betrachtung der einzelnen Berufe mit dem Ziele, die spezifische Wirbelsäulebelastung ergometrisch zu erfassen und so Rückschlüsse auf die Möglichkeiten der schädigenden Berufswirkungen zu ziehen: **II 9. 1**. Es genügt nicht, von Dekompensationserscheinungen der Wirbelsäule bei Schwerarbeitern zu sprechen. Diese Bezeichnung ist zu vieldeutig, um die Arbeit als Grundursache der Beschwerden zu beweisen. Die Bedeutung der Vorerkrankungen an der Wirbelsäule bedarf der Berücksichtigung: **II 2, II 5**. Letzten Endes sind Langzeituntersuchungen von Arbeitern der verschiedenen Berufe erforderlich, wie das bereits im Kapitel über die Einflüsse von Vibrationen, z. B. bei den Traktorfahrern, besprochen wurde: **II 9. 3, II 14. 2**. Neben der röntgenologischen Klärung des Wirbelsäulezustandes vor der Aufnahme der Berufsarbeit sind die später aufgetretenen Veränderungen nach genauer Diagnostik voneinander abzugrenzen. Die Röntgenuntersuchung spielt dabei wiederum eine wesentliche Rolle. Die Einordnung des Zeitfaktors (das heißt die tägliche Expositionszeit und die Gesamtdauer der seitherigen Beschäftigung im Beruf) ist ebenfalls eine unabdingbare Voraussetzung für die Klärung arbeitsbedingter Schäden. Die internationale Verständigung verlangt eine eindeutige Namengebung für die Wirbelsäuleveränderungen (*Junghanns:* Nomenclatura columnae vertebralis, Die Wirbelsäule in Forschung und Praxis, Bd. 75, Hippokrates Stuttgart, 1977.) Das ist vordringlich, weil vielen Diagnosen in den folgenden Zusammenstellungen unterschiedliche Auffassungen über die pathoanatomischen Veränderungen zugrunde liegen, was die Vergleichbarkeit zum Teil erheblich erschwert.

Eine »Überlastungs-Spondylose« liegt nach *Becker* (1973) erst dann vor, wenn der Nachweis einer mindestens 20 Jahre lang durchgeführten Schwerarbeit in Zwangshaltung erbracht ist.

Mathiaß (1956) spricht ganz allgemein von einer Zunahme der Bandscheibeschäden durch vermehrte funktionsmechanische Belastung und weist auf die dadurch entstehenden Änderungen des Bandscheibestoffwechsels hin, die sich vornehmlich infolge von Störungen an den Wirbelkörperabschlußplatten einstellen, wie das *Krämer* (1973) genauer analysieren und bestätigen konnte, siehe auch I 4, I 8. 3.2, I 8. 4.3, II 18. 9, II 19. 6, II 19. 9.

Für die Arbeitnehmer im Erzbergbau besteht nach *Cremona* (1972) »eine unbestreitbare Korrelation zwischen Arbeitsbelastung, Schwere der Arbeit und Entstehung von pathologischen Befunden der Wirbelsäule«. Um hier von arbeitsmedizinischer Seite zu helfen, tritt er für die Aufstellung eines Berufsverzeichnisses ein, das im Bergbau und in der Stahlindustrie die unterschiedlichen Belastungen des Arbeitsplatzes klarstellt. So wird es möglich sein, den Betroffenen »unter Berücksichtigung des Zustandes seiner Wirbelsäule zu beraten«.

In seiner Veröffentlichung hat *Cremona* ein gut gegliedertes Verzeichnis mitgeteilt, in dem unter anderen folgende Berufe genannt sind: Gießer, Maschinenmechaniker, Walzmaschinenarbeiter, Drahtzieher, Windenführer, Kokereiarbeiter, Wagenschieber, Schmelzer am Martinsofen. Sie werden nach drei Schweregraden beurteilt und jeweils in Beziehung zum Energieverbrauch nach kcal/min sowie den Veränderungen an der Wirbelsäule gesetzt. Die vom Autor aufgestellten Berufsverzeichnisse für den Eisenerzbergbau und die Stahlindustrie sind im Originaltext in II 8. 4 wiedergegeben. Sie stellen augenfällig dar, daß die Begriffe Bergmann oder Schwerarbeiter nicht pauschal verwendet werden dürfen, wenn es sich um die Einstellung für einen speziellen Arbeitsplatz handelt.

Die Zahlen, die *Magora* in Veröffentlichungen von 1970 bis 1974 nach Überprüfung von mehr als 3000 Angehörigen aus acht verschiedenen Berufen erarbeitete, um die Beziehungen zwischen Arbeit und Kreuzschmerzen zu klären, bieten deshalb nur einen unsicheren Vergleich, weil z. B. der Beruf des Schwerarbeiters (389 Probanden) nicht untergliedert ist. Immerhin belegt der Verfasser mit seinen großen Zahlen die aus ärztlicher Erfahrung bereits bekannten Tatsachen, daß Kreuzschmerzen in hoher Zahl vor dem 30. Lebensjahr beginnen und Schmerzanfälle in allen Berufen am häufigsten durch Heben und Bücken ausgelöst werden. Bei 429 an Kreuzschmerzen leidenden Angehörigen der überprüften acht Berufe stellten sich erste Beschwerden bei 35,9% im 1. bis 3. Jahr nach Berufsbeginn und bei 37,3% im 4. bis 7. Berufsjahr ein. Die organischen Befunde sind aber oft nur gering, weil verschiedene psychosoziale Einflüsse in allen Berufen eine nicht immer leicht abschätzbare Rolle spielen. Deshalb ist, wie viele Autoren seit langem betonen, die Berufsbezogenheit von Rückenschmerzen nicht aus individuellen Angaben der Berufsangehörigen zu folgern. Nur Feststellung der organischen Veränderungen an der Wirbelsäule und ihre Abweichung (in Form und Häufigkeit) von den Befunden bei der Durchschnittsbevölkerung können Grundlagen für die Beantwortung der Frage sein, ob berufliche Schädigungen vorliegen: Näheres in II 18 und II 19.

Hiltenkamp vertritt 1972 in seiner Dissertation die Auffassung, daß mechanische Beanspruchung von großer Bedeutung für Demaskierung der regelmäßig zu findenden primären regressiven Veränderungen ist. Nach der Ansicht des Verfassers beschleunigt und fördert Schwerarbeit offensichtlich den Bandscheibeverschleiß.

Häufig wird die Auffassung vertreten, der Bandscheibevorfall – ein klar definiertes und verhältnismäßig sicher diagnostizierbares Krankheitsbild aus dem Bereiche der Bandscheibeschäden – sei eine Schwerarbeiterkrankheit. Das folgert *Braun* 1969 aus den Berufsangaben von Operierten. Zu gleichen und ebenfalls statistisch beleg-

11.1 Vorbemerkungen

ten Ansichten kommen *Bradford* u. *Spurling* 1950, *Brügger* 1960, *Naffziger* 1938, *Rövig* 1949, *Severin* 1943 und andere. Gegen diese Meinung legen viele Autoren Widerspruch ein, zum Beispiel: *Hiltenkamp* 1972, *Matthiaß* 1975, *Reischauer* 1951, *Viernstein* et al. 1959, *Waris* 1948. In Rhodesien fand *Levy* 1967 bei der farbigen Bevölkerung im Gegensatz zu den Weißen nur selten Bandscheibevorfälle. Dafür spielt nach seiner Meinung die unter der farbigen Bevölkerung weit mehr verbreitete muskelkräftigende körperliche Arbeit die ausschlaggebende Rolle. Manche Autoren bezeichnen den Ursachenanteil der Schwerarbeit für die Entstehung des Bandscheibevorfalles nur als sehr gering und halten ein anlagebedingtes Bandscheibeleiden für die Grundursache.

Das Schrifttum ist unübersehbar geworden. *Braun* hat 1969 die wichtigsten Begründungen und Literaturangaben zu beiden auseinanderstrebenden Ansichten zusammengefaßt und seine eigenen Beobachtungen, die er den Anamnesen einer großen Zahl von Operierten entnahm, einbezogen.

Die Beziehungen zwischen Bandscheibevorfällen und der Benutzung von Kraftfahrzeugen werden in II 13. 6 besprochen.

Hakelius (1970) errechnete bei 387 Männern und 196 Frauen, die an Lumbo-Ischialgie-Syndromen litten und zum Teil auch deswegen operiert wurden, die Prozentzahlen der Beziehungen zum Beruf: *Tabelle* II 11/1.

Zu dieser Frage nimmt auch *Scherzer* 1972 Stellung. Er hat eine Gruppe von 50 Schwerarbeitern (Transport-, Forst-, Metall- und Bergarbeiter, Traktorfahrer) einer gleichgroßen Gruppe von Beamten (Sitzberuf) gegenübergestellt. Die ersten neurologischen Zeichen von Bandscheibestörungen der Lendenwirbelsäule traten bei den Schwerarbeitern durchschnittlich im 33. und bei den Beamten im 37. Lebensjahr auf. Während der nächsten zwei Jahre war die Rezidivneigung bei den Schwerarbeitern dreimal, die Krankenstandsdauer über zweimal so groß wie bei den Beamten. In dem Beobachtungsgut von *Scherzer* fanden sich unter 43 wegen Bandscheibeleidens frühinvalidisierten Männern 28 Schwerarbeiter und nur 5 Angestellte. Weitere Literatur: *Pap* 1970.

Beziehungen der Schwerarbeit zur Baastrup-Krankheit, die in II 2. 5.6 und II 5. 4.6 beschrieben ist, zur Akroosteolysis und zu den funktionsmechanischen, deformierenden Insertionstendopathien werden gelegentlich angegeben: *Gajdek* u. *Golębiowska* 1976, *Marafioti* et al. 1969, *Thurner* u. *Bodner* 1963, *Wilson* et al. 1967. Näheres dazu in Kapitel II 18. 11.

Hoffmann-Daimler macht 1975 die »vorwiegend schwere Arbeitsbelastung für das klassische Bild des alternden Wirbelkörpers verantwortlich: Höhenminderung, massive Austreibung der Randwülste, ausgeprägte Taillierung«. Das mag für manche Beobachtungen zutreffen. Da das gleiche Bild oft auch bei Menschen entsteht, die keine Wirbelsäulebelastung durch körperliche Schwerarbeit hatten, kann für diesen Zustand die schwere körperliche Arbeit nicht vorwiegend verantwortlich sein. Für den an allen Wirbelkörpern der Lendenwirbelsäule gleichartig ausgebreiteten Zustand, den *Hoffmann-Daimler* abbildet, müssen Gründe vorliegen, die auch einen endogenen Ursachenanteil haben.

Ausführlich berichtet *Hult* 1954 aus Schweden über vergleichende Untersuchungen zwischen Arbeitern mit schwerer körperlicher Arbeit und solchen mit leichter Arbeit. Er stellte zahlreiche Kurven und Tabellen jeweils über die Hals-, Brust- und Lendenwirbelsäule getrennt auf. An der Brustwirbelsäule litten von allen Untersuchten (Leicht- und Schwerarbeit) nur 5% an Beschwerden. Die Brustwirbelsäule spielt deshalb aus arbeitsmedizinischer Sicht nur eine geringe Rolle. Anders liegen die Verhältnisse nach *Hult* an der Halswirbelsäule. Beschwerden von diesem Wirbelsäuleteil fanden sich im gesamten Material als Nackensteife mit Schulter-Arm-Syndrom in 51%. Zeichen des Lendenwirbelsäule-Syndroms bestanden in 60%. Noch größer waren die Unterschiede bei Berechnung der Arbeitsunfähigkeit. Ihr Grund lag an der Halswirbelsäule bei 5,4% und an der

	Körperliche Arbeit		
	schwer	mittel	keine
Männer	23	47	30
Frauen	2	87	11
zusammen	16	60	24

Tabelle II 11/1: Lumbo-Ischialgie-Syndrom bei schwerer und mittelschwerer Arbeit im Vergleich zu einer Gruppe ohne körperliche Arbeit; Angaben in Prozenten (nach *Hakelius*).

Lendenwirbelsäule bei 36% der Untersuchten vor. Die Untergliederung des Gesamtmaterials in Schwerarbeit und Leichtarbeit ergibt eine Arbeitsunfähigkeit durch Halswirbelsäule-Syndrom bei Schwerarbeit mit 7,5% und bei Leichtarbeit mit 2,3%. Die Zahlen betragen für die Lendenwirbelsäule bei Schwerarbeit 43,5% und bei Leichtarbeit 25,5%. Als Ergebnis seiner Untersuchungen kommt *Hult* zu dem Schluß, daß Schwerarbeit für sich allein nicht der grundsätzliche Faktor zur Entstehung der Wirbelsäuleveränderungen ist, daß aber Schwerarbeit vor allem auf die Lendenwirbelsäule wirkt. Hier kommen besonders starke Kräfte zusammen und provozieren die Symptome. (Einzelheiten zu den biomechanischen Daten über die Belastung der Lendenwirbelsäule in I 6. 2.2.4, I 6. 4.3.2). Das ist einer der häufigsten Gründe, warum die Arbeiter in den Erzbergwerken gegenüber allen anderen Berufsgruppen eine besonders hohe Arbeitsunfähigkeitsrate haben: 4,72 Fälle auf 100 Arbeiter im Jahr. Vergleichszahlen aus einigen anderen Berufen: Metallindustrie 2,17, Land- und Forstarbeiten 0,82, Stein- und Erdarbeiten 0,87, Handel- und Lagerarbeiten 0,21. (Die Veröffentlichung von *Hult* aus dem Jahre 1954 enthält zahlreiche Kurven und Tabellen, die in der Originalarbeit nachgelesen werden sollten: Bilder II 11/*1 A* und *B, Tabelle* II 11/*2*).

Bei 4000 Einwohnern ländlicher Gemeinden in Holland verglich *Blécourt* (1963) die Wirbelsäule-

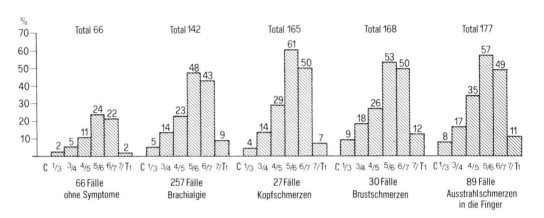

Bild II 11/*1 A:* Röntgenzeichen der Diskopathie an der Halswirbelsäule bei verschiedenen Symptomen (nach *Hult*).

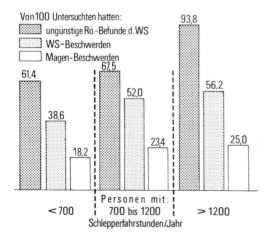

II 11/*1 B:* Unterschiede der Häufigkeit von Röntgenzeichen der Diskopathie an der Lendenwirbelsäule bei leichter und bei schwerer Arbeit

Ledenwirbelsäule-Syndrom	Art der Arbeit	Zahl der Fälle	Prozentzahl der Fälle mit Beschwerden	mit erheblichen Beschwerden
mit subjektiven Beschwerden	Leichtarbeit	471	52,7	6,8
	Schwerarbeit	666	64,4	10,6
mit Röntgenzeichen der Diskopathie	Leichtarbeit	466	46,1	8,1
	Schwerarbeit	657	65,4	16,2

Tabelle II 11/2: Prozentzahlen über Beschwerden und Röntgenzeichen bei Lendenwirbelsäulesyndrom (zusammengestellt aus den Angaben von *Hult*).

beschwerden bei einer Gruppe von Hausfrauen, die nicht in der Landwirtschaft arbeiteten und einer Gruppe von Landwirten. Es stellte sich heraus, daß bei den Hausfrauen ohne landwirtschaftliche Arbeiten wesentlich mehr Beschwerden an der Halswirbelsäule vorlagen, während bei den landwirtschaftlich tätigen Männern die tiefsitzenden Rückenbeschwerden im Vordergrund standen:
Halswirbelsäulesyndrom Frauen 30% Männer 5%
Lendenwirbelsäulesyndrom Frauen 10% Männer 25%

Der Verfasser empfiehlt, epidemiologische Untersuchungen über die Wirbelsäulebeschwerden intensiver durchzuführen als das bisher geschah.

Bei Röntgenuntersuchungen afrikanischer und asiatischer Primitivbevölkerung, deren Ruhehaltung nicht das Sitzen auf einem Stuhl mit 90°Abwinkelung zwischen Wirbelsäule und Oberschenkeln, sondern das Hocken auf den Fersen mit leicht gekrümmter Lendenwirbelsäule und spitzem Winkel zwischen Oberschenkeln und Wirbelsäule ist (*Bild* II 11/2 A), stellte *Fahrni* 1975 einen auffallend geringen Prozentsatz an Höhenminderungen der Lendenbandscheiben fest. Selbst im Alter von 55 Jahren findet sich diese Veränderung in weniger als 20%. (Offen bleibt allerdings die Frage, ob die andersartige Sitzhaltung die alleinige beziehungsweise die überwiegende Ursache sein kann, oder ob weitere Lebensumstände und vielleicht auch eine »genetisch bessere« Ausgangslage im Zwischenwirbelscheibegewebe der Primitivbevölkerung dafür verantwortlich sind.) Dagegen errechnete der Verfasser in Amerika bei Be-

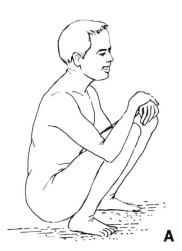
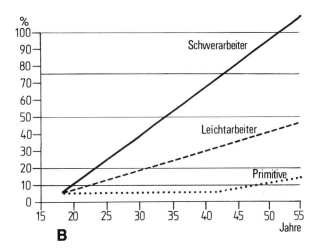

Bild II 11/2 A: Hocksitz bei Primitivvölkern.
II 11/2 B: Unterschiedlicher Anstieg in der Häufigkeit von Höhenverminderungen der Bandscheibenräume (nach *Fahrni* 1975).

rufsgruppen mit Schwerarbeit bereits vor dem 25. Lebensjahr Höhenminderungen zwischen 20 und 25%. Bei Berufsgruppen mit leichter Arbeit finden sich diese Prozentzahlen erst zwischen 30 und 35 Jahren. Die Kurve steigt bis zum 55. Lebensjahr bei leichter Arbeit auf etwa 50% an. Bei Schwerarbeit erreicht sie schon vor dem 50. Lebensjahr 90%: *Bild II 11/2 B*. Folgerungen, die *Fahrni* aus diesen Tatsachen und aus früher angestellten Untersuchungen (*Ritchie* u. *Fahrni* 1970) zieht, sind in den Kapiteln I 5. 2 und I 6. 4.3.2 geschildert. (Zu prüfen ist noch, ob der von *Pizon* 1972 angegebene Index discalis Vergleiche zwischen den Berechnungen verschiedener Autoren erlaubt: II 5. 3.)

Zusammenfassende Arbeiten, die mehrere Berufe (zum Teil vergleichend) betreffen: *Braun* 1969, *Dankis* 1971, *Gantenberg* 1929, 1930, *Gerard* 1948, *Gurin* 1971, *Jung* u. *Schumann* 1975, *Lindem* et al. 1960, *Schlomka* 1956, *Schröter* 1961–1971.

Weitere Arbeiten: *Baumann* 1951, *Fawer* 1976, *Fischer, V.* 1976, *Fourcade* et al. 1959, *Hillsman* u. *Basom* 1944, *Volkmann* 1952, *Weber* 1975. Viele Zahlenaufstellungen und zusammenfassende Literatur sind in den Kapiteln II 6 und II 7 zu finden.

11. 2 Bergarbeiter

Die in den Kapiteln II 6. 3, II 9, II 11. 1 erwähnte Bezeichnung Bergmanns- oder Bergarbeiter-Wirbelsäule wird zwar im arbeitsmedizinischen Schrifttum häufig gebraucht, umreißt aber keineswegs einen Begriff mit klarer arbeitsmedizinischer Definition. In ihm fließen röntgenologisch eindeutig abgrenzbare Veränderungen an der Wirbelsäule selbst wie auch Schmerzzustände auf der Grundlage von Muskelüberbeanspruchungen oder »Muskelrheumatismus« zusammen. Das gilt sowohl für die deutsche wie auch für die fremdsprachige Literatur. Deshalb ist die Abgrenzung einer Bergmanns-Wirbelsäule mit spezifischen, auf den Beruf zu beziehenden Veränderungen schwierig, wenn nicht unmöglich. Die neuzeitliche Arbeitstechnik und die Unterteilung der Arbeit des Bergmannes in einzelne, den Körper recht unterschiedlich belastende Arbeiten verlangt für die zukünftige Betrachtung von Berufseinwirkungen auf die Wirbelsäule eine »individuelle« Klärung des Berufsbildes einzelner Gruppen, also ein Professiogramm: *Schulze* 1971. *Cremona* empfiehlt 1972 ein besonderes Berufsverzeichnis für den Erzbergbau: *Tabellen II 8/4* u. *II 8/5* sowie *Kapitel II 11. 1*. Die bisherigen Bearbeitungen des Themas »Berufliche Beanspruchung und Schädigung der Wirbelsäule« beschäftigten sich aber pauschal mit der Bergmanns-Wirbelsäule, obwohl es den »Bergmann« im alten Wortsinn kaum noch gibt. Wenn *Siegmund* 1939 auf dem Internationalen Kongreß für Unfallmedizin und Berufskrankheiten die Wirbelsäule der Bergwerksarbeiter und Kohlentrimmer pauschal als abnutzungsgefährdet bezeichnen konnte, so ist also heute, vierzig Jahre später, eine genauer differenzierte Aufteilung über die spezielle Arbeitsplatzbelastung erforderlich. Wie die anschließend zusammengestellten Ergebnisse älterer und neuerer Veröffentlichungen zeigen, wird dieses Erfordernis aber nur unzureichend beachtet.

Aus den Erfahrungen an ungarischen Bergwerken bezeichnet *Gurin* 1971 die Wirbelsäule als denjenigen Teil des Bewegungssystems, der durch die Belastungen im Bergbau die größten Schäden erleidet. Nach seiner Darstellung kommt es zum Beispiel durch das Schaufeln mit einer Schaufellast von oft mehr als 20 kg zu einem Druck von 180 kg auf den Lenden-Kreuzbein-Übergang, und außerdem bestehen schädigende Zwangshaltungen der Wirbelsäule bei verschiedenen Arbeitsvorgängen. Er weist mit Nachdruck auf die von den Handbohrmaschinen ausgehenden Vibrationen hin, die durch Mikrotraumen neben den Armgelenken auch die Wirbelsäule schädigen. Die von *Gurin* aufgestellten Vergleichsbilder über die Belastung in verschiedenen Industriezweigen (*Bild II 11/3*) ergeben für die Bergarbeiter die höchste Belastung mit mehr als drei schädigenden Faktoren. Die physiologische Belastung im Bergarbeiterberuf schätzt er als überwiegend mittelschwer bis schwer ein, aber die statische Belastung wird als die höchste unter den verglichenen Industrien angegeben.

In der richtigen Erkenntnis, daß die Berufsbezogenheit von Wirbelsäuleschäden nur unter Berücksichtigung der pathoanatomischen Verschiedenheit der Veränderungen zu klären ist, haben 1966 *Caplan* et al. in ihren röntgenologischen und statistischen Erhebungen an 178 Bergleuten im Alter über 40 Jahre die Spondylosis deformans (Knochenzackenkrankheit II 2. 5.1), die Osteochondrosis intervertebralis (Verminderung der

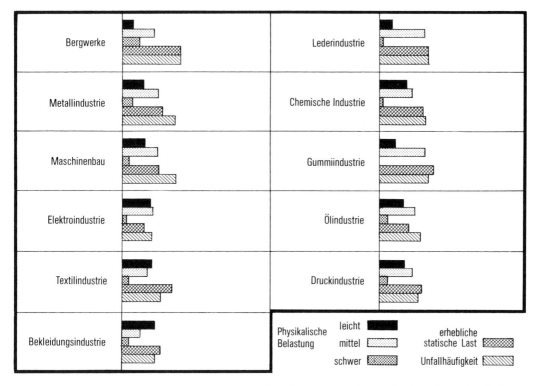

Bild II 11/3: Die Bedeutung unterschiedlicher schädigender Faktoren in einzelnen Industriezweigen (Ausschnitt aus einer Zusammenstellung von *Gurin*).

Zwischenwirbelraumhöhe mit Sklerose der knöchernen Wirbelkörperabschlußplatten, II 2. 5.3) und die Wirbelbogengelenkarthrose (II 18. 10.2) auseinandergehalten. Die Kombination der drei Veränderungen findet sich in 82% der über 40 Jahre alten Bergleute. Die Spondylosis deformans war bereits bei den 60 bis 64jährigen in jedem Falle vorhanden, und zwar mit gleicher Häufigkeit an den Wirbelkörpern L3, L4 und L5. Nach langer Arbeitszeit im Beruf des Bergmannes stieg die Häufigkeit der Spondylosis deformans beträchtlich: *Tabelle* II 11/3. Bei der kritischen Analyse dieser Aufstellung muß allerdings die Altershäufigkeit bei der Durchschnittsbevölkerung berücksichtigt werden, die frühere Statistiken angeben: *Junghanns* 1931, wiederholt in *Schmorl* u. *Junghanns* (5. Aufl.) 1968. Die Ansicht über das gehäufte Auftreten der Spondylosis deformans bereits in früheren Lebensjahrzehnten bei Bergleuten (*Caplan* et al. 1966) mit ursächlicher

Dauer der Berufsarbeit	Spondylosis deformans		
	gering %	mittel bis erheblich %	zus. %
unter 10 Jahre	32	41	73
10 bis 20 Jahre	23	53	76
über 20 Jahre	13	79	92

Tabelle II 11/3: Ausprägungsgrad der Spondylosis deformans in Abhängigkeit von der Berufsdauer bei Bergleuten (nach *Caplan* et al.).

Beziehung auf die Schwerarbeit sollte an einer größeren Untersuchungsreihe geprüft werden. Das ist auch erforderlich für eine Sonderform der Spondylosis deformans, die *Caplan* et al. als Bergarbeiter-Osteophytose beschreiben. Sie setzt bereits bei jugendlichen, unter Vibrationseinflüssen stehenden Bergleuten ein und kennzeichnet sich durch auffallende Längsbandverknöcherungen mit großer Ähnlichkeit zur Spondylosis hyperostotica: **I 7. 5.7, II 2. 5.2, II 19. 3**. Die bisher ungenügende Anzahl von Fallbeschreibungen und statistischen Nachweisen sowie die Ungleichheiten in der Namengebung verhindern kritische Vergleichsmöglichkeiten: *Junghanns*, Nomenclatura columnae vertebralis (»Die Wirbelsäule in Forschung und Praxis« Bd. 75, Hippokrates Stuttgart 1977).

Weiterhin berichten *Caplan* und seine Mitarbeiter über Beziehungen zwischen der Arbeit des Bergmannes und der chronischen Bandscheibezermürbung: Osteochondrosis intercorporalis mit Höhenverminderung des Bandscheiberaumes (disc narrowing im Englischen): **II 2. 5.3, II 19. 4**. Sie kommt bei L5/S1 dreimal so häufig vor wie in den anderen vier Bewegungssegmenten der Lendenwirbelsäule zusammen. Bei den Untersuchten nach dem 40. Lebensjahr hatte sie keine nennenswerte Steigerungsrate. Deshalb kamen die Verfasser in ähnlicher Weise wie *Hirsch* 1955 zu der Ansicht, die Osteochondrosis intercorporalis entstehe durch die zahlreichen »Unfälle« während der Arbeit, aber die Schwerarbeit als solche habe keinen Einfluß darauf. Allerdings hat die Bezeichnung »Unfall« (accident) in der angloamerikanischen medizinischen Literatur eine umfassendere – dem pathoanatomischen Begriff »Trauma« entsprechende – Bedeutung als der nach deutschem Versicherungsrecht abgegrenzte Begriff »Arbeitsunfall«: **II 19. 1, II 19. 9**. Wichtig ist der Hinweis der Autoren auf die bekannte gegenseitige Abhängigkeit zwischen Wirbelbogengelenkarthrose und Osteochondrosis intercorporalis. Sie ergibt sich aus dem biomechanischen Verbund im Bewegungssegment: **I 5. 2, II 2. 5.5, II 5. 4.5, II 18. 10**.

Seine Erfahrungen über Veränderungen an der Lendenwirbelsäule bei Bergleuten des oberbayerischen Reviers, die bei sehr geringer Höhe der Flöze arbeiteten, faßt *Probst* 1960 unter Hinzuziehung der Unterlagen aus der Literatur in dem Satz zusammen, »daß die Schwerarbeit keine kennzeichnende Zunahme der Verschleißhäufigkeit und Schwere bedingt, wohl aber etwas früheres Auftreten und etwas stärkere Ausprägung begünstigt.«

Ähnlich formuliert *Matthiaß* (1975): »Bei Bergarbeitern und Angehörigen anderer Berufe mit starker Belastung der Wirbelsäule tritt die Spondylosis deformans früher und stärker als normal auf.« Vergleichsuntersuchungen an Röntgenbildern der Lendenwirbelsäule führten *Szkudlarek* 1970 zu der Feststellung, daß bei Bergarbeitern die Spondylosis deformans mittleren und schweren Grades gegenüber den leichten Formen im Vordergrund steht. Die Spondylosis deformans der Bergleute tritt nach den Berechnungen der Verfasserin in früheren Lebensjahren ein als bei den vergleichsweise herangezogenen Handwerkern. Diese Statistik zeigt darüber hinaus die Annäherung der Kurven in den höheren Altersgruppen. Bei den Untersuchten im Alter von über 50 Jahren überragt die Spondylosis deformans bei den Handwerkern (Übertage-Betrieb) sogar die Prozentzahlen der Bergarbeiter. Die Ursache dafür ist wahrscheinlich durch die sehr kleinen Zahlen von Probanden bedingt, die in diesem Alter untersucht werden konnten. Die Arbeit von *Szkudlarek* geht aber nicht auf die zunehmende Verminderung der Untersuchten in den einzelnen Altersgruppen ein. Während in der Altersgruppe 29 bis 38 Jahre zum Beispiel 362 Bergarbeiter untersucht wurden, war die Untersuchungszahl in der 5. Altersgruppe (59 bis 68 Jahre) nur 39. Bei den Handwerkern konnten 54 Röntgenbilder aus dem Alter zwischen 19 und 20 Jahren und 16 aus der Altersstufe 59 bis 68 Jahren untersucht werden. Aus diesen Zahlen läßt sich leider die Frage nicht beantworten, in welchem Prozentsatz die Untertage-Bergarbeiter ihre Arbeit vorzeitig einstellten und ob dies unter Umständen aufgrund der Wirbelsäulebeschwerden geschah.

Klima et al. (1964) errechneten bei Bergleuten, die thermischen und mechanischen Schädigungen ausgesetzt waren, eine dreimal häufigere Anzahl von Krankheitsfällen an Lumbago als bei Büroangestellten.

Ob und in welchem Ausmaß die Wirbelsäule des unter Tage arbeitenden Bergmannes Schäden aufweist, versuchten *Lindemann* u. *Kuhlendahl* 1953 durch eine umfangreiche statistische Untersuchung herauszufinden. Von 2,84 Millionen Pflichtversicherten mehrerer Krankenkassen wurde die Erkrankungshäufigkeit an Lumbago und Ischias errechnet. Es ergaben sich 8% Erkrankungen bei der Ruhrknappschaft (also der Krankenkasse der Bergleute), aber nur 4,5 bis 4,8% bei anderen Krankenkassen. Bei den unter Tage arbeitenden Bergleuten war die Erkrankungshäufigkeit 8,31 und bei den Arbeitern über Tage 3,8%. Aus diesen Berichten von *Lindemann* u. *Kuhlendahl* und einer Statistik der Verfasser (*Tabelle* II 11/4) schließt *Schröter* 1970, daß »die mechanische Beanspruchung der Lendenwirbelsäule von entscheidender Bedeutung für das Entstehen von Abnutzungserscheinungen im Sinne der statisch-dynamischen Dekompensation ist«. Die Ursache der hohen Erkrankungszahlen sieht *Schröter* in der sehr niedrigen Strebhöhe der Kohlenflöze im Ruhrgebiet, die eine Arbeit in hockender und gebückter Stellung verlangt. Statisch belastende Schwerarbeit in ungünstiger Wirbelsäulehaltung ist nach *Schröter* der entscheidende Faktor für die Schäden der Wirbelsäule. Bei eigenen Untersuchungen an Bergleuten im Zwickauer Steinkohlenrevier fand er die schwere Spondylose dann, wenn die Untertage-Arbeit über die Durchschnittszeit von 26 Jahren hinaus ausgeführt worden war. Nach Vergleich seiner Zahlen mit denen von *Kellgren* u. *Lawrence* (*Tabelle* II 11/5) sowie von *Gantenberg* (*Tabelle* II 11/6) hegt *Schröter* keinen Zweifel mehr daran, daß »tatsächlich der exogene Faktor der beruflichen Belastung eine wesentliche Bedeutung für die Entstehung der Spondylosis deformans hat«. Außerdem schreibt er: »Immerhin kommt dem beruflichen Verschleißfaktor die Bedeutung eines Krankheitspotentials zu«.

Beobachtungsjahr	Prozentuale Erkrankungshäufigkeit		Differenz (a–b)	
	a) unter Tage Tätige	b) über Tage Tätige	Gefunden	Erforderlich
1950	6,00	2,66	3,34	0,10
1951	6,20	2,65	3,55	0,09

Tabelle II 11/4: Prozentuale Erkrankungshäufigkeit an Muskelrheumatismus, Lumbago, Hexenschuß (nach *Lindemann* u. *Kuhlendahl*).

Beschäftigung	Zahl der Untersuchten	Relative Häufigkeit der	
		lumbalen Bandscheibenschäden	zervikalen Bandscheibenschäden
Bergleute unter Tage	84	92%	54%
Handarbeiter	45	58%	41%
Büroarbeiter	42	33%	38%

Tabelle II 11/5: Häufigkeit lumbaler und zervikaler Bandscheibeschäden in verschiedenen Berufen (nach *Kellgren* u. *Lawrence*).

Berufsgruppe	Mittleres Alter in Jahren	Häufigkeit der Spondylosis	Zahl der Untersuchten	Beobachter
Schwerlastträger	56	98%	97	Schlomka u. Schröter
Bergleute	51	70%	116	Gantenberg
Bauern	40	55%	31	Gantenberg
Fabrikarbeiter	45	43%	100	Gantenberg
Handwerker	41	29%	51	Gantenberg
»Sonstige«	43	23%	56	Gantenberg

Tabelle II 11/6: Häufigkeit der Spondylosis (nach *Schlomka* u. *Schröter* sowie *Gantenberg*) in verschiedenen Berufen.

II 11.0 Körperliche Schwerarbeit

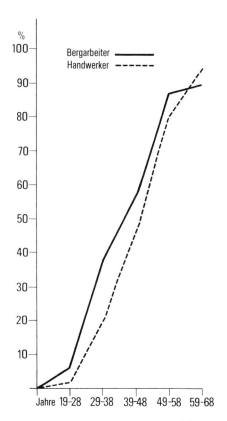

Bild II 11/4: Häufigkeit der Spondylosis deformans bei Bergleuten und bei Handwerkern.

Billenkamp (1972) hatte Gelegenheit, von 1000 unter Tage tätigen Bergarbeitern die Lendenwirbelsäule röntgenologisch zu untersuchen und mit Röntgenaufnahmen von 216 im Übertagebetrieb arbeitenden Handwerkern zu vergleichen. Nach seinen Berechnungen mit Unterteilung in vier Schwergerade der Spondylosis deformans findet er »keinen Zweifel an der Tatsache, daß die Spondylosis deformans bei den Bergleuten frühzeitiger, häufiger und gradmäßig schwerer auftritt als bei den Handwerkern«. Er folgert daraus eine bedeutende Rolle der körperlichen Belastung bei der Entstehung und der weiteren Entwicklung der Spondylose. Nach Meinung von *Billenkamp* prägt sich der Einfluß der Belastung auf die Entstehung und das Fortschreiten der Spondylose besonders in jüngeren Lebensjahren aus, in denen degenerative Veränderungen normalerweise nicht oder nur gering vorhanden sind. Nach seiner aus den Angaben verschiedener Bearbeiter zusammengestellten statistischen Übersicht (*Tabelle* II 11/7) geht im fortgeschrittenen Alter (49. bis 58. Lebensjahr) die Spondylosis deformans unabhängig von der körperlichen Belastung einen schicksalsmäßigen Lauf und nimmt den Charakter einer degenerativen Alterskrankheit an. Die von ihm aufgezeichneten Kurven zeigen den früheren Anstieg in der Häufigkeit der Spondylosis deformans bei den Untertagearbeitern gegenüber den Handwerkern: *Bild* II 11/4

				Spondylose %	
Autor	Altersgruppe	Beruf	gesamt	leicht	schwer
Gantenberg	40–60	Bergarbeiter	66,5		44,5
		Landwirte	53,3		24,4
		Fabrikarbeiter	51,4		33,4
		Handwerker	41,3		25,0
		Beamte			
		Angestellte	26,9		16,7
		Kaufleute			
		Frauen	28,4		6,3
Kellgren	40-49	Bergarbeiter		47	43
		Handwerker		40	18
		Büroangestellte		26	7
Maintz	35-44	Schwerarbeiter	68,3		
		Geistesarbeiter	31,2		
		Frauen	32,3		
Schürmann		Bergarbeiter	35-40		

Tabelle II 11/7: Häufigkeit der Spondylosis deformans in verschiedenen Berufen (Zusammenstellung von *Billenkamp*).

Kellgren u. *Lawrence* (1952) finden in ihren eigenen statistischen Berechnungen von Röntgenaufnahmen der Hals- und der Lendenwirbelsäule in Übereinstimmung mit anderen Untersuchern eine höhere Zahl und stärkere Ausprägung von Bandscheibeveränderungen bei Bergarbeitern als bei Handwerkern und Büroangestellten. Die Zahlen, mit denen die Autoren zu ihren Folgerungen kommen, sind allerdings klein: 84 Bergarbeiter (unter Tage), 45 Handwerker, 42 Büroangestellte, alle im Alter zwischen 40 und 50 Jahren. Einzelheiten enthalten die *Tabellen* II 11/8 u. II 11/9, übersichtlich dargestellt in *Bild* II 11/5.

Gantenberg äußert sich 1930 »zur klinischen Bedeutung deformierender Prozesse der Wirbelsäule«. In diesen und in früheren Arbeiten ging er von der Frage aus, welche »rheumatischen« Veränderungen an der Wirbelsäule und im Bereiche des Rückens (z. B. Rückenmuskulatur) zur vorübergehenden Arbeitsunfähigkeit oder zur Minderung der Erwerbsfähigkeit führen. Dazu sammelte *Gantenberg* 1200 Befunde über Röntgenuntersuchungen der Wirbelsäule von 201 Bergarbeitern, 274 Fabrikarbeitern, 165 Handwerkern, 85 landwirtschaftlichen Arbeitern, 155 Angehörigen sonstiger Berufe (Beamten, Angestellten, Kaufleuten, Studenten) sowie von 97 Frauen und Kindern unter 14 Jahren. Bereits diese Zusammenordnung von Frauen aller Altersstufen mit Kindern unter 14 Jahren hat gewisse Bedenken für statistische Vergleichsbeobachtungen. Noch fragwürdiger werden statistische Vergleiche zwischen den Be-

Beruf	Anzahl	Veränderungen					Zahl der erkrankten Bandscheiben				
		keine		leichte		schwere		1	2	3	4	5
Bergleute	84	39	46%	30	36%	15	18%	22	18	2	3	–
Handwerker	45	26	58%	11	24%	8	18%	10	6	3	0	–
Büroangestellte	42	26	62%	8	19%	8	19%	8	4	2	2	–

Tabelle II 11/8: Anzahl veränderter Halsbandscheiben und Grad der Beschwerden in verschiedenen Berufen (nach *Kellgren* u. *Lawrence*).

Beruf	Anzahl	Veränderungen					Zahl der erkrankten Bandscheiben				
		keine		leichte		schwere		1	2	3	4	5
Bergleute	84	7	8%	41	49%	36	43%	16	21	19	9	12
Handwerker	45	19	42%	18	40%	8	18%	8	7	9	1	1
Büroangestellte	42	28	67%	11	26%	3	7%	8	1	2	3	0

Tabelle II 11/9: Schweregrad und Zahl der erkrankten Zwischenwirbelscheiben in der Lendenwirbelsäule bei verschiedenen Berufen (nach *Kellgren* u. *Lawrence*).

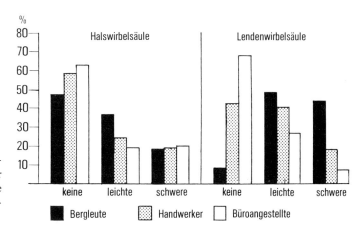

Bild II 11/5: Vergleich röntgenografisch gesicherter Diskopathien an der Hals- und an der Lendenwirbelsäule bei verschiedener beruflicher Belastung: nach *Kellgren* u. *Lawrence*.

rufsgruppen, weil der Verfasser in die Gruppe der Bergarbeiter zwischen dem vierten und sechsten Lebensjahrzehnt vor allem solche Untersuchte in größerer Zahl eingeordnet hat, die wegen Begutachtung auf Invalidität geröntgt wurden. Dadurch entsprechen die in dieser Gruppe errechneten Zahlen nicht dem Durchschnitt aller Bergarbeiter. Das mag wahrscheinlich der wesentlichste Grund dafür sein, daß in dieser Statistik bei den Bergarbeitern im Alter zwischen 50 und 60 Jahren die Zahl der Spondylosis deformans mehr als doppelt so hoch wie bei den Fabrikarbeitern und etwa dreimal so hoch wie bei den Handwerkern ist.

Gegenüber der Häufigkeit und der Bedeutung von Chondrosis disci und Osteochondrosis intercorporalis bei den Bergwerksarbeitern steht das Vorkommen der Abtrennungen von Wirbelbogenfortsätzen, das im Hoch- und Tiefbau eine gewisse Bedeutung hat, weit zurück: **II 11. 4, II 18. 2**: *Poljakow* (1969) erwähnt Abtrennungen von Querfortsätzen an der Lendenwirbelsäule bei Bergarbeitern. Sie werden von manchen Autoren auf häufiges schweres einseitiges Heben zurückgeführt, sollen aber auch durch das Abwerfen von Schulterlasten mittels Hüftschwung entstehen. Bei jedem Einzelfall stellt sich die Frage, ob ein Arbeitsunfall durch einmalige Gewalteinwirkung (unkoordinierter Muskelzug) vorliegt, oder ob der häufig wiederholte Vorgang die allmähliche Abtrennung bedingt, so daß eine Berufskrankheit anzunehmen ist. Näheres darüber in **II 11. 4** und **II 18. 2**.

Über die Rolle des Morbus *Baastrup* der Bergarbeiter äußern sich *Gajdek* u. *Golębiowska* 1976: siehe **II 2. 5.6, II 5. 4.6, II 11. 1, II 18. 11**.

Unabhängig von dem Stellenwert, den der Arbeitseinfluß auf die Wirbelsäule des Bergmannes im Rahmen der vielfältigen anderen Einwirkungen und der häufigen Vorveränderungen zukünftig haben wird, machen die unbezweifelbar in diesem Berufe oft auftretenden Rückenbeschwerden (»Bergmannsrücken«) eine vorbeugende Einstellungsuntersuchung nötig: **II 8. 3**. Einstellungsbewerber, die bereits unter Rücken- und Kreuzschmerzen zu leiden hatten, oder bei denen besondere Vorveränderungen festgestellt werden können, sollten keinen Schwerarbeiterberuf ergreifen. Rechtzeitige Nachprüfungen der Wirbelsäulebefunde durch körperliche (wenn nötig auch röntgenographische) Untersuchungen sind geeignet, Rehabilitationsmaßnahmen einzuleiten: **II 17. 2**.

Eine rückschauende Betrachtung am Schluß dieses Kapitels läßt eine Vielfalt von offenen Fragen zu Tage treten. Sie haben einen wesentlichen Ursprung in der eingangs erwähnten Ungleichheit der verschiedenen Arbeitsplätze. Verwertbare Ergebnisse – unerläßliche Voraussetzung für eine Klärung der berufsabhängigen Ursachen von Rücken- und Kreuzschmerzen – sind nur zu erhalten, wenn die Wirbelsäulebelastung für jede einzelne der vielteiligen Arbeitsverrichtungen der heutigen bergmännischen Tätigkeit ergründet wird. Das bedeutet Überprüfung mit verschiedener Zielrichtung:

- Wo und wie häufig gibt es noch den in gebückter Haltung stundenlang vor Ort mit einer Haue arbeitenden Bergmann?
- Wie weit ist diese Arbeit durch handbediente Druckluftwerkzeuge abgelöst, deren Vibrationen über das Maschine-Hand-Arm-System bis zur Wirbelsäule wirken?
- Welche Bedeutung haben die mechanisierten Abbaumaschinen, bei denen der Bergmann wesentlich weniger körperlich schwere Arbeit leistet, als dies bei dem Hauer vor Ort der Fall ist?
- Rufen motorgetriebene ortsfeste und fahrende Arbeitsmaschinen neue und schwere – wenn auch anders geartete – Belastungen der Wirbelsäule hervor?

Gerade die letzte Frage hat wichtige Bedeutung, wenn man *Cremona* folgt: »Die Mechanisierung in den Gruben hat entgegen allen Hoffnungen nicht zu einer Verminderung der Wirbelsäulenbeschwerden geführt.« Nach Meinung dieses Autors sind mit den »Vibrationen niedriger Frequenzen« andersartige schädigende Einflüsse auf die Wirbelsäule des Bergmannes verbunden. Als besonderen Grund führt er ungünstige Einwirkungen bis zur Wirbelsäule bei Arbeiten auf schwingenden Standflächen in der Stahlindustrie und im Bergbau an.

Zusammenfassend wird die Problematik der bandscheibebedingten Wirbelsäulestörungen in **II 19. 9** besprochen.

11. 3 Arbeiter in der Schwerindustrie

Für die Wirbelsäulebelastung der Arbeiter in der Schwerindustrie gilt ähnliches wie im Bergbau und wird deshalb von den Berichterstattern oft gemeinsam besprochen. Der Einsatz eigener Körperkräfte für die Arbeitsleistungen ist gegenüber der Maschinenarbeit immer mehr zurückgetreten. Trotzdem sind in einigen Tätigkeitsbereichen der Schwerindustrie körperliche Arbeiten auch heute noch an der Tagesordnung. Deshalb beschäftigten sich nicht nur früher sondern auch in neuerer Zeit viele Autoren mit den beruflichen Belastungsproblemen der Wirbelsäule. Darüber sind in den Kapiteln II 6 u. II 11. 2 Zahlenangaben – zum Teil mit kritischen Vergleichen – enthalten. Zusätzlich folgen weitere Übersichten:

Bei 299 körperlich und röntgenologisch untersuchten Gießereiarbeitern fanden sich nach mehr als zehnjähriger Tätigkeit »Degenerationen und Vorfälle der Zwischenwirbelscheiben« häufiger als in einer Kontrollgruppe: *Lawrence* et al. 1966.

Von 100 Schiffswerftarbeitern in Bulgarien litten nach den Untersuchungen von *Aleksieva* et al. etwa 50% an Bandscheibeschäden (Spondylosen der Brust- und Lendenwirbelsäule). Wegen der typischen Lage und des frühzeitigen Auftretens der Veränderungen und wegen der langen Berufszugehörigkeit schließen die Verfasser auf die Berufsbedingtheit dieser Schäden. Ähnliche Erfahrungen machte *Gwoździewicz* (1964) an Werftarbeitern in Polen.

In den Industriebetrieben Englands gehen jährlich dreißig Millionen Arbeitstage durch »rheumatische« Beschwerden verloren, wobei Rückenschmerzen und Lendenbandscheibe-Krankheiten die häufigsten Krankheitsursachen sind: *Leyshon* u. *Francis* 1975.

Cremona (1972): »Bei Führern von Arbeitsmaschinen, die regelmäßig feinschlägigen Vibrationen und groben Erschütterungen ausgesetzt sind, finden sich röntgenologisch dreimal mehr Wirbelsäulenveränderungen als bei dem Durchschnitt der Bevölkerung.«

Unter besonders ungünstigen Belastungen der Wirbelsäule arbeiten die Facher. Sie nehmen beim Schmelzen des Kupferschiefers und bei der Herstellung der Schlackenpflastersteine in »Fächern« viele Stunden am Tage eine gebückte Haltung ein. So bewegen sie täglich bis zu 15 Tonnen Gewicht, abwechselnd in mäßiger und stark gebeugter Stellung. Dazu gehört auch das Werfen oder Fangen und Aufschichten der 9 kg schweren Steine. Bei 32% von 150 Angehörigen dieses Berufes stellt *Löhr* 1964 die »objektiven Symptome einer chronischen vertebralen Dekompensation« fest. Röntgenologische Zeichen von Bandscheibestörungen fand er in allmählich aufsteigender Häufigkeit in den einzelnen Altersgruppen. Bereits bei 18- bis 25jährigen zeigten die Röntgenaufnahmen in 24%, bei 26- bis 30jährigen 53% »röntgenologische Degenerationszeichen der Wirbelsäule«. *Löhr* (1964 u. 1968) errechnete für 44 Facher mit krankhaftem Untersuchungsbefund und positiven Röntgenbildern ein Durchschnittsalter von 46 Jahren. Das sind 29% der Untersuchten. Sie waren durchschnittlich achtzehn Jahre im Beruf beschäftigt. In der von ihm aufgestellten Kurve (*Bild* II 11/6) ist die Erkrankungshäufigkeit bei Fachern gegenüber der Kurve von *Junghanns* (1931, 1968), die Durchschnittswerte wiedergibt, deutlich in frühere Altersstufen verschoben. Die Veröffentlichungen von *Löhr* enthalten weitere umfangreiche tabellarische Zusammenstellungen.

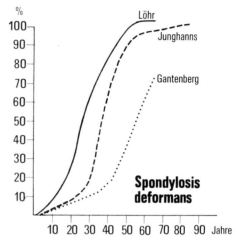

Bild II 11/6: Vergleiche des altersgemäßen Verhaltens positiver Röntgenbefunde *Gantenbergs* bei »Sonstigen«, der morphologischen Befunde von *Junghanns* und der Röntgenbefunde bei Fachern nach *Löhr*.

Löhr hat die Röntgenbefunde für die einzelnen Wirbelsäuleabschnitte zusammengestellt. Danach sind die Bewegungssegmente im ganzen Bereich der Lendenwirbelsäule bevorzugt befallen, während in der Durchschnittsbevölkerung die untere Lendenwirbelsäule mehr Veränderungen zeigt als die obere. Die Schlußfolgerungen von *Löhr* lauten:
- Die Tätigkeit des Fachers ist eine Schwerarbeit bei langdauernder Beugehaltung des Rumpfes und stellt damit eine besondere Belastung und Gefährdung der Wirbelsäule dar.
- Bei Fachern entwickeln sich früher und häufiger degenerative Veränderungen der Wirbelsäule und deren klinische Folgen als bei anderen Menschen.
- Die Wirbelsäule der Facher wird vom ersten Lumbalsegment an abwärts nahezu gleichmäßig von Spondylose befallen, während sich norma-

lerweise spondylotische Veränderungen vor allem im untersten Lendenabschnitt finden, wie das die in *Bild* II 11/7 eingezeichnete Kurve von *Erdmann* zeigt.

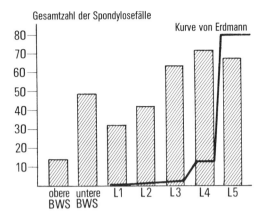

Bild II 11/7: Häufigkeit der Spondylosis deformans an der Brust- und an der Lendenwirbelsäule nach den statistischen Erhebungen von *Löhr* mit Einzeichnung der Kurve von *Erdmann* über die Osteochondrosis intercorporalis (vergleiche Text und *Tabelle* II 2/1).

Der Schlußfolgerung, die *Löhr* in Punkt 3 gibt, haftet jedoch eine Ungenauigkeit an. *Erdmann* hat 1953 keineswegs Zahlen über die Spondylosis deformans im Bereiche der Lendenwirbelsäule angegeben, sondern sich allein mit der Osteochondrosis intercorporalis beschäftigt, also nur mit den schweren Endformen der Chondrosis disci. Er richtete damals sein Augenmerk auf die endogen entstehenden Formen dieser Veränderungen, nämlich auf diejenigen, die wesentlich durch Assimilationsvorgänge an der Lenden-Kreuzbein-Grenze hervorgerufen werden. Er bezeichnet sie als primäre Form und beschreibt ihr Auftreten in einem besonders frühen Lebensalter: 25 bis 40 Jahre. Die von *Löhr* beobachteten Fälle betreffen die Spondylosis deformans, die auf anderen pathomorphologischen Veränderungen beruht, wie aus II 2. 5.1 zu entnehmen ist. Deshalb haben Vergleiche der Zahlenangabe von *Erdmann* und *Löhr* nur bedingten Aussagewert.

Die schwere Arbeit der Bündler von Feinblechen beschreiben *Föhr* et al. 1975. Gleichzeitig weisen sie auf die Erfolge hin, die sich durch systematisch überlegte Arbeitsplatzverbesserungen in den letzten Jahren erreichen ließen. Besonders wichtig erscheint den Autoren, für diese schwere körperliche Arbeit von vornherein Arbeiter mit belastungsfähiger Wirbelsäule auszuwählen und deshalb bei der Einstellungsuntersuchung Röntgenaufnahmen der Wirbelsäule regelmäßig anzufertigen. Die Ergebnisse der präventiven Röntgenuntersuchungen wurden zu einer wesentlichen Grundlage bei der Zuweisung des Arbeitsplatzes. Die von den Verfassern aufgrund der Röntgenergebnisse erarbeitete Liste derjenigen Wirbelsäulestörungen, die schwere Arbeit ausschließen, ist in **II 8. 3** besprochen.

Weitere Literatur: *Aitken* 1952, *Aitken* u. *Bradford* 1947, *Dickson* 1947, *Leitz* 1971, *Lindem* et al. 1960, *Macciocchi* 1966, *Magora* u. *Taustein* 1969, *Partridge* et al. 1968, *Rowe* 1969, *Sinilo* et al. 1977, *Snook* et al. 1970.

11. 4 Hoch- und Tiefbauarbeiter

Die als Berufskrankheit anerkannte Schipperkrankheit (**II 15. 6, II 18. 2**), die früher häufig bei Bauarbeitern vorkam, ist wegen ihrer engen Beziehungen zur Frage der Ermüdungsfrakturen und wegen ihrer gutachterlichen Probleme für die Unfallchirurgie und für die Arbeitsmedizin gleichermaßen interessant.

Die Zahl dieses schmerzhaften Knochenschadens (*Bild* **II 18/1**) ging jedoch in den letzten Jahren zurück gegenüber der großen Zahl von bandscheibebedingten Rücken-, Nacken- und Kreuzbeschwerden, über die Bauarbeiter klagen. *Dankis* hat 1971 zum Beispiel 6878 Bauarbeiter im Auftrage der Bygghälsan (Bau-Gesundheitsdienst in Schweden) untersucht, um zu klären, ob ein Zusammenhang zwischen Beruf und Rückenschmerzen besteht: **II 6. 4.3**. An Rückenbeschwerden litten 13,5%. Bei der Vergleichsgruppe von 1033 Angestellten der Bauindustrie fanden sich nur 7,2% mit Rückenschmerzen. Auch bei einer Gliederung der Bauarbeiter nach besonderen Tätigkeitsmerkmalen waren die Unterschiede in der Häufigkeit der Rückenschmerzen bemerkenswert: Betonarbeiter 16%, Maurer 14,5%, Maler 14,0%, Holzarbeiter 12,9%, Wege- und Anlagenarbeiter 11,5%, Rohrarbeiter 10,3%, Blecharbeiter 8,1%, Elektriker 7,4%. Die ausführliche Statistik über die Forst- und Bauwirtschaft von Bygghälsan ist in **II 6. 4.3** wiedergegeben. Eine auffallende Häufung von Veränderungen und Schmerzen an der Wirbelsäule von Betonarbeitern beschreibt 1978 *Wickstroem*.

Bei Reihenuntersuchungen von Bauarbeitern, über die *Beer* u. *Behrbohm* 1971 berichteten, nehmen unter den behandlungsbedüftigen und leistungsmindernden Befunden die Veränderungen im Skelett- und Bewegsystem den ersten Rang ein. Sie liegen weit über den Krankheiten des Herz-Kreislauf-Systems: II 6. 4.2.

Ähnliche Ergebnisse stammen von *Häublein* 1974. Er stellte bei Vorsorgeuntersuchungen fest, daß im Bauwesen die behandlungsbedürftigen und leistungsmindernden Befunde an der Wirbelsäule (*Bild* II 8/1) mit 56,5% im Vordergrund stehen gegenüber den Schäden am Herz-Kreislauf-System (41,5%), Atemwegen (40,8%) usw. Da in den Angaben über die unteren (26,2%) und die oberen (8,0%) Gliedmaßen sowie über das Nervensystem (11,1%) wahrscheinlich manche Fälle von Ausstrahlschmerzen eingeschlossen sind, zeigt sich das Übergewicht der Wirbelsäulebefunde noch deutlicher. Außerdem berichtete der Autor 1977 über Ergebnisse der Vorsorgeuntersuchung bei einer Gruppe von 13 367 Bauarbeitern (6259 Bauarbeiter mit körperlicher Schwerarbeit und 7108 aus einer Bauarbeiter-Vergleichsgruppe ohne solche Belastungen). Die Zahlen sind nach neuzeitlich-statistischen Gesichtspunkten errechnet und in zahlreichen Zusammenstellungen dargelegt, die in der Originalarbeit nachzulesen sind. Nach diesen Beschreibungen und Unterlagen wurde für dieses Buch eine vereinfachte Übersicht zusammengestellt (*Tabelle* II 11/10), in der xxxx stärkste, xxx etwa gleichstarke, xx weniger starke und x mit Abstand geringste Befundgrade bezeichnen. Daraus ergibt sich, daß bei den Wirbelsäuleveränderungen körperliche Schwerarbeit und Lebensalter das gleiche Gewicht haben, während für die Herz-Kreislaufkrankheiten das Lebensalter die ausschlaggebende Rolle gegenüber der im Hintergrund stehenden Schwerarbeit spielt. Diese Feststellung ist für die Beurteilung der beruflichen Verursachung von Wirbelsäuleerkrankungen von großer Bedeutung: II 19. 2.

Da so hohe Zahlen der Wirbelsäuleleiden für die Bauarbeiter häufige Behandlungsbedürftigkeit erfordern, sind entsprechende arbeitsmedizinische Vorsorgeuntersuchungen (II 8. 3) notwendig, und es wird verständlich, wenn die »Richtlinien zur Durchführung und Dokumentation von betriebsärztlichen Vorsorgeuntersuchungen« in den 22 schematisch dargestellten professiografischen Definitionen von Berufen mit körperlicher Schwerarbeit in der Bauwirtschaft elf mal die volle Belastung der Wirbelsäule und ebenfalls elf mal ihre Belastung zu zwei Dritteln ausweist: *Beer* et al. 1973. Diese Zahlen beziehen sich allein auf schwere körperliche Arbeit. In fünf dieser Definitionen sind gleichzeitige Vibrationseinflüsse auf die Wirbelsäule angegeben: *Bild* II 11/8 A.

Bei einer Untersuchungsreihe von 400 Tiefbauarbeitern, die berufsbedingt das Stütz- und Bewegsystem – besonders die Wirbelsäule – langjährig stark belastet hatten, stellte *Bräunlich* 1970 Verschleißschäden fest, die nach seiner Meinung durch die berufliche Belastung begünstigt »oder sogar bewirkt« worden waren.

Bereits bei jugendlichen Bauarbeitern – bis 25 Jahre – und bei Baulehrlingen überragt die infolge von Krankheiten des Stütz- und Bewegsystems auftretende Zahl der Arbeitsbefreiungsfälle wesentlich die durch Arbeitsunfälle bedingten Zahlen der Arbeitsbefreiung: *Kruska* 1975, II 6. 4.

Trotz des Einsatzes von neuzeitlichen arbeitserleichternden Geräten haben zahlreiche Mitarbeiter in der Bauwirtschaft noch Schwerarbeit zu verrichten. Sie bedürfen einer einwandfreien körperlichen Verfassung, zu der auch eine unveränderte, belastungsfähige Wirbelsäule mit kräftiger Muskulatur gehört. Vor der Einweisung auf einen Arbeitsplatz, der körperliche Anforderungen stellt, ist durch Eignungsuntersuchung der Zustand der Wirbelsäule zu prüfen, da ein falscher Arbeitsplatz auch bereits bei geringen Vorveränderungen erhebliche Wirbelsäulebeschwerden und zunehmende Verschlimmerungen auslösen kann.

Krankheitsbefund	Einfluß von Lebensalter	körperlicher Schwerarbeit
Herz-Kreislauf-Krankheiten	xxxx	x
Wirbelsäuleerkrankungen	xxx	xxx
Gliedmaßenerkrankungen	xx	xx
Erkrankungen des Atmungsorganes	xx	x

Tabelle II 11/10: Zusammenstellung nach *Häublein*. Erläuterung im Text.

Berufe	Belastung durch			Beanspruchung der		
	statische Arbeit	dynamische Arbeit	Vibration	Wirbelsäule	Arme	Beine
Betonwerker I (Formgebung bis Komplettierung)	■■■	■■■	■■■	■■■	■■■	■■■
Betonwerker II (Stahlbearbeitung)	■■■	■■□	□□□	■■■	■■■	■■□
Betonwerker III (Eisenflechter)	■■■	■■■	□□□	■■■	■■■	■■□
Betonbauer	■■■	■■■	■□□	■■■	■■■	■■■
Maurer · Verputzer · Betonbauer	■■■	■■■		■■□	■■■	■■□
Betonbauer (Fußbodenunterkonstruktion)	■■■	■■■		■■■	■■■	■■■
Fußbodenbelagleger	■■■	■■■		■■■	■■■	■■■
Elektroschweißer	■■■	■■□		■■■	■■□	■■■
Zimmerer	■■■	■■□		■■□	■■■	■■■
Stemmer	■■■	■■■		■■■	■■■	■■□
Dachdecker	■■□	■■□		■■■	■■■	■■■
Dachklempner	■■□	■■□		■■■	■■■	■■■
Tischler	■■■	■■□		■■■	■■■	■■□
Gipser	■■■	■■■		■■■	■■■	■■□
Fliesenleger	■■■	■■□		■■■	■■□	■■■
Maler/Tapezierer	■□□	■■□		■■□	■■□	■■■
Kranfahrer (Derrick-Kran)	■□□	■■□		■■▨	■■▨	■■▨
Kranfahrer (Mobilkran)	■■□	■■□	■■□	■■■	■■■	■■□
Kranfahrer (Autokran)	■■■	■■□	■■□	■■■	■■■	■■■
Kranfahrer (Turmdreh- u. Kletterkran)	■□□	■■□		■■□	■□□	■□□
Anbinder	■□□	■■□		■■□	■■□	■■□
Rohbaumonteur	■■□	■■□		■■□	■■□	■■□

Bild **II 11/8 A:** Professiografische Definitionen der Anforderungen, der allgemeinen Belastung und der speziellen Beanspruchung der Wirbelsäule sowie der Arme und Beine bei 22 Berufen in der Bauwirtschaft (zusammengestellt aus den Angaben von *Beer* et al. 1973). Zeichenerklärungen und Erläuterungen im Bild.

In vielen Berufszweigen der Bauwirtschaft ist der Wandel von körperlicher Schwerarbeit zur Tätigkeit mit Vibrationseinflüssen unübersehbar. So schätzen zum Beispiel *Panzke* et al. (1971), daß im Bauwesen der DDR etwa 50 000 Beschäftigte Ganz- oder Teilkörperschwingungen ausgesetzt sind. Bei den zwei Millionen Bauarbeitern in der Bundesrepublik wird diese Zahl beträchtlich höher sein: II 12. 2, II 14. 3. Eine Statistik aus dem Bereiche der Bauwirtschaft ergibt gleichhohe Prozentzahlen von »degenerativen Gelenk- und Wirbelsäulenerkrankungen«, wenn eine Expositionsdauer von fünf oder mehr Jahren bestanden hat, während bei Expositionszeit zwischen zwei und fünf Jahren die Vibrationen geringer beteiligt sind: *Tabelle II 11/11*.

Popova (1966) beobachtete Betonarbeiter, die durch Arbeiten auf einer Plattform unter dem Einfluß örtlicher und allgemeiner Schwingungen standen. Hinzu kam noch Schwerarbeit in gebückter Zwangshaltung durch das Einebnen der Betonmasse. Bei 43,7% der untersuchten 306 Betonarbeiter bestanden »degenerativ-dystrophische« Veränderungen an der Wirbelsäule, die mit einer immerwährenden Traumatisierung der Gelenkknorpel und der Zwischenwirbelscheiben erklärt werden. Von den 134 Arbeitern mit Wirbelsäuleveränderungen waren 121 Frauen und 13 Männer. Weitaus am häufigsten bestanden die Veränderungen im Brustabschnitt der Wirbelsäule als Spondylosis deformans, Osteochondrosis, *Schmorl*-Knoten usw. Eine von der Autorin untersuchte Vergleichsgruppe ohne Vibrationseinwirkungen (120 Arbeiter, darunter 60 mit körperlicher Schwerarbeit und 60 mit Leichtarbeit) zeigten Wirbelsäuleveränderungen ähnlicher Art (aber in geringerem Umfange) erst nach dem 40. Lebensjahr, während die Betonarbeiter die genannten Schäden bereits zwischen dem 20. und 40. Lebensjahr aufwiesen. Das frühzeitige Auftreten und die außerdem gefundene größere Ausdehnung der Veränderungen an der Wirbelsäule bei den Betonarbeitern gegenüber der Vergleichsgruppe weist nach Ansicht der Verfasserin auf die Berufsbezogenheit der gefundenen Wirbelsäuleschäden hin.

Über Wirbelsäuleschäden durch Ganzkörperschwingungen bei Betonarbeitern berichteten außerdem *Rumiantsev* u. *Chumak* 1966.

Die für die Vibrationskrankheit kennzeichnende Ermüdung der Muskulatur des Rückens (I 7. 5.6), die zur Verminderung der Belastbarkeit mit Fehlhaltungen der Wirbelsäule führt (*Alekperov* 1970), wird bei Erdöltiefbohrungen infolge der starken Schwingungen der Arbeitsbühne häufig beobachtet. Ob und in welcher Form berufsabhängige Wirbelsäuleschäden dadurch auftreten, ist nicht hinreichend untersucht. Blutgefäßschäden (Thrombose) an den Beinen mit Gangrän kommen vor: I 7. 5.5.

Weitere Literatur: *Donchew* et al. 1972, *Gracianskaja* et al. 1962.

Louyot u. *Dumas* studierten 1951 die Wirbelsäulebelastung der Gleisbauer (Streckenarbeiter, Schienenleger) bei der Eisenbahn. Durch die Aufhebung der Lendenlordose bei Langzeitarbeit in vorgebeugter Haltung entsteht ein starker Druck auf die Vorderränder der Wirbelkörper am Brust-Lenden-Übergang mit Kneifwirkung an den vorderen Bandscheibenteilen, bevorzugt im Bereich zwischen T 9 und 12. Statistische Berechnungen der Verfasser ergaben in 42% Bandscheibenschädigungen im unteren Teil der Brustwirbelsäule. Außerdem errechneten sie 69% Diskopathien am Lenden-Kreuzbein-Übergang. Die Befunde sind also ähnlich wie bei Schwellenträgern, die von denselben Autoren untersucht wurden: II 11. 6.

Nach Angaben von *Häublein* (1958) fand *Mordeja* bei 96 von 128 Straßen- und Gleisarbeitern auffallend häufig Skoliosen (auch schwere) sowie

Diagnosegruppen	Exposition	keine Exposit.	Expositionsdauer 2 bis < 5. J.	≥5 J.
Degenerative Gelenk- und Wirbelsäuleerkrankungen	Schwerarbeit	13.0	19.0	19.8
	Vibration	14.8	16.9	19.4

Tabelle II 11/11: Altersstandardisierter Anteil männlicher Werktätiger mit Befund in einer Diagnosegruppe in Abhängigkeit von Art und Dauer der Exposition. Angaben in Prozent von rund 6000 Untersuchten-Screeninguntersuchungen 1972 des Forschungsverbandes Arbeitsmedizin der DDR. (Auszug aus einer Zusammenstellung von *Häublein* 1974).

fixierte Rundrücken. *Häublein* empfiehlt allerdings, bei diesen Berufen den Zusammenhang mit der Arbeitsleistung zurückhaltend zu beurteilen, da die Bedeutung verschiedener prädisponierender Faktoren noch ungeklärt sei. Das gleiche gilt nach seiner Meinung für Rüster, Putzer, Zimmerleute, Maurer u. a. Immerhin scheint dem Autor »fortgesetzte schwere körperliche Arbeit mindestens als wesentlich mitwirkende Teilursache nicht grundsätzlich ablehnbar«. Aufgrund weiterer langjähriger Untersuchungen formuliert *Häublein* 20 Jahre später (1978): »Bei kritischer Prüfung des Einzelfalles (Dosis-Wirkungs-Beziehungen!) werden Verschleißkrankheiten am Bewegungsapparat bei Nachweis des Kausalzusammenhanges mit der Berufstätigkeit zu Recht als Berufskrankheit anerkannt.«

Neuerdings wird die bisherige Gleisbauarbeit, die dauernd gebückte Haltung und erheblichen Einsatz der Muskelkräfte erforderte, durch Gleisbaumaschinen abgelöst. Vibrationseinwirkungen auf den Gesamtkörper stehen damit im Vordergrund. So ist die Arbeit des Gleisbauers ein typisches Zeichen der modernen Wandlungen in der Arbeitswelt. Spezielle Untersuchungen über die Stärke des Vibrationseinflusses auf die Wirbelsäule sind für diese neuartige Arbeit im Gleisbau bisher nicht bekannt geworden.

Infolge der im Hoch- und Tiefbau noch immer vorliegenden körperlichen Schwerarbeit erscheint die Ausarbeitung von differenzierten Professiogrammen unter Berücksichtigung der verschiedenen Arbeitstätigkeiten notwendig. Sie liefern auch wesentliche prophylaktische Informationen für eine vorausschauende Gestaltung der Arbeitsvorgänge nach ergonomischen Grundsätzen und für die planmäßige Verbesserung der vor- und nachsorgenden gesundheitlichen Betreuung. Weitere Angaben über Professiogramme und Berufsbilder in II 8. 4, II 9. 1, II 10. 1, II 11. 1, II 17. 2.1. Als Beispiel eines ausführlichen Professiogrammes aus dem Bereich des Bauwesens können die *Bilder* II 11/8 B, u. C dienen (*Beer, Brandt, Häublein* et al. 1973), die im Auszug wiedergegeben sind. Die Verfasser schildern in übersichtlicher Anordnung noch weitere Differenzierungen des Berufsbildes.

Wie bedeutend die Verschiedenheiten im Energieumsatz sind, in dem sich auch die Beanspruchung der Rückenmuskulatur und ihre Ermüdungserscheinungen ausdrücken, schildert eine Veröffentlichung von *Klotzbücher* (1975). Darin ist das Arbeitspuls/Arbeitsenergieumsatzverhältnis für genau aufgegliederte Arbeitsvorgänge in der Bauindustrie zusammengestellt. Außerdem wurde die Über- beziehungsweise die Unterschreitung der arbeitsspezifischen energetischen Dauerleistungsgrenze für die verschiedenen Arbeitstätigkeiten errechnet. Die Frage der schädigenden Einflüsse auf die Wirbelsäule ist allerdings nicht in den Kreis der Erörterungen einbezogen worden.

Weitere Literatur: *Bräunlich* 1970, *Bräunlich* u. *Häublein* 1971, *Dumas* et al. 1951, *Ferguson* 1947, *Fourcade* et al. 1959, *Hawkes* 1970, *Laarmann* 1971, *Macciocchi* 1966, *Poljakow* 1969, *Reinhold* 1975, *Schlomka* 1956, *Scholz* 1956, *Schröter* 1968, *Übermuth* 1953.

11. 5 Land-, Forst- und Gartenarbeiter

Das in erheblichem Maße die Wirbelsäule betreffende Problem der Ganzkörper- und der Teilkörperschwingungen hat sich für die Berufe der Land- und Forstwirtschaft durch Übergang der früher ausschließlich körperlichen Schwerarbeit auf motorgetriebene Arbeitsmaschinen sowie auf handbediente Motor- und Elektrowerkzeuge erst in den letzten Jahrzehnten entwickelt. Wie infolge dieses Wandels der Arbeitsbedingungen die Wirbelsäule durch Vibrationen beeinflußt wird, berichten die Kapitel II 12. 2 und II 14. 2. Trotzdem muß für gewisse Arbeitsverrichtungen in der Land- und Forstwirtschaft und in der Gartenarbeit noch immer die Eigenkraft des Körpers erheblich eingesetzt werden. Als zentrales Organ des Stütz- und Bewegsystems nimmt die Wirbelsäule einen wichtigen Anteil der dadurch entstehenden Belastungen auf: II 11. 1. Wenn sich Erwähnungen dieser Tatsache in der Literatur in letzter Zeit nur spärlich finden (oder nur angedeutet werden, zum Beispiel von *Köhl* 1975), so ist das

---

Bild II 11/8 B: Professiogramm des Stahl- und Metall-Leichtbaumonteurs. Die Beanspruchung des Stütz- und Bewegsystems im ganzen, aber auch der Wirbelsäule sowie der Arme und Beine im einzelnen kommt im Bereiche des Zumutbaren bis an den Risikobereich heran. Schädigungen sind demnach erwartbar oder werden vermutet. Umgezeichnet nach den Unterlagen von *Häublein*, Med. Diss. B 1973.

11.5 Land-, Forst- und Gartenarbeiter

Professiogramm des Stahl- und Metalleichtbaumonteurs

(1) Mechanisierungsstufe: 1 2 3 4 5 10

(2) Mechanisierungslücken: 1 0,8 0,5 0,2 0

(3) Anforderungen an: 0 1 2 3

- Qualifikation
- Intelligenz
- Reaktionsfähigkeit
- Körperbeherrschung
- Handgeschicklichkeit
- Nahsehen
- Fernsehen
- räumliches Sehen
- Farbsehen
- Gehör
- Gleichgewichtsregulation
- taktiles System
- Konzentration
- Aufmerksamkeit
- Ausdauer
- Verantwortung
- Körperkraft
- Tauglichkeit
- Eignung

(4) Beanspruchung von: gering | zumutbar | Risikobereich

- Stütz- u. Bewegsystem — 1 2 3
- Wirbelsäule — 1 2 3
- obere Gliedmaßen — 1 2 3
- untere Gliedmaßen — 1 2 3
- Herz-Kreislaufsystem — 1 2 3
- Verdauungsorgane — 1 2 3
- Leber, Niere — 1 2 3
- Atmungsorgan — 1 2 3
- Haut — 1 2 3
- Nervensystem — 1 2 3
- ZNS — 1 2 3
- Sinnesorgane — 1 2 3
- Sensomotorik — 1 2 3
- Vegetativum — 1 2 3
- periphere Nerven — 1 2 3

Generelle Zeichen

- definiert, gemessen, exakt einschätzbar
- auf Grund von Beobachtungen/Erfahrungen geschätzt
- muß durch weitere Untersuchungen geklärt werden
- Kann die nächste Skalenstufe übergreifen
- trifft teilweise, bedingt zu o. ä.
- trifft nicht zu

Erläuterungen zu (4)

gering = ohne jedes Gesundheitsrisiko
zumutbar = maximal bis an die Grenze des Risikobereichs

im Risikobereich

- erwiesen
- erwartbar
- vermutet
- trifft nicht zu

Risikobereich 1: dispositionelles und/oder expositionelles Risiko können zu einem, in der Regel kurierbaren, Gesundheitsschaden führen;

Risikobereich 2: der Gesundheitsschaden ist potentiell irreparabel, droht chronisch zu werden;

Risikobereich 3: der Gesundheitsschaden ist mit überwiegender Wahrscheinlichkeit irreparabel, Berufskrankheiten werden gehäuft nachgewiesen.

II 11.0 *Körperliche Schwerarbeit*

Professiogramm des Stahl- und Metalleichtbaumonteurs (Fortsetzung)

(5) Belastungen durch:

| | 1 | 0,8 | 0,5 | 0,2 | 0 |

- Muskelarbeit
- Transportarbeit
- Handwerksarbeit
- Haltearbeit
- Zwangshaltung
- Arbeitsschwere
- Arbeitstempo
- Informationsangebot
- Zeitdruck/Takt
- Fehlerrisiko
- Risikoerlebnis
- Psycho-vegetative Reaktionen
- Körperschutzmittel
- arbeitsschutzgerechtes Verhalten

(6) Exposition gegenüber:

| | 1 | 0,8 | 0,5 | 0,2 | 0 |

- Lärm
- Staubgruppe I, IIa, IIb, III
- Vibration
- seltenen physikalischen Noxen
- toxischen Stoffen
- sensibilisierenden Stoffen
- cancerogenen Stoffen
- Beleuchtungsmängeln
- Witterungseinflüssen
- Hitzearbeit
- allg. Arbeitserschwernissen
- Unfallgefährdung
- Absturzrisiko
- Transportrisiko
- Elektrischer Strom
- Mechanische Arbeitsmittel
- Sonstige Unfallquellen

1 = optimaler Belastungseinfluß
0,8 = Belastungseinfluß ohne erwartbares Gesundheitsrisiko
0,5 = Belastungseinfluß mit fakultativem Gesundheitsrisiko
0,2 = Belastungseinfluß mit obligatem Gesundheitsrisiko
0 = > 0,2 ausgeprägt

1 = Risikofaktor vorhanden, absoluter kollektiver Schutz
0,8 = Risikofaktor vorhanden, hinreichender kollektiver oder individueller Schutz
0,5 = die Exposition beinhaltet eine potentielle Gesundheitsschädigung
0,2 = obligate Gesundheitsschädigung erwartbar
0 = 1> 0,2 ausgeprägt

	Höchstzulässige Lastgewichte			
	Männer		Frauen	
	flacher Rücken	gebeugter Rücken	flacher Rücken	gebeugter Rücken
Rumpfneigewinkel *a*				
= 0°	400 kg	200 kg	240 kg	120 kg
= 15°	200 kg	100 kg	120 kg	60 kg
= 45°	100 kg	50 kg	60 kg	30 kg
= 90°	50 kg	25 kg	30 kg	15 kg

Tabelle II 11/12: Höchstzulässige Lastgewichte für gelegentliches Heben durch 20- bis 35jährige Männer und Frauen (nach *Münchinger*).

nicht erstaunlich, denn bei den heutigen Arbeitsverhältnissen in der Land-, Forst- und Gartenbauwirtschaft verknüpfen sich Einflüsse von Schwingungen und von schwerer körperlicher Arbeit auf die Wirbelsäule in so unübersichtlicher Weise, daß eine getrennte Untersuchung der beiden Wirkungskomponenten kaum durchzuführen ist. *Suzuki* u. *Takahashi* beleuchten 1969 diese Vorgänge am Beispiel der Spondylosis deformans bei Landarbeitern in ihren Ausführungen zu den Problemen des Gestaltwandels in der Pathologie der Wirbelsäule.

Aus diesen Gründen ist bei Forstarbeitern das Überwiegen der Schwingeinwirkungen anzunehmen, zum Beispiel bei den Angaben der Gesundheitsorganisation Bygghälsan: II 6. 3. Diese Tatsache hat die interdisziplinare Arbeitsgruppe *Dupuis* deutlich gemacht. Ihre Untersuchungsergebnisse sind in II 14. 2 ausführlich dargestellt. In gleicher Richtung gehen die Ergebnisse von *Becker* 1973, *R. Rosegger* 1967, *R. u. S. Rosegger* 1960. Zahlreiche weitere Autoren, die ihre Experimente oder ihre statistischen Untersuchungen diesen Fragen gewidmet haben, sind im Kapitel II 14. 2 genannt.

11. 6 Lastenträger

(Transportarbeiter, Stauer, Sackträger, Fleischträger u. a.)

Heben und Tragen erzeugen unausweichlich einen Druck auf die Zwischenwirbelscheiben. Er kann sehr gering und damit unbedeutend sein, aber auch erhebliches Ausmaß annehmen. In gewissem Sinne ist demnach die Ansicht von *Weber* (1975) berechtigt, der die Arbeitsbelastung beim Transport als einen zusätzlichen Faktor für die Beschleunigung der Bandscheibeversprödung bezeichnet. Deshalb wird dieses Thema in der Literatur häufig erörtert: I 2. 4, I 6. 2.2.4, I 6. 2.2.5, II 4. 2, II 17. 3.3. Zur Vermeidung einer wirbelsäuleschädigenden Wirkung des Tragens sind 1961 zum Beispiel von *Münchinger* Grundzahlen der Tragebelastung für 25- bis 30jährige Männer und Frauen errechnet worden. Seine Zahlen geben die höchstzulässigen Lastgewichte an, die für gelegentliches ruckfreies und richtiges Heben mit flachem Rücken und steil aufgerichtetem Oberkörper (kleiner Rumpfneigungswinkel) gelten. Der Rumpfneigungswinkel spielt eine bedeutende Rolle, wie in Tabelle II 11/12 ausgewiesen ist. *Tichauer* et al. berichten 1973 über »Lordosimetrie« zur Klärung der Belastung beim Materialtransport, also bei schwerem Heben und Tragen.

In der Berufsarbeit der Schwerlastträger sind für jede Beurteilung der Wirbelsäulebelastung die langen Belastungszeiten und das Gehen mit der Last – oft auf unebenem Boden und über Treppen – zu berücksichtigen. Von besonderem Interesse ist die Angabe *Münchinger*s, daß russische Lastenträger früher 320 kg befördert haben. Solche Belastungen werden heute bei beruflicher Dauerarbeit nicht mehr erreicht. In zahlreichen Staaten gibt es Gesetze oder Bestimmungen, die das Heben, Tragen und Transportieren von Lasten für Männer auf durchschnittlich etwa 50 kg, für Frauen 15 kg, für jugendliche Männer 18 kg und für jugendliche Frauen 15 kg festlegen. Entsprechende Unterlagen, wie sie das Internationale Arbeitsamt (IAA) in Genf zusammengestellt hat, sind in II 17. 3.3 nachzulesen.

Bild II 11/8 C: Das Professiogramm des Stahl- und Metalleichtbaumonteurs (Fortsetzung des vorhergehenden Bildes) mit Darstellung der Belastungsarten und der verschiedenen Expositionen. Erläuterungen im Bild.

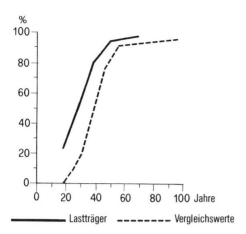

Bild II 11/9: Häufigkeit der Spondylosis deformans der Brustwirbelsäule in verschiedenen Altersstufen bei Lastträgern im Vergleich zur Durchschnittsbevölkerung (nach *Schröter*).

Schröter (1972) findet die Spondylosis deformans bei Schwerlastträgern in der unteren Brustwirbelsäule und oberen Lendenwirbelsäule etwa 8 bis 10 Jahre früher entwickelt als bei der Durchschnittsbevölkerung: *Bild* II 11/9. Bei 30jährigen Schwerlastträgern liegt eine Spondylosehäufigkeit von 50% vor. Gegenüber den Zahlen von *Junghanns* (1931, 1968) bedeutet das eine Erhöhung um das Zweieinhalbfache. *Schlomka* beschreibt 1955 die Brustwirbelsäule als vorwiegend betroffen. Das ergibt sich aus *Tabelle* II 11/13. Dagegen ist bei den Bergleuten nach Angabe von *Schröter* die untere Lendenwirbelsäule bevorzugt befallen.

Aus den Untersuchungen von *Schröter* (1970) ragen die Fleischträger als besondere Gruppe heraus, weil bei ihnen auffallend schwere »und zum Teil groteske« Verschleißzeichen an der Halswirbelsäule angetroffen werden. Die Veränderungen reichen von C 2 bis C 7, während bei der Durchschnittsbevölkerung die unteren Segmente der Halswirbelsäule bevorzugt verändert sind. Die Ursache liegt wahrscheinlich in der Tragweise der schweren Fleischstücke, die auf Kopf und Schultergürtel quer zur Pfeilnahtebene liegen: *Bild* II 11/10. Die Halswirbelsäule kommt in eine starke Verbiegung bei gleichzeitiger Kopfdrehung. Beides wirkt als »Dauerbelastung in Zwangshaltung« auf die Halswirbelsäule.

Schröter u. *Rademacher* haben eine Gruppe von Fleischträgern röntgenologisch untersucht und die Ergebnisse einer Kontrollgruppe (Handwerker, Fabrikarbeiter) gegenübergestellt: *Tabelle* II 11/14. Zum Berechnungsergebnis schreiben sie: »Die Zahl der Fleischträger war relativ klein, ließ sich aber nicht beliebig erhöhen. Die Ergebnisse wurden deshalb mit dem Chi-Quadrat-Test über-

Wirbelsäule-abschnitt	Allgemeine Spondylose bei Lastträgern	Prozentuale Häufigkeit schwerer Spondylosen bei		
		Lastträgern	Bergleuten	Bankangestellten
Halswirbelsäule	60%	4,5%	6,6%	2,8%
Brustwirbelsäule	92%	36,4%	4,4%	–
Lendenwirbelsäule	76%	9,2%	3,3%	–

Tabelle II 11/13: Vergleich der allgemeinen Spondylosis-Häufigkeit von Lastträgern mit der Häufigkeit schwerer Formen der Spondylose bei verschiedenen Berufen (zusammengestellt nach Angaben von *Schröter* 1961).

Bandscheiben	Fleischträger Zahlen in %		Handwerker und Fabrikarbeiter Zahlen in %	
	gesamt	erheblich	gesamt	erheblich
C 2/3	61	4	1	–
C 3/4	98	39	5	–
C 4/5	96	49	30	6
C 5/6	91	49	66	20
C 6/7	86	44	65	24
C 7/T 1	72	28	35	18

Tabelle II 11/14: Vergleich von Abnutzungserscheinungen an den Halswirbelsäulen von Fleischträgern gegenüber einer Kontrollgruppe (zusammengestellt nach den Angaben von *Schröter* u. *Rademacher* 1970).

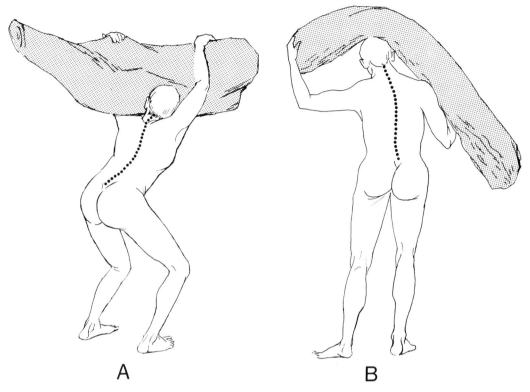

Bild II 11/10: Arbeitshaltung der Fleischträger.

prüft«. Da Sitz und Ausmaß der Veränderungen an den Halswirbelsäulen der Fleischträger von den Befunden der sonst vorliegenden Altersveränderungen wesentlich abweichen und außerdem zahlenmäßig sehr deutlich höher liegen als bei der Kontrollgruppe, gelten sie nach den Bestimmungen der DDR-BK als entschädigungspflichtige Berufskrankheit.

Auffallend starke Veränderungen an der Halswirbelsäule fanden *Isemin* et al. 1958 bei Lastträgern, die Lasten auf dem Kopfe tragen.

Bei Untersuchungen von Lastträgern der Pariser Fleischhallen (les forts des halles) entdeckten *Layani* u. *Roeser* 1954 Wirbelsäulebefunde, die den bereits beschriebenen Veränderungen bei anderen Lastträgerberufen ähnelten. Sie waren jedoch nicht sehr erheblich. Die Verfasser erklären diese Tatsache mit der robusten Konstitution der »Kraftmänner der Hallen«, die außerdem in einer »gewaltlosen« und langsamen Hebe- und Tragetechnik geübt waren.

Bláha u. *Naus* (1963) berichten über Speditionsarbeiter, die mehr als 16 Jahre lang zum Tragen ihrer Lasten Tragegurte verwendeten. Von 52 hatten 11 eine röntgenologisch nachgewiesene und von den Autoren als berufsbedingt bezeichnete Platyspondylie. Diese Diagnose erscheint jedoch unklar und bedarf der Abgrenzung gegenüber den Spätzuständen der Adoleszentenkyphose.

Nach Meinung von *M. Lange* 1927 (4 Fälle) kann schweres einseitiges Lastentragen bei Jugendlichen zur Adoleszentenskoliose führen. Die Grundursache sah er allerdings in der zu jener Zeit noch weit verbreiteten Ansicht von der ursprünglichen Schädigung der Wirbelsäule durch die Spätrachitis. Auf ihrer Basis soll zusammen mit der beim Tragen einseitig belasteten Muskulatur die Krümmung eintreten: »Hätte die Spätrachitis nicht bestanden, so wäre trotz einseitigen Tragens keine Skoliose entstanden, sondern die Wirbelsäule wäre, wie es bei der Mehrzahl der Angehörigen der in Frage kommenden Berufe ist, gerade geblieben.« Nach heutigen Erkenntnissen ist die Erklärung allerdings nicht mehr stichhaltig.

Sogar Rückenmarkschäden werden als Folge

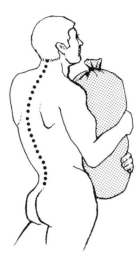

Bild II 11/11: Arbeitshaltung der Stauer beim Tragen schwerer Lasten vor der Brust.

des Lastentragens angesehen: *Charbonnel* et al. 1970. Die Hinweise sind jedoch zu gering, um im Rahmen des deutschen Versicherungsrechtes eine Berufskrankheit anzunehmen.

Louyot und *Dumas* (1951, nach *Jeanmart*) untersuchten die Arbeit der *Schwellenträger* beim Eisenbahnbau. Sie tragen ihre Lasten von 60 bis 90 kg Gewicht stets auf derselben Schulter mit seitlich abgebeugtem Kopf und Kyphose der Brustwirbelsäule. Die tägliche Leistung waren 250 bis 300 Schwellen. Nach zwei- bis dreijähriger Arbeit entstanden bei 90% der Lastenträger endgültige Veränderungen: Randzacken an der Wirbelsäule. Die Ursache sehen die Verfasser in einer Ermüdung der Bandscheibe (fatigue discal), die infolge des kneifzangenartigen Druckes vordere Randlippen oder seitliche Schnäbel an den Wirbelkörperkanten entstehen läßt. Trotz des Druckes wurden in diesen Fällen nie Osteolysen von Wirbelkörpern wie bei der *Kümmell-Verneuil*-Krankheit beobachtet. Die Autoren halten den dorsolumbalen Übergang von Th 10 bis L 2 für die »Achillesferse des Lastenträgers«. Das stimmt also mit den Beobachtungen von *Schröter* überein. Andererseits kommt es an der Lendenwirbelsäule zur Osteochondrose in den unteren Zwischenwirbelräumen L 4/L 5 und L 5/S 1.

Unter Berufung auf *Louyot* et al. (1956) beschreibt *Jeanmart* eine »rheumatische« Erkrankungsform der *Stauer*. Beim Tragen halten sie ihre Last mit beiden Armen vor der Brust, beugen die Brustwirbelsäule zu einer leichten Kyphose, neigen aber den gesamten Oberkörper nach rückwärts. Im Lendenbereich entsteht eine erhebliche Lordose: *Bild* II 11/11. In dieser Haltung tragen sie täglich 600 bis 1300 Sack von 30 bis 100 kg Gewicht. Diese Berufsbelastung – so gibt *Louyot* an – erzeugte bei 40% der Stauer stufenförmige Rückverschiebungen (Retrolisthesis) in den Bewegungssegmenten der Lendenwirbelsäule. Weitere Reihenuntersuchungen zu diesem Problem der Berufsschädigung von Zwischenwirbelscheiben sind notwendig, ehe eine endgültige Klärung erfolgen kann.

Mach et al. beschreiben 1976 unterschiedliche Befunde an den Wirbelsäulen von 133 *Hafenumschlagarbeitern* gegenüber 62 Vergleichspersonen: *Tabelle* II 11/15. Die in Prozentzahlen ausgedrückten Unterschiede haben bei den geringen Grundzahlen keinen Aussagewert, aus dem auf berufsbezogene Schädigungen geschlossen werden könnte.

Bei *Lieferwagenfahrern* fand *Jeanmart* 1973 einige Fälle von *Baastrup*-Krankheit: II 2. 5.6, II 5. 4.6, II 18. 11.2. Er führt diese schmerzhafte (»rheumatische«) Veränderung auf die Lordose bei dem Abtragen der Lasten zurück. Die wenigen Beobachtungen genügen jedoch nicht zur Verallgemeinerung und Anerkennung einer spezifischen berufsbedingten Schädigung der Lieferwagenfahrer: II 18. 11.2. Die Zusammentragung ähnlicher Fälle ist anzuraten.

Soweit der innere *Betriebstransport* mit Heben und Tragen von Lasten verbunden ist, besteht für die Transportarbeiter starke körperliche Belastung, die vorwiegend die Wirbelsäule betrifft. Für einige besondere Berufe konnte dies in den vorstehenden Abschnitten verdeutlicht werden. Welche

Wirbelsäuleveränderungen	Hafenumschlagarbeiter	Vergleichspersonen
Skoliosen	24%	8%
Scheuermann-Krankheit	8%	16%
Degenerative Wirbelsäuleveränderungen	73%	27%

Tabelle II 11/15: Häufigkeit von Wirbelsäuleveränderungen bei Hafenumschlagarbeitern.

innerbetrieblichen Transportprobleme zur Vermeidung körperlicher Überbeanspruchung auftauchen, wurde in einer Informationstagung der Bundesanstalt für Arbeitsschutz und Unfallforschung in Dortmund diskutiert: Heft 8 der Schriftenreihe »Arbeitsschutz«, erschienen im Wirtschaftsverlag Wilhelmshaven 1975: siehe auch **II 17. 3.3**. Zum Beispiel überschreitet der Transport mit Sackkarren häufig die energetische Dauerleistungsgrenze bei Frauen. Diese Schwerarbeit sollte deshalb von Frauen und außerdem von Jugendlichen unter 18 Jahren nicht ausgeführt werden: *Jürgens* et al. 1976.

Eine Zusammenfassung über die Beeinträchtigung der Wirbelsäule durch das Tragen von Lasten ergibt die von vielen Autoren vertretene Ansicht, daß Verschleißzeichen an der Wirbelsäule wesentlich früher auftreten als in der Durchschnittsbevölkerung. Das macht ein Diagramm von *Josenhans* (1972) deutlich: *Bild* II 11/12. Einer

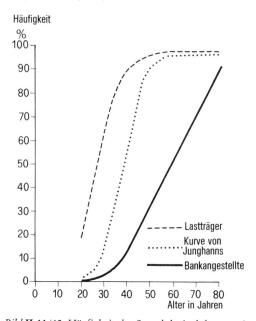

Bild II 11/12: Häufigkeit der Spondylosis deformans in Vergleichskurven: Lastträger, Durchschnittsbevölkerung, Bankangestellte (nach *Josenhans*; vergleiche auch *Bild* II 2/18).

Kurve der Häufigkeit von Spondylosis deformans, 1931 gewonnen aus mehr als 4000 pathoanatomischen Untersuchungen (*Junghanns*), werden die von *Schlomka* u. *Schröter* (1953–1955) aus Röntgenaufnahmen zusammengefügten Kurven von Lastenträgern und Bankangestellten gegenübergestellt. Danach bestehen Verschleißzeichen an der Wirbelsäule bei Lastträgern im 20. bis 30. Lebensjahr bereits in 20%, während bei Bankangestellten diese Prozentzahl erst nach dem 40. Lebensjahr erreicht wird. Bereits im 60. Lebensjahr vereinigen sich die drei Kurven bei etwa 90% Erkrankungshäufigkeit. In den *Kapiteln* II 19. 2 und II 19. 12 wird auf diese Zahlenverhältnisse kritisch eingegangen.

Weitere Literatur: *Baumann* 1949, 1950, 1951, *Billenkamp* 1972, *Blow* u. *Jackson* 1971, *Brown* 1973, *Chaffin* 1973, *Davis* 1959 u. 1967, *Davis* u. *Troup* 1964 u. 1966, *Davis* et al. 1965, *Gala* et al. 1971, *Häublein* 1958, *Münchinger* 1961, *Noro* 1965, *Schröter* 1971, *Siegmund* 1939, *Snook* et al. 1970, *Steinmann* u. *Waegner* 1929, *Temming* u. *Rohmert* 1972, *Vernik* 1967, *Zohlen* 1954.

11. 7 Hochseefischer

Die Hochseefischer unterliegen spezifischen Arbeitsbedingungen. Gebückte Arbeitshaltung mit schwerer Muskelarbeit für das gesamte Stütz- und Bewegsystem ist häufig, dazu noch unter schwierigen Witterungsbedingungen und Klimaeinflüssen erforderlich. Das Balancieren bei schwerem Seegang verlangt anstrengenden Einsatz der Rückenmuskulatur. Hinzu kommen unregelmäßige Wechselbelastungen und Stöße sowie durch die Antriebsmaschinen bedingte feinschlägige Vibrationen, die als Ganzkörperschwingungen meist von der Standfläche her wirken. Das Zusammenkommen so vieler Einflüsse führt zu häufigen Erkrankungen des Stütz- und Bewegsystems mit Bevorzugung von Rücken- und Wirbelsäulebeschwerden. *Kersten* errechnete 1967 für die Matrosen der Hochseefischerei eine auffallende Häufigkeit der Spondylosis deformans im Bereiche der Brustwirbelsäule unter Bevorzugung der Segmente 8/9, 9/10 und 10/11: *Bild* II 11/13. Er weist auf ähnliche Beobachtungen bei Lastenträgern hin, über die in II 11. 6 berichtet wird. Kritische Anmerkungen zu dieser Frage in II 19. 2.

11. 8 Hausfrauen

Die etwa zwanzig Millionen Haushalte stellen den »größten Arbeitsplatz« in der Bundesrepublik dar, in dem sich allerdings in ähnlicher Weise wie in anderen Betrieben in den letzten Jahrzehnten

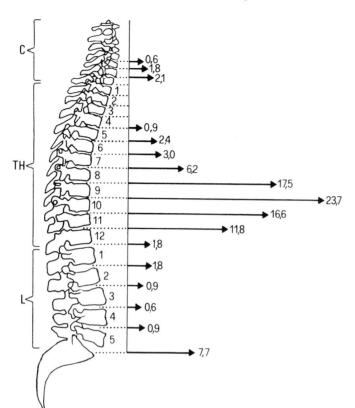

Bild II 11/13: Prozentuale Verteilung der Zwischenwirbelscheibeschäden bei Matrosen der Hochseefischerei (nach *Kersten*).

eine deutliche Änderung in der körperlichen Belastung einstellte. Noch in der vorherigen Generation mußten die Hausfrauen viel schwere körperliche Arbeit leisten: Pflege der Kleinkinder, Kohlentransport aus dem Keller, langes Tragen schwerer Einkaufstaschen, Waschen der Haus- und Bettwäsche mit Waschbrett sowie kohlenbeheiztem Waschkessel, Bügeln mit schwerem Bügeleisen, Fußbodenpflege mit Schrubber und Bohnerklotz oder sogar im Knien mit Bürste und Scheuertuch, Nähen an der fußbetriebenen Nähmaschine, Gartenarbeit und vieles andere mehr. Diese Arbeiten belasteten die Wirbelsäule der Hausfrau recht erheblich und meist länger als nur acht Stunden am Tag. Wenn auch der Hausfrau unserer Zeit viele von diesen Arbeiten durch Einführung der automatischen Ölheizung, der Wasch- und Geschirrspülautomaten, der vereinfachten Fußbodenpflege usw. abgenommen oder doch sehr erleichtert worden sind, so bleibt noch immer viel die Wirbelsäule belastende Tätigkeit. Sie wird zum Teil – wie in einigen anderen Stehberufen – in vorgeneigter Haltung bei zu niedriger Arbeitstischhöhe ausgeführt, vor allem in der Küche. (In *Bild* II 11/14 A ist die gebückte Haltung an dem üblicherweise zu niedrigen Arbeitstisch der Wirbelsäuleschonhaltung am entsprechend erhöhten Stehtisch gegenübergestellt.) Dazu kommen Arbeiten im Sitzen mit gekrümmtem Rücken, wie Handarbeiten und ähnliches. Nicht vergessen werden darf die bei nichtberufstätigen Hausfrauen verbreitete vielstündige »Arbeit« des Fernsehens in ungünstigen, die Wirbelsäule belastenden Sitzmöbeln, aus denen man sich nach längerem Sitzen nur mühsam mit steifgewordenem Rücken erheben kann.

Neben einem voll oder in Teilzeit ausgeübten Beruf ist der Haushalt eine zusätzliche Belastung für die Frau, wobei die Körperhaltung während der häuslichen Arbeit die Wirbelsäule, die u. U. bereits durch die Arbeitsstunden eines Sitzberufes angestrengt war, weiterhin ungünstig beeinflußt.

Aus den genannten Gründen ist zu verstehen, daß in den Sprechstunden der Ärzte Hausfrauen mit Rückenbeschwerden und typischen Halswirbelsäule- oder Lendenwirbelsäule-Syndromen in verhältnismäßig großer Zahl erscheinen. Dabei spielt die mechanische Wirbelsäulebelastung für sich allein oft nicht die ausschlaggebende Rolle. Es kommen hormonal bedingte Knochenstörungen

11.8 Hausfrauen

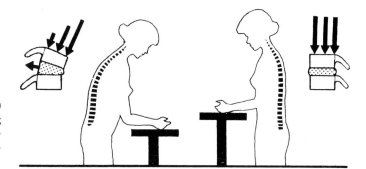

Bild II 11/14A: Ungünstige (links) und richtige (rechts) Druckverteilung auf die Lendenwirbelsäule bei Arbeiten im Stehen. Ausgleich durch erhöhten Arbeitstisch (rechts).

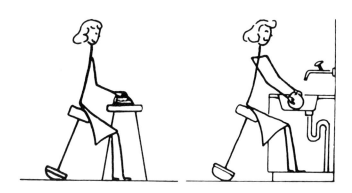

Bild II 11/14 B: Pendelsitz für die Hausfrau, der nach *Münchinger* eine wechselnde Haltung des Rückens ermöglicht.

(präsenile Osteoporose) und auch das Klimakterium mit seinen Allgemeinbeschwerden hinzu. Bei psychischen Belastungen der Frau werden sehr häufig Wirbelsäulebeschwerden zum Zentralpunkt der Klagen, obwohl nur geringe objektive Befunde am Achsenorgan und seiner Muskulatur zu erheben sind.

Ein wichtiger Grund für die von Hausfrauen häufig geklagten Rückenbeschwerden ist in den Haltungsschwierigkeiten zu suchen, die bei Frauen häufiger auftreten als bei Männern. Der »Haltungsverfall der Frau« (*Schneider* u. *Will* 1958), von *Martius* 1930 u. 1931 als »geschlechtsspezifisches orthostatisches Symptom der Frau« bezeichnet, hängt eng mit der weiblichen Beckenform und der daraus resultierenden verstärkten Lendenlordose zusammen. Hinzu kommen noch mancherlei geschlechtsbetonte Besonderheiten: Reifezeit, Schwangerschaft-, Still- und Rückbildungszeit, Menopause. Wenn in diesen gefährdenden Zeiten mit ihrer allgemeinen Widerstandsschwäche und mit häufiger Leistungsminderung der Muskulatur sowie Erschlaffung der Bänder körperliche Überbeanspruchungen auftreten, wie einseitige körperliche Berufsbelastung und viele Arbeiten mit Bückhaltung (*Bilder* II 11/14 A und II 17/12) während der Hausfrauentätigkeit, wirken sie sich ungünstig auf die Wirbelsäule aus. Klagen über Rückenbeschwerden bis zur Arbeitsunfähigkeit sind häufige Folgen. *Blécourt* (1963) errechnete, daß 30% der Hausfrauen an einem Zervikalsyndrom und 10% an einem Lumbalsyndrom leiden.

Bisher konnte nicht der Nachweis erbracht werden, daß die Hausarbeit typische Wirbelsäuleveränderungen ursächlich hervorruft. Für die Beschwerden, die erheblich sein können, werden fast regelmäßig die üblichen alternsbedingten Verschleißerscheinungen in der dem Lebensalter entsprechenden Häufigkeit aufgedeckt. Sie bedürfen aber nicht nur der Behandlung, sondern der vorbeugenden Änderungen im »Arbeitsplatz Hausfrau« und in den Arbeitsgewohnheiten bei den Tätigkeiten im Haushalt: zum Beispiel Höhe der Arbeitstische, sowohl für die Steharbeit (*Bild* II 11/14) wie für die Sitzarbeit (*Bild* II 17/3 B). *Münchinger* (1963) empfiehlt einen Pendelsitz, der den Wechsel der Wirbelsäulehaltung begünstigt: *Bild* II 11/14 B.

Literatur: *Kirchhoff* 1961, *Mayer* 1974.

11.9 Weitere Berufe

Für *Krankenpflegeberufe* wird die allgemeine, am Sauerstoffverbrauch und an der Herztätigkeit gemessene Belastung als mittelschwer bezeichnet. Das gelegentliche Heben schwergewichtiger Kranker bringt nur geringe, vorübergehende Auswirkungen auf die Herztätigkeit: *Dehlin* et al. 1974. Die tatsächliche Belastung der Wirbelsäule mit ihrer zugehörigen Muskulatur lag jedoch außerhalb des Untersuchungsverfahrens der Verfasser.

Krankenschwestern und Krankenpfleger klagen häufig über Kreuzschmerzen, wenn sie einen anstrengenden Arbeitstag hinter sich haben. So enthielten zum Beispiel 48 Fragebögen (*Neuber* 1977) von Krankenschwestern in 66,7% Klagen über Rückenschmerzen, Bandscheibeschäden oder Lumbago. Mehr als die Hälfte der Befragten hielten ihren Beruf für körperlich zu schwer. Bei dem Krankenwagenpersonal, das Verletzte oder Kranke oft in ungünstiger Körperhaltung heben und tragen muß, sprechen *Leyshon* u. *Francis* 1975 von »lifting injuries« und registrierten 199 Zustände von Rückenschmerzen bei 252 Krankenträgern. Deshalb schlagen sie eine Schulung des Hebens und Tragens sowie die vermehrte Verwendung von fahrbaren Krankentragen vor. (Anmerkung: »Lifting injury« heißt im deutschen Sprachgebrauch »Verheben«, bedeutet die Schmerzentstehung während eines üblichen Hebevorganges und ist kein »Unfall« im Sinne des Versicherungsrechtes.)

Über Heben und Tragen im Beruf enthält II 17.3.3 weitere Angaben.

Besprechungen der häufigen Rückenbeschwerden bei den Angehörigen verschiedener Berufe der Krankenpflege stammen von *Cust* et al. 1972, *Cyriax* 1969, *Davis* 1967, *Dehlin* et al. 1976, *Francis* 1968, *Magora* 1969, 1970. Lesenswert ist die Studie: Survey on Morbidity and Mortality of Ambulancemen, Health Department 1972, Durham County Council.

Klempner, Mechaniker, Elektromonteure, Sanitärinstallateure, Arbeiter in Autoreparaturwerkstätten und Angehörige ähnlicher Berufe belasten die Wirbelsäule häufig in Zwangshaltungen, die aber nur selten langdauernd eingehalten werden. In diesen Berufen wird oft über Rückenbeschwerden geklagt, die allerdings durch ausgleichende Arbeitsbewegungen wieder abklingen. Spezifische berufsabhängige Belastungsschäden der Wirbelsäule sind in diesen Berufsgruppen unbekannt.

In einer ausführlichen Veröffentlichung über die Berufsbelastung der *Schweißer* beklagt *Buckup* 1978: »Ein leider bisher nur unzureichend beachtetes und untersuchtes Charakteristikum eines breiten Bereiches von Schweißarbeitern ist der relativ hohe Anteil physiologisch ungünstiger und besonders belastender Haltearbeit wie auch häufigeres Arbeiten in körperlichen Zwangshaltungen«. Nähere Angaben über die dadurch hervorgerufenen Belastungen der Wirbelsäule und ihrer Muskulatur werden aber nicht gemacht. Um Schäden der Atmungsorgane bei Schweißerarbeiten zu vermeiden, empfiehlt *Buckup*, Personen mit krankhaften Veränderungen im Bereiche des Brustkorbes mit wesentlicher Beeinträchtigung der Funktion von Luftwegen und Lunge bei den Vorsorgeuntersuchungen als nicht geeignet einzustufen. Dies würde also beim Vorliegen starker Rückgratverkrümmungen in Frage kommen.

Über *Kellner* und *Kellnerinnen*, die sehr viel umhergehen und dabei schwer und in Zwangshaltung zu tragen haben (*Bild* II 11/15), sind Wirbelsäule-Überlastungsschäden nicht beschrieben.

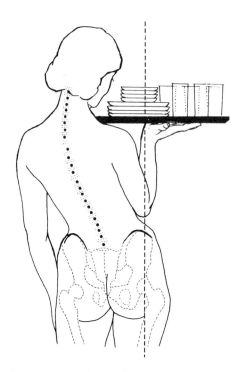

Bild II 11/15: Berufliche Haltungsskoliose bei Tragehaltung eines Tabletts

Auch über *Köche* und Köchinnen, die einen ausgesprochenen Stehberuf haben, konnten in der Literatur keine Arbeiten gefunden werden, die sich mit speziellen Wirbelsäuleschäden befassen.

Ähnlich wie es die Berufsgenossenschaft für Gesundheitsdienst und Wohlfahrtspflege für die Friseure tut, sollte unter Umständen auch für die Berufe des *Gaststättengewerbes* ein Merkblatt herausgegeben werden, das auf spätere Schwierigkeiten im Beruf hinweist, wenn Wirbelsäulestörungen bereits in der Jugend vorliegen.

Für alle in diesem Abschnitt kurz angesprochenen Berufe ist eine Berufsbelastung der Wirbelsäule nicht zu leugnen. Es ist denkbar, daß die Belastungen bei Vorschäden der Wirbelsäule im Laufe des Lebens doch Unzuträglichkeiten bringen, die zu einem vorzeitigen Berufsabbruch führen: II 7. 3. Um Vorbeugemaßnahmen rechtzeitig einsetzen zu können, erscheint der Vorschlag zur regelmäßigen Durchführung von Überwachungsuntersuchungen unter Einbeziehung der Wirbelsäule angebracht.

II 12.0 Berufsabhängige Teilkörperschwingungen

12.1 Vorbemerkung

Teilkörperschwingungen wirken in verschiedenen Berufen über das Maschine-Hand-Arm-System ein. Das Merkblatt zu D-BeKV: 2103 führt folgende Gefahrenquellen auf: Arbeiten mit Druckluftwerkzeugen (Hämmer, Meißel, Bohrer, Stampfer) oder gleichartig wirkende Werkzeuge oder Maschinen, die im Bergbau, in Steinbrüchen, in Gußputzereien, in Kesselschmieden, beim Schiffbau und beim Straßenbau Verwendung finden. (Die im Merkblatt 25 der 7. BKVO erwähnten Anklopfmaschinen der Schuhindustrie sind in der Neufassung 1977 nicht mehr enthalten, siehe 12.3.2). Da sich der Einsatz der genannten Geräte in vielen Berufen zunehmend vermehrt, hat sich die Arbeitsmedizin laufend mit den Fragen der Schädigung zu befassen, so daß einige Ausführungen dazu erforderlich sind. Deshalb wird unter Angabe von Literatur bezüglich der allgemeinen Vibrationskrankheit und der bis zur Halswirbelsäule fortgeleiteten Schwingeinflüsse in verschiedenen Kapiteln berichtet: I 7, II 9.3.2, II 18.9.2, II 19.8.2.

Die umfangreichen biomechanischen Forschungen auf dem Gebiete der Teilkörperschwingungen – insbesondere in ihren Beziehungen zur Wirbelsäule – haben keineswegs alle Probleme gelöst: I 7.5.9, I 7.5.10, I 7.5.11. Obwohl einige Richtlinien, zum Beispiel in der Bundesrepublik und in der DDR (II 9.3.2), Grenzwerte für schwingende Handgeräte festlegen, traten trotz Einhaltung dieser Bestimmungen nach dem Bericht von *Oeser* u. *Selig* (1975) bei 67 Kraftfahrzeugschlossern, die mit handbedienten vibrierenden Werkzeugen arbeiten, noch immer in 20% Gelenkveränderungen und funktionelle Gefäßstörungen auf. Einflüsse auf die mitschwingende Halswirbelsäule sind also in Zukunft weiterhin zu erwarten.

Obwohl viel Forschungsarbeit geleistet wurde, bestehen noch immer unterschiedliche Auffassungen über die Einwirkungs- und Schädigungsmöglichkeiten der Teilkörperschwingung auf die Halswirbelsäule: *Ivanchuk* u. *Karpenko* 1969, *Cossu* u. *Casciu* 1967, *Graczykk* 1973. Das kommt auch in den unmittelbar folgenden Kapiteln zum Ausdruck; siehe außerdem I 7.2, I 7.5.9, I 7.5.10, II 9.3.2, II 18.9.2, II 19.8.2.

Weitere Literatur: *Eskenasy* 1969, *Henkel* et al. 1972, *Rellan* et al. 1969.

12.2.0 Vibrierende Handwerkzeuge

12.2.1 Druckluftwerkzeuge/früher »Preßluftwerkzeuge«
D-BeKV: 2103 u. 2104 / DDR-BK: 21 / EG-BK: E5 / F-BK: 35 u. 48 / GAVU

Die weitverbreiteten Druckluftwerkzeuge finden wegen der örtlichen Einwirkung von Schwingungen seit Jahrzehnten das größte Interesse in der Arbeitsmedizin. Ihre schädigende Wirkung ist in der D-BeKV: 2103 anerkannt: »Erkrankungen durch Erschütterungen bei der Arbeit mit Druckluftwerkzeugen oder gleichartig wirkenden Werkzeugen oder Maschinen«. (In der bis 1976 gültigen 7. BKVO, Ziffer 25, galt noch die Bezeichnung Preßluftwerkzeuge).

In der Literatur wird immer wieder die Frage aufgegriffen, ob die von Druckluftwerkzeugen und ähnlich wirkenden Geräten ausgehenden Schwingungen außer den bekannten Veränderungen der Blutgefäße sowie der Hand- und Armgelenke auch Störungen der Halswirbelsäule hervorrufen. Die Antworten sind zwiespältig: I 7.4.2, II 9.3.2, II 12.1, II 18.9.2, II 19.8.2.

Überprüfungen von Röntgenaufnahmen, die *Beck* 1951 an der Halswirbelsäule und *Maintz* 1953 an der Lendenwirbelsäule durchführten, ergaben ein früheres und stärkeres Auftreten von Spondylosis deformans bei Druckluftarbeitern gegenüber Vergleichsgruppen. Diese Befunde wurden jedoch vorwiegend mit den ungünstigen Körperhaltungen sowie mit begleitenden körperlichen Schwerarbeiten erklärt, worauf *Szkudlarek* 1970 aufgrund eigener Untersuchungen, die ähnliche Ergebnisse hatten, hinweist: II 11. 2. Den Vibrationswirkungen der Druckluftarbeit konnte demnach kein eindeutiger Einfluß auf die chronischen Veränderungen an der Halswirbelsäule und an der Lendenwirbelsäule zugewiesen werden. Die Verfasser untersuchten allerdings nicht, wie sich beim Zustandekommen der Veränderungen an der Halswirbelsäule die Ursache auf endogene Störungen und auf die exogenen Störungen »Haltung und/oder Vibration« verteilt.

Greinemann berichtet 1973 über 500 ausgewertete Erstbegutachtungen von Druckluftschäden aus dem Krankenhaus »Bergmannsheil« in Bochum. Er fand Verschleißschäden an der Halswirbelsäule nach Arbeiten mit derartig wirkenden Geräten häufiger als aufgrund der statistischen Wahrscheinlichkeit zu erwarten war. Trotz dieses Ergebnisses bleibt die Frage zwischen dem Einfluß der Vibrationen und den belastenden Arbeitshaltungen offen.

Graczyk (1973) untersuchte 532 Arbeiter, die 1 bis 43 Jahre lang örtlichen Vibrationseinwirkungen durch Arbeiten mit Druckluftgeräten ausgesetzt waren. Pathologische Veränderungen fand er in Röntgenaufnahmen »der Armgelenke und der Halswirbelsäule« in 30% der Untersuchten. Bevorzugt waren die Kesselschmiede (43,2%) und die Meißler (36,7%). Von der gesamten Untersuchungsreihe (532) hatten 6,2% mittelschwere Veränderungen an Armgelenken und Halswirbelsäule. In 20,7% bestanden an einer und in 23,3% an mehreren Zwischenwirbelscheiben der Halswirbelsäule röntgenologisch nachweisbare Veränderungen. Bei den Arbeitern mit mehr als zwanzigjähriger Expositionszeit waren die Veränderungen an der Halswirbelsäule wesentlich häufiger (62%) als bei einer Arbeitszeit von weniger als zehn Jahren (39%). Diesen Zahlen fehlt jedoch volle Beweiskraft. Sie beziehen sich für die Halswirbelsäule auf nur 70 Untersuchte: 33 mit Veränderungen an einer und 36 mit Veränderungen an mehreren Bandscheiben. Das Lebensalter blieb statistisch unberücksichtigt. Vergleiche mit einer ähnlich zusammengesetzten Gruppe aus der Durchschnittsbevölkerung fehlen.

Als Ergebnis seiner Untersuchungen von Arbeitern in Kohlenbergwerken nimmt *Gurin* (1971) an, daß die Vibrationen der Handbohrmaschinen Mikrotraumen erzeugen und damit Schädigungen an den Armgelenken sowie an der Halswirbelsäule hervorrufen. Der Beweis für diese Angaben ist aber nicht endgültig erbracht, da ebenso wie bei den Zahlen von *Graczyk* (1973) die genaue statistische Durcharbeitung und die Unterscheidung der verschiedenen Befunde an der Wirbelsäule fehlen.

Durch die Veröffentlichung von *Horváth* u. *Kákosy* wurde 1971 ein Gußputzer bekannt, der nach 21jähriger Arbeit am Druckluftwerkhammer eine Dornfortsatzabtrennung an der Grenze der Hals- und Brustwirbelsäule erlitt. Diese Beobachtung kann als Hinweis dafür dienen, daß die von einem handbedienten vibrierenden Arbeitsgerät ausgehenden Schwingungen in den Nackenmuskeln eine der in I 7. 5.6 beschriebenen Reaktionen auszulösen vermögen. Auf diese Weise sind bei Schwingungen in der y-Richtung (von Schulter zu Schulter) besonders starke und in der x-Richtung (dorsoventral) geringere motorische Steuerungsfehler möglich. Die stärksten Fehler der Muskelsteuerung entstehen durch Kombinationen von Vibrationen der x- und der y-Richtung (Rotationsschwingungen). Eine Abtrennung von Wirbeldornfortsatzstücken (wie bei der Schipperkrankheit, II 11. 4, II 18. 2) liegt bei entsprechenden Vibrationswirkungen also durchaus im Bereich der Möglichkeit.

Noch fehlt allerdings der experimentelle Nachweis zu der Frage, ob die auf dem Umweg der »schwingenden Muskeln« oder durch unmittelbaren Vibrationseinfluß auf die Halswirbelsäule erzeugten feinschlägigen und unter Umständen gegenläufigen Bewegungen der Wirbel ungünstige Wirkungen auf die Zwischenwirbelscheiben, insbesondere auf die Verankerung der Fasern des Anulus fibrosus in der Wirbelkörperrandleiste ausüben: *Bild* II 19/1 in II 19. 1. Weitere Ausführungen in I 5. 2, I 7. 5.11, II 2. 5.1, II 5. 3.4, II 19. 2, II 19. 8.3.

Statistische Berechnungen von *Kouba* (1967) bei den Nachuntersuchungen der Armgelenke von 131 Arbeitern eines Granitsteinwerkes erbrachten das Fortschreiten der Gelenkschäden auch noch Jahre nach der Arbeitsaufgabe (I 7. 5.8, II 19. 8.1), wie es von den vibrationsbedingten Blutgefäßschäden (I 7. 5.5) ebenfalls bekannt ist. Ob dies für die Wirbelsäule zutrifft, bleibt unklar. *Kouba* berichtete darüber nicht.

Stender (Breslau) stellte durch Zeitlupen-Röntgenfilme während der Bedienung von Druckluftgeräten Erschütterungen der Wirbelsäule fest: nach *Baader* 1954. Mit diesem Verfahren sollten umfassendere Untersuchungen mit gleichzeitiger Messung der Vibrationsstärken an der Halswirbelsäule und am Hals-Brust-Übergang durchgeführt werden. So weit möglich ist bei solchen Untersuchungen auf die Rotationsschwingungen zu achten.

12.2.2 Motorgetriebene Handwerkzeuge

Elektrisch oder durch Verbrennungsmotoren angetriebene Werkzeuge haben in zahlreichen Berufen Eingang gefunden. Die entstehenden Vibrationen dringen auf dem Leitweg des Maschine-Hand-Arm-Systems in den Körper ein: **II 9. 3.2**. Sie verursachen Schäden an Weichteilen, Knochen und Gelenken von Hand und Arm, wie sie in **I 7. 5.8** beschrieben sind. Seit langem ist die Frage strittig, ob Schwingungen dieser Geräte auch die Wirbelsäule ungünstig beeinflussen.

Nach langjähriger Arbeit mit Motorsägen wurden Schäden im Bereiche der Halswirbelsäule beobachtet. *Horváth* und *Kákosy* beschrieben 1971 mehrere Forstarbeiter, die an solchen Schäden litten. Sie hatten 6 bis 10 Jahre Motorsägen verschiedener Typen benutzt. Bei einigen waren gleichzeitig vibrationsbewirkte Gefäßstörungen an den Fingern feststellbar. *Matoba* et al. erwähnen 1975 die Häufigkeit von Nacken- und Kreuzschmerzen bei Forstarbeitern nach Arbeiten mit Motorsägen.

Für die motorgetriebenen Handwerkzeuge, auch für Polier- und Schleifgeräte, gelten die unterschiedlichen Auffassungen bezüglich der durch Druckluftwerkzeuge entstehenden Wirkung auf die Wirbelsäule in gleicher Weise, wie sie in **II 12. 2.1** geschildert sind.

Weitere Literatur: *Axelsson* 1968, *Fawer* 1976, *Taylor* et al. 1971.

Schädigungen im Bereich der Wirbelsäule durch handbediente vibrierende Werkzeuge beschreiben *Kovárík* et al. bei Glasschneidern in einem tschechoslowakischen Betrieb.

12.3.0 Vibrierende Maschinen

12.3.1 Schleif- und Poliermaschinen

Schleif- und Poliermaschinen werden in verschiedenen Fertigungsbetrieben verwendet: Steinbrüche, Gußputzereien, Metallverarbeitungen u. a. Langzeitige Arbeit mit diesen erheblich vibrierenden Maschinen, an denen durch Einlegen des Bearbeitungsmaterials und Gegendruck Vibrationen auf das Hand-Arm-System übergehen (**II 9. 3.2**), kann die bekannten Störungen an Gelenken und Knochen sowie an Gefäßen und anderen Weichgeweben hervorrufen: **I 7, II 12. 2.1**. Die Schleif- und Poliermaschinen werfen die bereits in **II 12. 2.1** und **II 12. 2.2** angesprochenen Probleme auf, vor allem Fragen über die Beteiligung der Halswirbelsäule.

12.3.2 Maschinen der Schuhindustrie

Die Anklopfmaschinen der Schuhindustrie sind in der 7. BKVO: 25 noch ausdrücklich erwähnt, aber in der seit 1977 für Druckluftwerkzeuge geltenden Ziffer 2103 der D-BeKV gestrichen: **II 12. 2.1**. Die Begründung lautet: »Ihrem Wirkungsmechanismus zufolge können diese Maschinen, soweit sie noch Verwendung finden, Gesundheitsschäden verursachen, die in Ziffer 2104 erfaßt werden.«

Damit sind Schädigungen durch die Anklopfmaschinen, die in der Minute 15 000 bis 40 000 Anschläge (*Drasche* 1975) haben, nach Ziffer 2104 auf Gefäßschäden an den Händen begrenzt, während die in Ziffer 2103 erwähnten »Erkrankungen« eine breitere Möglichkeit für Einbeziehung der Knochen und Gelenkschäden – unter Umständen also auch der Wirbelsäuleveränderungen – geben.

Eine Sondergruppe für »Gefäßschäden an den Händen«, wie sie in Ziffer 2104 der D-BeKV geschaffen ist, wird die häufigsten der durch Teilkörperschwingungen entstehenden Schäden erfassen. Trotzdem sollte die Aufmerksamkeit der Arbeitsmedizin in Zukunft auf die Probleme der Gelenk-, Zwischenwirbelscheiben- und Wirbelknochenschädigungen gerichtet bleiben, da neue Forschungswege Klärung der noch offenen Fragen erwarten lassen: **I 7, I 8. 3.2, II 18. 9.1, II 18. 9.2, II 19. 8.2**.

12.3.3 Weitere Maschinen

Aus der Gruppe weiterer Berufe an vibrierenden Maschinen, die durch Bearbeitung der Werkstücke mit der Hand Schwingungen im Hand-Arm-Schulter-System erzeugen, sollen hier noch die Anspitzer an Rohrziehmaschinen erwähnt werden. Schwingfrequenzen zwischen 40 und 80 Hz nehmen Hand und Arm als Leitweg, aber Einflüsse auf die Halswirbelsäule wurden nach der vorliegenden Literatur nicht untersucht. Fingerarterienverschlüsse kamen arteriographisch zur Darstellung, und es bestanden *Raynaud*-Anfälle: *Dunant* et al. 1974.

Jancik berichtet 1978 in einem Rückblick über ähnliche Maschinen mit einer Schwingzahl von 684 Hz, die erhebliche Beschwerden verursachten, während an anderen Maschinentypen mit 2600 Hz Beschwerden und *Raynaud*-Schäden ausblieben. Außerdem erwähnt *Jancik* Handrichter, die unter Vibrationseinfluß stehen, deren Beschwerden aber durch neue Techniken vermieden werden können. Die Wirbelsäule blieb bei den geschilderten Untersuchungen außer Betracht.

II 13.0 Berufsbedingte Ganzkörperschwingungen in Verkehrsfahrzeugen (Erde, Wasser, Luft)

13.1 Vorbemerkungen

Führer, Beifahrer und Fahrgäste von Verkehrsfahrzeugen unterliegen im wesentlichen stochastischen, nur selten rein sinusförmigen Schwingungen, zu deren Einwirkung sich als weitere negative Faktoren die Sitzhaltung und der Bewegungsmangel hinzugesellen. Die Leitwege der Schwingungen zur Wirbelsäule laufen entweder über Arme und Schultern (und wirken als Teilkörperschwingungen), oder sie dringen vom Becken – unter Umständen gleichzeitig von den Füßen und Beinen – her als vertikal wirkende Ganzkörperschwingungen ein. Außerdem können Schwingungen der Rückenlehne horizontal zur Wirbelsäule gelangen. Von den sich überkreuzenden Schwingwegen wird je nach Körperstellung der eine oder der andere mehr oder weniger intensiv wirken: Sitzen, Stehen, auch Liegen, z. B. im Schlafwagen oder im Krankenwagen (**II 13.6**). Diese Vielfalt von Möglichkeiten erschwert die Messung der in die Wirbelsäule eindringenden und in ihr fortgeleiteten Vibrationen. Darüber ist Näheres in den Kapiteln **I 7** und **II 9.3** nachzulesen. Dort finden sich auch Hinweise über die Notwendigkeit weiterer Forschungen, die erforderlich sind, um experimentell zu prüfen, ob und welche Schädigungen an Knochen und Weichgeweben (vor allem an den Zwischenwirbelscheiben) der Wirbelsäule ursächlich von berufsbedingten Vibrationen hervorgerufen werden. Ehe von der wissenschaftlichen Forschung eindeutige Klärungen vorliegen, ist der Frage über erschütterungsbedingte Wirbelsäuleschäden nur durch Reihenuntersuchungen einer entsprechend großen Anzahl von Angehörigen eines gefährdenden Berufes mit statistischer Auswertung der körperlichen und der röntgenologischen Untersuchungsergebnisse nachzugehen. Ansatz zu solchen Untersuchungen für die beruflichen Benutzer von Verkehrsfahrzeugen liegen vor, aber sie sind nicht voll verwertbar, weil häufig Gruppen zusammengefaßt werden, die den Vibrationen sehr ungleichartig ausgesetzt sind, weil die Anzahl der Untersuchten zu klein ist, weil zu oft die angegebenen Beschwerden im Vordergrund der Beurteilung stehen (oder als einzige Grundlage dienen) und weil systematisch durchgeführte ergonomische Untersuchungen des Arbeitsplatzes ebenso wie Vergleichsbeobachtungen mit anderen Berufsgruppen oder der Durchschnittsbevölkerung weitgehend fehlen.

Zahlen, die einen gewissen Einblick auf röntgenologisch erkennbare Unterschiede in der Häufigkeit degenerativer Veränderungen an der Halswirbelsäule (zusammengefaßt Spondylosis deformans, Osteochondrosen, Arthrosen der Wirbelbogengelenke) bei Kraftfahrern im Vergleich mit anderen Berufen geben, veröffentlichten *Jung* u. *Schumann* 1975 aufgrund der Untersuchungen von 510 Männern: *Tabelle* **II 13/1**. Beachtenswert ist in den Berechnungen die bereits von der Altersgruppe 50–59 ab sichtbare Angleichung der Zahlen. Sie geht auf die genügend bekannte, allgemeine altersbedingte Zunahme der chronischen Verschleißschäden der Bandscheiben zurück, wie dies seit langem von der Brust- und Lendenwirbelsäule bekannt ist: *Junghanns* 1931, Kapitel **II 2.5.1**, *Bild* **II 5/18**. Die Schwerarbeiter ragen zwischen dem 30. und 49. Lebensjahr deutlich aus den Durchschnittszahlen heraus. Die Zahlen bei den Kraftfahrern, die langzeitig wirkenden Vibrationen ausgesetzt sind (**II 13.5, II 13.6**), weichen in den Altersgruppen 20 bis 29 und 50 bis 59 auffallend gegenüber den anderen Berufen ab, während sie zwischen 30 und 49 Jahren den Durchschnittsberechnungen angeglichen sind. Dieses Verhalten legt Zweifel nahe. Wahrscheinlich spielen die kleine Zahl oder andere Zufälligkeiten eine Rolle.

Das wesentliche Problem bei der langzeitigen beruflichen Bedienung oder Benutzung von Verkehrsfahrzeugen berührt die Arbeitsmedizin durch die häufig geklagten Rückenbeschwerden, Nacken-Schulter-Arm-Syndrome, Ausstrahlschmerzen in die Beine und anderes. Solche Beschwerden führen in ähnlicher Weise wie bei Berufen mit Bewegungsmangel und Zwangshaltung der Wirbelsäule (**II 10**) zu häufigen Krankheitszeiten und oft zu Wünschen nach einem Berufswechsel oder zu vorzeitiger Invalidisierung:

II 7. 3. Deshalb sind Vorbeugemaßnahmen rechtzeitig zu ergreifen: II 17. 2.

Verständlicherweise wird als dringliche Vorbeugemaßnahme die Verminderung der einwirkenden Vibrationen angestrebt. Vieles wurde dafür bereits getan. Der erschütterungsarme Motor mit entsprechender Aufhängung oder Lagerung im Fahrzeug und die wirbelsäulegerechte Gestaltung der Sitze für Fahrzeugführer, Beifahrer und Fahrgäste, die Verbesserung der Straßendecken und der Gleise mit ihren Unterbauten sind seit Jahrzehnten Anlaß zu ärztlichen und technischen Überlegungen. Sie führten zur Ausarbeitung mehrerer VDI- und ISO-Richtlinien: II 9. 3.3. Sie haben in einem so umfangreichen Schrifttum ihren Niederschlag gefunden, daß nur einige Verfasser erwähnt werden können: *Dieckmann* 1962, *Dupuis* seit 1956, *Grandjean* et al. 1967, *Jantzen* 1958, *Lederer* 1972, *Mitschke* 1962, *Preuschen* u. *Dupuis* 1969, *Serati* 1969, *Wittgens* 1964.

In einigen Ländern werden bei der Eignungsprüfung zum beruflichen Führen von Kraftfahrzeugen auch die Verhältnisse an der Wirbelsäule berücksichtigt. Gleiches gilt für die Luftfahrt, für die Seeschiffahrt und für die Eisenbahn. Nähere Angaben dazu in II 8. 3 und II 8. 4.

Über die Grundlagen der körperlichen und der geistigen Eignung zum Kraftwagenführer enthält das Schrifttum noch vielerlei Angaben, unter anderem von *Hoffmann* 1961, *Krause* 1975, *Peukert* u. *Nischke* 1963.

13. 2 Kinetosen

Die Bewegungskrankheit – auch als Fahrkrankheit bezeichnet – belästigt weniger das fahr- und fluggewohnte Personal als vielmehr die Gäste in Eisenbahnen, Kraftfahrzeugen, Omnibussen, Schiffen und Flugzeugen: siehe auch die anschließenden Kapitel II 13. 3 bis II 13. 8.

Bei den wissenschaftlichen und praktischen Erörterungen über die Kinetosen steht das Vestibularsystem des Ohres im Vordergrund. So auch in dem 1975 erschienenen Buch »Motion sickness« von *Reason* u. *Brand* und in den Veröffentlichungen von *Goethe* 1957 bis 1977.

Die Bewegungskrankheit entwickelt sich nach allgemeiner Ansicht im wesentlichen durch das unmittelbar den Kopf bewegende Kurvenfahren und Schlingern im Zusammenhang mit der wechselnden Beschleunigung. Weniger Berücksichtigung finden bisher die von der Standfläche der Füße aus und die über die Sitzfläche oder die Rückenlehne eindringenden Vibrationen. Sie durchlaufen als Fortleitungsweg die Wirbelsäule bis zum Kopf und teilen ihm die für das Entstehen der Kinetosen gefährlichen Schwingbeschleunigungen von 1 bis 2 Hz mit: *Bild* I 7/5. Ungeklärt ist noch, ob die Wirbelsäule – gesund oder erkrankt – nur Leitweg der Schwingungen zum Kopfe ist, oder ob eine erkrankte Halswirbelsäule die Vibrationen verstärkt weitergibt. Das Letztere ist wahrscheinlich, weil die Träger von Unkovertebralarthrosen und/oder Osteochondrosen der Halswirbelsäule auffallend häufig an einer Bewegungskrankheit leiden. Wahrscheinlich gehören außerdem noch endogene Empfindlichkeiten oder Veränderungen des Gleichgewichtsorganes hinzu. Statistisch verwertbare Angaben aus größeren Untersuchungsreihen fehlen. Für die Arbeitsmedizin ist deshalb noch nicht zu übersehen, ob sich aus dem Vorhandensein von Störungen der Halswirbelsäule in bezug auf die Einstellung von Bewerbern für Fahr- und Flugberufe Schlüsse ziehen lassen. Immerhin ist zu beachten, daß schwere Grade von Kinetosen zur allgemeinen psychischen Leistungsminderung und bis zur Aufhebung der körperlichen Leistungsfähigkeit führen können: *Goethe* 1977. Weitere Literatur: *Garbe* 1975, *Herrmann* u. *Goethe* 1975, *Miller* u. *Graybill* 1970.

Im Zusammenhang mit Kinetosen dürfen die unmittelbaren Veränderungen der Halswirbelsäule nicht für sich allein gesehen werden. Wichtiger sind die Folgeerscheinungen der Osteochondrosis intercorporalis, der Unkovertebralarthrose und der Wirbelbogengelenkarthrose. Sie können Einengungen der Arteria vertebralis mit gleichzeitigem Druck auf die begleitenden Nervengeflechte ausüben: *Bilder* II 2/28 u. II 2/29. Beim Vorliegen solcher Veränderungen nimmt die Möglichkeit einer innenohrbedingten Kinetose erheblich zu, denn die Endarterie des Innenohres erhält normalerweise einen wesentlichen Teil ihrer Blutversorgung aus der Arteria vertebralis. Kopfbewegungen und zusätzliche Schwingeinflüsse (bevorzugt Torsionsvibrationen, I 7. 4.3) verschlechtern unmittelbar auf dem vasalen Weg oder mit Einschaltung des nervalen Weges (Nervengeflecht auf der Arterie) die bestehende Behinderung der Blutversorgung und leisten damit der Kinetose Vorschub: II 2. 5.5.

13.3 Eisenbahn

Lokomotivführer und Begleitpersonal (Schaffner usw.) der Eisenbahnen klagen häufig über Rückenschmerzen, deren Ursprung sie ihrer beruflichen Beanspruchung zur Last legen, worunter von ihrer Seite die ständig wiederholten groben Erschütterungen (bei veraltetem Gleis- und Unterbau) oder auch die feinschlägigen Vibrationen durch die modernen Lokomotiven verstanden werden. Wenn über die Frage der Berufskrankheit befunden werden muß, wie dies in II 13. 1 geschildert ist, so hat von ärztlicher Seite für die Wirbelsäulebeschwerden in diesen Berufsgruppen Zurückhaltung zu gelten.

Mit zahlreichen Versuchspersonen haben *Helberg* u. *Sperling* (1941) auf einem Schütteltisch, der den Verhältnissen im Eisenbahnwagen angeglichen war, die Empfindungsstärke festgestellt und daraufhin eine Wertungszahl für die Laufeigenschaften der Eisenbahnwagen empirisch ermittelt. Die Untersuchungsergebnisse wurden von den Eisenbahnverwaltungen herangezogen, um alle technischen Möglichkeiten zur Verminderung der Fahrerschütterungen zu nutzen.

Für Diesellokomotiven in dem inneren Fahrbereich eines chemischen Werkes ermittelte *Schindler* (1974) die Schwingungen im Fahrerhaus. Für die Brust-Rücken-Richtung (x) und für die Schulter-Schulter-Richtung (y) gelten als zulässige Schwingbeschleunigungen 0,24 m/s^2 und in der Kopf-Füße-Richtung (z) 0,34 m/s^2. Da die Vibrationseinflüsse über dem zulässigen Wert gefunden wurden, fürchtet der Verfasser, daß bei Dauerbelastung neben vorübergehender Konzentrationsminderung auch bleibende organische Gesundheitsschäden entstehen können, die er als Techniker nicht näher erläutert.

Majdecki et al. berichten 1977 über die Ergebnisse röntgenologischer Untersuchungen bei Führern von Diesel- und Elektrolokomotiven. Ihre statistischen Berechnungen ergaben »mit großer Wahrscheinlichkeit ein häufigeres Auftreten von Ischias bei Lokomotivführern mit angeborenen Wirbelsäulenanomalien«. Daraus folgern sie die Zweckmäßigkeit röntgenologischer Untersuchungen des Lenden-Kreuzbein-Abschnittes mit dem Ziel, durch solche Vorsorgeuntersuchungen die Bewerber aussondern zu können, die infolge ihres Wirbelsäulezustandes voraussichtlich Lumbalgiebeschwerden bekommen. Sie empfehlen den Ausschluß von dem Beruf des Lokomotivführers bei verschiedenen Veränderungen, die in II 8. 4 bereits genannt sind.

Im Hinblick auf die Frage der berufsbedingten Schädigung spielten früher Wirbelsäuleveränderungen bei *Lokomotivheizern* eine Rolle. In diesem fast ausgestorbenen Beruf werden zweifellos erhebliche körperliche Anstrengungen gefordert. *Louyot* et al. (1954) haben die Tätigkeit dieser Berufsgruppe näher charakterisiert. Die schwere Schaufelarbeit in gebückter Haltung, verbunden mit Drehung des Körpers bei jedem Schaufelwurf, dazu die dauernd notwendige Ausbalancierung der Erschütterungen während der Fahrt belasten die Wirbelsäule und ihre Muskulatur erheblich. Sechs im Röntgenbild erscheinende Veränderungen an der Wirbelsäule finden die Verfasser bei dieser Berufsgruppe: Schädigung der vorderen Wirbelkörperkanten (nur an den Lendenwirbelkörpern), Einbuchtungen von Deck- und Grundplatten der Wirbelkörper, bisweilen mit *Schmorl*-Knoten, Bandscheibenschädigungen im Gebiete Th 10 bis 12, Würfelform von Wirbelkörpern Th 11 und 12, vordere knöcherne Randlippen an den Lendenwirbelkörpern, Osteochondrose an L 4/5 und L 5/S 1. (Allerdings sind diese Veränderungen nach den Angaben der Autoren nicht so hochgradig wie bei den von ihnen ebenfalls untersuchten Schwellenträgern: II 11. 6.) Der Rückgang der Dampflokomotiven hat den Kreis der Lokomotivheizer allerdings so stark verkleinert, daß klärende Reihenuntersuchungen an einer genügenden Zahl von Probanden wohl nicht mehr durchgeführt werden können.

Jeanmart bildet eine Röntgenaufnahme mit Deck- und Grundplatten-Eindellungen an der Lendenwirbelsäule ab. Seiner Meinung, die Veränderungen könnten ursächlich durch den Beruf als Lokomotivheizer entstanden sein, kann nicht zugestimmt werden. Da die Röntgenaufnahme eine Osteoporose erkennen läßt, ist diese berufsunabhängige Erkrankung als Ursache der Grund- und Deckplatteneindellungen anzunehmen. Der Beruf kann nur eine unwesentliche Teilursache sein. Unverständlich ist, daß *Jeanmart* die Veränderungen an der Lendenwirbelsäule des Lokomotivheizers unter den Begriff Rheumatismus einordnet: vgl. dazu II 16. 9.1.

Nach *Theißen* u. *Wittgens* (1973) sind für Triebwagenführer, Lokomotivheizer und für Zugbegleitpersonal die Wirbelsäuleleiden mit 4,1% nach Herz- und Kreislaufkrankheiten (36%) und

Erkrankungen der Atemwege (4,6%) der dritthäufigste Grund zu einem vorzeitigen Berufsabbruch, zur Frühpensionierung. Bei Zusammenfassung der Wirbelsäuleleiden mit den Krankheiten des Bewegungssystems rückt die Gruppe der Stütz- und Bewegorgane mit 6,1% an die zweite Stelle der Frühpensionierung bei der Deutschen Bundesbahn.

Somfai berichtet 1967 über gehäufte Beschwerden am Stütz- und Bewegsystem bei Lokomotivpersonal gegenüber den Arbeitern der Eisenbahnwerkstätten.

Weitere Literatur: *Melino* 1971, *Strecker* 1976.

13. 4 Straßenbahn

Nachdem Fahrer und Schaffner der Straßenbahnen früher während der Fahrzeiten fast ausschließlich stehen mußten, werden diese Berufe in den letzten Jahrzehnten im Sitzen ausgeübt. Damit wirken also grobe Erschütterungen und feinschlägige Vibrationen in ähnlicher Weise auf die Wirbelsäule wie dies in den Vorbemerkungen dargelegt ist: **II 13. 1**. Allerdings gibt es noch keine vergleichenden Gegenüberstellungen über das Verhalten von Rückenbeschwerden in dieser Berufsgruppe während der früheren Zeit und der jetzt eingeführten Arbeit im Sitzen. 1950 stellte *Unander-Scharin* bei 4659 Fahrern und Kontrolleuren einer Straßenbahngesellschaft eine Erkrankungshäufigkeit an Rückenschmerzen und Ischias von 5,1% fest, während diese Zahl für den Durchschnitt der männlichen Angehörigen der Stockholmer Krankenkasse (296 777 Mitglieder) nur 2,4% betrug.

Bezüglich der anstehenden Fragenkomplexe – berufsabhängige Ursachen von Wirbelsäuleveränderungen oder zusätzliche Beschwerden bei vorhandenen Schädigungen – gilt das in **II 13.1** Gesagte.

13. 5 Autobus

Im Gegensatz zu den Straßenbahnführern, die früher stehen mußten (**II 13. 4**), üben die Führer von Autobussen seitdem es solche motorisierten Fahrzeuge gibt ihren Beruf im Sitzen aus. Daher sind sie dem Einfluß von Ganzkörperschwingungen ausgesetzt, wie sie in **II 13. 1** erwähnt sind und speziell für Autobusfahrer von *Dieckmann* u. *Scheffler* (1956) untersucht wurden.

Verschiedentlich wird über Reihenuntersuchungen bei Autobuspersonal berichtet. *Barbaso* fand bei 43,6% des Autobuspersonals (213 Untersuchte) arthrotische Veränderungen und Skoliosen. Ein Beweis für berufsbezogene Entstehung ist damit allerdings nicht erbracht.

Die in dem Schweizerischen Bundesratsbeschluß für Autobusführer angegebenen Mindestforderungen an die Gesundheit der Wirbelsäule sind auf jeden Fall zu begrüßen: **II 8. 3** u. **II 8. 4.4**. Sie wirken als Vorbeugemaßnahme. Die Wichtigkeit von Einstellungsbeurteilungen der Wirbelsäule (**II 8. 3**) durch Eignungsuntersuchungen wird 1958 von *Reiner* betont. Bei 1030 jugendlichen Bewerbern für den Beruf des Busfahrers entdeckte er durch Röntgenaufnahmen der lumbosakralen Wirbelsäuleabschnitte in knapp 60% Veränderungen.

Da Autobusfahrten nicht selten über viele Stunden und oft sogar mehrere Tage hintereinander durchgeführt werden (z. B. weite Freizeitreisen), kommen Kinetosen vielfach bei den Fahrern, bei beruflichem Begleitpersonal (Reiseführer) und bei Insassen zur Beobachtung. Schwingungen zwischen 1–2 Hz sind dafür verantwortlich (*Bild I 7/3*), also Schwingungen, die in Autobussen gehäuft auftreten (*Bild II 9/3*). Der Zusammenhang von Kinetosen mit Veränderungen an der Halswirbelsäule ist in **II 13.2** besprochen.

Weitere Literatur: *Lederer* 1972, *Preuschen* 1970.

13. 6 Personenkraftwagen (PKW) / Lastkraftwagen (LKW) / Gabelstapler

Die Einflüsse auf die Wirbelsäule, denen jeder Kraftfahrer ausgesetzt ist, wurden bereits in **II 13. 1** erläutert. Berufliche Führer von Personenkraftwagen unterliegen besonders langzeitigen, in ihrer Stärke allerdings für jeden Fahrzeugtyp unterschiedlichen Einwirkungen der während der Fahrzeiten auftretenden Vibrationen. Außerdem können die Konstruktionen der Sitze und die Anordnung der Bedienhebel ungünstige Zwangshaltungen für die Wirbelsäule hervorrufen. Bei weiblichen Führern von Kraftwagen sind noch einige Besonderheiten zu beachten, die *Korth* 1975 beschreibt: Kreuzstütze, Sitzbreite, verstellbare Sitzhöhe und Sitzneigung. Den Konstruktionen wirbelsäulegerechter Sitze in Kraftwagen wird seit Jahren große Aufmerksamkeit gewidmet: **II 17. 3.2.**

Die Einwirkungen der Berufsausübung auf *Taxifahrer* wurden mehrfach untersucht. So berichteten *Hosokawa* et al. über die Taxifahrer in japanischen Großstädten, berücksichtigen jedoch lediglich das Herz-Kreislauf-System. Ebenfalls über Schäden am Herz-Kreislauf-System berichtete 1957 *Hoffmann* an einer Untersuchungsgruppe von 586 Männern im Alter zwischen 18 und 63 Jahren. Bei einer in Frankreich durchgeführten Untersuchung von Taxifahrern konnten *Cavigneaux* u. *Laffont* 1969 keinen schädigenden Einfluß des Berufes auf die Wirbelsäule feststellen, da die Taxifahrer mit Rücken- und Kreuzschmerzen früher in anderen Berufen gearbeitet hatten, die wahrscheinlich ursächlich für die Beschwerden sind. Die Verfasser halten eine Röntgenuntersuchung der Lendenwirbelsäule bei der Einstellungsuntersuchung für den Taxifahrerberuf nicht für erforderlich. *Lewerenz* et al. (1973) meinen jedoch, daß bei Ausfall oder dauernd schwerer Behinderung der Wirbelsäulebeweglichkeit das Führen von Kraftdroschken oder Mietwagen nicht zulässig ist: **II 8. 3.**

Über chronische Veränderungen an der Halswirbelsäule von Kraftfahrern (Spondylosis deformans, Osteochondrosis, Arthrosis der Wirbelbogengelenke) legen *Jung* u. *Schumann* Berechnungen vor, die in *Tabelle* **II 13/1** abzulesen sind. Wegen ihrer starken Abweichung gegenüber Zahlen, die sich bei der gleichen Untersuchung für andere Berufe ergaben, erscheinen Zweifel über die Vergleichbarkeit der untersuchten Gruppen berechtigt: vgl. **II 13. 1.**

Braun beschäftigte sich 1969 mit den Einflüssen der Motorisierung auf die Entstehung des lumbalen Bandscheibenvorfalles. Die verhältnismäßig kleinen Zahlen sind nach der chi^2-Methode durchgerechnet. Bei denjenigen seiner Operierten, die sowohl durch PKW- wie auch LKW-Fahren einer starken bis übermäßigen Motorisierungsbelastung ausgesetzt waren, findet er im Vergleich zu einer beschwerdefreien Kontrollgruppe »eine signifikante Häufung gerade der Berufsfahrer«, so daß eine völlige Bedeutungslosigkeit für die Entstehung eines Bandscheibevorfalles nicht bescheinigt werden kann (vgl. auch **II 10. 2**). *Braun* weist auf die millionenfache Verhämmerung in den neuzeitlichen Verkehrsmitteln hin, erwähnt aber auch die gegenteiligen Ansichten von *Reischauer* (1951) sowie von *Zukschwerdt* et al. Mehr darüber findet sich in **II 9. 3.3**.

In Reihenuntersuchungen stellten *Kelsey* u. *Hardy* (1975) fest, daß Männer, die etwa die Hälfte ihrer Berufszeit Kraftwagen fahren, dreimal häufiger an lumbalen Bandscheibenvorfällen leiden als solche, die beruflich keine Kraftwagen bedienen. Männer und Frauen, die entweder beruflich oder im Privatleben Auto fahren, werden häufiger vom Bandscheibevorfall an der Lendenwirbelsäule geplagt als solche, die nie Kraftwagen benutzen.

Weitere Literatur: *Busch* 1955, *Cecchetti* 1963, *Dieckmann* 1957, *Effenberger* u. *Hoffmann* 1968, *Gala* et al. 1971, *Hebenstreit* 1973, *Hoffmann* 1957 u. 1961, *Jantzen* 1958, *Junghanns* 1956, *Kelsey* 1975, *Lange* 1967, *Tope* 1965.

Die während längerer beruflicher Fahrten bei Fahrern und Insassen von Personenkraftwagen infolge des Schwingungsbereiches zwischen 1 und 2 Hz auftretenden *Kinetosen* sind in ihren Beziehungen zur Wirbelsäule gleichartig zu beurteilen, wie dies in **II 13. 2** berichtet ist.

Im Krankenkraftwagen wirken Schwingungen

Altersgruppen	Angestellte %	Kraftfahrer %	Maschinenarb. %	Schwerarbeiter %	Durchschnitt %
20–29	9,1	33,3	11,1	15,4	13,7
30–39	33,3	36,4	32,0	43,2	36,8
40–49	62,8	60,0	69,2	76,0	67,5
50–59	80,0	90,0	84,6	80,0	82,3
60–69	94,4	–	97,2	92,1	94,5
über 70	100,0	–	100,0	100,0	100,0

Tabelle **II 13/1**: Degenerative Veränderungen an der Halswirbelsäule bei verschiedenen Berufen nach *Jung* u. *Schumann*.

in verschiedenen Richtungen auf die liegend transportierten Kranken ein. Aus den Versuchen von *Dupuis* (1973) geht eine »sehr hohe« Beanspruchung der Kranken durch mechanische Schwingungen hervor. In allen Richtungen, besonders auch in der Wirbelsäulelängsachse, ergaben sich bei verschiedenen Krankenwagentypen Frequenzen zwischen 15 und 20 Hz, zu denen zusätzlich 3–4 Hz in der Achse Brust-Rücken hinzukommen. Die Zumutbarkeitszeiten für einen solchen Transport im Liegen betragen bereits bei gesunden Menschen auf unregelmäßigen Fahrbahnen weniger als eine Stunde, auf Betonstraßen 1 bis 1,5 Stunden. Für die gegenüber Gesunden viel empfindlicheren Kranken und Verletzten sollten deswegen längere Fahrzeiten vermieden werden. Dafür bietet sich der Transport im Hubschrauber an, der eine um 90% geringere Schwingbelastung verursacht: *Dupuis* u. *Hartung* 1974.

13. 7 Schiffe

Warenverkehr und Personenbeförderung auf dem Wasser werden, ebenso wie der Fischfang, heute fast ausschließlich mit motorgetriebenen – gelegentlich auch mit propellergetriebenen – Schiffen durchgeführt. Durch die von den Motoren ausgehenden Vibrationen sind die Passagiere kurzzeitig, die Besatzungen aber langzeitig und vielfach wiederholt Ganzkörperschwingungen ausgesetzt. Hinzu kommen noch bei besonderen Einflüssen durch Wind und/oder Wellen grobe Schwingungen und gelegentlich unkoordinierte plötzliche Stöße, also sinusförmige und stochastische Einwirkungen durch das Schlingern. Diese Vielfalt von Einflüssen – darunter angulare und bogenförmige Beschleunigungen (*Goethe* 1977) – besteht einmal aus Schwingungen des Körpers und besonders des Kopfes, der durch auf die Wirbelsäule wirkende, ermüdende Muskelanspannungen reflektorisch festgehalten wird. Zum anderen dringen Ganzkörperschwingungen über die Standfläche der Füße oder über die Sitzfläche ein und nehmen ihren Fortleitungsweg durch die Wirbelsäule hindurch schließlich zum Kopf. Die bekannte Seekrankheit steht mit der Gesamtheit dieser Einflüsse im Zusammenhang. Sie gehört in die Gruppe der Kinetosen: **II 13. 2**.

Der Germanische Lloyd arbeitet zur Zeit gemeinsam mit dem Schwingungsausschuß VDI/FANAK an einer Neufassung der VDI-Richtlinie 2057 in bezug auf die schiffstechnischen Aspekte. Er nimmt außerdem an den Arbeiten der ISO teil. Soweit aus einer persönlichen Mitteilung zu entnehmen war, betreffen die augenblicklichen Arbeiten schwingtechnische Probleme. Im Durchschnitt dringt das höchste, in vertikaler Richtung wirkende Schwingniveau auf die im Maschinenraum Tätigen ein. Höherfrequente Schwingungen nehmen jedoch in ihrer Intensität meist nach oben, also zu den Arbeitsräumen der Nautiker und der Funker, ab. Es können sich aber Horizontalschwingungen nach oben steigern. Wie es scheint, wurde bisher vom Germanischen Lloyd die Schwingwirkung auf die Sitze und ihr weiteres Eindringen in die Wirbelsäule noch nicht untersucht.

Bei den Besatzungen der Fischfangflotte, vor allem in der Hochseefischerei, wirken neben den dauernden Vibrationen vorwiegend noch schwere körperliche Arbeiten auf die Wirbelsäule. Hinzu kommen die Unbilden der Witterung, das muskelbelastende Ausbalancieren der Haltung bei schwerem Seegang sowie Heben und Tragen schwerster Lasten u. a. Im ganzen gesehen unterliegen die Seeleute dieser Arbeitsgruppe also erheblichen berufsbedingten Einflüssen auf die Wirbelsäule. Nach *Kersten* (1967) erkranken aus diesen Gründen jugendliche Besatzungsmitglieder vorwiegend an akuten Krankheiten, während mit zunehmendem Lebensalter die chronischen Krankheiten – unter ihnen die Wirbelsäuleleiden – in den Vordergrund rücken und von 3,6% der Dreißigjährigen auf 20,6% der über Fünfzigjährigen ansteigen. *Ulrich* (1976) findet in der Hochseehandelsflotte die Erkrankungen am Stütz- und Bewegapparat mit 5,53% am Krankenstand beteiligt.

Die Seekasse (See-Berufsgenossenschaft) registrierte eine Beteiligung an den abgeschlossenen stationären Heilverfahren im Jahre 1975 infolge
Erkrankungen der Bewegungsorgane mit 26,8%
Erkrankungen von Herz, Kreislauf,
Gefäßen, Blut   mit 26,9%
anderer Krankheiten   mit je unter 13,0%
Unter Berücksichtigung der Ergebnisse von *Kersten* (1967) ist aus der Übersicht der Seekasse Hamburg zu folgern, daß die hohe Durchschnittshäufigkeit an Erkrankungen der Bewegorgane im wesentlichen auf die älteren Lebensjahrgänge bezogen werden kann.

Wieg (1976, 1977) untersuchte bei Hochseeschiffen den Schwingungspegel an verschiedenen

Stellen und fand je nach dem Schiffstyp sehr abweichende Ergebnisse. Die Grundschwingungen durch die Hauptmaschinen lagen zwischen 1,91 und 6,25 Hz – also in einem Bereich mit Wirkung auf die Wirbelsäule: I 7. 2 mit Bildern. Von 45% der Besatzungsmitglieder wurden der Lärm und von 21,8% die Schwingungen als unangenehmer empfunden. 33,2% empfanden beides gleich unangenehm. Einzelheiten über die Verteilung der Schwingpegel in den verschiedenen Decks und der sich ergebenden subjektiven Einschätzungen durch die Besatzungsmitglieder sind im Original nachzulesen.

13. 8 Verkehrsflugzeuge

Die Weltliteratur enthält eine beträchtliche Anzahl von Veröffentlichungen, die sich aus arbeitsmedizinischer Sicht mit Einflüssen des Flugdienstes auf das Flugpersonal beschäftigen. In solchen Abhandlungen ist über die Zivilpiloten und das weitere Cockpit-Personal meist gesondert von dem Personal in den Fahrgastkabinen (Purser, Stewardessen) berichtet. Die Kinetosen (II 13. 2) werden nur selten behandelt. Bei dem langzeitig sitzenden Cockpit-Personal stehen Einflüsse des Bewegungsmangels in Verbindung mit Vibrationen im Vordergrund. Das Personal im Fahrgastraum muß sich viel bewegen und oft schwer tragen. Außerdem ist es der Einwirkung von Vibrationen ausgesetzt. Häufige Orts- und Klimawechsel mit Tageszeitverschiebungen bringen zusätzliche seelische und körperliche Belastungen. Aus dieser Sachlage heraus richtet die Arbeitsmedizin (in Verbindung mit der Flugmedizin) in vielen Ländern das Hauptaugenmerk auf die Verhältnisse am Herz-Kreislauf-System, auf psychische Einwirkungen und Klärung der erforderlichen Ruhepausen: *Astrand* u. *Kilbom* 1970, *Bennet* u. *O'Connor* 1970, *Buley* 1970, *Evans* u. *Barron* 1968, *MacFarland* 1953, *Hale* 1971, *Kulak* u. *Linton* 1971, *Nicholson* et al. 1970.

Die Verhältnisse an der Wirbelsäule, die der Vibration und bei dem Cockpit-Personal auch dem Bewegungsmangel ausgesetzt ist, wurden für das zivile Flugpersonal (*Hawkins* 1974, *Lauschner* 1968, *Ruff* 1939) nur selten untersucht. Durch Sitzverbesserung war es möglich, die sitzbedingte Anfälligkeit für Rückenbeschwerden um 85% zu senken. Das berichten *Rizzi* u. *Gartmann* 1967 als Ergebnis ihrer Bemühungen bei einer Fluggesellschaft.

Über die Belastungen der Wirbelsäule im militärischen Flugdienst und über entsprechende Eignungsuntersuchungen für die Piloten berichtet *Junghanns* in »Die Belastungen der Wirbelsäule im täglichen Leben, in der Freizeit, im Sport und im Wehrdienst«, erscheint 1980 im Hippokrates Verlag Stuttgart.

Weitere Literatur: *Kressin* 1975.

II 14. 0 Ganzkörperschwingungen in motorisierten schweren Arbeitsfahrzeugen

14. 1 Vorbemerkungen

Mehr noch als Führer und Mitbenutzer von Verkehrsfahrzeugen unterliegen Führer und Beifahrer der motorisierten Arbeitsfahrzeuge stochastischen Erschütterungen, die ihren Weg zur Wirbelsäule über Becken, über Arme/Schultern und häufig noch über die Rückenlehne finden. Der längere Weg über Beine und Becken zur Wirbelsäule steht gegenüber den unmittelbar vom Sitz und Gesäß her ausgelösten vertikalen Schwingungen im Hintergrund, da die motorisierten Arbeitsfahrzeuge nur selten die Bedienung im Stehen erfordern.

Daß die in schweren Arbeitsfahrzeugen entstehenden Schwingungen die Wirbelsäule erreichen und häufig Beschwerden erzeugen, ist bereits vor Jahrzehnten in den Sprachschatz der Treckerfahrer eingedrungen. Sie sprechen vom Traktor-Rükken (Tractor back, *Paulson* 1949), wie auch der Bergmannsrücken (Minor's back) und der Arbeiterrücken (Labourer's spine) seit langem bekannt sind: **II 6. 3, II 9. 1, II 11. 1, II 11. 2**. Zu diesen Angaben passen auch die Feststellungen *Cremonas* 1972: Von den im Betrieb (Bergbau und Eisenindustrie) registrierten Lenden-Kreuz-Schmerzen entstehen 20% bei Arbeiten auf fester Grundlage und 70% bei Führern von vibrierenden Arbeitsmaschinen.

Soweit Schwingungen, die in den schweren Arbeitsfahrzeugen ausgesprochen stochastischen Charakter haben, über die Rückenlehne in dorsoventraler Richtung wirken, kommt es in der Rückenmuskulatur zu statischer Anspannung mit hoher Muskelaktivität, die sich im Elektromyogramm darstellen läßt. *Bild I 7/12* gibt einen guten Vergleich zwischen dem geregelten Verhaltensmuster bei Sinusschwingungen und dem »unzweckmäßigen« Verhalten der Muskulatur bei dorsoventraler Einwirkung von stochastischen Schwingungen: weitere Ausführungen in **I 7. 5.6**. Über Vergleichsuntersuchungen zwischen horizontal und vertikal einwirkenden Schwingungen berichten *Sjoflot* u. *Suggs* 1973.

Die nach längerer Einwirkung ungünstiger Schwingverhältnisse, die in den schweren Arbeitsfahrzeugen erzeugt werden, unweigerlich entstehende Muskelermüdung (Vibrationskrankheit, **I 7. 5.6**) ist die hervorragende Ursache für den zuerst bemerkbar werdenden Lendenkreuzschmerz. Die ermüdende Muskulatur kann ihre Ausgleichsfunktion nicht mehr wahrnehmen. Die Haltungsschwäche erzeugt eine Abflachung der Lendenlordose, oft noch eine zusätzliche skoliotische Haltung. Die Fehlhaltung drängt den Gallertkern nach rückwärts, so daß es je nach dem Zustand des Zwischenwirbelscheibegewebes und der Festigkeit des Faserringes zur mehr/weniger starken Vorwölbung der Bandscheibenrückwand mit Druck auf die anliegenden Nerven (**II 2.5.4** mit Bildern) kommt – kurzum also zu ähnlichen Erscheinungen, wie sie von der Lockerung des Bewegungssegmentes, der Insufficientia intervertebralis, bekannt sind: **II 5. 3.2**. Damit ist das Signal zur Pause und zu Ausgleichsübungen gekommen. Eine Überwachungsuntersuchung wird erforderlich: **II 8. 5, II 17. 3**.

Im Hinblick auf die ungünstigen Schwingeinflüsse der Arbeitsmaschinen in der Eisen- und Stahlindustrie sowie im Bergbau kommt *Cremona* 1972 zu dem Schluß, daß Personen mit konstitutioneller Schwäche der Wirbelsäule und mit unzureichender Muskulatur von solchen Arbeitsplätzen auszuschließen sind. Ausschließungsgründe und Tauglichkeitsmerkmale sind in Kapitel **II 8. 4** geschildert.

14. 2 Landwirtschaftliche Traktoren

Das große Interesse, das von seiten der Arbeitsmedizin, der Biomechanik und der Arbeitstechnik dem landwirtschaftlichen Beruf entgegengebracht wird, ist verständlich, weil die neuen Techniken der Bodenbearbeitung, aber auch andere Arbeitsabläufe im landwirtschaftlichen Betrieb seit einigen Jahrzehnten körperliche Belastungen verlangen, die vorher unbekannt waren. Es kam zu Klagen über verschiedene Beschwerden mit Bevorzugung der Wirbelsäule. Die neu eingeführten Traktoren zwangen den Landwirt zum Sitzen auf diesen stoßenden, rüttelnden und schüttelnden Arbeitsmaschinen. Früher verlangte die im Vordergrund der landwirtschaftlichen Tätigkeit stehende körperliche Arbeit zwar schweres Heben und Tragen, Bücken, Gehen, Ackern mit handgeführtem Pflug und ähnliches, bot aber durch ihre Vielfalt von Arbeitsbedingungen einen häufigen Wechsel in der Belastung und Bewegung des Körpers und somit für die Wirbelsäule zwischenzeitliche Entlastung von Dauerhaltungen, also »Erholung durch Wechsel«. Die zunehmende Technisierung verursachte Rückenbeschwerden aber keineswegs nur bei älteren Landwirten, denen die Umstellung auf die motorisierten Arbeitsmaschinen Schwierigkeiten machte. Viele junge Landwirte, die kaum Erfahrungen mit der früheren Arbeitsweise hatten, litten ebenso an Beschwerden im Rücken, die sie auf das tägliche stundenlange Fahren von Ackerschleppern und ähnlichen Arbeitsfahrzeugen auf unbefestigtem Gelände zurückführten. Wie wichtig dieses Problem für die Landwirtschaft ist, erhellt die Tatsache, daß in der Bundesrepublik weit mehr als eine Million Ackerschlepper und über hunderttausend Mähdrescher in Betrieb sind: *R. Rosegger* 1967.

Für die Landwirtschaft der DDR haben *Panzke* et al. 1971 berechnet, daß 180 000 der 950 000 Beschäftigten, also etwa jeder Fünfte, Teil- oder Ganzkörperschwingungen ausgesetzt sind, die sich »oberhalb der Grenzwerte bekannt gewordener Normen« bewegen.

Solche Klagen gaben schon bald nach dem zweiten Weltkrieg Veranlassung zur Nachprüfung über die berufliche Belastung der Wirbelsäule durch die Landarbeit. Im Max-Planck-Institut für Landarbeit und Landtechnik in Bad Kreuznach beschäftigte sich seit 1954 eine interdisziplinare Arbeitsgruppe aus Ärzten und Ingenieuren mit diesen Problemen: *E. Christ, W. Christ, Dupuis, Glasow, Hartung, Kreuz, Preuschen* und andere. Einige Mitarbeiter dieser Gruppe stellten durch experimentelle Untersuchungen an einem simulierten Arbeitsplatz, der im Labor die Schlepperbewegungen nachahmte, die Bewegungen einzelner Wirbeldornfortsätze unter Zuhilfenahme von eingebohrten Drähten und Röntgenkinematographie im Selbstversuch dar. Es ergaben sich auffallende Schwingbewegungen in kaudo-kranialer Richtung mit ventralem Anteil: *Bild I 6/15*.

Weitere Forschungen zeigten die wesentliche Aufschaukelung von Schwingungen durch Resonanz im Frequenzbereich bei 4 Hz. Eine besondere Belastung bedeutet die Pflugarbeit mit Einachsschleppern, die oberhalb der Dauerleistungsgrenze des Menschen liegt, während zum Beispiel die Hackarbeit diese Grenze eben erreicht. Die Lendenwirbelsäule kommt unter eine vermehrte Belastung bei Schräglage des Schleppersitzes durch Fahrten am Hang oder in einer Pflugfurche. Infolge der schwingenden, schlingernden und stoßenden Bewegungen der motorisierten Arbeitsmaschinen werden von der Wirbelsäule (vor allem im Lendenteil) und der Rückenmuskulatur ununterbrochen Ausgleichsbewegungen verlangt, die bis zur Überforderung der beteiligten Gewebestrukturen führen können.

Zusätzlich zu ihren experimentellen Forschungen, über die in verschiedenen Abschnitten der Kapitel I 6 und I 7 berichtet wurde, leistete die interdisziplinäre Arbeitsgruppe in Bad Kreuznach durch die Untersuchungen von 211 jungen Landwirten (mit Folgeuntersuchungen nach 5 und 10 Jahren) wichtige Beiträge, die als Grundlage für die Beantwortung der vorliegenden Fragestellungen und für weitere Untersuchungen über den Einfluß der Arbeit mit Ackerschleppern auf die Wirbelsäule von Bedeutung sind. Das ergeben die Röntgenbefunde: geordnet in die Gruppen A bis D und erläutert nach dem Stand der ersten Nachuntersuchung 1965/66 in *Tabelle II 14/1*.

Neben den Ergebnissen der Befragung über Änderungen oder Neuauftreten von Beschwerden während der Beobachtungszeiten von zweimal fünf Jahren sind die Vergleiche der Röntgenbefunde aufschlußreich: *Tabelle II 14/2* und grafische Darstellung in *Bild II 14/1*. Die sorgfältigen Erst- und Nachuntersuchungen der Arbeitsgruppe aus Bad Kreuznach leiden, wie alle Langzeituntersuchungen von Personengruppen, aus verständlichen Gründen an einem Schwund der Untersuchungszahlen. Hinzu kommt noch der Berufswechsel, der bei den jungen Landwirten der Untersuchungsreihe beträchtlich war. Von den 211 jungen Landwirten übten nach fünf Jahren noch 85,7% und nach zehn Jahren nur noch 63,2% weiterhin ihren Beruf aus.

Mit dem Anstieg des durchschnittlichen Lebensalters von 17,4 über 23,0 auf 29,3 Jahre steigen auch die schwerwiegenden Röntgenbefunde von

Gruppe	Art der Röntgenbefunde	Anzahl	%
A	Schwerwiegende Befunde mit sicher ungünstigem Einfluß	94	68,7
	Im einzelnen		
	1. Adoleszentenkyphose	70	51,5
	2. Skoliosen mittleren und stärkeren Grades mit seitl. Keilform bzw. Drehung der Wirbelkörper	26	19,0
	3. Spondylolysis und Spondylolisthesis	10	7,3
	4. Pseudospondylolisthesis	–	–
	5. Retrolisthesis	1	0,7
	6. Defekte an Wirbelbögen, Wirbelkörpern und Gelenkfortsätzen	3	2,2
	7. Ein- und beidseitige gelenkige lumbale Übergangswirbel	11	8,0
B	Befunde mit bedingt ungünstigem Einfluß	64	46,7
	Im einzelnen		
	1. Spina bifida occulta	31	22,6
	2. Offener Hiatus sacralis	38	27,7
C	Befunde wahrscheinlich ohne ungünstigen Einfluß	64	46,7
	Im einzelnen		
	1. Skoliosen leichten Grades	52	37,9
	2. Dorsolumbale und lumbosakrale nichtgelenkige Übergangswirbel	17	12,4
	3. Sonstige / leichte Haltungsstörungen	4	2,9
D	Ohne krankhaften Befund	11	8,0

Tabelle II 14/1: Häufigkeit und Beurteilung der Röntgenbefunde bei 137 Personen des Untersuchungsjahres 1965/66: vergleiche *Tabelle* II 14/2 und *Bild* II 14/1 (Zusammenstellung nach Angaben von *Christ* u. *Dupuis* 1968).

Jahr d. Untersuchung	1960/61	1965/66	1970/71
Anzahl der Untersuchten	211	137	106
durchschn. Lebensalter in Jahren	17,4	23,0	29,3
Röntgenbefunde in %			
A schwerwiegend	50,2	68,7	80,1
B bedingt günstig	22,3	10,2	8,5
C wahrscheinlich ohne Einfluß	14,7	13,1	5,7
D ohne krankhaften Befund	12,8	8,0	5,7
Gesamt	100.0	100.0	100.0

Tabelle II 14/2: Vergleiche innerhalb einer Untersuchungsreihe von Schlepperfahrern (1960/61 bis 1970/71), zusammengestellt aus verschiedenen Tabellen der Arbeiten von *Dupuis* u. *Christ*. Erläuterung im Text.

50,2 über 68,7 auf 80,1%, wobei der Anteil der Veränderungen aus dem weiten und nicht genau definierten Gebiet der *Scheuermann*-Krankheit (Adoleszentenkyphose) etwa 50% dieser Zahlen beträgt. Von der Gesamtzahl der zur Zeit der zweiten Nachuntersuchung durchschnittlich 29 Jahre alten Landwirte hatten 40% derartige röntgenographisch nachweisbare Veränderungen, während diese Zahl bei der Erstuntersuchung zehn Jahre früher im Durchschnittsalter von 17,4 Jahren mit nur 25% errechnet wurde.

Weiterhin kennzeichnend für die zunehmende Verschlechterung der Röntgenbefunde sowie der Beschwerden ist eine Übersicht, die *Dupuis* u.

II 14.0 Ganzkörperschwingungen in motorisierten schweren Arbeitsfahrzeugen

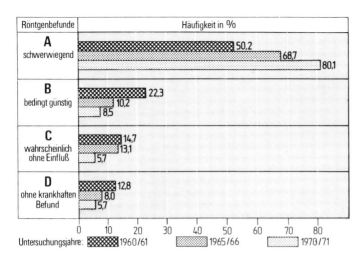

Bild II 14/1: Grafische Darstellung entsprechend den in Tabelle II 14/2 von Dupuis mitgeteilten Röntgenbefunden.

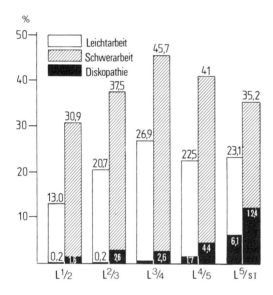

Bild II 14/2: Röntgenbefunde und Beschwerden bei Schlepperfahrern in Abhängigkeit von der jährlichen Fahrzeit (nach Dupuis)

Christ in Beziehung zur jährlichen Fahrzeit auf Schlepperfahrzeugen aufstellen: *Bild* II 14/2. Danach steigen die ungünstigen Röntgenbefunde bei Landwirten mit mehr als 1200 jährlichen Schlepperfahrstunden bis zu 93,8% an, während der Anstieg bei 700 bis 1200 Schlepperfahrstunden etwa 67% und bei Fahrleistungen unter 700 Schleppstunden im Jahr etwa 61% beträgt. Ähnlich verhalten sich die angegebenen Wirbelsäulebeschwerden, die von 38% über 52% bis zu 56% zunehmen. (Beachtlich ist auch die im Schaubild dargestellte Zunahme von Magenbeschwerden in Abhängigkeit von der Schlepperfahrzeit. Die Resonanzfrequenz des Magens liegt bei 2 Hz, vergleiche Kapitel I 7. 5.12.)

Für die Beurteilung der Frage nach der Wirbelsäuleschädigung durch langzeitige Schwingeinwirkungen bei der Arbeit mit landwirtschaftlichen Schlepperfahrzeugen ist zunächst zu berücksichtigen, daß *Dupuis* u. *Christ* bei den Erstuntersuchungen von 211 jugendlichen Landwirten im Durchschnittsalter von 17,4 Jahren durch Röntgenaufnahmen bereits 50,2% schwerwiegende Wirbelsäuleveränderungen aufdeckten: *Tabelle* II 14/1 u. 2. Die im einzelnen angegebenen Veränderungen der Befundgruppe A, die von den Verfassern als endogen eingruppiert werden, bedeuten nach allen Erfahrungen eine Prädisposition zur Verschlimmerung, die während des weiteren Lebens auch ohne besondere berufliche Belastung bis zu einem gewissen Grade zu erwarten ist. Bei den Landwirten der vorliegenden Untersuchungsreihe zeigt die zehn Jahre später untersuchte Teilgruppe von 106 Personen den erwarteten, hier allerdings erstaunlich hohen Anstieg auf 80,1% bei den schwerwiegenden Wirbelsäuleveränderungen: *Tabelle* II 14/2. Diese Zahl ist für ein Durchschnittsalter von 29,3 Jahren als ungewöhnlich hoch zu bewerten. Deshalb verwundert es nicht, wenn die Verfasser hierin den Einfluß der spezifischen landwirtschaftlichen Arbeit sehen, wobei das Schlepperfahren als vordergründige exogene Ursache für die Verschlimmerung angenommen wird. Nach der Ansicht von *Dupuis* u. *Christ* ergibt das (endogene) Krankheitspotential zusammen mit der exogenen Belastung die »Krankheit«: nachweisbar zunehmende Befundverschlechterung im Röntgenbild und vermehrte arbeitsbehindernde Beschwerden.

Die Schlußfolgerung der Verfasser lautet: »Obgleich die Kausalität zwischen Vibrationsbelastung und pathologischer Veränderung sich nicht allgemeingültig nachweisen läßt, erscheint deren Nachweis für Einzelfälle gegeben«. Außerdem wird auf das Fehlen ähnlich durchgearbeiteter Vergleichsreihen bei anderen Berufen sowie auf die verhältnismäßig kleine Zahl von 106 Langzeituntersuchungen (über 10 Jahre) hingewiesen. Ob und wie die Ergebnisse dieser Untersuchungsreihe für die Klärung zur Frage einer Berufskrankheit herangezogen werden können, behandeln die Kapitel **II 19. 8.3** und **II 19. 9**.

Weitere Ergebnisse aus der Landwirtschaft legt R. *Rosegger* (1967) über eine Untersuchungsgruppe von 312 Schlepperfahrern vor, die im Alter von etwa fünfzehn bis vierzig Jahren über ihre Tätigkeiten und ihre Beschwerden befragt sowie körperlich und röntgenologisch untersucht wurden. 183 standen zwischen dem 20. und 30. Lebensjahr. Das durchschnittliche Alter der Gesamtgruppe lag bei 26 Jahren. Als Ursache der hohen Anzahl von Wirbelsäuleveränderungen (71% deutliche Aufbraucherscheinungen an der Brust- und Lendenwirbelsäule), die *Rosegger* durch Röntgenuntersuchungen feststellte, werden die körperlichen Belastungen während der beiden kritischen Wachstumsphasen der Wirbelsäule (Schuljahre und Entwicklungsjahre) angenommen, da die »noch in der Entwicklung befindliche jugendliche Wirbelsäule wenig widerstandsfähig gegenüber den beim Schlepperfahren auftretenden Erschütterungen ist«. Die wesentlichen Folgen »dieser ständig mit unterschiedlicher Intensität besonders auf den Bandscheibenapparat einwirkenden exogenen Reize« waren nach *Rosegger* primäre Reaktionen »mit röntgenologisch nachweisbaren Veränderungen im Sinne der Adoleszentenkyphose (Morbus *Scheuermann*)«.

Die von *Rosegger* (1967) in der Bewertung berücksichtigten röntgenologischen Veränderungen teilen sich in drei Gruppen:

B 1 beginnende Adoleszentenkyphose
B 2 ausgeprägte Adoleszentenkyphose (Morbus *Scheuermann*)
B 3 sonstige Aufbraucherscheinungen und Veränderungen

Sie wurden an der Halswirbelsäule in 16% gefunden, während an der Brustwirbelsäule und Lendenwirbelsäule die Befunde der drei Gruppen zusammen 71% betrugen. In den Altersstufen waren die Befunde unterschiedlich verteilt: *Tabelle* II 14/3.

S. *Rosegger* hat die Ergebnisse auch in Kurven dargestellt (*Bild* II 14/3), die mit den Kurven von *Junghanns* (1931) verglichen werden: siehe auch *Bild II 2/18*. Aus diesem Vergleich schließt der Verfasser, daß die »Aufbraucherscheinungen an der Brust- und Lendenwirbelsäule bei Schlepperfahrern in früheren Jahren auftreten als bei der Durchschnittsbevölkerung«. So kommt *Rosegger* zu dem Schluß: »Aufgrund der vorliegenden Untersuchungsreihe sowie der technischen und phy-

Alter in Jahren	Anzahl der Schlepperfahrer	Befunde im Röntgenbild	Anzahl verteilt auf die Gruppen		
bis 20	74	57%	27	13	2
21–30	183	73%	57	37	40
31–40	35	86%	0	7	23
über 40	20	85%	0	3	14

Tabelle **II** 14/3: Röntgenbefunde an der Wirbelsäule bei Schlepperfahrern, eingeteilt in Gruppen (siehe Text) nach S. *Rosegger*.

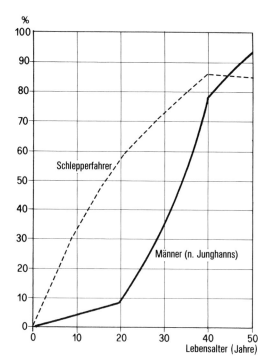

Bild II 14/3: Häufigkeit der Aufbraucherscheinungen der Brust- und Lendenwirbelsäule bei Männern in den verschiedenen Lebensaltern (nach *Junghanns*), verglichen mit den bei Schlepperfahrern von *S. Rosegger* erhobenen Befunden.

siologischen Erkenntnisse kann abschließend festgestellt werden, daß vorzeitige Aufbraucherscheinungen der Wirbelsäule bei Schlepperfahrern nachweisbar sind, und daß sie maßgeblich durch die beim Schlepperfahren auftretenden Erschütterungen in Abhängigkeit von der Zeitdauer des Einwirkens bedingt sind.«

Diese aus Statistik und Kurven geschlossene Folgerung ist allerdings nicht ganz beweisend, denn *Junghanns* hat in seiner Aufstellung nach Altersstufen (*Bild* II *2/18*) lediglich diejenigen Befunde berücksichtigt, die bei patho-anatomischen Untersuchungen sicht- und fühlbar waren. Das sind also die Knochenzacken an den Wirbelkörperrändern. Sie sind im wesentlichen für die Spondylosis deformans kennzeichnend, brauchen aber bei der Adoleszentenkyphose nicht unbedingt vorhanden zu sein. Die Statistik von *Rosegger* enthält in den drei Gruppen Röntgenbefunde, die weit mehr wiedergeben (z. B. Unregelmäßigkeiten der Grund- und Deckplatten an den Wirbelkörpern, Keilwirbelbildungen) als die äußere Besichtigung und Betastung, die *Junghanns* zugrunde legte.

Bei der Schlußbetrachtung über den vermutlichen Zusammenhang der Röntgenbefunde mit der Berufsbelastung der Schlepperfahrer räumt *Rosegger* allerdings ein, »daß neben der beruflichen Schädigung noch konstitutionelle, endogen bedingte Faktoren eine nicht zu unterschätzende Rolle spielen, die im Augenblick in ihrem Ausmaß noch nicht voll übersehbar sind«.

Damit drückt sich *Rosegger* 1967 also bezüglich einer Anerkennung dieser Zusammenhänge ähnlich vorsichtig aus, wie *Christ* u. *Dupuis* 1968 und *Dupuis* u. *Christ* 1972: II 18. 1, II 18. 9, II 19. 2, 19. 4, I 19. 9.

Unter Hinweis auf zahlreiche Kurven und Tabellen hat *Rosegger* noch verschiedene Feststellungen gemacht, die mit den Ergebnissen von *Dupuis* u. *Christ* annähernd übereinstimmen. Zum Beispiel bilden die Röntgenaufnahmen stärkere Veränderungen bei denjenigen Schlepperfahrern ab, die mehr als drei Jahre diese Tätigkeit ausübten: vergleiche *Bild* II *14/2*. Eindeutige Abhängigkeit von der Ausübung des Sportes als Ausgleich gegenüber berufsbedingten statischen Zwangshaltungen war nicht erkennbar. Bei den einzelnen Konstitutionstypen verteilten sich die nachweisbaren Aufbrauchschäden an der Wirbelsäule etwa gleichmäßig.

Die Arbeiten der Gruppe *Christ*, *Dupuis* u. Mitarb. sowie die Untersuchungsergebnisse von *R. Rosegger* u. *S. Rosegger* haben mancherlei Zusammenhänge zwischen Wirbelsäulebeschwerden und Schlepperfahren aufgedeckt. Von beiden Seiten ist aber auch auf die Schwierigkeiten der Vergleiche hingewiesen worden, und das Fehlen vergleichbarer Untersuchungen an größeren sowohl röntgenologisch wie experimentell überprüften und langzeitig beobachteten Gruppen wurde bedauert. Die Unmöglichkeit gültiger Schlußfolgerungen liegt in der fehlenden Anwendung neuzeitlicher statistischer Grundprinzipien bei der Aufstellung und Weiterverarbeitung der Zahlen. Ganz wesentlich ist dabei die unklare Verwendung der Bezeichnungen für die einzelnen Veränderungen an der Wirbelsäule, die von Anfang an das Aufstellen vergleichbarer Gruppen verhindert. Nicht übersehen werden kann die individuell geprägte Einordnung der Röntgenbefunde in die verschiedenen Gruppen. Näheres über die Fragen der Beurteilung des Zusammenhanges in Kapitel II **19**.

Arbeitsmedizinische Reihenuntersuchungen

von Traktoristen und Führern selbstfahrender Landmaschinen legt *Becker* 1973 vor. Bei 41 von 50 untersuchten Berufsangehörigen bestanden röntgenographisch nachweisbare Form- und Strukturveränderungen der Wirbelsäule. 25 von 50 Probanden gaben Rückenbeschwerden an. Die Anzahl der Untersuchten ist – wie *Becker* selbst vermerkt – jedoch zu klein für gültige Folgerungen. Er schlägt umfangreichere Untersuchungen zur Klärung des Zusammenhanges zwischen Beruf und Wirbelsäuleschaden vor.

Bei den Führern von landwirtschaftlichen Arbeitsmaschinen fand *Köhl* 1975 in einem Schweizer Kanton die Adoleszentenkyphose und Höhenverminderungen von Bandscheiben wesentlich häufiger als bei einer Vergleichsgruppe.

Um die arbeitshygienische Analyse der Arbeitsbedingungen in der Landwirtschaft besser zu gliedern, empfiehlt ein Autorenkollektiv (in der DDR) die Erstellung eines Professiogramms des Agrotechnikers.

Weitere Literatur: *Bolšunova* 1970, *Claassen* 1970, *Coenenberg* 1962, *Coppée* 1971, *Dencker* 1961, *Dupuis* 1964, *Florescu* et al. 1971, *Fritze* 1970, *Haack* 1955, *Haluzicky* 1957, *Heyde* 1963, *Incze* et al. 1971, *Kaven* 1966, *Menishov* 1969, *Mönnich* et al. 1971, *Pillokat* 1951, *Seidel* u. *Troester* 1970, *Takagi* 1968, *Weiser* 1970, *Wedeborn* u. *Hoffmann* 1966, *Zimmer-Vorhaus* 1955, *Zimmermann* 1966.

Die zahlreichen und auch erfolgversprechenden Bemühungen zur Verminderung des Schwingens und Rüttelns von schweren Arbeitsmaschinen sind in II 17. 2.5 geschildert.

14. 3 Baumaschinen, Erdbewegmaschinen

Ähnliche Fragestellungen über die Beeinflussung der Wirbelsäule durch Arbeit wie bei den landwirtschaftlichen Schleppern (**II 14.**2) bestehen bei den schweren motorisierten Baumaschinen. Jedoch gibt das Schrifttum darüber nur spärliche Auskünfte. *Kunz* u. *Meyer* berichten 1969 über 52 Führer schwerer Baumaschinen mit einer Fahrzeit von sieben bis achtzehn Jahren. 14% der Untersuchten klagten über häufig wiederkehrende Rückenbeschwerden mit notwendiger Arbeitsunterbrechung. 19% gaben infolge hartnäckiger Rückenbeschwerden diese Arbeit auf oder wollen sie in Kürze beenden. Bei 67% bestanden trotz Fahrzeiten bis zu achtzehn Jahren keine Rückenbeschwerden. In 32 von 49 röntgenographisch untersuchten Fahrern zeigten die Aufnahmen verschiedene Befunde, wobei einige Untersuchte mehrere der Veränderungen gleichzeitig aufwiesen:

Folgezustand nach Hüfterkrankung	3
Beckenschiefstand	3
Bandscheibenhypoplasie oder -dysplasie	5
Pseudospondylolisthese	3
Spondylolyse	4
Adoleszentenkyphose	24

Diese Befunde gehören in das Gebiet der Vorerkrankungen, die mit hoher Wahrscheinlichkeit bereits bei Aufnahme des Berufes bestanden. Sie stellen nach Ansicht der Verfasser jedoch ein erhöhtes Krankheitsrisiko dar, obwohl einige der Untersuchten trotz erheblicher Veränderungen der Wirbelsäule viele Jahre beschwerdefrei Baumaschinen führen konnten. Bei der hohen Zahl von Vorveränderungen (z. B. 24 Fälle von Adoleszentenkyphose) empfehlen *Kunz* u. *Meyer* Einstellungsuntersuchungen, die sich nicht allein auf Röntgenbefunde erstrecken, sondern auch die Vorgeschichte, den Konstitutionstyp und die körperliche Untersuchung einschließen. Die von den Autoren zusammengestellten Ausschließungsgründe für den Beruf des Baumaschinenführers sind in II 8. 4 erwähnt. Aufgrund ihrer Erfahrungen kommen die Verfasser zu dem Schluß, »daß Wirbelsäulebeschwerden bei den Führern schwerer Baumaschinen nicht eine typische Berufskrankheit sind«: vgl. **II 18, II 19.** Nebenbei ermittelten die Verfasser bei 14 der 52 untersuchten Baumaschinenführer Klagen über Magenbeschwerden, die teilweise zum Berufswechsel führten. Solche Klagen stehen im Einklang mit den Berichten von *Dupuis* u. *Christ:* **II 14. 2,** Bild II 14/2. Interessant ist die Schilderung eines Falles, der nur bei einer bestimmten Fahrgeschwindigkeit Magenbeschwerden verspürte. Sie entstehen wahrscheinlich dann, wenn sich die Vibrationen auf 2 Hz einstellen, also auf die Frequenz, die innere Organe beeinflußt: **I 7.** Beobachtungen von Magen-Darmbeschwerden stammen unter anderem noch von *Köhl* 1975, *Kono* et al. 1969.

Zu den Schwerfahrzeugen der Bauwirtschaft gehören die Betonmischfahrzeuge und die Zugmaschinen im Plattentransport. Nach *Arndt* et al. (1974) wird für die Führer solcher Maschinen die Dauerleistungsgrenze oft erheblich überschritten.

Im Hoch- und Tiefbau spielen neben motorisierten schweren Arbeitsfahrzeugen und Erdbewegmaschinen noch ortsfeste Maschinen mit Schwingwirkung auf den Arbeitenden eine gewisse Rolle, zum Beispiel Betonmischmaschinen auf Arbeitsbühnen. Darüber kann in Kapitel **II 11. 4** nachgelesen werden, wo außerdem die Vibrationseinflüsse auf Arbeitsbühnen bei Erdöltiefbohrungen erwähnt sind. Ähnlichen Schwingeinflüssen unterliegen die Führer von hohen Turmkränen und Baggerführer: *Heide* u. *Seidel* 1978, *Gruber* u. *Zipermann* 1974.

II 15. 0 Die Wirbelsäule unter besonderen Arbeitsbedingungen

15. 1 Allgemeines

Die internationale Literatur enthält nur eine verhältnismäßig geringe Anzahl von medizinischen Veröffentlichungen über Reaktionen gesunder Menschen auf radikal verwandelte Umwelt- und Lebensbedingungen und über Beobachtungen von entsprechenden Anpassungsvorgängen. In dieser Hinsicht interessieren für die weiteren Ausführungen neben theoretisch-experimentellen vorwiegend die praktischen Erkenntnisse, die aus derartigen Beobachtungen und Untersuchungen gewonnen werden können.

Unter solchen Voraussetzungen stellt sich im Rahmen dieses Buches die Frage, ob besondere Bedingungen, denen nur kleine Arbeitsgruppen ausgesetzt sind, schädigend auf die Wirbelsäule wirken. Nach den Schilderungen in vorhergehenden Kapiteln (zum Beispiel I 2. 5 u. I 5. 4) üben die Knochen sowie die Weichgewebe des zentralen Achsenorgans wichtige metabolische Funktionen aus, sind dadurch aber auch entsprechenden Stoffwechselstörungen ausgesetzt. Da die Wirbelsäule gegenüber anderen Teilen des Stütz- und Bewegsystems unter abweichenden statischen und dynamischen Bedingungen steht, haben Stoffwechselstörungen und weitere besondere Einwirkungen für die Wirbelsäule eigentümliche Folgen. Gewisse Personengruppen, über die in den folgenden Kapiteln berichtet wird, unterliegen derartigen, teilweise schädigenden beruflichen Einflüssen.

15. 2 Kälte/Wärme

Ärztliche Berichte über Gesundheitsstörungen und Krankheitserscheinungen unter *Polarbedingungen* betreffen häufig das hier interessierende Gebiet der Wirbelsäule. Zum Beispiel werden die in Polargebieten lebenden Männer (meist Soldaten unter erschwerten Bedingungen) sehr anfällig für Rücken- und Kreuzschmerzen, die *Kowal* 1971 als Lenden-Kreuzbein-Radikulitis bezeichnet. Das Krankheitsbild ist durch häufiges Aufflackern sowie durch einen schweren und hartnäckigen Verlauf charakterisiert. Verschlimmerungen entstehen periodisch, meist im Herbst und Winter. Da die Verschlimmerungen und das Wiederaufleben der Krankheitszeichen durch das Zusammenwirken von Abkühlung mit körperlicher Belastung auftreten, liegt die Annahme nahe, daß Vorerkrankungen in den Weichgeweben der Wirbelsäule, wie Chondrosis disci und Osteochondrosis intercorporalis vorliegen. *Kowal* fand bei 319 in Kältegegenden stationierten Soldaten 103mal eine Spondylosis deformans und 63mal eine Osteochondrose. Das bedeutet für Soldaten in jugendlichem Alter einen ungewöhnlich hohen Prozentsatz. Die Kälteeinwirkung auf Haut und Muskulatur des Rückens ergibt den Zusatzimpuls, der die infolge einer Vorerkrankung in einem oder in mehreren geschädigten Zwischenwirbelscheiben bestehende ruhende Leistungsschwäche (latente Insuffizienz, II 5. 3.2) zur fühlbaren Krankheit umwandelt.

Kältearbeitsplätze bedürfen auch in der Bundesrepublik der Beachtung, da es etwa 2000 durch extreme Kälte beruflich dauernd belastete Personen gibt und 200 000 (geschätzt) hinzukommen, die sporadisch großer Kälte ausgesetzt sind: *Hettinger* 1975.

Der berufsgenossenschaftliche Grundsatz G 21 (GAVU: 21) über Gefährdung durch Kälte bei Arbeit in Kühlräumen enthält in seiner Ausgabe von 1974 keine unmittelbaren Hinweise auf die Beziehungen zwischen Kälteeinwirkung und Wirbelsäule, als nicht geeignet sind aber Personen mit chronischen Erkrankungen des rheumatischen Formenkreises und »damit verwandter Zustände« erwähnt. Das ist ein Hinweis für den untersuchenden Arzt, bei entsprechender Vorgeschichte die Wirbelsäule zu prüfen und bei älteren Berufsbewerbern von der Wirbelsäule auch dann Röntgenaufnahmen anzufertigen, wenn keine Klagen vorliegen, da beginnender Verschleiß den Keim der »kältebedingten« Verursachung von Lumboischialgiebeschwerden in sich trägt.

Untersuchungen darüber, ob sich durch die Häufung solcher Kältefolgen eine wesentliche Verschlimmerung der Vorerkrankungen an der Wirbelsäule, z. B. der beschleunigte Übergang einer geringen Chondrose in eine Osteochondrose (**II 2.** 5.3) einstellt, liegen nicht vor. Zur Klärung der Zusammenhänge könnten nur Röntgenuntersuchungen mit Verlaufskontrollen führen.

Über ähnliche Rücken- und Kreuzschmerzzustände von wechselndem Charakter, wie sie von der Kältearbeit bekannt sind, klagen auch Arbeiter und Arbeiterinnen, die bei gleichzeitiger körperlicher Belastung langzeitiger *Überwärmung* (oft in feuchten Räumen) oder *Durchnässung* mit *Unterkühlung* sowie Wechsel zwischen Hitze, Kälte und Zugluft ausgesetzt sind. Sie leiden durch diese Einflüsse und bei der Abkühlung nach Beendigung überwärmender und schweißerzeugender Arbeiten an typischer Lumbago und an Lumboischialgie: Lendenschmerz mit Steifigkeit der Wirbelsäule und mit Ausstrahlungen zum Gesäß und in die Beine. Gelegentlich entsteht Nacken-Schulter-Arm-Schmerz. Ebenso wie bei den Verhältnissen unter Polarbedingungen wirkt der geschilderte arbeitsbedingte Hitze-Abkühlungs-Wechsel als schmerzerzeugender Zusatzimpuls (**II 5.** 3.2.2) allerdings nur dann, wenn Vorerkrankungen der Bandscheiben bestehen. Bisher konnte nicht nachgewiesen werden, daß eine vorher gesunde Wirbelsäule durch Kälte, durch Wärme oder durch Wechseleinfluß von Kälte und Wärme während der Berufsarbeit Schäden erleidet: vgl. **II 16.** 9.2 u. **II 16.** 9.5. Nach *Boos* (1965) führen die geschilderten äußeren Einflüsse, vor allem die Kälte, zu einer Änderung des Wasserhaushaltes in den bradytrophen Geweben (Zwischenwirbelscheiben) durch Entzug von Wärme aus den tiefen Weichteilen infolge Verdunstung oder durch Abgabe an die Haut.

Bei Vorliegen von gewissen Vorveränderungen an der Wirbelsäule besteht Anfälligkeit für das erstmalige Auftreten und für die Wiederkehr von Lenden-Kreuz-Schmerzen sowie von Nacken-Schulter-Arm-Schmerzen. Deshalb sind – wie bereits erwähnt – bei Einstellungs- und Vorsorgeuntersuchungen in Betrieben mit Arbeiten in der Kälte oder in Kühlräumen Personen mit chronischen Erkrankungen des rheumatischen Formenkreises und damit verwandter Zustände als nicht geeignet auszuschließen (GAVU: 21). Für Arbeit in Wärme und/oder Feuchtigkeit gibt es keine derartigen Grundsätze.

Begutachtungsfragen werden in **II 16.** 9.5 erläutert.

Welche Bedeutung die *Hitzearbeitsplätze* haben, wurde bereits 1952 durch *Müller* u. *Spitzer* im Forschungsbericht Nr. 4 des Wirtschafts- und Verkehrsministeriums Nordrhein-Westfalen dargelegt. *Hettinger* hat 1975 die Belastungen des Menschen am Hitzearbeitsplatz nach verschiedenen Richtungen hin untersucht und sowohl den hitzebedingten Leistungsabfall wie auch die Möglichkeiten der Akklimatisation beschrieben. Nach seinen Berechnungen gibt es in der Bundesrepublik 200 000 durch Hitze beruflich belastete Personen.

Weitere Literatur: *Boos* 1965, *Burton* u. *Edholm* 1955, *Frank* 1970, *Hellgren* 1970, *Kellgren* et al. 1952, *Lawrence* 1955, *Leithead* u. *Lind* 1964, *Lockshin* et al. 1969, *Manz* 1975, *Morosow* 1971, *Müller* 1962, *Müller* u. *Wenzel* 1960, *Söderström* 1975.

15.3.0 Einflüsse des äußeren Umgebungsdruckes sowie der Beschleunigung

15.3.1 Vorbemerkungen

Der von außen auf dem menschlichen Körper liegende (atmosphärische) Druck ändert sich häufig. Die physiologischen Regelungsmechanismen sind aber in der Lage, Druckänderungen in einem gewissen Umfang auszugleichen. Die Regelungen versagen jedoch, wenn eine Druckänderung zu rasch auftritt, oder wenn sie sich zu lange in unphysiologischen Grenzen hält. Bei raschem Übergang aus erhöhtem Druck in einen niedrigen kommt es zu den gleichen Schäden wie beim Wechsel von normalem zu stark herabgesetztem Außendruck. Das stellen *Wünsche* u. *Scheele* in einem Schema dar: *Bild II 15/1*. An der »Druckfallkrankheit« können die Gliedmaßenknochen und die Wirbelsäule beteiligt sein: **II 18.** 6.

Die Erforschung der Belastung und der krankhaften Erscheinungen, die infolge tiefgreifender Veränderungen des äußeren Umgebungsdruckes entstehen, beschränkte sich früher fast ausschließlich auf Caisson- und Tunnelarbeiter, bekommt neuerdings jedoch immer größere Bedeutung durch:

- ansteigendes Interesse an der Meeresforschung sowie an der Nutzbarmachung des Meeresgrundes und der damit verbundenen langwierigen Arbeit in Caissons und Tauchbooten;
- das mehrfache Aus- und Einschleusen der Aquanauten bei Arbeiten von Unterwasserlaboratorien aus;
- höhere Begeisterung für den Tauchsport, der mit oder ohne Tauchgeräte bis in die Tiefe einiger Hundert Meter eindringt;
- zunehmenden zivilen und militärischen Luftverkehr in immer größeren Höhen mit Flugzeugen, die mit/ohne Druckkabinen ausgestattet sind;
- Einbeziehung des Weltraumes in die internationalen Forschungsprogramme mit bemannten Flugkörpern.

Damit wird die Zahl der Beschäftigten in gefährdenden Berufen immer größer. Die Schädigungsmöglichkeiten greifen im Tauch- und Flugsport mehr als früher auf Hochleistungs- und Berufssportler über. Auch die zunehmende Zahl der Taucher, die allein aus persönlicher Neigung diesen Sport ausüben und immer größere Tauchtiefen zu erreichen suchen, setzen sich der Gefahr einer Druckfallkrankheit aus: *Seemann* 1978.

Für die folgenden Ausführungen ist eine in alle Einzelheiten gehende Darstellung der physiologischen und pathophysiologischen Vorgänge, die bei der Druckfallkrankheit zu beobachten sind, nicht erforderlich. Zum Verständnis genügt eine kurze, vereinfachte Erläuterung der Grundlagen. Die wesentliche Rolle spielt der im Blut und in den Geweben physikalisch gelöste Stickstoff. Bei jeder raschen Druckverminderung, also sowohl aus normalem atmosphärischem Druck (zum Beispiel infolge schnellen Höhenaufstieges in niedrigeren Atmosphärendruck) wie auch aus Überdruck (zum Beispiel bei zu rascher Druckentlastung während des Ausschleusens aus einem Caisson) wird Stickstoff in Bläschenform von seiner Bindung an Blut oder Gewebe freigesetzt. Diese Vorgänge führen zur Anreicherung des Stickstoffes im Blut und in Geweben. Nach längerer Dauer entsteht eine Stickstoffsättigung. Zeitdauer des Aufenthaltes im Überdruck und die Druckhöhe bestimmen den Sättigungsgrad. Taucher sind je nach der Tauchtiefe kurzzeitig einem Überdruck von oft 5–6 atü ausgesetzt. Caisson- und Tunnelarbeiter unterliegen einem gesteuerten, leichten Überdruck für mehrere Stunden. Um Schädigungen vorzubeugen, bestimmt die Verordnung über

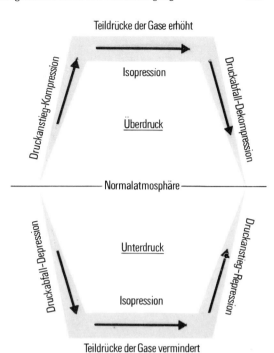

Bild II 15/1: Mechanisch-physikalische Verhältnisse im Unter- und im Überdruck (in Anlehnung an eine Grafik von *Wünsche* u. *Scheele*).

Arbeiten in Druckluft vom 29. 5. 1935 einen Höchstdruck von 3,5 atü, dem die Arbeiter aber nur vier Stunden ausgesetzt sein dürfen. Vor Aufnahme ihrer Tätigkeit im Überdruck machen die Arbeiter eine entsprechende Gesundheitsuntersuchung – Einstellungsuntersuchung – durch, die in bestimmten Zeitabständen wiederholt werden muß. Einzelheiten enthält GAVU: 31.

Da nach etwa 12 Stunden die Stickstoffsättigung des Körpers erreicht wird, ist die in der Verordnung aus 1935 bestimmte Sicherheitszeit von 4 Stunden ausreichend zur Vermeidung von Schädigungen. Sie können allerdings durch Fehler im Drucksystem der Kammer oder durch zu rasches Ausschleusen auftreten. In solchen Fällen entstehen die allgemeinen Zeichen der akuten Druckfallkrankheit: Atemnot mit Erstickungsgefühl, Schweißausbrüche, Kollaps und Bewußtlosigkeit. Ihre Ursache ist die plötzliche partielle Druckerhöhung des im Gewebe und in den Körperflüssigkeiten gelösten Stickstoffes. Steigt der Druck so hoch an, daß der Stickstoff nicht mehr durch die Alveolarmembranen ausgeschieden werden kann, entstehen die bereits erwähnten Stickstoffblasen. Gewebe mit reichem Fettgehalt, zu denen das Knochenmark und die lipoidhaltigen Organe (z. B. Zentralnervensystem, *Pannier* et al. 1975) gehören, neigen besonders zu Gasblasenbildungen, da sie mehr als andere Gewebe mit Stickstoff angereichert sind. Gasbläschen können auch im Blut entstehen und weitergetragen werden. Das führt im Kapillarsystem zu Gasembolien: Aeroembolien, *Colonna* u. *Jones* 1948.

Die pathophysiologischen Vorgänge, die für die Entstehung der Druckfallkrankheit verantwortlich sind, wurden etwas vereinfacht dargestellt. Die Antwort des menschlichen Organismus auf den veränderten Gasdruck ist verwickelter. Das gilt auch für die im kommenden Abschnitt zu besprechenden mikrozirkulatorischen Störungen, denen die Entstehung avaskulärer (aseptischer) Knochennekrosen zugesprochen wird. Sie sind ein viel komplexeres Geschehen als dies nach der vereinfachten Vorstellung von einem mechanischen Verschluß der Kapillaren durch die Stickstoffblasen erscheint: *Bond* et al. 1970. Es kommt zu tiefgreifenden Veränderungen des Blutchemismus, der Koagulationsfaktoren (*Wells* et al. 1971), der Blutzusammensetzung, der Thrombozyten (*Clark* et al. 1969), der Hämokonzentration und der Plasmaverminderung (*Cockett* et al. 1965).

Weitere Veröffentlichungen, die sich vorwiegend mit pathophysiologischen und pathomorphologischen Untersuchungen an Mensch und Tier beschäftigen: *Clegg* 1971, *Colehour* u. *Graybiel* 1966, *Edel* et al. 1969, *Gray* 1951, *Hartmann* u. *Fust* 1966, *Haymaker* u. *Johnston* 1955, *Hills* 1969 u. 1970, *Hills* u. *Le Messurier* 1969, *Jones* 1951, *Lehmann* et al. 1970, *Lewis* u. *Paton* 1957, *Merill* 1970, *Moretti* 1968, *Walder* 1966, *Weltman* et al. 1970. Besonderheiten der Druckfallkrankheit im Luftverkehr enthält Kapitel **II 15. 3.3**.

In der Weltraumfahrt spielen Änderungen des Umgebungsdruckes eine Rolle sowohl in den Flugkabinen wie auch bei Benutzung der Weltraumanzüge, die bei Verlassen des Weltraumschiffes getragen werden. Darüber besteht eine umfassende Literatur. Unter anderem veröffentlichten über die speziellen Belange des Druckfalleinflusses in der Raumfahrt: *Allen* u. *Beard* 1969, *Allen* et al. 1969 u. 1971, *Coburn* 1970, *Dominik* et al. 1970, *Maio* et al. 1969, *Meader* 1967. Weiteres über raumfahrtbedingte Druckeinwirkungen auf die Wirbelsäule in **II 15. 4**.

Die beruflichen Beziehungen der Druckfalleinwirkungen zur Wirbelsäule werden in **II 18. 6** besprochen.

15.3.2 Einwirkungen des Druckfalles auf das Knochen-Gelenk-System der Gliedmaßen und auf die Wirbelsäule

Die im vorhergehenden Abschnitt dargestellten Vorgänge bei der Druckfallkrankheit (Dysbarismus) verursachen im akuten Zustand sehr häufig Knochen-Gelenk-Schmerzen: Osteoarthralgien, im Englischen als »bends« bezeichnet. Gelegentlich werden bereits beim akuten Zustand Schmerzen im Bereiche der Wirbelsäule empfunden: *Klotzbücher* 1972. Grundlage für die Knochen- und Gelenkschmerzen sind – in vereinfachter Darstellung – die im fetthaltigen Knochenmark »autochthon« gebildeten und die zusätzlich als Gasembolien in die Kapillargebiete der Knochen-Knorpel-Grenze herangeführten Stickstoffbläschen: **II 15. 3.1**. Die Knochenschmerzen entstehen während der akuten Druckfallphase durch den Verformungsdruck der größer werdenden Gasblasen. Der anfängliche Schmerz klingt zwar meist ab, aber in vielen Fällen kommt es zu so erheblichen Ernährungsstörungen und Gewebsschädigungen in den gelenknahen Knochenabschnitten (seltener in Metaphyse oder Diaphyse), daß sich chronische Veränderungen einstellen. Sie sitzen am häufigsten in den subchondralen Schichten des Oberarm- und/oder des Hüftkopfes, kommen aber auch an anderen Knochen vor. Im Röntgenbild zeigen sich Osteolysen mit Zysten, gelegentlich Verkalkungen. Unter dem Einfluß der Belastung entstehen schließlich Einbrüche der in der Nähe des Gelenkknorpels liegenden Knochenherde oder Ablösungen von Knorpelstücken im Sinne der Osteochondrosis dissecans. Gelenkverformungen (Arthrosen) schließen sich an: Caisson- oder Taucherschulter, Caisson- oder Taucherhüfte. Das Röntgenbild gibt ausreichend Auskunft über Beginn und Verlauf dieser Krankheiten, die sich aber erst später bemerkbar machen, oft erst dann, wenn Caissonarbeit oder andere körperbelastende Schwerarbeit schon seit langem nicht mehr ausgeführt wurden: *Poser* u. *Gabriel-Jürgens* 1977. Die Spätschädigungen der Gelenke bezeichnen *Bureau* et al. 1955 als Arthrosis barotraumatica, siehe auch *Seemann* 1976.

Nachdem *Twynam* 1888, *Bassoe* 1911, *Bornstein* 1911 und *Plate* 1912 auf die Gelenkveränderungen bei der Druckfallkrankheit hingewiesen hatten, beschäftigten sich viele spätere Arbeiten mit den pathomorphologischen Veränderungen der Druckfallkrankheit und insbesondere mit den druckfallbedingten Knochengelenk-Veränderungen: *Allan* 1943, *Asahi* et al. 1968, *Balestra* u. *Molfino* 1949, *Clay* 1963, *Horvath* u. *Rózsahegyi* 1971, *Jones* 1951, *McCallum* et al. 1966, *Meesters* 1968, *Ohta* u. *Matsunaga* 1974, *Peters* u. *Terhaag* 1972, *Powell* 1972, *Rózsahegyi* u. *Fried* 1963, *Suntych* u. *Suntychova* 1961.

In den genannten Veröffentlichungen sind die charakteristischen röntgenologischen Befunde beschrieben oder abgebildet. Darüber ist noch bei vielen weiteren Autoren nachzulesen. Nur einige sollen genannt werden: *Berry* u. *Hekhuis* 1960, *Davidson* u. *Griffiths* 1970, *Vourniert* u. *Jullien* 1959, *Graczyk* 1970. Eine umfangreiche chronologische Zsammenstellung der internationalen Literatur von 1888 bis 1974 enthält die Veröffentlichung von *Wünsche* u. *Scheele* 1974.

Die experimentelle und die praktische Forschung werden sich außerdem mit der Hypothese von *Harrelson* u. *Hills* (1970) beschäftigen müssen, da nach der Meinung dieser Autoren die Knochennekrosen nicht als Ausdruck der Dekompression angesehen werden können, sondern bereits während der Kompressionsphase entstehen. Obwohl die avaskularen Knochennekrosen durch Druckfallschädigung oft beobachtete und vielbeschriebene Krankheitsbilder sind, stecken sie insbesondere in bezug auf die Ätiopathogenese noch voller Fragen, auf die verbindliche, allseits anerkannte Antworten bislang fehlen.

Wie bereits berichtet, kommen in der akuten Phase des Druckfalleinflusses außer Knochen- und Gelenkschmerzen auch Wirbelsäulenschmerzen (*Klotzbücher* 1972) vor. Dauernde Schädigungen, wie sie bei den Knochen und Gelenken als häufige Erscheinung der Druckfallkrankheit bekannt sind, wurden an der menschlichen Wirbelsäule bisher nur als Seltenheit beschrieben. Das ist erstaunlich, denn der Fettreichtum des Wirbelmarkes und die feinen Kapillaren an der Wirbelkörper-Bandscheibe-Grenze, die den anatomischen Gegebenheiten an der Grenze zwischen knöchernem Gelenkkopf und Gelenkknorpel in gewissem Sinne vergleichbar sind, prädisponieren zu Gasblasenembolien mit den für die großen Gelenke beschriebenen Folgen. Die von einigen Autoren erwähnten Schmerzen im Wirbelsäulenbereich bei der akuten Druckfallkrankheit deuten auf derartige Geschehnisse hin. Die Möglichkeit von Wirbelsäuleschäden, die sich nach langer Latenzzeit – ähnlich wie die Spätschäden der Gelenke – einstellen, ist durch neuere Tierversuche erhärtet worden. Darüber wird ausführlich in **II 18. 6** berichtet. Dort ist auch die Frage angeschnitten, ob druckfallbedingte Wirbelsäuleschäden in die Merkblätter der Berufskrankheitenlisten aufzunehmen sind.

15.3.3 Druckänderungen in der Luftfahrt

Plötzlicher krankheiterzeugender Druckfall bedroht nicht nur Caissonarbeiter und Taucher, sondern auch Flugzeugbesatzungen und -gäste bei einem schnellen Aufstieg in Höhen mit niedrigem atmosphärischem Druck, wenn keine ausreichenden Schutzmaßnahmen vorliegen: **II 15. 3.1**. Das zu rasche Verlassen des gewohnten atmosphärischen Druckes ergibt durch den von außen wirkenden Unterdruck – bei Verminderung des Umgebungsdruckes um mehr als 60% des Ausgangsdruckes – zunächst Depression mit erniedrigten Teildrücken der Gase, führt nach Druckanstieg (Normalisierung) allerdings rasch zur Repression. Wenn durch Abstieg aus der schädigenden Flughöhe der gewohnte äußere Umgebungsdruck wieder erreicht ist, lösen sich die Gasblasen im Blut und in den Körpergeweben auf. Die allgemeinen Erscheinungen der Druckfallkrankheit gehen wieder zurück. Knochen- und Gelenkstörungen sind als Folge derartiger kurzer Druckfallexpositionen nicht beschrieben worden.

Druckfall droht den Besatzungsmitgliedern und Fluggästen in seltenen besonderen Gefahrensituationen, wenn beispielsweise in die im Druckausgleich gehaltenen Innenräume der Flugzeuge plötzlich die Außenluft mit niedrigem atmosphärischem Druck einströmt. Das kann durch ein Leck im Flugzeugrumpf oder in einem Fenster sowie bei dem unerwarteten Verlieren einer Tür (wie geschehen!) und auch bei Beschuß von außen oder innen (Flugzeugentführung) entstehen. Ein starker Druckabfall (Drucksturz) tritt in wenigen Sekunden ein.

Die allgemeinen Erscheinungen sind die gleichen wie bei langsamem Druckfall, stellen sich aber schneller ein. Sehr rascher Druckwechsel erzeugt starke Schmerzen. Ernste Folgen am Knochengerüst einschließlich der Wirbelsäule sind nach einmaligem unfallbedingtem Drucksturz in der Luftfahrt wohl infolge der Seltenheit solcher Vorkommnisse nicht beschrieben worden, oder sie blieben wegen der im Vordergrund stehenden lebensbedrohenden Folgen am Atmungs- und

Kreislaufsystem unbeachtet. Als Spätfolgen nach Jahren störend auftretende Osteoarthropathien oder Wirbelsäulenveränderungen (**II 15. 3**.2) sind möglicherweise nicht auf den einmaligen Drucksturz bezogen worden, da oft keine wesentlich schmerzhaften Brückensymptome bestehen.

Welchen Faktoren die Piloten sowie die Fluggäste in Druckkabinen und bei Druckunterschieden während des Fluges in größeren Höhen ausgesetzt sind, beschreibt *McFarland* in mehreren Arbeiten 1936–1971 unter Hinweis auf die umfangreiche Literatur.

15.3.4 Einfluß der Beschleunigung Schleudersitz / Katapultstart / Strahlflugzeug

Die plötzliche Startbeschleunigung beträgt in den neuen Schleudersitzen (Raketensitzen) 12 g und in den konventionellen Sitzen mit Patronenantrieb 19–20 g. Nach *Debrunner* (1971) errechnete *Orne* die bei der Betätigung des Schleudersitzes am 1. und 2. Lendenwirbel entstehende Belastung mit 600 kp. *Morris* errechnete 1973 bei einer Kraft von 20 g etwa 907,2 kg. Dadurch entstehen häufig Wirbelfrakturen. So verzeichnet *Gubser* 1976 bei 20 Schleudersitzabschüssen acht Wirbelfrakturen (40%). Zu Querschnittlähmungen kommt es bei 5% der Schleudersitzabschüsse: *King* u. *Shannon*, USA-Luftwaffe. Nach größeren Übersichten ist anzunehmen, daß sich Frakturen durch den Start vor allem in der mittleren Brustwirbelsäule, hauptsächlich am 8. Brustwirbelkörper, einstellen: *Moffatt* u. *Howard* 1970. Das hängt wahrscheinlich mit der Haltung – halb liegend mit kyphotischer Brustwirbelsäule – im Pilotensitz zusammen: *Bild* **II** 15/2. Dagegen erzeugt eine harte Landung des Schleudersitzes Wirbelfrakturen viel häufiger im Grenzgebiet Brustwirbelsäule / Lendenwirbelsäule, ähnlich wie bei Fallschirmlandungen.

Die Zahl der Veröffentlichungen aus vielen Ländern über Wirbelfrakturen bei Schleudersitzstart und -landung ist beträchtlich. Unter vielen anderen berichteten: *Crocker* u. *Higgins* 1967, *Ewing* 1971, *Geertz* 1944 u. 1946, *Griffin* 1975, *Higgins* 1967, *Higgins* et al. 1965, *Hirsch* u. *Nachemson* 1961 u. 1963, *Italiano* 1967, *King* et al. 1969, *Latham* 1957, *Laurell* u. *Nachemson* 1963, *Rosenklint* 1962, *Rotondo* 1974/1975, *Smelsey* 1970.

Noch ist nicht erforscht, ob und wie oft Schäden in den Zwischenwirbelscheiben der besonders belasteten mittleren Brustwirbelsäule bei solchen Beschleunigungsstarts auftreten, da bisher verständlicherweise nur den röntgenologisch erwiesenen Knochenverletzungen, den Wirbelkörperbrüchen, Aufmerksamkeit geschenkt wurde.

An der Lendenwirbelsäule beobachteten *Leguay* und *Droniou* (1976) Bandscheibevorfälle bei L 4/ L 5 und bei L 5/ S 1 durch Beschleunigungen von + 6 Gz. Rezidivierende Lumbalgien sowie »Degenerations«-erscheinungen der Zwischenwirbelscheiben, die auf Beschleunigung, Vibration und Zwangshaltung während des Fluges zurückzuführen sind, beschreiben *Bembnowski* u. *Paw-*

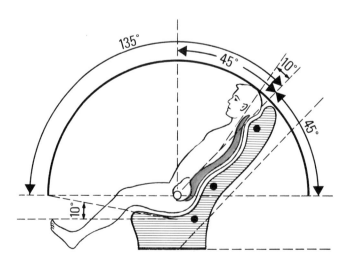

Bild II 15/2: Entspannungshaltung im Pilotensitz (von *Beck* modifizierter Sitz nach *Krämer*).

licki 1976. Diese Autoren geben ein umfangreiches Literaturverzeichnis über Arbeiten mit ähnlichen Ergebnissen bekannt. Weitere Beschreibungen und Literaturangaben bei *Junghanns*: »Die Belastungen der Wirbelsäule im täglichen Leben, im Sport und im Wehrdienst«, Hippokrates Verlag Stuttgart, erscheint 1980.

Die plötzliche, ruckartige Druckerhöhung im Gewebe der Zwischenwirbelscheibe birgt vor allem bei mehrfacher Wiederholung die Gefahr von Initialschäden in sich. Ihre Folgeerscheinungen werden, ähnlich wie das von Sportschäden durch Mikrotraumen (*Junghanns* 1980) und bei der Druckfallkrankheit (II 15. 3.2, II 18. 6) bekannt ist, erst nach längerer Zeit als »Spätschäden« wahrnehmbar. *Crooks* (1970) berichtet bei späteren Untersuchungen nach Schleudersitzausstiegen über eine unerwartet hohe Zahl von Spondylosis der Halswirbelsäule, ohne daß er jedoch den Zusammenhang mit dem oft wiederholten (chronischen) Trauma der Bandscheiben erörtert. Gleichzeitig errechnet er 65% Frakturen. Erwähnenswert ist der Hinweis von *Loder* et al. (1970) auf Osteochondrosen, die sich nach Schleudersitzausschuß oder nach harter Landung später einstellen und erst durch Röntgenaufnahmen entdeckt werden. Sie empfehlen deshalb nach solchen Ereignissen die sofortige Röntgenuntersuchung der Wirbelsäule, auch wenn keine wesentlichen Anfangsbeschwerden vorliegen.

Zur Klärung dieser Fragen sind die Verhältnisse an der Wirbelkörper-Bandscheibe-Grenze heranzuziehen, über die eingehend in den Kapiteln I 2. 4, I 2. 5 und I 8. 3.2 berichtet ist. Die schnelle und mehrfach wiederholte Druckänderung könnte infolge der Unterbrechung des regelmäßigen Diffusionsstromes Anlaß für Ernährungsschäden in den Zwischenwirbelscheiben sein. Außerdem besteht die Gefahr der Verstärkung solcher Ernährungsschwierigkeiten des Bandscheibegewebes, wenn durch die abrupte Beschleunigung zusätzlich Knochentrümmerzonen auftreten: I 8. 3.2, II 9. 2.2, II 9. 2.3. Die Auswirkungen solcher akuter Störungen werden sich erst nach langer Zeit durch nachweisbaren Bandscheibeverschleiß mit Bandscheibezermürbung (Osteochondrosis intercorporalis) zu erkennen geben.

Baumann u. *Beck* (1975) haben 198 Piloten der deutschen Luftwaffe, die 1200 bis 4500 Stunden in Strahlflugzeugen geflogen waren, gezielt auf Beschwerden und Veränderungen an der Wirbelsäule untersucht. Die Einwirkungen auf die Wirbelsäule in der Richtung vom Becken zum Kopf bestehen einmal durch den seltenen Rettungsausschuß mit dem Schleudersitz, wobei eine Beschleunigung von 16 g für die Dauer von 1/10 Sekunden entsteht. Während des normalen Flugbetriebes wirken durchschnittlich 5 g, im Höchstfalle kurzdauernd 7 g als sogenannte +Gz-Beschleunigung ein. Die Hauptlast der Beschleunigung trifft die Halswirbelsäule, wobei der 4 kg schwere Helm mit Maske, Sauerstoff- und Elektroanschlüssen eine zusätzliche ungünstige Beugung mit Hebelwirkung auf die Bewegungssegmente der Halswirbelsäule hervorruft. (Der Helmrand kann wie die Schlinge des Henkers wirken und zu Frakturen oder Luxation am Kopf-Hals-Übergang führen: *Colangelo* 1975). Die anderen Wirbelsäuleabschnitte werden durch die Beschleunigung ebenfalls belastet, aber das Sitz- und Gurtsystem mildert den Druck.

Bei Vergleichen mit anderen Statistiken (z. B. *Cocchi, Epp, Junghanns, Mauerer*) fanden *Baumann* u. *Beck* 1975 bei Piloten mit weniger als 3500 Flugstunden keinen Einfluß auf den Wirbelsäulenverschleiß. Erst nach 4000 bis 4500 Flugstunden zeigten die Piloten, die allerdings alle im fünften Lebensjahrzehnt stehen, eine deutlich vermehrte Häufigkeit von Wirbelsäuleveränderungen. Die Befunde an der Halswirbelsäule weichen von den sonst bekannten Durchschnittsbefunden dadurch ab, daß sie vorwiegend an der oberen Halswirbelsäule (C 2 bis C 4) vorkommen, wie das bereits von *Delahaye* 1968 gefunden worden war. Statistiken über Halswirbelsäuleveränderungen in der allgemeinen Bevölkerung betonen die Bevorzugung der Segmente C 5/C 6 und C 6/C 7. Bemerkenswert ist noch die Feststellung der Autoren, daß bei allen Untersuchten mit Wirbelsäuleverschleiß die Halswirbelsäule in 83,6% beteiligt war, daß aber Brustwirbelsäule und Lendenwirbelsäule zusammen nur in 24,7% Abnutzungserscheinungen zeigten. Die Verfasser geben noch weitere, ins Einzelne gehende Vergleiche, die jedoch wegen der geringen Zahlen statistisch nicht beweisend verwertbar sind. 34 Piloten der Untersuchungsgruppe mußten in Notsituationen den Schleudersitz bedienen. Eine vermehrte Häufigkeit von Wirbelsäuleschäden war bei ihnen nicht zu erkennen. Sie wurden wieder voll flugdienstfähig.

Die Ergebnisse der sorgfältigen Untersuchungen von *Baumann* u. *Beck* sollten Anlaß sein, die Verhältnisse an einer großen Zahl von Piloten zu prüfen, wobei einerseits Röntgenuntersuchungen bereits bei der Einstellung und andererseits mehrfache spätere Nachprüfungen – auch über die Wehrdienstzeit hinaus – erforderlich sind, um einen genauen Überblick über die Schädigungsmöglichkeiten an der Wirbelsäule zu erhalten und auftauchende Zusammenhangsfragen richtig beantworten zu können.

Nur Langzeitbeobachtungen mit wiederholten Röntgenaufnahmen dienen der Klärung auftretender Beschwerden (Brückensymptome?) und können die Antwort auf die noch immer ungelöste Frage fördern, ob Spätveränderungen den Einwirkungen einmaliger oder vielfach wiederholter Schleudersitzabschüsse zur Last zu legen sind. Für Angehörige der Luftwaffe ist auf diese Weise die Klärung von Versorgungsansprüchen möglich. Für Zivilpiloten (zum Beispiel Testpiloten mit häufigem Schleudersitzausstieg) kann entschieden werden, ob eine chronische Bandscheibestörung ausgelöst wurde, die nach § 551,2 wie eine Berufskrankheit zu entschädigen ist.

Für die Beschleunigungsbelastungen in der Luft- und Raumfahrt bedeutungsvolle – wenn auch seltene – Anomalien am Hals-Kopf-Übergang der Wirbelsäule sind Formverschiedenheiten des Ponticulus posterior atlantis und des Foramen arcuale, die durch eine von den Massae laterales ausgehende Knochenspange entstehen. Die Arteria vertebralis kann dadurch eingeengt sein, so daß bei plötzlichen Bewegungen der Blutstrom weitgehend oder völlig abgeklemmt wird. Dadurch besteht die Möglichkeit zur Bewußtseinstrübung, zu kochleovestibularen Störungen und Hörverlust. *Ercegovac* u. *Davidovic* (1970) halten Träger dieser Anomalien für ungeeignet zu einigen Berufen, darunter Piloten, Fallschirmspringer, Taucher u. a.

Weitere Literatur zu den Problemen der Wirkung von Schleudersitzausschüssen und Beschleunigungen auf die Wirbelsäule: *Böger* u. *Kirchhoff* 1965, *Evans* 1970, *Henzel* 1966, *Henzel* et al. 1968, *Hirsch* u. *Nachemson* 1961, *Kazarian* 1978, *King* u. *Vulcan* et al. 1970, *Vykukal* 1968.

Experimentelle Überprüfungen der Einwirkungen von hohen Beschleunigungen auf die Wirbelsäule wurden vielfach durchgeführt: siehe Kapitel I 6. 4.

Um die möglichen Schäden herabzumindern, die Schleudersitzabschüsse oder die Belastung durch den Katapultstart mit sich bringen können, sind verschiedene Sitzkonstruktionen empfohlen worden: *Beck* 1975 (*Bild* II 15/2), *Hawkins* 1974, *Rosemeyer* 1976.

Über die Wirkung der Beschleunigung lagen bei der deutschen Luftwaffe bereits Erfahrungen aus dem 2. Weltkrieg vor, die aus den Archiven später zusammengestellt wurden: *Ruff* 1950.

In der Raumfahrt sind die Wirkungen der *Beschleunigung* auf den menschlichen Körper eng mit den Einflüssen der *Schwerelosigkeit* verknüpft. Beide bedingen Veränderungen im Stütz- und Bewegsystem, die im wesentlichen die Muskelfunktionen und den Aufbau des Knochengewebes betreffen. Innere Struktur, Biochemie und Leistungsfähigkeit der Zwischenwirbelscheibe werden ebenfalls in Mitleidenschaft gezogen. Da die biomechanischen, die biochemischen und pathophysiologischen Probleme dieser Veränderungen im Rahmen der Raumfahrtmedizin untersucht und zum Teil geklärt wurden, finden sich die für die Wirbelsäule wichtigen Ergebnisse der Tierversuche und der Forschungen an Menschen bei *Junghanns*: Die Wirbelsäule im täglichen Leben, in der Freizeit, im Sport und im Wehrdienst, Hippokrates Stuttgart 1980. Einige Autoren sollen bereits hier genannt werden: *Burton* u. *Smith* 1968, *Colehour* u. *Graybiel* 1966, *Crooks* 1970, *Hirsch* u. *Nachemson* 1963, *King* u. *Vulcan* 1971, *Lipman* et al. 1970, *Lissner* u. *Evans* 1963, *Polis* 1961, *Rotondo* 1974, *Ruff* 1940, *Vulcan* et al. 1970.

15.4.0 Einflüsse der Raumfahrt

15.4.1 Einleitung

In der Raumfahrtmedizin, die ein Teilgebiet der Flugmedizin ist, sind die klinischen Beobachtungen und die experimentellen Untersuchungen bezüglich der Veränderungen und der funktionellen Störungen an der Wirbelsäule sowie am gesamten Stütz- und Bewegsystem noch verhältnismäßig neuen Datums. Trotzdem enthält die Literatur zahlreiche Mitteilungen über berufsbedingte Schädigungen bei Astronauten sowie über Versuchsergebnisse bei langdauernder künstlich erzeugter Schwerelosigkeit, die in den Versuchsanordnungen oft mit Geschwindigkeitseinflüssen verbunden wurde. Darüber gibt es in der Fachliteratur eine bereits kaum mehr überschaubare Fülle von Veröffentlichungen (auch über grundlegende Tierversuche), deren Inhalt hier nicht im einzelnen erörtert werden kann. Es ist nur eine zusammengefaßte Darstellung der wichtigsten Ergebnisse möglich.

15.4.2 Knochengewebe und Muskulatur

Die Raumfahrt beansprucht viele Stoffwechselvorgänge der Astronauten durch die stoßartige Anfangsgeschwindigkeit (Akzeleration), die Dauergeschwindigkeit und die Schwerelosigkeit. Außerdem erzeugen Bewegungen und Arbeitsleistungen in der Kapsel und außerhalb des Raumschiffes (im freien Flug oder auf einem anderen Himmelskörper) ebenso wie Geschwindigkeitsherabsetzung (Dezeleration) bei der Bremsung und das Aussteigen in den normalen Druck der Erdatmosphäre zusätzliche Veränderungen im metabolischen Geschehen. Der Körper ist zwar zu guter Anpassung fähig, jedoch entsteht in der Anpassungsphase Substanzverlust an Knochen und Muskeln: *Tabelle* II 15/1. Das bleibt nicht ohne Wirkung auf Widerstandsfähigkeit und Funktion der Wirbelsäule. Solche und weitere Körperschäden haben in Abhängigkeit von der Expositionsdauer sehr unterschiedliche Folgen. Darüber hat die Raumfahrtmedizin viele Untersuchungsergebnisse vorgelegt. Zusammenfassende Berichte stammen 1967 bis 1971 von *C. A. Berry* (NASA Director of Life Sciences, National Aeronautics and Space Administration, Washington D. C.). *Duddy* legt 1969 eine Literaturzusammenfassung über 283 ausgewählte Veröffentlichungen vor. Zu nennen sind weiterhin Übersichtsarbeiten aus früheren Jahren von *Armstrong* 1939, 1961, *Hewes* 1969, *Morant* 1964, *Smith* u. *Kelly* 1965.

Eine besondere Bedeutung hat der während

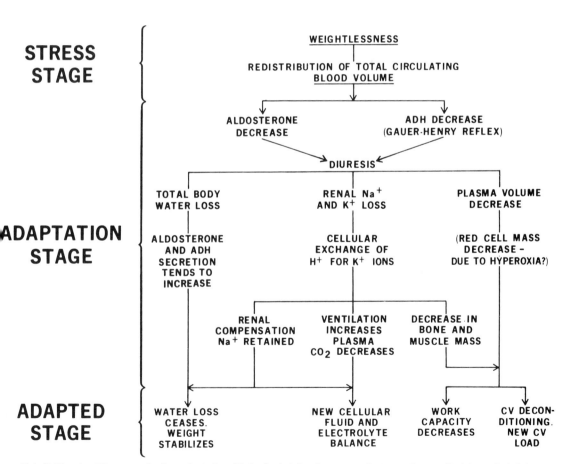

Tabelle II 15/1: Diagramm des hypothetischen Verlaufes bei der Anpassung des Menschen an die Schwerelosigkeit (nach *Leach* et al. 1970).

eines Weltraumfluges erheblich gestörte Wasserhaushalt für Herz-Kreislauf-System, Blutvolumen, Blutdruck, Nierenfunktion und andere wichtige physiologische Regelungen (zum Beispiel zwischen den Barorezeptoren und den hypothalamisch gesteuerten Hormonen: *Shore* 1969, *Ueda* et al. 1967. Mit diesen Störungen ist auch der Stoffwechsel von Knochen und Muskeln eng gekoppelt. Zusammenfassende Arbeiten über die Veränderungen im Wasserhaushalt: *Gauer* et al. 1970, *Krzywicki* et al. 1971, *Thornton* et al. 1975.

Das Interesse, das die Flugmedizin im Bereiche der Weltraumforschung den Stoffwechselvorgängen entgegenbrachte, förderte viele wichtige Erkenntnisse zutage, darunter auch die Bestätigung und Vervollständigung bekannter wie Erforschung neuer Tatsachen im Bereiche des Knochen- und des Muskelstoffwechsels. In diesen Untersuchungen stand die Wirbelsäule nur selten im Blickpunkt des Forscherinteresses. Trotzdem kann aus den Ergebnissen manche Schlußfolgerung über die Einflüsse der Stoffwechselstörungen auf die Wirbelsäule – ihre knöchernen Bauteile und die funktionell zugehörige Muskulatur – gezogen werden.

Die erwähnten Einflüsse des Weltraumfluges auf Astronauten betreffen sehr wesentlich den Kalzium-Stoffwechsel, außerdem noch den Kalium- und den Eisenstoffwechsel sowie weitere hier weniger interessierende Veränderungen im Körperhaushalt. Unter den Umständen der bisher durchgeführten Weltraumfahrten verlor ein Astronaut trotz der mit Ca angereicherten Kost am Tage durchschnittlich 635 mg Ca, 296 mg Ka und 6,4 mg Fe: *Brodzinski* et al. 1971, *Lutwak* et al. 1969. Da eine Ca-Ausscheidung stets aus dem größten Kalkdepot des Körpers, also aus dem Knochengewebe stammt, sind die Folgen aus Röntgenbildern abzulesen: Osteoporose, **II 2. 5.7**. Erwartungsgemäß haben Röntgenuntersuchungen von Astronauten der Gemini V- und VII-Weltraumfahrten mit Messungen der Knochendichte an Fersenbein, Sprungbein und Mittelfußknochen eine Abnahme der Schattenzeichnung zwischen 2,46 und 23,20% ergeben: *Mack* et al. 1961, *Vogel* u. *Whittle* 1975, *Vose* 1974. Solche Messungen, aber auch viele frühere Untersuchungen und Erfahrungen lehrten, daß jeder Abbau von Kalk (z. B. durch Bettruhe, **II 10. 1**) in der Wirbelsäule besonders früh und stark einsetzt. Deshalb ist ein Analogieschluß von den Untersuchungsergebnissen am Fuß (an dem rasche Entkalkung eintritt) auf die Verhältnisse an der Wirbelsäule von Astronauten gerechtfertigt. Ähnliche metabolische und röntgenologisch sichtbare Knochenveränderungen wurden vom sowjetischen Raumfahrtdienst bei den Hunden während der Sowjet-Kosmos-Raumfahrt beobachtet: *David* 1963, *Parin* et al. 1966.

Der Abbau von Knochenkalk ist jedoch nicht der einzige Schaden, den die von der Schwerelosigkeit und von der Beschleunigung hervorgerufenen Stoffwechseländerungen erzeugen. Da der Aufenthalt in der Kabine des Weltraumfahrzeuges zur körperlichen Untätigkeit oder wenigstens zu einer sehr verminderten Tätigkeit und Belastung zwingt, erfolgt ein Um- und Abbau der Knochenstruktur auch noch in Form einer Inaktivitätsosteoporose: **II 2. 5.7, II 5. 2**. Das bedeutet für die Wirbelsäule eine Verminderung von Zahl und Dicke der Knochenbälkchen im Wirbelkörperinneren und gleichzeitig Verringerung der umgebenden Kortikalis sowie Verdünnung der knöchernen Grund- und Deckplatten. Jeder Knochen erhält oder behält so viel tragende und umschließende Knochensubstanz wie für seine Funktion erforderlich ist: **I 4**. Gerade für die Wirbelsäule, die im normalen Leben als tragende Achsensäule des Stütz- und Bewegsystems unter dauernder statischer und dynamischer Belastung steht, bedeutet Schwerelosigkeit eine erhebliche Minderbelastung. Sie wird noch durch Schwächung der Muskeltätigkeit unterstützt, wofür wiederum Änderungen des Stoffwechsels verantwortlich sind.

Nachdem bereits vor Jahrzehnten (zum Beispiel von *Deitrick* et al. 1948) nach langer Bettruhe eine vermehrte Nitrogenausscheidung im Urin zusammen mit Muskelatrophie zwischen 2 und 12,5% gefunden worden war, erfolgten bei allen amerikanischen Astronauten und den russischen Kosmonauten Untersuchungen über Veränderungen der Muskulatur und des neuromuskulären Systems: *Berry* 1971, *Cherepakhin* u. *Pervushin* 1970, *Verobỳev, Y.J.* et al. 1970 u. v. a. Die Schwächung der Muskulatur kann infolge längerer Weltraumfahrt so erheblich sein, daß zum Beispiel nach dem achtzehntägigen Flug von Soyus-9 die Kosmonauten Schwierigkeiten im Gebrauch ihrer Gliedmaßen hatten.

Wenn auch gewisse Veränderungen des Stoffwechsels während der Weltraumfahrt für die Verminderung der Knochensubstanz und für die Muskelatrophie verantwortlich sind, halten viele Forscher aufgrund neuerer Erkenntnisse doch die Schwerelosigkeit für die hervorragende Ursache.

Kazarian und *von Gierke* (1971) weisen darauf hin, daß der festgestellte Knochenabbau, die veränderte Knochenstruktur und die herabgesetzte Toleranzgrenze gegen Verletzungen der Wirbelsäule bei Versuchstieren weniger als Störungen des Metabolismus, sondern mehr als physiologische Anpassungsvorgänge im Knochengerüst, die durch die ungewohnten Umwelteinflüsse ausgelöst werden, zu verstehen sind. Nach Ansicht von *Cherepakhin* u. *Pervushin* (1970) wird die Stärke der Muskelatrophie allein durch die Dauer der Schwerelosigkeit bestimmt.

Welche der Einwirkungen (Entgleisung im Stoffwechsel oder Schwerelosigkeit) im Vordergrund der schädigenden Ursachen stehen mag, für die Astronauten kommt es durch langdauernde berufliche Beanspruchung unter erschwerten Umweltbedingungen zu Folgen am Knochengerüst und an der Muskulatur. Dies sind also Berufskrankheiten, die sich an der Wirbelsäule infolge der engen statischen und dynamischen Verflechtung von Knochen und Muskel besonders ungünstig auswirken: II 18. 7. Solange es sich um eine kurze »Arbeitszeit unter Weltraumbedingungen« handelt, sind die Störungen zum Teil durch Diät, Arzneimittel und körperliche Übungen (vor und während der Raumfahrt) in Grenzen zu halten und können nach Beendigung des schwerelosen Zustandes rasch geheilt werden. Bei Weltraumfahrten von 1 bis 1 ½ Jahren Dauer, die nicht außerhalb der technischen Möglichkeiten zu liegen scheinen, wird der Kalziumverlust eines Astronauten bis zu 30% seines gesamten Ca-Haushaltes betragen. Außerdem nimmt die Muskelatrophie erheblich zu. Dadurch stehen vor der Raumfahrtmedizin schwierig zu lösende Probleme.

Die großen Anstrengungen, die vor allem in den USA und in der Sowjetunion zur Erforschung und »Eroberung« des Weltraumes gemacht wurden, erbrachten in einem neuen medizinischen Arbeits- und Forschungsgebiet – der Raumfahrtmedizin – fruchtbare Ergebnisse, die auf andere medizinische Fachgebiete ausstrahlen. Außer den bereits im Text erwähnten Autoren sollen aus der großen Anzahl noch einige weitere Namen genannt werden: *Alexander* et al. 1970, *Burton* et al. 1967, *Cameron* et al. 1969, *Chemin* 1970, *Clark* et al. 1969, *Clegg* 1971, *Donaldson* et al. 1970, *Douglas* 1970, *Duomarco* u. *Rimini* 1970, *Ferris* u. *Engel* 1951, *Kazarian* u. *Gierke* 1970, *Kazarian* et al. 1971, *Lee* u. *Young* 1971, *Mack* et al. 1967, *Marimuthu* et al. 1970, *Masters* 1970, *Moroney* 1971, *Newberry* et al. 1970, *Nicholson* et al. 1970, *Philip* u. *Gowdy* 1962, *Speakman* et al. 1971, *Vogt* et al. 1968, *Wünsche* u. *Scheele* 1974.

15.4.3 Zwischenwirbelscheiben (Längenzunahme der Wirbelsäule von Astronauten)

Über die Einflüsse der Schwerelosigkeit und der Beschleunigung auf die Zwischenwirbelscheiben gibt es keine ausführlichen Darstellungen. Da die Schwerelosigkeit eine wesentliche Wirkung auf den Wasserhaushalt hat (*Gauer* et al. 1970) und noch weitere Stoffwechselstörungen verursacht (II 15. 4.2), besteht wegen des sowieso schwierigen Stoffaustausches der Bandscheiben (Diffusionsernährung, I 8. 3.2) die Annahme zu Recht, daß ihr biochemisches Gleichgewicht durch die Belastungen der Raumfahrt gestört wird.

Schwerelosigkeit erzeugt eine Verschiebung in der Verteilung der Körperflüssigkeit: *Thornton* et al. 1975, *Bild II 15/3*. Sie vermindert sich in der unteren Körperhälfte und sehr auffällig in den Beinen: Die Astronauten sprechen von »Vogelbeinen«. Im Körperstamm, in der Hals-Nacken-Gegend bis in den Kopf hinein entstehen Gefäßstauungen sowie Ödeme der Weichteile. Sie sind äußerlich sichtbar und kommen in den anthropome-

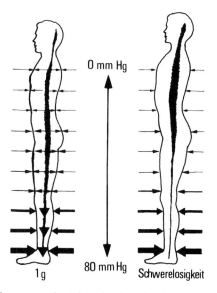

Bild II 15/3: Flüssigkeitsdruck und Volumenverschiebung während des Zustandes der Schwerelosigkeit.

trischen Ergebnissen zum Ausdruck, wie *Thornton* und seine Mitarbeiter bei Astronauten ermittelten. Nach allen bekannt gewordenen Umständen tritt die Ansammlung von Flüssigkeit zwangsläufig in den Zwischenwirbelscheiben ebenfalls ein. Auch andere Autoren, die in den USA Gelegenheit zu Wirbelsäulemessungen bei Astronauten hatten (*Burchard* 1975), nehmen an, daß die meßbare Verlängerung der Wirbelsäule von Raumfahrern zu einem großen Teil auf der Expansion, also der Höhenvermehrung, der Bandscheiben beruht. Die Zunahme der Bandscheibenhöhe läßt sich nur durch Flüssigkeitsvermehrung erklären. Dabei spielt die durch Schwerelosigkeit bedingte Muskelschwäche und -atrophie (II 15. 4.2) eine zusätzliche Rolle. Die verringerte Muskeltätigkeit führt zum Nachlassen der dynamischen Belastung und im Zusammenwirken mit der aufgehobenen statischen Belastung während der Dauer der Raumfahrt zum Erliegen des Pumpmechanismus, der für den geordneten Zu- und Abstrom der Bandscheibeflüssigkeit dringend erforderlich ist: I 8. 4.3. Von mancher Seite (v. *Gierke* 1975, *Sturges* u. *Kazarian* 1975) wird allerdings die Aufhebung der Lenden- und Halskrümmung für die Längenzunahme der Wirbelsäule in Bettruhe und Schwerelosigkeit als hauptsächliche Ursache angesehen. Zu dieser Ansicht sind Zweifel anzumelden, denn die flüssigkeitsbedingte Höhenzunahme von Zwischenwirbelscheiben ist ein wesentlicher Faktor für die Streckung von Wirbelsäulekrümmungen (bis zur kerzengeraden Wirbelsäule: ramrod spine), besonders dann, wenn Belastung und Muskelkräfte keine ausreichende Gegenwirkung entfalten.

Die Messungen über die Größenzunahme der amerikanischen Astronauten (*Burchard* 1975, *v. Gierke* 1975 u. a.) bieten noch einige bemerkenswerte Besonderheiten. Die Größenzunahme (zum Teil bis 5 cm) entstand rasch und verblieb dann etwa auf der gleichen Höhe. Genaue Meßtabellen und Kurven liegen vor: *Tabelle* II 15/2, zusammengestellt aus einer persönlichen Mitteilung von *Burchard*, *Bilder* II 15/4 u. II 15/5 nach Kurven von *Thornton* et al. Mit Beendigung der Raumfahrt ging die Verlängerung der Wirbelsäule rasch zurück, vorübergehend sogar unter den Ausgangswert. Das hängt wahrscheinlich mit der medikamentös unterstützten Ausschwemmung der Flüssigkeit zusammen und zum Teil mit dem Fehlen der Aufrichtungskraft der noch geschwächten Wirbelsäulemuskulatur. Die normale Größe wurde erst 5 bis 17 Tage nach der Landung erreicht: *Bilder* II 15/4 u. II 15/5. Beachtlich ist das unterschiedliche Verhalten in den Umfängen des Brustkorbes (Einatmung-Ausatmung) sowie des Bauches: *Bild* II 15/4.

Alle Forscher, die sich mit diesem Sonderproblem der Weltraumfahrt beschäftigt haben, weisen auf die Schwierigkeiten einer Erklärung hin. Es liegen nicht genügend umfangreiche Erfahrungen vor, und außerdem fehlt ein auf diese Fragen abgestimmtes Forschungsprogramm. Aus dem Blickpunkt der Wirbelsäuleforschung ist darauf

Messungen während des Skylab-Fluges			Nach dem Flug	
	Vormittag	Nachmittag	Ausgangswert am Bergungstag	
Commander	69 3/4	69 7/8		
	70	69 7/8		69 5/8 liegend
	70	69 5/8	68.11	68 3/4 aufgerichtet
	70 1/4			
Scientist-Pilot	70	70		
	70 1/4	70 3/8		70 3/8 liegend
	70	70 1/8	68.22	69 1/2 aufgerichtet
	70 3/4			
Pilot	70 3/8	70 1/2		
	70 1/4	70 1/4		69 7/8 liegend
	70	69 5/8	68.18	68 7/8 aufgerichtet
	70 5/8			

Zahlen in inches

Tabelle II 15/2: Vergleichsmessungen über die Größenzunahme amerikanischer Astronauten während des Fluges von Skylab 4 (nach Angaben von *Burchard*).

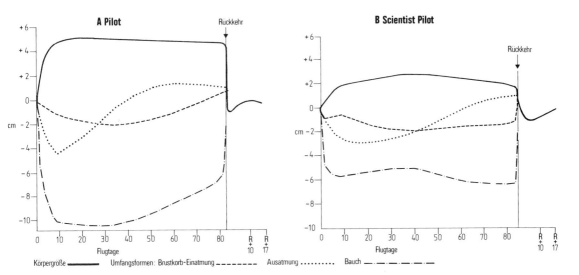

Bild II 15/4: Veränderungen von Körpergröße und Umfangsmaßen bei Astronauten von Skylab 4 während und nach der Flugzeit von 80 Tagen. Nach *Thornton* et al.

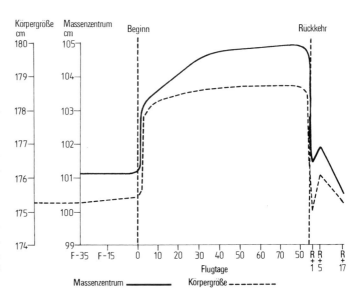

Bild II 15/5: Kurven über die Größenzunahme (Heighth) und die Verlagerung des Massenzentrums (Center of gravity/Center of mass) eines Astronauten während und nach dem Flug von Skylab 4.
Die Größenzunahme fällt am Landungstag unter den Ausgangswert, erhöht sich erneut bis zum 5. Tage danach (R + 5), um am 17. Tage (R + 17) den Ausgangswert wieder zu erreichen. Kurven nach *Thornton* et al.

hinzuweisen, daß die langdauernde Vermehrung und Aufstauung einer durch die Behinderung der Diffusion nicht ausreichend oft erneuerten Flüssigkeit wahrscheinlich das biochemische Gesamtbild der Bandscheibe weitgehend verändert. Welche Stoffe vermehren sich, werden zerstört oder fehlen, und welche Schädigungen können dadurch im Fasergewebe des Lamellenringes, im Gallertkern oder in den Knorpelplatten entstehen? Werden auf diese Weise Strukturumwandlungen eingeleitet, die als Initialschäden für Spätveränderungen wirken? Die sorgfältige Weiterbeobachtung der Astronauten durch körperliche und röntgenologische Untersuchungen und Tierversuche ist erforderlich, um spätere Schäden der Zwischenwirbelscheiben (Chondrosis, Osteochondrosis, II 2. 5.3) auf ihre Berufsbedingtheit zu prüfen. Daß einige der Astronauten bereits während ihres Aufenthaltes im Raumschiff über Wirbelsäulebeschwerden klagten, ist mehrfach in den Berichten über ihren Gesundheitszustand erwähnt. Mit großer Wahrscheinlichkeit stand der heftige und hartnäckige Lumbalgieanfall eines Raumfahrers (mit früherer geringfügiger Wirbelsäulenanamnese) nach Ankunft auf dem Bergeschiff im Zusammenhang mit dem Druckwechsel in einer vorveränderten Bandscheibe: persönliche Mitteilung von *E.C. Burchard*, Houston/Texas.

Die innere Spannung der flüssigkeitsgefüllten Zwischenwirbelscheibe lastet mit ihrem »Überdruck« auf den angrenzenden und infolge der Schwerelosigkeit des Weltraumaufenthaltes kalkverarmten Wirbelkörpern, die mit ihrem verminderten Spongiosagerüst – wie alle Arten von Osteoporose – der Gefahr von Wirbelkörpersinterungen oder von Fischwirbelbildungen unterliegen: **II 2. 5.7**. Über solche Veränderungen der Wirbelkörper von Astronauten wurde bisher nicht berichtet. Trotzdem ist eine Beachtung dieser Möglichkeit vor allem im Hinblick auf vorgesehene längere Aufenthaltszeiten im Weltraum erforderlich. Auch sollte bei den weiteren Nachuntersuchungen der bisherigen Weltraumfahrer auf Eindellungen von Wirbelkörperabschlußplatten und auf Wirbelkörpersinterungen geachtet werden, um zu klären, ob sich verspätet noch solche Veränderungen einstellen: **II 15. 4.4**.

15.4.4 Einflüsse auf die Funktion der Wirbelsäule

Während eines langen Aufenthaltes im Weltraum ist eine Funktionsbeeinflussung des zentralen Achsenorganes durch die Osteoporose und durch die Flüssigkeitszunahme der Zwischenwirbelscheiben zu befürchten. Der vorauszusehende hohe Verlust von Calcium, der aus dem Knochendepot mobilisiert wird (bis zu 30%, **II 15. 4.3**), verursacht wahrscheinlich die von der Altersosteoporose bekannten Wirbelkörperveränderungen (**II 2. 5.7**) und voraussichtlich auch funktionsbehindernde Schmerzen. Ob der im Verlaufe einer langen Raumfahrt stark veränderte allgemeine Stoffwechsel (**II 15. 4.2**) durch Arzneimittel auf lange Dauer so im Gleichgewicht zu halten ist, daß der Kalkabbau in der Wirbelsäule verhindert werden kann, ist noch nicht ausreichend erforscht. Hinzu kommt die unnatürliche Flüssigkeitsauffüllung der Zwischenwirbelscheibe (**II 15. 4.3**) mit ihrem Druck gegen die knöchernen Wirbelkörperabschlußplatten. Die Bildung von Platt- oder Fischwirbeln ist demnach zu befürchten: *Bilder* **II 2/33** und **II 2/34**. Die damit verbundene Schmerzhaftigkeit und die entstehenden Wirbelsäulekrümmungen verursachen entsprechende Funktionseinbußen. Falls die geschilderten Veränderungen eintreten, bedingen sie eine dauernde Verminderung der Belastbarkeit und der Beweglichkeit der Wirbelsäule, denn derartige Formveränderungen sind auch nach der Rückkehr in die üblichen Luftdruckverhältnisse nicht mehr heilbar.

Ursachen für Funktionsstörungen der Wirbelsäule, die auf Raumfahrteinflüsse zurückzuführen sind, können sich unter Umständen erst nach längerer Ruhezeit als Spätschäden bemerkbar machen. Ähnliche Erwägungen wie für die Folgeerscheinungen der Druckfallkrankheit sind angebracht: **II 15. 3.2**. Über die Mitwirkung der Zwischenwirbelscheiben an diesem Fragenkomplex siehe **II 15. 4.3**.

15. 5 Schädigungen durch ionisierende Strahlen

D-BeKV:2402 / DDR-BK:27 / EG-BK:E1/ A-BK:16 / B-BK:1.601 / I-BK:40 /

In unserer heutigen Arbeitswelt werden bestimmte Gewebsschäden – auch an der Wirbelsäule – durch ionisierende Strahlen hervorgerufen. Sie treten deshalb in besondere Beziehungen zur Wirbelsäule, weil Knochen 30 bis 40% mehr Strahlen in sich aufnimmt als jedes andere menschliche Körpergewebe. Liegt eine akut tödliche Strahlendosis vor (z. B. durch Kernwaffen oder Reaktor-Unfall), wird zwar neben vielen lebenswichtigen Organen auch das Knochenmark ergriffen, der Knochen selbst kann jedoch in der kurzen Überlebenszeit nicht mit Veränderungen reagieren: *Warren* 1971. Wenn ein kurzzeitiger Strahleneinfluß nicht zum Tode führt, sondern wenn von inkorporierten Radionukliden (die nach den vorherigen Ausführungen vorwiegend im Knochen gespeichert werden, aber auch in anderen Geweben vorkommen) über lange Zeit schädigende Sekundärstrahlen ausgehen, dann entstehen verschiedene chronische Krankheitsbilder. Ihr Verlauf wird wesentlich davon bestimmt, ob weiterhin ionisierende Strahlen von außen einwirken oder laufend radioaktive Stoffe aufgenommen werden. Am Knochen, der im Merkblatt zu Ziffer 2402 der D-BeKV als »kritisches Organ« bezeichnet wird, führen solche dauernd schädigenden Einflüsse zur Radio-Osteonekrose, die bei begleitender Infektion in eine Radio-Osteomyelitis übergeht. Oft kommt es dabei zu bizarren Knochenwucherungen.

Weitere Literatur: *Carr* et al. 1970, *Hamilton* 1971, *Lundin* et al. 1969, *Mole* 1971, *Pappas* 1969, *Schröter* 1961, *Sokolov* et al. 1970.

Die schwersten Störungen im Knochengewebe entstehen bei berufsbedingter Dauerzuführung von radioaktiven Stoffen (Uran, Thorium und ihre Abkömmlinge), die durch Einatmen zunächst in die Lungen aufgenommen werden oder mit dem Mundspeichel in den Darm gelangen. Außer mit dem Staub der Atemluft nehmen Arbeiter bei der Auftragung von Leuchtfarben auf Uhrenzifferblätter durch die Angewohnheit, Pinsel mit den Lippen anzuspitzen, derartige schädigende Stoffe auf. Ihre Speicherung ergibt nach *Spittel* (1974) eine jährliche innere Strahlenbelastung der Lungen von 15 Rem, der Knochen von 14 Rem und der Leber von 4–8 Rem. Bei Beschäftigten, die mit radioaktiven Substanzen arbeiteten, beschrieb *Martland* 1931 die Häufigkeit an Knochensarkomen mit 27%, während sie in der Durchschnittsbevölkerung nur 0,07% betrug.

Wenn sich in Betrieben Emanationen von radioaktiven Substanzen bilden, besteht durch die inkorporierten Radionuklide neben der Lungenschädigung gleichzeitig die Gefahr strahlenbedingter Leukämien und ähnlicher Schädigungen des Blutbildes. Sie können in die Gruppe derjenigen Blutkrankheiten eingereiht werden, die zu Osteosklerose führen und unter der Bezeichnung Osteomyelosklerosen zusammengefaßt sind: *Grieshammer* 1937. Sie ähneln der von der Fluorvergiftung bekannten Marmorknochenkrankheit: II 16. 3. Den Osteomyelosklerosen ist eine Vermehrung des Knochenbälkchenwerkes bei unveränderten äußeren Knochenumrissen gemeinsam. Die Wirbelsäule wird frühzeitig betroffen: Literatur bei *Schmorl* u. *Junghanns* 1968. In manchen Fällen ist neben den Änderungen des Blutbildes die Osteosklerose der Wirbelsäule ein sicheres Erkennungszeichen für die Schädigung durch radioaktive Stoffe.

Die strahlenbedingten Leukämien in Form der chronischen myeloischen oder akuten Leukose sind nach der zusammenfassenden Darstellung von *Schüttmann* (1974) trotz aller Schutzvorschriften bis in unsere Zeit hinein noch immer eine verhältnismäßig häufige Berufskrankheit der Radiologen, die eine dreifache Übersterblichkeit an Leukämie, bezogen auf die Vergleichsbevölkerung, haben. Das ergab eine Statistik (*Lewis* 1963) über Radiologen, die zwischen 1938 und 1961 im Alter zwischen 35 und 74 Jahren verstarben.

Daß auch diagnostische und therapeutische Maßnahmen Leukämien erzeugen können, soll nur angedeutet werden. Die Leukämiehäufigkeit von strahlenbehandelten Kranken mit Spondylitis ankylopoetica ist zehnmal häufiger als im Durchschnitt der Bevölkerung. (Über den Zusammenhang zwischen Karzinomen und Bestrahlung von *Bechterew*-Kranken berichten *Court-Brown* u. *Doll* 1965.) Röntgenbestrahlungen von Kindern wegen Thymushyperplasie bringen eine statistisch erwiesene erhöhte Leukämierate. Sie ist auch erhöht bei Kindern, die als Embryonen im Mutterleib in den Bereich einer Strahlenbehandlung gerieten. Thoriumhaltige Kontrastmittel (z. B. Thorotrast zur Gefäßdarstellung) erhöhen durch die inkorporierten Radionuklide die Leukämiehäufigkeit. In welch großem Ausmaß ionisierende Strahlen auch noch nach längerer Latenzzeit Leukämien hervorrufen, beweisen die Langzeituntersuchungen der Atombombengeschädigten in Hiroshima und Nagasaki, die von der Atomic Bomb Casualty Commission (ABCC) veröffentlicht worden sind. Dazu gibt es viel weitere Literatur, unter anderem Arbeiten von *Anderson* 1971, *Duncan* u. *Howell* 1970, *Liebow* et al. 1949, *Miller* 1969, *Oughtersen* u. *Warren* 1956, *Warren* 1948.

Außer den bereits erwähnten Knochensarkomen und den bösartigen Leukämien entstehen noch Hautkrebse und maligne Lungentumore (zum Beispiel die Schneeberger Lungenkrankheit durch Radiumemanation) häufig infolge beruflicher Strahlenexposition: II 16. 8.2.

Die chronische Schädigung durch Straleneinwirkung auf ungeschützte Haut führt über oberflächliche Hautreizung und Geschwürsbildung zu therapieresistenten Karzinomen, deren Metastasen sich jedoch nur selten in der Wirbelsäule ansiedeln: II 16. 8.4. *Rahm* (1972) fand 17 Hautkarzinome unter 51 Fällen chronischer Strahlenschäden der Haut, die als Berufskrankheiten anerkannt waren.

Der Vollständigkeit halber sind ernste Schädigungen der Wirbelsäule durch ionisierende Strahlen zu erwähnen, die nicht im beruflichen Bereiche einwirken. Da sie aber häufig schwerwiegende Schäden an der Wirbelsäule hinterlassen, müssen ihre Folgen bekannt sein und bei Untersuchungen für das Jugendarbeitsschutzgesetz sowie bei Einstellungsuntersuchungen für Berufe mit körperlicher Belastung beachtet werden. Meist handelt es sich um Wachstumsstörungen, die vorkommen können, wenn infolge notwendiger Röntgenbehandlung eine kindliche oder jugendliche Wirbelsäule zwangsläufig im Bereich der Strahlung liegt, zum Beispiel bei Hämangiom, *Wilms*-Tumor, eosinophilem Granulom, retroperitonealer oder intraabdominaler Geschwulst u. ä.: *Kolář* et al. 1965, *Leatherman* 1970, *Stašek* et al. 1965. Je nach der Strahlendosis, dem Alter des Kindes und dem bestrahlten Wirbelsäuleabschnitt entstehen verschiedene Wachstumsstörungen. Häufig sind einseitige Wachstumshemmungen einiger Wirbelkörper mit Ausbildung von Skoliosen. Es kommt auch zur Hypoplasie der Wirbelkörper. Weiterhin ist das Zurückbleiben der Randleistenausbildung zu beobachten. Das führte in mehreren langzeitig beobachteten Fällen zum Bilde einer Adoleszentenkyphose mit unregelmäßigen Grund- und Deckplatten sowie Keilform der Wirbelkörper im früheren Strahlungsbereich. Wenn bei Bestrahlung einer werdenden Mutter der Embryo von den ionisierenden Strahlen miterfaßt wird, entstehen Schäden, die unter anderem die in Entwicklung begriffene Wirbelsäule in schwerster Form (je nach dem augenblicklichen Ausbildungsstand) betreffen können.

Außer den bekannten Hand- und Lehrbüchern beschäftigen sich unter anderem die folgenden Veröffentlichungen mit Strahlenschäden und enthalten weitere Literaturangaben: Atomic Bomb Casualty Commission (ABCC) 1971, *Fischer* 1975, Radiological Health Handbook 1970, *Schüttmann* 1974, *Warren* 1971.

15.6 Erdbeben

Die Abtrennung von Dornfortsatzteilen (**II 11. 4**, **II 18.** 2) gilt nach der Meinung von *Matthes* als typische Verletzung bei schwerem Erdbeben. Plötzlicher ruckartiger Zug in der Muskulatur von Nacken und Schultern kann durch die unerwarteten Erdbebenstöße ausgelöst werden. Also handelt es sich um einen unfallartig und unerwartet entstehenden Knochenbruch, der gegebenenfalls als Arbeitsunfall zu werten ist.

Das Graben nach Verletzten und die Aufräumarbeiten nach einem Erdbeben müssen von Einsatzhelfern wegen der Eilbedürftigkeit oft mit Hacke und Schaufel in langzeitiger körperlicher Schwerarbeit durchgeführt werden. Bei Helfern, in solchen Tätigkeiten ungeübt, können die bekannten Erscheinungen der Schipperkrankheit (**II 11. 4**, **II 18.** 2) auftreten. In einem solchen Falle ist also zu prüfen, wie weit die Bedingungen zur Anerkennung einer Berufskrankheit nach D-BeKV: 2107 vorliegen.

15. 7 Polizei / Feuerwehr / Notdienste

Über Rückenbeschwerden, Nacken-Schulter-Arm-Schmerzen, Lenden-Kreuz-Schmerzen mit Ausstrahlungen, Bandscheibevorfälle und andere mit Störungen der Wirbelsäule zusammenhängende Krankheitszustände bei Angehörigen von Polizei, Feuerwehr und Notdiensten wird von arbeitsmedizinischen Blickpunkten aus mehrfach berichtet: *Schein* 1968, *Werner* et al. 1959 u. a.

Eine kritische Bewertung der geschilderten Schmerzen und der objektiv nachweisbaren Veränderungen ist zur Zeit kaum erfolgversprechend, weil die Angaben in den Veröffentlichungen nicht sehr übersichtlich geordnet sind und weil der Ursachenkomplex »Unfalleinwirkung oder arbeitsbedingter Schaden (Berufskrankheit)« nur ungenau oder überhaupt nicht auseinandergehalten wird. Oft spielt der Rheumabegriff (**II 16.** 9.1) mit unklar ausgeweiteter Definition eine Rolle. In den Veröffentlichungen fehlen eindeutige Differenzierungen der Berufsbelastung. Beispielsweise wird zwischen Fahrern von Personenkraftwagen bzw. schweren Arbeitsfahrzeugen oder Diensten, die Bewegungsmangel mit sich bringen (Büro, Verkehrsposten u. ä.), nicht hinreichend unterschieden. Das Endergebnis der von manchen Bearbeitern wiedergegebenen Überlegungen kreist um die gleichen Punkte, die in den Kapiteln II 9 bis II 14 (mechanische Einwirkungen) und II 16 (nichtmechanische Ursachen für berufsbedingte Wirbelsäuleschäden) besprochen sind.

Grundlagen für die Bearbeitung der Frage, unter welchen Bedingungen in diesen Berufen Wirbelsäuleschäden als berufsbezogene Erkrankungen anzuerkennen sind, liegen also nicht in ausreichender Genauigkeit vor. Neben der fehlenden Differenzierung der individuellen Arbeitsausübung (oder des Arbeitsplatzes) und der Dauer der angeschuldigten Tätigkeit ist vordringlich die Feststellung, welche durch körperliche und röntgenologische Untersuchung diagnostizierte Veränderungen an der Wirbelsäule bestehen. Erst nach Vorliegen dieser Grundvoraussetzungen wird es möglich, unter Verwendung neuzeitlicher Dokumentation und Statistik Vergleiche mit ebenso durchgearbeiteten epidemiologischen Untersuchungen gegenüber anderen Berufen und gegenüber der allgemeinen Bevölkerung zu ziehen.

Bei Erwägungen über berufsabhängige Schäden an der Wirbelsäule von Angehörigen der Polizei und der Feuerwehr ist noch zu berücksichtigen, daß die Bewerber um derartige Dienste wahrscheinlich in den meisten Staaten nach einer strengen Auswahl und nur in einwandfreier körperlicher Verfassung eingestellt werden. Bei auftretenden Rücken- oder Wirbelsäulebeschwerden ist es demnach möglich, im Rahmen der vorsorgerischen Überwachungsuntersuchung mit Rückgriff auf das Ergebnis der Einstellungsuntersuchung durch Vergleichsröntgenbilder rechtzeitig den Ursachenkern der Beschwerden zu erfassen. Behandlungen und/oder die Umsetzung innerhalb des Berufes können Linderung bzw. Abhilfe schaffen.

II 16. 0 Nichtmechanische Einwirkungen auf die Wirbelsäule und ihre Beziehungen zu Berufskrankheiten

16. 1 Allgemeines

Wenn im folgenden Kapitel von berufsbedingten Wirbelsäuleveränderungen gesprochen wird, so ist mit dieser Bezeichnung noch keineswegs gesagt, daß es sich in allen Fällen um eine in der Bundesrepublik anerkannte Berufskrankheit nach der D-BeKV von 1977 handelt. Sie sind auch nicht alle in der von den Europäischen Gemeinschaften aufgestellten Liste der Berufskrankheiten (EG-BK) aufgeführt. Zur Anerkennung einer Berufskrankheit gehört außer dem berufsbezogenen äußeren Einfluß noch die Schwere der schließlich entstehenden Krankheit. So müssen zum Beispiel einige der schädigenden Einflüsse »zur Aufgabe der gefährdenden Tätigkeit oder jeder Erwerbsarbeit gezwungen haben« oder andere Bedingungen (wie Dauer und besondere Art der Beschäftigung) müssen erfüllt sein. Im einzelnen berichten darüber weitere Kapitel.

In den folgenden Abschnitten dieses Kapitels sind manche seltene Beziehungen von nichtmechanischen Berufseinwirkungen auf die Wirbelsäule erläutert. Das dient der Vollständigkeit der Darstellung, aber auch als Hinweis auf mögliche berufsbedingte Schädigungen, die unter gewissen Umständen in zukünftige Erörterungen über die Anerkennung einer Berufskrankheit einbezogen werden müssen, zum Beispiel: Änderung der industriellen Fertigung, Erarbeitung neuer Erkenntnisse über Entstehungsursachen und Art der körperlichen Veränderungen.

16. 2 Einleitung

In den folgenden Abschnitten wird von verhältnismäßig seltenen nichtmechanischen Ursachen gesprochen, die zu berufsbedingten Wirbelsäuleschäden führen können. Die »Seltenheit« bei den einzelnen angesprochenen Ursachen hat im Laufe der Zeit gewechselt. Wahrscheinlich werden auch in der Zukunft Änderungen in der Häufigkeit – und zwar nach beiden Seiten hin – vorkommen. Die Wirbelsäuleschäden müssen zahlenmäßig zurückgehen, wenn die von außen kommenden schädigenden Einflüsse vermindert werden. Das ist glücklicherweise bei verschiedenen schädigenden Einwirkungen durch Vorbeugemaßnahmen im Verlaufe der letzten Jahrzehnte eingetreten. Dafür haben außerdem gesetzliche Maßnahmen gesorgt, wie Meldepflicht, Anerkennung als Berufskrankheit, Verbote für industrielle Anwendung und ähnliches. Auf der anderen Seite sind manche Einwirkungsmöglichkeiten durch marktbedingte Änderungen der industriellen Produktion verschwunden. Das kann sich aber wandeln, wenn die schädigenden Stoffe wieder Eingang in industrielle Verarbeitung finden. Deshalb ist es gerechtfertigt, alle diejenigen exogenen Einflüsse in die Betrachtungen aufzunehmen, deren Schädigungswirkung auf die Wirbelsäule bekannt ist. Die Notwendigkeit zu einer intensiveren Beschäftigung mit den Berufskrankheiten ist auch gegeben, weil sie – im Gegensatz zu den abnehmenden Zahlen der Arbeitsunfälle – laufend zunehmen: von 1966 bis 1973 um 26% (*Lutzeier* 1975).

Über die Häufigkeit der anerkannten Berufskrankheiten wird regelmäßig vom Hauptverband der gewerblichen Berufsgenossenschaften in »Die Berufsgenossenschaft« und auch auf Kongressen berichtet: *Neubert* 1975.

Die weltweite Ausbreitung der industriellen Fertigung mit Aussendung von Arbeitsgruppen oder einzelnen Beratern in überseeische und unterentwickelte Länder hat für das Gebiet der Berufsschäden neue Fragestellungen gebracht. Bisher fast unbekannte Krankheiten sind bei den europäischen Arbeitern in fremden Gebieten aufgetreten. Ihr Zusammenhang mit der Arbeit ist zu prüfen. Sie sind u. U. melde- und entschädigungspflichtig und können in Heimatbetriebe verschleppt und dort weiterverbreitet werden. Einige dieser berufsbedingten Erkrankungen führen zu Wirbelsäuleleiden. Nur wenn die Verhältnisse den Ärzten und besonders den Arbeitsmedizinern bekannt sind, wird rechtzeitig auf Zusammenhänge geachtet.

Für die Bundesrepublik gilt die vom Bundesministerium für Arbeit und Sozialordnung zusammengestellte und ab 1.1.1977 in Kraft getretene Berufskrankheitenverordnung D-BeKV. Sie wurde mit den zugehörigen Merkblättern von *Wendland* u. *Wolff* veröffentlicht. Über die Vorbereitung dieser Neuordnung der Berufskrankheiten berichteten *Valentin* 1976, *Wagner* 1975.

Die deutschen Berufsgenossenschaften haben sich seit jeher eingehend mit der Abwehr der Berufskrankheiten beschäftigt. Den Niederschlag dieser Bemühungen enthalten die Berufsgenossenschaftlichen Grundsätze für arbeitsmedizinische Vorsorgeuntersuchungen (GAVU): **II 17. 2.1**. Sie wurden vom Hauptverband der gewerblichen Berufsgenossenschaften zusammengestellt und werden laufend den neuesten Erkenntnissen auf arbeitsmedizinischem, arbeitshygienischem und arbeitstechnischem Gebiet angepaßt.

In den bisher bekanntgegebenen Grundsätzen (G1–G34) wird das Stütz- und Bewegsystem nur selten angesprochen und die Wirbelsäule nur am Rande erwähnt. Für einige Berufe ist keine Eignung gegeben, wenn im Bereich der Organe des Stütz- und Bewegsystems folgende körperliche Merkmale oder Befunde mit Krankheitswert vorliegen:

- »Deformierung des Brustkorbes oder der Wirbelsäule, sofern hiervon die Atmung behindert wird«: G 1 (mineralischer Staub) – Kapitel **II 16. 5.2, II 16. 5.3**
- »Chronische Erkrankungen des Knochensystems«: G 12 (elementarer weißer Phosphor) – Kapitel **II 16. 3.4**
- »Chronische Erkrankungen des rheumatischen Formenkreises und damit verwandte Zustände«: G 21 (Kälte) – Kapitel **II 15. 2**
- »Druckfallbedingte aseptische Knochennekrosen« oder als Spätschäden »Knochen- und Gelenkschäden, vor allem im Bereich von Hüfte und Schulter«: G 31 (Überdruck) – Kapitel **II 15. 3**
- »Akroosteolyse«: ohne Nr. (Vinylchlorid) – Kapitel **II 16. 3.7**

In den kommenden Jahren wird die Übersicht über das Berufskrankheitengeschehen in der Bundesrepublik durch eine Dokumentation (BK-DOK) der gewerblichen Berufsgenossenschaften wesentlich erleichtert sein. Sie weist unter der Positionsnummer 530 die Erkrankungen des Stütz- und Bewegsystems aus. Die begonnene Basisdokumentation soll durch Schwerpunkt-Dokumentationen einzelner Berufskrankheiten noch ergänzt werden: *Wohlberedt* et al. 1975. Es ist zu hoffen, daß die Wirbelsäule den ihr zukommenden Platz erhält.

In diesem Zusammenhang ist ein Hinweis auf die Bemühungen der Europäischen Gemeinschaft für eine einheitliche Liste der Berufskrankheiten angebracht, weil das Fehlen einheitlicher internationaler Grundsätze unter anderem auch für die nichtmechanisch entstehenden Berufskrankheiten manche Schwierigkeiten in sich birgt. Näheres darüber findet sich in der »Empfehlung der EWG-Kommission an die Mitgliedstaaten zur Annahme einer europäischen Liste der Berufskrankheiten« vom 23. Juli 1962, veröffentlicht im Amtsblatt der Europäischen Gemeinschaften Nr. 80 vom 31.8.1962, Seite 2 188–2 193 mit Ergänzungen vom 20. Juli 1966, veröffentlicht im Amtsblatt Nr. 147 vom 9.8.1966.

Die Wirbelsäule wird in den Empfehlungen der Europäischen Gemeinschaft nur in 5 Ziffern genannt. Knochenbeteiligungen sind in 12 und Krebsbildungen in 10 der insgesamt etwa 100 Ziffern aufgeführt. Einzelheiten finden sich in den folgenden Ausführungen des Kapitels **II 16** und in einigen Abschnitten des Kapitels **II 18**.

In den Veröffentlichungen der EG wird die unterschiedliche Nomenklatur als ein Hemmnis für die Einheitlichkeit der in den Staaten der EG vorliegenden verschiedenen Listen der Berufskrankheiten angesehen. Die EG-Kommission empfiehlt deshalb die Aufstellung einer europäischen Einheitsliste der Krankheiten oder der Krankheitsursachen, damit eine Harmonisierung der Rechtsvorschriften auf dem Gebiete des Schutzes gegen Berufskrankheiten und der Behandlung ihrer schädlichen Folgeerscheinungen erreicht wird. Da die grundlegenden pathoanatomischen Begriffe und die Krankheitsbezeichnungen auf dem Gebiete der Wirbelsäule erhebliche Unterschiede in der Nomenklatur bieten, sollte sich die EG im Zuge ihrer Bemühungen auch dieser Frage annehmen. Unterlagen hierfür bietet eine Zusammenstellung in sechs Sprachen von *Junghanns* 1977: Nomenclatura columnae vertebralis, erschienen als Band 75 der Buchreihe »Die Wirbelsäule in Forschung und Praxis« im Hippokrates-Verlag Stuttgart.

Einige der noch zu besprechenden berufsbedingten Wirbelsäulestörungen sind selten oder nur mittelbar: zum Beispiel durch Metastasierung von Geschwülsten (II 16. 8.), durch chronische Veränderungen im blutbildenden Knochenmark mit anschließenden Knochenstörungen, gelegentlich durch Knochenschäden infolge berufsbedingter Nierenleiden und ähnliches. Hierzu sind noch die in verschiedenen Abschnitten des Kapitels II 15 besprochenen Einflüsse des äußeren Umgebungsdruckes, der plötzlichen Beschleunigung, der Raumfahrt und der Strahleneinwirkung zu rechnen. Trotz der Seltenheit ist es wichtig, ihren Ursachen nachzuspüren und ihre Auswirkungen an der Wirbelsäule zu beachten. So können weitere Grundlagen für die Verhütung und die Behandlung derartiger berufsbedingter Wirbelsäulestörungen gefunden und darüber hinaus Hinweise auf seltenere differentialdiagnostische Erwägungen gegeben werden. Verständlicherweise enthalten die Merkblätter der D-BeKV sowie die EG-Empfehlungen und die Berufsgenossenschaftlichen Grundsätze für arbeitsmedizinische Vorsorgeuntersuchungen (GAVU) nur diejenigen Schädigungen aus dem Bereich des Stütz- und Bewegsystems, die häufig berufsbedingt vorkommen. Es fällt aber auf, daß Knochenstörungen erwähnt werden, ohne daß die Wirbelsäule herausgehoben ist. Wahrscheinlich liegt das am Fehlen der gesonderten klinischen und pathoanatomischen Untersuchung der Wirbelsäule. Dieser Mangel sollte aber in Zukunft durch regelmäßige Prüfung der Wirbelsäule ausgeglichen werden. Das ist wichtig, um für die häufig erst nach Jahren in den Spätzuständen ausgeprägten Wirbelsäuleveränderungen die Fragen über Beziehungen zum Beruf rechtzeitig mit einer gesicherten Arbeitsvorgeschichte abstimmen zu können. Dazu gehört unter anderem eine Dokumentation über Beschwerden und Befunde an der Wirbelsäule bei den Einstellungs- und Überwachungsuntersuchungen: **II 8. 3, II 8. 4, II 8. 5.**

Zum Abschluß dieser einleitenden Erörterungen ist darauf hinzuweisen, daß in den folgenden Abschnitten im wesentlichen berufsbedingte Veränderungen besprochen werden, daß aber einige schädigende Einflüsse ebenso bei sportlicher Betätigung oder im Wehrdienst möglich sind. Die so entstehenden Veränderungen an der Wirbelsäule sind gleichartig, zumindest aber sehr ähnlich. Deshalb erscheint eine besondere Besprechung nicht erforderlich. Vor allem beim Rheumatismus (II 16. 9) werden Beziehungen zum Wehrdienst und gelegentlich zum Sport vorliegen. Dabei ist die Beurteilung derartiger Einflüsse auf Wirbelsäuleveränderungen bezüglich der Verursachung oder Verschlimmerung ebenso schwierig wie bei den arbeitsbedingten Schäden. Darüber mehr in den Kapiteln **II 16. 9.2, II 16. 9.5, II 18. 12, II 19. 9.**

Allgemeine Literatur: *Brenner* 1976, *Geller* 1974, *Reinhardt* 1973.

16.3.0 Chemische Stoffe

16.3.1 Vorbemerkungen

Verschiedene Giftstoffe können bei langzeitiger Einwirkung erhebliche Veränderungen im Knochengerüst – mit besonderer Bedeutung für die Wirbelsäule – erzeugen. Einige dieser Stoffe, und damit die von ihnen hervorgerufenen Vergiftungskrankheiten, sind von größtem Interesse in der Arbeitsmedizin, da sie berufsbedingt auftreten können und bei Vorhandensein entsprechender Zusammenhänge als Berufskrankheiten gelten müssen. Fluor und Blei stehen im Vordergrund der Knochenvergiftungen. Cadmium, Magnesium, Lithium und andere wirken in ähnlicher Weise, wenn sie auch nicht so oft Schäden verursachen. Die in den letzten Jahrzehnten rasch und häufig geänderten industriellen Verfahren brachten mancherlei Wandel der Berufskrankheiten: *Symanski* 1972.

16.3.2 Fluor
A-BK:31 / B-BK:1.115.07 / D-BeKV:1308 / DDR-BK:26 / EG-BK:A15d / GAVU 34 / J-BK:11

Wegen seiner ausgedehnten Verbreitung und wegen der Anhäufung an bestimmten Orten wird dem Fluor eine wichtige Rolle in der Entstehung des organischen Lebens zugeschrieben. Er zählt zur Gruppe der unentbehrlichen Spurenelemente. Trotzdem ist eine Fluormangelerkrankung bisher nicht bekannt. Sein Einbau in das Knochengerüst unterstützt die Stabilisierung der Knochenstruktur, aber ein Überangebot von Fluor schädigt den Knochen durch das Eingreifen in den Kalkstoffwechsel. Dabei kann es zur Verkalkungshemmung mit Osteoporose (*Bernstein* et al. 1966, *Spencer* 1970) oder durch erhöhte, zum Teil heterogene Ablagerungen der Kalksalze zur Osteosklerose kommen (*Alffram* et al. 1969, *Eley* et al. 1957, *L'Epée* et al. 1966, *Ferbert* et al. 1973, *Franke* 1973, *Höhling* u. *Czitober* 1971, *Schlegel* 1974, *Schröter* 1956, 1961). Nach elektronenoptischen Untersuchungen tritt die Mineralisation zuerst in den einstrahlenden Fasern der Muskel- und Sehnenansätze auf: *Horn* u. *Franke* 1976. Es entsteht die Fluorose, die sich an dem Knochengerüst der Wirbelsäule auffallend auswirkt: Fluor- oder Kryolith-Osteosklerose.

Die akute und subakute Vergiftung beim Menschen (die auch bei Kühen auf fluorverseuchten Weiden bekannt ist), beginnt im ersten Stadium mit einer röntgenologisch sichtbaren Verdichtung der Knochenstrukturen in den Wirbelkörpern und im Becken, die mit Schmerzen im Lendenbereich einhergeht (Frühzeichen!). Dieser Zustand findet sich nach etwa zwei- bis dreijähriger Expositionszeit.

Im zweiten Stadium nach vier- bis fünfjähriger Exposition nimmt die Knochendichte durch Verdickung der Corticalis und der Spongiosabälkchen bei gleichzeitiger Einengung des Markraumes immer mehr zu bis zur vollkommenen Verschattung, zur typischen Osteosklerose: Marmorknochenkrankheit.

Der Marmorknochen bei Fluorose hat einen dreifachen Bruchfestigkeitswert gegenüber normalen Wirbelknochen eines Gleichaltrigen. In den Anfangszuständen (subakute Vergiftung) scheint allerdings eine verminderte Bruchfestigkeit vorzuliegen, wie verschiedene Autoren angeben. (Wegen der knochenbildenden Wirkung bringt Natriumfluorid Erfolge in der Behandlung der Osteoporose, auch in der Wirbelsäule.)

Das dritte und schwerste Stadium der Fluorose wird nach zehn und mehr Jahren der beruflichen Exposition erreicht. Röntgenaufnahmen zeigen bei diesem Zustand die Struktur der Wirbelkörper vollkommen aufgehoben (homogene elfenbeinartige Verschattung, Eburnisation). Gleichzeitig entwickeln sich – oft schon im zweiten Stadium angedeutet – Knochenauflagerungen (Periost-Verknöcherungen) auf vielen langen Röhrenknochen mit Überbrückungen großer Gelenke durch Verkalkungszüge oder Knochenspangen. Bänderverknöcherungen führen zur Einsteifung der Wirbelsäule, die dadurch einer *Bechterew*-Krankheit (Spondylitis ankylopoetica) gleicht, wie *Baader* bei Arbeitern beobachtete, die mit Kryolith (Natriumaluminiumfluorid) beschäftigt waren.

Einige Autoren geben an, daß bei rechtzeitiger Entfernung aus dem Schädigungsbetrieb die Knochenveränderungen der Fluorose zurückgehen können. Als Prophylaxe ist deshalb eine laufende Kontrolle in den Fluor verarbeitenden Industrien erforderlich. Die histologische und mikrochemische Untersuchung eines Knochenpunktates aus dem Beckenkamm erleichtert die Frühdiagnose.

Die gefürchtete chronische Fluorvergiftung ist als »Industriefluorose« seit 1932 bekannt. *Roholm* hat sie 1938 ausführlich beschrieben. Die berufsbedingte Fluorose entsteht bei Arbeitern in der Flußspatgewinnung (Aluminiumindustrie) und in vielen Betrieben, die Fluor laufend benötigen: Düngemittelherstellung, Flußsäureproduktion, Schädlingsbekämpfung, Holzkonservierung, Seidenindustrie, Bleichereien, Stahlwerke, Glühlampenindustrie, Phosphatindustrie u. ä.

Chronische Fluorvergiftungen können auch durch Trinkwasser mit hohem Fluorgehalt entstehen. In einigen Industriegegenden Nordamerikas sind die Wässer durch die mit Fluor angereicherten chemischen Abfälle so reichlich verschmutzt, daß sie die typischen Fluoroseschäden der Knochen in endemischer Verbreitung (epidemischen Ausmaßes) hervorrufen. Es gibt Quell- und Flußwässer in Arabien und Indien, besonders in Punjab (*Singh* et al. 1963) mit Fluor in schädigender Konzentration. In diesen Gegenden herrscht die Fluorose endemisch.

Die Fluorose gehört in der Bundesrepublik Deutschland zu den Berufskrankheiten, ist also melde- und entschädigungspflichtig: D-BeKV: 1308. In der Berufskrankheitenliste der EG wird sie im Merkblatt Nr. A 15d besprochen. Sie ist diejenige der anerkannten vergiftungsbedingten Berufserkrankungen mit den deutlichsten Wirbelsäuleschäden.

In den Berufsgenossenschaftlichen Grundsätzen für arbeitsmedizinische Vorsorgeuntersuchungen wird die Gefährdung durch Fluor und seine anorganischen Verbindungen in G 34 behandelt. Die typischen Knochenveränderungen, auf die geachtet werden muß, insbesondere die Osteosklerose an der Wirbelsäule, sind an verschiedenen Stellen erwähnt. Als nicht geeignet für Arbeiten mit Fluorgefährdung werden unter anderem Personen mit chronisch-rheumatischer Arthritis, Morbus *Bechterew* und Versteifungen der Wirbelsäule angegeben. Unter den besonderen Hinweisen, die auch für die Überwachungsuntersuchungen gelten, findet sich das eburnisierte Bambusstabbild der Wirbelsäule.

Weitere Literatur: *Agate* et al. 1949, *Lányi* u. *Geryk* 1968, *Bittersohl* et al. 1972, *Boillat* et al. 1975, *Borgioli* et al. 1968, *Drasche* 1975, *Franke* et al. 1976, *Maillard* et al. 1975, *Mangoni* et al. 1971, *Poli* u. *Gendre* 1966, *Rettig* 1975, *Schmidt* 1976, *Zichner* et al. 1976.

16.3.3 Blei und seine Verbindungen
D-BeKV:1101 / DDR-BK:1 / EG-BK:A 11a
A-BK:1 / B-BK:111 / I-BK:1 / GB-BK:1

Blei gehört in Form des relativ stabilen Bleisulfates (als Depotblei) zu den physiologischen Bestandteilen des Knochens (weniger als 1 mg auf 100 g Knochen). Übermäßige Bleizufuhr kann eine Erhöhung des Bleigehaltes im Knochen bewirken: über 10 mg in 100 g Knochen. In Tierversuchen fanden sich nach langzeitiger Bleifütterung etwa 98% des gespeicherten Bleis im Knochengewebe, bevorzugt in den platten Knochen. Eine derartige Bleiüberschüttung des Knochens ergibt Schädigungen: meist Atrophie, seltener Sklerose. Im wachsenden Knochen entstehen Verdichtungslinien im Bereich der Epiphysen. Literatur bei *Baader* 1954, *Ferm* u. *Carpenter* 1967, *Hess* u. *Straub* 1974, *Holstein* 1971, *Mallet* 1954, *Plaats-Keyser* 1954, *Queloz* 1954, *Rutishauser* 1954, *Schröter* 1958.

Nach Aufhören der Bleizufuhr geben die Knochen Blei ab, das meist ausgeschieden wird, so daß keine allgemeinen krankhaften Reaktionen auftreten. Wird jedoch Blei während einer Schwangerschaft aus dem Knochendepot freigesetzt, wirkt es als Zellgift auf den Embryo: embryonaltoxische Schädigung. Schwere Mißbildungen der Wirbelsäule können die Folge sein.

Nach *Baader* kommen die Angehörigen von über 150 Berufen in Berührung mit Blei. Zahlreiche dieser Berufe sind in der D-BeKV:1101 und in der EG-BK:A 11a aufgeführt. Die früher so gefürchtete berufsbedingte chronische Bleivergiftung (Saturnismus) ist durch entsprechende Schutzmaßnahmen allerdings wesentlich geringer geworden.

Die gewerbliche Verwendung von festem metallischem Blei (Bleirohre im Installationsgewerbe, Bleilettern im graphischen Gewerbe) bringt in der Regel keine Gefahr für die Gesundheit.

Bei der Verwendung von Bleichromat (Sprengstoffherstellung) kann Bronchialkrebs auftreten und, wie bei allen Bronchialkrebsen, unter Umständen zu Metastasen in der Wirbelsäule führen: **II 16. 8.2.3.** Für die Karzinomentstehung ist der Chromanteil des Bleichromates der wesentliche Faktor: *Bittersohl* et al. 1972.

Durch die bleihaltigen Autoabgase atmen die Großstadtbewohner in zunehmendem Maße bleihaltige Luft ein, erhalten also Blei auf dem häufigsten Intoxikationswege über die Atmungsorgane und zum Teil auch durch den Speichel in den Darmtrakt. Nach früheren Berechnungen stammt der größte Teil des Blut-Bleigehaltes aus der Nahrung, während das Blei aus der Atemluft mit weniger als 10% zum Bleigehalt des Körpers beiträgt. Neuere Untersuchungen an Personen, die eine Zeitlang neben einer Autobahn gesessen hatten, ergaben, daß 50–60% des Bleigehaltes der eingeatmeten Luft in den Lungen abgelagert werden, und dadurch etwa die Hälfte des Bleigehaltes im menschlichen Körper aus der Atemluft stammt: Nature 276 (1978) 553. *Blumer* u. *Reich* (1976) beobachteten bei Anwohnern stark befahrener Autostraßen eine besondere Krebshäufigkeit, die sie auf den Bleigehalt der Autoabgase zurückführen. Nach Behandlung mit Calcium-EDTA verminderte sich die Krebshäufigkeit. Besonders gefährdet erscheinen Garagenwärter, Verkehrspolizisten, Straßenarbeiter. Obwohl bei den Angehörigen dieser und ähnlich exponierter Berufe der Bleigehalt im Blut etwas höher als normal gefunden wurde, ist bei ihnen bisher keine vermehrte Bleispeicherung im Knochengewebe aufgetreten, jedenfalls fehlen Nachweise darüber: *Högger* u. *Schlegel* 1973.

Die in der Bundesrepublik seit 1961 gesetzlich angeordnete Verminderung des Bleigehaltes im Benzin stellt eine erfreuliche Weiterentwicklung der Schutzmaßnahmen dar.

Stöfen erörtert 1975 in einer ausführlichen Zusammenstellung die Rolle, die Blei in der Pathogenese von Wirbelsäuleleiden spielt. Er verweist auf die sich immer mehr häufenden Vorzustände der chronischen Bleivergiftung (zahlreiche Literaturangaben). Als zulässigen Höchstwert des Blutbleispiegels werden 40 µg/dl angegeben. In den letzten Jahren konnten bei mehr als 25% der Kinder Werte des Bleispiegels über dieser Grenze errechnet werden, während dieser Wert nur von

1–5% der Erwachsenen überschritten wurde. Störungen der Eiweißsynthese, die vom Bleigehalt wesentlich beeinflußt wird, sind deshalb bereits ein »weitverbreitetes Schicksal«. *Stöfen* glaubt sich aufgrund dieser Tatsache berechtigt zu der Annahme, daß bereits bei den heutigen Bleibelastungen mit Schädigungen der Wirbelsäule durch Blei zu rechnen ist. So hat *Mongelli* 1952 über auffallende Osteoporose und Mißbildungen der Wirbelsäule bei jungen Bleiarbeitern berichtet. *Haas* et al. ermittelten durch Experimente 1964 Verzögerungen der Bildung von osteoidem Gewebe und Zunahme des osteoklastischen lakunaren Knochenabbaues bei Bleieinwirkung. Demgegenüber stellte *Deutschberger* 1960 Osteosklerose bei bleivergifteten Kindern fest. Fütterungsversuche mit bleihaltigem Staub ergaben an Pferden und an einem Schaf Anschwellungen von Gelenken mit Verdickung der Synovia und Ablösung des Gelenkknorpels vom Knochen: *Günther* 1954. Die Wirbelsäule ist offensichtlich damals nicht untersucht worden. Parallele Veränderungen in den Zwischenwirbelscheiben, vor allem am Knorpel der Bandscheibe-Wirbelkörper-Grenze lassen sich aber vermuten. Diese Frage bedarf dringend der experimentellen Klärung. Da die Mucopolysaccharide (wesentliche Anteile des Zwischenwirbelscheibegewebes) schwefelhaltig sind (*Loisot* 1971), besteht Grund zu der Annahme, daß Bleianfälligkeit vorliegt.

Blei kann außerdem zu einer Verringerung des Magnesiumgehaltes führen, der für die Zwischenwirbelscheibe wichtig ist: I 8. 3.4. Russische Autoren (s. bei *Stöfen* 1975) berichten von der Verstärkung vibrationsbedingter dystrophischer Veränderungen im Gehirn bei gleichzeitiger Bleieinwirkung. Dieses experimentelle Ergebnis legt Versuche mit kombinierter Einwirkung von Blei und Vibrationen auf die Wirbelsäule nahe.

Mit seiner zusammenfassenden Arbeit will *Stöfen* auf den möglichen Zusammenhang der bei den Jugendlichen von Jahr zu Jahr zunehmenden Haltungsschäden der Wirbelsäule und der durch Umwelt und Lebensmittel stetig erhöhten Bleiaufnahme hinweisen. Unmittelbare Schädigungen an der Wirbelsäule selbst (Knochen und Bandscheiben) sowie die eindeutig bewiesene Abnahme der Muskelkräfte infolge vermehrter Bleiaufnahme bewirken nach seiner Ansicht den zunehmenden Haltungsverfall: siehe Jugendarbeitsschutzgesetz, Kapitel II 8. 2. Unter diesen Voraussetzungen können die von *Stöfen* angestellten Erwägungen eine gewisse Bedeutung bei der Klärung der Frage haben, ob berufsbedingte Bleieinwirkungen die jugendliche Wirbelsäule zu schädigen vermögen.

Weitere Literatur: *Benvenuti* u. *Ciccarelli* 1975, *Blumer* 1977, *Cooper* u. *Gaffey* 1975, *Franke* u. *Kyrieleis* 1976, *Lachnit* 1975.

16.3.4 Phosphor und seine Verbindungen
A-BK:2 / B-BK:1.110 / D-BeKV:1307 / DDR-BK:3 / EG-BK:A 10a u. A 10b / GB-BK:12 / J-BK:3 / GAVU-G12

Phosphor und seine Verbindungen waren früher meist durch berufliche Zufuhr von großen Mengen (Einatmung von Dämpfen) Ursachen für schwere Vergiftungen, die auch das Knochengewebe betrafen. Die bekannteste Folge der chronischen langjährigen Gifteinwirkung war die Phosphornekrose des Unterkiefers mit schweren Eiterungen, entstanden auf dem Boden einer Osteoporose mit besonderer Anfälligkeit für Infektionen. Durch das 1907 in Deutschland ausgesprochene Verbot der Verwendung von weißem (gelbem) Phosphor in der Zündholzindustrie kommt diese Vergiftungsfolge nur noch in Einzelfällen zur Beobachtung. Strukturveränderungen an den langen Röhrenknochen sind ebenfalls seltene Spätveränderungen der chronischen Phosphoreinwirkung. Es entstehen Entkalkungen mit Spontanfrakturen. Schädigungen an der Wirbelsäule wurden nicht beschrieben, können aber bei der allgemeinen Beteiligung des Knochensystems in den Spätzuständen erwartet werden. Untersuchungen der Wirbelsäule in entsprechenden Fällen und Tierversuche sind für die weitere Klärung vorzuschlagen.

Wegen der Wirkung des Phosphors auf das Knochengewebe sind Personen mit chronischen Erkrankungen des Knochensystems für die phosphorverarbeitende Industrie nicht geeignet: Berufsgenossenschaftliche Grundsätze für arbeitsmedizinische Vorsorgeuntersuchungen G 12.

16.3.5 Beryllium und seine Verbindungen
A-BK:7 / B-BK:1,102 / D-BeKV:1110 / DDR-BK:7 / EG-BK:A-2 / GB-BK:36 / J-BK:6

Das industriell viel verwendete Beryllium (französisch Glycinium) verursacht schwere Vergiftungen. Am bekanntesten und sehr gefürchtet ist die

Beryllium-Pneumonie, die nicht selten unter heftiger Atemnot zum Tode führt. Die Häufigkeit von Lungenkarzinomen ist höher als erwartet: *Hasan* u. *Kazemi* 1974. Zu den verschiedenen Formen der chronischen Beryllium-Vergiftung gehören Knochenveränderungen: Periostverdickungen der Rippen und der langen Röhrenknochen: *MacMahon* u. *Olken* 1950, *Niemöller* 1954. Im Tierversuch konnten Rachitis (Beryllium-Rachitis) und osteogene Sarkome erzeugt werden. Über Befunde an der Wirbelsäule berichtet das Schrifttum nicht. Die an anderen Knochen gefundenen Veränderungen legen aber die Beteiligung der Wirbelsäule nahe. Gezielte röntgenologische, pathomorphologische und experimentelle Untersuchungen sind ratsam.

Literatur: *Högger* u. *Schlegel* 1973, *Lederer* 1972, *Petzow* u. *Zorn* 1974, *Reeves* 1974, *Schröter* 1961.

16.3.6 Cadmium
A-BK:6 / B-BK:1.104 / D-BeKV:1004 / DDR-BK:2 / EG-BK:A 4 / F-BK:61 / GB-BK:40 / J-BK:7 / GAVU:G 32

Von dem seltenen Schwermetall Cadmium (Cd) beträgt wegen des gestiegenen industriellen Bedarfs (Chemie, Elektronik, Reaktortechnik u. ä.) die Weltproduktion jetzt etwa 17 000 t gegenüber 80 t im Jahre 1911. Durch die Hüttenindustrie und die Verbrennung von Plastikstoffen gelangen Emissionen in die Umweltluft. Da manche Getreide- und Gemüsesorten Cadmium sowohl aus der Luft wie auch aus dem Boden aufnehmen und anreichern, kommt es sowohl durch Pflanzen- und auf dem Umwege über Futtermittel auch durch Fleischnahrung in den menschlichen Körper. Außerdem findet Cadmium durch Verpackung, Lagerung und Zubereitung von Nahrungsmitteln und zusätzlich noch durch Abspaltung aus farbig glasiertem Keramikgeschirr, Emaille-, PVC-Behältern und verzinkten Gefäßen den Weg in den menschlichen Körper: *Thürauf* et al. 1975. Neben diesem Vergiftungsweg über den Magen-Darm-Kanal wirkt Cadmium in den entsprechenden Fertigungsbetrieben durch Inhalation ein. Zusätzliche Gefährdung bringt der Zigarettenrauch, da der Rauch einer Schachtel Zigaretten dem Körper etwa 3,6 μ g (My g) Cadmium zuführt.

Durch diese zunehmende Umweltverschmutzung wirkt Cadmium als Schadstoff und Ursache für verschiedene Krankheiten, die mittelbare Auswirkungen auf das Knochensystem und hier wieder auf die empfindliche Wirbelsäule haben. Neben heftigen akuten Vergiftungserscheinungen verursacht die chronische Einwirkung des Cadmium Knochenstörungen mit Schmerzen im Becken, an der Wirbelsäule und an den Fersenbeinen. In den Speicherorganen Leber und Niere entstehen verschiedenartige Parenchymschäden. Die Nierenschädigung führt zu ähnlichen Erscheinungen wie bei dem bekannten *Fanconi*-Syndrom. In Japan ist eine durch Cadmium erzeugte Entero-Osteo-Nephropathie als Itai-Itai-Krankheit beschrieben: *Murata* 1971 u. a.

Die durch Cadmium verursachten Knochenerkrankungen erscheinen röntgenologisch als schwere Osteoporosen, sind aber mehr dem Bilde der Hungerosteopathie und der Osteomalazie zuzurechnen. Sie verursachen schmerzhafte kyphotische und skoliotische Wirbelsäuleverbiegungen. Diese sehr charakteristischen Wirbelsäuleveränderungen, die allerdings erst in Spätstadien der Erkrankung sichtbar werden, sind weder in Ziffer 1004 der D-BeKV noch im Merkblatt A 4 zu der Berufskrankheitenliste der Europäischen Gemeinschaft erwähnt. Der Berufsgenossenschaftliche Grundsatz G 32 (Gefährdung durch Cadmium, September 1976) läßt diese Spätveränderungen ebenfalls unberücksichtigt.

Häufig treten die Knochenstörungen als *Milkman*-Syndrom auf, bei dem zusätzlich querverlaufende strahlendurchlässige Streifen im Röntgenbild der langen Röhrenknochen (transversale Knochenfissuren) erscheinen.

Nach langer beruflicher Exposition kommen gehäuft Karzinome der Prostata sowie der Atem- und Harnwege vor: II 16. 8.2.3.

Weitere Literatur: *Bittersohl* 1976, *Cumbrowski* u. *Raffke* 1975, *Friberg* 1960, *Lachnit* 1975, *Rettig* 1975.

16.3.7 Vinylchlorid (VC) und Polyvinylchlorid (PVC)
D-BeKV:1302 / DDR-BK:- / EG-BK:A 17 IIID / F-BK:52 / GB-BK: 50a (Angiosarkom der Leber), 50b (Osteolysis der Finger-Endphalangen), I-BK:36 / GAVU: Berufsgenossenschaft der Chemischen Industrie (1975).

In den letzten Jahren fand die Vinylchlorid(VC)-Krankheit bei der Polyvinylchlorid

(PVC)-Weiterverarbeitung das besondere Interesse der Arbeitsmedizin, da bei Arbeiten der Fertigungsbetriebe, in denen diese schädigenden Stoffe erst seit etwa dreißig Jahren hergestellt werden, Knochenerkrankungen und bösartige Tumoren gehäuft beobachtet wurden. Das gab in vielen Ländern innerhalb und außerhalb Europas Veranlassung zu ausgedehnten epidemiologischen Untersuchungsreihen, zu Forschungen und zu Vorbeugemaßnahmen. Die Ergebnisse spiegeln sich in den Berufsgenossenschaftlichen Grundsätzen für arbeitsmedizinische Vorsorgeuntersuchungen »Vinylchlorid, März 1975« wider, herausgegeben von der Berufsgenossenschaft der Chemischen Industrie. *Buchter* (1978) reiht die Vinylchlorid-Krankheit als Berufskrankheit entsprechend der Ziffer 1302 in die BeKV ein. Ein Sonderbericht »Erkrankungen durch Vinylchlorid« des Staatlichen Gewerbearztes in Düsseldorf, enthalten im Jahresbericht 1974 der Gewerbeaufsicht des Landes Nordrhein-Westfalen (mit Ergänzung im Jahresbericht 1977), stellt alle bekannt gewordenen Fälle zusammen. Genaue Erhebungen stammen außerdem aus der Ärztlichen Abteilung der BASF/Ludwigshafen 1974. Seit 1940 waren in der Bundesrepublik etwa 25 000 Personen in der Herstellung dieser Stoffe und 120 000 in der Weiterverarbeitung beschäftigt: *Thiess* u. *Frentzel-Beyme* 1975.

Aufgefallen sind Schädigungen durch VC und PVC vor allem an typischen Veränderungen der Fingerknochen. Es entwickelt sich eine Akroosteopathia mit queren bandförmigen Akroosteolysen der Fingerendglieder, gelegentlich der Zehenendglieder, bei gleichzeitigen Symptomen der *Raynaud*-Krankheit: *Barnes* et al. 1969, *Jühe* et al. 1973, *Lange* et al. 1974, *Stein* et al. 1973, *Tenkhoff* 1972, *Veltman* (persönliche Mitteilung 1975), *Veltmann* et al. 1975. Diese Veränderungen sind in der EG-BK:A 17 IIID kurz erwähnt. Da auch andere berufliche und außerberufliche Einflüsse zu gleichartigen Knochenveränderungen führen, ist eine genaue Arbeitsanamnese notwendig. Dies beschreiben *Kind* u. *Hornstein* 1975 an einem Fall von Akroosteopathia ulceromutilans.

Die Knochenveränderungen beschränken sich aber nicht – wie zunächst angenommen – auf die Finger. Die Osteolyse einer Rippe wurde beobachtet (Fall 1 im Jahresbericht der Gewerbeaufsicht Nordrhein-Westfalen). In einigen Fällen zeigten Röntgenaufnahmen Zysten oder Kompaktainseln im Oberarmkopf oder Schienbeinkopf. Der Zusammenhang mit VC ist jedoch noch nicht gesichert.

Größere Aufmerksamkeit verdient die Beteiligung der Kreuzbein-Darmbein-Gelenke am Krankheitsbild. Sie zeigen Veränderungen wie bei der *Bechterew*-Krankheit und dem Morbus *Reiter*: Unregelmäßige Gelenkflächen mit Sklerosierungen (*Buchter* 1978, *Dodson* et al. 1971, *Stein* et al. 1973, *Stewart* et al. 1975, *Thiess* u. *Versen* 1974 und Bericht des Landes Nordrhein-Westfalen 1974). Die Veränderungen werden von den Autoren als Arthritis gedeutet. Pathoanatomische Untersuchungen und Feststellungen über das Vorhandensein von Rheumafaktoren in diesen Fällen sind dringend anzuraten. Die *Bechterew*-ähnlichen Veränderungen regen zu weiterer Überprüfung der Wirbelsäule an, da die Iliosakralarthritis häufiges Anfangszeichen eines in die Wirbelsäule aufsteigenden Krankheitsvorganges ist. So könnte geklärt werden, ob chemische Einflüsse eine Wirbelsäulekrankheit auszulösen vermögen, die der Spondylarthritis ankylopoetica ähnelt oder ihr gleicht.

Da die Tauglichkeit für die Arbeit in einem PVC-Betrieb von einer uneingeschränkten Atemfunktion abhängt (*Buchter* 1978), ist bei der Einstellungsuntersuchung auf atmungsbehindernde Wirbelsäuleversteifungen und Skoliosen zu achten.

Die im Verlaufe einer PVC-Krankheit entstehenden Krebsbildungen und ihre Wirbelsäulebeteiligung werden in **II 16.** 8.2.3 besprochen.

16.3.8 Weitere Einwirkungen durch chemische Stoffe

Von weiteren chemischen Stoffen, die noch in der Liste der Berufskrankheiten aufgeführt sind, erwähnt das Schrifttum keine unmittelbaren Einwirkungen auf die Wirbelsäule. Soweit durch diese Stoffe bösartige Bronchial-, Haut-, Leber- oder Blasentumore und andere Krebsbildungen entstehen, sind in verschiedener Häufigkeit Metastasierungen in die Wirbelsäule zu befürchten, zum Beispiel durch Chrom, Alkalichromate, Arsen, Amine u. a. Darüber berichtet II 16. 8.2.3.

Einige chemische Stoffe verursachen über primäre Störungen des hämopoetischen Systems Veränderungen im Knochengewebe. Die besonders empfindlich reagierende Wirbelsäule kann dabei bevorzugt betroffen sein, zum Beispiel durch Benzol und Lost-Kampfstoff.

Benzol (A-BK:9 / B-BK:1,121,01 / D-BeKV:1303 / DDR-BK / EG-BK:A 21a / GB-BK:7), ein stark schädigendes, chronisches Industriegift, führt zu ernsten Schäden im blutbildenden Gewebe: Panmyelopathien, Myelome, Leukome u. ä. Vor allem die Myelome können unregelmäßige herdförmige Zerstörungen von Knochengewebe (Wirbelsäule bevorzugt!) hervorrufen. Deshalb sollte mit gezielten Röntgenuntersuchungen der Wirbelsäule nach den typischen Myelomherden gefahndet werden. In den Merkblättern der D-BeKV:1303, der EG-BK:A 21a und der DDR-BK werden zwar die schweren Erkrankungen des hämatopoetischen Systems (Anämie, Leukämie, Panmyelophthien) geschildert, die Knochenzerstörungen des Myeloms jedoch nicht erwähnt.

Literatur: *Buckup* 1966, *Dorias* 1975, *Ehrlicher* 1974.

Die Halogenkohlenwasserstoffe (A-BK:11 / B-BK:1.116 / D-BeKV:1310 u. 1311 / EG-BK:A 23b / J-BK:29/30/35) vor allem die halogenierten Alkyl- und Arylsulfide (Lost-Kampfstoff), haben Beziehungen zum Knochengerüst der Wirbelsäule, wenn sie nach langer Einwirkungsdauer Leukämien hervorrufen (II 16. 8.2.3), die zu Verdichtungen der Spongiosazeichnung in den Wirbeln führen, wie sie auch von der Einwirkung ionisierender Strahlen bekannt sind: II 15. 5

16.3.9 Zusammenfassung

Die meisten der besprochenen Krankheiten zählen zur Gruppe der Knochen-»Vergiftungen«. Die schädigenden chemischen Stoffe sind aber nicht immer dem menschlichen Körper fremd. Einige gehören in einem festliegenden Prozentsatz zum Aufbau des normalen menschlichen Knochengewebes. Nur unter besonderen Umständen oder in höherer Konzentration wirken sie auf das Knochengewebe giftig, wobei schwerwiegende, pathoanatomisch und oft auch röntgenologisch nachweisbare Veränderungen entstehen, die wiederum die Wirbelsäule bevorzugt befallen.

Im industriellen Bereich sind diese Krankheiten infolge der sachgemäßen Verhütungsvorschriften sowie der ärztlichen Eignungs- und Überwachungsuntersuchungen in stetigem Rückgang. Trotzdem werden sie im Rahmen der Arbeitsmedizin weiterhin einen wichtigen Platz einnehmen. In welcher Weise neue industrielle Fertigungen oder veränderte Umweltbedingungen (z. B. Luftverschmutzung) das verstärkte Auftreten solcher Vergiftungen bringen, bedarf laufender Überwachung. Das Augenmerk sollte dabei auf das Knochengerüst und vor allem auf die Wirbelsäule gerichtet werden.

16.4.0 Infektionserreger, Protozoen, Parasiten und Pilze

16.4.1 Vorbemerkungen

Berufsbedingte Infektionen können die Wirbelsäule unmittelbar (Primärinfektion) oder mittelbar (Sekundärinfektion) erreichen. Die *unmittelbaren berufsbedingten Infektionen* beruhen auf Einwirkungen von Arbeitsunfällen: offene Verletzungen durch Stich, Schuß (z. B. Bolzenschuß) oder Pfählung sowie durch Fremdkörper, die die Wirbelsäule selbst oder ihre unmittelbare Nachbarschaft erreichen. Die Infektionskeime, meist Staphylokokken, dringen sofort bei der Verletzung oder später durch die offenen Wunden bzw. Wundkanäle ein. Es ergibt sich eine unspezifische Wirbelosteomyelitis oder Spondylosteomyelitis: II 16. 4.7.

In seltenen Fällen kann eine unmittelbare Infektion der Wirbelsäule Operationsfolge sein: Spondylitis artefacialis, iatrogene Infektion. Sie ist für den Operierten als Berufskrankheit anzuerkennen, wenn die Wirbelsäuleoperation zur Behandlung einer Berufskrankheit erforderlich war. Diese Möglichkeit besteht zum Beispiel bei der Operation einer berufsbedingten Spondylolyse/Spondylolisthese eines Kontorsionisten. Weitere Beispiele:

Infektionen nach
- Aufrichtungsoperation eines Wirbelbruches,
- Stabilisierungsoperation nach Wirbelluxation,
- Versteifungsoperation bei Lockerung im Bewegungssegment,
- Operation wegen Bandscheibevorfalles,
- Urologischer Operation,
- Diskographie,
- Wirbelkörperpunktion,
- Lumbalpunktion,
- Lumbaler Grenzstrangblockade,
- Aortographie u. ä.,

soweit eine berufsbezogene Ursache für solche diagnostischen oder therapeutischen Eingriffe vorliegt. Glücklicherweise sind derartige Iatrogenosen selten.

Die Spondylodiscitis (**II 2. 6.2**, **II 5. 4.7**, **II 16. 9.3**) nach Punktionen wird von einigen Autoren nicht als Infektion, sondern als chemische Reaktion auf das Einspritzmittel (z. B. nach Diskographie) angesehen, die zur raschen Auflösung und Resorption der Knorpelgrundsubstanz führt.

Wenn eine unmittelbare Infektion nach Punktion einer Bandscheibe entsteht (Spondylodiscitis arteficialis), bleibt sie häufig auf das Zwischenwirbelscheibegewebe und die unmittelbare Umgebung beschränkt. Höhenabnahme des Spatium intercorporale und Ausheilung mit fibrotischer oder knöcherner Versteifung ist der übliche Ausgang. Manchmal kriecht die Infektion als Osteoperiostitis oder Spondylitis superficialis anterior (ähnlich wie bei Tuberkulose) in den Längsbändern fort und bricht in weitere Bandscheiben ein: **II 2. 6.2**.

Häufiger als die geschilderten arbeitsunfallbedingten unmittelbaren Wirbelsäuleinfektionen kommt die Beteiligung der Wirbelsäule als *mittelbare Folge von Infektionen* vor. Die Ansiedlung von spezifischen Keimen in der Wirbelsäule ist bei fast allen Infektionskrankheiten möglich: Spondylitis infectiosa oder specifica. *Schmorl* u. *Junghanns* (1968) zählen Wirbelsäulebeteiligung bei mehr als dreißig Infektionskrankheiten auf. Eine beträchtliche Zahl von ihnen kann durch berufliche Einflüsse entstehen und damit der Entschädigungspflicht unterliegen, die sich auch auf die Folgen an der Wirbelsäule zu erstrecken hat. In einigen Fällen beeinflußt die mittelbar entstandene Spondylitis infectiosa durch den meist langwierigen Krankheitsverlauf und durch die ungünstigen Dauerfolgen die Minderung der Erwerbsfähigkeit wesentlicher als die ursprüngliche und in ihren akuten Folgen ausgeheilte Infektionskrankheit selbst.

Wenn auch die als Folge von Infektionskrankheiten auftretende Wirbelsäulebeteiligung, also die spezifische Spondylitis infectiosa, bei einigen Krankheiten und auch wieder bei einzelnen Sonderfällen einen unterschiedlichen Verlauf nimmt, so besteht doch im allgemeinen eine gewisse Gleichförmigkeit. Der Gesamtverlauf ist weniger stürmisch als bei der meist durch Staphylokokken, seltener durch Streptokokken hervorgerufenen unspezifischen Wirbelosteomyelitis: **II 16. 4.7**. Praktisch finden sich fast bei jeder Infektionskrankheit Keime im Mark des Wirbels, das als Filter für Krankheitskeime dient. Sie werden hier abgefangen und durch die bakterientötende Kraft des gesunden Knochenmarkes fast ausnahmslos vernichtet. Für eine bleibende Keimansiedlung, die zur Entstehung einer metastatischen Wirbelinfektion erforderlich ist, spielen Abwehrlage des Körpers sowie Art und Virulenz der Keime die ausschlaggebenden Rollen. Auf jeden Fall soll bei plötzlicher unerwarteter Fiebersteigerung mit Schmerzen im Gebiet der Wirbelsäule während oder kurz nach einer Infektionskrankheit die Möglichkeit einer beginnenden Spondylitis sorgfältig überprüft werden. Bei vielen Formen der Spondylitis ist die Röntgendiagnose erschwert, weil im Frühstadium die Herde bevorzugt im Wirbelbogen und seinen Fortsätzen beginnen. Auch bei der Keimansiedlung im Wirbelkörper dauert es längere Zeit, bis Einschmelzungsherde im Röntgenbild nachweisbar werden. Frühzeitige Anwendung von Röntgenschichtaufnahmen erleichtert die Erkennung. Näheres bei *Schmorl* u. *Junghanns* 1968.

Die Röntgendiagnostik ist für jede Wirbelsäuleinfektion (auch bei Verdacht) zweifellos sehr wichtig. Außer der bereits erwähnten Schwierigkeit der röntgenologischen Frühdiagnose ist zu beachten, daß der Weiterverlauf nicht immer eine klare differentialdiagnostische Entscheidung zuläßt, da die Reaktionsmöglichkeiten des Knochens auf entzündliche Reize verhältnismäßig gleichförmig sind. Manche Unterschiede im Röntgenbild gibt es in der Vergleichskontrolle sowie in Spät- oder Endzuständen. Um die Ursache der Veränderungen rasch herauszufinden, aber auch wegen der Frage des beruflichen Zusammenhanges, ist stets die Frühdiagnose anzustreben. Dazu gehören die Beachtung der Anamnese, eingeschlossen die Berufsvorgeschichte, des Krankheitsverlaufes, der (wiederholten) bakteriologischen und serologischen Untersuchungen sowie in gewissen Fällen Probepunktionen.

Literatur: *Busse* et al. 1976 (Discitis postoperativa), *Ford* 1976, *Hölzl* u. *Riedler* 1976 (Lumbale Grenzstrangblockade mit Infektion), *Kerdiles* et al. 1975 (Aortographie mit Infektion).

16.4.2 Beziehungen zur Wirbelsäule bei den nach Ziffern 3101, 3102 und 3104 der D-BeKV melde- und entschädigungspflichtigen Berufskrankheiten

Die Berufskrankheiten-Verordnung vom 1. 1. 1977 nennt in den Ziffern 3101, 3102 und 3104 eine Reihe von Krankheiten, die durch Infektionskeime, Parasiten oder Pilze hervorgerufen werden und unter gewissen Umständen berufsbedingt sein können:

D-BeKV 3101: Infektionskrankheiten
  DDR-BK:38 / EG-BK:D4 / A-BK:38

D-BeKV 3102: von Tieren auf den Menschen übertragbare Krankheiten
  DDR-BK:39 / EG-BK:D3 / A-BK:39

D-BeKV 3104: Tropenkrankheiten, Fleckfieber, Skorbut
  DDR-BK:40 / EG-BK:D2 / A-BK:38

Die zahlreichen Infektionskrankheiten, die das Merkblatt zu D-BeKV: 3101 anspricht, betreffen im wesentlichen die Übertragung dieser Krankheiten von Mensch zu Mensch (in gefährdeten Berufen wie Gesundheitsdienst und Wohlfahrtspflege), die bei Arbeiten in entsprechenden Laboratorien erworbenen Krankheiten sowie die Übertragung auf einen Versicherten, der durch eine andere Tätigkeit der Infektionsgefahr in ähnlichem Maße besonders ausgesetzt war.

Weil die drei Merkblätter weniger auf Krankheiten und ihre Erreger als auf deren berufsbezogene Herkunft, auf die berufliche Exposition, abgestellt sind, wiederholen sich einige Krankheitsursachen in 2 oder 3 der Merkblätter. Hauptsächlich sind die folgenden Erkrankungsgruppen aufgeführt:

im Merkblatt D-BeKV 3101
  Viren, Rickettsien, Bakterien, Protozoen und Pilze
im Merkblatt D-BeKV 3102
  Bakterien, Leptospiren, Viren, Rickettsien, Pilze, Protozoen, Gestoden und andere Erreger
im Merkblatt D-BeKV 3104
  Tropenkrankheiten (unterteilt in Infektionskrankheiten, Parasitenkrankheiten, Pilzkrankheiten, anderweitig verursachte Krankheiten), Fleckfieber und Skorbut.

Wendland u. *Wolff* (1977) betonen in den Bemerkungen zu M 3104: »Eine Entschädigung nach Nr. 3104 setzt nicht etwa voraus, daß der Versicherte sich die Krankheit in den Tropen oder Subtropen zugezogen hat. Es kommt darauf an, daß die Krankheit als solche zu den Tropenkrankheiten gehört.«

Wie in den Vorbemerkungen (II 16. 4.1) bereits geschildert, besteht bei allen von außen kommenden Erregern die Gefahr einer Ansiedlung im Knochengewebe, speziell in der dafür empfänglichen Wirbelsäule. Ein Vergleich der in den drei Merkblättern aufgezählten Erregerarten mit der Liste von *Schmorl* u. *Junghanns* (1968) über die bekannten Erreger von Wirbelsäuleinfektionen macht deutlich, daß bei vielen der in den Merkblättern genannten Krankheiten Wirbelsäulebeteiligung gefunden worden ist. Das gilt bevorzugt für:

Aktinomykosen
Brucellosen
Diphtherie
Echinokokkus
Erysipel
Erysipeloid
Grippe (Virusgrippe)
Listeriose
Lues
Malaria
Masern
Mykosen
Paratyphus
Pneumonie (bakterielle)
Pneumonie (Viruspneumonie)
Rickettiosen
Rotz (Malleus)
Salmonellosen
Scharlach
Sepsis
Tuberkulose
Typhus abdominalis

Das Schrifttum enthält wahrscheinlich an schwer aufzufindenden Stellen Berichte über Erreger (mit und ohne Ansiedlung in der Wirbelsäule), die nicht ausdrücklich in den Merkblättern genannt sind. Empfehlenswert ist eine kritische Zusammenstellung solcher Fälle, weil unter entsprechenden Umständen die Anerkennung als Berufskrankheit nach § 551 Abs. 2 RVO möglich ist.

Die folgenden Abschnitte berichten von Krankheitserregern, die sich in der Wirbelsäule ansiedeln können, unter gewissen Umständen beruflich erworben werden und in der Literatur eine Rolle spielen. Außerdem werden die Beziehungen zur Wirbelsäule bei einigen der vom Tier auf den Menschen übertragbaren Krankheiten (Ziffer 3102 der D-BeKV) erörtert, die den Sammelnamen Zoonosen – oder nach *Hall* (1974) Zooanthroponosen – erhalten haben: z. B. Salmonella. Über einige seltene Zoonosen, die allerdings kaum Beziehungen zur Wirbelsäule haben, aber manche Probleme bezüglich ihrer beruflichen Entstehung bringen, berichtete *Hall* 1973. Durch verfeinerte Diagnostik werden zunehmend mehr »virale Zoonosen« entdeckt: *Mayr* 1976. In der Landwirtschaft der DDR waren 1973 66% der zur Arbeitsunfähigkeit führenden Erkrankungen durch Zoonosen hervorgerufen: *Wolff* 1976.

16.4.3 Tuberkulose
D-BeKV:3101 u. 3102

Die Tuberkulose ist die häufigste Ursache für Infektionen des Knochens, von denen die Spondylitis tuberculosa besonders oft zu ernsten Folgen führt. Wegen der Bedeutung der Tuberkulose als berufliche Infektionskrankheit ist dem Merkblatt 3101 der Anhang I über die Nomenklatur der Tuberkulose und über ihre Verlaufsmöglichkeiten hinzugefügt. Sie ist allgemein gehalten und behandelt weder die Wirbeltuberkulose noch andere extrapulmonale Organtuberkulosen.

Die berufsbedingte Tuberkulose ist am häufigsten eine Lungentuberkulose und wird meist durch Arbeiten im Gesundheitsdienst, in der Wohlfahrtspflege und in Laboratorien erworben: D-BeKV, Merkblatt 3101. Bei den Anthropozoonosen (D-BeKV:3102) liegt die beruflich erworbene Tuberkulose noch immer an der Spitze der Häufigkeit. Nur in etwa 10% werden Organe außerhalb der Lunge befallen. *Kastert* veröffentlichte 1974 eine Statistik über sein großes Krankengut.

Typisch für die Wirbelsäuletuberkulose ist die Entstehung von einem Wirbelkörperherd aus, der in die benachbarte Zwischenwirbelscheibe einbricht und sie rasch zerstört: Spondylodiscitis. Nähere Schilderungen bei *Schmorl* u. *Junghanns* 1968, *Brocher* 1973, *Caroit* et al. 1975, *Kastert* 1974.

Für die Anerkennung einer berufsbedingten Wirbelsäule-Tuberkulose ist in der Regel zu fordern, daß ein frischer Lungenherd (der bei entsprechender beruflicher Gefährdung als Folge einer beruflichen Neuansteckung anzusehen ist) längere Zeit vor Beginn der Ansiedlung im Knochen nachgewiesen wurde. Demgegenüber hält ein Urteil des Hessischen Landessozialgerichts (535 / 55 21 III 227/54) vom 19.4.55 den Nachweis einer vorausgegangenen Tuberkuloseerkrankung der Lunge oder des Rippenfelles nicht für erforderlich.

Die vom Tier übertragene Tuberkulose (D-BeKV:3102) kann als Impftuberkulose in der Haut auftreten und sich von dort aus über die regionalen Lymphknoten weiter verbreiten oder primär in der Lunge entstehen. Über beide Infektionswege ist eine zusätzliche Wirbelsäulebeteiligung möglich.

16.4.4 Typhus abdominalis, Paratyphus
D-BeKV:3101

Typhus abdominalis und Paratyphus gehören zu den Salmonellosen (II 16. 9.5), die den Menschen häufig befallen. Sie können wie die Tuberkulose beruflich erworben werden, zeigen eine verhältnismäßig hohe Beteiligung des Knochensystems, wiederum mit Bevorzugung der Wirbelsäule, die in etwa 3%, bei Kindern und Jugendlichen in 25–30% erkrankt. Das klinische Bild der zusätzlichen Wirbelinfektion, die meist die Brust- und die Lendenwirbelsäule befällt, verläuft im allgemeinen stürmischer als bei Tuberkulose. Die Röntgenbefunde ähneln sich durch die Mitbeteiligung der Zwischenwirbelscheiben.

Literatur und Abbildungen bei *Diethelm* u. *Kastert* 1974, *Schmorl* u. *Junghanns* 1968.

Für die Anerkennung eines Wirbelsäuletyphus als Berufskrankheit gelten die in II 16. 4.11 besprochenen Voraussetzungen.

16.4.5 Brucellosen
D-BeKV:3101, 3102 u. 3104

Über die Wirbelsäuleinfektionen durch Brucellosen (Morbus *Bang*, Maltafieber) wird erst in den letzten Jahrzehnten häufiger berichtet. Für einige Berufe besteht ein besonderes Erkrankungsrisiko: Tierärzte, Landwirte, Melker, Molkereiangestellte u. ä. Oft ist der Krankheitsverlauf subakut und nicht sehr ausgeprägt. Deshalb bleibt die wahre Ursache häufig verborgen. Gerade bei schleichendem, uncharakteristischem Verlauf kommt es zur Keimansiedlung in verschiedenen Organen, auch in Knochen und Gelenken. Eine Beteiligung der Wirbelsäule tritt erst 1–4 Monate nach der Infektion zutage. Es können entweder Infektionen der Wirbelbogengelenke (ähnlich wie in den Gliedmaßengelenken) oder der Wirbelknochen in Form einer Spondylitis brucellosa mit Bandscheibeeinschmelzung (Frühsymptom!) auftreten. Knochenauflagerungen auf den Wirbelkörperaußenflächen stellen sich oft ein.

Aufmerksamkeit verdient die von *Mergold* 1963 beschriebene Brucella-Infektion der Sakroiliakalgelenke. Sie besteht als Begleiterscheinung der akuten Erkrankung, kann sich aber auch dann weiterentwickeln, wenn die Brucellose-Bazillen erfolgreich aus dem Organismus eliminiert sind. Ebenso wie die Brucellosen in vielen Körpergelenken zu Arthritis führen, kommt es auch zur Infektion der Wirbelbogengelenke (Spondylarthritis – genauer: Arthritis articulationis arcus vertebrae – brucellosa) mit heftigen Beschwerden, deren Ursache oft nicht sofort richtig gedeutet wird. Bei Angehörigen der gefährdenden Berufe sollte deshalb mehr Aufmerksamkeit auf die Wirbelsäule gerichtet werden.

Literatur ausführlich bei *Schmorl* u. *Junghanns* bis 1968. Weitere Literatur: *Diethelm* u. *Kastert* 1974, *Fenollosa* 1975, *Hall* 1974, *Hendersen* et al. 1975, *Kaben* et al. 1976, *Lederer* 1972, *Moroni* u. *Frei* (nach *Mohr*), *Dirienzo* 1950, *Schnurrenberger* et al. 1975.

16.4.6 Salmonellosen
D-BeKV:3101 u. 3102

Salmonella-Infektionen spielen eine zunehmend wichtige Rolle. Die mehr als tausend Arten sind zum Teil für den Menschen (z. B. Typhus abdominalis und Paratyphus, II 16. 4.4), zum Teil für Tiere und oft für beide zugleich pathogen. Die vom Tier auf den Menschen übertragenen Salmonellainfektionen verursachen akute Darmstörungen, sind oft beruflich bedingt und in diesen Fällen melde- sowie entschädigungspflichtig nach D-BeKV:3102. Das Merkblatt zu D-BeKV:3101 führt sie als Enteritis infectiosa. Sowohl Tiere wie auch infizierte Menschen werden häufig zu Dauerausscheidern. Die in letzter Zeit beobachtete Zunahme der Tiererkrankungen und damit die Häufung endemischer Übertragungen auf Menschen ist unter anderem auf unphysiologische Tierhaltung in »neuzeitlichen« Mastbetrieben zurückzuführen. Einzelheiten bei *Hall* 1974.

Nach Statistiken, über die *Kempf* et al. 1971 berichten, tritt in 0,2–0,3% von Salmonellosen eine erregerspezifische Spondylodiscitis auf, bevorzugt an der Lendenwirbelsäule. Ähnlich wie bei Tuberkulose und Typhus abdominalis wird die Zwischenwirbelscheibe von einem Wirbelkörperherd aus befallen mit raschem Übergang auf den anderen benachbarten Wirbelkörper. Die Zunahme der Salmonellainfektionen macht die Beachtung dieser Veränderungen erforderlich.

16.4.7 Spondylosteomyelitis / Wirbelosteomyelitis
D-BeKV:3101

Unspezifische Eitererreger, meist Staphylokokken, aber auch Streptokokken und andere, können unmittelbar in die Wirbelsäule eindringen und zu einer Wirbelosteomyelitis (Spondylosteomyelitis) führen: II 16. 4.1. Häufiger entsteht sie metastatisch – also mittelbar – bei septischer Allgemeinerkrankung. Auf beiden Infektionswegen ist eine berufsbedingte Wirbelosteomyelitis möglich. Gegenüber der spezifischen Spondylitis infectiosa verläuft die »unspezifische« Wirbelosteomyelitis wesentlich stürmischer. Sie macht nach verschiedenen Übersichten in der Literatur etwa 2% aller Osteomyelitisfälle aus. Selten entsteht nur ein Herd in der Wirbelsäule. Viel häufiger siedeln sich die Keime an mehreren Stellen an. Die Wirbelkörper und ihre Fortsätze einschließlich der Wirbelbogengelenke werden wesentlich häufiger betroffen als bei den spezifischen Infektionen wie Tuberkulose, Brucellosen, Salmonellosen u. a. Außer Wirbelkörperzerstörungen mit Einschmelzung benachbarter Zwischenwirbelscheiben sind bei chronischem Verlauf einer unspezifischen Wirbelinfektion gelegentlich Knochenverdichtungen mit dem Aussehen von Elfenbeinwirbeln (Marmorknochen) zu erkennen, wie bei der Spondylo-Osteopetrosis: *Deplante* et al. 1974. Über weitere Eigenheiten und Unterschiede im Verlauf von Wirbelosteomyelitis und Spondylitis infectiosa und über die umfangreiche Literatur kann bei *Schmorl* u. *Junghanns* (1968) nachgelesen werden.

Die Anerkennung als Berufserkrankung ist für die Wirbelosteomyelitis möglich, wenn Personenkreis und Infektionsquelle der BeKV:3101 entsprechen.

16.4.8 Wirbelsäuleerkrankungen durch seltene Erreger
D-BeKV:3101, 3102, 3104 / EG-BK:D 3

Ein Übersichtsbericht über seltene Krankheitserreger mit Wirbelsäulebeteiligung leidet zwangsläufig unter der Tatsache, daß die Seltenheit der Erkrankung nicht gleichsinnig mit der Seltenheit/Häufigkeit der Wirbelsäuleinfektion verläuft. Das zeigt sich zum Beispiel bei den *Listeriosen,* die als Tier-Mensch-Übertragungen seit langem als selten galten, sich seit etwa zwanzig Jahren aber deutlich häufen bei gleichzeitiger Zunahme der Übertragung von Mensch zu Mensch: *Hall* 1974, *Liebe* 1973, *Seelinger* 1959. Als Berufserkrankungen sind die Listeriosen in den Merkblättern zu D-BeKV:3101 und 3102 aufgeführt. Wirbelsäulebeteiligung ist bekannt, aber für die berufsbedingten Infektionen zahlenmäßig nicht sicher erfaßt.

Von einzelnen der verschiedenartigen Krankheitsbilder der *Rickettsiosen,* die in den Merkblättern zu D-BeKV 3101, 3102 und 3104 angesprochen sind, ist Wirbelsäulebeteiligung bekannt: *Hesse* 1924. Ungeklärt ist aber die Häufigkeitsverteilung auf die unterschiedlichen Erreger aus dieser Gruppe. In manchen Fällen von Spondylitis im Gefolge einer Rickettsiose bleibt unklar, ob zu den spezifischen Erregern Mischinfektionen mit Staphylokokken oder Streptokokken aus den begleitenden Hauteiterungen hinzutreten und den Verlauf der Wirbelsäuleinfektion beeinflussen: *Diethelm* u. *Kastert* 1974.

Die *Lepra,* aufgenommen in die Merkblätter D-BeKV 3101 und 3104 verursacht häufig Knochenmarkveränderungen, und die Leprabazillen sind im Sternalpunktat nachzuweisen. Typisch ist der Abbau von Knochengewebe zu erheblicher Osteoporose, an der die Wirbelsäule bevorzugt beteiligt ist: Literatur bei *Mohr* 1969. Spezifische Lepraveränderungen wurden zwar an verschiedenen Knochen festgestellt, sind aber an der Wirbelsäule bisher nicht beschrieben.

Der *Rotz (Malleus),* der meist von kranken Pferden übertragen wird und den die Merkblätter D-BeKV 3101 und 3102 aufzählen, wird jetzt nur noch so selten beobachtet, daß die früher gelegentlich gefundene Wirbelsäulebeteiligung (*Schmorl* u. *Junghanns* 1968) fast unbekannt geworden ist. Das gilt in gleicher Weise vom *Erysipel* (D-BeKV:3101).

Die *Syphilis (Lues),* erwähnt im Merkblatt zu D-BeKV 3101, schwankt in ihrer Häufigkeit. Sie ist unter besonderen und kritisch zu überprüfenden Umständen als berufsbedingt anzuerkennen. Die Beteiligung der Wirbelsäule an der erworbenen Lues beträgt 1%. Hierbei ist die Halswirbelsäule besonders oft betroffen, mit typischer Aushöhlung der Wirbelkörper durch zunehmenden Abbau der Spongiosa. Dadurch kommt es zu Wirbelzusammenbrüchen.

Die *Tabes,* als Spätfolge der Lues, verursacht an der unteren Brust- und an der Lendenwirbelsäule hochgradige Veränderungen, örtliche Zerstörungsherde mit Wirbelkörperzusammenbrüchen, an anderen Stellen Knochenanbau. Die häufigen Zerstörungen (Zermürbungen) von Zwischenwirbelscheiben im Lendenbereich ergeben geradezu groteske Verlaufsformen und Röntgenbilder: Osteochondrosis intercorporalis. Dabei spielt wahrscheinlich die Nervenstörung eine wesentliche Rolle. Anerkennung als Berufskrankheit ist für diese schweren Veränderungen nur möglich, wenn die Lues Berufskrankheit war.

Bilder und Literatur bei *Diethelm* u. *Kastert* 1974, *Schmorl* u. *Junghanns* 1968.

Die *Frambösie* (Merkblatt zu D-BeKV 3101) häufig nur schwierig von der Lues abgrenzbar, verursacht erhebliche Knochenveränderungen bei etwa 20% der Erkrankten. Wirbelsäule und Becken sind erstaunlicherweise nicht daran beteiligt – oder nicht regelmäßig und eingehend genug überprüft worden.

Das seltene *Rückfallfieber (Febris recurrens),* in den Merkblättern zu D-BeKV 3101 und 3104 genannt, breitet sich nur in vereinzelten Fällen auf das Knochengerüst aus. Eine spezifische Spondylitis ist bisher nicht bekannt. Das gilt jedoch nur für das klassische Rückfallfieber selbst, während bei der oft vorkommenden Infektionsvermischung mit dem aus Kleinasien und Persien stammenden, aber bereits nach Europa verschleppten Paratyphus N 1 *Erdzindjan* eine Spondylitis häufig ist. Röntgenologisch zeigt die Erkrankung auffallende punktförmige Herde nahe den Wirbelkörperabschlußplatten. Während des chronischen Verlaufes kommt es zur Infektion der benachbarten Bandscheiben mit Höhenverminderung des Zwischenwirbelraumes und schließlich zur knöchernen Verblockung. Als besonders typisch und häufig gelten die eitrigen Erkrankungen großer Gelenke sowie der Syndesmosis sacroiliaca und der Symphyse.

Unter besonderen Umständen kann eine berufsbedingte Übertragung dieser Doppelinfektion Rückfallfieber mit Paratyphus N 1 *Erdzindjan* über Zwischenwirte (Läuse, Wanzen, Flöhe, Zecken) erfolgen. Berufsbedingte Laborinfektionen sind ebenfalls bekannt.

Die Infektion mit dem *Pockenvirus (Variola)* wird als Berufskrankheit im Merkblatt zu

D-BeKV 3101 erwähnt. An den Knochen äußert sie sich durch Auftreibungen und Verformungen, vor allem an Epiphysen und Metaphysen. Bekannt ist die Dactylitis variolosa. Die Wirbelsäule ist nach den Erfahrungen in Afrika (*Cockshott* 1963–65) kaum oder nur selten unmittelbar vom Virus betroffen. Durch stark eiternde Hautpusteln (Kratzfolge) entsteht gelegentlich eine Streuung der Superinfektion mit Spondylitis als mittelbare Spätfolge. Die Sammlung weiterer Erfahrungen ist erforderlich, um die Virusinfektion der Wirbelsäule (Spondylitis specifica) von der Spondylosteomyelitis abzugrenzen: **II 16. 4.7.**

Bei *Tetanus-Infektion*, die in der D-BeKV nicht unter Berufskrankheiten geführt wird, kann es durch die Muskelkrämpfe zu kontraktionsbedingten Wirbelkörperfrakturen (meist in der Brustwirbelsäule) mit erheblichen Dauerfolgen kommen: Literatur bei *Schmorl* u. *Junghanns* 1968. Sie sind mittelbare Folgen der Tetanus-Infektion, die im allgemeinen auf einen Unfall mit Wundbildung zurückgeht oder durch eine Verbrennungswunde eintritt. Nur selten wird eine Tetanus-Infektion bei Arbeiten in Laboratorien oder im Krankenhaus erworben, ohne daß eine sichtbare (unfallbedingte) Eintrittsstelle vorliegt. In diesen Fällen ist es wahrscheinlich möglich, die Anerkennung als berufsbedingte Infektion und deren Entschädigung wie bei einer Berufskrankheit nach § 551, Abs. 2 RVO zu erreichen.

Eine besondere Regelung über die *Tetanus-Infektion* in bezug auf die Anerkennung als Berufskrankheit besteht im Rahmen der »EG-Empfehlungen zu den Voraussetzungen für eine Entschädigung im Falle einer Berufskrankheit«. Darüber enthält der Kommentar zur Berufskrankheitenverordnung von *Wendland* u. *Wolff* (1977) unter V 20 Seite 9 eine Ausnahmeliste. Dort ist für die EG-BK:D 3 in der Rubrik »Schädigende Ursache oder Berufskrankheit« auch der Tetanus unter folgenden Voraussetzungen erwähnt: »Arbeiten in Entwässerungsanlagen; Arbeiten, die zum Umgang mit Tieren oder tierischem Material Anlaß geben«. Durch Tetanus-Krämpfe hervorgerufene Wirbelbrüche sind also unter Beachtung dieser Voraussetzungen zu begutachten.

Im Merkblatt zu D-BeKV 3101 ist die *Ruhr* (Bakterienruhr, Shigellosen) als bakterielle Infektion erwähnt. Für die Spondylitis ankylopoetica, die *Bechterew*-Krankheit, wird sie gelegentlich als wegbereitende Vorerkrankung angesehen. Das kann bei der Begutachtung zur Frage über die Berufsbezogenheit der als rheumatisches Leiden geltenden Spondylitis ankylopoetica eine Rolle spielen: **II 16. 9.2.**

Die Infektion mit *Pseudomonas aeroginosa* (*Amine* u. *Salazar* 1977, *Denham* u. *Goodwin* 1977, *Queneau* et al. 1977), die in letzter Zeit bei krankenhausbedingten Infektionen – auch iatrogenen, Kapitel **II 16. 4.1** – vermehrt beobachtet wird, führt gelegentlich zur Spondylodiscitis mit der bekannten Höhenverminderung des Bandscheiberaumes und den Folgezuständen an den benachbarten knöchernen Wirbelkörperabschlußplatten. Weitere Angaben darüber in den Kapiteln **I 8. 3.7, II 2. 6.2, II 5. 4, II 16. 4.1, II 16. 9.3.**

16.4.9 Protozoen, Parasiten, Pilze
D-BeKV:3101, 3102, 3104

Von den zahlreichen *Protozoen*, die in den Merkblättern zu D-BeKV 3101 und 3104 aufgezählt sind, ist nach den bisherigen Kenntnissen nur von der *Malaria* Wirbelsäulebeteiligung beschrieben: Literatur bis 1968 bei *Schmorl* u. *Junghanns*. *Mohr* berichtet 1975 in einer Übersicht über die Begutachtung bei Malaria-Erkrankungen nicht von Beteiligungen der Wirbelsäule.

Bestimmte *Parasiten*, die als Berufskrankheiten in den Tropen erworben werden können, sind im Merkblatt zu D-BeKV:3104 geführt. Dazu gehört die *Paragonimiasis*, im wesentlichen eine Parasiteninfektion des Zentralnervensystems. Wie einige Autoren berichten, kommen Zerstörungsherde in der Wirbelsäule, vor allem im Bogenteil, zur Beobachtung: *Oh* 1968, *Chang* et al. 1958.

Die als parasitäre Berufskrankheiten auftretenden *Bandwürmer (Cestoden)* werden unter G im Merkblatt zu D-BeKV 3102 erwähnt. Trotz ihrer Häufigkeit in einigen Endemiegebieten sind die beiden Formen der *Echinococcose* (alveolaris, granularis) als Berufskrankheiten selten. Das Knochensystem wird bevorzugt vom E. alveolaris ergriffen. Wirbelsäule und Becken sind daran mit etwa 50% beteiligt, und an der unregelmäßigen Hohlraumbildung in den Wirbelknochen (Wirbelkörper und -bögen) unschwer zu erkennen. Die früher häufige Verwechslung mit Wirbeltuberkulose kommt infolge der inzwischen pathoanatomisch und röntgenologisch klargestellten Diagnostik kaum mehr vor. Wenn die typischen kugeligen Zysten vom Knochen her in den Rückenmarkkanal einbrechen, was häufig ist (84%!), drohen Schädigungen des Rückenmarks und der Nervenwurzeln. Die Rückenmarkbeteiligung ist als Frühsymptom zu bewerten. Literatur bei *Diethelm* u. *Kastert* 1974. Dort ist eine übersichtliche Tabelle über die Verschiedenheiten der beiden Echinococcusformen und den Durchgang über die Wirtstiere zum Menschen abgebildet. Die Verfasser haben außerdem die röntgenologischen Unterschiede bei Echinococcus und bei Tuberkulose übersichtlich aufgezeichnet. Literatur: *Carta* et al. 1974.

Die *Cysticercose* (Erkrankung durch die Finnen des Schweinebandwurms), die in den Merkblättern zu D-BeKV nicht namentlich enthalten ist, verursacht spezifische Befunde am menschlichen Knochen (*Froriep* u. *Bostroem* nach *Diethelm* u. *Kastert*) und Befunde an der Wirbelsäule von Tieren. Daraus kann die Möglichkeit der Wirbelsäulebeteiligung auch für den Menschen gefolgert werden. Wegen der Bedeutung einer berufsbedingten Cysticercose-Erkrankung an der Wirbelsäule ist die Sammlung und Veröffentlichung entsprechender Fälle zu empfehlen.

In einigen der im Merkblatt zu D-BeKV:3104 erwähnten *Pilzinfektionen* kommen Wirbelsäulebeteiligungen in verschiedener Häufigkeit und unterschiedlicher Ausprägung vor.

Die endemisch in Nord- und Südamerika (mit Verschleppung nach Europa) auftretende *Coccidioidiomykose* (Granuloma coccidioidale) befällt verhältnismäßig häufig die Wirbelsäule: *Carter* 1931 u. 1934, *Dalinka* et al. 1971. Die Wirbelkörper und die Wirbelbögen mit ihren Fortsätzen können mitbetroffen sein. Die Herde ähneln den Wirbelsäuleveränderungen bei Tuberkulose. Tourismus und berufliche Reisen oder Arbeiten im Ausland sorgen für eine weltweite Verbreitung. Laborinfektionen sind in Europa bereits beobachtet worden: *Diethelm* u. *Kastert* 1974.

Die *nordamerikanische Blastomykose* (Morbus *Gilchrist*), von einigen Autoren auch als Coccidiodal-Granuloma (siehe bei Coccidioidiomykose) bezeichnet, kann in die Pilzerkrankungen des Merkblattes zu D-BeKV 3104 eingeordnet werden. Ihr Ausbreitungsgebiet ist aber nicht auf Nordamerika beschränkt. Die Erkrankung wird häufig in Staaten mit Tabakvorkommen beobachtet. Die Infektion konnte auch bei einer Tabakarbeiterin in der Schweiz aufgedeckt werden. Enge berufliche Beziehungen sind also wahrscheinlich. Röntgenologisch ähneln die Verlaufsbilder an der Wirbelsäule weitgehend der Wirbeltuberkulose mit Einschmelzung mehrerer Wirbelkörper einschließlich der zugehörigen Bandscheiben.

Die *südamerikanische Blastomykose* (Paracoccidioidose) befällt die Knochen weniger häufig als die nordamerikanische. Da es sich bei ihr aber auch um eine hämatogene Ausbreitung in die Knochen handelt, sind Wirbelsäuleherde zu erwarten, obwohl bisher darüber nicht berichtet wurde.

Die in Nordamerika, aber auch in Afrika und Norditalien endemisch verbreitete, oft tödlich verlaufende *Histoplasmose* (Merkblatt zu D-BeKV 3104) kommt in mehreren Bakterienstämmen vor, die unterschiedlich häufig vom Ersther in den Lungen auf die Wirbelsäule übergreifen. Die röntgenologische Abklärung der zerstörenden Wirbelherde gegenüber einer Spondylitis tuberculosa, brucellosa oder blastomycosa ist schwierig. Neben der knochenzerstörenden Form gibt es die sklerosierende: *Lederer* 1972.

Die in der Wirbelsäule seltene *Sporotrichose* ähnelt mit ihren Zerstörungsherden dem Plasmozytom. Beschreibungen über berufsbedingte Verursachung sind im Schrifttum nicht aufzufinden. Die Erkrankung ist in den Merkblättern zu D-BeKV 3101 und 3104 nicht erwähnt. Literatur: *Altschul* 1926, *Beitzke* 1935, *Meyer* u. *Gall* 1935.

Eine besondere Erwähnung der anaerob wachsenden *Aktinomykose* ist in D-BeKV 3101 (übrigens auch in 3104) nicht enthalten. Sie hat durch die Knochenbeteiligung oft eine auffallend lange Krankheitszeit. Die Wirbelsäule wird häufig in Mitleidenschaft gezogen: *Ernst* 1971, *Grässner* 1929, *Lederer* 1972, *Schmorl* u. *Junghanns* 1968. Die aktinomykotische Wirbelsäulebeteiligung ist an den oft eng zusammenliegenden seifenblasenartigen Aufhellungsherden im Knocheninneren zu erkennen. Die Wirbelbögen und ihre Fortsätze können beteiligt sein. Häufig frißt sich die Erkrankung von der Nachbarschaft her durch die Kortikalis in das Wirbelinnere. Von allen menschlichen Aktinomykoseerkrankungen werden die Knochen in 15% befallen. Die Wirbelsäule ist in 37% an der Ausbreitung im Knochengerüst beteiligt.

Die *Nocardiose*, die früher nicht deutlich von der Aktinomykose abgegrenzt wurde, wird von Rindern auf den Menschen übertragen; Entdecker *Nocard* 1888. Der Erreger, Nocardia asteroides, wächst aerob und ist im Humusboden verbreitet. Die Einfallspforte ist meist die Lunge. Bisher wurden Wirbelsäulebeteiligungen nur selten beschrieben, obwohl die bekannte hämatogene Aussaat in das Knochenmark (*Epstein* 1963) einen häufigen Befall der Wirbelsäule vermuten läßt. Die allgemeine Verbreitung im Humusboden birgt die Infektionsgefahr für gewisse Berufe in sich. In dem Merkblatt D-BeKV 3101 ist die Nocardiose unter den Pilzinfektionskrankheiten nicht aufgeführt.

Einige weitere seltene Pilzerkrankungen, die in den Merkblättern zu D-BeKV 3101 und 3104 nicht ausdrücklich aufgenommen sind, haben den Nasen-Rachen-Raum oder die Lungen als Eintrittspforten und können wahrscheinlich doch ab und zu beruflich erworben werden. Von der *Aspergillose* ist die Wirbelsäulebeteiligung bekannt: *Shaw* u. *Warthen* 1936. Bei der *Mucormykose* ist zwar der Befall der Schädelknochen, aber bisher kein Übergang auf die Wirbelsäule beschrieben worden.

Die *Cryptococcose (Tolurose)* kann durch die Milch von mit spezifischer Mastitis erkrankten Kühen auf den Menschen übertragen werden. (Sie ist im Merkblatt zu D-BeKV 3102 unter den Pilzkrankheiten nicht enthalten.) In einer Untersuchungsreihe über 200 Erkrankte waren siebzehnmal die Knochen, bevorzugt die Wirbelsäule, befallen. Die Knochenzerstörungen sind herdförmig, oft mit Randsklerosen: *Diethelm* u. *Kastert* 1974, *Seiler* 1932.

16.4.10 Außereuropäische Krankheiten
B-BK:1,402 / D-BeKV:3104 / EG-BK:D1–4

Das Merkblatt zu D-BeKV 3104 führt unter dem Sammelbegriff Tropenkrankheiten auf: Bestimmte Infektionskrankheiten, bestimmte Parasitenkrankheiten, bestimmte Pilzkrankheiten und bestimmte anderweitig verursachte Krankheiten sowie Fleckfieber und Skorbut. Diese Zusammenstellung der ätiologisch und im Krankheitsbild verschiedenartigen Erkrankungen wird in der Vorbemerkung als historisch begründet bezeichnet. See- und Luftfahrt hatten früher bereits über das Gebiet der Tropen hinaus weltweite Verbindungen hergestellt, und die Beschäftigten infizierten sich mit verschiedenen in Europa unbekannten Krankheiten. Die Beschränkung auf Tropenkrankheiten ist infolge der seit dem zweiten Weltkrieg auf allen Gebieten ausgeweiteten Verflechtung internationaler Beziehungen noch weniger zeitgemäß. Deshalb lautet der letzte Satz der Vorbemerkung zu 3104: »Heute können sie darüber hinaus in allen Unternehmen, insbesondere aber bei Personen vorkommen, die im Ausland beruflich beschäftigt sind.« Außerdem erwähnen die einzelnen Abschnitte die »bestimmten« Krankheiten nur als Beispiele, so daß sich weitere »außereuropäische« Krankheiten einordnen lassen.

Im Hinblick auf die Anerkennung als Berufskrankheit für eine bei Arbeiten im Ausland erworbene Tropenkrankheit enthält das Merkblatt zu EG-BK:D1–4 den wichtigen Satz: »Immerhin muß die spezifische Gefährdung durch die Krankheit in diesen Gegenden erheblich größer sein als im Herkunftsland.«

In außereuropäischen Ländern endemisch angesiedelte Krankheitserreger können in gleicher Weise wie die bekannten in Europa heimischen Erreger durch die Haut (z. B. Insektenstiche), durch den Darm oder über den Nasen-Rachen-Raum und die Lungen in die Blut- und Lymphbahnen eindringen. Dadurch ergibt sich die Möglichkeit einer Ansiedlung in der Wirbelsäule. Von einigen Erregern aus den Gruppen, die unter gegebenen Umständen nach D-BeKV:3104 als Berufskrankheit anzuerkennen sind, wurde eine Beteiligung der Wirbelsäule noch nie oder nur in Ausnahmefällen beobachtet. Eine Sammlung solcher Fälle mit kritischer Auswertung könnte unsere ärztlichen Erfahrungen auch bezüglich des beruflichen Zusammenhanges bereichern.

Von einigen anderen »außereuropäischen« Krankheiten ist die Wirbelsäulebeteiligung bekannt, wie aus der Aufzählung in Kapitel II 16. 4.2 hervorgeht. Auf diese Möglichkeit muß die Achtsamkeit der Ärzte gelenkt werden, weil Beschwerden von seiten der Wirbelsäule oft erst nach längerer Dauer der Krankheit oder nach einem freien Intervall entstehen. Der Zusammenhang wird infolgedessen leicht verkannt, vor allem bei der Einschleppung einer in Europa seltenen Erkrankung.

Von den im Merkblatt zu D-BeKV 3104 namentlich genannten Krankheiten sind Wirbelsäulebeteiligungen von der *Lepra*, der *Malaria*, den *Rickettsiosen* (vor allem Fleckfieber) und verschiedenen *Mykosen* bekannt. Da diese Infektionen auch in Europa vorkommen, wurde die Frage der spezifischen Wirbelsäuleveränderungen bereits in den Kapiteln **II 16. 4.8** und **II 16. 4.9** behandelt.

In D-BeKV zählt das Merkblatt 3104 besonders den avitaminotisch bedingten *Skorbut* auf, der zweifellos nur noch selten als Berufskrankheit gefunden wird. Näheres in **II 16. 6.3**.

Weitere Literatur: *Bücken* 1971, *Clauss* 1977, *Valentin* et al. 1970, *Wagner* u. *Wolff* 1970.

16.4.11 Zusammenfassung und Begutachtung

In den Bemerkungen zu den Ziffern 3101, 3102 und 3104 der D-BeKV ist eine Vielzahl von Infektionskeimen (Viren, Rickettsien, Bakterien) sowie Protozoen, Parasiten, Pilzen, Leptospiren und anderen aufgezählt, die unter bestimmten Voraussetzungen als Berufskrankheiten anzuerkennen und zu entschädigen sind. Unter ihnen gibt es eine beträchtliche Anzahl mit Folgeerscheinungen an der Wirbelsäule. Obwohl im großen Zusammenhang der Berufserkrankungen gesehen ihre Zahl verhältnismäßig gering ist, so haben sie doch Bedeutung für den Erkrankten (Erkennung und Behandlung), für die Frage des beruflichen Zusammenhanges und für die Wirbelsäuleforschung ganz allgemein. Die Wirbelsäulebeteiligung beansprucht bei diesen Erkrankungen die Aufmerksamkeit, weil sie

- bei einigen Erkrankungen als wichtiges Frühzeichen gilt;
- als Spätschädigung auftreten kann, deren Zusammenhang mit der Ersterkrankung häufig übersehen wird;
- nach Abheilung der Ersterkrankung lange weiterbesteht und bedeutsame Dauerschäden hinterlassen kann.

Für die *Begutachtung* in bezug auf den beruflichen Zusammenhang der in II 16. 4 erwähnten Erkrankungen brachte die Hinzufügung des Absatzes 2 zu § 551 der RVO in der Bundesrepublik Deutschland eine Erweiterung der Anerkennungsmöglichkeiten. Absatz 2 lautet:

(2) Die Träger der Unfallversicherung sollen im Einzelfalle eine Krankheit, auch wenn sie nicht in der Rechtsverordnung bezeichnet ist oder die dort bestimmten Voraussetzungen nicht vorliegen, wie eine Berufskrankheit entschädigen, sofern nach neuen Erkenntnissen die übrigen Voraussetzungen des Absatzes 1 erfüllt sind.

Diese Erweiterung hat manche neue Fragen aufgeworfen. Zu ihrer Beantwortung dient der ausführliche Kommentar in den »Erläuterungen einzelner Sondervorschriften der Reichsversicherungsordnung zum Berufskrankheitenrecht«.

Gewisse Schwierigkeiten treten bei der Beurteilung von Tropenkrankheiten ein. Mit Recht betont *Mohr* 1969, daß gewisse Krankheiten, die er fakultative Tropenkrankheiten nennt, bei beruflicher Tätigkeit in tropischen und subtropischen Gebieten erworben werden können, aber nicht in D-BeKV:3104 erwähnt sind. Das gilt zum Beispiel für Salmonellosen und Shigellosen. Bei der zunehmenden Beschäftigung europäischer Arbeitskräfte in außereuropäischen Gebieten besteht ein unvermeidbarer enger Kontakt zur Bevölkerung und zu den besonderen Lebensumständen, so daß endemische oder epidemische Krankheiten trotz Vorbeuge- und Schutzmaßnahmen erworben und durch Dauerausscheider nach Europa verschleppt werden können. Da in der See-Unfallversicherung die auf dem Landgang erworbenen Tropenkrankheiten in die Berufskrankheitenversicherung eingeschlossen sind, sollten bei anderen unvermeidbaren beruflichen Kontakten europäischer Arbeitskräfte in ungewohnter Umgebung die Krankheiten durch endemische Erreger – und die Wirbelsäulebeteiligung, die oft als Spätschaden auftritt – gleichartig beurteilt werden.

Das Merkblatt D1–4 der EG-BK enthält besondere Ausführungen über die Anerkennung von Infektionskrankheiten als Berufserkrankung. Wegen ihrer allgemeinen Bedeutung folgt ein Auszug aus diesen Erläuterungen:

»Im allgemeinen sind die Berufskrankheiten durch ihre größere Häufigkeit in bestimmten Berufsgruppen sowie in gewissen Fällen durch spezifische Syndrome gekennzeichnet. Der berufsbedingte Charakter einer infektiösen oder parasitären Erkrankung hingegen kann nicht nach den gewohnten Kriterien der Berufskrankheiten erfaßt werden.

Die infektiösen und parasitären Krankheiten stellen eine bedeutende Gruppe in der allgemeinen Pathologie dar, sowohl zahlenmäßig und wegen der Verschiedenartigkeit als auch aus Gründen der Ätiologie und der geographischen und biologischen Lokalisation. Diese Erkrankungen treten endemisch in bestimmten Gegenden oder unter gewissen Umgebungsbedingungen auf und unterscheiden sich nicht sehr hinsichtlich Klinik, Therapie oder Prognose, ob sie nun berufsbedingt sind oder nicht. Der berufsbedingte Charakter dieser Erkrankungen, die übrigens hinreichend bekannt sind, beruht in der Tat nur auf den Umständen, unter denen man sie sich zuzieht.

Aus diesen Gründen kann auch eine infektiöse oder parasitäre Erkrankung nur dann als Berufskrankheit anerkannt werden, wenn genaue Kriterien vorliegen. Dabei ist zu trennen zwischen Arbeitsbedingungen, die eine Infektionsgefahr beinhalten oder bedeuten können, wie die ausgeübte Tätigkeit, der Arbeitsplatz und seine besonderen Merkmale und Lebensbedingungen und ob sie als anomal oder ungewöhnlich aus der Sicht des Betroffenen anerkannt werden müssen und mit der ausgeübten Tätigkeit verknüpft waren.

Weiterhin müssen diese Umstände bestätigt werden,
1. durch den Nachweis des Krankheitserregers und ggf. den Nachweis oder mindestens die Wahrscheinlichkeit eines berufsbedingten Kontaktes mit dem Überträger;
2. durch die für die betreffende Erkrankung typische Inkubationszeit.

Die Gefahr der berufsbedingten Infektion kann gegeben sein, wenn diese Verrichtungen mehr als andere Tätigkeiten zu einem Kontakt mit pathogenem Material führen (dies trifft z. B. für die Virushepatitis beim Pflegepersonal in Krankenhäusern zu). Ebenso kann die Infektionsgefahr auf einer gelegentlich ausgeübten Tätigkeit beruhen,
- wenn das infektiöse Material nur zufällig unter sonst normalen Arbeitsbedingungen anfällt (z. B. Milzbrandinfektion der Dockarbeiter beim Umgang mit verseuchten Gütern),
- wenn der Betreffende nur ausnahmsweise der Gefährdung ausgesetzt ist, die örtlich durchaus belanglos sein kann, z. B. Gelbfieber, das man sich anläßlich eines beruflich bedingten Aufenthaltes in den Tropen zuziehen kann, auch wenn die Gefährdung nicht unmittelbar an die gewerbliche Tätigkeit gebunden, sondern mehr zufällig durch die Umstände des beruflichen Aufenthaltes bedingt ist.

Oft kann der Kausalzusammenhang nicht gesichert werden. Um den Grad der Wahrscheinlichkeit im Einzelnen bestimmen zu können, daß die Erkrankung aufgrund beruflicher Umstände entstanden ist, soll der Arzt in jedem Einzelfall alle pathologischen Daten prüfen und sie mit den beruflichen und außerberuflichen Faktoren vergleichen.

Einzig dadurch kann der Wahrscheinlichkeitsgrad des Ursachenzusammenhanges beurteilt werden. Im übrigen kann die Kenntnis der relativen Häufigkeit dieser Erkrankungen im Berufsleben ein weiterer, indirekter Anhaltspunkt für die Beweisführung sein.«

16.5.0 Berufsbedingte Staublungenerkrankungen

16.5.1 Vorbemerkungen
GAVU:G1

Eine große Anzahl gewerblicher Staubarten verschiedener Herkunft kann Schädigungen der Atemwege und besonders der Lunge hervorrufen:
- tierische: Roßhaar, Borsten, Federn, Wolle
- pflanzliche: Kohle, Baumwolle, Zuckerrohr, Tabak
- Pilze: Strahlenpilze, Schimmelpilze
- metallische: Aluminium, Beryllium, Mangan
- mineralische: Quarz und quarzhaltiges Gestein, Asbeste
- Staubgemische: Kohle und Quarz, Staub des Schleifmittels und des Arbeitsstückes

Eine übersichtliche Zusammenfassung über die Diagnose und die Bedeutung der Staublungenerkrankungen gibt *Worth* 1975.

Als Grundlagen zur Verhütung von Lungenerkrankungen durch gefährdenden mineralischen Staub dienen neben Verbesserungen des Arbeitsschutzes auch die Angaben in den Berufsgenossenschaftlichen Grundsätzen für Arbeitsmedizinische Vorsorgeuntersuchungen (G 1), nach denen eine Eignung für Tätigkeiten an Arbeitsplätzen mit Gefährdung durch silikogenen oder asbesthaltigen Staub u. a. abzulehnen ist, wenn Formveränderungen des Brustkorbes oder der Wirbelsäule vorliegen, die die Funktion der Luftwege oder der Lunge wesentlich beeinträchtigen. Der beste Schutz besteht in der Beachtung der zulässigen MAK-Werte (maximale Arbeitsplatzkonzentration) in den einzelnen Fertigungsbetrieben.

Eine genaue Kodierung des Lungenröntgenbildes zeigt die auffallenden Unterschiede in Form und Lage der Lungenherde bei Silikose und Asbestose. Das ist in der ILO-U/C 1971 Staublungenklassifikation (für die es einige Vorläufer von 1930 bis 1968 gegeben hat) übersichtlich dargestellt. Ihre Anwendung fördert die internationale Vergleichbarkeit: *Bohlig* 1977, *Bohlig* et al. 1972.

Literatur: *Chossy* 1976, *Ehrlicher* 1976, *Häublein* et al. 1977, *Jesse* 1974, *Kleinfeld* 1974, *Woitowitz* 1974.

16.5.2 Quarzstaublunge
A-BK:26a / B-BK:1.301.11 / D-BeKV:4101, 4102 / DDR-BK:27 / EG-BK:C 1a / I-BK:47

Die bekannteste und häufigste berufliche Staublungenerkrankung ist die silikotische Staublunge, die »Quarzlunge«. Obwohl nach den Statistiken der Bergbau-Berufsgenossenschaft (*Wohlberedt* 1975) die Erkrankungen an Silikose und Siliko-Tuberkulose in den letzten zwanzig Jahren sehr zurückgegangen sind, stehen sie noch immer an der Spitze der Häufigkeitszahlen gegenüber anderen Berufserkrankungen.

Die Einatmung des silikogenen Feinstaubes verursacht im Zusammenhang mit einer individuellen Disposition knötchenförmige Bindegewebsneubildungen im Lungeninterstitium (und in den Hiluslymphknoten) mit anschließender

Schrumpfung und Schwielenbildung: Silikotische Fibrose. Eine der praktisch wichtigsten Komplikationen solcher Veränderungen in der Lunge ist die Tuberkulose. Sie verläuft relativ schwer und therapieresistenter als ohne Silikose: D-BeKV 4102. Die Ausstreuung der Tuberkulose muß deshalb in höherem Maße befürchtet werden. Allerdings sind im Schrifttum über die Ausbreitung auf Knochensystem und Wirbelsäule keine Zahlenangaben zu finden. Beim Auftauchen derartiger Fälle von metastatischer Wirbeltuberkulose sollten für die Begutachtung die von der Silikose abhängigen Behandlungsschwierigkeiten berücksichtigt werden.

Das Zusammenvorkommen von Quarzstaublunge und Arthritis wird zunehmend häufiger beobachtet: Siliko-Arthritis oder *Caplan-Colinet-Petry*-Syndrom. Näheres darüber in **II 16.** 9.4.

Über die Beziehungen zwischen Silikose, Lungenkrebs und Wirbelsäulemetastasen berichtet **II 16.** 8.2.3.

Weitere Literatur: *Bohlig* et al. 1972, *Bohlig* u. *Otto* 1975, *Schäcke* u. *Essing* 1976, *Schmidt* 1974, *Schütz* 1974, *Wohlberedt* 1973. Im Zusammenhang mit einer Erläuterung des Entwurfes einer 8. BKVO gibt *Schimanski* 1975 eine kurze Übersicht im Hinblick auf die Silikose.

16.5.3 Asbeststaublunge
A-BK:27a / B-BK:1.301.21 / D-BeKV:4103, 4104 / EG-BK:C 1b

Asbest ist der Sammelname für faserförmig kristallisierte silikotische Mineralien, aus denen sich durch Aufbereitung technisch verwendbare Fasern gewinnen lassen. Ihre Anwendung breitet sich in vielen Industriezweigen immer mehr aus. Deswegen bedürfen die Berufsgenossenschaftlichen Grundsätze für medizinische Vorsorgeuntersuchungen G 1 der genauen Beachtung. Literatur: *Worth* 1975.

Die Einatmung von Asbestfeinstaub kann zusammen mit einer gewissen individuellen Komponente bei Arbeiten in entsprechenden Industriebetrieben zu der etwa seit der Jahrhundertwende bekannten Asbestlungenfibrose (Asbestose) führen. Nichtraucher sind weniger asbestosegefährdet als starke Zigarettenraucher: *Meurman* et al. 1974. Die Kombination mit Tuberkulose ist selten. Deswegen sind Zweifel am Zusammenhang der beiden Krankheiten berechtigt, und eine bei der Asbestose gleichzeitig vorhandene Tuberkulose wird nach der deutschen Berufskrankheitenverordnung nicht in die Entschädigungspflicht einbezogen (D-BeKV:4104), was dann auch für eine hinzukommende Wirbeltuberkulose gilt.

Die Beziehungen des als krebserzeugend bekannten Asbestes zum Lungenkrebs und zum Mesotheliom sowie die Ausbreitung in die Wirbelsäule behandelt Kapitel **II 16.** 8.2.3.

Weitere Literatur: *Beck* 1975, *Bohlig* 1976, *Chossy* 1976, *Greenberg* u. *Davies* 1974, *Hain* 1975, *Heidermanns* et al. 1976, *McDonald* u. *Bekklake* 1976, *Milne* 1976, *Newhouse* 1973, *Woitowitz* 1976, *Worth* 1975.

16.5.4 Talkumlunge
D-BeKV:4101, 4102 / EG-BK:C 1c

Die Talkumlunge, entstanden durch Einatmen von Staub wäßriger Magnesiumsilikate (blättriges, perlmutterglänzendes Talkum oder Speckstein), wird viel seltener beobachtet als die Quarz- und die Asbeststaublunge. Neuerdings fassen manche Autoren die Talkumlunge als Mischstaub-Lungenerkrankung auf und halten ihre Einordnung in die Silikatosen deshalb nicht für gerechtfertigt: *Worth* 1975. Die D-BeKV ordnet die Talkumlunge in die Silikosen ein (Ziffern 4101 / 4102). In der Berufskrankheitenliste der EG ist Talkum unter den Verursachern von Pneumokoniosen als Silikatose geführt (Nr. C 1c). Sie wird als selten bezeichnet und scheint kein die Lungentuberkulose oder das Bronchialkarzinom begünstigender Faktor zu sein. Deshalb ist auch eine Miterkrankung der Wirbelsäule unwahrscheinlich.

Weitere Literatur: *Leophonte* et al. 1976, *Pelfrene* et al. 1975.

16.6.0 Ernährungseinflüsse

16.6.1 Vorbemerkung

Ernährungseinflüsse, darunter auch der Hunger und Stoffwechselstörungen, schädigen oft (gelegentlich in gegenseitiger Abhängigkeit) die Wirbelsäule. Die Schädigungen können sowohl das Knochengewebe wie auch die Weichteile der Wirbelsäule (Zwischenwirbelscheiben, Bänder) betreffen. In seltenen Fällen ist der Beruf als Ursache anzusehen.

16.6.2 Sprue
D-BeKV:- / DDR-BK:- / EG-BK:-

Die *Sprue,* die im wesentlichen in tropischen Gebieten vorkommt, aber auch in Europa beobachtet wird, kann durch das Fehlen eines im Vitamin B2-Komplex vorhandenen Faktors, das Fehlen des *Castle*-Faktors und durch einen Pilz (Monila psilosis) entstehen. Die kennzeichnenden Darmstörungen mit heftigen und fast unstillbaren Durchfällen führen zu Schwierigkeiten in der Aufnahme von Eiweiß, Vitamin D und Kohlehydraten und damit verhältnismäßig rasch zu erheblichen Veränderungen im Knochengerüst der Wirbelsäule: Spondylomalacia marantica. Im Vordergrund bei der tropischen Erwachsenen-Sprue steht die malazische Komponente. (Bei der Erkrankungsform der Kinder, der Zoeliakie, die auch *Heubner-Herter*-Krankheit heißt, gehören die Knochenveränderungen mehr in das Gebiet der Involutionsosteoporose.) Durch Zusammensinterung des Knochengewebes bilden sich Kyphosen oder Veränderungen einzelner Wirbelkörper. Bei der komplexen Entstehungsursache der Sprue, bei der auch eine Pilzinfektion eine Rolle spielen kann, ist der ursächliche Zusammenhang mit der Arbeit – auch bei Auftreten der Krankheit an Arbeitsplätzen in den Tropen – sehr sorgfältig zu klären. (Im Merkblatt zu Ziffer 3104 ist die Sprue nicht aufgeführt, jedoch sollte ihre Einordnung ernstlich überprüft werden.) Die Beurteilung der berufsbedingten Minderung der Erwerbsfähigkeit hängt in den entschädigungspflichtigen Fällen nicht nur von den Darmstörungen ab, sondern es sind auch die Verhältnisse an der Wirbelsäule zu berücksichtigen. In der akuten Phase der Wirbelsäulen-Osteomalazie bestehen erhebliche Schmerzen. Durch die Restfolgen (Wirbelsäuleverkrümmungen) kann die Belastungsfähigkeit der Wirbelsäule für dauernd behindert bleiben.

16.6.3 Skorbut
D-BeKV:- / DDR-BK: - / EG-BK:-

Der inzwischen selten gewordene Skorbut war neben Tropenkrankheiten und Fleckfieber in Ziffer 44 der 7. BKVO erwähnt, ist jedoch in der D-BeKV von 1977 nicht mehr enthalten, da bei den Trägern der gesetzlichen Unfallversicherungen in den letzten beiden Jahrzehnten keine Anzeigen mehr eingegangen sind. Als Avitaminose (Vitamin-D-Mangelkrankheit) war er früher bei Schiffsbesatzungen häufig, hat aber seine Bedeutung weitgehend verloren. Falls gelegentlich noch berufsbedingte Einzelfälle vorkommen sollten, ist auf die begleitenden Knochenstörungen zu achten, die als Osteoporose mit allen ihren Folgen besonders an der Wirbelsäule auftreten: Rückenschmerzen, Wirbelkörpersinterungen und Wirbelkörperzusammenbrüche.

Literatur bei *Hellner* in Klinische Chirurgie für die Praxis, Bd. IV, hrsg. von *Diebold, Junghanns, Zukschwerdt,* Thieme Stuttgart 1961.

16.7.0 Stoffwechselstörungen

16.7.1 Vorbemerkungen

Die ausgedehnten Stoffwechselfunktionen des normalen Knochengewebes wurden in I 2. 5 in ihren Grundzügen dargestellt. Es ist leicht erklärlich, daß dieses durch lebhaften An- und Abbau stoffwechselpflichtiger Stoffe immer in Bewegung befindliche Mineraldepot störanfällig ist, wenn – aus welchen Ursachen auch immer – Unregelmäßigkeiten in den Ablauf des Stoffaustausches eingreifen. Das Knochengerüst ist zwar sehr ausgedehnt, aber die metabolischen Vorgänge laufen in der Wirbelsäule im Vergleich mit den Röhrenknochen viel lebhafter ab, weil das blutversorgte rote Knochenmark in den Spongiosaräumen der Wirbel auf einer sehr großen Kontaktfläche Beziehungen zum Knochen hat. Bei einigen Stoffwechselkrankheiten wird das besonders deutlich. Neben den Wirbelknochen können auch noch die Bandscheiben und die Bänder mit ernsten Folgen für die Belastbarkeit betroffen sein.

Die bereits in II 15. 4.2 behandelten Stoffwechseländerungen durch Beschleunigung und Schwerelosigkeit müssen in den nächsten Abschnitten noch einmal berührt werden.

16.7.2 Diabetes und Gicht

Über die erst in letzter Zeit näher studierte Spondylosis hyperostotica (*Forestier*) bestehen noch immer lebhafte Auseinandersetzungen wegen der Entstehungsursache. Dabei werden auch

Überlastungen durch einseitige Arbeitshaltungen in Erwägung gezogen. Deshalb ist das Krankheitsbild für die Arbeitsmedizin in der Diskussion, obwohl der Zusammenhang mit Arbeitsbelastungen fraglich bleibt, weil in einem hohen Prozentsatz der Erkrankten (etwa 50%) eine diabetische Stoffwechsellage gefunden wird.

Die Spondylosis hyperostotica *Forestier* kann als eine Sonderform der Spondylosis deformans (banale Spondylosis) aufgefaßt werden. Die Spondylosis deformans entsteht nach den Forschungen *Schmorls* und seiner Schule durch Abtrennung des Randleistenfaserringes: II 2. 5. Dadurch werden die typischen knöchernen Randwülste und Randzacken hervorgerufen. Sie entwickeln sich bei der banalen Spondylose recht unregelmäßig, während bei der hyperostotischen Form »zuckergußartig« geglätteter Knochen den Wirbelkörpern aufliegt und die Bandscheibenräume überbrückt. Der Knochenanbau bevorzugt skoliotische oder kyphotische Abschnitte der Wirbelsäule und liegt streifenartig an der Innenseite des Bogens. Dieses eigenartige Verhalten scheint für einen gewissen Zusammenhang mit Überlastungen zu sprechen. Trotzdem gibt es bisher keine genügend statistisch überprüften Hinweise dafür, daß einseitige Arbeitshaltungen oder berufliche Vibrationen einen wesentlichen Einfluß für das Krankheitsbild bedeuten. Die Kombination zwischen Wirbelsäulenverbiegungen und diabetischer Stoffwechsellage sowie Verbindungen zu übergeordneten erblichen und/oder endokrinen Ursachen, über die in der Literatur vielerlei Beweise zu finden sind, sprechen vielmehr für die überwiegende Bedeutung dieser Ursachen. Über Zusammenhänge mit der Osteophytose der Bergarbeiter wird in Kapitel I 7. 5.7 berichtet, siehe auch Kapitel II 19. 3 und II 19 .6.

Literatur: *Beardwell* 1969, *Beneke* 1967, *Boos* u. *Rehr* 1969, *Evans* u. *Boda* 1970, *Forgács* 1974, *Glick* 1972, *Julkunen* et al. 1966, *Müller* 1963, *Pazderka* et al. 1973, *Resnick* et al. 1975, *Schoen* et al. 1969.

Bei Gicht und bei Diabetes beschreibt *Baader* 1954 Meniskopathien in Kniegelenken. Wenn dies tatsächlich in größerem Umfange zutrifft, dann besteht der berechtigte Verdacht, daß die Zwischenwirbelscheiben (infolge ihres ähnlichen Aufbaues) und die Menisken in den Wirbelbogengelenken gleichartig erkranken können. Pathohistologische Untersuchungen sind deshalb anzuraten. Sie können unter Umständen manche Begleitschmerzen an der Wirbelsäule aufklären.

16.7.3 Ochronose / Alkaptonurie

Zu den Stoffwechselstörungen mit ernsten Auswirkungen auf die Wirbelsäule gehört die Ochronose (Alkaptonurie). Bei dieser erblichen Stoffwechselanomalie fehlt ein spezifisches Enzym. Deshalb werden die zyklischen Aminosäuren nur bis zur Homogentisinsäure abgebaut, die sich in bradytrophes Gewebe einlagert und dieses schwarz färbt. An der Wirbelsäule sind die Bänder, ganz besonders aber die Zwischenwirbelscheiben betroffen. Neben der Schwarzfärbung entsteht eine auffallende Zerrüttung des Bandscheibengewebes und schließlich eine Osteochondrosis intervertebralis bereits in jungen Jahren. Histologisch handelt es sich um grobschollige Pigmentablagerungen mit nekrotischen pigmentbeladenen Knorpel-Trümmerstücken: *Seliwanow* et al. 1971.

Zu den für dieses Krankheitsbild typischen Veränderungen (Höhenabnahme der Zwischenwirbelräume, Sklerose der Wirbelkörperabschlußplatten, Lockerung der Bewegungssegmente) kommen Bandscheibenverkalkungen, die röntgenologisch das Krankheitsbild klären. Ähnlich wie bei der Spondylarthritis ankylopoetica (*Bechterew*-Krankheit, II 16. 9.2) und der Spondylosis hyperostotica (Morbus *Forestier*, II 2. 5.2) bilden sich Knochenüberbrückungen der Bandscheibenräume. Durch die Bandscheibenzermürbungen entstehen Schmerzen bei jeder Belastung, also auch bei Arbeitsleistungen. So beeinträchtigt diese Krankheit die Fähigkeit zu körperlicher Arbeit und macht sie oft unmöglich. Der Einfluß der Arbeit auf die Invalidität ist aber nur als unwesentliche Teilursache anzusehen, da die erbliche Stoffwechselstörung das Krankheitsbild ursächlich beherrscht.

Weitere Literatur: *Schmorl* u. *Junghanns* 1968, *Zimmermann* et al. 1972.

16.7.4 Raumfahrteinflüsse

Ergebnisse der Forschungen aus dem Bereich der Raumfahrtmedizin (II 15. 4) verlangen bezüglich der Ursachen von Stoffwechselstörungen mancherlei neue Überlegungen. Hochgradige, kurzfristige Beschleunigungen zusammen mit langwirkenden Ganzkörpervibrationen und Schwerelosigkeit, wie sie die Raumfahrt mit sich bringt, wirken wesentlich auf Stoffwechsel (z. B.

Glukose, Fett, Kalzium), Hormonhaushalt und endokrines System ein: **II 15. 3, II 15. 4**. Auswirkungen auf den Knochen sind bei langer Expositionszeit nicht auszuschließen. Zum Teil liegen bereits Nachweise dafür vor. Die Veränderungen können die empfindliche Wirbelsäule erfassen. Der nahe bevorstehende Anschluß der Bundesrepublik an die Raumfahrt (Weltraumlabor) kann also das Problem beruflich bedingter und dann entschädigungspflichtiger Wirbelsäuleveränderungen mit sich bringen. Aus der mehr und mehr anschwellenden Literatur dieses Gebietes seien genannt: *Douglas* 1970, *Evans* u. *Boda* 1970, *Evans* et al. 1969, *Polis* 1961, *Sackler* u. *Weltman* 1966, *Sinicina* u. *Rumjancev* 1964.

Messungen der normalerweise während der täglichen Belastung eintretenden Längenverminderung des Menschen von *Gritz* ergeben durchschnittlich absolute Längenverluste von täglich 17,6 mm (1,13% relativ). Er beschreibt die dabei entstehenden biochemischen Vorgänge in den Bandscheiben. Vergleiche dieser Ergebnisse von Längenverminderung mit der Größenzunahme bei Astronauten nach längerem Weltraumaufenthalt (**II 15. 4.3**) können wahrscheinlich mithelfen, um noch manche Streitfragen über die biomechanisch/biochemischen Reaktionen in den Zwischenwirbelscheiben zu klären: **I 8 .4**.

16.8.0 Berufsbedingte bösartige Geschwülste

16.8.1 Primäre bösartige Tumore der Wirbelsäule

Soweit die erreichbare Literatur Auskunft gibt, ist bisher die Entstehung von bösartigen Wirbelsäulegeschwülsten durch unmittelbare berufliche Einflüsse nicht beobachtet worden.

Durch die in einigen Berufen gegebene Einwirkung von ionisierenden Strahlen (D-BeKV:2402) können ebenso wie durch diagnostische oder therapeutische Maßnahmen Radionuclide im retikuloendothelialen System mit Bevorzugung des in der Wirbelsäule bis in das hohe Alter hinein erhaltenen roten Knochenmarkes und im Knochengewebe selbst gespeichert werden (inkorporierte Radionuclide). Ihre Sekundarstrahlungen verursachen Schäden – darunter auch bösartige Neubildungen – im Knochensystem. Darüber berichtet Kapitel **II 15. 5**: Knochensarkome, bösartige Leukämien. Die Häufigkeit der Leukämiefolgen an der Wirbelsäule ist deutlich, während primäre berufsbedingte Wirbelsarkome nicht beschrieben sind, obwohl die Wahrscheinlichkeit für das Vorhandensein solcher Tumore spricht.

Allgemeine Ausführungen, die von arbeitsmedizinischer Sicht aus zu den Fragen der Anerkennung bösartiger Neubildungen als Berufskrankheit Stellung nehmen, veröffentlichten 1976 *Valentin* u. *Otto*. Weitere Literatur: *Böttner* 1976, *Mücke* 1976.

16.8.2.0 Wirbelsäulemetastasen bei berufsbedingten bösartigen Geschwülsten

16.8.2.1 *Vorbemerkungen*

Absiedelungen von bösartigen Geschwülsten finden sich in der Wirbelsäule auffallend häufig. *Junghanns* zählte bei 500 Sektionen von männlichen Tumorträgern 25%, bei 500 Frauen 20% Wirbelmetastasen. Bei den Krebsen der Lungen und der Bronchien waren es für beide Geschlechter etwa 33%: *Schmorl* u. *Junghanns* 1968.

Aus solchen Zahlen läßt sich auch für berufsbedingte Krebsleiden eine wesentliche Beteiligung der Wirbelsäule durch Metastasierung folgern. Darüber enthält die arbeitsmedizinische Literatur nur wenig Angaben. Sie ist mehr an der Klärung der näherliegenden Fragen interessiert, ob und warum der Primärtumor als Berufskrankheit gewertet werden kann (*Valentin* 1976, *Valentin* u. *Otto* 1976 mit Literatur), wie er zu behandeln ist und welche Vorbeugemaßnahmen möglich sind: Trotzdem bleibt auch für die berufsbedingten Karzinome die Tatsache bedeutungsvoll, daß nach den klinischen Erfahrungen nicht allzu selten die Schmerzhaftigkeit der Wirbelsäulemetastasen und ihre Entdeckung im Röntgenbild erst zur Suche nach dem Primärtumor führt. Gelegentlich weisen die Wirbelsäulemetastasen durch Beteiligung des Rückenmarkes mit Querschnittsymptomen auf das vorher unbeachtete Krankheitsbild hin.

Nach vorläufigen Ermittlungen von *Schütz* u. *Wolf* (1976) liegt der Anteil der berufsbedingten Krebserkrankungen, bezogen auf die an sich verhältnismäßig geringen Berufskrankheiten in der chemischen Industrie bei etwa 10%.

Kranke mit bösartigen Tumoren oder Metastasen in der Wirbelsäule treten wegen der langzeitigen Behandlung aus dem unmittelbaren Blickfeld der Arbeitsmedizin heraus. Trotzdem sollte der Arbeitsmediziner wissen, daß ihm wegen verbesserter Heilerfolge heute mehr als früher eine Aufgabe für die Wiedereingliederung in den Beruf, unter Umständen mit Umsetzung auf einen anderen Arbeitsplatz, zufällt. Selbst nach großen Tumoroperationen am Knochengerüst und an der Wirbelsäule kann unter Beachtung gewisser Vorsichtsmaßnahmen Arbeitsfähigkeit wieder eintreten. Die Wiedergewinnung eines Arbeitsplatzes bedeutet gerade nach solchen (operativen) Behandlungen eine psychische Bestätigung für den Operierten, an deren Verwirklichung der Arzt des Betriebes einfühlsam mithelfen kann.

16.8.2.2 *Schneeberger Lungenkrankheit*
D-BeKV:2402 / DDR-BK:32 / EG-BK:E1

Für die Entstehung von Wirbelsäulemetastasen nach Lungenkarzinomen sind der Schneeberger Lungenkrebs und die gleichartige in den Bergwerken von Joachimsthal auftretende Lungenerkrankung als weitbekannte Beispiele voranzustellen. Beide zeigen sich in der Lunge entweder als verhornende Plattenepithelkarzinome, Carcinoma simplex oder kleinzellige Krebse, entstanden durch die Einatmung von Radiumemanation und radiumhaltigem Staub: Literatur bei *Brandt* 1938. Diese Krebsform gibt es heute noch bei Arbeitern in Uranbergwerken: *Archer* et al. 1974.

In dem Merkblatt zu Ziffer 2402 der D-BeKV ist die entschädigungspflichtige Schneeberger Lungenkrankheit als chronischer lokaler Strahlenschaden der Atemwege (Lungenkrebs) bezeichnet, der häufig mit Silikose verbunden ist. Die Verfasser der Berufskrankheitenliste der EG führen diese Bronchialkarzinome auf Einatmung von Radom (Radiumemanation) zurück, ohne die Staubbeteiligung zu erwähnen: EG-BK:E1. Im Merkblatt 27 zur Berufskrankheitenliste der DDR (*Holstein* 1971) wird die Schneeberger Lungenkrankheit als Lungenkrebs dargestellt, der mit Silikose und aktiv-fortschreitender Lungentuberkulose verbunden sein kann.

Wie bei allen Lungenkarzinomen ist eine Metastasierung in die Wirbelsäule für ein Drittel aller Fälle anzunehmen: *Junghanns*. Diese Häufung wird als Folge der Schneeberger Lungenkrankheit tatsächlich gefunden.

16.8.2.3 *Bösartige Neubildungen verschiedener Genese*
A-BK:27b / D-BeKV:1004, 1103, 1108, 1301, 1302, 1304, 4101, 4102, 4104, 4106 / DDR-BK:31 / EG-BK:A1, A4, A5, A9, A16 A 24, C1a, C1c, C2 / GB-BK:44

Nachdem der Chirurg Ludwig *Rehn* bereits im vergangenen Jahrhundert auf den Blasenkrebs der Anilinarbeiter aufmerksam gemacht hatte, wurden in der großen Zahl der *Amine* einige karzinogene Gruppen gefunden: Benzidin, Betanaphthylamin, Xenylamin, 2-Azetylaminfluorid: EG-BK:A24, D-BeKV:1301, 1304. Einfache aromatische Amine wie Anilin, Toluidin, Xyloidin in ihrer reinen Form haben jedoch keine krebserzeugende Wirkung: *Bittersohl* et al. 1972. Die genannten kanzerogenen Amine erzeugen die von *Rehn* beschriebenen Harnblasen- und gelegentlich auch Harnleiterkarzinome. Da die bösartigen Harnblasentumore bei Männern in 33,3% und bei Frauen in 11,1% Tochtergeschwülste in der Wirbelsäule bilden (*Junghanns* 1968), ist sie bei den berufsbedingten bösartigen Blasentumoren also rechtzeitig zu untersuchen. Eine Entscheidung des Hessischen Landessozialgerichtes vom 22.3.60 bejaht die Krebsbildung in den Harnwegen, lehnt aber die Lungenkrebsentstehung durch aromatische Amine ab (nach *Breithaupt*). Über die Bildung vereinzelter Leberkrebse im Tierversuch berichtet *Steinhoff* 1975.

Die geschilderten Krebsbildungen werden im Berufsgenossenschaftlichen Grundsatz G 33 (Gefährdung durch aromatische Nitro- und Aminoverbindungen, September 1976) erwähnt.

Weitere Literatur: *Hueper* 1961, *Lachnit* 1975, *Loskant* 1976, *Manz* 1976.

Obwohl reines *Arsen* nicht gesundheitsschädigend ist, wirken fast alle seine Verbindungen gesundheitsgefährdend. Arsen wird infolge beruflicher Einwirkung in entsprechenden Fertigungsbetrieben in vielerlei Form in den Körper aufgenommen: als Staub und Dampf über die Atemwege, auch über den Magen-Darm-Kanal und gelegentlich durch die Haut. Verschiedene Organe wie Leber, Nieren und Knochen speichern das aufgenommene Arsen. Neben Blutbildungsstörungen liegt eine krebserzeugende Wirkung auf Haut, Bronchien und Leber vor, wie in dem Merkblatt A 1 der EG-BK beschrieben ist. Die Ziffer 1108 der D-BeKV erwähnt die karzinogene Wirkung nicht. Nach *Ott* et al. (1974) bestanden bei 173 Verstorbenen aus gefährdenden Betrieben in 16,7% Lungenkarzinome. Eine den üblichen Zahlen der Metastasierung entsprechende Wirbelsäulebeteiligung ist anzunehmen: **II 16. 8.2.1**. Weitere Literatur: *Petres* u. *Hagedorn* 1975.

Wie in Kapitel **II 16. 3.6** beschrieben, führt *Cadmium* (D-BeKV:1004 und EG-BK:A 4) zu Osteoporosen, die der Osteomalazie nahestehen und schwere Wirbelsäuleverbiegungen hervorrufen: **II 16. 3.6**. Außerdem erzeugt Cadmium nach langer beruflicher Exposition gehäuft Karzinome der Prostata sowie der Atem- und Harnwege. Metastasierungen in die Wirbelsäule sind nach der bekannten Häufigkeitsreihe (*Junghanns* 1968) zu befürchten, das heißt für Prostatatumoren 66,6%, für Karzinome der Atemwege 33,3% und für Harnwegskarzinome 33,3% bei Männern und 11,1% bei Frauen.

Durch chronische Einwirkung von *Chromaten* (z. B. Bleichromat und Zinkchromat) ist die Entstehung eines bösartigen Lungentumors (Chromatlungenkrebs) möglich: D-BeKV:1103, DDR-BK:31 und EG-BK:A5. Das Karzinom bildet sich bisweilen erst Jahre nach dem Wegfall der Exposition. Über Beobachtung von Wirbelsäulemetastasen gibt das Schrifttum keine Auskunft: **II 16. 3.3**. Im Tierversuch wurden durch Einpflanzung von Chromstücken nach vier bis sechs Jahren Knochensarkome gefunden: *Lederer* 1972. Über Metastasierung in die Wirbelsäule oder ihre primäre Erkrankung wird allerdings nicht berichtet.

Halogenierte Alkyl- und Arylsulfate, die Hauptbestandteile des Kampfstoffes »Lost«, verursachten bei Arbeitern in den Lostherstellungsbetrieben nach einer Entwicklungszeit von 7 bis 34 Jahren eine Häufung von bösartigen Geschwülsten, insbesondere Bronchialkarzinome, Harnblasenkarzinome sowie Leukämien. Noch heute werden solche Erkrankungen aufgedeckt: *Weiss* 1975. Sie können unter Umständen bei Arbeitern gefunden werden, die mit der Aufräumung von Kampfstoffdepots beschäftigt waren, wie aus D-BeKV:1302 hervorgeht. Die Wirbelsäule stand nach den Literaturunterlagen bisher nicht im Blickpunkt des Interesses, obwohl Krebsmetastasen oder Folgen der Leukämien (**II 16. 3.8**) oft an der Wirbelsäule vorliegen. Zu beachten ist auch die kanzerogene Wirkung der Alkylantien enthaltenden Zytostatika mit den entsprechenden Auswirkungen auf das Knochengerüst. Deshalb ist bei therapeutischer Anwendung größte Vorsicht geboten.

In Tierversuchen konnten durch *VC-Inhalationen* außer den in **II 16. 3.7** besprochenen Veränderungen in verschiedenen Organen Krebsentwicklungen erzeugt werden: *Maltoni* u. *Lefemine* 1974, *Viola* et al. 1971. Die von *Viola* in den Tierexperimenten 1970–1974 gefundenen Knochenveränderungen lagen zum Teil nahe den Epiphysenplatten. Aus den Berichten geht nicht hervor, ob an der Wirbelsäule die Nachbarschaft der Wachstumszonen untersucht wurde. Die Tierversuche wurden angeregt, weil mit der chronischen VC-Krankheit Krebsbildungen beim Menschen einhergehen, am häufigsten Hämangioendothelsarkome der Leber: *Buchter* 1978, *Falk* u. *Waxweiler* 1976, *Levinson* 1975, *Stein* et al. 1973, *Thiess* u. *Frentzel-Beyme* 1975, Jahresbericht Gewerbearzt 1974, Berufsgenossenschaftliche Grundsätze 1974 u.v.a. *Tabershaw* u. *Gaffey* betonen 1974 ausdrücklich, daß beim Menschen außer Lebersarkomen noch weitere primäre Organkrebse auftreten. Im Gefolge von Lebersarkomen kam es zu Metastasen in der Wirbelsäule: Bericht Landesgewerbearzt.

Weitere Literatur: *Bradford, Block* 1974, *Franke* 1974, *Keil* 1974, *Mason* 1975, *McMichael* et al. 1975, *Norpoth* 1976, *Rein* u. *Huth* 1975, *Rübsaamen* 1976, *Schütz* u. *Wolf* 1977, *Steinhoff* 1975, *Tenkhoff* 1972, *Weinmann* 1974.

Bei der seit Anfang des Jahrhunderts bekannt gewordenen *Asbeststaublunge*, der Bergflachs-Lunge (**II 16. 5.3**), besteht eine deutliche Häufung von Krebserkrankungen, die zum Teil mit 17% angegeben wird. Der Lungenkrebs der Asbestarbeiter ist vorwiegend ein Bronchialkrebs. Er entwickelt sich vielfach im Bereich der schwersten Asbestoseveränderungen, und Zigarettenraucher sind besonders anfällig. Er ist zu den entschädigungspflichtigen Berufskrankheiten zu zählen (A-BK:27b / D-BeKV:4104 / EG-BK:C1b / GB-BK:44). In den Merkblättern der EG-Liste und der D-BeKV ist noch das pleuro-peritoneale Mesotheliom erwähnt, das sich bei asbeststaubexponierten Arbeitern entwickeln kann, auch wenn keine pulmonalen Asbestoseschäden bestehen. Allerdings liegen bisher über die Häufigkeit der Krebsausbreitung in die Wirbelsäule keine Berichte vor. Das kommt wahrscheinlich von der geringeren Beachtung der Wirbelsäule bei der röntgenologischen Untersuchung und bei der Sektion.

Literatur: *Anspach* 1974, *Beck* 1975, *Bittersohl* 1975, *Bittersohl* u. *Ose* 1974, *Hain* et al. 1974, *Meurman* et al. 1974, *Milne* 1976, *Nurminen* 1976, *Otto* 1975, *Pott* 1977, *Schütz* 1974, *Whitwell* et L. 1974, *Woitowitz* 1974.

Bei der *Quarzstaublunge (silikotische Staublunge)* (II 16. 5.2) wird das Zusammentreffen mit Lungenkarzinom im allgemeinen als zufällig angesehen (*Baader* 54). Deshalb ist die Karzinombildung weder in D-BeKV:4101 noch in EG-BK:C1a erwähnt. Nur in sehr seltenen, besonders gelagerten Fällen kann der Zusammenhang als wahrscheinlich gelten: Urteil des Bayerischen Landessozialgerichtes vom 5.11.1964, L 9/KN 24/59. Den seltenen Fall eines Narbenkarzinoms innerhalb der Schwiele eines Siliko-Tuberkulose-Herdes in der Lunge berichtet *Reinhardt* 1975 und empfiehlt wegen der besonderen Umstände die Anerkennung als Berufskrankheit nach Ziffer 4102 der D-BeKV.

Nach den Angaben im Schrifttum führen die *Talklunge* (D-BeKV:4101 u. 4102, EG-BK:C1c) und die *Aluminiumlunge* (D-BeKV:4106 und EG-BK:C2) nicht zu gehäuftem Auftreten von Lungenkarzinomen. Deshalb sind Lungenkarzinome (und ihre Metastasen in der Wirbelsäule) bei diesen berufsbedingten Erkrankungen als zufällig und im Rahmen des üblichen Vorkommens von Lungenkarzinomen in der Bevölkerung zu bewerten: Literatur bei *Baader* 1954.

Das Merkblatt A 16 der EG-BK (für das es kein entsprechendes Merkblatt der D-BeKV gibt) handelt von Kohlenwasserstoffen als Bestandteil des *Petroläthers* und des *Benzins*. Dort heißt es, daß auch Bronchialkarzinome bei Arbeitern beschrieben werden, die Kontakt mit Rohölprodukten hatten. Über die Beteiligung der Wirbelsäule durch Metastasierungen liegen jedoch keine Berichte vor.

Neuerdings wird auf die krebserzeugende Wirkung von *Nickel* aufmerksam gemacht: *Elster* 1975. Nach dem Schrifttum soll die Krebsgefährdung bei Nickelarbeitern bis zu fünfmal größer sein als bei der Durchschnittsbevölkerung. Da die Lunge bevorzugter Sitz dieser berufsbedingten Karzinome ist, sind Wirbelsäulemetastasen in 33% zu befürchten. Im Merkblatt A 9 der EG-BK wird die karzinogene Wirkung von Nickel als umstritten bezeichnet.

16.8.2.4 *Hautkarzinome*
D-BekV:5102, EG-B1, GAVU:G4

Die melde- und entschädigungspflichtigen Hautkrankheiten können unter Umständen zu *Hautkarzinomen*, gelegentlich sogar mit vielfachen Ursprungsstellen (z. B. Teer- und Pechwarzen), führen: Berufsgenossenschaftliche Grundsätze für arbeitsmedizinische Vorsorgeuntersuchungen G4. Hautwarzen und Hautkarzinome durch Arsen bei Winzern (Kaiserstuhlkrankheit) beschreiben *Petres* u. *Hagedorn* 1975.

Metastasierungen kommen vor, aber im Gegensatz zu den primären Lungenkarzinomen (z. B. Schneeberger Lungenkrebs, II 16. 8.2.2) nur selten in die Wirbelsäule.

Einwirkungen von Teer auf die Haut (Merkblätter D-BeKV:5102 und EG-BK:B1) können den bekannten Teerkrebs erzeugen, dem aber ebenso selten wie von anderen Hautkarzinomen Tochtergeschwülste der Knochen oder der Wirbelsäule folgen.

Als Seltenheit gilt die Entstehung eines Bronchialkarzinoms durch Einatmen überhitzter *Teerdämpfe*, vermischt mit Basaltstaub (Entscheidung des Sozialgerichtes Würzburg vom 15.4.66 – 2 AU 242/64). Über Metastasierungen solcher nur als Ausnahmefälle vorkommenden teerbedingten Lungentumore in die Wirbelsäule liegen keine Berichte vor.

Weitere Literatur zu **II 16.** 8.2: *Haustein* 1975, *Konetzke* 1974, *Langard* u. *Norseth* 1975, *Lloyd* et al. 1975.

16.9.0 Rheumatismus

16.9.1 Allgemeines (Definition)

Die Beziehungen des »Rheumatismus« zur Wirbelsäule sind vielgestaltig und aus zahlreichen Gründen unübersichtlich. Der größte Hemmschuh, diese Beziehungen auf den Grundlagen der Pathophysiologie und Pathoanatomie in übersichtliche Bahnen zu lenken, sind die uneinheitliche, viel umstrittene Nomenklatur und die beharrlichen Versuche vieler Rheumatologen, den Rheumabegriff auf alle Gelenk- und Skelettmuskelschmerzen auszudehnen. Das gilt nach *Anderson* (1971) und nach anderen Verfassern auch für Schmerzen nach einem Trauma, soweit sie länger als sechs Wochen anhalten. Einbezogen werden außerdem die Osteoarthrosen und der chronische (degenerative) Bandscheibeschaden der Wirbelsäule – also die Chondrosis disci und die Osteochondrosis intervertebralis –, eingeschlossen die Beschwerden durch einen Bandscheibevorfall. »Unerklärliche rheumatische Beschwerden« gehören ebenso dazu wie die Spondylitis ankylosans (*Bechterew*) und die Spondylosis deformans. Ferner werden die Schädigungen des Knochengerüstes durch Einwirkungen chemischer Gifte bei Fluorose (II 16. 3.2), die infolge Druckfallkrankheit embolisch entstehenden Knochennekrosen mit Folgeschäden an Gelenken und andere exogen entstehende Knochen- bzw. Wirbelsäuleveränderungen dem so stark ausgeweiteten Rheumabegriff zugeordnet: *Boos* 1965.

Wenn auch zugegebenermaßen die pathophysiologischen Grundlagen für die Abgrenzung der verschiedenen Formen des entzündlichen Rheumatismus noch nicht befriedigend gelöst sind, und die Ursachenforschung keineswegs abgeschlossen ist, so bleibt die uferlose Ausweitung des Begriffes Rheumatismus nicht ganz verständlich. Das gilt vor allem für die immer mehr verwendete Bezeichnung »rheumatischer Formenkreis«, der nach dem vorher Gesagten viele genau diagnostizierbare und pathoanatomisch eindeutig abgegrenzte Leiden des alterungs- oder traumabedingten Gelenkverschleißes zusammen mit weniger gut oder überhaupt nicht definierten schmerzhaften Krankheitserscheinungen umschließt.

In der Arbeitsmedizin wird ein ausgeweiteter Rheumabegriff leider häufig für epidemiologisch-statistische Untersuchungen herangezogen, und ohne den Schmerzursachen nachzugehen, berichten die Autoren über rheumatische Rücken-, Gelenk- und Muskelschmerzen, die in der breiten Bevölkerung oder in einer bestimmten Berufsgruppe auftreten. So errechnete Arbeitsausfallzeiten dienen oft als Unterlagen für ausgedehnte Überlegungen. Häufig erfolgen daraufhin Anerkennungen oder Ablehnungen der »Berufskrankheit Rheumatismus«. Mehr darüber in den Kapiteln II 16. 9.5, II 18. 12, II 19. 9.

Die Literatur zu diesen Problemen ist unübersehbar. Große Literaturzusammenstellungen veröffentlichten *Anderson* 1971, *Behrend* u. *Behrend* 1971, *Fritze* et al. 1971. Aus den Veröffentlichungen, die solche Übersichten zusammentragen, gehen die verschiedenartigen und oft recht gegensätzlichen Meinungen hervor. Das gilt auch für die Beziehungen des Rheumatismus zu den chronischen, schmerzhaften Wirbelsäuleleiden, die *de Blécourt* 1963 als Gruppe zusammenfaßt und mit dem Namen »degenerativer Rheumatismus« belegt, wodurch der Weg zu einer eindeutigen Differentialdiagnostik noch weiter verschüttet wird.

Von einzelnen Autoren und verschiedenen wissenschaftlichen Gesellschaften sind in den letzten Jahren Kriterien für die Abgrenzung der rheumatischen Krankheiten aufgestellt worden: Literaturangaben bei *Behrend* u. *Behrend* 1971. In bezug auf die Wirbelsäule interessieren die »entzündlichen rheumatischen Erkrankungen im engeren Sinne«, die häufig als »echter« Rheumatismus bezeichnet werden: Das rheumatische Fieber (akute Polyarthritis), die chronische Polyarthritis (primär chronische Polyarthritis, rheumatoide Polyarthritis), die Spondylitis ankylopoetica (Morbus *Bechterew*). Die Beziehungen dieser drei Krankheitsformen zur Wirbelsäule sind unterschiedlich. Die Fragen über den beruflichen Zusammenhang haben keineswegs allseitig befriedigende Lösungen gefunden. So eindeutig zum Beispiel die Abgrenzung der ausgeprägten *Bechterew*-Krankheit durch Vorgeschichte, körperliche Untersuchungsbefunde und Röntgenaufnahmen ist, so schwierig sind die Abgrenzungen des akuten rheumatischen Fiebers und seiner seltenen Folgen am Stütz- und Bewegsystem. Das liegt zu einem beträchtlichen Teil an der Ursachenvielfalt der entzündlichen rheumatischen Krankheiten und an der Vielzahl von Symptomen, die nicht immer alle vorhanden sein müssen.

Nach heutigen Kenntnissen ist der ausschlaggebende Teil im Zusammenspiel der Faktoren die genetische Prädisposition, also ein endogener Faktor. Hinzu kommen virusbedingte Einflüsse, Streptokokkeninfektion, Autoantigene, Entgleisungen der lysosomalen Fermente u. a. In diesem Komplex spielen unter Umständen auch ungünstige Einflüsse der Berufsarbeit eine Rolle: Kälte, Nässe, übermäßige und langanhaltende körperliche Anstrengungen u. ä.: II 15. 2. Ob solche beruflichen Einflüsse in dem Bündel von Faktoren, die bei der Entstehung des Rheumatismus zusammenwirken, als wesentliche Ursachen angesehen werden können, erscheint zur Zeit recht fraglich. Die Diskussion darüber ist keineswegs abgeschlossen, und sie wird es nicht so bald sein, da unsere Kenntnisse über Ätiologie und Pathogenese der chronischen Polyarthritis und der *Bechterew*-Krankheit noch immer Lücken aufweisen.

Weitere Literatur: von *Arnim* u. *Höcherl* 1976, *Jung* 1977, *Junghanns* 1975, *Lederer* 1972, *Lockshin* et al. 1969, *Louyot* et al. 1963, *Miehlke* 1975, *Rasch* 1938, *Robin* et al. 1958, *Zaitseva* 1970, siehe auch Beiträge von *Eger, Gross, Moser, Ott, Schuler* u. a. in dem Vortragsband »Wirbelsäule und Rheumatismus« (»Die Wirbelsäule in Forschung und Praxis«, Band 34, Stuttgart Hippokrates 1966).

Eine recht große Zahl von Veröffentlichungen, von denen nur einige genannt werden können, beschäftigt sich mit den Beziehungen des Rheumatismus zu einzelnen Berufsarten. Meist wird in diesen Zusammenstellungen, die oft großes Zahlenmaterial enthalten, keine eindeutige differentialdiagnostische Trennung der Veränderungen getroffen, die dem recht unklaren Begriff »rheumatische Beschwerden« zugrunde liegen: *Arnold* 1954, *Cieslewicz* 1972, *Hellgren* 1970, *Lawrence* 1955, *Lawrence* et al. 1966, *Layani* et al. 1953, *Louyot* 1958, *Mattson* 1971, *Partridge* et al. 1965 u. 1968, *Salvisberg* u. *Rizzi* 1967, *Senkevič* et al. 1963.

16.9.2 Spondylitis ankylosans (Bechterew)

Obwohl es manche anamnestische sowie differentialdiagnostische Beziehungen zwischen einigen Formen des Rheumatismus (z. B. benigne seronegative chronische Polyarthritis) und dem ausgeprägten Krankheitsbild der Spondylarthritis ankylosans, der Bambusstab-Wirbelsäule (*Bild II 16/1*), gibt, bleibt die Ätiologie der Krankheit unklar. Näheres darüber bei *Koch, C.* 1936, *Koch, W.* 1958, *Ott* u. *Wurm* 1957, *Schmorl* u. *Junghanns* 1968 mit Literaturzusammenstellung.

Strittig ist noch der pathogenetische Ablauf der Erkrankung in den stets beteiligten Wirbelbogengelenken: *Aufdermaur* 1953 u. 1958, *Beneke* 1956, *Güntz* 1933, *Ott* u. *Wurm* 1957, *Wurm* 1955. Die häufige Einbeziehung der Iliosakralgelenke und

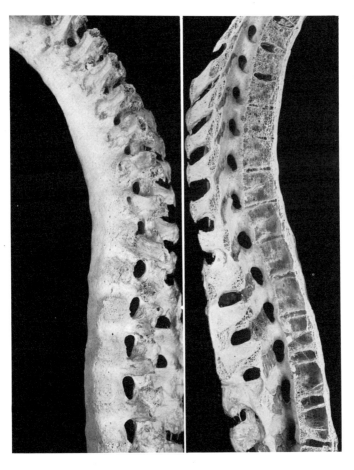

Bild II 16/1: Mazerierte Wirbelsäule (60-jähr. Mann) mit Spondylitis ankylosans. Vollständige Verknöcherung der Außenfläche der Wirbelkörper-Bandscheiben-Reihe, Verknöcherung der Bänder im Wirbelbogenbereich. Im Sagittalschnitt: Verknöcherung und Verdickung des vorderen Längsbandes, der Zwischenwirbelscheiben in ihren äußeren Anteilen, der gelben Bänder, der Wirbelbogengelenke und der Zwischenbänder an den Dornfortsätzen, hochgradiger Schwund der Wirbelkörperspongiosa.

die Spondylodiscitis sind zu beachten: *Bild* II 16/2.

Bei der Erörterung der Entstehungsursachen der *Bechterew*-Krankheit werden häufig berufliche Einflüsse vorgebracht. Dazu gehören in erster Linie die Einwirkungen von Kälte und Nässe im Beruf. Durchnässungen, Kälte und körperliche Anstrengungen sind auch immer wieder bei der Klärung von Einflüssen des Wehrdienstes zu beurteilen. Begutachtungen zu dieser Frage waren nach dem ersten und nach dem zweiten Weltkrieg häufig und führten oft zu unterschiedlichen Auffassungen über den Zusammenhang. Toxische Schädigungen durch Blei werden ebenfalls erörtert: *Werthemann* u. *Rintelen* 1932.

Aufgabe dieses Buches kann es nicht sein, die Ursache für die Entstehung der Spondylitis ankylosans in ihrer ganzen Vielfalt aufzuzeigen und kritisch zu durchleuchten. Darüber ist in den bereits erwähnten Veröffentlichungen und entsprechenden Handbüchern nachzulesen. Hier ist es jedoch notwendig, den Fragen nachzugehen, welche Einflüsse vom Beruf her oder von anderweitig durch Versicherungsschutz erfaßten Gegebenheiten bei der *Bechterew*-Krankheit wirksam werden können. Darüber fanden viele Untersuchungen und anamnestische Nachforschungen statt. Die weitgehend einhellige Meinung der Bearbeiter dieser Fragenkomplexe lautet, daß die Arbeitsumwelt (gleichartig wie Sport, Wehrdienst usw.) offenbar keinen Einfluß auf die Entstehung einer Spondylitis ankylosans hat, deren Anfänge meist bis in das Jugendalter zurückgehen, und bei der eine stark betonte genetische Komponente vorliegt. Aus sol-

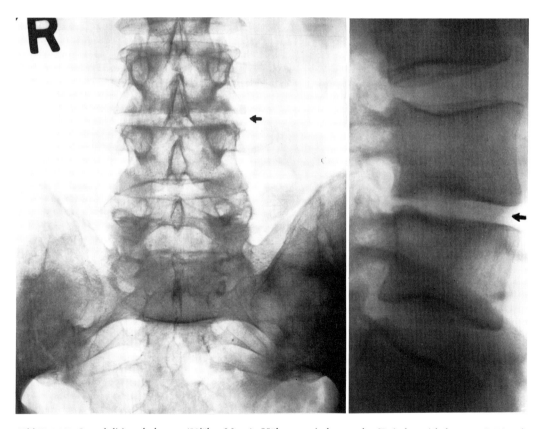

Bild II 16/2: Spondylitis ankylosans (50jähr. Mann). Höhenverminderung des Zwischenwirbelraumes L 3/4 mit mäßiger Sklerose der angrenzenden Wirbelkörperabschlußplatten. Spondylodiscitis (Pfeil). Beide Iliosakralgelenke sind befallen. Rechts: Auflockerung der Gelenkflächen, fleckige Sklerose der angrenzenden Knochen. Links: starke Sklerose, vollkommene Verknöcherung des Gelenkspaltes.
Bild II 16/3: Spondylodiscitis bei L 3/4 (Pfeil). Ausschnitt aus der seitlichen Röntgenaufnahme zu *Bild* II 16/2. Starke Höhenabnahme des Zwischenwirbelraumes. Auflockerung der knöchernen Wirbelkörperabschlußplatten, vor allem im mittleren und dorsalen Abschnitt, mit Sklerose.

chen Erwägungen heraus hat das Landessozialgericht Niedersachsen in einem Urteil vom 7.8.1969 (LGaU 226/69) festgestellt, daß die *Bechterew*-Krankheit für keinen Beruf und für keine Tätigkeit typisch und somit nicht als Berufskrankheit im Sinne von § 551, Absatz 2 RVO anzuerkennen ist. Allerdings können langanhaltende ungünstige arbeitsbedingte Einflüsse wie schwere körperliche Belastungen und Erschütterungen der Wirbelsäule sowie Kälte und Durchnässung (**II 15. 2**) den Verlauf der Krankheit zumindest vorübergehend verschlimmern: *Behrend* u. *Behrend* 1971. Auch eine Infektionskrankheit kann einen vorübergehend verschlimmernden Einfluß auf den Verlauf einer schwelenden Spondylitis ankylosans oder auf den Beginn eines neuen Krankheitsschubes haben. Das gilt unter anderem von der Ruhr: *Mohr* 1969. Wenn die Infektion berufsbedingt ist, was bei der Ruhr und bei anderen Infektionen unter gewissen Umständen der Fall sein kann, dann muß geprüft werden, wieweit ihr Anteil wesentlich an der Verschlimmerung war. Bei dem Morbus *Reiter*, der in Beziehungen zur *Bechterew*-Krankheit steht und ähnlich wie diese auffallende Veränderungen in den Iliosakralgelenken verursacht, sind gelegentlich militärdienstliche Einflüsse erörtert worden: *Dechelotte* et al. 1975.

Die praktische arbeitsmedizinische Bedeutung der *Bechterew*-Krankheit liegt weniger in der Klärung von Zusammenhangsfragen als vielmehr in der rechtzeitigen Erkennung und in der Einleitung geeigneter beruflicher Betätigung, zum Beispiel durch Umsetzung im Betrieb oder durch Umschulung bei gleichzeitiger Sorge für eine sachgemäße Behandlung.

Weitere Literatur: *Altus* u. *Schnabel* 1975, *Miehlke* 1975.

16.9.3 Spondylodiscitis rheumatica

Der Rheumatismus als eine Systemkrankheit der Abkömmlinge des mittleren Keimblattes (*Fassbender* 1973, 1975) befällt bevorzugt das Knorpelgewebe. Das bedeutet an der Wirbelsäule eine Gefährdung der Zwischenwirbelscheiben. In schweren Fällen kommt es zur Spondylodiscitis, das heißt zur Zerstörung des Discus intervertebralis mit Übergreifen auf die angrenzenden Wirbelkörperabschnitte: *Bild* **II 16/3**. Die Spondylodiscitis kann eine Begleiterscheinung der primärchronischen Polyarthritis, aber auch der *Bechterew*-Krankheit (*Bild* **II 16/2**) und anderer Einflüsse sein: **II 2. 6.2**. Eine oder mehrere Bandscheiben werden betroffen. Die starken Zerstörungen lösen Belastungsinstabilität und Lockerungen im Bewegungssegment mit erheblichen Schmerzen aus: **II 5. 3.2.2**. Bei Jugendlichen ist die Spondylodiscitis besonders häufig, befällt bevorzugt die Halswirbelsäule, geht mit Bänderzerstörungen einher und verursacht Lockerungen, die zu Rückenmarkkompressionen führen können. Die schwierige Röntgendiagnostik gibt *Wackenheim* 1974 mit ausgezeichneten Aufnahmen wieder.

Die Ursache dieser schweren Form des Wirbelsäulerheumatismus ist ebenso komplex wie bei den übrigen entzündlich-rheumatischen Leiden. In dieser Beziehung bleibt die Frage des Einflusses von Immunoglobulinen noch zu klären: **I 8. 3.7**. Bezüglich der beruflichen Zusammenhänge wird auf das in Kapitel **II 16. 9.2** Gesagte verwiesen.

Die *Spondylodiscitis arteficialis* wird in **II 16. 4.1** abgehandelt.

Weitere Literatur: *Ball* 1971, *Ball* u. *Sharp* 1971, *Beneke* 1967, *Eulderink* u. *Meijers* 1976, *Frank* u. *Gleeson* 1975, *Martel* 1977, *Roques* et al. 1977.

16.9.4 Weitere Formen des Rheumatismus

Eine wichtige Erkenntnis aus neuerer Zeit (*Caplan* 1953) ist die Häufigkeit der Siliko-Arthritis: *Caplan-Colinet-Petry*-Syndrom. Sie tritt bei Bergleuten mit rheumatoider Pneumokoniose als begleitende progressive Polyarthritis auf und nimmt mit der Dauer der beruflichen Exposition und im Alter ständig zu. Nach den Zahlen aus der Literatur, die *Rosmanith* 1971 zusammenstellte, findet sich die arthrotische Form der rheumatoiden Pneumokoniose bei Bergleuten im Alter zwischen 45 und 64 Jahren in 19 bis 23%. Die Art und Weise, wie die Vergesellschaftung einer schweren Quarzlungenerkrankung mit primär-chronischem Rheumatismus zustande kommt, ist allerdings noch nicht restlos geklärt, obwohl sich viele Bearbeiter bemühen. Literaturzusammenstellung bei *Behrend* u. *Behrend* 1971, *Dechoux* 1972, *Fritze* 1974, *Rosmanith* 1971.

Da in den letzten Jahren immer häufiger Wirbelsäulestörungen, besonders am Kopf-Hals-Übergang, bei dem primär-chronischem Rheumatismus beschrieben werden, sollte sich das Augenmerk in allen Fällen von Siliko-Arthritis auch auf die Wirbelsäule richten, um die Klärung der Zusammenhangsfragen und der Anerkennung als entschädigungspflichtige Folgen der Berufserkrankung auf gesicherten Boden zu stellen.

Ob die Spondylosis rheumatica cervicalis juvenilis, die *Reinhardt* 1974 als starke Verknöcherung nach rheumatischer Polyarthritis beschreibt, Folge einer vorwiegend an der Halswirbelsäule entwickelten und ausgeheilten Spondylodiscitis ist (II 16. 9.3) oder in das übliche Bild einer Spondylarthritis ankylopoetica (II 16. 9.2) gehört, ist noch nicht ausreichend geklärt. Zusammenhang mit beruflichen Einwirkungen wird kaum gegeben sein. Nur in seltenen Fällen kann unter ganz besonderen Umständen eine vorübergehende Verschlimmerung angenommen werden: vergleiche II 16. 9.2 und II 16. 9.5.

Zugehörige Literatur: *Baader* 1960, *Caplan* 1953, *Caplan* et al. 1962, *Dickmans* u. *Fritze* 1959, *Fried* et al. 1963, *Fritze* 1964, 1974, *Mattson* 1971, *Petry* 1954, *Rettig* 1975, *Senkevič* et al. 1963.

Langanhaltende Schmerzhaftigkeit an vorspringenden Knochenpunkten (z. B. an Dorn- und Querforstätzen der Wirbelsäule), die Akroosteoalgie, bekannt als Folge langanhaltender oder falscher Dauerbelastungen (II 18. 11.1), wird gelegentlich als Begleiterkrankung bei Infektrheumatismus angetroffen. Die Zusammenhänge sind aber noch nicht ausreichend geklärt.

16.9.5 Begutachtung

Die bereits mehrfach erwähnte unklare Begriffsbestimmung des Rheumatismus und insbesondere die Ausweitung in die Bezeichnung rheumatischer Formenkreis ergeben große Schwierigkeiten für die Beantwortung der Fragen, ob und wieweit ein beruflicher Einfluß für diese Leiden vorliegt, ob er allein die Ursache darstellt, ob er eine wesentliche oder eine unwesentliche Teilursache ist. Grundauffassungen und Erklärungen zu diesen Fragen klaffen in der internationalen Literatur weit auseinander.

So stellt *Jeanmart* 1973 im Beginn einer Arbeit über die berufsbedingten Lenden-Kreuzbein-Schmerzen fest, daß die rheumatischen Affektionen der Wirbelsäule zahlreich sind, aber nur für wenige von ihnen gelte ein gesetzliches Recht auf Ausgleich, d. h. auf Anerkennung als Berufskrankheit, auf spezielle Behandlung und unter Umständen noch auf Rentenzahlung. Im weiteren Verlauf der Ausführungen wird erkennbar, welche Wirbelsäuleveränderungen er, gestützt auf die zahlreichen Arbeiten von *Louyot* und dessen Schule, als berufsbedingt bezeichnet und dem Rheumatismus zuordnet. Es sind die typischen Verschleißerkrankungen des Bandscheibegewebes mit ihren Folgen: Spondylosis deformans, Chondrosis disci, Osteochondrosis intercorporalis, *Baastrup*-Krankheit. Für diese pathologisch-anatomisch und röntgendiagnostisch klar umrissenen Krankheitsbilder verwendet er verschiedene Bezeichnungen, wie Lésion discovertébrale, Dégénérescence discovertébrale, Dégénérescence discale, Spondylarthrose. Vom chronischen Verschleiß in den Wirbelbogengelenken (Arthrosis) ist nicht die Rede. Spondylodiscitis rheumatica und Spondylitis ankylopoetica werden nicht erwähnt. Kennzeichnend für die Verwirrung in der Namengebung ist die Angabe von *Jeanmart*, daß er unter dem Begriff Lumbalgie – den er selbst als unklar (»terme vague«) bezeichnet – alle Schmerzen zusammenfaßt, die im unteren Teil des Rückens und in der Lendengegend auftreten. Das mag für manche einfache praktische Belange nützlich sein, fördert aber die wichtigen Fragen nach der Berufsbezogenheit des Rheumatismus in keiner Weise. *Jeanmart* schließt seine Ausführungen mit der Meinung, daß zu einem »unleugbaren beruflichen Faktor, der sich aber klinisch und röntgenologisch nur in wenigen Fällen feststellen läßt«, der »günstige Boden« hinzukommen muß, der durch konstitutionelle oder pathologisch-individuelle Faktoren gekennzeichnet ist, zu denen Alter, Gewebswiderstand und morphologische Anomalien gehören.

Einen ähnlich umfangreichen Katalog von Schmerzsyndromen wie *Jeanmart* (1973) stellt *Anderson* 1971 auf. Die Liste enthält unter anderem jeden Bandscheibeschaden mit Einschluß des Bandscheibevorfalles. Die Einbeziehung in den Begriff der rheumatischen Schmerzen, wie sie *Anderson* auffaßt, macht auch nicht Halt vor den Gelenkveränderungen in der Druckfallkrankheit (II 15. 3.2) und den Folgen beruflicher Vibrationseinflüsse durch Motorsägen u. a.: II 9. 3.2 und II 12. 2. 2. Der Autor stellt aber gleichzeitig fest, daß die Nomenklatur sehr weit gestreut ist. Hier zeigt sich wiederum die Schwierigkeit einer einheitlichen Beurteilung des Zusammenhanges »rheumatischer« Leiden mit beruflichen Einflüssen.

Bei seiner kritischen Betrachtung der im

Schrifttum niedergelegten Ergebnisse von Reihenuntersuchungen betont *Blécourt* 1963 mit Recht, daß der weitgefaßte Begriff des Rheumatismus zu viele unterschiedliche Krankheitsbilder aus dem Bereich der Wirbelsäuleveränderungen zusammenfaßt. Wegen dieser terminologischen Unklarheiten empfiehlt er, die durch *Kellgren* und seine Studiengruppe seit 1957 eingeleitete internationale Vereinheitlichung für die diagnostischen Kriterien der verschiedenen rheumatischen (oder so benannten) Krankheitsbilder zu vervollständigen. Zwar nimmt *Blécourt* an, daß für die Häufigkeit von Wirbelsäulebeschwerden ein Zusammenhang mit dem Beruf besteht, daß aber ein solcher Zusammenhang bezüglich der Ursache nicht mit Sicherheit und nicht mittels genügend moderner epidemiologischer Studien nachgewiesen sei.

In vielen Veröffentlichungen werden die Bedeutung der Streptokokkeninfektion und vor allem die zusätzliche schwere Durchnässung mit Unterkühlung bei gleichzeitiger erheblicher körperlicher Anstrengung – eine Streß-Situation – als wesentliche Komponenten des Ursachenbündels der rheumatischen Leiden angesehen, wie bereits erwähnt wurde. In solchen Zusammenhängen können berufsbedingte Schiffskatastrophen mit langzeitiger Durchnässung und Kälte oder unabwendbare plötzliche Naturereignisse sowie Unglücke in Bergwerken für den Einzelfall eine wesentliche Bedingung sein und müssen in so gelagerten Fällen ernstlich als berufsbedingte Grundlagen der Erkrankung angesehen werden, denen ein allerdings genau abzugrenzender Teil an der Ursache zukommt.

Fast einhellig halten zahlreiche Autoren, die sich mit den schwierigen Ursachenproblemen des Rheumatismus auseinandersetzten, eine berufsbedingte Einwirkung zur Entstehung entzündlich-rheumatischer Erkrankungen für nicht erwiesen. Sie bezeichnen aber langdauernde schwere körperliche Arbeiten in Nässe und Kälte (**II 15. 2**) oder einseitige und besonders ungünstige Belastungen der Wirbelsäule und der Gliedmaßengelenke als Glieder in der Ursachenkette, die eine Verschlimmerung des Krankheitsverlaufes herbeiführen können.

Nach den Erfahrungen von *Licul* 1963, die von anderer Seite häufig bestätigt werden, ist Schwerarbeit allein ohne Einfluß auf den Verlauf der entzündlichen rheumatischen Erkrankungen. Durch körperliche Anstrengungen im Beruf steigt zwar die Rückfallhäufigkeit, aber weder die Schwere noch die Weiterentwicklung der Krankheit. Verschlimmerungen aus den angegebenen Ursachen können demnach nur vorübergehend sein: *Behrend* u. *Behrend* 1971, *Fischer* et al. 1969, *Fritze* et al. 1971, *Lederer* 1972, *Schulz* u. *Schade* 1972.

Viele Verfasser haben unter Bezug auf Reihenuntersuchungen an verschiedenen Bevölkerungsgruppen oder in ausgewählten Berufen unterschiedliche Meinungen über den Zusammenhang zwischen Beruf und Rheumatismus geäußert, wobei Wirbelsäulebeschwerden fast regelmäßig im Vordergrund der Erörterungen standen. Das geschah unter Berücksichtigung der Gesamtbevölkerung oder einer Gruppe von Berufen durch *de Blécourt* 1963, *Hellgren* 1970, *Kellgren* 1953, *Layani* et al. 1953. Über Arbeiter in der Montanindustrie berichteten *Arnold* 1964, *Lawrence* 1955, *Lawrence* et al. 1966, *Partridge* et al. 1965 u. 1968. *Cieslewicz* veröffentlichte 1972 Erfahrungen aus der Textilindustrie. *Salvisberg* u. *Rizzi* gaben 1967 Ergebnisse ihrer Untersuchungen über die rheumatischen Erkrankungen des Luftfahrtpersonals bekannt. Auch aufgrund dieser vergleichenden Reihenuntersuchungen, deren Zahl durch weitere Angaben aus der internationalen Literatur noch wesentlich höher werden kann, ist eine ursächliche Bedeutung von Arbeitseinflüssen auf die Entstehung entzündlich-rheumatischer Krankheiten statistisch nicht zu errechnen.

Die Arbeitsmedizin betrachtet mit Recht die entzündlich-rheumatischen Erkrankungen nicht nur aus dem Blickpunkt der möglichen berufsbedingten Entstehung, sondern mehr noch wegen der langen und wiederholten Arbeitsunfähigkeitszeiten, die infolge der Schwere und der Häufigkeit der Krankheitsschübe bestehen. Das betrifft die Wirbelsäulebeteiligung nicht weniger als die Erkrankungen anderer Abschnitte des Stütz- und Bewegsystems. Diese Tatsachen führen auch zum Nachdenken über die Therapie, gegebenenfalls über Umsetzung auf einen geeigneten Arbeitsplatz oder über die Einleitung einer Umschulung: **II 17. 4, II 17. 5**. Die Schwierigkeiten, die durch »Rheumatiker« in manchen Berufen zu befürchten sind, waren Anlaß zu dem Arbeitsmedizinischen Grundsatz G 21 des Hauptverbandes der gewerblichen Berufsgenossenschaften. Dort heißt es: »Für die Arbeiten in Kälte sind Personen mit chronischen Erkrankungen (einschließlich Funktionsstörungen von Krankheitswert) des rheumatischen Formenkreises und verwandter Zustände nicht geeignet.« Diese sehr weit gespannte Begriffsbestimmung schließt praktisch alle chronischen Verschleißkrankheiten der Wirbelsäule ein, von denen jenseits des dreißigsten Lebensjahres fast jeder Mensch betroffen ist. Für den verantwortlichen Werkarzt wird es bei dieser Grundsatzformulierung trotz bester differenzierter Diagnostik eine schwierige Aufgabe sein, aus der Gruppe älterer Bewerber um »Arbeit in der Kälte« die geeigneten auszusuchen.

II 17. 0 Vorbeugung, Behandlung, Wiedereingliederung

17. 1 Einleitung

Die Trias »Vorbeugung-Behandlung-Wiedereingliederung« war von jeher ein Leitmotiv ärztlicher Tätigkeit. Allerdings gab es in diesem Jahrhundert lange Zeiträume, in denen die Behandlung weit im Vordergrund stand, weil der kranke Mensch von seinem Arzt in erster Linie die Herstellung seiner verlorenen Gesundheit und des gestörten Wohlbefindens erwartete, und weil der Arzt durch die Fortschritte der wissenschaftlichen Erkenntnisse und der immer wieder neuen Therapiemöglichkeiten gefordert war, sie seinen Kranken auf die bestmögliche Weise zur Verfügung zu stellen. Gegenüber dieser vorwiegend therapeutischen Einstellung bedeuten heute aus vielerlei Gründen Vorbeugung auf der einen und Wiedereingliederung auf der anderen Seite der Trias ärztlicher Tätigkeit Notwendigkeiten, die zumindest gleichrangig mit der Therapie das ärztliche Denken und Handeln bestimmen. Das gilt sowohl für die Hilfe, die vom Arzt für das alltägliche Leben der Menschen erhofft wird, wie auch für die Abwehr und Hilfeleistung gegenüber den Einflüssen des Berufes.

17.2.0 Vorbeugung gegen Arbeitsschäden

17.2.1 Allgemeines
Humanisierung der Arbeitswelt / Ergonomie / Eigenverantwortlichkeit

Wesentlich für die Vorbeugung gegen Arbeitsschäden ist die Gestaltung aller Umstände des Arbeitsablaufes, damit »der spezielle Arbeitsplatz« mehr als bisher dem physiologisch vorgegebenen Zustand des menschlichen Körpers und Geistes individuell gerecht wird. In dieser Beziehung ist die Wirbelsäule ein wichtiges, aber auch schwieriges Problem für die in den letzten Jahrzehnten systematisch ausgebaute Ergonomie, die in besonderem Maße dem Stütz- und Bewegsystem an drei wichtigen Punkten dient:

- Einmal ist das die hohe Verantwortung des Arztes im ersten Schritt der Vorsorge, in der Einstellungsuntersuchung für den Betrieb: **II 8. 3**. Das geschieht im Zusammenhang mit dem Jugendarbeitsschutzgesetz, der Schaltstelle des Überganges von der Schule in das Arbeitsleben: **II 8. 2**. Für gefährdende Berufe sind noch besonders ausgerichtete arbeitsmedizinische Eignungsuntersuchungen (**II 8. 3**, **II 17. 2.2**) unter Berücksichtigung von Tauglichkeitsmerkmalen für die Wirbelsäule vorgesehen: **II 8. 4**.

- Zum zweiten ist bei älteren Arbeitnehmern die Überwachungsuntersuchung (**II 8. 5, II 17. 2.3**) und bei Berufswechsel die erneute berufsbezogene Einstellungsuntersuchung maßgebend für das ergonomisch richtige Verhältnis zwischen Leistungsfähigkeit und Arbeitsplatzwahl sowie Arbeitsgestaltung. Dadurch soll dem Arbeitsuchenden der beste Weg gewiesen werden, soweit Ergebnisse ergonomischer Untersuchungen geeignet sind, hierbei mitzuhelfen.

- Zum dritten besteht die Vorbeugung gegen arbeitsbedingte Schäden in einer dauernd in Fluß gehaltenen, den jeweils neuen Gegebenheiten angepaßten Gestaltung aller Umstände des Arbeitsablaufes. Grundlagen dazu erarbeitete der Fachnormenausschuß Ergonomie in der Vornorm DIN 0033400 (*Camra* 1976). Die fortschreitende industrielle Entwicklung wird manche traditionsgebundenen Vorstellungen von der Arbeitswelt und ihren schädigenden Einflüssen überholen. Wenn *Valentin* u. *Essing* 1977 von einem Panoramawechsel der Berufskrankheiten sprechen, dann sollten die Besonderheiten nicht vergessen werden, von denen die Wirbelsäule als das zentrale Achsenorgan und das gesamte Stütz- und Bewegsystem betroffen werden.

Die *Ergonomie*, das wichtige Glied in der Vorbeugung gegen Arbeitsschäden, hat sich zur Aufgabe gestellt, für alle Gebiete der menschlichen Arbeitsleistung die Beziehungen zwischen den physischen (und psychischen) Möglichkeiten und den technischen Notwendigkeiten der Arbeit in Einklang zu bringen. *Kroemer* gibt 1975 eine Definition über den »Inhalt der Ergonomie«. Nach seiner Darstellung umfaßt Ergonomie die Wissenschaften vom Menschen, der Arbeit und der Technik, und sie ist menschenbezogen, interdisziplinar, praxisbezogen. Das bedeutet für den industriell-technischen Bereich die Notwendigkeit zur Verbesserung der Einheit »Maschine-Mensch«. Dazu gehören neben den aus der praktischen Arbeit hervorgehenden Verbesserungen ernstliche Forschungen auf dem Gebiet der menschlich-körperlichen (und der geistigen) Beziehungen zur Arbeit einerseits und technologische Forschungen zur Angleichung der Maschine an das menschliche Leistungsvermögen andererseits. Hierin liegt die Zukunft der Vorbeugung gegen Arbeitsschäden. Die in diesem Rahmen liegenden begrüßenswerten Bestrebungen für ein verbessertes Zusammenspiel zwischen Mensch und beruflichem Arbeitsplatz werden im letzten Jahrzehnt mehr und mehr in den politischen Raum verlagert. Das Schlagwort »Humanisierung der Arbeit« ist geprägt. *Hagenkötter* spricht 1976 von der Humanisierungsstrategie. Die Anstöße, die zur Verwirklichung dieser Forderungen von der Kommission der Europäischen Gemeinschaft ausgehen, hat *Horn* 1976 in einem Übersichtsreferat festgehalten. Allerdings wird von anderer Seite berichtet, wie manche fehlgeleiteten Humanisierungsstrategien lediglich zur Umverteilung der Arbeitsbelastungen führen: *Dombois* u. *Wahner* 1975.

Die unmittelbaren ergonomischen Beziehungen zwischen dem Menschen und seiner Arbeit sind aber keineswegs nur auf das im industriellen Bereiche wichtige gegenseitige Verhältnis Mensch-Maschine gegeben. Sie haben in allen Arbeitsbereichen ihre Bedeutung. Verallgemeinernd kann deshalb folgerichtiger von den Beziehungen Mensch-Arbeitsplatz und den Gegenbeziehungen Arbeitsplatz-Mensch gesprochen werden, da unter anderem auch für Sitzberufe des Bürobereiches anthropometrische Daten und darauf abgestimmte ergonomisch sachgerecht gestaltete Arbeitsplätze notwendig sind: **II 17. 3.2**.

Wie dringend die Lösung dieser ergonomischen Probleme ist, kennzeichnet die Erfahrung von *Peters* (1975), daß etwa 40% der menschlichen Leistungsfähigkeit derzeit noch zur Kompensation arbeitsplatzabhängiger Mängel nutzlos absorbiert werden. Gute Ergebnisse sind in dieser Hinsicht von den vermehrten Prüfungen der speziellen Arbeitsplatzsituation durch spezifisch angeordnete Arbeitsplatzsimulatoren zu erwarten: *Malczynski* 1975. In der Vibrationsforschung und in der Gestaltung sowie Verbesserung von Fahrzeugsitzen haben Simulatoren bereits beste Erfolge gebracht: **II 9. 3.3**. Im Rahmen solcher ergonomischer Untersuchungen liegen die Messungen von *Schott* (1974), die zu »dynamischen Kennziffern« für die arbeitsmäßig wichtigen Gelenke führten. Die in ähnlicher Weise aufgestellten Kennzahlen der Arbeitsbeanspruchung (*Ahrendt* 1973) sollen das »Niveau der energetischen Beanspruchung« und das »Niveau der statischen Beanspruchung infolge Körperhaltung« festlegen.

Hinzu kommen noch Prüfungen über die Beziehungen zwischen Arbeit und Erholung durch Pausen (**I 6. 4.1**, **II 17. 2.6**, **II 17. 3.2**), zwischen Arbeitsleistung und Verpflegung sowie über die Beziehungen der Arbeit zur Beleuchtung und Farbgestaltung des Arbeitsraumes, zum Lärm und zum Raumklima.

Obwohl im Arbeitsalltag die Belastung des Stütz- und Bewegsystems eine wichtige Rolle spielt, weist das Literaturstudium aus, daß dieses System, und damit auch die Wirbelsäule, gegenüber dem Herz-Kreislauf-Atmungs-System im praktischen ergonomischen Untersuchungsgang zur Ergründung der individuellen Leistungsfähigkeit weit mehr zurücksteht als seiner Bedeutung entspricht: **II 4. 2** und *Junghanns* 1977 »Eignungsuntersuchung«.

Für alle Arbeiten – in welcher Körperhaltung sie auch ausgeführt werden – bildet das zentrale Achsenorgan Wirbelsäule einen Mittelpunkt für wechselnde statische und dynamische Funktionen. Seine statische Funktion kann es nur dann mit geringster Ermüdung ausführen, wenn die Arbeitsplatzgestaltung – zum Beispiel der Arbeitssitz, die Arbeitshöhe, Bedienhebel usw. – in gehöriger Weise angepaßt ist. Die dynamischen Funktionen der Wirbelsäule, bei denen die zur Wirbelsäule gehörenden Muskeln und Bänder noch mehr in Anspruch genommen werden als bei der Aufrechterhaltung eines statischen Gleichgewichtes oder einer statischen Belastung, bedürfen der besonderen Beachtung, wenn eine ergonomische Ausgewogenheit der Ermüdung und möglichen Schädigungen vorbeugen soll: siehe Text, Bilder und Tabellen in **II 9. 1**.

Im Hinblick auf die veränderten Bedingungen der Arbeit besteht mehr als früher die Notwendigkeit, menschengerechte Arbeitsplätze zu schaffen, wobei die Wirbelsäule ihrer geschilderten zentralen Stellung wegen vielfach im Vordergrund der Überlegungen stehen muß. Ihre Leistungsfähigkeit hat – unter Berücksichtigung der Gesamtleistungsfähigkeit des Menschen – im Einklang mit den Leistungsanforderungen des gewünschten Berufes zu stehen. So sehr die Leistungsfähigkeit individuell betrachtet werden muß, besteht doch die Forderung, so weit als möglich Normen für die Erkennung derjenigen menschlichen Leistungsfähigkeit zu schaffen, die für die Ausübung eines bestimmten Berufes erforderlich sind. Das bedarf auf der Gegenseite – nämlich auf der Seite des Arbeitsplatzes – einer differenzierten Beschreibung der ergonomischen Anforderung. Bedauerlicherweise läßt sich aus den bisher von verschiedenen Autoren aufgestellten Berufsbildern (Professiogrammen) nur selten erkennen, welchen Stellenwert die Wirbelsäule hat, weil sie oft auch dann nicht erwähnt ist, wenn ihre Belastung durch den speziellen Beruf außer Frage steht. Diese Probleme wurden bereits in allgemeinen Beziehungen und im Blick auf einzelne Berufe in mehreren Kapiteln angesprochen: II 8. 4, II 9. 1, II 10. 1, II 11. 1, II 11. 2, II 11. 4. Literatur zu Berufsbild/Professiogramm/Arbeitsplatzcharakteristik: *Burkhardt* 1976, *Cremona* 1972, *Franz* 1975, *Häublein* 1974 u. 1976, *Rutenfranz* u. *Lehnert* 1976, *Schulze* 1971. In *Kapitel* II 11. 4 ist ein Professiogramm graphisch dargestellt.

Hilfreich für die Vorbeugung gegenüber schädigenden Arbeitsbelastungen sind ergonomische Prüflisten, wie sie *Rohmert* u. *Becker-Biskaborn* 1974 empfehlen. Viele der in den Prüflisten enthaltenen Fragen geben Anhaltspunkte für die Wirbelsäulebelastung: zum Beispiel zur Gestaltung von Arbeitssitzen und Arbeitsplätzen sowie zu Dauerbelastungen und Zwangshaltungen oder Wechselbelastung durch Gehen, Stehen, Sitzen und anderes mehr. Dazu gibt es hilfreiche Voruntersuchungen über die zeitliche Verteilung unterschiedlicher Körperstellungen: *Bild* II 9/2. Fragen nach den anthropometrischen Grundlagen der Arbeitsgestaltung werden ebenfalls gestellt. Außerdem enthält das Buch eine ausführliche Zusammenstellung der Ergonomie-Literatur.

Wegen seiner bisherigen Leistungen wird dem jungen Fach Ergonomie von allen Seiten Achtung entgegengebracht. Trotzdem müssen sich weiterhin ideelle Forderungen – auch im Rahmen der Ergonomie – mit harten Tatsachen auseinandersetzen. Das ergibt sich anschaulich aus der Beschreibung eines Fahrzeugführerraumes: *Strecker* 1976. Dort heißt es nach Schilderung der aufwendigen Kosten für die »hinter den Kulissen« notwendige Technik: »Daher werden ergonomische Lösungen ab einer bestimmten Grenze aus wirtschaftlichen Gründen nicht mehr praktikabel. Es ist die Kunst der Arbeitsmediziner und Ingenieure, das Optimum zwischen diesen vielfältigen Beziehungen zu finden.«

Neben den deutschen Berufsgenossenschaften (»Mit allen geeigneten Mitteln«: Schriftenreihe des Hauptverbandes der gewerblichen Berufsgenossenschaften 1978), die seit mehr als achtzig Jahren ihre Tätigkeit im Sinne von Sicherheit und Vorbeugung im Arbeitsleben ausüben, sind – zunehmend von Jahrzehnt zu Jahrzehnt – weltweit viele, teils staatliche, teils private Organisationen mit gleicher Zielvorstellung, wenn auch oft von einem anderen Ausgangspunkt her, entstanden. Aus eigener Initiative haben Ärzte diese Probleme vorangebracht. Von Deutschland und von anderen europäischen Ländern sind Reihenuntersuchungen, bezogen auf Wirbelsäuleveränderungen, aus der ersten Hälfte des Jahrhunderts bekannt. *Gantenberg* veröffentlichte 1930 Statistiken über das Auftreten der Spondylosis deformans bei verschiedenen Berufen, vor allem bei deutschen Bergarbeitern. 1929 schlug *Cushway* planmäßige Untersuchungen von Industriearbeitern vor. Weitere statistische Unterlagen finden sich in mehreren Kapiteln dieses Buches.

Die Maßnahmen zur Vorbeugung, deren Verwirklichung unter den geschilderten Gesichtspunkten stand, erreichten bereits gute Fortschritte. Bezüglich der Wirbelsäule wurden Überlegungen zur Verbesserung der Arbeitssituation aber leider sehr oft nur unter Berücksichtigung allgemeiner Rückenbeschwerden angestellt, ohne daß nach gesicherten Befunden über die Ursache der Beschwerden an der Wirbelsäule – zum Beispiel durch Heranziehung von Röntgenaufnahmen – gesucht worden ist. Allein eine solche diagnostische Klarstellung ergibt die Grundlage für die individuelle Auswahl des Arbeitsplatzes. Von der technischen Seite her können Erörterungen über schädigende Einflüsse der Arbeit nur dann in sachgemäße Vorbeugemaßnahmen am Arbeitsplatz münden, wenn die Ursachenforschung Unterlagen dafür geliefert hat. Nur so gestalten sich die Beziehungen Mensch-Arbeitsplatz und die Gegenbeziehungen Arbeitsplatz-Mensch zu einem ausgewogenen Verhältnis. In diesem Zusammenhang ist auf die Anpassungsfähigkeit des Menschen hinzuweisen, die in den Erörterungen eine bedeutende Rolle spielt: **II 3. 2**. Das gilt auch für das Rückgrat. Aus unterschiedlicher Blickrichtung äußerten sich auf dem internationalen Colloquium über die Verhütung von Arbeitsunfällen und Berufskrankheiten im Hoch- und Tiefbau (Wiesbaden, 20.-22.4.1970) *Rohmert* sowie *Podlesak* über die Anpassung. *Rohmert* behandelte die Fähigkeit und Grenzen des Menschen zur Anpassung an Maschinen und Methoden, während *Podlesak* die Fähigkeit und Grenzen zur Anpassung von Maschinen und Methoden an den Menschen erläuterte. *Rutenfranz* schildert 1976 die Probleme der Anpassung am Arbeitsplatz.

Eine Binsenwahrheit kann nicht oft genug ausgesprochen werden: Die Vorbeugung vor körperlichen und vor manchen psychischen Schädigungen ist nicht nur von der Arbeitstechnologie her oder von der biomechanischen Gestaltung des Arbeitsplatzes aus zu betrachten. Sie hängt darüber hinaus sehr wesentlich von den individuellen Lebensgewohnheiten und der sinngemäßen Nutzung der Freizeit, also in einem weitgesteckten Rahmen von der Eigenverantwortlichkeit ab. Körperlichen und psychischen Ausgleich und damit Vorbeugung vor manchen Schädigungen können Sport, Spiel, Aufenthalt in frischer Luft und Wandern bringen: *Seyfarth* 1962, siehe auch *Junghanns* »Die Belastungen der Wirbelsäule im täglichen Leben, in der Freizeit, im Sport und im Wehrdienst«, Hippokrates Verlag, erscheint 1980.

Wenn über Belastungen der Wirbelsäule durch Arbeitseinflüsse berichtet wird, verstehen die Verfasser meist die schädigenden Belastungen oder Bewegungen. Der Arbeitseinfluß muß aber keineswegs immer schädigen. In bezug auf die Herzleistung haben dies *Jäger* et al. 1976 ausdrücklich hervorgehoben. Auch für die Wirbelsäule wirken die an ihre Muskulatur täglich gestellten Forderungen stützend, schulend und kräfteaufbauend. Das gilt für viele ausgesprochen körperliche Arbeiten, aber besonders für Arbeiten, die einen Wechsel zwischen Sitzen, Stehen und Gehen ermöglichen. Sie haben einen vorbeugenden Einfluß auf die einförmigen Belastungen einer Sitz-Dauerhaltung oder anderer langzeitig eingehaltener Zwangsstellungen. Um einen ungünstigen Einfluß auf die wirbelsäulestützende Muskulatur auszugleichen, ist die in **II 17. 2.6** besprochene Pausengymnastik zu empfehlen.

Literaturangaben zur Ergonomie u. a. bei *Hettinger* 1970, *Kirchner* 1975, *Mellerowicz* 1962, *Montmollin* 1967, *Rohmert* et al. 1977, *Murell* 1971, *Sälzer* 1975, *Valentin* et al. 1971.

17.2.2 Vorsorgeuntersuchung

In welchem Zeitablauf der vorauszusehende Wandel in der industriellen Fertigung und damit in der Wirbelsäulebelastung (**II 17. 2.1**) geschehen mag, auf jeden Fall ist der Arzt aufgerufen, eintretende Schäden durch Vorsorgeuntersuchungen rechtzeitig aufzudecken, damit er »vorbeugende und rehabilitierende Maßnahmen anregen kann, bevor es zur Schädigung im Ausmaß einer Berufskrankheit kommt«: *Pittroff* 1975. In dieser Hinsicht stammt eine weitere beachtenswerte Vorausschau von außerhalb des ärztlichen Berufes, wenn *Wärnfeldt* 1976 nach zehnjährigen Erfahrungen in der Gesundheitsorganisation *Bygghälsan* (Bausundheit) der schwedischen Bauindustrie sagt: »Mit den feinen Analysemethoden der Medizin sollte man schon in einem frühen Stadium Symptome beim arbeitenden Menschen entdecken können und die technischen Ursachen der erkannten pathologischen Veränderungen suchen.« Dieser an die Arbeitsmedizin gerichtete Wunsch zu einer frühen Erkennung arbeitsbehindernder Schäden gilt vordergründig den Veränderungen im Stütz- und Bewegsystem, deren wesentliche Bedeutung durch die Arbeit von *Bygghälsan* schon bald nach Beginn ihrer Arbeit aufgezeigt und 1971 durch *Dankis* zahlenmäßig belegt wurde: **II 6. 4.3**.

Über die Vorsorgeuntersuchung in Form der Eignungsuntersuchung/Einstellungsuntersuchung für bestimmte Berufe, die eine der wirksamsten Maßnahmen der Vorbeugung gegenüber Berufsgefahren ist, berichtet ausführlich das Kapitel **II 8. 3**. Auf die zugehörigen Gesetze und Verordnungen wurde in **II 8. 2** hingewiesen. In diesem Rahmen kommt der Wirbelsäule eine große, aber noch nicht überall genügend beachtete Bedeutung zu. Sie zeigt sich augenfällig in den langen Arbeitsunfähigkeitszeiten (Absentismus, **II 6. 4**) und in hohen Invaliditätsansprüchen (**II 7. 3**), die durch Wirbelsäulestörungen oft schon in verhältnismäßig jugendlichen Jahren auftreten: Literaturzitate bei *Junghanns* 1976 und 1977.

Die umfangreiche Literatur zu diesen Problemen beginnt unübersehbar zu werden: *Becker-Biskaborn* 1976, *Bethge* 1974, *Cremona* 1972, *Hagenkötter* 1976, *Schäfer* 1977 und Angaben in vielen weiteren Kapiteln dieses Buches.

Die prozentuale Häufigkeit von Rückenschmerzen in einzelnen Berufen geht in bezug auf die körperlich belastenden Arbeiten aus Kapitel **II 11** und für weitere Berufe aus einigen Abschnitten des Kapitels **II 9** (Mechanische Einwirkungen auf die Wirbelsäule) hervor. Zahlenangaben darüber außerdem in **II 6**. Die Bedeutung der Wirbelsäulebeschwerden für das individuelle Leben des einzelnen, für den Beruf und für allgemeine soziale Belange ist aus solchen Zahlen zu erkennen. Wahrscheinlich sind derartige Folgen weitgehend zu vermeiden oder zu mildern, wenn aus vorsorglichen Einstellungs- und Überwachungsuntersuchungen rechtzeitig die erforderlichen Schlüsse für den wirbelsäulegerechten Arbeitsplatz, für Behandlung, Umsetzung auf einen anderen Arbeitsplatz, Berufsförderung usw. gezogen werden. Das ist ein weltweites Problem, und die Feststellungen von *Rowe* (1969) unterstreichen die Notwendigkeit von Vorsorgeuntersuchungen: »In den meisten Industriebetrieben stehen Rückenbeschwerden bei den Rentenzahlungen an der Spitze und bei den Krankengeldzahlungen hinter den Infektionen der Luftwege an zweiter Stelle.« Probleme der Häufigkeit von Wirbelsäuleschäden stehen im Vordergrund von weiteren Veröffentlichungen, u. a. von: *Blow* 1970, *Brocher* 1973, *Matthiass* 1956.

Zu den Fragen der vorbeugenden Bewahrung der Wirbelsäule vor Überlastungen und Schäden haben sich viele Verfasser geäußert, die in mehreren Kapiteln dieses Buches erwähnt sind. Einige Namen sollen hier wiederholt und neue hinzugefügt werden. Manche der Verfasser behandeln allgemeine, andere spezielle Fragen der Vorbeugung: *Adams* 1947, *Berquet* 1971, *Brocher* 1973, *Brockmann* 1975, *Bryson* 1970, *Dix* 1976, *Featherstone* 1964, *French* 1962, *Grandjean* 1967, *Krajina* 1966, *Lawrence-Smith* 1968, *Lederer* 1972 (in *Kölschs* Handbuch), *Lehmann* 1952, 1953, *Malczynski* 1975, *McGill* 1968, *Meyers* 1967, *Münchinger* 1961, *Rohmert* 1976, *Salmon* 1970, *Schröter* 1965, 1967, *van Wely* 1970.

Die Berufsgenossenschaften haben bereits seit Ende des vergangenen Jahrhunderts in Erfüllung ihres gesetzlichen Auftrages die Maßnahmen zur Betriebssicherheit nicht nur in den technischen Problemen der Unfallverhütungsvorschriften gesehen, sondern die Vorbeugemaßnahmen Schritt für Schritt einbezogen, wie sie durch die Verknüpfung zwischen dem Menschen und seinem zunehmend mechanisierten Arbeitsplatz mehr und mehr gegeben waren: **II 17. 2.1.** Zusätzliche Impulse gaben 1973 das Arbeitssicherheitsgesetz (*Watermann* 1974, *Woitowitz* 1975 u. a.) sowie das Betriebsverfassungsgesetz und die Arbeitsstättenverordnung: *Camra* 1976, *Wieser* 1976 u. a. Für den Arzt liegen erweiterte Aufgaben vor: **II 8. 2.**

Die Bestrebungen für gezielte Vorsorgeuntersuchungen werden durch die »Berufsgenossenschaftlichen Grundsätze für Arbeitsmedizinische Vorsorgeuntersuchungen« (GAVU) wesentlich unterstützt. Bisher erschienen Erläuterungen zu 34 schädigenden Einwirkungsmöglichkeiten: G 1 bis G 34. *Franz* berichtet 1975 über die Planung und andere Einzelheiten: Näheres darüber in **II 8. 2**. Die überwiegende Zahl der gewerblichen Berufsgenossenschaften ist diesem Vorsorgeuntersuchungsplan angeschlossen, für den überbetriebliche arbeitsmedizinische Untersuchungsstellen zur Verfügung stehen: **II 8. 2**. Für die Bau- und die Tiefbau-Berufsgenossenschaften ist wegen der stets wechselnden Arbeitsstätten eine besondere Organisation für die Vorsorge- und Überwachungsuntersuchungen und für die Verschlüsselungsbögen vorgesehen: **II 8. 2**. Aus der DDR liegen Berichte über ähnliche Organisationsformen der Betreuung von Werktätigen vor: *Häublein* mit Arbeitsgruppe in Ost-Berlin. *Östlund* und *Englund* (1971) schildern die mobilen Untersuchungseinheiten, die in Schweden durch die Organisation *Bygghälsan* eingesetzt sind. Motorisierte Einrichtungen mit gleichartiger Zielsetzung beschreiben unter anderem *Drasche* et al. 1976, *Pittroff* 1977.

Weitere Angaben aus der umfangreichen neueren Literatur: *Bischoff* 1976, *Brokmann* 1975, *Brunner* 1976, *Dukes-Dubos* 1970, *Grandjean* 1967, *Hagenkötter* 1975, *Helfert* 1975, *Hettinger* 1975, *Hinterhuber* 1975, *Hünting* u. *Grandjean* 1975, *Jungbluth* 1975, *Rohmert* 1976, *Rohmert* u. *Hettinger* 1963, *Schwartmann* 1975, *Steiniger* 1976, *Tietze* 1974, *Wagner* 1975, *Warnecke* 1975, *Watermann* 1974.

17.2.3 Überwachungsuntersuchung

Die wesentlichen Grundlagen für die Notwendigkeit der Überwachungsuntersuchung sind in

II 8. 5 geschildert. Sie ist nicht erst bei dem Auftreten von Beschwerden erforderlich, sondern sollte in wirbelsäulegefährdenden Betrieben regelmäßig stattfinden (*Burkhardt* et al. 1973), um den Anfängen von Veränderungen zu begegnen. Diese Maßnahmen kommen aber nur zu einem Erfolg, wenn es eine Selbstverständlichkeit wird, zu jeder Überwachungsuntersuchung die vorhandenen Unterlagen regelmäßig auch dann heranzuziehen, wenn frühere Rückenbeschwerden usw. nicht bestanden haben oder nicht erinnerlich sind. In der Rückschau auf Ergebnisse früherer Vorsorgeuntersuchungen können die augenblicklichen Befunde leichter geklärt und Entscheidungen zielgerichteter getroffen werden. Infolge einsehbarer Vorbefunde ist der Werksarzt oder der Arzt in der arbeitsmedizinischen Untersuchungsstelle oft sehr viel besser gerüstet als ein gelegentlich aufgesuchter Allgemeinarzt oder Facharzt. Hoffentlich bürgert es sich bald ein, zu den Vorbefunden auch die Röntgenuntersuchung – als Kleinbild-Dokumentation, siehe II 4. 3.1 und II 4. 3.4 – zu rechnen.

Weitere Literatur: *McGill* 1968, *Scherzer* 1972.

17.2.4 Nachgehende Untersuchung

Die nachgehende Untersuchung, die bei oder nach Ausscheiden aus der gefährdenden Tätigkeit erfolgt (II 8. 6), ist für den Bereich der Wirbelsäule noch keineswegs ausreichend in das Bewußtsein der Ärzte eingedrungen. Nach *Franz* (1971) kommt sie in Betracht, wenn eine gesundheitliche Schädigung erst nach längerer Latenzzeit erkennbar wird. Es gibt einige berufliche Einflüsse auf die Wirbelsäule, die monate- oder jahrelang versteckt bleiben und so spät aus ihrer »Ruhezeit« in fühlbare und nachweisbare Krankheit übergehen, daß dem Träger der Veränderung die Berufsbezogenheit nicht in den Sinn kommt. Selbst der erfahrene Arzt wird sie erst nach Erhebung der Arbeitsvorgeschichte erkennen. Ein solcher Vorgang ist zum Beispiel beim Druckluftschaden möglich: II 15. 3.2, II 18. 6. Die in der Wirbelsäule besonders auffallende Veränderung der Fluorose, die Marmorknochenkrankheit, fällt häufig erst auf, wenn die Exposition bereits längere Zeit zurückliegt: II 16. 3.2. Die Spätschäden der beruflich erworbenen Osteoporose der Astronauten (II 15. 4.2) werden ebenfalls oft verkannt. Noch ist nicht völlig geklärt, ob den in II 15. 4.3 beschriebenen Verschiebungen und Veränderungen der Gewebsflüssigkeit in den Zwischenwirbelscheiben der Luftfahrer und die damit zusammenhängende Größenzunahme ernste und spät erkennbar werdende Schädigungen folgen. Die sich bei Hochleistungssportlern langsam ausbildende Arthrose der Wirbelbogengelenke (II 18. 10, II 18. 10.2) wird oft erst Jahre nach Beendigung der Hochzeit der sportlichen Leistung erkannt, aber nicht selten als chronischer, alternsbedingter Verschleiß aufgefaßt, und der Zusammenhang mit der sportlichen Beanspruchung bleibt außer Betracht.

Die angegebenen Gründe machen die nachgehende Untersuchung der Wirbelsäule mit Heranziehung von Röntgenaufnahmen zu einer Notwendigkeit in allen Fällen, die nach Beendigung einer wirbelsäulegefährdenden Tätigkeit Beschwerden äußern. Für die Beurteilung des Zusammenhanges ist neben der Erhebung einer Berufsvorgeschichte die Beiziehung früherer Unterlagen, insbesondere der Röntgenbilder, erforderlich. Bezüglich der Kleinbilddokumentation von Röntgenaufnahmen ist auf II 4. 3.1, II 4. 3.4 und II 17. 2.3 zu verweisen.

17.2.5 Verminderung der Vibrationseinwirkungen

Die ungünstigen Einwirkungen von übertragbaren Wechselkräften (feinschlägige Vibrationen bis zu groben Erschütterungen) auf den Menschen sind in mehreren Kapiteln ausführlich besprochen: I 7, II 9. 3, I 12., II 13, II 14. Dort finden sich unter anderem Schilderungen der Vorbeugungsmöglichkeiten durch technische Verbesserungen an den vibrierenden Maschinen und an den Arbeitssitzen, denen die Schwingungen und Erschütterungen mitgeteilt werden.

Die Schwingeinflüsse auf den arbeitenden Menschen und auch auf den Menschen in seiner Freizeit (*Junghanns* 1980) sind heute wesentlich größer als die Einwirkungen schwerer körperlicher Arbeit. Deshalb kommt den Verminderungen der Vibrationen große Bedeutung zu. Trotz aller bisherigen und auch bereits erfolgreichen Bemühungen ist die Schwingbelastung der Wirbelsäule aber immer noch nicht ausreichend abgemildert. Das liegt zum Teil an der individuell verschiedenen Empfindlichkeit. Dabei spielen Vorveränderungen ebenso wie alternsbedingte Verschleißschäden an der Wirbelsäule eine ungünstige Rolle. Der von

17.2.0 Vorbeugung gegen Arbeitsschäden der Wirbelsäule

Christ 1973 ausgesprochene Wunsch liegt also nahe, für Arbeiten mit Vibrationseinflüssen eine Auswahl relativ unempfindlicher Arbeitnehmer zu treffen. Dazu müßten allerdings einfache normierte Prüfverfahren für die Einstellungsuntersuchungen entwickelt werden.

Da die Einflüsse von Wechselkräften am intensivsten über die Sitzfläche und die Rückenlehne vibrierender Fahrzeuge auf die Wirbelsäule wirken, ist der Sitzkonstruktion sowie der Federung von Sitzen und Fahrzeugen die größte Aufmerksamkeit zu widmen. Es gilt, die Spitzenbeschleunigungen soweit als möglich unter der Erträglichkeitsgrenze zu halten. Das ist bei Baufahrzeugen im Arbeitseinsatz häufig nicht zu erreichen, da nach *Coermann* u. *Lange* (1971) durch unregelmäßige und unerwartete Stöße Beschleunigungen von mehr als 1 g (1 g = 9,81 m/s^2) auftreten. (Zum Vergleich: Ein Personenkraftwagen erzeugt auf guter Straße Spitzenbeschleunigungen der Vibrationsausschläge von 0,05 g!). Eine länger als zweistündige Arbeitszeit kann in diesen Fällen nicht zugemutet werden, so daß regelmäßige zweistündige Pausen mit Lohnausgleich oder mit wirbelsäuleentlastenden Arbeiten einzulegen sind.

Wie gegen den ungünstigen Einfluß auf die Wirbelsäule, der in grob schwingenden, stoßenden und rüttelnden Lastkraftwagen, Arbeitsfahrzeugen und Zugmaschinen erzeugt wird, Sitzkonstruktionen mildernd wirken können, hat *Dupuis* nachgewiesen: Tabelle II 17/1. Die Schwingungen konnten gegenüber bisherigen Standardsitzen um mehr als 60% herabgesetzt werden. Solche Bemühungen führten schließlich dazu, daß neu entwickelte Schleppersitze nur nach Prüfung ihrer Schwingeigenschaften im Max-Planck-Institut in den Verkehr gebracht werden dürfen: VDI-Richtlinie 2057. Für die landwirtschaftlichen Arbeitsfahrzeuge, die gegenüber der körperlichen Schwerarbeit immer mehr an Bedeutung gewinnen (II 14. 2), haben die Landwirtschaftlichen Berufsgenossenschaften in der Bundesrepublik besondere Prüfgrundsätze entwickelt. Um dieses Prüfverfahren international zu vereinheitlichen, wurde ein entsprechender Vorschlag an die Kommission der Europäischen Gemeinschaft geleitet: Aktenzeichen Kom (77) 317 endg., Brüssel 13. Juni 1977. Nach persönlicher Auskunft ist mit der Verabschiedung einer EG-Richtlinie zu rechnen.

Ähnliche Fragen sind auch für die Arbeitsplätze auf Erdbewegungsmaschinen (schwere Arbeitsfahrzeuge, Bagger, Planierraupen) zu lösen. Die neuzeitlichen Konstruktionen sehen schwingungsfreie Anbringung des verglasten Fahrerhauses auf einer Drehbühne vor. Der »Sessel« des Fahrers ist federnd gelagert, kann stufenlos zurückgelegt werden. Wieweit sich trotz dieses Komforts doch noch (zum Beispiel über Bedienhebel) feinschlägige Vibrationen eines schädigenden Frequenzbereiches in den Körper des Fahrers und bis zum Rückgrat einschleichen, sollte in Versuchsreihen geprüft werden. Eine gute Hilfe dazu kann ein »Dosimeter zur Ermittlung der Vibrationsbelastung« sein, wie es von *Weishaupt* 1975 zum Einsatz am Arbeitsplatz beschrieben wurde. Dieses Gerät arbeitet netzunabhängig.

Wenn auch die Wirkung von Wechselkräften auf den arbeitenden Menschen nicht völlig zu vermeiden ist, so lassen sie sich bei Ausschöpfung aller technischer Möglichkeiten doch auf ein vertretbares Maß herabmindern. Für wirbelsäulegefährdende Berufe sollten Richtwerte einer bestimmten, innerhalb der speziellen Arbeitseinflüsse unschädlichen Bandbreite festgestellt werden. Zu klären ist, welche Vibrationsbandbreiten Jugendlichen gefahrlos zuzumuten sind, oder ob die Notwendigkeit zu einem Arbeitsverbot für Jugendliche besteht.

Fahrbahn	Ladezustand	Schwingungsverminderung gegenüber Standard-Sitz	
		Sitz A	Sitz B
schlechte Straße	leer	61,8%	53,2%
	beladen	60,1%	49,8%
gute Straße	leer	65,1%	55,0%
	beladen	59,9%	51,8%

Tabelle II 17/1: Schwingungsverminderung durch verbesserte Lastwagensitze (nach *Dupuis*).

Weitere Literatur: *Coermann* u. *Lange* 1971, *Dieckmann* 1957–1965, *Dupuis* et al. 1955, *Huzl* et al. 1970, *Kaminsky* 1974, *Kiene* 1963, 1965, *Oeser* 1973, *Rosegger* 1958, *Turtiainen* 1974, *Wendeborn* 1968.

17.2.6 Vorbeugung während der Arbeitszeit

In verschiedenen Kapiteln wurde bereits ausgeführt, daß die beste Vorbeugung gegen wiederkehrende Rückenbeschwerden Bewegungen zur Lockerung und Kräftigung der Rumpfmuskulatur sowie häufiger Wechsel der Körperhaltung sind. Damit wird der Bandscheibestoffwechsel in Gang gehalten: »Die Zwischenwirbelscheibe lebt von der Bewegung« (I 8. 4.2, I 8. 4.3). Aufgrund dieser Erkenntnisse geht der Wunsch der Ärzte dahin, Bewegungsmangel für die Wirbelsäule in Sitzberufen (Büroarbeiten u. a.) und langzeitige Zwangshaltungen mit Biegungen und Verdrehungen möglichst häufig mit gezielten Bewegungsübungen zu unterbrechen: Pausengymnastik. Allerdings ist diese ärztliche Erkenntnis und Idealforderung nicht immer mit den Belangen einer geregelten Arbeit in Einklang zu bringen. Trotzdem sollten solche Maßnahmen mehr Interesse bei den Betriebsleitungen und bei den Mitarbeitern finden. Ausgleichssport ist unternehmerische Aufgabe, wie *Knebel* 1965 betont. *Maidorn* hat 1972 darüber Näheres ausgeführt unter dem Titel: »Trimm dich im Betrieb«. Zu diesen schwierig in die Tat umzusetzenden Vorschlägen schreibt *Hinz* 1975: »Die immer mehr angestrebte Verkürzung der Arbeitszeit sollte in Form von Pausen mit gezieltem Ausgleichssport benutzt werden, um weitere Zivilisationsschäden abzuwenden.« Wenn die Übungen neben dem Arbeitsplatz ausgeführt werden, geht wenig Zeit verloren. Die mit den gymnastischen Ausgleichs- und Lockerungsbewegungen verbundene Anregung des Herz-Kreislauf-Systems bedeutet für die weitere Arbeitszeit eine Belebung der geistigen Spannkraft. Diese Vorteile wiegen die kurzzeitige Arbeitsunterbrechung auf: *Ottavi* 1970, *Pupponi* 1970, *S. Rosegger* 1970.

Für den Sport gilt Ähnliches. Einseitige, immer wiederholte Übungen zur Erlangung einer spezialisierten Spitzenleistung bedürfen der Unterbrechung mit genau durchdachten Ausgleichsübungen, unter Umständen auch mit Ruhepausen in Entspannungshaltung für die Wirbelsäule: *Müller* 1965.

Ein besonderes Problem stellen die groben unregelmäßigen Erschütterungen, die stochastischen Schwingungen (I 7. 1, I 7. 2), wie sie bei einigen Arbeiten während der gesamten Arbeitsschicht einwirken, zum Beispiel auf die Führer von schweren Erdbeweg- und Baumaschinen oder von großen Traktoren: II 14. Die bei diesen Arbeiten durch senkrechte Stöße, Kippungen und Verdrehungen unregelmäßig und oft unerwartet plötzlich belastete Wirbelsäule bedarf zum Abfangen und Ausgleichen der ungünstigen Wechseleinflüsse eines kräftigen »Muskelkorsettes«, das aber unter der Wirkung von Sinusschwingungen, die außerdem in den schweren Arbeitsfahrzeugen entstehen, zur Ermüdung neigt: I 7. 5.6. Deshalb ist die regelmäßige Einschaltung von Arbeitspausen erforderlich. Sie können soweit als möglich mit weniger belastenden Arbeiten ausgefüllt werden, die einen Ausgleich ermöglichen. *Cremona* (1972) schlägt dafür eine Begrenzung und Aufteilung der Arbeitsstunden vor. Unter gewissen Umständen dient auch ein während der wirbelsäulebelastenden Arbeit angelegtes Lenden-Stützkorsett als wichtige Vorbeugemaßnahme während derartiger Arbeiten, entsprechend den lange zurückliegenden Forderungen von *Schanz* 1930.

Weitere Literatur: *Ahlgren* 1963, *Budzisch* u. *Schneider* 1976, *Eklund* 1962, *Zimmermann* u. *Zimmermann* 1975.

17.2.7 Berufliche Schwierigkeiten durch Wirbelsäuleschäden

Die Wichtigkeit vorbeugender Maßnahmen gegen Vorschäden, die aus der Jugendzeit stammen oder in späteren Lebensjahrzehnten infolge verschiedenster Ursachen entstanden sind, geht unter anderem aus den hohen Arbeitsunfähigkeitszeiten (Absentismus) hervor, die durch Rückenschmerzen sowie durch wirbelsäulebedingte Ausstrahlschmerzen in Kopf, Arme und Beine hervorgerufen werden: II 6. Diese Häufigkeit wird in vielen Arbeiten untersucht und beklagt. Die Berechnungen gründen sich allerdings auf so verschiedene Ausgangspunkte, daß Vergleiche nur unter großen Vorbehalten möglich sind. Trotzdem ist der Hinweis auf die persönlichen beruflichen Schwierigkeiten erforderlich, die in Beschwerden während der Arbeit oder in Arbeitsausfallzeiten bestehen und bei ungenügender Prophylaxe und Behandlung bedauerlicherweise häufig zu frühzeitiger Invalidität führen: **II 7. 3, II 17. 6**. Über die beruflichen Schwierigkeiten in Sitzberufen sowie in Berufen mit körperlich anstrengendem Heben und Tragen wurde bereits gesondert berichtet: **II 17. 3.2, II 17. 3.3**. Vergleichsberechnungen zwischen Gruppen verschiedener Berufe, die zum Teil aus einem Betriebsbereich stammen, zeigen ein erhebliches Übergewicht der körperlich arbeitenden Berufe gegenüber den Büroangestellten in Erkrankungen an Rückenbeschwerden. *Nauwald* (1972) errechnet in einer Großwerft die Erkrankungen an Rückenbeschwerden bei Produktionsarbeitern mit 2,91% für Männer und in 1,71% bei Frauen. Im gleichen Werksbereich erkrankten männliche Angestellte nur in 1,23% und weibliche in 0,44% an Rückenbeschwerden. Die Angehörigen einzelner Berufsgruppen (Schlosser, Tischler) litten in 6% und mehr an Lumbalgie, Ischialgie und Wirbelsäuleschmerzen. Der Autor leitet aus diesen Zahlen die Forderung ab, lumbalgiegefährdete Menschen bereits durch die Einstellungsuntersuchung von der Aufnahme der gefährdenden Berufe auszuschließen, wie das auch *Cremona* 1972 bereits vorgeschlagen hat. Allgemeine Berechnungen von *Simons* u. *Mirabile* (1972) ergaben, daß ein Drittel aller Fehlzeiten in der Industrie auf Rückenleiden beruhen. Wirbelsäuleschädigungen entstehen beim Heben und Tragen schwerer Lasten dreißig Lebensjahre früher als bei Angehörigen der Schreibtischberufe. Das gibt jedenfalls *Josenhans* 1972 an. In der Rangfolge der behandlungsbedürftigen chronischen und leistungsmindernden Erkrankungen steht nach den Reihenuntersuchungen in der Bauindustrie, die *Bräunlich* u. *Häublein* 1955–1969 anstellten, das Bewegsystem mit 37,4% an der Spitze, im Abstand gefolgt von dem Herz-Kreislauf-System mit 21,2%. Unter 28 000 Bauschaffenden beziehen sich nach den gleichen Autoren etwa 2/3 der Arbeitsbefreiungen wegen Erkrankungen im Bewegsystem allein auf Verschleißschäden der Wirbelsäule oder der davon ausgehenden Syndrome.

Innerhalb eines Jahres suchten 20% von 4700 Werktätigen den Arzt des Gesundheitsdienstes wegen wirbelsäulebedingter Beschwerden auf. Das berichtet 1975 *Koutny*. Über Beschwerden der Halswirbelsäule wurde von 7% und der Lendenwirbelsäule von 13% geklagt. In den höheren Lebensstufen zeigten sowohl die Erkrankungshäufigkeit wie auch die Rezidivneigung wesentlich höhere Zahlen. Aber bereits im dritten Lebensjahrzehnt war jeder elfte von Wirbelsäulestörungen betroffen, und jeder zweite von ihnen war deswegen vorübergehend arbeitsunfähig. In der ältesten Gruppe (6. Jahrzehnt) begab sich jeder zweite zum Arzt, von denen jeder vierte arbeitsunfähig befunden wurde. Die weiter in Einzelheiten gehende statistische Aufgliederung ist in der Veröffentlichung nachzulesen.

Diese kurzen Hinweise sollen nur eine Ergänzung zu anderen bereits in mehreren Kapiteln angeführten Zahlen sein, um auf die besonderen Schwierigkeiten hinzuweisen, die »Rückenleidende« im Berufsleben haben. Vorbeugung zur Vermeidung der häufigen wirbelsäulebedingten Arbeitsausfallzeiten ist eine volkswirtschaftliche Notwendigkeit: **II 6, II 7**.

Weitere Literatur in den Kapiteln **II 6, II 7. 5**, außerdem *Berquet* 1970, *Yoshida* et al. 1972.

17.2.8 Betriebssport / Sport als Vorbeugung

Neben Ausgleichsbewegungen gegen einseitige Belastungen der Wirbelsäule während der Arbeit (**II 17. 2.6**) kann regelmäßiger Sport in Betriebssportgruppen das allgemeine körperliche Wohlbefinden fördern und gleichzeitig für eine Kräftigung der Rückenmuskulatur sorgen. Das als Betriebssport gern geübte Fußballspiel gibt ohne Zweifel durch das viele Laufen und die rasch wechselnden körperlichen Bewegungen einen guten Ausgleich gegen einseitige Körperbeanspruchung. Dazu gehört aber stets auch systematische Körperschulung durch lockernde und kräftigende Gymnastik, die Gliedmaßen und Rumpf einbezieht. Richtig aufgefaßter Betriebssport sollte nicht Training für einseitigen Hochleistungssport sein, der für eine breitere Schicht unserer Bevölkerung und für ältere Jahrgänge sowieso seine Grenzen in den Schädigungsgefahren für die Wirbelsäule und für andere Körperorgane findet. Dort, wo gute Möglichkeiten für einen Betriebssport, zum Beispiel auf eigenem Betriebssportgelände bestehen, ist der Breitensport mit einem großen Angebot verschiedener Möglichkeiten gegenüber den Hochleistungstendenzen zu bevorzugen. Besonderer Wert muß auf die Beteiligung der älteren Jahrgänge gelegt werden. Sie werden leider oft durch zu hohe Anforderungen von der Teilnahme abgehalten. Gerade den Übungen für die sich mit zunehmendem Alter einsteifende und schmerzhaft werdende Wirbelsäule kommt eine große Bedeutung für die Erhaltung der Lebensfreude und der Arbeitsfähigkeit zu.

Neben solcher mit dem Betrieb zusammenhängender sportlicher Betätigung muß weiterer Sport mit individueller Ausrichtung während der Arbeitsjahre und auch später das Anliegen aller sein. Die Verkürzung der Arbeitszeit und die daraus folgende Verlängerung der Freizeit geben dafür die besten Möglichkeiten. Nur werden sie leider nicht ausreichend genützt – oder durch »Après-Sport« wieder zunichte gemacht. Sport, Gymnastik, Schwimmen, Wandern und mancherlei andere körperliche Betätigung mit Wechselbelastung sind die besten Übungen zur Kräftigung der Muskulatur des Bewegsystems und damit der wirbelsäulestützenden Rückenmuskulatur. Daß auch während der Arbeitszeit durch Pausengymnastik viel vorbeugende Hilfe gebracht werden kann, ist in II 17. 2.6 dargelegt: siehe auch I 6. 4.1, II 10. 2, II 17. 3.2.

Zusätzliche Literatur *Marburger* 1977.

17.3.0 Vorsorge für wirbelsäulegerechte Haltung und Bewegung

17.3.1 Stehen und Gehen im Beruf

Das flache Liegen auf dem Rücken gilt als die geeignetste Entlastungshaltung für den gesamten Körper, somit auch für die Wirbelsäule. Diese Lage benötigt den geringsten Energieumsatz, nämlich 0,00 Kcal/min: *Rohmert* u. *Schott* 1974, *Tabelle* II 9/1 u. *Bild* II 9/1. Bei normalem senkrechtem Stehen steigt dieser Wert auf 0,16, bei normalem Sitzen lediglich auf 0,06. Andere Haltungen erhöhen den Energieumsatz beträchtlich: *Bild* II 9/1 und Kapitel I 6. 2.2.4, II 9. 1, II 17.3.4. Die *Tabelle* II 9/1 gibt die besondere Muskelbelastung an. Die Rückenmuskulatur (M. erector trunci) und die vom Körperstamm zum Kopf und den Gliedmaßen ziehenden Muskeln beteiligen sich daran. Der Energieverbrauch wird bei den angegebenen Arbeitshaltungen zwar im wesentlichen durch dynamische Muskelarbeit bestimmt, aber die statische Muskelleistung, die durch Spannung und Gegenspannung die Haltung des Körpers auch im Stehen gewährleistet, darf nicht zu gering eingeschätzt werden. Das ist bei allen Überlegungen für eine Vorsorge zu beachten, denn nach den Errechnungen von *Rohmert* u. *Schott* (*Bild* II 9/2) ist das Stehen in vielen Berufen auffallend langzeitig erforderlich, so daß ein Teil des Tagesenergieverbrauches allein dadurch entsteht.

Allerdings ist für die Belastung der Wirbelsäule – besonders für die dadurch unter Umständen schädigende Einwirkung – der Energieverbrauch nur ein bedingt verwertbares Kriterium, denn durch seine Meßwerte sind weder die statischen noch die unmittelbar dynamischen Einflüsse auf die Bauelemente des zentralen Achsenorganes zu erfassen.

Auf der einen Seite kann die Wirbelsäule bei stark herabgesetztem Energieverbrauch, zum Beispiel durch lange Bettruhe (I 4, II 10. 2) oder Schwerelosigkeit (II 15. 4, II 18. 7) geschädigt werden, wie in den angegebenen Kapiteln geschildert ist. Auf der anderen Seite können körperliche Anstrengungen weniger in der Zeit des hohen Energieverbrauches, sondern weit ungünstiger im Stadium der darauf folgenden Ermüdung größerer oder auch örtlich begrenzter Muskelgruppen, zum Beispiel durch Arbeiten in Dauerhaltung und Zwangsstellung ernstlich auf die Weichgewebe der Wirbelsäule, die Zwischenwirbelscheiben und die Bänder einwirken. Entsprechende Begründungen und Literaturangaben enthalten die Kapitel I 6. 2.5, I 6. 3.2, I 6. 3.5 und I 8. 3.2.

So bedeutet langes Ruhigstehen Dauerdruck auf die Zwischenwirbelscheiben: der für den Stoffwechsel notwendige Pumpmechanismus fehlt (I 5. 4). Da aber alle Arbeiten im Stehen doch immer mit gewissen Bewegungen, wie Gewichtverlagerungen von einem Bein auf das andere (häufiger Wechsel von Spiel- und Standbein), Bücken, Strecken usw., einhergehen, fällt der Preßdruck auf das Zwischenwirbelscheibegewebe nicht so ins Gewicht wie im weniger Energie verzehrenden Sitzen: II 17. 3.2. Die Bewegungen während einer Steharbeit bedeuten also trotz höheren Energieverbrauches eine gewisse Vorbeugung gegen schädigende statische Bandscheibebelastung. Deswegen sind beim Vorliegen gefährdeter, vorveränderter Wirbelsäulen, aber auch bei Rückenmuskelschwäche Steharbeitsplätze einer Dauersitzarbeit vorzuziehen. Für die Büroarbeit würde der wirbelsäuleentlastende Wechsel zwischen Sitzen und Stehen ein echter Fortschritt sein: II 17. 3.2. Zum Beispiel bedeutet das Stehpult eine Vorbeugung gegenüber der schädigenden Sitzbelastung, die vor allem bei Verschleiß im Bandscheibegewebe zusätzliche Beschwerden verursacht: II 10. 2.

Um bei langem Stehen die Wirbelsäule zu entlasten, sind möglichst weiche Sohlen mit kleinen Erhöhungen zu benutzen, die als »rückenfreundliche Hilfsmittel« unwillkürlich zu stetigen Entlastungsbewegungen führen: »Vern og velferd« 21 (1971) Nr. 5.

In besonderen Fällen bringt auch der Stehsitz Entlastung, wie er von *Schmidtke* u. *Dupuis* 1974 empfohlen wird: *Bild* II 17/1A. Ein Wechsel der Fußhebelbedienung zwischen rechts und links sollte allerdings ermöglicht werden. Vorbilder ähnlicher Steh-Sitz-Arbeitsplätze sind die von bekannten Schriftstellern, Dichtern und Philosophen sowie von Kaufleuten im letzten Jahrhundert häufig benutzten Sitzböcke. Die Wiedergeburt dieser Stehsitz-Stehpult-Kombination zu Schreibarbeiten sollte von der Büromöbelindustrie gefördert werden.

Für die Steharbeit spielt ebenso wie für die Arbeit im Sitzen die angepaßte Tischhöhe eine wesentliche Rolle, um eine aufgerichtete und dadurch besser muskelgesteuerte Wirbelsäulehaltung zu erreichen: *Bild* II 17/1B. Von der richtigen Höhe der Arbeitsfläche hängt auch der Energieverbrauch ab.

Weiteres über Form und Haltung der Wirbelsäule in I 2. 2.

Gehen im Beruf bedeutet gegenüber dem Dauerstehen und dem langzeitigen Sitzen eine Erholung für die Wirbelsäule. Der Druck auf die Wirbelsäule wird rhythmisch entlastet, der Pumpmechanismus tritt in Funktion: I 5. 4, I 8. 4.2,

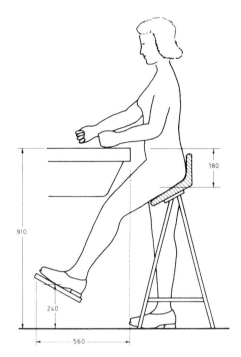

Bild II 17/1 A: Arbeitsplatz mit gewichtentlastendem Stehsitz, zum Beispiel am Fließband (nach *Schmidtke* u. *Dupuis*).

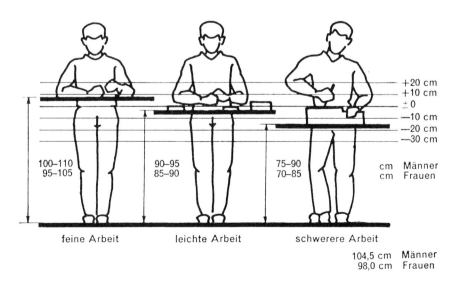

Bild II 17/1 B: Angepaßte Tischhöhe für Steharbeiten verschiedener Schwere (nach *Grandjean* 1967).

I 8. 4.3, II 17. 3.2. (Abgesehen von der heilsamen Wirkung auf die Zwischenwirbelscheiben regt Gehen auch Atmung und Kreislauf an.) Wechsel zwischen Arbeitssitzplatz und Arbeitsstehplatz durch einige Gehschritte – noch besser die Bevorzugung des Treppensteigens gegenüber der Benutzung des Personenaufzuges – lockert verkrampfte und ermüdete Rückenmuskeln und bringt die notwendige Anregung für den Stoffaustausch der Muskeln und der Zwischenwirbelscheiben. Insonderheit sorgt das Gehen für die wechselseitige Betätigung der langen Rückenstreckmuskeln und zugleich für die Harmonisierung von Form und Haltung der Wirbelsäule: **I 2. 2.**

17.3.2 Sitzen im Beruf

An den Büroarbeitsplätzen in der Bundesrepublik sind zur Zeit etwa 9 bis 10 Millionen Menschen beschäftigt. Außerdem gibt es noch kaum zahlenmäßig genau zu erfassende Sitzarbeitsplätze in vielen weiteren Berufen. Einige sind in Kapitel **II 10** genannt. (Daß darüber hinaus Sitzen die häufigste und ungünstigste Haltung für die Wirbelsäule auch im täglichen Leben außerhalb der Arbeit und bedauerlicherweise auch bei der Freizeitgestaltung und in der Schule ist, erläutert *Junghanns* 1980). Diese großen Zahlen von Sitzarbeitsplätzen verlangen zwangsläufig nach einer Analyse der Sitzhaltung, um die besten Möglichkeiten zur ergonomisch einwandfreien und körpergerechten Gestaltung der Sitzarbeitsplätze herauszufinden. *Sämann* (1970) hat sich systematisch darum bemüht und aus der Gegenüberstellung von Vorteilen und Nachteilen des Sitzens die geeignete Sitzhaltung herausgeschält. Dabei kam es auch darauf an, die Unterschiede zwischen dem Sitzen mit horizontaler Blickrichtung und mit geneigter Kopfstellung zu beachten. Hier begegnen sich also die Bemühungen mit denen von *Schoberth* 1962, *Rizzi* 1976 und anderen. *Grandjean* u. *Hünting* geben 1978 in ihrer Veröffentlichung »Sitzen Sie richtig? – Sitzhaltung und Sitzgestaltung am Arbeitsplatz« eine übersichtliche und auch für Laien verständliche, gut bebilderte Darstellung der praktisch wichtigen Ergebnisse zu den vielgestaltigen Sitzproblemen.

Sitzen erzeugt einen mit Hilfe der intravitalen Diskometrie (**I 6. 2**) feststellbaren Druck auf die Lendenwirbelsäule, der weitgehend von der Rückenhaltung abhängt. Berechnungen für die verschiedenen Sitzhaltungen führten 1975 *Andersson* et al. durch. In der Schemazeichnung (*Bild* **II 17/2**) ist der Belastungsdruck verschiedener Sitzhaltungen auf eine angeglichene Berechnungsbasis gebracht. Die Unterschiede sind eindeutig, und es ergibt sich, daß eine leicht rückgeneigte und in der Höhe der Lendenhohlkrümmung unterstützte Haltung erhebliche Druckentlastung bringt. Eine solche Rückneigung sollte zur Entlastung während der Arbeitszeit so oft als möglich für eine Minute eingenommen werden, um den nötigen Diffusionsfluß der Bandscheibeflüssigkeit

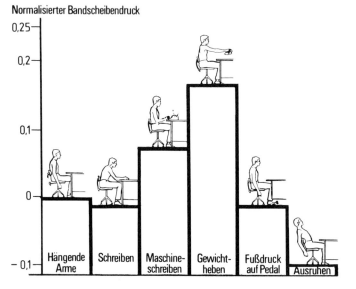

Bild II 17/2: Durchschnittswerte des normalisierten Bandscheibedruckes bei dem Sitzen auf einem Bürostuhl in üblichen Rückenhaltungen und mit Rückenunterstützung in Höhe von L 4/5. Der nichtnormalisierte Bandscheibedruck betrug in der Bezugsposition 0,47 MPa (nach einer Grafik von *Andersson* et al.).

17.3.0 Vorsorge für wirbelsäulegerechte Haltung und Bewegung

anzuregen, denn: »Die Bandscheibe lebt von der Bewegung« (I 8. 4.3). Noch vorteilhafter unterstützt eine Pausengymnastik (I 6. 4.1, II 10.2, II 17. 2.6, II 17. 2.8) den für den Flüssigkeitsaustausch und damit für das Leben der Zwischenwirbelscheibe erforderlichen Pumpmechanismus: I 5. 4, I 8. 4.2; dazu Bilder I 8/7 und I 8/8.

Die Erfahrungen mit Büroarbeitsplätzen der bisherigen Gebrauchsform waren in bezug auf die Wirbelsäule sehr ungünstig. Deshalb sind mit Hilfe ergometrischer Untersuchungen Normen für den Berufsstuhl gefunden worden, die besonders das wirbelsäulegerechte Sitzen berücksichtigen, das von der Gestaltung und Neigung der Sitzfläche sowie einer verstellbaren Unterstützung für die Hohlkrümmung der Lendenwirbelsäule abhängt. Besonderer Wert wird auf das dynamische Sitzen mit Bewegungsmöglichkeit für den Rücken (*Peters* 1976), auf ermüdungsarmes Sitzen (*Schoberth* 1976) und damit auf einen immer mehr verbesserten Sitzkomfort gelegt. Dazu gehört außerdem die im richtigen Verhältnis zur Sitzfläche verstellbare Höhe des Arbeitstisches, um die Übermüdung der Arme und die Verkrampfung der Arm-Nacken-Schulter-Muskeln mit den Rückwirkungen auf die Halswirbelsäule zu vermeiden: II 10. 2. Die Stellung der Füße und die sachgerechte Anbringung eines Konzepthalters sind ebenfalls zu beachten, wenn ein ergonomisch gerechter Sitzarbeitsplatz zur Vorbeugung vor Berufsgefahren angeboten werden soll. Als Grundlage für die Gestaltung von Arbeitssitzen ist unter anderem die Verteilung des Körperdruckes auf die Sitzfläche bei verschiedenen Sitzstellungen zu beachten. Darüber haben *Jürgens* u. *Helbig* 1973 Meßdaten vorgelegt. Von besonderem Interesse für die Gestaltung der Sitzarbeitsplätze, aber auch für Arbeitsgerät und Ausrüstung sind die Messungen der Länge des Körperstammes, zu dem der Kopf gerechnet wird: *Habicht-Benthin* u. *Lengsfeld* 1972.

In weiteren Untersuchungen aus der gleichen Arbeitsgruppe ergibt sich, daß bei Messungen an Soldaten bis zum 45. Lebensjahr in der Stammlänge keine wesentlichen Veränderungen eintreten: *Jürgens* et al. 1973. Die bekannte Verminderung der Körperlänge im Alter stellt sich demnach erst später ein, wenn die Bandscheibenhöhe durch Flüssigkeitsabnahme geringer wird und/oder sich Verstärkung der Wirbelsäulekrümmung einstellt. Gelegentlich bedürfen solche Zustände der Berücksichtigung in der Arbeitsplatzgestaltung für ältere Arbeitnehmer, zum Beispiel in der Sitz- oder Tischhöhe. Im Mitteilungsblatt der Verwaltungs-Berufsgenossenschaft 20 (1975) 1 sind unter dem Titel »Die Ergonomie und Arbeitssicherheit im Büro« die Vorteile der Normierung des Bürostuhles DIN 4 551 beschrieben: *Bild* II 17/3A. Das DIN-Maß von 32 cm für die Höhe der Rückenstütze entspricht nach *Grandjean* u. *Hünting* (1978) nicht den Erfordernissen für eine genügende Abstützung des Rückens. Sie treten für eine Höhe von 48–50 cm ein. Bei aller Sitzarbeit (Büro, Industrie, Haushalt usw.) ist gleichzeitig mit dem Sitzstuhl die Höhe des Arbeitstisches abzustimmen (*Bild* II 17/3B), um eine aufgerichtete Hal-

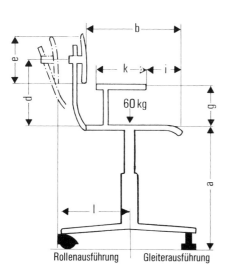

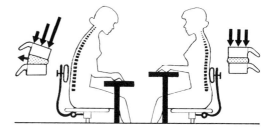

Bild II 17/3 A: Höhenverstellbarer Bürostuhl mit Armstützen nach DIN 4551. Beschreibung im Mitteilungsblatt der Verwaltungs-Berufsgenossenschaft 1 (1975) 2.

Bild II 17/3 B: Zu niedriger Arbeitstisch (links) verursacht trotz Rückenlehne Krümmung der Wirbelsäule mit vermehrtem Druck auf die vorderen Abschnitte der Zwischenwirbelscheiben. Richtige Arbeitstischhöhe (rechts) ergibt im Zusammenhang mit der angepaßten Rückenstütze einen gleichmäßig verteilten Druck.

tung der Wirbelsäule – möglichst mit Rückenunterstützung – zu erreichen. Erst eine solche »Geschlossenheit des Arbeitsplatzes« erfüllt die notwendigen Vorsorgemaßnahmen. Über die Normung in der Höhe der Schreibtische und der Schreibmaschinentische unterrichtet DIN 45 49.

Für den »Arbeitsplatz Büro« legt *Waldeck* 1974 Wert auf eine keilförmige Abstützung im Stuhlsitz: *Bild* II 17/4. Dem Sitzstuhl für einen Frauenarbeitsplatz muß ebenfalls Aufmerksamkeit gelten, da eine besondere individuelle Anpassung zu beachten ist: *Bild* II 17/5.

Aus dem weltweiten Schrifttum sollen nur einige Arbeiten genannt werden, die sich mit der gleichen Thematik beschäftigen: *Barkla* 1961, *Berquet* 1974, *Floyd* u. *Ward* 1969, *Grandjean* 1969, *Hünting* u. *Grandjean* 1976, *Krieger* 1970, *Kryukova* 1977, *Ladner* 1976, *Noro* u. *Koskela* 1962, *Peres* 1964, *Peters* 1976, *Reisner* 1975, *Schoberth* 1976. (Siehe außerdem bei II 10. 2 und »Die Berufsgenossenschaft, Zeitschrift für Arbeitssicherheit und Unfallversicherung«, November 1974.) Die Arbeitsstättenverordnung (ArbStättV, BGBl. I S. 729, 20. 3. 75) enthält in § 25 Abs. 1 eine Arbeitsstättenrichtlinie für die Sitzgelegenheiten am Arbeitsplatz. Dort werden Rückenlehne, Sitztiefe, Sitzflächengröße und -neigung sowie Sitzgelegenheiten für kurzfristiges Hinsetzen während der Arbeit erläutert. Die ergonomische Liste einer Arbeitsgruppe der International Ergonomics Association enthält unter den Nummern 39–84 sehr eingehende Fragen, die unter anderem die Arbeitshaltung, die Sitze und die Stützen für Füße und Arme betreffen.

Vorbeugung vor ungünstigen Berufseinwirkungen ist außerhalb der Bürotätigkeit noch bei der Sitzkonstruktion für andere Berufe erforderlich, um schädigende Einwirkungen langzeitigen Sitzens herabzumildern oder womöglich ganz aufzuheben. In zahlreichen Berufen stehen Sitze, die viele Arbeitsstunden lang benutzt werden müssen, unter Schwingungen und Erschütterungen. Durch immer weiter verbesserte Konstruktionen ist es glücklicherweise gelungen, die Vibrationen zu verringern und gleichzeitig die Sitze in ihrer Form zu verbessern, d. h. körpergerechter (wirbelsäulegerechter) zu gestalten. Einen wichtigen Schritt in dieser Richtung hat der Bundesverband der landwirtschaftlichen Berufsgenossenschaften getan. Nach § 3 a seiner Unfallverhütungsvorschriften dürfen seit dem 1.1.1970 nur noch Schleppersitze mit Schwingeigenschaften in den Verkehr gebracht werden, die bei einem vorgeschriebenen Prüfverfahren im Max-Planck-Institut in Bad

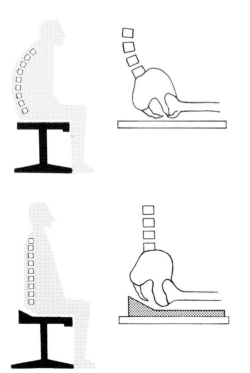
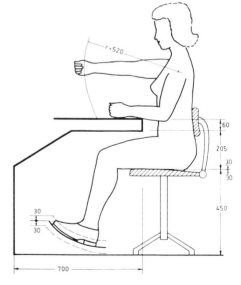

Bild II 17/4: Keilförmige Abstützung des Beckens im Stuhlsitz nach *Waldeck*.
Bild II 17/5: Frauenarbeitsplatz mit verstellbarem Sitz und höhenverstellbarer Fußstütze, aus *Schmidtke* u. *Dupuis*.

Kreuznach eine Wahrnehmungsstärke K von ≦ 25 erreichen. Trotz dieser speziellen vorbeugenden Maßnahmen gibt es immer noch vibrierende Sitzarbeitsplätze, die keine genügende Erleichterung für die Wirbelsäule bringen. Sie bleibt also weiterhin ein belastetes Organ, dem durch geeignete Maßnahmen Ausgleich geschaffen werden muß: II 17. 4.2. Die in Frage kommenden Berufe sind in den Kapiteln II 13 und II 14 geschildert. Dort sind weitere Literaturangaben zu finden, siehe auch bei *Coermann* u. *Okada* 1964, *Fiedler* 1977, *Haack* 1953, *Kaiser* 1977, *Kinkel* et al. 1971, *Leist* u. *Bauer* 1978, *S. Rosegger* 1970, *Seris* 1969, *Wagner* 1958.

Bei der Gestaltung von Arbeitssitzen in leichten Kraftfahrzeugen, aber ebenso auch in Lastkraftwagen und schweren motorisierten Arbeitsmaschinen handelt es sich nicht allein um die Schwingungsdämpfung: dynamischer Komfort. Die Sitze selbst müssen so weit als möglich individuell anpassungsfähig sein: statischer Komfort. Dazu ist die Beachtung der anthropometrisch erarbeiteten Körpermaße wichtig. In einer Schemazeichnung (*Bild* II 17/6) stellen *Schmidtke* u. *Dupuis* unter Hinweis auf VDI 2782 die erforderliche Anpassung der Sitzflächenneigung und der Sitzlehnenneigung neben der Verstellbarkeit der Sitztiefe und des Lenkrades dar. Wird darüber hinaus noch eine verstellbare Anpassung der Lendenstütze ermöglicht, dann ist viel für den Arbeitskomfort der Wirbelsäule und damit für die Vorbeugung gegen Rückenbeschwerden getan. *Rosemeyer* bezeichnet 1975 die stabile Beckenfixierung als das zentrale Problem der Autositzkonstruktion: *Bild* II 17/7A. Die Druckentlastung durch solche Hilfen und durch die richtige Lage des Rückens kann aus *Bild* II 17/7B abgelesen werden. Wie stark die Ruhelage des Rückens bei richtiger Stellung der Sitzlehne die Muskelaktionen vermindert, ergibt das Elektromyogramm: *Bild* II 17/9.

Ein 1969 von *Rizzi* angegebener Sitz hat verschiebbare Rückenteile: 3 für den Ruhesitz, 2 für den Kraftwagensitz. Noch scheint aber die Zeit weit entfernt zu sein, zu der solche rückenstützenden Sitzkonstruktionen serienmäßig in allen Kraftfahrzeugen eingebaut sein werden.

Weitere Literatur: *Grandjean* u. Arbeitsgruppe 1969, 1973, 1977, *Kiene* 1963 u. 1965, *Wotzka* et al. 1969.

Das Akzelerogramm, das *Münchinger* 1964 von der Schwingbelastung bei falscher und bei richtiger unterstützter Sitzhaltung in Fahrzeugen aufnahm, ist in *Bild* II 17/8 skizziert.

Besonders sorgfältige Vorbeugungen gegen Sitzgefahren für die Wirbelsäule sind für die Piloten der Hochleistungsflugzeuge (mit und ohne Katapultstart) und für den Ausschuß des Rettungssitzes getroffen worden. Form und Polsterung der Sitze selbst, aber auch die Sitzstellung – aufrechtes Sitzen oder mehr/weniger geneigtes Sitzen – erfuhren immer wieder Verbesserungen, die nicht nur den Piloten von Kampfflugzeugen, sondern auch Testfliegern und Langzeitfliegern zugute kommen. *Rosemeyer* schildert 1976 die auf die Wirbelsäule der fest angeschnallten Kampfpiloten einwirkenden Beschleunigungskräfte und Vibrationen sehr anschaulich. Gleichzeitig weist er auf den während des Fluges unterbrochenen oder mindestens stark herabgesetzten Flüssigkeitsaustausch zwischen Wirbelkörper und Bandscheibe hin. *Beck* hat 1975 zur Verbesserung dieser Situation einen Pilotensitz vorgeschlagen, der eine Entspannungshaltung gewährleistet, und gibt einen Konstruktionsvorschlag von *Krämer* (1973) mit geringer zeichnerischer Veränderung wieder: *Bild* II 15/2. Durch die Rückneigung werden die Aktionspotentiale der Rückenmuskulatur deutlich herabgesetzt: *Bild* II 17/9. Die Druckbelastung verteilt sich besser auf die Zwischenwirbelscheiben: *Bild* II 17/7B.

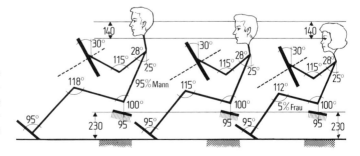

Bild II 17/6: Durch Horizontalverschiebbarkeit des Sitzes und Lenkradverstellung »optimal« angepaßte Körperwinkel. Zeichnung in Anlehnung an *Schmidtke* u. *Dupuis* aus *Schmidtke*, Ergonomie 2.

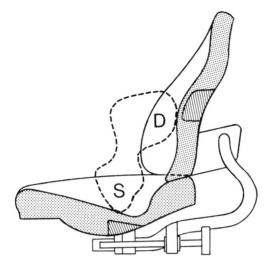

Bild **II 17/7 A:** Stabile Beckenverkeilung zwischen den Sitzbeinhöckern und den Darmbeinkämmen, Sitzflächen-Lehnen-Winkel 105° (nach *Rosemeyer*).

Bild **II 17/7 B:** Verteilung der Druckverhältnisse an der Lendenwirbelsäule im Autositz. Bei vorgeneigter Haltung des Rumpfes (A) besteht übermäßiger Druck auf den vorderen Abschnitten der Zwischenwirbelscheiben. Auflage des Rückens (B) an der ungeformten Sitzlehne vermindert die vordere Fehlbelastung nur gering. Eine zur Unterstützung der Lendenhohlkrümmung angepaßte Rückenlehne (C) und genügender Raum für das Becken (*Bild* **II 17/7 A**) führt zu einem gleichmäßigen Belastungsdruck ▼

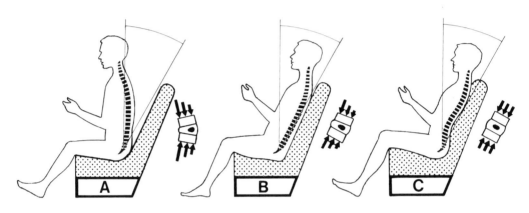

Die Schwierigkeiten, die sich für eine körpergerechte Sitzhaltung in den Hochleistungs-Segelflugzeugen ergeben, hat *Stedtfeld* 1976 geschildert: siehe bei *Junghanns* 1980. Hier liegt ein »Sitzarbeitsplatz« vor, der häufig für viele Stunden zwangsmäßig eingehalten werden muß, und der noch genauer Formung nach körpergerechten Grundsätzen bedarf. Dabei verursacht das für Segelflugzeuge erforderliche leichte Gewicht allerdings Konstruktionsschwierigkeiten.

Besonderheiten treten für die Gestaltung von Sitzarbeitsplätzen dann auf, wenn es gilt, Arbeitsplätze für Behinderte zu schaffen. Das kann nur mit speziellen Kenntnissen der Notwendigkeiten und der Möglichkeiten sowie mit einem entsprechenden Einfühlungsvermögen geschehen. Individuelle Anpassung des Arbeitsplatzes an die Art der körperlichen Behinderung ist ein wesentliches Anliegen einer allseitig zufriedenstellenden Rehabilitation. *Berquet* hat 1974 dieses Problem im Hinblick auf die der Behinderung gerecht werdenden Sitzmöbel dargestellt. Weitere Literatur: *Treiber* 1975.

Eine mit Bildern leicht verständlich und wirksam gestaltete Broschüre stammt von der Bundesanstalt für Arbeitsschutz und Unfallforschung in Dortmund (herausgegeben 1975). »Thema Eins: Das humane Büro, Tisch und Stuhl – ein System«.

Als *Schlußbemerkung* für dieses Kapitel ist noch kurz zur Frage der Begutachtung von berufsbedingten Sitzeinwirkungen auf die Wirbelsäule Stellung zu nehmen. Wenn Wirbelsäuleschmerzen während der Berufsarbeit oder im Anschluß daran auftreten, so hat – vor allem bei einem häufigen zeitlichen Zusammenhang – die Berufsarbeit möglicherweise einen gewissen Anteil an den Beschwerden: vgl. II 10. Damit ist aber

17.3.0 Vorsorge für wirbelsäulegerechte Haltung und Bewegung

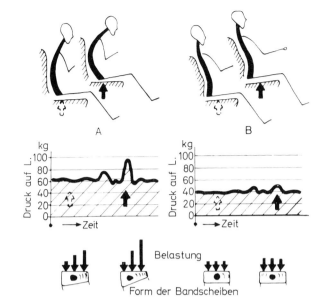

Bild II 17/8: Belastung der Lendenwirbelsäule durch leichte Stöße bei falscher (links) und bei richtiger (rechts) Sitzhaltung in Fahrzeugen, im Akzelerogramm nach *Münchinger*.

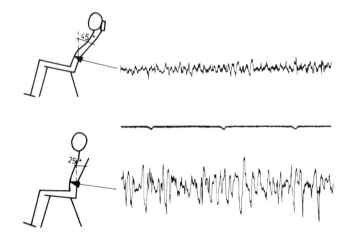

Bild II 17/9: Elektromyogramme der Lendenmuskulatur (ermittelt über Hautelektroden) bei unterschiedlicher Stellung der Rückenlehne. Aus *Schmidtke*, Ergonomie 2.

ihre alleinige Verantwortung nicht bewiesen. Andere Faktoren liegen noch in der Waagschale der Ursachenprüfung. Zu ihnen gehören genaue Diagnosen über die individuelle Form und über die Vorschädigungen der Wirbelsäule, die beide eine Minderung der Fähigkeit zum behinderungs- und schmerzfreien Sitzen bedeuten können. Ihre Wertigkeit gegenüber der berufsmäßigen Sitzbelastung ist abzuwägen. Die Frage lautet also: »Sind vorhandene Störungen oder Erkrankungen der Wirbelsäule die wesentlichen Ursachen der Schmerzen oder liegt der wesentliche Ursachenteil in der vom Beruf geforderten Sitzhaltung?«

Immer ist auch die Frage berechtigt, ob das Verhalten während der Freizeit oder ob Besonderheiten der Freizeitgestaltung (*Junghanns* 1980) in die Erörterung über die Ursachen der Wirbelsäulestörung einbezogen werden müssen. Klärung verlangt die Frage, ob die Bedingungen, die in dem Betrieb vorliegen, den ergonomischen Erfordernissen sowie dem Gesetz über technische Arbeitsmittel und dessen zusätzlichen Verwaltungsvorschriften entsprechen.

Ausführliche Darstellung zur Frage einer Berufskrankheit der Wirbelsäule durch langzeitiges Sitzen in II 19.

270   II 17.0 Vorbeugung, Behandlung, Wiedereingliederung

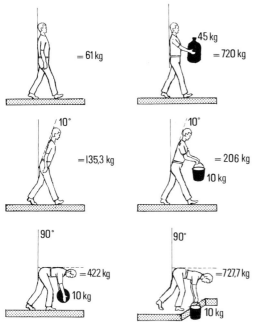

Bild II *17/10:* Belastung am Lenden-Kreuzbein-Übergang beim Heben. Eine Last von 45 kg vor dem Körper gehalten (rechts oben) gibt fast die gleiche Druckkraft wie eine Last von 10 kg, die von unterhalb der Standfläche (rechts unten) zu heben ist (Zeichnung in Anlehnung an *Kučera* u. *Charvat*).

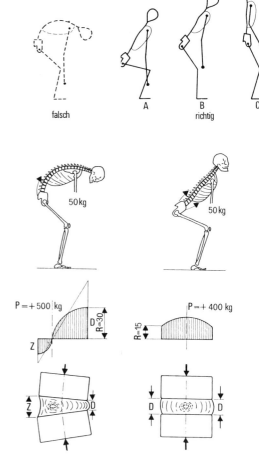

▲

Bild II *17/11 A:* Heben aus gebückter Stellung mit Angaben über die unterschiedliche Druckbelastung (nach *Münchinger*)

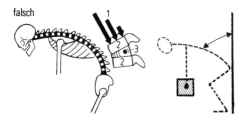

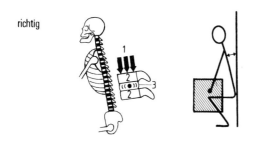

Bild II *17/11 B:* Druckverteilung der Hebelast auf die Zwischenwirbelscheiben der Lendenwirbelsäule bei richtiger und bei falscher Hebetechnik.

1. und 2. Reihe:	Skizzen über die Hebetechnik
3. Reihe:	Bandscheibenbelastungsdiagramme beim Heben eines Gewichtes von 50 kg mit gebeugtem Rücken bei Rumpfneigungswinkel von 45°
4. Reihe links:	Falsches Heben mit starkem Druck auf der Zwischenwirbelscheibe vorn und Zugspannung hinten
4. Reihe rechts:	Beim richtigen Heben keine Zugspannung und geringer Druck mit gleichmäßiger Verteilung auf die gesamte Zwischenwirbelscheibe.

17.3.3 Wirbelsäuleschonendes Heben und Tragen im Beruf

Das Heben und Tragen, das bereits im täglichen Leben Belastungen der Wirbelsäule mit sich bringt, die früher nicht ausreichend erkannt und gewürdigt wurden, wirkt in zahlreichen Berufen, die an jedem Arbeitstag während vieler Stunden Belastung durch Tragen und Heben erfordern, ungünstig auf das Stütz- und Bewegsystem. *Chaffin* u. *Park* legen 1973 dazu eine umfangreiche Studie vor: siehe auch *Poulsen* u. *Jørgensen* 1971.

Um vorbeugend gegen die Hebe- und Trageschäden der Wirbelsäule wirken zu können, mußte zunächst ein Überblick über die häufig verlangten Tragelasten vorliegen. Durch Untersuchungen an 400 Arbeitsplätzen in verschiedenen Betrieben ermittelten *Thumb* u. *Köck*, daß Lastgewichte zwischen 9 und 16 kp am häufigsten, über 40 kp nur sehr selten verlangt werden: *Tabelle II 17/2*. Die gleichen Verfasser berichten auch über die Gewichte, die im Lastentransport verschiedener Unternehmensgruppen durchschnittlich vorkommen: *Tabelle II 17/3*.

Jedes Gewicht, das durch körperliche Hebe- und Tragearbeit bewegt werden muß, bringt die Wirbelsäule in den Mittelpunkt statischer und dynamischer Einwirkungen. Stets liegt eine hohe Drucklast am Übergang der Lendenwirbelsäule zum Kreuzbein, die besonders stark beim Heben aus gebückter Stellung wirkt. Deshalb sollen diese Hebetätigkeiten möglichst weitgehend vermieden oder wirbelsäuleschonend ausgeführt werden. Die unterschiedlich hohen Drücke wurden in zahlreichen Untersuchungen geprüft, um aus den Ergebnissen vorsorgerische Maßnahmen abzuleiten.

Kučera u. *Charvát* haben 1962 die Drucklasten für mehrere häufige Hebevorgänge skizziert: *Bild II 17/10*. Auffallend ist der hohe Druck von 727,7 kg, den das Heben eines Gewichtes von 10 kg ausübt, wenn die Last aus einer Ausgangslage unterhalb der Standfläche angehoben wird. Beginnt der Hebevorgang auf der Standflächenebene, ergibt sich bei einem Gewicht von 50 kg eine etwa gleichhohe Druckbelastung auf den Lenden-Kreuzbein-Übergang: *Bild II 17/10*. Eindrucksvolle Darstellungen über die Druckverhältnisse in den Lendenbandscheiben beim »richtigen« Heben (mit gestrecktem Rücken) und bei falschem Heben mit großer rundbogiger Kyphose bringt *Münchinger* 1961: *Bild II 17/11 A*. Der gestreckte Rücken beim Heben gestattet eine wesentlich größere Hebeleistung mit gleichmäßiger Lastverteilung auf das Gewebe der Lenden-Zwischenwirbelscheiben: *Bild II 17/11B*. Näheres über die Druckverhältnisse beim Heben findet sich in I 6. 2.2.5, I 6. 2.2.6, I 6. 4.3.2 und II 11. 6. Diese Kapitel enthalten entsprechende Bilder.

Schröder bespricht 1974 das Heben und Tragen im Beruf und fragt in der Überschrift: Der Mensch

Lastgewicht kg	Häufigkeit des Transports
9–16	sehr häufig
17–24	häufig
0– 8	weniger häufig
25–32	manchmal
33–40	seltener
40	sehr selten

Tabelle II 17/2: Häufigkeit des Lastentransportes verschiedener Lastgewichtgruppen (nach *Thumb* u. *Köck*).

Lastgewicht kp	Art der Unternehmen
0–24	Industrie
17–24	Handel
25–32	Gewerbe, Dienstleistungsbereiche

Tabelle II 17/3: Lastgewichte beim Transport, aufgeschlüsselt nach Art der Unternehmen (nach *Thumb* u. *Köck*).

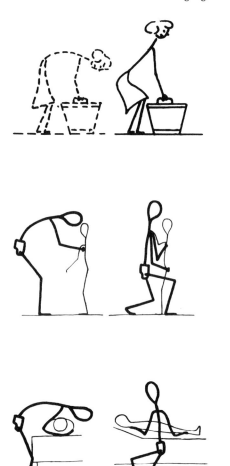

– »Universaltransportmittel«? Er verlangt Planmäßigkeit statt der oft herrschenden Regellosigkeit im inneren Betriebstransport. Die verschiedenen Formen der Wirbelsäulebelastung, die sich für die beruflichen Lastenträger ergeben, sind in **II 11. 6** ausführlich dargestellt. Über hebe- und tragebedingte Rückenbeschwerden des Krankenpflege- und Krankentransportpersonals wird mit Literaturangaben in **II 11. 9** berichtet.

Noch ist trotz aller Unterstützung durch Mechanisierung und trotz neuer technischer Planungen des Betriebsablaufes das Heben und Tragen unter Einsatz der Körperkräfte häufig erforderlich. Die aufzuwendenden statischen und dynamischen Kräfte setzen sich aus drei Faktoren zusammen: Wirbelsäule, Muskulatur, Innendruck des Bauch- und Brustraumes: *Bild* **I 6/2**. Um Schwierigkeiten vorzubeugen, muß ihr Zusammenspiel systematisch erlernt werden. Denn der Ausfall eines Faktors durch seine falsche Einordnung in die fließende gemeinschaftliche Kraftanstrengung oder durch Leistungsschwäche (Insuffizienz) kann eine unerwartete Überbeanspruchung ergeben und so für den einen oder für beide andere Faktoren schädigend sein. Deshalb ist die Aufforderung »hebe richtig, trage richtig« von *Münchinger* 1961 nicht ernst genug zu nehmen: Skizzen praktischer Beispiele in *Bildern* **II 17/12** und **II 17/13**. Weitere Autoren beschreiben und befürworten eine wirbelsäulegerechte Hebetechnik: *Davis* 1959, *Davis* et al. 1965, *Foehr* et al. 1975, *Glover* u. *Davies* 1967, *Jones* 1971, *Leyshon* u. *Francis* 1975, *Magora* 1972, *Schanz* 1930 u. 1931, *Snook* u. *Ciriello* 1974 u. a. Ausführliche Literaturangaben stellten 1972 *Wright* et al. zusammen.

Bild **II 17/12**: Skizzen praktischer Beispiele über falsches und richtiges Heben: Wäschekorb, Kind, bettlägeriges Kind (nach *Münchinger*).

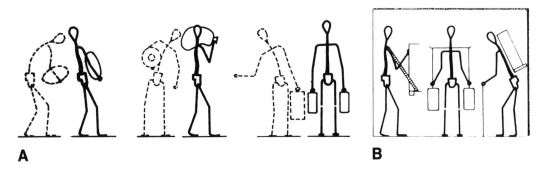

Bild **II 17/13**: Skizzen praktischer Beispiele für das Heben und Tragen von Lasten im Beruf: Falsch und richtig nach *Münchinger* (A). Tragen schwerer Lasten mit Nackenriemen, Schulterjoch und Tragegestell (B).

Die körperliche Belastung des Hebens und Tragens hängt jedoch nicht allein vom Einzelgewicht ab. Zu beachten ist die Häufigkeit je Arbeitsschicht unter Berücksichtigung der bereits erörterten Drehbewegungen. *Cremona* (1972) berechnet für Arbeiter in der Stahlindustrie Hebegewichte zwischen 5 und 20 kg, die 200- bis 500mal gehoben werden. Das ergibt in der achtstündigen Arbeitsschicht ein Hebegewicht von mehreren hundert Tonnen.

Für den Schwierigkeitsgrad einer Hebeaufgabe gibt die Messung des Drehmomentes beim Aufrichten der Lendenwirbelsäule einen brauchbaren Index, den *Tichauer* 1971 anhand von Myogrammen aufgestellt hat, die ein objektives »biomechanisches Profil« der Hebeaufgabe liefern: I 6. 2.2.4.

Nach seinen Untersuchungen kommt einer angepaßten Absetzhöhe druckmindernde Bedeutung zu, da eine zu starke Schlußbeugung der Wirbelsäule wiederum eine Belastung auf die Lendenwirbelsäule ausübt und Gegenspannungen in der Muskulatur erfordert. *Münchinger* bildet 1961 das wirbelsäuleschädigende Verdrehen des Rumpfes beim Heben und Stapeln von Lasten ab: *Bild II 17/14*.

Trotz vieler Bemühungen um richtiges Heben und Tragen glaubt *Koch* (1976), daß die bisher in den Arbeitsanweisungen gegebenen Hinweise den tatsächlichen Verhältnissen nicht gerecht werden, weil Form und Größe der Gegenstände nur ungenügende Berücksichtigung finden. Nach seiner Meinung entstehen infolgedessen zu häufig Rückenschmerzen durch Überlastung.

In zahlreichen Veröffentlichungen gilt ein besonderer Hinweis der möglichen Schädigung Jugendlicher durch schweres Heben und Tragen, vor allem für Jugendliche mit Anzeichen der *Scheuermann*-Krankheit. Dieses weit verbreitete Leiden, von dem etwa 50% aller Jugendlichen betroffen sind (die Hälfte davon zeigt erhebliche Veränderungen!), verläuft erwiesenermaßen durch schwere körperliche Beanspruchung ungünstig: II 2. 3, II 5. 4.2. Schmerzen und zunehmende Kyphose können die Folgen sein. Die entsprechenden vorbeugenden Regelungen mit festgelegten höchstzulässigen Lastgewichten für Jugendliche, die einzelne Länder besonders betonen, sind deshalb verständlich. Die Ergebnisse von Messungen des Belastungsdruckes (I 6. 2.2.5), der sich in aufgerichteter Haltung beim Bücken und Heben konzentriert am Lenden-Kreuzbein-Übergang ein-

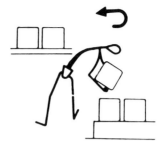

Bild II 17/14: Falsches Heben auf eine zu große Hubhöhe mit Drehnotwendigkeit. Nach einer Skizze von *Münchinger*, vergleiche *Bild I 7/6* und Kapitel II 19.4.

stellt, unterstreichen die Notwendigkeit arbeitsmedizinischer Überwachung der Jugendlichen. Besonders deutlich ergibt die intradiskale Druckmessung an Wirbelsäuleteilstücken und am lebenden Menschen die Gefährdungsmöglichkeit für die Lendenbandscheiben beim Heben, Tragen und Bücken. Das geht aus Text und instruktiven Bildern des Kapitels I 6. 2.2.6 hervor. Die Beachtung dieser Ergebnisse ist auch für das sportliche Gewichtheben unerläßlich.

Unter den Zeichen IAA (Internationales Arbeitsamt) und ILO (International Labour Office) sind nach langjährigen Vorarbeiten mehrere Berichte über das Heben, Tragen und Transportieren von schweren Gewichten in der Industrie veröffentlicht worden: im Literaturverzeichnis unter IAA und ILO zu finden. Es handelt sich um Ergebnisse zahlreicher Arbeiten, die sich mit den verschiedensten Bedingungen beschäftigen, unter denen das Heben und Tragen stattfindet. Die erhebliche Belastung des Energieumsatzes wird ausführlich geschildert. Von der Wirbelsäule heißt es, daß nach langjährigem schwerem Tragen, vor allem bei einseitiger Last, Veränderungen auftreten wie Skoliosen und Kyphosen. Lumbago gilt als eine übliche Erkrankung der Schwerlastträger. Betont wird, daß Einflüsse der Schwerarbeit in der Jugend Schäden an der Wirbelsäule für das ganze Leben setzen können. Genaue Zahlenangaben solcher Krankheiten und Einzelheiten über die Wirbelsäulebefunde enthalten die Berichte jedoch nicht. Da verschiedene Deutungen der ergonomischen Forschungsergebnisse vorlagen und wegen mancherlei ländergebundener Unterschiede in den Sozialsystemen konnte keine klare Einigung erreicht werden. Die Autoren waren sich aber darüber einig, daß Jugendliche von schwerem Heben und Tragen weitgehend abgehalten werden müssen. Das entspricht auch unseren Kenntnissen über die Beeinflußbarkeit der wachsenden – insbesondere der vorveränderten – jugendlichen Wirbelsäule durch Belastungen.

Die in einigen Ländern festgelegten Bestimmungen enthalten Grenzwerte für das Heben und Tragen, die sich allerdings nicht völlig decken. Eine Zusammenfassung der durchschnittlichen Grenzwerte aus allen Ländern, die der ILO Angaben gemacht haben, enthält *Tabelle* II 17/4.

Es gibt große Abweichungen von den Durchschnittswerten. Sie reichen nach oben bis 100 kg für Männer in der Republik Mali, nach unten bis 30 kg in der Vereinigten Arabischen Republik. Bei Frauen sind diese Werte nach oben 30 kg in Burma, Syrien und Vietnam, nach unten 7 kg in USA. Für jugendliche Männer werden Höchstwerte bis 65 kg in Costa Rica genannt. Den obersten Grenzwert für jugendliche Frauen meldet Sierra Leone mit 25 kg.

Grenzlastwerte für Heben und Tragen ermittelten *Köck* u. *Sluka* 1970 (Österreich). In Frankreich gilt ein Erlaß des Ministerpräsidenten »betreffend die Begrenzung der von einer Person zu tragenden Lasten«, veröffentlicht in »Journal officiel de la République Française«, Paris 1965, Nr. 122, S. 4360. *Münchinger* hat die in Frankreich geltenden Lastgewichte zusammengestellt: *Tabelle* II 17/5.

Da auch bei richtigem Heben und Tragen eine obere Grenze der schädigungsfreien Belastbarkeit der Wirbelsäule zu beachten ist, wurden die zulässigen Lastgewichte aufgrund vieler Untersuchungen und Beobachtungen getrennt nach Altersstufen für Männer und Frauen festgestellt. Darüber hat *Münchinger* in mehreren Arbeiten berichtet.

Die Tabellen von *Münchinger* (1964) und von *Hettinger* (1975) sowie in *Theta* / Betriebssicherheit 1 (1974) und in »Keramik und Glas« 1974 Nr. 2, Seite 24 geben ein übersichtliches Bild. Die Vorschriften in England unterscheiden zwischen Lastgewichten, die nur gelegentlich und solchen, die häufig gehoben werden. Für letztere sind die höchstzulässigen Gewichte um 25% niedriger.

Die Bundesanstalt für Arbeitsschutz und Unfallforschung hat ein bebildertes Merkblatt »Heben und Tragen – gewußt wie« mit einprägsamen Bildern zur Verteilung an die Betriebe herausgegeben. »Immer richtig tragen – elegant – natürlich – elastisch« heißt ein Bildblatt, das sich an die Frauen wendet und ebenfalls von der Bundesanstalt für Arbeitsschutz und Unfallforschung in Dortmund stammt.

Schlußbemerkungen

Der Transport schwerer Gegenstände durch Heben aus gebückter Stellung, Tragen und Absetzen belastet die Wirbelsäule erheblich. Soweit sich solche körperlichen Kraftleistungen nicht durch die Einführung mechanischer Transportverfahren vermeiden lassen, muß durch ständige Aufklärung das richtige Heben und Tragen immer wieder gelehrt und geübt werden. Die körper- und wirbelsäulegerechte Ausführung der Arbeitsverrichtungen verbessert die Bewegungsgeschicklichkeit, stärkt die Rückenmuskulatur und ist somit die beste Vorbeugung gegen Arbeitsüberlastung.

Da Hebe- und Tragearbeiten eine widerstandsfähige Wirbelsäule voraussetzen, ist bei der Ein-

Jugendliche Männer	10 und 65 kg, durchschnittlich 16–20 kg
Jugendliche Frauen	7 und 25 kg, durchschnittlich 12–15 kg
Männer	30 und 100 kg, durchschnittlich 40–50 kg
Frauen	7 und 30 kg, durchschnittlich 20–25 kg

Tabelle II 17/4: Grenzwerte für Heben und Tragen, zusammengestellt aus den Bestimmungen verschiedener Länder innerhalb und außerhalb Europas.

Alter	Männer	Frauen
unter 14 Jahren	10 kg	5 kg
14 bis 16 Jahre	15 kg	8 kg
16 bis 18 Jahre	20 kg	10 kg
über 18 Jahre	–	25 kg

Tabelle II 17/5: Höchstzulässige Lastgewichte in Frankreich.

stellungsuntersuchung auf Vorschäden an der Wirbelsäule zu achten. Mit Recht verlangten *Henry* et al. bereits 1958 Röntgenuntersuchungen, um schädigungsgefährdete Träger von Vorerkrankungen der Wirbelsäule von Hebe- und Tragearbeiten zurückzuhalten. Als solche Veränderungen führen sie auf: Spondylolysis und Spondylolisthesis, gelenkige Übergangswirbel am Lenden-Kreuzbein-Übergang, Operationen und schwere frühere Krankheiten der Wirbelsäule und weitere Veränderungen, die in II 8. 4 genannt sind.

Fehlt die Möglichkeit zur Mechanisierung der Hebe- und Tragearbeiten, dann ist die Fernhaltung von Personen mit Wirbelsäulevorschäden von solchen Arbeitsplätzen geboten: II 8. 3.

Bei dem ungünstigen Einfluß der Hebe- und Tragearbeiten auf die »individuell empfängliche Wirbelsäule« wird es gelegentlich zur Begutachtung von Zusammenhangsfragen kommen. Hierfür gelten sinngemäß die Hinweise über das Sitzen im Beruf in den Schlußbemerkungen zu II 17. 3.2.

Weitere Literatur: *Badger* u. *Dukes-Dubos* 1972, *Brown* 1970 u. 1975, *Chaffin* 1974, *Charpentier* 1963, *Dukes-Dubos* 1977, *Guthrie* 1963, *Hall* 1968, *Harmsen* 1962, *Jones* 1971, *Koch* 1976, *Pitts-Fenby* 1962, *Rowe* 1969, *Sédès* 1963, *Sequi* 1962, *Soule* u. *Goldman* 1969, *Tichauer* 1961 u. 1971, *Tichauer* et al. 1973, *Troup* 1977, *Witt* 1967, *Wright* et al. 1972.

17.3.4 Gestaltung von wirbelsäulegerechten Arbeitsplätzen

Überall auf der Welt hat sich die ergonomische Forschung um die Grundlagen für die Einrichtung von Arbeitsplätzen bemüht, die einerseits den körperlichen (und geistigen) Möglichkeiten des Menschen angepaßt sind, andererseits aber auch eine optimale Leistung erwarten lassen. Ärzte verschiedener Fachgruppen haben im Zusammenwirken mit Technikern bemerkenswerte Erfolge erreicht. In der Geschlossenheit eines Arbeitsplatzes, im System Mensch-Maschine, steht für die erforderlichen Haltungen und Bewegungen das Rückgrat als zentrales Achsenorgan im Mittelpunkt der statischen und häufig auch der dynamischen Belastungen. Es ist nie unbeteiligt. Selbst bei der Sitzarbeit bestimmen Länge, Form und Neigung der Wirbelsäule wichtige Meßdaten für den Arbeitsplatz, wie Höhe des Stuhlsitzes, der Rückenlehne und der Schreibplatte: II 17. 3.2. Anthropometrische/somatographische Messungen müssen also neben den Gliedmaßen, dem Kopf und dem Rumpf auch die Wirbelsäule berücksichtigen.

Für Arbeitsplätze in der deutschen Industrie sind durch die zahlreichen Gastarbeiter selbst in bezug auf die Unterschiede in der durchschnittlichen Körpergröße bisher unbekannte Fragen aufgetaucht. *Lange* prüfte 1975 für die Gestaltung der richtigen Arbeitsplatzhöhe an den Putzbänken in einer Zurichterei die Körpergrößenunterschiede zwischen deutschen und türkischen Arbeitern. 25 bis 30% der Türken hatten eine Körpergröße zwischen 161 und 169 cm (mit 2 cm Schuhhöhe), während etwa 25% der deutschen Arbeiter (mit Schuh) zwischen 173 und 177 cm groß waren. *Bild II 17/15* verdeutlicht diese Unterschiede. Ähnliche Messungen sollten in anderen Arbeitsbereichen durchgeführt werden, vgl. auch I 2. 2.

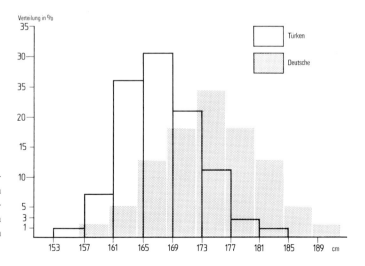

Bild II 17/15: Unterschiede der Körpergröße von türkischen Arbeitern einer Zurichterei gegenüber deutschen Vergleichszahlen, gemessen an der Scheitelhöhe einschließlich 2 cm Schuhwerk (nach *Lange*).

Aus der großen Zahl der Arbeiten, die solche Fragestellungen in bezug auf die unterschiedlichsten Sitz-, Steh- und Fahrberufe beinhalten, seien nur wenige hier genannt: *Barkla* 1961, *Brandt* u. *Reumschüssel* 1974, *Falk* 1975, *Habicht-Benthin* u. *Lengsfeld* 1972, *Ibelher* 1975, *Jenik* 1963, *Kalthoff* 1975, *Kaminsky* 1974, *Kaminsky* u. *Schmidtke* 1960, *Kirchner* 1975, *Moroney* 1971, *Moroney* u. *Smith* 1972 (mit Übersicht über die amerikanische Literatur), *Nottbohm* 1975, *Peters* 1967–1976, *Pohl* u. *Kilp* 1975, *Rohmert* 1975, *Rohmert* u. *Schott* 1974, *S. Rosegger* 1970, *Schlup* 1975, *Schott* 1974, *Snook* 1971, *Springer* et al. 1973, *Wartenweiler* et al. 1968.

Hinzuweisen ist auf die Dokumentation »Humane Arbeitsplätze«, herausgegeben von der Bundesanstalt für Arbeitsschutz und Unfallforschung, Dortmund, Arbeitstagung am 13. und 14. Mai 1975, mit zahlreichen Referaten.

Eine umfangreiche Literaturzusammenstellung aus den Jahren 1946–1972 über Grundfragen der physikalischen Anthropologie enthält der Bericht des Aerospace Medical Research Laboratory der Aerospace Medical Division Nr. 45433, Ohio, von R. *Kimbrough*. Arbeiten in gleicher Richtung stammen aus dem Institut *Jürgens* in Kiel 1973–1975. Ein von *Jürgens* et al. 1975 beschriebenes Modell für die Gestaltung von Arbeitsplätzen, die »Kieler Puppe«, gibt infolge der dreiteilig-beweglichen Rumpfkonstruktion die Möglichkeit, die Wirbelsäulehaltung in gewissem Umfang zu berücksichtigen, während in früheren Vorschlägen der Rumpf und damit die Wirbelsäule als gegebene starre Form eingeplant war.

Das Ziel aller Bemühungen um die Arbeitsplatzgestaltung ist die Schaffung menschengerechter (menschbezogener) »humaner« Arbeitsplätze: II 17. 2.1. In dieser Hinsicht geschah für die häufigsten und vor allem für die den Körper am meisten belastenden Arbeitsplätze bereits viel, was auch – in manchen Fällen bevorzugt – der Wirbelsäule zugute kommt. Darüber ist in mehreren Kapiteln dieses Buches nachzulesen, u. a. in II 17. 3.2.

Trotz beachtenswerter Erfolge sind manche Wissenslücken noch nicht geschlossen. Deshalb darf in den Bemühungen für die Umsetzung der arbeitswissenschaftlichen Forschungsergebnisse in die Betriebspraxis nicht nachgelassen werden. Es gibt viele allgemeine und auch auf gewisse Berufe und Tätigkeiten ausgerichtete Untersuchungen über Arbeitshaltungen. So haben *Rohmert* u. *Schott* 1974 Übersichtstabellen für einige Berufe bekannt gegeben, aus denen die Wirbelsäulebelastung abzulesen ist: *Bild* II 9/1. Daraus geht die Erhöhung des Energieumsatzes nach Kcal/min hervor. Er ist gegenüber der Ruhelage (0,00) am höchsten im Stehen mit stark gebücktem Rücken (0,56). Bei leicht gebeugtem Stehen beträgt der Wert 0,38 und bei normalem Sitzen mit nur leicht vorgeneigtem Kopf 0,06. Die Verff. hatten außerdem die Zeiten festgestellt, in denen bei den untersuchten Berufen die verschiedenen Berufshaltungen eingenommen werden: *Bild* II 9/2. Hilfreiche Untersuchungen bieten Elektromyogramme. *Bild* II 17/16, entnommen aus der Veröffentlichung von *Laurig* u. *Rohmert* (1974), zeigt die verschiedenen Reaktionen der Rückenmuskulatur auf Be-

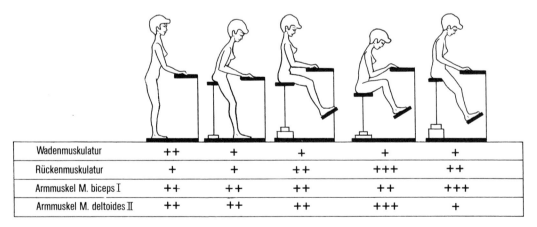

Bild II 17/16: Elektromyographisch festgestellte Muskelspannung bei verschiedenen Körperhaltungen nach *Laurig* u. *Rohmert*. (Die Zahl der Kreuze entspricht der relativen Stärke der Anspannung).

rufshaltungen. Eindrucksvoll gibt *Bild* II 17/9 den elektromyographisch meßbaren Unterschied für die Rückenmuskeln bei verschiedenen Neigungen eines Stuhlsitzes an. Solche Untersuchungen bilden auch einen Teil der Unterlagen, die für die Festsetzung von Dauerleistungsgrenzen an Arbeitsplätzen erforderlich sind: II 17. 3.3.

An einigen besonders häufig die Wirbelsäule beeinträchtigenden Arbeitsplätzen, z. B. für Fahrer von Pkw, Lkw, schweren motorisierten Arbeitsmaschinen, Ackerschleppern und Gabelstaplern, ist der Arbeitsplatz nicht allein durch besondere Sitzkonstruktionen zu verbessern, sondern dazu gehört noch die körpergerechte Gestaltung und Anbringung der Bedienhebel für Arme und Beine, der ausreichende Sichtraum, die Abwehr von Hitze und von Lärm sowie die notwendige Belüftung für geschlossene Führerkabinen. Arbeitsplatzgestaltung ist demnach ein sehr komplexes Problem, das bezüglich einiger besonderer Fragen im Hinblick auf das zentrale Achsenorgan in mehreren Kapiteln dieses Buches behandelt wird: II 10. 2, II 10. 3, II 10. 5, II 13. 6, II 13. 8, II 14. 2, II 17. 2.5.

Weitere Literatur: *Andreoni* 1964, *Chapman* u. *Troup* 1969, *Coermann* 1967, *Coppèe* 1971, *Dupuis* 1954–1958, *Dupuis* et al. 1955, *Elbracht* 1975, *Grandjean* et al. 1967, *Jantzen* 1958, *Kirn* u. *Hahn* 1966, *Lavault* 1962, *Preuschen* u. *Dupuis* 1969, *Richter* 1975, *Rizzi* u. *Gartmann* 1967, *Sämann* 1970, *Serati* 1969, *Weichhardt* 1966, *Wendeborn* 1968, *Wigglesworth* 1973.

Die auf wissenschaftlichen Grundlagen beruhende wirbelsäulegerechte Arbeitsplatzgestaltung genügt aber für sich allein nicht, denn offensichtlich werden trotz der angebotenen Möglichkeiten nur aus Nachlässigkeit und infolge fehlenden Nachdenkens weiterhin ungünstige Arbeitshaltungen eingenommen. In solchen recht häufigen Fällen hilft die Aufklärung (II 17. 2.1) durch den Werkarzt, den Sicherheitsingenieur (Sicherheitsbeauftragten), durch Vorträge und durch Verteilung von Merkblättern, wie sie von einzelnen Berufsgenossenschaften ausgearbeitet sind: zum Beispiel Sitzgestaltung durch Verwaltungs-Berufsgenossenschaft (*Bild* II 17/3) und wie sie von der Bundesanstalt für Arbeitsschutz und Unfallforschung vorliegen: II 17. 3.3).

Hier ist nicht der Platz, alle Bemühungen zu erwähnen, die auf eine menschengerechte Arbeitsgestaltung abzielen. Hinzuweisen ist aber noch auf die seit Jahren eingeleitete Normung. Das Bundesministerium für Arbeit und Sozialordnung hat den Fachnormenausschuß Ergonomie gebildet. Seine Aufgabe ist es, »die menschengerechte Arbeitsgestaltung in der Normung zu verankern«. Vorarbeiten hierzu sind bereits vom Deutschen Institut für Normung (DIN) seit langem in DIN-Normen niedergelegt. Darüber berichtete 1975 ausführlich *Sälzer*.

Jetzt gilt es, den arbeitenden Menschen noch mehr in den Blickpunkt zu rücken, um das Zusammenspiel von technischen Anforderungen und menschlichen Möglichkeiten weiter zu ordnen. Dazu sind anthropometrische Ergebnisse zu berücksichtigen. Näheres darüber in zahlreichen Veröffentlichungen, u. a. von *Bethge* 1975, *Birkwald* 1975, *Burkardt* 1975, *Förster* 1975, *Gooding* u. *Neuhauser* 1965, *Grandjean* 1967, *Hettinger* 1973, *Keegan* 1953, *Müller* 1975, *Münzberger* et al. 1976, *Rehmann* 1975, *Riga* u. *Robacki* 1965, *Sälzer* 1974, *Snijders* 1969, u. 1972, *Strecker* 1976, *Unger* 1960.

Bei Planungen über das Zusammenspiel von menschlichen Möglichkeiten und technischen Arbeitsplatznormen sollte nicht nur der gesunde Mensch berücksichtigt werden. Der behinderte Mensch hat auch Anrecht auf »seinen« Arbeitsplatz. Das gilt u. a. für Wirbelsäulegeschädigte, die für längeres Sitzen oder bei gewissen Arbeitsbewegungen behindert sind: II 17. 2.7.

Am Arbeitsplatz haben auch Licht (schlechte Körperhaltung bei falscher Beleuchtungsrichtung) und Klima (Erkältungskrankheiten) sowie Abkühlung als Ursache »rheumatischer« Rückenbeschwerden enge Beziehungen zur Wirbelsäule: II 15. 2.

17.4.0 Behandlung von Wirbelsäuleschäden

17.4.1 Allgemeines

Es ist eine Binsenwahrheit, daß die erfolgreichste Behandlung die Vermeidung der Krankheitsentstehung und die frühzeitige Behandlung eingetretener Störungen ist. Bei Kindern und Jugendlichen werden die häufigen, ohne Aufbaustörungen der Wirbelsäule bestehenden Haltungsschäden leider zu oft vernachlässigt, obwohl gerade sie bei rechtzeitiger Behandlung und richtiger Behandlungsführung fast immer wesentlich zu bessern sind und bei ausdauernder Teilnahme an der Behandlung sogar geheilt werden können. Elternhaus und Schule sollten eng zusammenarbeiten, um Verschleppung von Haltungsschäden in das Erwachsenenalter zu verhüten, weil sie sich erfahrungsgemäß sonst verschlechtern und durch die hinzukommenden Belastungen des täglichen Lebens und des Berufes immer wieder Behinderungen und Schmerzen verursachen. Daß angebotene Behandlungsmöglichkeiten trotz aller Bemühungen leider ungenutzt bleiben, erlebte die Landesversicherungsanstalt Württemberg, die für haltungsgeschädigte Jugendliche bewegungsaktive Ferienprogramme, Lehrkräfte und finanzielle Mittel zur Verfügung stellte. Diese Möglichkeit wurde aber fast nicht genützt. Deswegen mußte *Ellwanger* 1976 schreiben: »Leider sind zur Zeit für die Ferienplanung andere Wünsche und nicht die Gesundheitsmaßnahmen maßgebend.«

Die Vielzahl der jenseits der Jugendzeit zusätzlich zu endogenen Wirbelsäulestörungen (die unter Umständen nicht ausreichend behandelt wurden) hinzukommenden exogenen Einwirkungen auf die Wirbelsäule erfordern häufig Behandlungsmaßnahmen. Dabei ist es gleichgültig, ob die Beschwerden bisher ruhende beziehungsweise unbekannte Vorerkrankungen oder unabwendbare Altersleiden der Wirbelsäule in eine langjährige krankheitsfreie Arbeitsfähigkeit störend eingreifen. Die sich im Anfang meist als Rücken- oder Kreuzschmerzen äußernden Behinderungen sollten möglichst schon bei der ersten Arbeitsunfähigkeitsmeldung, spätestens aber im Rahmen der nächsten Überwachungsuntersuchung (bei der stets nach Wirbelsäulebeschwerden zu fragen und zu fahnden ist) geklärt werden: II 17. 2.3. Im Rahmen der vorliegenden Thematik ist es allerdings nicht möglich und auch nicht erforderlich, die einzelnen Behandlungsverfahren für die arbeitsstörenden Wirbelsäuleveränderungen erschöpfend darzustellen. Dafür gibt es genügend Lehr- und Handbücher.

Ein Hinweis sei an dieser Stelle angebracht. Obwohl es nicht zur Aufgabe des Werksarztes gehört, langdauernde, regelmäßige Behandlungen wegen eines Wirbelsäuleleidens durchzuführen, so liegt ein Interesse doch bei dem Werksangehörigen, der schmerzfrei werden möchte, um die Freude an seiner speziellen Arbeit wiederzugewinnen. Das wird oft neben der laufenden Behandlung oder nach einem Behandlungsabschluß gewisse Regelungen im Betrieb erfordern, oder Änderungen am Arbeitsplatz notwendig machen, falls die Arbeitsbedingungen als Mitursache für die wiederkehrenden, wirbelsäuleabhängigen Schmerzen erkannt worden sind. Das rechtzeitige Eingehen auf solche besonderen Notwendigkeiten kann oft eine Umschulung oder eine vorzeitige Invalidisierung vermeiden: II 17. 3.4.

Eine große Zahl von Veröffentlichungen und Vorträgen beschäftigt sich aus der Sicht werksärztlicher Tätigkeit mit den Behandlungsnotwendigkeiten und -möglichkeiten von spondylogenen Beschwerden. Unter Leitung von *Jesserer* fand ein Rundgespräch statt, in dem verschiedene ärztliche Fachrichtungen zu Worte kamen: Therapiewoche 25 (1975) 3981. Immer wieder wird die konsequente Durchführung einer zielgerichteten Therapie vorgeschlagen (*Scherzer* 1972), was an sich selbstverständlich sein sollte. Leider aber verdeckt eine wahllose Polypragmasie zu häufig das Versäumnis der differentialdiagnostischen Klärung über die zugrunde liegenden, behandlungsbedürftigen Wirbelsäuleveränderungen. Das können Störungen im Knochenaufbau wie die Osteoporose (I 2. 5, I 8. 4.1, II 2. 5.7, II 18. 7), Veränderungen der Zwischenwirbelscheiben (II 2. 5.3, II 19., II 19. 9), Wirbelbogengelenkarthrosen (II 2. 5.5, II 18. 10.7), Folgen früherer Wirbelsäuleverletzungen oder -operationen (II 2. 6.3, II 2. 6.4, II 5. 4.7), aber auch statische oder dynamische Auswirkungen anderer Leiden (z. B. vom Hüftgelenk ausgehend) auf die Wirbelsäule sein. Diesem Ursachenkomplex, der sich vor allem in den Anfangszuständen der Erkrankung durch verhältnismäßig uncharakteristische Rückenbeschwerden auszeichnet, müssen eine differenzierte Therapie und/oder Hilfseinrichtungen am Arbeitsplatz gegenüberstehen. Die Grundlagen dazu können aber nur durch eingehende körperliche Untersuchungen mit zugehörigen ausreichenden Röntgenaufnahmen erfüllt werden.

Die bisweilen schon im mittleren Lebensalter beginnenden und sich verschlimmernden Osteoporoseformen (II 2. 5.7, II 18. 7) verursachen die Arbeitsfähigkeit mindernde Wirbelsäulebeschwerden und bieten schwierige Behandlungsprobleme. Von der Erkennung der Frühzeichen und von einer Langzeitbehandlung hängt die Erhaltung der Gesundheit ab. Kräftigung der Rückenmuskulatur sowie Bewegungs- und dosierte Belastungsübungen müssen mit einer gesteuerten Arzneitherapie einhergehen. *Jesserer* 1960, *Jesserer* u. *Kirchmayer* 1955, *Krokowski* 1974.

Für die Erkennung und Behandlung der Wirbelbogengelenkarthrosen (II 2. 5.5, II 5. 4.5, II 18. 10.2) und der bandscheibebedingten Krankheitszeichen (II 2. 5.3, II 19. 4) ist der Ansicht vieler Ärzte – darunter auch *Dörfler* (1970) – zuzustimmen, daß die Arthrosen und die Spondylosen den Platz noch nicht erobert haben, der ihrem häufigen Vorkommen im praktischen ärztlichen Alltag entspricht. Viele Hinweise auf die verschiedenen Arten von Pseudoangina pectoris, die letztlich spondylogen sind und deshalb nicht der Behandlung des vermeintlichen Herzleidens, sondern der zugrunde liegenden Wirbelsäulestörung bedürfen, werden leider viel zu wenig beachtet. Weitere spondylogene Ursachen verbergen sich unter Diagnosen wie Brustkorbschmerz, Mediastinalschmerz, Armschmerzen durch Herzstörungen, obwohl sie dem Zervikobrachialsyndrom, dem Zervikalmigräne-Syndrom oder dem Hals-Rippen-Schmerz angehören. Selbstverständlich muß auch die »Herzstörung ohne Herzkrankheit« abgegrenzt werden, die ein spondylogener Ausstrahlungsschmerz ist.

Das Schrifttum, das sich mit diesen Fragen beschäftigt, ist umfassend und kann hier nur mit wenigen Namen wiedergegeben werden: *Andersson* 1976, *Blow* 1970, *Evans* u. *Barron* 1968, *Gerber* 1972, *Groh* 1970, *Kienzler* 1972, *Krajina* 1966, *Mathies* 1975, *Thompson* 1953, *Wagenhäuser* 1969. Ausführliche Angaben des Schrifttums bei *Schmorl* u. *Junghanns* 1968.

Vorbeugende und heilende Behandlungen für die häufigsten Ursachen von wirbelsäulebedingten Beschwerden, für die Bandscheibeleiden (II 2. 5.3) und ihre Folgezustände (II 5. 3.2) sind stets auch unter dem Gesichtswinkel der Be- und Entlastung des intradiskalen Druckes zu sehen. Die theoretischen Grundlagen und die wissenschaftlichen Berechnungen der Druckverhältnisse können in I 6. 2.5 und I 6. 2.6 nachgelesen werden. Die dort wiedergegebene Tabelle von *Nachemson* (1975) enthält die Druckbelastungen bei verschiedenen gymnastischen Übungen: *Tabelle* I 6/2. Sie zeigt unter anderem den großen Druckunterschied zwischen entlastendem Längszug und Stehen, läßt aber ebenso die hohe Druckbelastung von 175–180 kg bei den Aufsitzübungen aus Rückenlage erkennen: *Tabelle* II 17/6.

Sachgerechte Behandlung von Wirbelsäuleleiden bedeutet für den Arzt eine Verpflichtung zur laufenden Erweiterung seiner Kenntnisse über die Wirbelsäuleschäden, um jedesmal eine auf die Ursache der Beschwerden gezielte Behandlung durchzuführen, dem Kranken Hilfe für sein Verhalten während der Freizeit zu geben sowie die berufliche Belastung der Wirbelsäule in die ärztlichen Überlegungen einzubeziehen, und um in geeigneten Fällen auch auf diesem Sektor das Gewicht seiner ärztlichen Erkenntnisse zur Geltung zu bringen. Hier hat auch die Chirotherapie ihren Platz: *Gutmann* 1978.

17.4.2 Wirbelsäulebeschwerden bei der Arbeit

Die während der Arbeit auftretenden wirbelsäulebedingten Beschwerden – die Rücken-, Kreuz- und Nackenschmerzen mit ihren Ausstrahlungen in die Arme und Beine – sind in verschiedener Hinsicht beachtenswert. Sie betreffen vorwiegend Menschen in höherem Lebensalter, und zwar häufiger und schwerer als Jugendliche. Die Beschwerden entstehen sowohl bei Berufen mit schwerer körperlicher Arbeit wie auch bei Berufen mit Sitzarbeit, bei Arbeiten in Zwangshaltungen, bei Arbeiten in Fahrzeugen mit Schwingeinwirkungen. Sie verursachen oft wiederholte und insgesamt langanhaltende Arbeitsunfähigkeitszeiten: II 6. Außerdem ziehen die wiederholten Beschwerden eine ungünstige psychische Beeinflussung nach sich und können wesentliche Ursache für Arbeitsunlust werden: I 2. 2.3.

---

70 kg	im Stehen
10 kg	bei 30 kg Längszug
110 kg	bei isometrischen Übungen der Bauchmuskeln
120 kg	bei Erheben der gestreckten Beine aus Rückenlage
150 kg	bei Überstreckungsübungen der Rückenmuskulatur in Bauchlage
175 kg	bei Aufsitzübung aus Rückenlage mit gestreckten Beinen
180 kg	bei Aufsitzübung aus Rückenlage mit gebeugten Knien

Tabelle II 17/6: Ergebnisse der intradiskalen Druckmessung L 3/4 im Stehen, bei Längszug und bei verschiedenen gymnastischen Übungen (vergleiche *Tabelle* I 6/2 und *Bild* I 6/12).

Das alles wirkt sich auf die Umgebung und damit auf das Betriebsklima aus.

Die Arbeitsunfähigkeitszeiten, die infolge von chronischen, wiederkehrenden wirbelsäulebedingten Beschwerden entstehen, sollten für aufbauende und muskelkräftigende Behandlung genutzt werden. Die üblichen Verordnungen einiger Massagen und/oder Bestrahlungen sind unzureichend. Regelmäßige und individuell angepaßte Gymnastik mit Schwimmen und Spiel in Gruppen vermag die Leistungsschwäche wesentlich nachhaltiger auszugleichen.

17.5.0 Eingliederung in die Arbeit bei Vorveränderungen sowie nach Verletzungen und Erkrankungen der Wirbelsäule

17.5.1 Allgemeines zur Rehabilitation

In mehreren Kapiteln dieses Buches wurde bereits darauf eingegangen, wie schwierig es ist, »Rückenleidende« mit oft wiederholten Schmerzzeiten durch Behandlungsmaßnahmen immer erneut wieder in den Kreis ihrer Tätigkeit einzureihen. Leider vergeht bis zum erfolgreichen Ende der ärztlichen Bemühungen und trotz eigenen guten Willens oft eine so langdauernde Schmerz- und Behandlungsperiode, daß schließlich die Wiederaufnahme der Arbeit in Frage gestellt ist. Die Wiedereingliederung hängt in viel solchen Fällen nicht so sehr von der Art des Wirbelsäuleschadens ab als vielmehr von der fehlenden, schrittweisen Einschleusung in die bisherige Arbeit oder von einer rechtzeitigen Umsetzung auf einen geeigneten Arbeitsplatz im gleichen Betrieb. Allzu schnell wird die Frage nach der zeitraubenden und bei älteren Jahrgängen kaum erreichbaren Umschulung gestellt oder gar die vorzeitige Dauerinvalidisierung beantragt: **II 7. 3**. Viele psychische Gründe spielen dabei eine Rolle. Der wichtigste Grund ist aber oft die Unwissenheit der Betroffenen und manchmal auch die unzureichende Kenntnis über die Rehabilitationsmöglichkeiten und -maßnahmen bei den Ärzten. Der früher in vielen Fällen hemmend wirkende Behördenweg ist glücklicherweise durch das Bundessozialhilfegesetz (*Prange* 1972) und die Zusammenarbeit aller Rehabilitationsträger in der Bundesarbeitsgemeinschaft für Rehabilitation abgekürzt. Das hat *Watermann* 1977 in einer allgemeinen Übersicht über die Rehabilitation im Rahmen der gesetzlichen Unfallversicherung deutlich gemacht (siehe auch »Mit allen geeigneten Mitteln«, Schriftenreihe des Hauptverbandes der gewerblichen Berufsgenossenschaften, Bonn 1978). Sein Hinweis auf den engen Zusammenhang zwischen Prävention und Rehabilitation gipfelt in dem Satz: »Der Rückkoppelungseffekt zwischen Prävention und Rehabilitation gibt den Berufsgenossenschaften vielfältige Impulse für die schöpferische Ausgestaltung ihrer Aufgaben«. Damit ist auch für die Wirbelsäule die Notwendigkeit der Einstellungsuntersuchung sowie der nachfolgenden Überwachungsuntersuchung angesprochen. Nur durch diese Maßnahmen kann der verantwortliche Arzt rechtzeitige Vorsorge betreiben und in geeigneten Fällen die Rückgliederung in den Beruf einleiten. Die heute gegebenen gesetzlichen Möglichkeiten haben aber leider bisher die weitverbreiteten Ansichten über das unabwendbare Schicksal von Krankheit und Verletzung nicht genügend aufgelockert, und das Leitwort »Rehabilitation vor Rente« ist noch immer nicht richtungweisend genug, um die große Zahl der Rückenleidenden mit mehr Vertrauen als bisher für Rehabilitationsmaßnahmen zu gewinnen und ihnen die Gewißheit zu vermitteln, daß ein schmerzfreier Rücken wiedererlangt werden kann, der den Ansprüchen einer geeigneten Arbeit, der Hausfrauentätigkeit oder des Sports gewachsen ist. Rehabilitation fördert die Anpassung (**II 3. 2**) und kann ein Schlüssel zum Dauerarbeitsplatz sein: *Scholz* 1968. Ähnliches gilt für die Wiederaufnahme der Arbeit nach Wirbelsäuleoperationen: *Saunders* u. *Jacobs* 1976, siehe auch **II 2. 6.4** und **II 5. 4.7**. Besondere Beachtung verdient die berufliche Situation des Skoliotikers: *Muthmann* 1976 und **II 5. 4.3, II 18. 8**.

Weitere Literatur: *Ellwannger* 1977, *Perin* u. *Fučkan-Perin* 1978, *Fessler* 1976, *Hess* 1977, *Weikert* 1976, *Wittestätter* 1977 (Rehabilitation in Frankreich).

17.5.2 Hilfen für die Eingliederung

Welche Grundvoraussetzungen für die Behandlung von Wirbelsäuleleiden erforderlich sind, wurde in Kapitel **II 17. 4** kurz erläutert. Eine auf den besonderen krankhaften Befund an der Wirbelsäule und auf die individuelle psychische Lage des Betroffenen ausgerichtete Behandlung ist so gut als möglich anzustreben. Die Führung durch den Arzt und die Krankengymnastin unter Hinzuziehung von gezielter Beschäftigungstherapie sind allgemeine Grundlagen der Rehabilitation, treffen aber für die Wirbelsäule in besonderem Maße zu. Das gilt nicht nur für die schwierigen Rehabilitationen der durch Wirbelbrüche entstandenen Querschnittlähmungen, die eigene, besonders hohe Ansprüche an die Rehabilitationsmaßnahmen stellen. Für diese schweren Verletzungsfolgen sind speziell eingerichtete Arbeitsplätze, Wohnungen und Krankenfahrzeuge (auch motorisierte) notwendig. Das gehört heute zum gesicherten Bestand der Rehabilitation. Mit diesen Fragen haben sich viele Autoren beschäftigt: *Lindemann* u. *Blohmke* 1964, *Meinecke* 1976 mit Zusammenstellung der Literatur u.v.a.

Der Aufbau von Wirbelsäulezentren für die Behandlung des schmerzhaften Arbeitsrückens (labourer's spine, workman's spine, Traktor-Rücken), der bei Grubenarbeitern als Bergmannsrücken bezeichnet wird (**II 6. 3, II 9. 1, II 11. 1, II 11. 2, II 14. 1**), ist eine sachgerechte Folgerung aus den Erfahrungen mit den Wiedereingliederungszentren nach Wirbelsäuleverletzungen und -erkrankungen. Auf diesem Gebiete sind vielversprechende Ansätze gemacht worden. Zum Beispiel führte das Interesse für solche Fragen, das in Schweden schon lange besteht (*Eklundh* 1962), zur Einrichtung des »Rückeninstitutes« in Torpshammar (Schweden), das von einer »Stiftung zur Rehabilitation von Arbeitern mit Rückenkrankheiten« betreut wird (*Tufvesson* et al. 1970), von dessen Leistungsfähigkeit sich der Autor überzeugen konnte. Von den Berufsförderungswerken der Bundesrepublik, in denen Rückenleidende einen unerwartet großen Anteil haben (**II 7. 2**), liegen über die Erfolgsmöglichkeiten bereits umfangreiche Erfahrungen vor.

Eine auf den angestammten Arbeitsplatz zu beziehende Rehabilitationsbehandlung bei den arbeithindernden Rückenschmerzen fordert u. a. auch *Casamitjana* 1972. Die mit sicherer Hand geführte Rehabilitation nach Wirbelkörperbruch ohne bleibende Lähmungserscheinungen läßt im allgemeinen eine reibungslose Rückgliederung – meist in den ausgeübten Beruf – erwarten, so daß der Forderung nach Umschulung, wie sie eine Zeitlang von einigen Ärzten für jeden Wirbelbruch angestrebt wurde, nur in seltenen, besonders gelagerten Ausnahmefällen stattgegeben werden sollte: *Dollhäubl* 1967.

Bei Wirbelsäuleschäden, die zu längerer Krankfeierzeit führten oder häufig rezidivieren, ist keineswegs generell anzunehmen, daß die Wiedereingliederung in Berufe mit schwerer körperlicher Arbeit oder mit langzeitiger Sitzhaltung unmöglich sei. Darüber gibt es zahlreiche Arbeiten mit Langzeitbeobachtungen und Zahlenangaben oder Erfahrungen von Werksärzten: *Covalt* 1958, *Häublein* u. *Mangler* 1967, *Krüger* 1965, *Mattingly* 1970, *Perich* et al. 1972, *Sichère* et al. 1959 u.v.a.

Rückgliederung nach ernsten Erkrankungen, die z. B. bei einigen Formen des entzündlichen Rheumatismus die Wirbelsäule stark beeinträchtigen, ist gelegentlich besonders verantwortungsvoll und muß schrittweise geschehen, wobei unter Umständen eine zweite Berufsausbildung in einem Berufsförderungswerk nötig wird und des ärztlichen Beistandes bedarf. Bei chronischen wirbelsäuleschädigenden Krankheiten wird die Wiedereingliederung oft deswegen unmöglich, weil während des langen Krankheitsverlaufes nicht genügend behandlerische Vorsorge getroffen wurde, die der Krankheitsentwicklung hätte zuvorkommen können, um manchen ungünstigen Endausgang zu verhindern: *Hülsmann* 1974, *Mathies* 1974.

Beschwerden im Bereich des Rückens werden oft durch die Auswirkungen von außerhalb der Wirbelsäule liegenden Veränderungen hervorgerufen. Besonders zu beachten sind Störungen der Hüftgelenke, da ihre Fehlstellungen oder Versteifungen die Bewegungs- und Leistungskette Hüftgelenk-Becken-Wirbelsäule nachhaltig beeinträchtigen. Dadurch wird die normale Lendenwirbellordose zu ungunsten der im Berufe geforderten Arbeits- und Sitzhaltungen verändert: *Rosemeyer* u. *Pfoerringer* 1976. Lange Einhaltungen solcher Fehlkrümmungen verursachen mehr und mehr Beschwerden. Rechtzeitige Hilfe durch angepaßte Arbeitssitze und Arbeitshaltungen ist nötig, um die Weiterführung des erlernten Berufes zu ermöglichen.

Mißlingt nach längerer Krankheitszeit eine Rückgliederung in den vorher ausgeübten Beruf oder ist der Versuch, den angestrebten Beruf durchzuführen, bereits mehr oder weniger frühzeitig gescheitert, dann kommt eine Umschulung in Frage. Dafür stehen die Berufsförderungswerke zur Verfügung. Ihre Schüler setzen sich zu einem bedeutenden Teil aus »Rückenleidenden« zusammen: **II 7. 2**. Es ist erfreulich zu lesen, daß sich gerade für diese Gruppe, die ein Durchschnittsalter von 32,4 Jahren aufwies, ein »besonders gutes Umschulungsergebnis« erzielen ließ: *Kollmeier* u. *Wehmeier* 1977. Diese Angabe ermutigt zu dem Ratschlag, die Notwendigkeit einer Frühinvalidisierung bei solchen Leiden nicht allzu rasch auszusprechen, sondern vorher alle Möglichkeiten der Rehabilitation auszuschöpfen.

17.5.3 Eingliederung Jugendlicher

Die Hinführung zum Beruf bedeutet für ernstlich wirbelsäulebehinderte Jugendliche ein eigenes Problem. Die Wirbelsäulestörungen können einmal aus der frühesten Kindheit her bestehen (angeborene Verkrümmungen, Muskellähmungen nach Poliomyelitis mit Belastungsschwäche und zunehmender Verkrümmung der Wirbelsäule usw.) oder während der Wachstumszeit des Jugendlichen erworben sein: *Scheuermann*-Krankheit, zunehmende Skoliose, Folgen von schweren Wirbelkörperbrüchen oder -verrenkungen und anderes. Die Vielfalt der Ursachen und die unterschiedlich starken Wirbelsäuleveränderungen machen es erforderlich, bei der Berufswahl auf die besonderen Eigenheiten des Einzelfalles einzugehen. Grundlagen dafür bietet das Arbeitsförderungsgesetz (AFG) vom 25. Juni 1969 (Bundesgesetzblatt I, S. 582) mit den Änderungen durch das Renten-Reformgesetz vom 18.10.1972 (Bundesgesetzblatt I, S. 1965). Weitere Unterlagen gehen aus der Anordnung des Verwaltungsrates der Bundesanstalt für Arbeit über die Arbeits- und Berufsförderung Behinderter vom 2. Juli 1970 hervor: ANBA 1970, S. 637. In dem ausführlichen Buch »Berufe für behinderte Jugendliche«, herausgegeben von der Bundesanstalt für Arbeitsvermittlung und Arbeitslosenversicherung in Nürnberg (Universum-Verlagsanstalt Wiesbaden 1968), kann jeder Ratsuchende entsprechende Anregung finden.

Bei Überlegungen zur Eingliederung Jugendlicher in eine bestimmte Arbeit ist die gegenüber dem Erwachsenenalter andersgeartete statische und dynamische Belastbarkeit des Jugendlichen zu bedenken. Der jugendliche Organismus verfügt zwar über die bekannt hohe biologische Leistungsfähigkeit, jedoch darf daraus keineswegs eine überlegene körperliche Leistungskraft abgeleitet werden. Das gilt für die Herz-Kreislauf-Funktionen in gleicher Weise wie für die Organe des Stütz- und Bewegsystems. Trainierbarkeit und Kraft der Muskulatur sind geringer als beim Erwachsenen. Der Jugendliche bringt für gewisse Muskeldauerleistungen im Beruf nur 60% der Kraft auf, die ein Erwachsener zu leisten vermag. Das berichtet *Fries* 1975 unter Hinweis auf die Leistungsprüfungen von *Hettinger*. Auf solchen Tatsachen beruhen die für Jugendliche festgesetzten Grenzlasttabellen: Kapitel **II 17./3.3** mit *Tabellen* II 17/4, II 17/5 und *Bildern* II 17/, II 17/11. Überlastung der Muskulatur des Jugendlichen und Nichtbeachtung der Ermüdung können ungünstig auf die Zwischenwirbelscheibe wirken. (Siehe die Bedeutung des Pumpmechanismus: **I 5. 4, I 8. 4.2, I 8. 4.3, II 17. 3.2**).

Es liegt auf der Hand, daß während der jugendlichen Reifezeit – insonderheit beim Vorliegen von Bildungsschwäche oder Bildungsfehlern an der Grenze zwischen Wirbelkörper und Bandscheibe – persönliche und berufliche Schäden entstehen, die in späteren Lebensjahrzehnten über häufige und langdauernde Schmerzzeiten bis zum vorzeitigen Berufsabbruch führen können. Dies ist für die Zuweisung Jugendlicher an den Arbeitsplatz in den Vordergrund der Überlegungen zu stellen.

Weitere Literatur: *Husser* 1951, *Mamerov* 1970, *Weickert* 1976.

Diese Erkenntnisse machen verständlich, daß für die aus der Kindheit und der Jugendzeit stammenden Wirbelsäuleschäden mit Belastungsschwäche und/oder Bewegungsstörungen das schwere Heben und Tragen ebenso wie besondere Bewegungsleistungen des Rumpfes zu vermeiden sind. Damit scheiden gewisse Arbeitsplätze im Bergbau, in der Schwerindustrie, im Bau- und Baunebengewerbe sowie anderen Berufen mit schwerer körperlicher Arbeit aus. In ernsten Behinderungsfällen wird eine Sitzarbeit empfehlenswert sein. Stets ist jedoch zu prüfen, ob eine Sitz-Steh-Wechselarbeit besser geeignet ist, die erhaltenen Belastungsmöglichkeiten zu schulen und die Wirbelsäule vor weiteren Verkrümmungen oder sonstigen Schäden mit zunehmender Belastungsschwäche zu bewahren. Jedenfalls sollte erst nach Rücksprache mit einem erfahrenen Arzt eine einförmige Sitzarbeit eingeleitet werden. Bei jugendlichen Haltungsschwächen, die nicht auf ernsten anatomischen Veränderungen beruhen, ist vor der Entscheidung zur Sitzarbeit eine muskelkräftigende gymnastische Behandlung einzuleiten, zu der neben regelmäßigem Schwimmen unter Umständen auch die Reittherapie gehören kann: *Rießer* 1975. Solche Behandlungen bedürfen der laufenden ärztlichen Überwachung und sind langzeitig durchzuführen. Gelegentliche Massagen genügen dafür keinesfalls!!

17.5.4 Weiterführung des Berufes für ältere Menschen

Wiederum, wie bereits in anderen Abschnitten des Buches, müssen die mit der Wiedereingliederung oder der weiteren Beschäftigung älterer Menschen auftauchenden Fragestellungen kurz angeschnitten werden. Auch für den alternden Menschen ist die Fortführung eines aktiven Berufslebens anzustreben und durch ein Förderungsprogramm zu unterstützen, das die Wirbelsäule einschließt. Sie versagt infolge des alternsbedingten Verschleißes der Bandscheiben mit den bekannten Folgeerscheinungen allzu häufig den Dienst, bis schließlich Invalidität eintritt. Bei entsprechender rechtzeitiger Erkennung und Behandlung kann sie vermieden oder wenigstens auf spätere Lebensjahre hinausgeschoben werden. Ob dabei die Aufstellung eines Rehabilitations-Index, wie ihn *Robinson* et al. 1971 vorschlagen, erforderlich ist, bleibt abzuwarten. Die Autoren möchten mit der rechtzeitigen Aufstellung des Index klären, ob Rehabilitationsmaßnahmen für den individuellen Fall erfolgreich sein werden, oder ob sich der hohe Aufwand nicht lohnt. Erfahrungen damit liegen an anderer Stelle bisher nicht vor. Bemerkenswert sind die Ergebnisse, die in der Bauindustrie durch die Errichtung einer besonderen »Altensprechstunde« (Gerodispensaire, Altersdispensaire) gewonnen werden konnten: *Häublein* 1972.

Die Arbeitsleistung der alternden Wirbelsäule hängt in erheblichem Maße von der Anpassung ab, die allerdings lange Anlaufzeiten erfordert. Zum Beispiel verbessern sich Belastungsfähigkeit – allerdings unter Verminderung der Bewegungsfähigkeit – sowie schmerzverursachende Lockerung im Bewegungssegment bei der Spondylosis deformans und in gewissem Umfang auch bei der Osteochondrosis intercorporalis durch versteifend überbrückende Knochenspangen. Anpassung an die Forderungen der Arbeit wird auch durch Angewöhnung einer auf die Leistungsschwäche eines Wirbelsäuleabschnittes speziell ausgerichteten Arbeitshaltung erreicht. Schulung der Muskulatur gehört ebenfalls zur Anpassung und zur Überwindung von Insuffizienzzuständen. Allerdings darf Anpassung nicht allein vom Somatischen her gesehen werden, da sie sehr wesentliche Willenskomponenten enthält, die ein alternder Mensch oft bereitwilliger einsetzt als ein jugendlicher.

Weitere allgemeine Literatur zur Arbeitsleistung des alternden Menschen und zur Belastungsfähigkeit seiner Wirbelsäule: *Eitner* 1975, *Gingras* u. *Warren* 1974, *Heiss* u. *Franke* 1964, *Henschel* 1970, *Kühhirt* u. *Voll* 1974, *Leavitt* et al. 1971, *Muhr* 1975, *Pohl* 1976, *Schröter* 1965, *Whincup* 1971, *White* 1969.

17.6 Vorzeitiger Berufsabbruch aufgrund von Wirbelsäuleschäden

Anträge auf vorzeitige Invalidisierung werden in einer auffallend hohen Zahl mit Rückenschmerzen und wirbelsäulebedingten Ausstrahlschmerzen begründet: II 7.3. Hinzuzurechnen sind noch Anträge auf vorzeitige Invalidisierung wegen Rheumatismus, da sich hinter diesem allzu ausgeweiteten Begriff (II 16.9.1) mancherlei Beschwerden verbergen, die durch eindeutig definierbare Aufbrauch- und Verschleißschäden der Wirbelsäule entstehen. Die Häufigkeit solcher Wünsche zu einem vorzeitigen Berufsabbruch erhellt die sozialmedizinische und die volkswirtschaftliche Bedeutung der Wirbelsäuleleiden (II 7), die deshalb auch den Arbeitsmediziner und den Werksarzt interessieren. Der Wunsch nach Invalidisierung oder Pensionierung steht in diesen Fällen meist am Ende einer Kette von Arbeitsunfähigkeitszeiten: II 7.3. Oft zieht sie sich viele Jahre lang durch das Berufsleben und bedeutet für den Kranken eine erhebliche Beeinträchtigung seines individuellen Lebens und seiner beruflichen Tätigkeit.

In vorstehenden Abschnitten dieses Buches wurden bereits viele Möglichkeiten genannt, die geeignet sind, den vorzeitigen Berufsabbruch zu vermeiden oder ihn in spätere Lebensjahre, unter Umständen bis zum üblichen Invalidisierungsalter zu verschieben. Die Voraussetzungen müssen dafür bereits in der Jugend durch sachgemäße Bewegung und Belastung beginnen. Sie sind in einem entsprechenden individuellen Lebensstil auch in spätere Lebensjahre hinein fortzusetzen. Dem

Arzt obliegt das Aufspüren gefährdeter Wirbelsäulen bei den Vorsorge-, Einstellungs- und Überwachungsuntersuchungen. Auf diese Weise gelingt die rechtzeitige Einleitung von Behandlungsmaßnahmen. Mit zunehmendem Alter sind Belastung und Erholung für die Wirbelsäule in ein dem Körperzustand und dem Alter entsprechendes, ausgewogenes Gleichgewicht zu bringen. Als Selbstverständlichkeit gehört in dieses Programm die Schaffung und stetige Verbesserung von ergonomisch ausgerichteten, wirbelsäulegerechten Arbeitsplätzen. Auf diese Weise wird es gelingen, erfolgreich der Anpassung der Arbeit an den Menschen und des Menschen an die Arbeit zu dienen.

II 18. 0 Mechanische Dauereinwirkungen auf Knochen und Gelenke der Wirbelsäule in ihren Beziehungen zu Berufskrankheiten

18. 1 Allgemeines

Wegen seiner zentralen Lage im Stütz- und Bewegsystem wird das Achsenorgan praktisch von jeder beruflichen Tätigkeit beeinflußt. Dies geht aus mehreren Absätzen der Kapitel II 9 bis II 15 sowie aus anderen Ausführungen in diesem Buche hervor. Die mechanischen Einwirkungen bestehen in körperlich belastenden Bewegungen, wie auch in der Beanspruchung durch langzeitigen Druck infolge ungünstiger Arbeitshaltungen, zu denen auch der Bewegungsmangel, zum Beispiel in den Sitz- und in den Sitz-Steh-Berufen zu zählen ist: II 10. Darüber hinaus sind den mechanischen Dauereinwirkungen die häufig nicht ausreichend beachteten Vibrationen hinzuzurechnen: I 7, I 8. 4, II 18. 5, II 18. 9, II 19. 8.

Die Vielfalt solcher Dauerbelastungen hat in der wissenschaftlichen Diskussion immer wieder zu der Frage geführt, auf welche Weise und mit welchen Veränderungen die chronisch-belasteten Gewebe reagieren. Das wurde sowohl für knöcherne Festgewebe wie auch für Weichgewebe erörtert. Zu den letztgenannten gehören im Bereich der Wirbelsäule vor allem die Zwischenwirbelscheiben mit ihren hyalinknorpeligen und ihren faserigen Anteilen, aber auch die verschiedenen Bänder mit ihren Verankerungen am und im Knochen.

Solche Überlegungen führten zu verschiedenen Namengebungen. Sie sind zum Teil von der Genese her formuliert, zum Teil werden sie vom pathomorphologischen Endzustand abgeleitet. Noch andere Grundlagen waren für die Nomenklatur maßgebend. So entstand eine lange Liste von Bezeichnungen:
- Aufbrauchschaden / Aufbrauchveränderung / Verbrauchsschaden / Materialerschütterung / Gewebezerrüttung / umschriebener Zerrüttungsschaden / Überanstrengungsschaden / Physiologischer Streß

Oft tauchen die Bezeichnungen Trauma, Fraktur, Fissur auf, meist mit erklärenden oder das »traumatische Geschehen« – das heißt die plötzliche, einmalige Gewalteinwirkung des »Unfalles« – abmildernden Zusätzen:
- Häufig wiederholtes Kleinsttrauma oder Mikrotrauma / Berufsspezifisches Mikrotrauma / Kumulierung wiederholter Trivialverletzungen / chronisches Trauma / unterschwelliges Dauertrauma / subklinisches Trauma / schleichende Fraktur / Dauerbruch (als Gegensatz zum Gewaltbruch) / Ermüdungsbruch / chronische Mikrofrakturen / in Schüben verlaufende Mikrofissuren.

Manche Namen der beiden vorstehenden Listen geben bereits gewisse Ursachenhinweise, die in anderen Bezeichnungen ausführlicher sind, wie in folgenden Beispielen:
- destruktiver Charakter der Funktion
- funktionsmechanische Überbeanspruchung
- arbeitsspezifische Gewebeschädigung
- Wirkungen des mechanischen Trommelfeuers
- trophostatische Veränderungen
- Überbeanspruchungssyndrom als endogene Verletzung
- Gewebeaufbrauch durch mechanische Beanspruchung
- Mißverhältnis zwischen individueller Gewebsbelastbarkeit und erfolgter Belastung
- Mißverhältnis zwischen Last und Belastbarkeit
- Funktionsschaden durch natürlichen Mehrgebrauch
- Erlahmung des mechanischen Widerstandes
- Erlahmung des Knochen-Band-Gefüges
- Schaden: z. B. Arbeitsschaden im Gegensatz zum Arbeitsunfall, Sportschaden im Gegensatz zum Sportunfall.

Nur einige dieser Begriffe deuten einen unmittelbaren Bezug zu beruflichen Einflüssen an, womit allerdings noch nicht gesagt ist, daß der chronische Schaden als Berufskrankheit angesehen werden kann oder muß. Obwohl für den Arbeitsunfall ebenso wie für die Berufskrankheit in der Bundesrepublik gesetzliche Grundlagen und viele

Kommentare dazu vorliegen (**II 8.** 2), tauchen mancherlei Zweifel auf, wenn es sich um die Beurteilung von schädigenden beruflichen Einwirkungen auf Stütz- und Bewegorgane handelt. Das zentrale Achsenorgan, die Wirbelsäule, ist in solche Zweifel besonders oft eingeschlossen. Das läßt sich aus vielen vorstehenden Kapiteln ablesen. In den folgenden Kapiteln wird versucht, zusammenfassend zu erläutern, welche mechanischen Dauerbelastungen – worunter auch Vielfachbelastungen zu verstehen sind – für das Knochengerüst und für die Gelenke der Wirbelsäule schädigend sein können, und wieweit der berufliche Einfluß dafür maßgebend ist: siehe auch **II 9.** 1 und **II 9.** 2.2.

Jeder Versuch der Klärung über die Schädigungsmöglichkeit durch mechanische Dauereinflüsse führt sofort zu einer wichtigen Überlegung:

- Wenn die Einzelwirkung eines Druckes, einer kurzen Vibrationsphase oder einer Zerrung (Überdehnung) nicht zur Schädigung ausreicht, kommt dann der Summation solcher Einflüsse die Rolle der pathogenetischen Bedeutung für einen Arbeitsschaden zu?

Diese Frage ist jedoch nicht ohne weiteres generell zu beantworten. Besondere Umstände des Berufsfeldes oder des Arbeitsplatzes sind ebenso zu berücksichtigen, wie die möglichen Einwirkungserfolge auf die Bestandteile der Wirbelsäule. Dadurch ergeben sich spezielle Teilfragen, von denen einige andeutungsweise skizziert werden:

- Verhindert eine rasche zeitliche Folge unterschwelliger Einzeltraumen oder eine langzeitige, selten unterbrochene Dauerzwangshaltung die zwischenzeitliche Erholung des unmittelbar betroffenen Gewebes so erheblich, daß dadurch ein Verbrauchsschaden entsteht?
- Geschieht dies auch dann, wenn die exogenen Einzelkräfte weit unter der mechanischen Festigkeitsgrenze der beteiligten Gewebearten liegen?
- Welche Kombinationen verschiedener Einwirkungskräfte – zum Beispiel Druck und Vibrationen – bergen als Summationsbelastungen eine besondere Gefahr der Schädigung in sich?

Für die klare Beantwortung derartiger Fragen fehlen noch manche Ergebnisse experimenteller Forschungen, und die vielfachen Versuche, solche Fragen durch epidemiologische Studien zu klären, haben bisher noch nicht genügend eindeutige Antworten ergeben. Das geht aus den Erörterungen in mehreren Kapiteln hervor. Dies gilt in gleicher Weise für die Knochen der Wirbelsäule, die in den anschließenden Abschnitten des Kapitels **II 18** besprochen werden, wie für die Zwischenwirbelscheiben, die eine besondere Problematik bezüglich der Berufsschäden haben: **II 19**.

18. 2 Berufsbedingte Abtrennung von Wirbelbogenfortsatzteilen
A-BK:24 / D-BeKV:2107 / DDR-BK:23 / EG-BK:E6d

Die einzige als Berufskrankheit anerkannte Folge einer mechanischen beruflichen Einwirkung auf die Knochen der Wirbelsäule ist die »Schipperkrankheit«: D-BeKV:2107. Nach Angaben von *L. Böhler* sen. (1935) war sie bereits *Hippokrates* bekannt. In neuerer Zeit wurde ihr gehäuftes Auftreten bei Tiefbauarbeitern gefunden: **II 11.** 4. (In der 7. BKVO stand dieses schmerzhafte Leiden an einer unglücklichen Stelle unter den Berufskrankheiten, die »durch nicht-einheitliche Einwirkungen« verursacht sind.)

Bereits der gebräuchliche Name »Schipperkrankheit« deutet auf einen Krankheitsvorgang hin und vermeidet die Gedankenverbindung mit einer plötzlichen, gewaltbedingten Entstehung. Im Namen liegt darüber hinaus die Ursache: das Schaufeln mit häufigen – oft überhohen und überweiten – Würfen. Berechnungen darüber teilt *Matthes* 1935 mit. Das Heben und das Abwerfen einer Schaufel mit dem üblichen Sandgewicht von 8 kg ergibt eine Leistung von 16 mkg. Als Durchschnitt einer achtstündigen Arbeit gilt die Bewegung von 16 cbm. Dazu muß der Schaufelwurf 2400mal ausgeführt werden. Mangelnde Arbeitsübung, erschwerte Arbeitsbedingungen oder ungeschickte Handhabung des Arbeitsgerätes kommen hinzu, um das Krankheitsbild an Dorn- oder an Querfortsätzen hervorzurufen. Es wird beim Tragen schwerer Lasten (Ablader, Möbelpacker, Träger) ebenfalls beobachtet: Merkblatt E 6d der Berufskrankheitenliste der Europäischen Gemeinschaft. Auch durch die Bedienung eines Drucklufthammers kann es zur Abtrennung eines Dornfortsatzstückes kommen: **II 12.** 2.1, **II 18.** 9.2. (Anmerkung: Abtrennungen von Wirbelbogenfortsatzteilen entstehen auch durch einseitiges Training zum Hochleistungssport, zum Beispiel bei Fechten, Gewichtheben, Diskus- und Hammerwerfen, siehe bei *Junghanns*: Die Wirbelsäule im täglichen Leben, in der Freizeit, im Sport und im Wehrdienst, Hippokrates-Verlag, erscheint 1980.)

Der schleichende Schaden im Knochengewebe, der oft über lange Zeit wechselhafte Beschwerden hervorruft, führt – gelegentlich einer belanglosen Tätigkeit – durch heftigen Schmerz zur Arbeitsunfähigkeit, wenn es in der allmählich entwickelten spaltartigen »Zerrüttungszone« (Umbauzone) schließlich zur Ablösung des Knochenstückes kommt. Am häufigsten betroffen sind die langen Dornfortsätze am Hals-Brust-Übergang, sehr selten die Dornfortsätze der Lendenwirbelsäule, aber etwas häufiger ihre Querfortsätze (*Laarmann* 1957), die unter anderem durch dauernd wiederholtes Abwerfen von Schulterlasten mit Hüftschwung dieser Ermüdungskrankheit erliegen können.

Die endgültige Diagnose bedarf einer Röntgenuntersuchung, unter Umständen mit Sonderaufnahmen, um den feinen Abtrennungsspalt zu erkennen oder eine Verziehung des abgetrennten Fortsatzteiles festzustellen. Im Röntgenbild der Halswirbelsäule, das mit sagittalem Strahlengang auf den Halswirbelsäule-Brustwirbelsäule-Übergang einzustellen ist, fällt infolge der Verschiebung eine Doppelzeichnung des Dornfortsatzquerschnittes auf: *Bild* II 18/1.

Die früher oft ausgeführte operative Entfernung des Dornfortsatzstückes ist im allgemeinen verlassen, da bei Ruhigstellung meist die knöcherne Heilung erfolgt. Pseudarthrosen kommen nur selten vor.

Die erste reihenmäßige Beobachtung der Schipperkrankheit wurde beim Bau des Nord-Ostsee-Kanals gemacht (1887 bis 1895). Die Beschreibung der Krankheit stammt von *Quincke* 1890. Eine besondere Häufung stellte sich beim Beginn des Autobahnbaues 1935/1936 in Deutschland ein, weil nach der langen Zeit der Arbeitslosigkeit ungewohnte und anstrengende Schaufelarbeit verlangt wurde: *Debuch* 1936, *Koepchen* 1935, *Koepchen* et al. 1937, *Matthes* 1935 u. 1936. *Schmitt* u. *Wisser* beobachteten 1951 die Schipperkrankheit bereits bei Jugendlichen. *Weston* nannte sie 1957 deshalb Morbus *Schmitt*.

Im Versicherungsrecht verschiedener Staaten werden Ermüdungsbrüche der Wirbelfortsätze als Berufskrankheit anerkannt, aber es bestehen gewisse Unterschiede. Während in der Bundesrepublik die »Abrißbrüche der Wirbelbogenfortsätze« als Berufskrankheit in der D-BeKV:2107 genannt sind, spricht die österreichische BKVO aus 1961 (A-BK:24) lediglich von »Wirbeldornfortsätzen«. Die DDR-BK faßt unter Nr. 23 die »Ermüdungsbrüche der Knochen« zusammen, zu denen auch die Wirbelfortsatzabrisse gerechnet werden. Als »Abriß der Dornfortsätze der Wirbelkörper durch Überanstrengung« wird die Schipperkrankheit im Merkblatt E 6d der Berufskrankheitenliste der EG behandelt (statt Wirbelkörper sollte es besser und nomenklaturgerecht Wirbelbögen heißen!). Die in Frankreich unter dem Namen »Maladie des Terrasiers« bekannte Schipperkrankheit ist auffallenderweise in der F-BK nicht enthalten. Die bei Erdbebenkatastrophen oft und gehäuft beobachteten Dornfortsatzabtrennungen ergeben besondere Fragestellungen bezüglich der Anerkennung als Berufskrankheit. Das wird in Kapitel II 15. 6 erläutert.

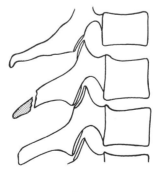
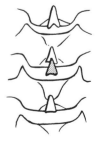

Bild II 18/1: Abtrennung einer Dornfortsatzspitze an der unteren Halswirbelsäule. Durch Verziehung der abgetrennten Spitze ergibt sich eine Doppelkontur (B).

A   **B**

Die Namengebung dieser schleichend entstehenden Ermüdungskrankheit ist in der Literatur sehr uneinheitlich. Das hat, wie die Aufzählung der versicherungsrechtlichen Bestimmungen zeigt, auch Eingang in die Gesetze einiger Staaten gefunden mit Benennungen wie Fraktur, Abriß, Abrißbruch u. ä. Diese Bezeichnungen werden in der Nomenklatur streng genommen für Folgen einmaliger Gewalteinwirkungen gebraucht und sind versicherungsrechtlich Unfallfolgen. Daher empfiehlt es sich, für eine Berufskrankheit solche Namen zu vermeiden und von »Abtrennung« zu sprechen. Diese Bezeichnung hat sich zum Beispiel für die Abtrennung der Wirbelkörperkante (Dissectio marginis vertebrae, siehe II 2. 5.4 und II 18. 3), die ein – mit Wachstumsstörungen vergesellschafteter – Ermüdungsschaden mit langsamem Vorrücken von Bandscheibegewebe ist, bereits seit 1932 eingeführt: *Schmorl* u. *Junghanns*, 1. Aufl. 1932, 5. Aufl. 1968. Analog ist für die Schipperkrankheit zu empfehlen: Abtrennung des Dornfortsatzes oder Querfortsatzes, Dissectio processus spinosi sive transversi: *Junghanns* 1977.

18. 3 Abtrennung an der Wirbelkörperkante

In D-BeKV / DDR-BK / EG-BK und in den entsprechenden Verordnungen anderer Länder nicht enthalten.

Die Abtrennung eines Wirbelkörperkantenstückes (*Bilder* II 18/2 u. II 18/3) ist ein vielbesprochenes und umstrittenes Krankheitsbild: Beschreibung in II 2. 5.4. Während für die Abtrennung eines Wirbelbogenfortsatzteiles (II 18. 2) eine langsame berufsbedingte Entstehung nicht angezweifelt wird, neigen manche Autoren, die sich mit dem Röntgenbild und/oder den pathoanatomischen Befunden der Wirbelkörperkanteabtrennung beschäftigen, der Ansicht einer traumatischen Entstehung für alle Wirbelkörperkanteabtrennungen zu. Andere Bearbeiter bezeichnen sie als persistierende Wirbelkörperepiphysen. Zu diesen Ansichten hat *Junghanns* bereits 1930 Stellung genommen.

Die ausgedehnte Literatur und auch die Ansichten über die Entstehung dieses apfelsinenscheibenartigen Wirbelkörperkantestückes sind bei *Schmorl* u. *Junghanns* (5. Aufl. 1968) geschildert. *Schmorl* hat 1932 eine Verlagerung von Zwischenwirbelscheibegewebe für die allmähliche Abdrückung eines Wirbelkörperkantestückes verantwortlich gemacht und mit histologischen Bildern belegt. Sein Schüler *Niedner* veröffentlichte 1932 Abbildungen und eine ausführliche Darstellung der Zusammenhangsfragen.

Von dem meist im Zusammenhang mit flachen Wirbelkörperdeckplatteneinbrüchen stehenden Abbruch eines kleinen Stückes aus der Wirbelkörperkante, der mit der Heilung des Deckplattebruches fest knöchern wieder anheilt, unterscheidet sich die Wirbelkörperkanteabtrennung durch einige Besonderheiten. Von der inneren Kante der ringförmigen knöchernen Wirbelkörperrandleiste (vergl. *Bild* I 5/2 in I 5. 1) schiebt sich Zwischenwirbelscheibegewebe als schräger Bandscheibevorfall allmählich in die Wirbelkörperspongiosa als Prolapsus disci intraspongiosus retromarginalis obliquus ein: *Bild* II 18/2. Ein vorderes (nur selten seitlich gelegenes) Kantestück von der Form einer Apfelsinenscheibe wird in verschiedener Größe langsam abgedrückt. Der Vorgang kommt an einem oder an mehreren Wirbelkörpern gleichzeitig, aber fast ausschließlich an den oberen Wirbelkörperkanten vor. Häufig steht die Kanteabtrennung in Verbindung mit einer Adoleszentenkyphose: *Bild* II 18/3 und Beschreibung in Kapitel II 2. 3.2 mit *Bild* II 2/13, außerdem Kapitel II 5. 4.2 u. II 6. 2. Die pathoanatomische Untersuchung zeigt Spalten, die sich in dem vordringenden Bandscheibegewebe vom Nucleus pulposus schrägverlaufend bis in den Abtrennungsspalt fortsetzen. Durch Bildung einer kleinen Knochenbrücke zwischen der Wirbelkörpervorderwand und dem abgetrennten Knochenstück kann eine feste Heilung eintreten. Häufig entsteht jedoch eine Pseudarthrose.

Druckbelastungen, die durch vieles Bücken oder infolge dauernder Krümmungshaltung der Wirbelsäule im vorderen Abschnitt des Zwischenwirbelraumes entstehen, können möglicherweise begünstigend auf diesen Abtrennungsvorgang einwirken. Dafür, daß Dauer-Arbeitseinflüsse die Wirbelkörperkanteabtrennung an einer gesunden Wirbelsäule hervorrufen können, gibt es bisher keine sicheren Hinweise. Deshalb besteht nach heutigen Kenntnissen keine Möglichkeit für die Anerkennung einer Berufskrankheit mit der Bezeichnung »Abtrennung von Wirbelkörperkantenstücken«.

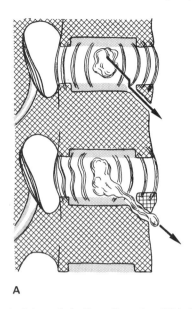
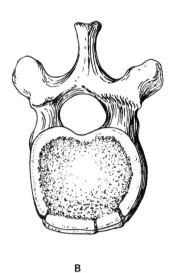

Bild II 18/2: Schematische Darstellung einer Wirbelkörperkantenabtrennung. Beschreibung im Text und in Kapitel II 2.5.4.

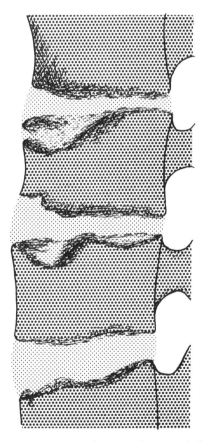

Bild II 18/3: Schemazeichnung nach Röntgenbefunden. Darstellung der Wirbelkörperkanteabtrennung bei einer lumbalen Adoleszentenkyphose.

18.4 Spondylolysis / Spondylolisthesis

In D-BeKV / DDR-BK / EG-BK nicht enthalten.

In der Übersicht über die häufigen Wirbelsäuleveränderungen ist bereits von der Fuge im Zwischengelenkstück des Wirbelbogens, der Spondylolyse, und von ihrer Folgeerscheinung, der Spondylolisthese, berichtet worden: I 6. 4.7, II 2. 2.3, II 2. 4, II 5. 4.4. Hinweise auf die biomechanischen Verhältnisse am Zwischengelenkstück (Isthmus interarticularis) enthält Kapitel I 4. Im Gegensatz zur Dornfortsatzfuge (*Bild* II 2/9 in II 2. 2.3), die als angeborene Anomalie anzusehen ist, werden für die Entstehung der Spondylolysis interarticularis verschiedene Ursachen erörtert: die angeborene Spalte (Fuge), die einmalige Gewalteinwirkung, die Umbildung auf trophostatischer Basis. Nach letztgenannter Theorie, über die *Taillard* 1959 mit Literaturangaben berichtete, soll die Fuge im Zwischengelenkstück durch chronische Überbeanspruchung entstehen, wie sie unter anderem von angeborenen oder in früher Jugend erworbenen Wirbelsäuleverkrümmungen ausgeht. Noch sind die gegensätzlichen Auffassungen über die Bedeutung der Rückbeuge und der Vorbeuge für die Bildung eines Zwischengelenkstückspaltes nicht bereinigt, wie in I 6. 4.7 nachzulesen ist. (Das gleiche Problem stellt sich auch für den Bandscheibevorfall: II 19. 5.)

Zur Klärung der Einwirkung von Dauerbelastungen auf das Zwischengelenkstück des Wirbelbogens (Portio interarticularis, Isthmus), in dem die Spondylolyse auftritt, wurden vielfach Versuche an Leichenwirbelsäulen durchgeführt, die aber für den Vergleich mit dem lebenden, regenerationsfähigen Knochen nicht ohne weiteres herangezogen werden können: I 6. 4.7. Das ist auch bei einer Würdigung von Versuchen der Arbeitsgruppe *Hutton* zu bedenken. Die Autoren berichten 1977 über Ermüdungsbrüche vom Spondylolysis-Typ am 3., 4. und 5. Lendenwirbelbogen durch rhythmische Dauerbelastung von Präparaten jugendlicher Menschen zwischen 14 und 28 Jahren. Dazu legen sie umfängliche biomechanische Berechnungen vor. Auch die von sportärztlicher Seite ausgeführten Versuche mit rhythmischen Dauerbelastungen (*Groher* 1974) brachten keine befriedigenden Antworten. Außerdem ist für die Zusammenhangsfrage die allgemeine Knochenstruktur zu berücksichtigen. Die Beurteilung wird zum Beispiel bei einer Osteoporose anders ausfallen: II 18. 7.

Die Bewertung der verschiedenen Theorien (angeborene Ursache, trophostatischer Vorgang, einmalige Gewalteinwirkung) unterlag von Zeit zu Zeit einem Meinungswandel. Neu angefacht wurde die Diskussion in den letzten Jahren durch die Beobachtung von gehäuften Spondylolysen bei Hochleistungssportlern (25% gegenüber der durchschnittlichen Häufigkeit von 5 bis 7% in der europäischen Bevölkerung). Nicht nur in diesem Zusammenhang, sondern auch schon früher wurde die Frage der berufsbedingten Entstehung von Spondylolysen häufig aufgeworfen. Die Meinung blieb aber geteilt. Das ist unter anderem auf die statistisch uneinheitliche Bearbeitung der Unterlagen zurückzuführen. Bei der Betrachtung der Häufigkeitszahlen im Berufsalter, das zwischen dem 16. und 18. Lebensjahr beginnt, muß die durchschnittliche Häufigkeit der Spondylolisthese in der europäischen Bevölkerung, die wie erwähnt mit 5 bis 7% angegeben wird, als Grundlage dienen. Da in den Berichten nicht immer der Vorzustand (Spondylolyse) und das bereits eingetretene Gleiten (Spondylolisthesis) gesondert ausgewiesen werden, verschieben sich die Zahlen, und die Vergleichsmöglichkeiten sinken. Oft sind kritische Betrachtungen nicht möglich, weil keine näheren Angaben über das Ausgangsmaterial vorliegen.

Wegen dieser Schwierigkeiten findet das Problem der berufsabhängigen Verursachung oder Verschlimmerung einer Spondylolyse und ihrer Folgezustände in der arbeitsmedizinischen Literatur nur gelegentlich das Interesse der Autoren, während es in der Sportmedizin einen großen Raum einnimmt.

Schröter (1961) läßt die Spondylolisthese im allgemeinen weder als Unfallfolge noch als Berufskrankheit gelten. Er schreibt aber, daß zum Beispiel bei den jugendlichen Huckern durch entsprechende Überbelastung der Wirbelsäule Ermüdungsfrakturen an den Zwischengelenkstücken auftreten können, und fährt fort: »In solchen Fällen wären diese Veränderungen dann als Berufskrankheit anzuerkennen«. Er verlangt allerdings die Anlegung eines strengen Maßstabes an die Berufsvorgeschichte.

Kästner hat 1961 über eine 56jährige Frau berichtet, die sieben Jahre lang mit Hack- und Schaufelarbeiten beschäftigt war. In diesem Einzelfall erfolgte Anerkennung einer Spondylolisthese L 4 / L 5 mit der Begründung, daß sieben Jahre lang durchgeführte Schwerarbeit als Ursache oder wenigstens als wesentliche Teilursache des Leidens anzunehmen sei.

Bei Bergleuten fanden 1966 *Caplan* et al. 8,9% Spondylolisthesen (2,9% Spondylolysis, 6% Spondylolisthesis) und 1971 *Gurin* 8,4% Spondylolisthesen. Da diese Zahlen nur wenig über der Häufigkeit der europäischen und der weißen amerikanischen Bevölkerung liegen, ist ein Berufseinfluß der Bergmannsarbeit aus dieser Statistik nicht mit genügender Wahrscheinlichkeit zu folgern. *Raynal* et al. (1977) schuldigen das durch Schwerarbeit häufig wiederholte Mikrotrauma als Ursache für die Spondylolyse an: 436 Fälle bei 4619 Schwerarbeitern.

Aus Reihenuntersuchungen und Einzelbeobachtungen geht hervor, daß eine beträchtliche Anzahl von Trägern einer Spondylolysis/Spondylolisthesis keine volle Leistungsfähigkeit für berufliche Schwerarbeit aufweisen. Bei Vorsorgeuntersuchungen ist diese Tatsache zu beachten. Für den Wehrdienst wird im allgemeinen eine eingeschränkte Verwendungsfähigkeit angenommen. Gleiches gilt für das Training zu sportlichen Höchstleistungen. Deshalb ist für den Schwerarbeiterberuf ebenso wie für Wehrdienst und Sport bei den Eignungsuntersuchungen eine Fahndung nach den Anzeichen von Spondylolyse oder Spondylolisthese anzuraten.

Wird nach längerer Berufsarbeit mit schwerer körperlicher Belastung die Verschlimmerung einer Spondylolisthese einwandfrei beobachtet, so ist die Anerkennung als Berufskrankheit zu erwägen, wie das *Schröter* (siehe vorn) für die Ermüdungsfrakturen an den Zwischengelenkstücken empfohlen hat. Die Vorerkrankung (Veränderungen im Zwischengelenkstück) bedarf einer entsprechenden Bewertung. Besondere Aufmerksamkeit auf Spondylolysen/Spondylolisthesen ist bei vorbestehenden Skoliosen (selbst bei geringgradigen) geboten. *Mau* hat 1977 die Zusammenhänge geschildert und die verschiedenen Gruppen erläutert: Spondylolisthetische Skoliosen, skoliotische Spondylolysen und weitere Formen.

Ausführungen zu den Problemen der Entstehung und der Belastungsfähigkeit von Spondylolysis / Spondylolisthesis mit besonderen Hinweisen auf die sportliche und die wehrdienstliche Tauglichkeit der Träger von Spondylolysen enthält das 1980 erscheinende Buch: *Junghanns* »Die Wirbelsäule im täglichen Leben, in der Freizeit, im Sport und im Wehrdienst«, Hippokrates-Verlag Stuttgart.

Weitere Literatur: *Brocher* 1973, *Kundrát* et al. 1968, *Macnab* 1970, *McGill* 1968, *Raynal* 1977, *Schröter* 1956, *Troup* 1977, *Tysiachnyí* 1976.

18. 5 Mikrofrakturen am Wirbelkörper-Bandscheibe-Übergang

In nationalen und internationalen Berufskrankheitenlisten nicht erwähnt.

Erst seit etwa zehn Jahren erscheint das Grenzgebiet zwischen Wirbelkörper und Bandscheibe im Kreise der Forschungsvorhaben. Darüber geben mehrere Kapitel Auskunft, zum Beispiel I 8. 3.2, II 9. 2.2: Literatur bei *Bechtoldt* 1969, *Farfan* 1973, *Freman* 1973, *Nachemson* 1975, *Radin* et al. 1973. Die Folgen von Dauerbelastungen werden von diesen Verfassern als Mikrofrakturen, Mikrofissuren, Trümmerzonen mit Nekrosen und ähnlich beschrieben. Somit reihen sie sich in die verschiedenen Gruppen und Namen ein, die in Kapitel II 18. 1 genannt sind. Solche Schäden beschränken sich nicht auf die Knochenplatte des Wirbelkörpers – die porentragende Siebplatte –, sondern bestehen in ähnlicher Weise in der anliegenden Hyalinknorpelplatte. *Bechtoldt* beschreibt die Veränderungen 1969 als Folgen der Überlastung bei Bandscheibedegeneration. Im Bereiche der Wahrscheinlichkeit liegt aber auch die gegensätzliche Erklärung, daß nämlich der Bandscheibeverschleiß mit nachfolgender Bandscheibezermürbung erst als Folge der vorhergehenden Veränderungen in der hyalinen Knorpelschicht und in der Knochenplatte auftritt, wenn sich auf diese Weise der für die Ernährung der Zwischenwirbelscheibe erforderliche Diffusionsstrom verschlechterte oder ganz versiegte.

Zweifellos stellen die Grenzschichten zwischen Wirbelkörper und Bandscheibe ein gefährdetes System dar: *Bilder* I 5/8 u. II 19/1, Ziffer 5. Wahrscheinlich können langwirkende Druckbelastungen und rhythmische sinusförmige Wechselbelastungen mit hinzukommenden unregelmäßigen Stößen und Erschütterungen zu den von den genannten Autoren beschriebenen Veränderungen führen.

Sorgfältige pathomorphologische Untersuchungen und Tierexperimente sind zu weiterer Klärung erforderlich. Wie bereits in II 9. 2.3 angedeutet wurde, müssen derartige Untersuchungen und Versuche den Ausheilungsvorgängen der Trümmerzonen Aufmerksamkeit schenken, da möglicherweise die Entstehung eines dichten Knochenkallus den Flüssigkeitsaustausch behindern kann. Zu klären ist weiterhin, ob sich in den Endkapillaren und den sinusartigen Gefäßerweiterungen, die durch die Poren der knöchernen Siebplatte bis in die Hyalinknorpelschicht vordringen (*Bild* II 18/4), vibrationsbedingte Veränderungen einstellen. Solche Schädigungen kom-

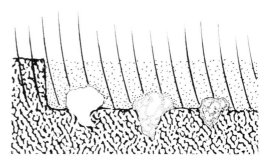

Bild II 18/4: Kapillarschlingen und »Blutseen« in den Poren der knöchernen Wirbelkörperabschlußplatte und an der Grenze der Hyalinknorpelplatte.

men zum Beispiel an den Fingerkapillaren vor und werden als Folge von vibrationsbedingten nervalen Störungen angesehen. Darüber ist Näheres in den Kapiteln I 7. 5.3, I 7. 5.5 und I 8. 3.2 zu finden. Ein weiter und schwieriger Weg wird es sein, bis die Erforschung dieser Probleme die notwendige Klarheit schafft. Erst dann sind auch die Fragen des Zusammenhanges mit beruflichem Dauerdruck oder mit Vibrationseinwirkungen ausreichend beantwortet. Nur solche Unterlagen können die mittelbare Störung des Zwischenwirbelscheibegewebes durch die Unterbindung des normalen Stoffaustausches erweisen: II 19. 8.1. Wegen dieser in der Erörterung befindlichen Überlegungen und noch aus anderen Gründen wird der Zwischenwirbelscheibeschaden in Kapitel II 19 als »problematische Berufskrankheit« beschrieben.

18. 6 Druckfallschaden in den Wirbelknochen

A-BK:21 / B-BK:1.604 / D-BeKV:2201 / DDR-BK:25 / EG-BK:E 4 / F-BK:29 / GAVU: G 31/ GB-BK:27 / I-BK:43

Die sich bei plötzlichem Druckfall in den Kapillaren bildenden Stickstoffgasembolien führen infolge ihrer mechanisch-verstopfenden Wirkung zu den in II 15. 3 näher erläuterten umschriebenen Knochennekrosen, vor allem in der Nähe der Knorpelschichten großer Gelenke. Statische und/oder dynamische Belastungen erzeugen Einbrüche der Knorpel-Knochen-Schicht über den Nekroseherden. Schließlich entsteht Verbildung der Gelenkfläche und schmerzhafte Arthrose: Arthrosis barotraumatica, II 15. 3.2. Diese auf beruflichen mechanischen Einwirkungen beruhenden Erscheinungsformen der Druckfallkrankheit werden in D-BeKV:2201 wahrscheinlich deshalb nicht ausdrücklich erwähnt, weil es sich um nachfolgende Spätveränderungen handelt. In der Literatur sind sie vielfach erörtert worden: II 15. 3.1, II 15. 3.2. Die EG-BK enthält Beschreibungen über Gelenkschäden bei der Druckfallkrankheit im Merkblatt E 4 »Erkrankungen durch Arbeiten unter plötzlichen Luftdruckänderungen«. In der für Frankreich geltenden Liste der entschädigungspflichtigen Berufskrankheiten (F-BK) werden die Osteoparthrosen (als Ostéoarthrites bezeichnet) an den Hüften und an den Schultergelenken genannt.

Soweit Listen oder Merkblätter der in der Überschrift angeführten europäischen Länder durchgesehen werden konnten, fand sich dort keine Erwähnung der Wirbelsäule. Lediglich im Merkblatt 25 der DDR-BK teilt *Holstein* (1971) Aufhellungsbezirke in Wirbelkörpern als seltene Befunde mit. Über andere Dauerschäden an der Wirbelsäule berichtet er nicht.

Nach neuen Erkenntnissen ist die Wirbelsäule ernstlich von Druckfalleinflüssen bedroht, wie die folgenden Ausführungen zeigen, die sich mit neuen Ergebnissen von Tierversuchen und Beobachtungen am Menschen beschäftigen.

Wünsche u. *Scheele* (1974, 1976) fanden bei Albinoratten nach häufig wiederholter Ausschleusung aus Überdruckexposition und langzeitiger Nachbeobachtung Veränderungen am Tibiakopf, wie sie vom Menschen am Oberarm- und am Hüftkopf bekannt sind. Außerdem entdeckten sie röntgenologisch nachweisbare Störungen an den oberen Schwanzwirbeln, die beim Aufrichten der Ratten zum Abstützen verwendet und mechanisch stark belastet werden. Teilweise kam es zu Höhenverminderung, teilweise zu Höhenzunahme der Bandscheibenräume, zu Einbuchtungen, Einbrüchen und unregelmäßigen Begrenzungen der Wirbelkörperdeckplatten mit Sklerosierungen. Kalkeinlagerungen in den Zwischenwirbelscheiben sowie Randwulstungen und knöcherne Randlippen an den Schwanzwirbelkörpern waren röntgenologisch sichtbar. Einige Schwanzwirbelkörper zeigten vermehrte Kalkdichte mit vergröberter Spongiosa. (Histologische Untersuchungen über die Schwanzwirbel ihrer Versuchstiere haben die Verfasser nicht durchgeführt, wie aus einer persönlichen Mitteilung von *Wünsche* hervorgeht.)

Um diese interessanten und für die Druckfallschädigung an der menschlichen Wirbelsäule wichtigen Befunde aufzuklären, besteht die Notwendigkeit, in Verbindung mit weiteren Druckfallversuchen an Ratten die Verhältnisse an der Grenze zwischen den Schwanzwirbelkörpern und den knorpeligen Zwischenwirbelscheiben langzeitig röntgenologisch zu verfolgen und verdächtige Gebiete histologisch zu untersuchen. Da die Druckfallschäden der Gliedmaßenknochen vorwiegend durch Gasembolien in den Kapillaren der subchondralen Knochenschichten entstehen (II 15. 1, II 15. 2), ist anzunehmen, daß auch in den Schwanzwirbelkörpern der Ratten die Kapillaren und Blutseen im Bereiche der Wirbelkörperabschlußplatten, die unmittelbare Berührung mit den Knorpelplatten der Bandscheiben haben (*Bild II 18/4* in Kapitel II 18. 5), durch Gasembolien verstopft werden. Wahrscheinlich lassen die Ergebnisse der vorgeschlagenen Untersuchungen Schlüsse auf das Verhalten von Knochen und Knorpel am Wirbelkörper-Bandscheibe-Übergang zu, die nicht nur für die Druckfallkrankheit, sondern auch für die Erforschung des Bandscheibeverschleißes (Chondrosis disci / Osteochondrosis intercorporalis, II 2. 5.3, II 19. 4) weitere Erkenntnisse bringen.

Die bisher vorliegenden röntgenographischen Befunde der Tierversuche machen es jedenfalls wahrscheinlich, daß ähnliche Veränderungen an der menschlichen Wirbelsäule als Spätschäden auftreten, und zwar oft erst dann, wenn an den Zusammenhang mit der längst vergangenen akuten Phase der Druckfallkrankheit nicht mehr gedacht wird, und weil die entstehenden Schäden voraussichtlich manchen Formen der altersbedingten Veränderungen an der Wirbelkörper-Bandscheibe-Grenze und an den Zwischenwirbelscheiben sehr ähneln. Sollten sich bei der Druckfallkrankheit avaskulare Nekrosen, Osteolysen, Zystenbildungen und ähnliche Störungen in den Kapillargebieten nahe der Wirbelkörperabschlußplatte abspielen, wie die Tierversuche annehmen lassen, dann können die bereits erwähnten, örtlich begrenzten Einbrüche auftreten, und es besteht Gefahr für die Zwischenwirbelscheibe. Denn solche Veränderungen stören den Diffusionsweg zwischen dem Wirbelkörperknochen und der anliegenden bradytrophen, auf die Diffusionsernährung angewiesenen Zwischenwirbelscheibe: I 8. 3.2, II 19. 1. Gewisse Parallelen lassen sich zu den Folgen der in II 18. 5 beschriebenen Mikrofrakturen finden.

Bei der Durchführung weiterer Tierversuche kann gleichzeitig das Augenmerk auf Vorhandensein und Häufigkeit von Wirbelbogengelenkarthrosen gerichtet werden, denn es liegt im Rahmen der Wahrscheinlichkeit, daß bei der Druckfallkrankheit subchondrale Nekrosen an den Knochen-Knorpel-Grenzflächen der Wirbelbogengelenke mit nachfolgenden Arthrosen entstehen: II 18. 10.2. Ergebnisse der vorgeschlagenen experimentellen Forschungen am Tier und Langzeituntersuchungen am Menschen haben gleichermaßen Interesse für die Klärung von Wirbelsäuleschäden bei der berufsbedingten Erkrankung durch Arbeit in Druckluft und für die Durchdringung eines wissenschaftlich interessanten Problems.

In Anbetracht der Ergebnisse von *Wünsche* u. *Scheele* (Versuche an Albinoratten) ist es ratsam, die Wirbelsäule stets in die Röntgenuntersuchung des Skelettsystems einzubeziehen, wie das in einigen Ländern vor der Einstellung von Caisson-Arbeitern und bei den Nachuntersuchungen bereits üblich ist: *Sealey* 1967, 1975, *Nellen* et al. 1972.

Regelmäßige Röntgenaufnahmen bei den arbeitsmedizinischen Nachsorgeuntersuchungen könnten voraussichtlich druckfallbedingte Schäden an der Wirbelsäule aufdecken. Bisher liegen nur Berichte von *Bogetti* (1965) sowie von *Genadinnik* u. *Dumkina* (1969) vor. *Bogetti* beobachtete Wirbelosteosklerosen als Folge der Druckfallkrankheit. *Genadinnik* u. *Dumkina* beschreiben einen dreißigjährigen Caissonarbeiter, der mehrere Jahre lang in einer Tiefe von etwa 175 m gearbeitet hatte. Nach einem schweren Dekompressionsunfall mußte er dreimal in einer Rekompressionskammer behandelt werden. Vorübergehend war er in der Lage, wie vorher zu arbeiten. Röntgenologisch bestanden die typischen Zeichen von aseptischen Nekrosen am Oberschenkelknochen. Allmählich litt er unter zunehmenden Rückenbeschwerden mit Ausstrahlung in die Beine. Einige Jahre nach Beginn dieser Schmerzzustände, die ihn schließlich für die Caissonarbeit untauglich machten, zeigten Röntgenaufnahmen eine Sinterung des 7. und 8. Brustwirbelkörpers. Nach Vorgeschichte und Befund bestand zu Recht die Annahme einer avaskularen Osteonekrose in den Wirbelkörpern aufgrund der erlittenen schweren Druckfallstörung.

Es ist zu hoffen, daß diese Beobachtungen am Menschen und die Ergebnisse der Tierversuche von *Wünsche* u. *Scheele* (1974, 1976) die medizinische Aufmerksamkeit in Zukunft auf die Wirbelsäule der Caissonarbeiter richten werden. Die deutsche ärztliche Forschungsstelle für Druckluftarbeiten in Bad Godesberg (*Wünsche* u. *Scheele*) und der englische Medical Research Council of Compression Sickness in New Castle upon Tyne und andere ähnliche Institutionen sind zu weiterer Klärung aufgerufen. Dazu gehören auch die Beachtung von röntgenologisch erfaßbaren Wirbelbogengelenkarthrosen (II 18. 10.2) und die vorgeschlagene experimentelle Fahndung nach gasemboliebedingten subchondralen Schäden in den Wirbelbogengelenken, die Ursachen für erst später erkennbar werdende Arthrosen sein können.

Die Bedeutung der Druckfallkrankheit, die für den Betroffenen ernste, im Knochen-Gelenk-System chronisch fortschreitende Schäden bringt, machte es erforderlich, in der Reihe der berufsgenossenschaftlichen Grundsätze für arbeitsmedizinische Vorsorgeuntersuchungen (GAVU) auch die »Gefährdung durch Überdruck« aufzunehmen. Dieser Grundsatz G 31 vom Juni 1976 erwähnt mehrfach die Prädilektionsstellen für druckfallbedingte aseptische Knochennekrosen sowie die Erkrankungen oder Veränderungen des Stütz- und Bewegsystems »aus dem rheumatischen Formenkreis«. Diese Hinweise entsprechen den bisherigen Anschauungen und schildern im wesentlichen die häufigen und bekannten Knochen-Knorpel-Störungen am Schulter- und am Hüftgelenk. Ebenso wie in der D-BeKV:2201 wird auch im Grundsatz G 31 die Möglichkeit der Wirbelsäuleschädigung nicht geschildert. Da die vorstehenden Ausführungen die Gefahren aufzeigen, die zur Schädigung der Wirbelsäule und nach mehrjähriger Latenzzeit zu Spätzuständen führen können, sollte bei jeder ärztlichen Betreuung von druckfallbedrohten Arbeitern (also bei Einstellungs- und Überwachungsuntersuchungen) das Augenmerk auch auf die Wirbelsäule gelenkt werden.

Weitere Veröffentlichungen, zum Teil mit ausführlichen Angaben der Literatur: *Baader* 1954, *Chryssanthou* 1974, *Högger* u. *Schlegel* 1973, *Jörg* et al. 1975, *Manz* 1975, *Titov* et al. 1969, *Weatherley* et al. 1977; siehe auch Literaturangaben in **II 15. 3.**

18. 7 Veränderungen der Knochendichte

Osteoporosen / Sudeck-Knochendystrophie/ Osteomalazien / Osteosklerosen

Über die allgemeine Bedeutung der *Osteoporosen* und ihrer Auswirkung auf die Wirbelsäule berichten verschiedene Kapitel dieses Buches, unter anderem die Kapitel **I 4, I 7. 5.9, II 2. 5.7, II 5. 2**. Endokrine Einflüsse sind die bekanntesten Ursachen für typische Osteoporosen – bei pathoanatomischer und röntgenologischer Betrachtung –, also für die Verminderung der Zahl und der Dicke der Knochenbälkchen. Solchen häufigen körpereigenen Einflüssen stehen bei der Ausbildung von Osteoporosen nur selten exogene Einflüsse gegenüber, die im allgemeinen lediglich als zusätzliche Ursachen für den osteoporotischen Gesamtzustand auftreten. Die Annahme von *Louyot* et al. (1956), daß eine Osteoporose entstehen kann, wenn mechanische Dauerkräfte – darunter auch berufliche Belastungen – einwirken, die weit unter der Festigkeitsgrenze des Knochengewebes liegen, ist beachtenswert, aber bisher liegen keine hinreichenden Beweise dafür vor.

Die unter Schwerelosigkeit und Beschleunigung stehenden Weltraumfahrer erleiden je nach der Expositionszeit mehr/weniger ausgeprägte Osteoporosen im Wirbelknochen. Ihre Entstehung wird zum Teil als unmittelbare Folge der Schwerelosigkeit aufgefaßt, zum Teil werden dafür Entgleisungen des Stoffwechsels – auf dem Umweg über endokrine Einflüsse – verantwortlich gemacht. Die unterschiedlichen Meinungen sind ausführlich in Kapitel **II 15. 4.2** dargestellt. Trotz einiger ungelöster Einzelfragen hat die Osteoporose an Wirbelkörpern und Wirbelbögen nach Weltraumaufenthalt als Berufskrankheit zu gelten.

Da in der Bundesrepublik Bestrebungen zur Teilnahme an der Weltraumforschung im Gange sind, ist diese Feststellung nicht ganz bedeutungslos. Wie weit nach besonders langem Aufenthalt unter Weltraumbedingungen Dauerschäden zurückbleiben, bedarf der Klärung durch Langzeitstudien. Bei solchen nachgehenden Untersuchungen muß auf Fischwirbelkörper gefahndet werden: Kapitel **II 2. 5.7,** *Bilder* **II 2/33** u. **II 2/34**. Ihr Auftreten ist zu befürchten, wenn bei hochgradiger Weltraumfahrer-Osteoporose die infolge der Schwerelosigkeit gleichzeitig hervorgerufene Flüssigkeitsüberfüllung mit vermehrter Druckspannung in den Zwischenwirbelscheiben zum Nachgeben der Wirbelkörperabschlußplatten führt: siehe auch **II 18. 5.**

Die Möglichkeit von osteoporotischen Veränderungen der Wirbel durch langzeitige Bettruhe, die gelegentlich Folge eines berufsabhängigen Leidens sein kann, ist in **II 10. 1** kurz erwähnt. Falls in solchen – seltenen – Fällen ernste Störungen des Knochengerüstes der Wirbelsäule entstehen, sind sie als mittelbare Folge der Berufserkrankung zu bewerten.

Die häufig geäußerte Frage nach dem Auftreten einer Osteoporose durch langzeitige Dauerhaltung der Wirbelsäule, z. B. bei Sitzarbeit, wird in **II 10. 1** besprochen. Dort findet sich der Hinweis auf die Verschlimmerung einer endogenen Osteoporose durch langzeitiges berufliches Sitzen. Jedoch ist in diesen Fällen der exogene Schaden nur als nebensächliche Teilursache anzusehen. In II 10. 1 kann über die Beurteilung der Frage nachgelesen werden, wieweit beim alternden Menschen körperliche Schwerarbeit die typischen Folgen einer Osteoporose (eingedellte Wirbelkörperabschlußplatten, Höhenminderung der Wirbelkörper) hervorruft oder beeinflußt.

Als Verursacher von Osteoporosen werden außerdem berufliche mechanische Dauereinwirkungen durch Vibrationen angeschuldigt. In dieser Beziehung wurde den von verschiedenen Autoren nachgewiesenen Veränderungen in der knöchernen Wirbelkörperabschlußplatte, also unmittelbar an der Knorpelplatte (*Bild* II 19/*1*, Ziffer 5), Aufmerksamkeit gewidmet. Sie sind als Trümmerzonen, Mikrofrakturen, Mikrofissuren u. ä. beschrieben worden: I 4, II 9. 2.2, II 9. 2.3, II 18. 5, II 18. 9, II 19. 8. Noch fehlt die Klärung, ob sie sich im Zusammenhang mit der Astronauten-Osteoporose bilden. Zu einer endgültigen Lösung der mit der Entstehung einer vibrationsbedingten Wirbelosteoporose zusammenhängenden Fragen ist es bisher nicht gekommen. Die in Kapitel I 7. 5.8 mitgeteilten Befunde betreffen nur die Ergebnisse von Tierversuchen an Extremitätenknochen.

Am Wirbelkörper-Bandscheibe-Übergang (I 8. 3.2, II 18. 5) liegt also auch in dieser Hinsicht noch ein wichtiges Feld experimenteller Forschung brach. Ihre Ergebnisse könnten gerade für die Fragen über berufsbedingte Schädigungen erhebliche Bedeutung erlangen: I 4, II 9. 2.2, II 9. 2.3, II 18. 9.2, II 19. 8. In diesem Zusammenhang ist an Forschungen über die Druckverhältnisse im Knochenmark der Wirbel zu erinnern: I 4. *Tsuji* u. *Tamaki* haben darüber 1978 Untersuchungsergebnisse vorgelegt und die Literatur der beiden letzten Jahrzehnte zusammengestellt. Der Druck in den Wirbelkörpermarkgefäßen ist ein zusätzliches Regulativ für den Zu- und Abstrom des über die Wirbelkörper-Bandscheibe-Grenze fluktuierenden Ernährungsstromes für das Zwischenwirbelscheibengewebe.

Wenn ohne Hinzukommen von körpereigenen Ursachen eine berufsbedingte Osteoporose der Wirbelkörper auftritt, vermehren sich die ungeklärten Fragen, weil auch eine osteoporotische Festigkeitsminderung in den Zwischengelenkstücken des Wirbelbogens (Isthmus) entsteht und damit die Gefahr einer Spondylolyse gegeben ist. Ihre Auslösung liegt bei gleichzeitiger statischer und dynamischer Dauerbelastung, zum Beispiel durch zusätzliche Vibrationen, im Rahmen der Möglichkeit: II 18. 4.

Neben den geschilderten, zum Teil auf endokrinen Einflüssen beruhenden Osteoporosen können beruflich einwirkende chemische Schadstoffe Knochenentkalkung mit allen Zeichen der osteoporotischen Wirbelknochenstörung hervorrufen, wie in II 16. 3 geschildert ist.

Die *Sudeck-Knochendystrophie* spielt im Rahmen des *Sudeck*-Syndroms eine ausschlaggebende Rolle. In der D-BeKV ist sie nicht als Berufskrankheit verzeichnet. Sie tritt im allgemeinen als Unfallfolge auf. Wenn sie sich an einen Arbeitsunfall anschließt, wird sie entsprechend entschädigt. Soweit Knochen der Gliedmaßen davon betroffen werden, kann sie laut *Holstein* (1971) nach DDR-BK:22 eine Berufskrankheit sein und sich bis zur »vollendeten Dystrophie oder Endatrophie« im Knochengewebe entwickeln. Über »Sudeck« an den Knochen der Wirbelsäule ist bisher nichts bekannt: *Junghanns* 1953.

Osteomalazien (II 2. 5.7) führen in ähnlicher Weise wie Osteoporosen zu einer Verminderung der Widerstandsfähigkeit des Knochens. Deshalb besteht die Möglichkeit von Schädigungen in den Wirbelkörpern und in den Wirbelbögen. Da diese seltenen Erkrankungen sehr bald Arbeitsunfähigkeit mit sich bringen, sind berufsbedingte mechanische Dauereinwirkungen als Ursachen dieser Schädigungen bisher nicht in Betracht gezogen worden. Sollten Ansprüche mit solchen Begründungen auftreten, dann würde mit großer Wahrscheinlichkeit die endogene Grundkrankheit als wesentlicher Ursachenteil der Schädigungen anzusehen sein und der Berufseinfluß im Hintergrund stehen.

Allgemeine Ausführungen über *Osteosklerosen* (Osteopetrosen) der Wirbelsäule enthalten die Kapitel II 2. 5.9 und II 5. 2. Berufsbedingte Osteosklerosen, die nicht durch mechanische Dauereinwirkungen, sondern durch Aufnahme chemischer Schadstoffe (z. B. Fluor) oder Eindringen ionisierender Strahlen in den Körper entstehen, sind seit langem bekannt und in den Kapiteln II 15. 5, II 16. 3.2, II 16. 3.3 und II 16. 3.7 beschrieben.

Versuche mit Mäusen, die in einer Zentrifuge der mechanischen Dauereinwirkung durch gleichbleibende Beschleunigung ausgesetzt waren, ergaben erstaunlicherweise nur bei weiblichen Tieren Osteosklerose, während männliche Tiere ohne Veränderungen in der Knochenstruktur blieben:

I 6. 2.1. Aus diesen Ergebnissen können keine Schlüsse auf den Menschen gezogen werden, zumal bisher Beobachtungen von Knochenverdichtungen durch Dauerarbeitsleistung nicht vorliegen.

18. 8 Wirbelsäuleverkrümmungen

Skoliose/
Adoleszentenkyphose /
Alterskyphose
in D-BeKV / DDR-BK / F-BK / EG-BK
nicht enthalten.

Obwohl mit den häufigsten Verkrümmungen der Wirbelsäule Schädigungen der Zwischenwirbelscheiben – und damit auch Veränderungen der Form der Zwischenwirbelräume – verknüpft sind, und obwohl manche Verkrümmungen auf Störungen im Bandscheibaufbau zurückgehen, bietet sich die endgültige Verkrümmung am sichtbarsten durch Verformungen der Knochen dar: seitlich oder sagittal zugespitzte Keilwirbel, Torsionswirbel mit Verwringung der Wirbelkörperform und des Wirbelbogens sowie mit Form- und Stellungsänderungen der häufig arthrotischen Wirbelbogengelenke. Deshalb werden die Wirbelsäuleverkrümmungen an dieser Stelle unter den Veränderungen der Knochen und Gelenke besprochen.

Im Schrifttum wird gelegentlich die Frage erörtert, ob Wirbelsäuleverkrümmungen durch berufsbedingte mechanische Dauereinwirkungen (statische und dynamische Belastungen, Vibrationen) entstehen oder wesentlich, unter Umständen auch richtunggebend, verschlimmert werden können. Die allgemeinen Grundlagen der verschiedenen Wirbelsäuleverkrümmungen und zum Teil auch ihre Beziehungen zu Berufseinflüssen sind in verschiedenen Kapiteln dieses Buches geschildert und zwar für die Skoliose in II 2. 3.4, II 5. 4.3, für die Adoleszentenkyphose in II 2. 3.2, II 5. 4.2 und für die Alterskyphose in II 2. 3 , II 5. 4.3. Die osteoporotische Wirbelsäulenverkrümmung wird im Kapitel über die Beziehungen zwischen Osteoporose und beruflichen Einflüssen mit abgehandelt: II 18. 7.

Die Entstehung von *Skoliosen* (und auch von Kyphosen) durch statische Dauerhaltungen während der Berufstätigkeit wird von einigen Autoren angenommen, von anderen abgelehnt. Die Erörterungen betreffen vor allem Berufe wie Zahnärzte, Friseure, Orchestermusiker. Darüber enthalten die Kapitel II 10. 1, II 10. 2, II 10. 3, II 15. 4 ausführliche Darstellungen. Schwierig ist immer wieder die Abgrenzung gegenüber Veränderungen aus der jugendlichen Wachstumszeit, in der die meisten Skoliosen entstehen. In der Bundesrepublik konnte – soweit dem Verfasser Unterlagen zugängig waren – für eine Skoliose bisher die Anerkennung als Berufskrankheit nicht erlangt werden, wenn statische oder dynamische Arbeitseinwirkungen als Entstehungsgründe geltend gemacht wurden. Dagegen spielen arbeitsmedizinische Vorsorgeuntersuchungen, und zwar Einstellungs- ebenso wie laufende Überwachungsuntersuchungen, bei Skolioseträgern eine große Rolle, um einen geeigneten Arbeitsplatz auszusuchen, der eine übermäßige Belastung der Wirbelsäule und ihrer Muskulatur vermeidet. Näheres darüber in II 5. 4.3. Über die Begutachtung von Skoliosen berichten 1977 *Götze* u. *Rompe*.

Über die Entstehung der *Adoleszentenkyphose* durch Dauerbelastungen ist häufig gestritten worden. Die »Lehrlingskyphose« (Lehrlingsbuckel, Sitzbuckel) entwickelt sich tatsächlich, wenn die Wirbelsäule in den Jugendjahren (Lehrlingszeit, Schulzeit) unter besonderer Belastung steht. Die endogene Ursache ist hierbei aber wesentlicher als der hinzukommende exogene schulische oder berufliche Belastungseinfluß: II 2. 2.2, II 2. 3.2.

Wie schwierig brauchbare statistische Unterlagen zu erhalten sind, verdeutlicht ein Zahlenvergleich. Die Häufigkeit der Adoleszentenkyphose wird im allgemeinen mit 30 bis 50% angegeben (II 5. 4.2), schwankt aber in großen Übersichten zwischen 0,4 und 82%: *Tabelle* in II 6. 1. Solche auseinanderfallenden Ergebnisse lassen sich nur mit der Ungleichheit der statistischen Erhebungen des Ausgangsmaterials oder einer abweichenden Nomenklatur erklären. Eine Einteilung der verschiedenen in II 5. 4.2 erläuterten Zustandsbilder in Schweregrade sollte bald allgemeine Anerkennung finden, damit die Wertigkeit der beruflichen Einflüsse auf eine Adoleszentenkyphose vergleichend beurteilt werden kann.

Alle Autoren, die sich mit der Adoleszentenkyphose und ihrer Prognose beschäftigen, sind sich darüber einig, daß gerade dieses häufige Krankheitsbild den Beweis für die Notwendigkeit ärztlicher Eignungsuntersuchungen an der Schwelle zum Eintritt in das Berufsleben aufzeigt. Mit Recht wiederholen sie die stets gleichlautenden

Warnungen: Zu vermeiden sind Tätigkeiten, die schweres Heben und Tragen, langzeitige gebückte Haltung erfordern oder dauernden Bewegungsmangel mit sich bringen. Damit die Betroffenen ihren Beruf weiter ausüben können, sind geeignete Fälle einer funktionellen, ärztlich geleiteten krankengymnastischen Behandlung zuzuführen, die das Ziel verfolgt, schädigenden Einflüssen des Berufes und der individuellen Lebensführung durch ausgleichende Bewegungen und Kräftigung des »Wirbelsäule-Muskelkorsettes« entgegenzuwirken: II 17. 4.

Bisher wurde nicht nachgewiesen, daß durch beruflich-mechanische Dauereinwirkungen eine gesunde Wirbelsäule im Sinne der in diesem Kapitel beschriebenen Skoliose oder Adoleszentenkyphose umgestaltet werden konnte. Demgegenüber kommt eine Zunahme der endogen zu erklärenden Krümmungen mit begleitenden Schmerzen während der beruflichen Jahre häufig vor, wenn mechanisch belastende exogene Einflüsse hinzutreten. Um solche Verschlimmerungen der bestehenden Leiden nach Möglichkeit zu vermeiden, ist aufgrund von Einstellungsuntersuchungen ein entsprechender Arbeitsplatz vorzuschlagen. Behandlungen können die Beschwerden bessern und bieten in vielen Fällen Aussicht auf Vermeidung der Verschlimmerung. Nur in äußerst seltenen Ausnahmefällen können ungewöhnliche mechanische Dauereinwirkungen im Beruf die Notwendigkeit zur Überprüfung einer berufsbedingten Verschlimmerung des Leidens rechtfertigen. Die Abwägung zwischen endogener Vorerkrankung und exogenem beruflichem Einfluß ist in solchen Beurteilungen immer sehr verantwortungsvoll und nur aufgrund einer gesicherten Diagnose sowie unter Beachtung der genau analysierten Arbeitsvorgeschichte vorzunehmen.

Die typische *Alterskyphose* (beschrieben in II 2. 3.3) beruht ausschließlich auf endogenen Vorgängen. Sie entsteht nicht durch berufliche Dauerbelastungen, kann aber infolge der Schmerzhaftigkeit und der körperlichen Belastung in Frühfällen, die allerdings nur selten vor dem 65. Lebensjahr liegen, einen vorzeitigen Berufsabbruch erforderlich machen.

18.9.0 Vibrationen

18.9.1 Einleitung
D-BeKV:2103 / DDR-BK:21 u. 23 / F-BK:35 u. 48 / EG-BK:E5

Wegen der bekannten Gefahren für den menschlichen Körper, die von Dauerarbeitseinflüssen vibrierender Maschinen ausgehen, haben sich die experimentelle und die klinische Forschung seit Jahrzehnten mit den zugehörigen Problemen beschäftigt. Einzelheiten darüber enthält I 7, in dem die an Organen und an Organsystemen bekannt gewordenen Schädigungen – übergeordneter Begriff: Vibrationskrankheit – unter Hinweis auf zahlreiche Forschungsergebnisse beschrieben sind. Die folgenden Ausführungen stützen sich auf die dort geschilderten Grundlagen und Ergebnisse und können deshalb kurz gehalten werden.

In der biomechanischen Literatur haben sich die Bezeichnungen »Teilkörperschwingung« (I 7. 4.2) und »Ganzkörperschwingung« (I 7. 4.3) eingebürgert, während in den Verordnungen der verschiedenen Länder, die jeweils am Kopf der Kapitel genannt werden, eine solche Unterscheidung nicht besteht. Fast alle Verordnungen über Berufskrankheiten der Länder innerhalb und außerhalb der Europäischen Gemeinschaft betreffen lediglich die über das Maschine-Hand-Arm-System in den Körper gelangenden Schwingeinflüsse. Nur in der EG-BK sind im Merkblatt E 5 Schwingungen verschiedener Frequenzgruppen zusammengefaßt, die unterschiedliche Leitwege im Körper benutzen und je nach dem Frequenzbereich zu entsprechenden Krankheiten führen, ohne daß allerdings die Bezeichnungen Teilkörperschwingung oder Ganzkörperschwingung verwendet werden. Aus praktischen Gründen erscheint es aber angebracht, in den folgenden Ausführungen Teilkörper- und Ganzkörperschwingungen getrennt zu behandeln, wie das auch bereits in früheren Kapiteln geschehen ist.

Zu betonen ist noch, daß sich die weiteren Abschnitte dieses Kapitels nur mit der Einwirkung von Vibrationen auf den Knochen und die (echten) Gelenke der Wirbelsäule beschäftigen, während dem »Halbgelenk« Zwischenwirbelscheibe eigene Kapitel gewidmet sind: II 19. 1 bis 9.

Einige Besonderheiten haben allerdings Knochen und Gelenke mit den Zwischenwirbelscheiben gemeinsam. Sie reagieren auf alle mechanischen Dauerbelastungen – also auch auf regelmäßige Sinusschwingungen und wiederholte stoßende Erschütterungen – erst nach langer Einwirkungszeit. Außerdem verschlimmern sich gewisse Schädigungen auch dann noch, wenn die auslösenden mechanischen Einflüsse, sei es durch Wechsel der Arbeit oder aus anderen Gründen, nicht mehr wirksam sind: I 7. 1, II 12. 2.1 und D-BeKV: 2103.

Hinzu kommt, daß nicht nur in den auf Diffusion angewiesenen (bradytrophen) Geweben, wie Zwischenwirbelscheibe und Gelenkknorpel, sondern auch im Knochengewebe die (endogene) Alterung und die von außen kommenden Beanspruchungen durch die Arbeit und das tägliche Leben sowie durch besondere persönliche Lebensgewohnheiten (zum Beispiel Leistungssport) den endgültigen Gewebezustand mitbestimmen. Auch können bereits in der Kindheit und in der jugendlichen Wachstumszeit entstandene Gewebeschäden den Boden für verschlimmernde exogene Einwirkungsmöglichkeiten vorbereiten.

Die Häufigkeit der spezifischen vibrationsbedingten Krankheitszustände führten in vielen Ländern zu gesetzlichen Regelungen oder Anordnungen. Das wurde bereits in I 7. 1 angedeutet. Infolge unterschiedlicher wissenschaftlicher Auffassungen bestehen allerdings in den Verordnungen über die Anerkennung dieser Schäden uneinheitliche Bestimmungen und auch weit voneinander abweichende Schilderungen der pathophysiologischen Zustandsbilder sowie der biomechanischen Vorgänge. Für die Bundesrepublik Deutschland liegt in der D-BeKV von 1977 unter Ziffer M 2103 eine Schilderung der Grundlagen für die Anerkennung von Erschütterungsfolgen vor: *Wendland* u. *Wolff* 1977. Die Überschrift dazu lautet: »Erkrankungen durch Erschütterungen bei Arbeit mit Druckluftwerkzeugen oder gleichartig wirkenden Werkzeugen oder Maschinen«. Dieses Merkblatt erwähnt weder Knochen und Gelenke des Achsenskelettes noch die Zwischenwirbelscheiben oder die Rücken- und Nackenmuskulatur. Das Wort »Wirbelsäule« kommt nicht vor. Sie ist im Merkblatt 21 (Erkrankungen durch Erschütterung bei Arbeit mit Preßluftwerkzeugen und ähnlich wirkenden Werkzeugen und Maschinen) der DDR-BK ebenfalls nicht erwähnt: *Holstein* 1971. Die EG-BK (mit der letzten Ergänzung vom 9.8.1966) beschäftigt sich mit diesen Problemen im Merkblatt E 5 unter der Überschrift: »Berufsbedingte Knochen-Gelenk-Schäden und angioneurotische Störungen durch Erschütterungen«. Allerdings ist die Namengebung undeutlich abgegrenzt, wenn von »Knochen-Gelenk-Schäden« gesprochen wird, die durch das (vibrationsbedingte) Zusammendrücken der Wirbelkörper entstehen. Zu diesem Punkt folgen Erörterungen in den Kapiteln II 18. 9.2 und II 18. 9.3, soweit die Knochen betroffen sind, in Kapitel II 18. 10 für die Gelenke und in II 19. 8 für die Zwischenwirbelscheiben.

Die angegebenen Verordnungen in der Bundesrepublik, in der DDR und in der Europäischen Gemeinschaft haben noch einige Besonderheiten, die Vergleiche erschweren, wenn nicht ganz unmöglich machen. Aus den beiden erstgenannten, in vielen Abschnitten fast wortgleichen Verordnungen läßt sich folgern, daß nur Teilkörperschwingungen gemeint sind, die von Arbeitsgeräten mit Rückstoßwirkung auf das Hand-Arm-System übertragen werden. Die EG-BK erwähnt neben handbedienten Werkzeugen und Maschinen, die auf Hand und Arm einwirken, auch Erschütterungen in Fahrzeugen – also Ganzkörperschwingungen –, die an der Wirbelsäule Knochen-Gelenk-Schäden in Form von unspezifischen arthrotischen Veränderungen, Verschmälerung der Wirbelkörper oder »intervertebrale Hernien« erzeugen. Außerdem heißt es: »Allgemein verursacht eine niedrige Frequenz unter 10 Hz ausschließlich Knochen-Gelenk-Schäden« und »Knochen-Gelenk-Schäden finden sich fast ausschließlich an der Wirbelsäule«. (Das Verständnis solcher Verordnungen wird durch die aus einer uneinheitlichen internationalen Nomenklatur entnommenen Namen keinesfalls erleichtert! Siehe auch die Bemerkungen zu diesen Verordnungen in II 19. 1.)

Sachliche Gründe und die geschilderten Schwierigkeiten erfordern eine getrennte Behandlung der Auswirkungen von Teilkörperschwingungen und von Ganzkörperschwingungen, worauf im Beginn dieses Kapitels hingewiesen wurde. Das ist in zahlreichen Kapiteln durchgeführt:
- Teilkörperschwingungen in I 7. 4.2, I 7. 5.9, II 9. 3.2, II 12, II 18. 9.2, II 19. 8.2.
- Ganzkörperschwingungen in I 7. 4.3, I 7. 5.10, II 9. 3.3, II 9. 3.4, II 13, II 14, II 18. 9.3, II 19. 8.3.

In der Berufskrankheitsliste Frankreichs (F-BK) werden die Knochen-Gelenk-Schäden an

Hand und Arm in Nr. 35 und die angioneurotischen Veränderungen an den Fingern in Nr. 48 aufgeführt. Die Wirbelsäule bleibt unerwähnt.

18.9.2 Teilkörperschwingungen
A-BK:20 / B-BK:1.605.01 u. 1.605.02 /
D-BeKV:2103 / DDR-BK:21 / EG-BK:E 5 /
F-BK:35 u. 48 / I-BK:42

Die Beteiligung der Wirbelsäule an Teilkörperschwingungen, deren Leitweg fast ausschließlich von hand-arm-bedienten Werkzeugen ausgeht, ist umstritten: I 7. 4.2, I 7. 5.8, I 7. 5.9, II 12. Gegenüber der bisher üblichen Ablehnung eines Zusammenhanges zwischen Schwingeinflüssen über den Leitweg Hand-Arm-Schulter und Störungen an der Halswirbelsäule haben neue Forschungsergebnisse nachdenklich gestimmt. Allerdings beziehen sich die Schädigungsmöglichkeiten mehr auf die Zwischenwirbelscheiben, über die in II 19. 8.2 berichtet wird, als auf vibrationsbedingte Störungen der Knochenstruktur und der Gelenke (Kopfgelenke, Wirbelbogengelenke).

Über Knochenstörungen ist nur eine Beobachtung von *Horváth* u. *Kákosy* erwähnenswert. Sie fanden bei einem Gußputzer nach jahrelanger Bedienung von Druckluftgeräten die Abtrennung eines Dornfortsatzstückes an der Halswirbelsäule: Näheres dazu in II 12. 2.1. Für einen solchen Fall dürften keine Schwierigkeiten bei der Anerkennung als Berufskrankheit bestehen, wenn auch die überwiegende Anzahl von Abtrennungen an Wirbelbogenfortsätzen durch Schaufelarbeiten und ähnliches, aber nicht durch Vibrationseinwirkungen zustande kommt: II 18. 2.

Ungelöste Fragen bestehen bezüglich der im letzten Jahrzehnt an den knöchernen Wirbelkörperabschlußplatten, den Siebplatten, beschriebenen subchondralen Mikrofrakturen: I 4, II 9. 2.2, II 18. 5, II 18. 9.3, II 19. 5, II 19. 8.3. Ihre Bedeutung liegt weniger in den Schäden an der Wirbelkörperspongiosa selbst, als vielmehr an den Folgeerscheinungen, die für die Diffusionsernährung der angrenzenden Zwischenwirbelscheibe zu befürchten sind: I 8. 3.2, II 18. 5, II 19. 8. Die bisherigen Forschungsergebnisse lassen keine sicheren Schlüsse auf die berufliche Verursachung dieser Schäden und damit auf das Vorliegen einer Berufskrankheit zu: II 9. 2.2. Die Fortentwicklung diesbezüglicher Forschungsverfahren ist aber dringend notwendig.

Von den Knochen- und Gelenkschäden infolge Erschütterungen bei der Arbeit mit Druckluftwerkzeugen sind in D-BeKV:2103 nur die Schäden an der Hand und am Arm genannt. Über Beziehungen zur Wirbelsäule wird nicht berichtet. Bei einer Besprechung über die nach D-BeKV:2103 angezeigten und die erstmals entschädigten Fälle der Jahre 1967 bis 1971, die aus dem Bergbau sowie der Metallbe- und -verarbeitung stammen, schreibt *Christ* 1973, daß es sich vorwiegend um Gelenkschäden der oberen Gliedmaßen handelt, verursacht durch vibrierende Handwerkzeuge. Er weist darüberhinaus auf Reihenuntersuchungen bei Traktorführern hin, die zur Feststellung von Wirkungen der Schwingbelastung in der Form vorzeitiger Abnutzungserscheinungen der Wirbelsäule führten.

In der EG-BK:E 5 besteht bedauerlicherweise keine eindeutige Trennung zwischen Teilkörperschwingung und Ganzkörperschwingung, worauf in II 18. 9.1 und II 19. 8.2 hingewiesen wird. Erwähnt sind Knochen-Gelenkschäden an Hand und Arm durch Bedienung von handgetriebenen, vibrierenden Maschinen. Folgerungen über Einflüsse von Teilkörperschwingungen auf die Wirbelsäule sind jedoch nicht enthalten, während die Beteiligung der Wirbelsäule an Ganzkörperschwingungen erwähnt wird, worüber das Kapitel II 19. 8.3 weitere Ausführungen bringt.

Die DDR-BK:21 enthält nur Beschreibungen über die Schädigungen an Hand und Arm, aber keine Hinweise auf die Wirbelsäule. Das Gleiche gilt für die F-BK:35 u. 48.

18.9.3 Ganzkörperschwingungen
In D-BeKV sowie in DDR-BK nicht
enthalten / EG-BK:E5

Der Einfluß von Ganzkörperschwingungen auf den menschlichen Körper wird in den angeführten nationalen Verordnungen über Berufskrankheiten nicht behandelt. Die EG-BK enthält an einigen Stellen des Merkblattes E5 Ausführungen über Schwingungen, die durch Baumaschinen, in Baufahrzeugen, in Hubschraubern sowie durch ortsfeste Maschinen (die Bodenerschütterungen erzeugen) entstehen. Derartige »berufliche Gefahrenquellen« führen dem Gesamtkörper Vibrationen zu. Wörtlich heißt es in EG-BK:E5:

»Die langsamen Erschütterungen der Baufahrzeuge

und -maschinen haben große Amplituden. Die Resonanzerscheinungen bei den Maschinen oder des Organismus sowie andere Umstände, wie schlechte Sitze, seitlich einwirkende Kräfte, angestrengte Muskeltätigkeit usw., überlagern oft die Erschütterungen und tragen zur Verschlimmerung der Schäden bei. Die Knochen-Gelenk-Schäden finden sich fast ausschließlich an der Wirbelsäule. Sie entstehen durch das Zusammendrücken der Wirbelkörper. Meist sind diese Schäden im Bereich der Brust- und Lendenwirbelsäule lokalisiert, sie finden sich aber auch an der Halswirbelsäule.«

Einige Folgen der Vibrationseinflüsse im Knochen-Gelenk-System und vor allem an der Wirbelsäule sind in dem erwähnten Merkblatt der EG-BK geschildert. Leider finden sich über die an der Wirbelsäule entstehenden und im Röntgenbild sichtbaren Schäden nur ungenaue Beschreibungen: unspezifische arthrotische Veränderungen, Verschmälerungen der Wirbelkörper oder Intervertebralhernien. Unklar bleibt, ob die »unspezifischen arthrotischen Veränderungen« an den Wirbelbogengelenken bzw. an anderen echten Gelenken oder Falschgelenken sitzen, oder ob diese Bezeichnung auf die Folgeschäden von Zwischenwirbelscheibestörungen, wie Spondylosis deformans, Osteochondrosis intercorporalis u. a. – also auf das »Halbgelenk Zwischenwirbelscheibe« – hinweist. Unter »Verschmälerungen der Wirbelkörper« sind wahrscheinlich leichte Zusammendrückbrüche zu verstehen. Bisher ist allerdings nicht bewiesen, daß Ganzkörpervibrationen solche Veränderungen an den Wirbelknochen hervorbringen. Auch von Teilkörperschwingungen ist dies nicht bekannt. Ausführliche Darstellungen über vibrationsbedingte Körperschäden und Erörterung der ungeklärten Fragen in den Kapiteln I 7, II 9. 3, II 12, II 13, II 14, II 19. 8.

Für die in der Literatur erwähnten subchondralen Mikrofrakturen in den Wirbelkörperabschlußplatten werden rhythmische Wechselbelastungen als Ursache erwogen. Die Forschungsergebnisse sind jedoch noch nicht ausreichend gesichert. Nach den heutigen Erkenntnissen können weder Teilkörperschwingungen (II 18. 9.2) noch Ganzkörperschwingungen als Berufsursachen für diese Knochenschäden angesehen werden, auf die in verschiedenen Kapiteln hingewiesen ist: I 4, I 5, I 8. 3.2, II 18. 5, II 18. 7, II 18. 9.2, II 19. 4, II 19. 5, II 19. 8.3.

Fragen über den Zusammenhang zwischen Ganzkörperschwingungen und Osteoporose sind in II 18. 7 behandelt, siehe auch II 15. 4.2.

18.10.0 Veränderungen an Gelenken

18.10.1 Einleitung
D-BeKV:2201 u. 21.03 / DDR-BK:21, 22 u. 25 / EG-BK:E4 u. E5

Wenn das »Halbgelenk Zwischenwirbelscheibe«, dessen Schäden als problematische Berufskrankheit in II 19 besprochen werden, hier ausgeklammert wird, bleibt zur Besprechung der Frage mechanischer beruflicher Schädigungsmöglichkeiten an Gelenken der Wirbelsäule noch die große Zahl der Wirbelbogengelenke (etwa 50), die 2 Iliosakralgelenke, die 4–5 Gelenke, die unter dem Begriff »Kopfgelenke« zusammengefaßt werden, und die 14 Unkovertebralgelenke der Halswirbelsäule: Das sind insgesamt etwa 70 »echte« Gelenke. Obwohl diese Gelenke in ihrer Gesamtheit niemals gleich starken Belastungen bei beruflichen Arbeiten oder durch berufsbedingte Bewegungsarmut bzw. Dauerhaltungen ausgesetzt sind, kommt es zu besonderen Einzelbelastungen, meist aber zur Beanspruchung einer umschriebenen Gruppe der Gelenke im beruflichen Alltag.

Die häufigen Arthrosen der Wirbelsäulegelenke haben die Wissenschaft seit langem angeregt, zum Beispiel *Lange* (1934) und *Güntz* (1934): Literaturzusammenstellung bei *Schmorl* u. *Junghanns* 1968. In II 2. 5.5 und II 5. 4.5 finden sich Beschreibungen und Bilder der chronischen arthrotischen Verformung dieser Gelenke. Wie bei allen Arthrosen spielen endogene Faktoren und exogene Einflüsse eine jeweils unterschiedliche Rolle, wobei das Schwergewicht meist einer endogenen Grundursache zugesprochen wird. Die Arbeitsmedizin hat sich jedoch mit der Frage auseinanderzusetzen, welche beruflichen Einflüsse unter Umständen in besonderem Maße schädigend auf diese wegen ihrer »versteckten« Lage nur wenig beachteten Gelenke wirken könnten.

In den im Kapitelanfang mit Abkürzungen aufgeführten nationalen und internationalen Verordnungen oder Beschreibungen über Berufskrankheiten kommen Erwähnungen von »echten« Gelenken im Bereiche der Wirbelsäule nur im Merkblatt E 5 der EG-BK vor. Die Schäden werden dort als »unspezifische arthrotische Veränderungen« bezeichnet, ohne daß die beteiligten Gelenke genannt sind. Darauf wird bei Besprechung der einzelnen Gelenkarten in den folgenden Abschnitten näher eingegangen.

18.10.2 Wirbelbogengelenke
D-BeKV:- / DDR-BK:22 / EG-BK:E5

Trotz der Hinweise auf Häufigkeit und Bedeutung der Wirbelbogengelenk-Arthrose in dem Buch von *Lange* (1934) und von weiteren Einzelarbeiten, zum Beispiel *Güntz* (1934), hat sich die Arbeitsmedizin noch nicht ausreichend mit diesen Gelenken beschäftigt, obwohl sie praktisch an jeder statischen oder dynamischen Beanspruchung der Wirbelsäule beteiligt sind und infolge ihrer Koppelung mit der dem gleichen Bewegungssegment zugehörenden Zwischenwirbelscheibe Fehlbelastungen erleiden können. Das geschieht vor allem dann, wenn Veränderungen der Zwischenwirbelscheibe eine Lockerung des Bewegungssegmentes hervorgerufen haben: II 5. 3.2.2. Deshalb bedürfen die biomechanisch in der Wirbelbogenreihe als geschlossene Kette »arbeitenden« Wirbelbogengelenke für jede funktionelle Betrachtung von Wirbelsäulestörungen, insbesondere bei beruflicher Beanspruchung bzw. Überbeanspruchung einer gezielten funktionellen und – je nach der Notwendigkeit – auch röntgenologischen Diagnostik. Wenn während der Betriebsarbeit Schmerzen auftreten und das Problem der Berufskrankheit auftaucht, darf die Diagnostik nicht nur die Befunde in der Wirbelkörper-Bandscheiben-Reihe beachten, sondern die Wirbelbogengelenke sind einzubeziehen, weil ihre Veränderungen oft alleinige oder hauptsächlichste Schmerzursache sind.

Daß die Wirbelbogengelenke eine wesentliche Rolle bei besonderer körperlicher Beanspruchung spielen können, ergibt sich aus den Erfahrungen bei jugendlichen Wasserspringern und Trampolinturnern: *Groher* 1969, 1974. Sie leiden bereits vor dem 20. Lebensjahr in einem erstaunlich hohen Prozentsatz an schmerzhaften, bewegungsbehindernden und röntgenologisch nachweisbaren Arthrosen der Wirbelbogengelenke im Lenden-Kreuz-Bereich. Sportliches Hochleistungstraining ist zwar mit beruflicher Arbeitsbelastung nicht ohne weiteres vergleichbar. Trotzdem sollten arbeitsmedizinische Untersuchungen mit Ausrichtung auf die Wirbelbogengelenke eingeleitet werden, weil viele körperliche Schwerarbeiten ihren stark belasteten Drehpunkt im Lenden-Kreuz-Übergang haben, und weil über Sitzfläche und Becken eindringende sinusförmige Dauervibrationen und stochastische Erschütterungen in diesem Bereiche besonders konzentriert wirken. Nur wenn entsprechend umfangreiches Zahlenmaterial aus Versuchen und epidemiologischen Statistiken vorliegt, kann die Frage der Berufskrankheit geklärt werden. Die Bedeutung, die in dieser Beziehung den in die Bewegung und Belastung der Lenden-Kreuz-Gegend einbezogenen Kreuzbein-Darmbein-Gelenken zukommt, wird in II 18. 10.3 erläutert.

Forschungen in der genannten Richtung sind erforderlich, weil das Merkblatt E 5 der EG-BK »Knochen-Gelenk-Schäden« an der Wirbelsäule erwähnt, die als »unspezifische arthrotische Veränderungen« bezeichnet werden, allerdings ohne Nennung der betroffenen Gelenke. Welche Schwierigkeiten der Namengebung und der gegenseitigen internationalen Verständigung sich mit dieser Bezeichnung auftun, ist in den Kapiteln II 18. 9.3 und II 19. 1 nachzulesen.

Die Überschrift zum Merkblatt 22 der DDR-BK erwähnt unter anderem »Gelenke«. In der Beschreibung wird von Gelenkknorpel gesprochen, der »mit seiner Degeneration zur Arthrosis deformans« führt. Es heißt weiter: »Hiervon werden beruflich leicht die Zwischenwirbelscheiben ergriffen (Spondylarthrosis deformans)«. Damit ist die Sprachverwirrung deutlich: Meint der Verfasser des Merkblattes die Spondylosis deformans oder die Arthrosis deformans der Wirbelbogengelenke, oder soll dieser Ausdruck beide unterschiedliche Krankheiten vereinen (die allerdings oft in Abhängigkeit voneinander entstehen: I 5. 2, II 5. 3.2.1). Wahrscheinlich geht es dem Autor im wesentlichen um den Zwischenwirbelscheibeschaden, denn im nächsten Satz ist ohne erklärenden Übergang der Bandscheibeprolaps erwähnt. Von Wirbelbogengelenken, Kopfgelenken usw. wird nicht gesprochen. Für die notwendige Diskussion über diese Unklarheiten und über Forschungsmöglichkeiten ist zunächst eine internationale, allgemein zu verwendende Nomenklatur erforderlich: siehe *Junghanns* 1977: »Nomenclatura Columnae Vertebralis«. Vorher ist zur Frage der beruflichen Verursachung dieser Leiden jede Stellungnahme schwierig, wenn nicht unmöglich.

Da Arthrosen ihren unmittelbaren Ausgangspunkt nicht immer im Knorpelbelag des Gelenkes haben, muß in bezug auf die Wirbelbogengelenke noch untersucht werden, ob in der subchondralen

Knochenschicht Anhaltspunkte für die Arthrosenentstehung vorliegen. Solche Ursachen, nämlich Gasembolien mit nachfolgenden umschriebenen Knochennekrosen, sind von den Spätarthrosen nach Druckfalleinfluß auf die Knochen bekannt: II 18. 6. Die Wirbelbogengelenke wurden aber bisher auf solche Schädigungsmöglichkeiten nicht untersucht. Wenn nach Druckfallkrankheit Spätbeschwerden an der Wirbelsäule auftreten, ist es ratsam, nicht nur auf röntgenologische Veränderungen in den Wirbelkörpern und an der Wirbelkörper-Bandscheibe-Grenze, sondern auch auf Wirbelbogengelenkarthrosen zu achten.

18.10.3 Iliosakralgelenke

Die Iliosakralgelenke erleiden durch verschiedene Ursachen arthrotische Veränderungen: II 2. 5.5, II 5. 4.5. Die Fragen über Zusammenhang zwischen Arthroseentstehung und beruflichem Einfluß, die in II 18. 10.2 in Beziehung auf die Wirbelbogengelenke erörtert wurden, liegen ähnlich auch für die Kreuzbein-Darmbein-Gelenke vor. Noch fehlen ausreichende Untersuchungen über Häufigkeit und Ausmaß der chronischen Verformungen in diesen Gelenken. Die Beseitigung der mangelnden Kenntnisse liegt im Interesse der Arbeitsmedizin, denn die in diesen »Gelenken« teils straffe Bandhaft und teils bewegliche Gelenkverbindung (*Bild* II 2/30) zwischen Beckenring und Kreuzbein haben viele statische und dynamische Arbeitsbelastungen sowie Vibrationseinflüsse zu ertragen und sie zwischen Kreuzbein/Wirbelsäule einerseits und Kreuzbein/Beckenring andererseits zu verteilen: II 7. 5.10. Die meist mit einer Arthrose verbundene Gelenkblockierung oder -instabilitas führt durch die erforderliche Ausgleichs-(Balancier-)Belastung schließlich zu Muskelermüdung, Kreuzschmerzen und ähnlichen Insuffizienzerscheinungen. Die Entstehung einer Iliosakralarthrose allein infolge von Arbeitseinwirkung ist nicht hinreichend bewiesen. Bei Zunahme von Schmerzen, wie sie durch Dauerbelastung oder Vibrationseinflüsse hervorgerufen werden, kann die Umsetzung auf einen geeigneten Arbeitsplatz helfen.

18.10.4 Kopfgelenke

Für die diagnostisch schwierig erkennbaren Arthrosen der Kopfgelenke (I 5. 2, II 2. 5.5, II 5. 4.5), die durch schmerzhafte Bewegungsbehinderungen und durch Gelenkblockierungen auffallen können, liegen arbeitsmedizinische Fragestellungen im gleichen Rahmen vor wie für die Wirbelbogengelenke: II 18. 10.2. Spezielle Untersuchungen über den Zusammenhang von Arthrosen der Kopfgelenke mit besonderen Arbeitsleistungen sind bisher nicht durchgeführt worden. Das geschah auch nicht bei den Fleischträgern, die nach den Untersuchungen von *Schröter* (1972) groteske Veränderungen an der Halswirbelsäule haben: II 11. 6. *Schröter* beschreibt sie im Bereich von C 2 bis C 7. Schäden in den Kopfgelenken erwähnt er nicht, obwohl infolge der schweren Tragebelastung des Nackens gerade Veränderungen in dieser Gelenkgruppe zu erwarten sind. Ihr Nachweis ist allerdings nur in Sonder-Röntgenaufnahmen sicher zu erbringen, die *Schröter* wahrscheinlich nicht vorlagen. Der augenblickliche Wissensstand gibt also keine Möglichkeit, chronisch verformende Veränderungen eines oder mehrerer dieser Gelenke als berufsbedingt anzuerkennen.

18.10.5 Unkovertebralgelenke

Die Hakengelenke (Halbmondgelenke, Unkovertebralgelenke) an der Halswirbelsäule bilden sich rechts und links in den Bandscheiben als zunehmend größer werdende Spalten erst nach der Geburt aus: Beschreibung in I 5. 2 u. II 19. 4. Ihre häufige arthrotische Veränderung (II 2. 5.5, II 5. 4.5) steht fast immer im Zusammenhang mit einer fortgeschrittenen Chondrosis disci (II 2. 5.3), und oft kommt im gleichen Bewegungssegment eine Arthrose der beiden Wirbelbogengelenke hinzu. Diese gekoppelten Veränderungen verursachen häufig eine Insufficientia intervertebralis mit den üblichen schmerzhaften Folgeerscheinungen: II 5. 3. Die knorpeligen und die knöchernen Zackenbildungen an den Rändern der Unkovertebralgelenke, aber auch die hier selten vorkommenden Bandscheibevorfälle steuern die fühlbaren Erscheinungen, wie Nackenschmerzen, Schmerzausstrahlungen zum Kopf sowie in Schulter und Arme. Gerade dieser Krankheitskomplex ist verantwortlich für Bewegungsstörungen der Halswirbelsäule und für behindernde Schmerzen, die sich bei vielen beruflichen Tätigkeiten bemerkbar machen.

Wegen des engen Zusammenhanges der von den Hakengelenken ausgehenden Krankheitszeichen mit Bandscheibeschäden, wie Chondrosis disci oder Osteochondrosis intercorporalis, werden ihre Beziehungen zu beruflichen Belastungen und die Frage der Berufskrankheit im Rahmen des folgenden Kapitels »Der Zwischenwirbelscheibeschaden als problematische Berufskrankheit« behandelt: II 19. 4.

18.10.6 Falschgelenke

Übergangswirbel, die zur Gruppe der Variationen gehören (II 2. 2.1), sind am Lenden-Kreuzbein-Übergang (Regio transitoria lumbosacralis) durch einseitige oder doppelseitige Verbreiterung der Querfortsätze gekennzeichnet: *Bilder* II 2/2 u. II 2/3. Skoliosen können gleichzeitig auftreten. Häufig entstehen gelenkartige Verbindungen, die sich im Laufe des Lebens arthrotisch verändern: Pseudarthrosis transitoria. Schmerzen bei statischen oder dynamischen Belastungen bleiben nicht aus: schmerzauslösende Übergangswirbel. Oft bildet sich an der Übergangsregion eine verminderte Höhe des Zwischenwirbelraumes bei gleichzeitiger Veränderung im Zwischenwirbelscheibegewebe, das zu einer endogen gesteuerten Chondrosis disci und Osteochondrosis intercorporalis neigt: *Bild* II 18/5.

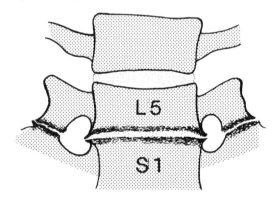

Bild II 18/5: Osteochondrosis intercorporalis in Verbindung mit einem doppelseitig arthrotisch-gelenkigen Übergangswirbel L 5/S 1.

Verlangt ein Beruf besondere Belastung der Lenden-Kreuzbein-Gegend, vor allem einseitige, dann verstärkt dieser exogene Einfluß das endogen vorgezeichnete Fortschreiten der Arthrose im Falschgelenk und der Chondrose in der »minderwertig« angelegten Zwischenwirbelscheibe. Nach den bisherigen Erfahrungen wirkt der exogene, berufsabhängige Teil der Verschlimmerung nur als nebensächlicher Ursachenanteil. Ob Vibrationen auf das Fortschreiten der Arthrose und der Chondrose maßgebenden Einfluß haben können, ist für den Lenden-Kreuzbein-Übergang nicht untersucht.

18.11.0 Erkrankungen der Sehnen- und Muskelansätze
D-BeKV:2101 / DDR-BK:22 / EG-BK:E 6b

18.11.1 Insertions-Osteotendopathie / Akroosteopathie

Die an Knochenvorsprüngen auftretende Insertions-Osteotendopathie – wegen der Schmerzhaftigkeit als Akroosteoalgie oder Akrostealgie bezeichnet – ist von mehreren Stellen des Stütz- und Bewegsystems bekannt. Dieses Krankheitsbild umschließt Erscheinungen wie Epicondylitis, Styloiditis, Coracoiditis, Xyphoideodynie, Periostosen, Periostitis und andere durch ihre verschiedenartigen Namen gelegentlich Verwirrung stiftende Bezeichnungen. *Laarmann* nennt sie 1977 Ansatzerkrankungen oder Muskelzugperiostosen. An der Wirbelsäule sind die vorspringenden Enden der Dorn- und der Querfortsätze bevorzugter Sitz der schmerzhaften Erkrankung, für die auch der Name Akroosteopathie verwendet wird. Sie beginnt in den mit Knorpel ausgekleideten langen Einfügungskanälen, in denen die Fasern der Sehnen, der Bänder und gelegentlich auch der Muskelfaszien so verankert sind, daß sie eine funktionsgerechte Gewebssymbiose mit dem Knochen bilden: *Drasche* 1975, *Rettig* 1975, *Thurner* u. *Caruso* 1959. An den Einstrahlungsstellen kommt es zu Aufbrauch (Gewebsentartung, Gewebsermüdung) des hyalinknorpeligen Widerlagers. *Thurner* u. *Bodner* (1963) sprechen von einem kolloidalen Zusammenbruch der interfibrillaren und interzellularen Substanz. Damit fehlt den Sehnen das elastische Polster ihrer Verankerung. Sie werden in den Entartungsprozeß einbezogen, »zerfasern« (deformieren) und reißen ab. Gleichzeitig entstehen Rauhigkeiten und Auflagerungen bis zu Knochensporen an den schmerzhaften Ansatzstellen. Das Krankheitsbild wird röntgenographisch darstellbar.

Im Verlauf von unphysiologischen Über- und Fehlbeanspruchungen, die an der Wirbelsäule unter anderem durch Verkrümmungen hervorgerufen werden, auch übermäßigen Dauerbelastungen infolge langzeitiger und ungünstiger Arbeitshaltung oder rasch wiederholter und lang fortgesetzter gleichförmiger Arbeitsbewegung werden Beschwerden fühlbar. Wegen der mechanischen Grundbedingungen, die auch außerhalb eines Berufes liegen können, und wegen des deformierenden Endzustandes prägte *Thurner* 1959 die Bezeichnung »funktionsmechanische deformierende Insertionstendopathie«. An der Wirbelsäule bevorzugt sie die Spitzen der Dorn- und Querfortsätze im Lendenbereich. Sie kann sich bei Angehörigen der Sitzberufe infolge ungünstiger Dauerhaltung mit Über- und Fehlbeanspruchung (zum Beispiel bei Bürokräften, II 10. 2) an den Querfortsatzspitzen von C 1 bis C 4 (Ansatzstelle des M. levator) oder an den Dornfortsätzen der Halswirbelsäule und am Hinterhaupt (Ansatzstellen der Mm. trapezius und rhomboideus) als schmerzhaftes Leiden zeigen. Chronischer, der Therapie hartnäckig widerstehender Verlauf kommt häufig vor. Gelegentlich angenommene Beziehungen zum Infekt-Rheumatismus sind noch ungeklärt: II 16. 9.4. Dagegen steht der Zusammenhang dieser und ähnlicher Gewebezerfaserungen oder -abtrennungen mit Vibrationen in der Diskussion: II 19. 2, II 19. 8.1.

Becker schildert 1972 Insertionstendopathien an Dornfortsätzen der Halswirbelsäule und am Ursprung des M. psoas am 4. und 5. Lendenwirbelkörper. In der Besprechung der Histogenese sind die Einfügungskanäle im Knochen nicht erwähnt. Die Beschreibung beschränkt sich im wesentlichen auf die am und außerhalb des Knochens vor sich gehenden Veränderungen der Faserstrukturen.

Wenn sich nach länger bestehender oder oft wiederkehrender Akroosteoalgie – statt der bei Insertionsosteotendopathie üblichen Rauhigkeiten und Knochenauflagerungen – herdförmige oder bandartige Aufhellungen an den Knochenenden zeigen, liegen wahrscheinlich noch zusätzliche andere Grundbedingungen vor, als sie für eine belastungsabhängige Osteotendopathie gelten. Das sollte Anlaß zu weiterer Diagnostik sein; siehe bei Vinylchloridkrankheit in II 16. 3.7.

Um die Anerkennung als Berufskrankheit für eine der geschilderten Formen von Akroosteopathien zu erhalten, muß sie nach D-BeKV:2101 »zur Unterlassung aller Tätigkeiten gezwungen haben, die für die Entstehung, die Verschlimmerung oder das Wiederaufleben ursächlich waren oder sein können«. Diese Bedingung wird wohl nur selten erfüllt sein, zumal entsprechende Behandlungen – unter Umständen Arbeitsplatzverbesserungen oder zeitweilige Umsetzung auf einen anderen Arbeitsplatz – Linderung oder langzeitige Besserung erreichen. Um diese Hilfe rechtzeitig bringen zu können, sollte der Werksarzt auf die Erkrankung möglichst bald aufmerksam gemacht werden.

In Ziffer 2101 der D-BeKV, die sich mit den Erkrankungen der Sehnen- und Muskelansätze beschäftigt, zu denen die Insertions-Osteotendopathie gehört, sind Periostosen, wie Epicondylitis und Styloiditis am Arm namentlich angegeben. Die Wirbelbogenfortsätze finden jedoch keine Erwähnung. Das zugehörige Merkblatt enthält aber den einschränkenden Satz: »Außerdem fallen hierunter nicht die Folgezustände degenerativer oder anderer Veränderungen an Gelenken, insbesondere der Halswirbelsäule«. Obwohl die Überschrift wie auch die Beschreibungen von Krankheitsbild und Diagnose im Merkblatt die in Frage kommenden Krankheiten eindeutig kennzeichnet, wird es notwendig sein, den nicht besonders begründeten Satz mit dem Hinweis auf Gelenke und mit der Erwähnung der Halswirbelsäule (warum nur Halswirbelsäulengelenke?) bei einer Neufassung zu überarbeiten. Dazu ist eine Stellungnahme zu der Frage der Berufsbezogenheit der schmerzhaften Insertionsosteotendopathie an den Fortsätzen der Wirbelbögen erforderlich. Das umso mehr, weil in der EG-BK:E 6b die Erkrankungen der Muskelansätze infolge Überbeanspruchung aufgeführt und ausdrücklich die Darmbeinkämme und die Wirbeldornfortsätze genannt sind. Unklar bleibt jedoch, warum diese Liste nur die Dornfortsätze und nicht auch die Querfortsätze (zusammengefaßt als Wirbelbogenfortsätze) erwähnt. Im Merkblatt 22 der DDR-BK werden die »Sehnen- und Muskelursprünge und -ansätze« behandelt: *Holstein* 1971, *Schröter* 1961. Die Insertionsosteotendopathie an den Dorn- und Querfortsätzen der Wirbelbögen ist nicht beschrieben.

Bedauerlicherweise erwähnt *Laarmann* in der Neuauflage 1977 seines Buches »Berufskrankheiten nach mechanischen Einwirkungen« die Akroosteopathie der Wirbelbogenfortsätze nicht, beschreibt jedoch Zusammenhänge der Epicondylosen am Ellenbogen mit neuralen Erkrankungen (z. B. Zervikalsyndrom). Wörtlich heißt es in seinem Buch:

»Erscheinungen des Zervikalsyndroms haben nur

Ähnlichkeit mit einigen Zeichen der BK 2101. Es kann natürlich keine ›Krepitation‹ oder ›Stenose‹ hierdurch entstehen. Ein sehr gutes Mittel, zervikal-nervöse Ursachen von Berufskrankheiten zu unterscheiden, ist es, den Patienten im Intervall – einer typischen Verlaufseigenart des Zervikalsyndroms – nachzuuntersuchen: Sind die Merkmale des Zervikalsyndroms dann nicht mehr nachzuweisen und die für Berufskrankheitsfolgen gehaltenen Erscheinungen weiter erkennbar, handelt es sich wirklich um Folgen einer Berufskrankheit – sonst dagegen nicht, denn im Intervall sind *alle* Zeichen einer neuralen Ursache beseitigt – es bleiben die Berufskrankheitsfolgen, wenn wirklich vorhanden, allein zurück!«

Die Einordnung der Insertionstendopathie der Wirbelbogenfortsätze in die Berufskrankheitenlisten wird allerdings erschwert, weil das Problem des Vorschadens bisher in der wissenschaftlichen Literatur für diese Leiden nicht ausreichend behandelt worden ist.

Wieweit die Epicondylitis humeri zu den – unter Umständen berufsabhängigen, zum Beispiel »Tennisellbogen« – Insertionsosteotendopathien gehört, oder ob sie als spondylogenes Reflexsyndrom (*Iselin* 1977) aufgefaßt werden muß, ist trotz vieler Bearbeitungen noch immer nicht eindeutig geklärt. Zusammenhänge mit Störungen im Bereich der Halswirbelsäule haben neben *Reischauer* 1951–1961 und *Mohing* 1957 noch viele andere Autoren angenommen: Literatur bei *Schmorl* u. *Junghanns* 1968.

Weitere Literatur: *Drasche* 1975, *Presber* u. *Nitz* 1956.

18.11.2 Baastrup-Krankheit
In D-BeKV, DDR-BK, F-BK und EG-BK nicht enthalten.

Für die Entstehung der *Baastrup*-Krankheit (*Bild* II 18/6), die ihren Sitz im Ligamentum interspinosum hat (II 2. 5.6, II 5. 4.6), spielen Scher- und Dehnungskräfte eine Rolle: *Eger* 1966. Solche Kräfte konzentrieren sich bei zahlreichen körperlichen Schwerarbeiten im Bereiche der Lendenwirbelsäule. Deswegen wurden auch von jeher Arbeitseinflüsse in Fragen über die Entstehungsursache einbezogen: II 1. 1. *Baastrup*, der die Krankheit erstmals 1933 ausführlich beschrieb, bezeichnet sie als interspinale Nearthrose, die bei Bierfahrern (Bierfaßabträgern) infolge der übermäßigen Lendenlordose beim Tragen der schweren Last vor dem Körper bevorzugt auftritt. Zum gleichen Ergebnis kommt *Jeanmart* 1973: II 11. 6.

Eigenartigerweise fand *Cremona* 1972 diese Veränderungen häufiger bei fettleibigen Frauen als bei Männern.

Vorläufig sind die Beobachtungen noch zu selten, um ein gesichertes Urteil über die Berufsabhängigkeit dieser sowohl arbeitsmedizinisch als auch pathohistologisch interessanten Krankheit ableiten zu können. Sie paßt auch nicht in den Wortlaut des Merkblattes D-BeKV:2101. Dort sind nur die Sehnenansatzstellen aufgeführt. Die Veränderungen in den Dornfortsatz-Zwischenbändern beginnen aber nach den bisher vorliegenden Berichten über mikroskopische Untersuchungen nicht in den Verankerungskanälen (II 18. 11.1) oder am Knochenansatz, sondern im Band selbst. Die Sklerose der angrenzenden Knochen kommt offensichtlich erst nach der Bandzerstörung zustande, wenn sich die Knochen berühren.

Trotzdem sind die bisherigen Kenntnisse nicht befriedigend, weil im Zusammenhang mit den histologischen Untersuchungen die körperliche Schwerarbeit (Berufsbezogenheit) nicht ausreichend beachtet wurde bzw. nicht genügend bekannt war. Außerdem sind die Beobachtungszahlen zu gering. Es fehlen beweiskräftige statistische Vergleiche der Häufigkeit dieser Erkrankung in unterschiedlichen beruflichen Belastungsgruppen und in der Durchschnittsbevölkerung. Die Aufnahme neuer Untersuchungen in Gemeinschaftsarbeit zwischen Arbeitsmedizinern und Histopathologen ist empfehlenswert.

Weitere Literatur: *Gaidek* u. *Golebiowska* 1976, *Marafioti* et al. 1969, *Wilson* et al. 1967.

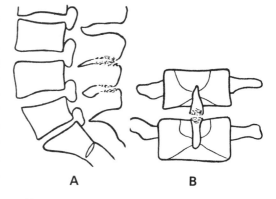

Bild II 18/6: Nach Röntgenbildern skizzierte *Baastrup*-Krankheit zwischen den unteren Dornfortsätzen an der Lendenwirbelsäule.

18.11.3 Der Faserring der Zwischenwirbelscheibe als Sehnenansatz

In D-BeKV, DDR-BK, F-BK und EG-BK nicht enthalten.

Ähnlich dem Verhalten der Sehnenfasern an den Knochenansatzstellen (II 18. 11.1) strahlen die Fasern des Randleistenfaserringes in die knöcherne Randleiste des Wirbelkörpers ein: *Bilder* I 5/1, I 5/2, I 5/6 sowie Ziffer 3 in *Bild* II 19/1. An der Eintrittsstelle in den Knochen werden sie durch jede Bewegung, vor allem durch Seitdrehungen und/oder Verschiebungen zwischen den Wirbeln, abscherenden Kräften ausgesetzt. Bei dauerndem Bewegungswechsel – wahrscheinlich auch durch Vibrationen, II 19. 8.1 – unterliegt diese Stelle sehr ähnlichen mechanischen Einwirkungen wie die Ansatzstellen langer Sehnen, deren Schädigung unter gewissen Voraussetzungen als Berufskrankheit gewertet werden kann: **II 18. 11.1**. Bisher gibt es allerdings keine ausreichenden Kenntnisse darüber, ob die in den Knochen einstrahlenden Fasern des Lamellenringes in gleicher Weise verankert sind wie die Sehnenansätze an anderen Knochenstellen. Diese Verhältnisse bedürfen einer endgültigen Klärung durch lichtmikroskopische und elektronenoptische Untersuchungen an menschlichen Wirbelsäulepräparaten. Parallel dazu ist in Tierversuchen mit abscherenden Bewegungen festzustellen, ob gleichartige oder ähnliche Vorgänge wie an den Sehnenansatzstellen auch in den Verankerungskanälen der Lamellenringfasern entstehen.

Vergleichsmöglichkeiten mit den Verhältnissen an der menschlichen Wirbelsäule ergeben sich jedoch nur bei Menschenaffen. Allein bei dieser Tierart liegen ähnliche morphologische Verhältnisse am Randleistenfaserring vor. Übliche Versuchstiere besitzen keine erhabene ringförmige knöcherne Wirbelkörperrandleiste mit einer Knorpelplatte innerhalb ihres Ringes. Stattdessen liegt eine breite Knochenplatte – also eine knöcherne Epiphysenscheibe – als Abschluß des Wirbelkörpers gegenüber der Zwischenwirbelscheibe.

Die weitergehende Frage, ob berufliche Beanspruchungen auf diesen an jedem Wirbelkörper zweimal (insgesamt also etwa fünfzigmal) vorhandenen »Gefahrenherd Randleistenverankerung« (*Bild* II 19/1 Ziffer 3) ernstlich schädigend einwirken können, ist eine Kernfrage zur Entstehung beziehungsweise zur Verschlimmerung der Spondylosis deformans: **II 19. 2**.

18. 12 Zusammenfassung zu II 18

Lediglich eine beruflich-mechanisch bedingte Knochenveränderung an der Wirbelsäule, die Abtrennung von Wirbelbogenfortsatzteilen, bekannt unter dem Namen Schipperkrankheit, ist in der D-BeKV unter Ziffer 2107 als Berufskrankheit beschrieben: **II 18. 2**. In verschiedenen anderen Abschnitten des Kapitels II 18 werden aber Möglichkeiten weiterer berufsabhängiger und mechanisch bedingter Schäden am Knochengerüst der Wirbelsäule angedeutet. Dazu liegen jedoch unterschiedliche Ansichten verschiedener Bearbeiter, einige nicht genügend wissenschaftlich untermauerte Annahmen, das Fehlen der an einer ausreichend großen Zahl von Fällen gewonnener Erfahrungen, allgemeine Bedenken und andere Einwände vor. So besteht also zum augenblicklichen Zeitpunkt eine ähnliche Problematik für die Anerkennung von Berufskrankheiten der Wirbelknochen, wie sie für die Zwischenwirbelscheiben in II 19. 9 zusammenfassend besprochen wird.

Dessen ungeachtet sind wissenschaftliche Forschungen, epidemiologische Studien und versicherungsrechtliche Überlegungen für einige der in verschiedenen Abschnitten von **II 18** besprochenen Erkrankungen notwendig. Es gilt die Berufsabhängigkeit von Wirbelsäuleveränderungen zu prüfen, deren pathomorphologische Zustandsbilder und Krankheitsverläufe solchen Veränderungen ausgesprochen ähneln, die an anderen Körperstellen als Berufskrankheiten gewertet werden. Das betrifft die Insertionsosteotendopathien (**II 18. 11.1**), wie Epicondylitis und Styloiditis, die unter gewissen Voraussetzungen nach D-BeKV:2101 zu den Berufskrankheiten gehören, während gleichartige Erscheinungen an den Wirbelbogenfortsätzen in der D-BeKV unerwähnt bleiben. (In der EG-BK:E 6b sind Muskelansatzerkrankungen infolge Überbeanspruchung auch an den Wirbeldornfortsätzen als Berufskrankheit bezeichnet.) In dieser Richtung müssen auch für den Ansatz des Faserringes der Zwischenwirbelscheibe am knöchernen Randleistenring (**II 18. 11.3**) Überlegungen angestellt werden: siehe II 19. 2. Die Druckfallschäden mit Einwirkung auf den Wirbelkörper (**II 18. 6**) und im Zusammenhang damit die Mikrofrakturen am Wirbelkörper-Bandscheibe-Übergang (**II 18. 5**) bedürfen ebenfalls des Nachdenkens und weiterer Forschungen, um für die Zweifelsfragen über ihre beruflich-mechanische Verursachung Antworten zu finden.

Der Einfluß der Teil- wie der Ganzkörpervibrationen auf die Wirbelsäule ist viel umstritten. Die EG-BK:E 5 reiht »berufsbedingte Knochen-Gelenk-Schäden durch Erschütterungen« unter ausdrücklicher Nennung von Schäden an der Wirbelsäule (einschließlich Zwischenwirbelscheiben) in die Berufskrankheiten ein. Welche Unklarheiten im Wortlaut dieser an die Mitgliedsländer der Europäischen Gemeinschaft gerichteten Empfehlung liegen, so daß sie in dieser Form kaum als Richtschnur dienen können, wird in einigen Kapiteln und zusammengefaßt in **II 19. 9** erläutert. Gerade aus diesen Gründen ist weiteres Forschen erforderlich, das alle einzelnen Gelenkarten der Wirbelsäule einschließen muß: **II 18. 10**.

Ansichten und Meinungen, aber auch unterschiedliche oder ungenügende Ergebnisse von Forschungen stehen sich in diesen vielfältig verschlungenen Fragenkreisen gegenüber. Deshalb bedarf es der Zusammenarbeit aller beteiligten Disziplinen, um durch zielgerichtete Vertiefung unseres Kenntnisstandes den Regierungs- und Verwaltungsorganen die erforderlichen Grundlagen für ihr Handeln zu vermitteln.

II 19. 0 Der Zwischenwirbelscheibeschaden als problematische Berufskrankheit

19. 1 Allgemeines
D-BeKV: nicht erwähnt / DDR-BK: 21 u. 22 / EG-BK: E5

Der viel genannte und häufig beschriebene Zwischenwirbelscheibeschaden ist keine einheitliche Erkrankung, sondern hat verschiedene Entstehungsursachen, betrifft in unterschiedlicher Weise einzelne Aufbauteile der Zwischenwirbelscheibe und hängt mit Veränderungen in anderen Abschnitten des Bewegungssegmentes eng zusammen. Die häufig langfristigen Verlaufsformen führen zu verschiedenartigen Endausgängen.

Wie noch einmal erwähnt werden soll, haben in diesem Buche die durch einmalige Gewalteinwirkung hervorgerufenen Schäden keinen Platz, sondern es werden diejenigen Störungen behandelt, die auf Dauerbeanspruchung zurückgehen oder mit ihnen verknüpft sind. Hierin liegt eine Problematik in mehreren Beziehungen, nämlich in den allgemeinen Fragen nach Art und Dauer der schädigenden mechanischen Beanspruchung und nach möglichen Schädigungsarten sowie nach dem Schädigungsergebnis, das ein bestimmter Einfluß bewirkt. Die in Kapitel II 18. 1 genannten Bezeichnungen für die vorstellbaren Einwirkungen signalisieren bereits durch die Fülle der Namen das Fehlen genauer Vorstellungen und eindeutigen Wissens. Das ist aber für die Erkennung – und versicherungsrechtliche Anerkennung – schädigender Berufseinflüsse auf die Gewebearten der Zwischenwirbelscheibe ebenso nötig, aber viel schwieriger als für das Knochengewebe: siehe mehrere Abschnitte in Kapitel II 18.

Das »kleine«, dauernd wiederholte Trauma wird – auch unter ähnlichen Namen, siehe II 18. 1 – von vielen Verfassern als Ursache der Anfangsveränderungen im Lamellenring (konzentrische Spalten als Initialschaden) angesehen. Nach *Farfan* (1973) spielen Mikrofrakturen in der Abschlußplatte des Wirbelkörpers die ausschlaggebende Rolle. Diese Ansichten sind für die weiteren Ausführungen wichtig, bedürfen aber in bezug auf die Frage der beruflichen Verursachung einer kritischen Betrachtung. Zusammenfassend wird darüber in **II 19.** 9 berichtet.

Obwohl in Kapitel **II 18** bereits verschiedene Hinweise auf die gleichzeitige Beeinträchtigung von Knochen und Weichgeweben der Wirbelsäule durch mechanische Dauerbeanspruchungen gegeben wurden, bedürfen die Zwischenwirbelscheiben einer gesonderten Besprechung, denn die Zahl der ungeklärten Fragen ist auf diesem Gebiete groß, da die meisten schmerzverursachenden Veränderungen an der Wirbelsäule von Störungen im Bandscheibegewebe und Veränderungen im Bereiche des mit Problemen beladenen Wirbelkörper-Bandscheibe-Überganges ausgehen. Ihre berufliche Abhängigkeit ist mit vielen umstrittenen Begründungen seit Jahrzehnten bejahend oder verneinend besprochen worden. In einigen Ländern sind sie bereits als berufsbedingt anerkannt: siehe DDR-BK:22, EG-BK:E5. Infolgedessen besteht eine dringende Notwendigkeit, der Vielfalt diesbezüglicher Zweifelsfragen in den Beziehungen zwischen Beruf und Bandscheibeleiden nachzugehen.

Deshalb also:
»Der Zwischenwirbelscheibeschaden als problematische Berufskrankheit«.

Die Problematik liegt einesteils in der Schädigungsart des betroffenen Gewebeanteiles der Zwischenwirbelscheibe, also im pathomorphologischen, unter Umständen biomechanisch gesteuerten Ergebnis der Dauerbeanspruchung, und anderenteils in den vielfältigen Beziehungen zu häufigen Vorschäden. In diesen Betrachtungskreis gehören noch die Zusammenhänge zwischen den chemischen Veränderungen der einzelnen Gewebeanteile der Zwischenwirbelscheibe und den mechanischen Gegebenheiten. Dies ist mit umfangreichen Literaturangaben in **I 8.** 3 erörtert worden. Wichtig sind die Ergebnisse der biomechanischen Forschung von *Adams* et al. 1977. Danach können örtliche Veränderungen der chemischen Zusammensetzung in der Zwischenwirbelscheibe zu ihrem mechanischen Versagen führen.

So bergen die verschiedenartigen Veränderungen im Bandscheibegewebe mit ihren Folgen

(II 2. 5.1 bis 4, II 5. 3.2) noch immer große Fragezeichen für die forschende und für die behandelnde Medizin, aber ebenso für arbeitsmedizinische Belange. Insbesondere gehen die Meinungen bezüglich der beruflichen Verursachung von Bandscheibeschäden weit auseinander. Das ist aus dem Vergleich der verschiedenen nationalen Berufskrankheiten-Verordnungen und aus länderübergreifenden Empfehlungen (zum Beispiel EG-BK) zu entnehmen. Auch die wissenschaftliche Literatur gibt keine einheitliche Antwort auf diese Frage.

In der Berufskrankheiten-Verordnung der Bundesrepublik Deutschland vom 1. Januar 1977 (D-BeKV) sind Veränderungen der Zwischenwirbelscheibe und ihre Folgekrankheiten nicht aufgeführt.

Die DDR-BK erwähnt in Merkblatt 21 (Erkrankungen durch Erschütterungen) keine Wirbelsäuleschäden. In DDR-BK:22 sind Erkrankungen der Schleimbeutel, Sehnenscheiden, der Sehnen- und Muskelursprünge und -ansätze sowie der Gelenke und der Knochen aufgezählt. Im gleichen Abschnitt werden auch die Schäden in der Zwischenwirbelscheibe beschrieben (*Holstein* 1971), und zwar mit folgendem Text:

> »Der Gelenkknorpel führt mit seiner Degeneration zur Arthrosis deformans. Hiervon werden beruflich leicht die Zwischenwirbelscheiben ergriffen (Spondylarthrosis deformans). Bandscheibenprolaps mit Vorfall von Nucleus-pulposus-Gewebe (Nucleus-pulposus-Hernie) oder Faserringsubstanz erfolgt dabei meist postero-lateral. Je nach der betroffenen Stelle der Wirbelsäule treten plötzlich Rückenschmerzen mit Brachialgien, Erscheinungen von Lumbago oder Ischiassymptome auf. Röntgenbilder, Myelographie und Myeloskopie müssen andere Erkrankungsursachen ausschließen. Bergleute sind an erster Stelle der Betroffenen zu nennen, dann in der Landwirtschaft Tätige, Fabrikarbeiter und schließlich Handwerker.«

Diese Beschreibung ist unglücklich formuliert, weil sie die Arthrosis deformans in einem Zuge mit mehreren Formen der Bandscheibeveränderungen und einigen ihrer Folgekrankheiten nennt. *Häublein* erklärt 1978 im Hinblick auf die DDR-BK:22 die Verschleißkrankheiten am Bewegsystem – darunter auch an der Wirbelsäule – mit gewissen Einschränkungen als Berufskrankheiten: siehe auch II 11.4. Näher wird darauf in den Kapiteln II 19. 2 bis II 19. 5 eingegangen.

Einzufügen ist an dieser Stelle, daß die im Merkblatt 22 der DDR-BK angegebenen Veränderungen zwar als berufsbedingt bezeichnet werden, aber erst Versicherungsschutz genießen, »wenn sie zur Aufgabe der schädigenden Tätigkeit zwingen«.

Eine ähnliche Einschränkung für die Anerkennung einer Berufskrankheit enthält D-BeKV: 2101. Dort sind unter anderem Erkrankungen der Sehnenscheiden und der Sehnenansätze aufgeführt, »die zur Unterlassung aller Tätigkeiten gezwungen haben, die für die Entstehung, die Verschlimmerung oder das Wiederaufleben der Krankheit ursächlich waren oder sein können«. Bandscheibeschäden werden in dieser Ziffer der D-BeKV nicht genannt. Welche engen Beziehungen zwischen Sehnenansätzen und den Faserverankerungen der Zwischenwirbelscheiben bestehen, ist in den Kapiteln II 18. 11.1 und II 18. 11.3 erläutert.

Die Angaben über die Beteiligung der Wirbelsäule an den durch Erschütterung entstehenden Schäden in EG-BK:E5 sind wegen der ungenauen Nomenklatur nicht ausreichend verständlich. Es fehlt die Abgrenzung der verschiedenartigen Zwischenwirbelscheibeschäden und ihrer Folgen. In gleicher Weise gilt das für die Gelenkschäden an der Wirbelsäule, insbesondere für die Wirbelbogengelenke: siehe Kapitel **II 18. 9.1** und **II 18. 10.2**.

Die Zahlen über Häufigkeit der Wirbelsäuleveränderungen und Krankheitshäufigkeit infolge Wirbelsäulebeschwerden bei den Angehörigen verschiedener Berufe, über Häufigkeitsunterschiede in verschiedenen Berufen sowie über Berufswechsel und Berufsabbruch mit Frühinvalidisierung (besprochen in verschiedenen Abschnitten der Kapitel II 6 und II 7) geben zwar vielerlei Hinweise auf die Bedeutung von exogenen – zum Teil berufsbedingten – Belastungen der Wirbelsäule, jedoch ist damit der Beweis der wesentlichen Verursachung von Wirbelsäuleveränderungen durch berufliche Einflüsse bisher nicht erbracht.

Eine Liste von *Häublein* (1976) über Dauerbefunde verschiedener Organkrankheiten läßt das von der Expositionsdauer abhängige Ansteigen der Veränderungen (unter Berücksichtigung altersstandardisierter Prozentzahlen) erkennen: *Tabelle II 19/1*. Die Schäden an der Wirbelsäule steigen mit zunehmender Expositionszeit von 4,70 auf 9,65% also weit stärker an als die Erkrankungen des Kreislaufsystems und der Atmungsorgane zusammen, deren Anstieg zwischen 5,63 auf 7,93% liegt. Der gleiche Verfasser berichtet 1978, daß bei Bauarbeitern mit mehr als zehnjähriger Belastung die Prozentsätze an degenerativen Vor-

Dauer der Exposition	Gesamt-zahl	Altersstandardisierte Prozentsätze					
		Wirbel-säule	Glied-maßen	zusam-men	Kreis-laufsyst.	Atmungs-organ	zusam-men
keine oder 1 Jahr	17 606	4,70	2,70	7,40	3,90	1,73	5,63
1 Jahr bis 10 Jahre	7 674	6,20	3,65	9,85	3,55	1,55	5,10
10 Jahre	6 801	9,65	5,22	14,87	5,30	2,63	7,93

Tabelle II *19/1:* Dauerbefunde in Abhängigkeit von der Expositionszeit in Bauberufen mit schwerer körperlicher Arbeit. (Gekürzte Wiedergabe einer Tabelle von *Häublein* 1976) Erläuterung im Text, siehe auch *Bild* II *6/2.*

gängen – bei Ausschluß der Wirkung des Lebensalters durch Standardisierung – in folgender Weise anstiegen:
- Wirbelsäule   von 4,7 auf 11,2%
- Gliedmaßen   von 4,5 auf 5,6%
- Kreislaufsystem von 3,8 auf 10,6%
- Atmungsorgane   von 3,8 auf 5,5%

Über die Schlußfolgerungen äußert sich der Verfasser allerdings zurückhaltend und meint, »daß langjährig ausgeübte körperliche Schwerarbeit, insbesondere im fortgeschrittenen Lebensalter, ein fakultatives Gesundheitsrisiko darstellt«. Wenn auch zur Beurteilung dieser Zahlen noch die wesentliche alternsbedingte Zunahme der chronischen Wirbelsäuleveränderungen berücksichtigt werden muß, so sind die Zahlenvergleiche von *Häublein* bemerkenswert genug, um die Bedeutung der Wirbelsäuleleiden für die arbeitsmedizinische Vorsorge zu unterstreichen.

Die Einbeziehung gewisser Wirbelsäuleschäden in Übersichtslisten muß bezüglich der Berufskrankheitenfrage kritisch betrachtet werden. Zum Beispiel behandelt *Sämann* (1970) in einer kurzen Übersicht die Folgen ungünstiger beruflicher Körperhaltungen. Dort sind unter anderem die »Wirbelsäuleverkrümmungen (Flach- und Rundrücken) bei zeitlich langdauernder unphysiologischer Körperhaltung« aufgeführt. Weiter spricht *Sämann* vom Bandscheibevorfall, der »sehr oft bei Bergarbeitern anzutreffen ist«. Außerdem erwähnt der Verfasser die Bandscheibeveränderungen und ihre Folgeschäden durch Druck auf die Nervenwurzeln in einer Zusammenstellung von haltungs- und belastungsbedingten Schäden. Die in dieser Aufstellung ebenfalls enthaltenen Meniskusschädigungen, Schleimbeutelerkrankungen, Nervendruckschäden und Erkrankungen der Ansatzstellen von Sehnen, Muskeln und Bändern sind anerkannte Berufskrankheiten unter den Ziffern 2105, 2102, 2101 der D-BeKV. Da die Zusammenstellung von *Sämann* den Eindruck vermitteln könnte, die Bandscheibeschäden und ihre Folgen gehörten in die Reihe der anerkannten Berufskrankheiten, sei hier ausdrücklich betont, daß dies für die Bundesrepublik Deutschland nicht zutrifft.

Wie weiter vorn ausgeführt, werden Bandscheibeleiden seit 1958 entsprechend der DDR-BK:22 als Berufskrankheiten anerkannt. Diese Ziffer bildet nach einer ausdrücklichen Bemerkung von *Häublein* (1977) einen »Sammeltopf«. Von 1973 bis 1975 wurde im Rahmen dieser Bestimmung 1523mal eine berufsbedingte Entstehung anerkannt: Aufschlüsselung nach Diagnosen in *Tabelle* II *19/2.* Da die Zusammenfassung so verschiedener Krankheitsgruppen bereits bei der Meldung von Verdachtsfällen unnötige Verwirrung stiftet, verspricht sich *Häublein* von einem neuen – zunächst allerdings noch fehlenden – Ordnungssystem nach ätiologischen und pathogenetischen Gesichtspunkten die Beseitigung von Unklarheiten.

In der Aufteilung nach Berufen, die in der erwähnten Arbeit ebenfalls mitgeteilt sind, stehen die Bergbau- und Hüttenberufe mit 379 und die Bau- und Baumaterialberufe mit 341, zusammen also mit etwa der Hälfte der Fälle, weit im Vordergrund. Von den gesamten Anerkennungsfällen aus den Jahren 1973 bis 1975 betreffen 480, das sind im Jahresdurchschnitt 160, die von der Wirbelsäule ausgehenden Erkrankungen und Syndrome. Nach der Berufsaufteilung kommen etwa 80 Anerkennungen im Jahr auf die Bauberufe in der DDR mit 320 000 Bauschaffenden. Bei der bekannt großen Prozentzahl von Verschleißerscheinungen allein an der Wirbelsäule in der Gesamtbevölkerung und auch bei den Schwerarbeitern ist die Zahl der Anerkennungen möglicherweise deshalb so gering, weil sie lediglich dann ausgesprochen wird, wenn die Erkrankung »zur Aufgabe der schädigenden Tätigkeit zwingt«, und weil bei

Diagnosen	absolut	Prozent
Bursitis, Synovitis, Paratenonitis, Myositis	391	25,7
Arthrosis deformans	267	17,5
Spondylarthrosis	232	15,2
Kniegelenksbinnenschäden	116	7,6
Cervico-brachiales Syndrom	97	6,4
lumbo-sakrales Syndrom	88	5,8
Juvenile Osteochondrose	63	4,1
Ellenbogengelenksschäden	42	2,8
Nicht näher bezeichnete Formen der Osteochondrose	42	2,8
Sonst. Krankheiten des Muskels, der Sehnen und Fascien	39	2,6
Osteoporose	13	0,8
Sonst. deg. Prozesse am Bewegungsapparat	133	8,7

Tabelle **II 19/2:** Aufgliederung der Diagnosen, die 1973–1975 zur Anerkennung einer Berufskrankheit nach der DDR-BK:22 führten (nach *Häublein* 1977).

regelmäßiger arbeitsmedizinischer Nachuntersuchung die Betroffenen rechtzeitig – vor dem Auftreten ernster und arbeitsbehindernder Beschwerden – einem weniger wirbelsäulebelastenden Arbeitsplatz zugewiesen werden können. *Häublein* selbst nimmt als Ursache eine erhebliche Dunkelziffer an, für die er verschiedene Gründe verantwortlich macht.

Mit solchen und ähnlichen Fragen haben sich in der DDR zahlreiche Autoren beschäftigt, deren Veröffentlichungen zum Teil bereits erwähnt und besprochen wurden. Das sind unter anderen: *Beer* u. *Behrbohm, Bräunlich, Häublein, Kersten, Lederer, Liebeskind, Löhr, Mach, Panzke, Schröter.*

Diese wenigen Bemerkungen zu der umfangreichen Literatur greifen nur einen Teil der Probleme aus dem Fragenkreis der Berufsbezogenheit von Bandscheibeschäden auf. Die folgenden Abschnitte enthalten weitere Hinweise: Zusammenfassung in II 19. 9.

Die im Vorstehenden angesprochenen Schwierigkeiten sind aber nicht die einzigen Ausgangspunkte für die *Problematik des Bandscheibeschadens.* Die Zwischenwirbelscheibe selbst birgt weitere Probleme. Zum Beispiel zeichnen sich aus den Erkenntnissen des anatomischen Aufbaues der Zwischenwirbelscheibe und des Wirbelkörper-Bandscheibe-Überganges sowie aus Umfang und Richtung biomechanischer Dauerbelastungen – auch die Vibrationen gehören dazu – einige Gefahrenstellen für Schädigungsmöglichkeiten ab: *Bild* **II 19/1.** Das sind im wesentlichen

- die Verflechtungsbezirke zwischen den gegensinnig gekreuzt verlaufenden Lamellen des Faserringes (Ziffer 1 im Bild)
- die Übergangsregion zwischen Gallertkern und den inneren Faserringschichten (Ziffer 2 im Bild)
- die Verankerungsstellen des Randleistenfaserringes in der knöchernen Randleiste (Ziffer 3 im Bild)
- die Einstrahlungen von Fasern des Lamellenringes in die Hyalinknorpelplatte (Ziffer 4 im Bild)
- der Wirbelkörper-Bandscheibe-Übergang (Ziffer 5 im Bild)
- die Faserschichten im rückwärtigen Teil des Lamellenringes (Ziffer 6 im Bild)

Das *Schemabild* **II 19/1,** auf das die angegebenen Ziffern hinweisen, ist eine Wiederholung des *Bildes I 5/8* aus Teil I. Es wird hier erneut wiedergegeben, damit es dem Leser für die folgenden Ausführungen sofort zur Verfügung steht. Die mit den Ziffern 1, 2, 4 und 5 bezeichneten Gefährdungsstellen haben – allerdings mit etwas verschiedenem Gewicht – Bedeutung für die Entstehung der Chondrosis disci und damit auch für ihre gegebenenfalls weitere Entwicklung zur Osteochondrosis intercorporalis: **II 19. 4.** Ziffer 6 weist auf Schadensstellen hin, die mit der Entwicklung des Prolapsus disci zusammenhängen: **II 19. 5.** In dem mit Ziffer 3 bezeichneten Gebiet ist die Ursache für die Spondylosis deformans zu suchen: **II 19. 2.** Auch in weiteren Kapiteln wird auf die Bedeutung der mit Ziffern bezeichneten Gefährdungsgebiete eingegangen.

Für die folgenden Erörterungen über die Möglichkeit berufsabhängiger Schäden an der Zwischenwirbelscheibe ergibt sich immer wieder die Notwendigkeit zu Rückblicken auf früher geschilderte Grundlagen des Gewebeaufbaues, der schwierigen Diffusionsernährung und ihrer Störungen. Der Wirbelkörper-Bandscheibe-Übergang mit Blutseen und Kapillarnetzen in den Poren der knöchernen Siebplatte (*Bild II 18/4*) steht im Mittelpunkt: I 2. 5. Der neurovaskulare Weg für die Weiterleitung von vibrationsbedingten Störungen bis hin zu den Kapillaren und ihren seenartigen Ausweitungen bedarf der Beachtung: I 2. 4. Die von verschiedenen Autoren beschriebenen subchondralen Trümmerzonen im Bereich der Siebplatte und der angrenzenden Wirbelkörperspongiosa müssen in ihrer Bedeutung geklärt werden: I 8. 3.2, II 9. 2.2, II 18. 5, II 18. 9.3, II 19. 5, II 19. 8.3. Die Frage vibrationsabhängiger Einflüsse spielt dabei eine nicht zu unterschätzende Rolle. In *Bild II 19/1* ist die mit Ziffer 5 bezeichnete Übergangsschicht ein wesentlicher Kernpunkt in der Problematik des Zwischenwirbelscheibeschadens, auch des unter Umständen berufsbedingten. Einen gewissen Bezug zu diesen Fragen haben die Experimente, die *Wünsche* u. *Scheele* 1976 zur Klärung des Knochenschadens bei der Druckfallkrankheit anstellten: II 15. 3.1, II 15. 3.2, II 18. 6.

19. 2 Spondylosis deformans

in D-BeKV nicht erwähnt / in DDR-BK:22 als Spondylarthrosis bezeichnet / in EG-BK: E5 unklar als Knochen-Gelenkschäden an der Wirbelsäule

Die Spondylosis deformans gehört zu den häufigsten Veränderungen an der Wirbelsäule und verstärkt sich mit zunehmendem Lebensalter: II 2. 5.1. Über die Häufigkeit, in der die Spondylosis deformans zu Beschwerden führt – also den Charakter einer »Krankheit« bekommt –, und in welchen Berufen sie nach einigen Statistiken besonders hervortritt, gibt II 6 Auskunft. Dort sind Zitate aus der Literatur mit Kurven und mit Zahlen zusammengetragen, die bereits erkennen lassen, wie schwierig Zahlenangaben zu vergleichen sind, und wie kritisch sie betrachtet werden müssen. (Die folgenden Kapitel enthalten weitere Hinweise zu den Problemen der Zahlenvergleiche.)

Die Spondylosis deformans beruht auf Abtrennung des Lamellenringes von der knöchernen Wirbelkörperrandleiste: *Bild II 19/2*, nähere Beschreibung in II 2. 5.1. Die Abtrennungsstelle gehört zur Gruppe der für Störungen besonders

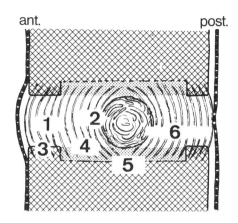

Bild II 19/1: Schemazeichnung des Sagittalschnittes einer Zwischenwirbelscheibe mit dem Wirbelkörper-Bandscheibe-Übergang (siehe Bild II 2/20). Die Ziffern 1 bis 6 bezeichnen die Gefährdungsbezirke, die unter besonderer Beeinflussungsmöglichkeit durch mechanische Dauereinwirkungen, zu denen auch Vibrationen gehören, stehen.

1: Zwischen den Faserringlamellen verlaufen die in *Bild I 5/7* dargestellten verbindenden Fasereinstrahlungen, die bei Torsionsbewegungen, besonders bei raschen Torsionsschwingungen unter Wechselspannung geraten, wodurch der Bildung von konzentrischen Spalten Vorschub geleistet werden kann: siehe I 5.2, I 6.2.7, I 6.4.3.4, I 7.5.10, I 8.3.8, II 2.5.3, II 18.9.3, II 19.4, II 19.8.3.

2: Übergangszone zwischen dem Gallertkern und den inneren Faserringschichten: siehe I 8.3.8.

3: Abschnitt der Einstrahlungen von Lamellenringfasern in die knöcherne Wirbelkörperrandleiste: siehe I 5.2, II 2.5.1, II 5.3.4, II 18.11.3, II 19.2.

4: Übergangsbezirk der Fasereinstrahlungen in den Hyalinknorpel: siehe I 5.2, II 18.11.3, II 19.2.

5: Grenze zwischen Wirbelkörper und Bandscheibe mit der Wirbelkörperabschlußplatte (porenhaltige Siebplatte) und der anliegenden Hyalinknorpelplatte: siehe I 4, I 8.3.2, II 9, II 18.5, II 18.9.2, II 18.9.3, II 19.1, II 19.4, II 19.9.

6: Rückwärtiger Bezirk der Zwischenwirbelscheibe, in dem am häufigsten Radialrisse vom Gallertkern bis zu den äußeren Ringschichten eintreten und den Weg für die Protrusio oder den Prolapsus disci posterior sive posterolateralis vorbereiten: siehe I 6.4.3.2 *Bild I 6 (21)* II 2.5.4 mit *Bildern*, II 5.3.3., II 19.5.

anfälligen Gebiete des Zwischenwirbelscheibegewebes: *Bild II 19/1*, Ziffer 3.

Die Diagnose der Spondylosis deformans ist nur durch Röntgenuntersuchung zu sichern. Ihre an typischer Stelle des Wirbelkörpers entwickelten

II 19.0 *Der Zwischenwirbelscheibeschaden als problematische Berufskrankheit*

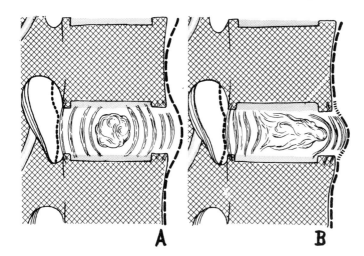

Bild II 19/2: Abtrennung der Faserringschichten von der knöchernen Randleiste (vergleiche *Bild* II 19/1, Ziffer 3). Infolge der entstehenden Lockerung (A) schiebt sich der Faserring vor (B). Allmählich kommt es zu den typischen knöchernen Randlippen der Spondylosis deformans: *Bilder* II 19/3, II 19/6 A.

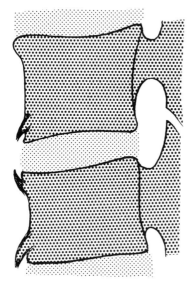

◄ *Bild* II 19/3: Beginnende Knochenzacken bei Spondylosis deformans (Knochenzackenkrankheit) an den Ansatzstellen des vorderen Längsbandes.

▼ *Bild* II 19/4: Skizze der Entwicklung einer Spondylosis deformans der Lendenwirbelsäule nach Röntgenreihe aus einem mehr als 15jährigen Verlauf (erstes Bild im 58. Lebensjahr).
Obere Reihe: »Schaltknochen« im vorderen Längsband zwischen zwei spondylotischen Zacken mit allmählicher Vergrößerung des Schaltknochens sowie der auf ihn zustrebenden Knochenzacken.
Untere Reihe: die Knochenzacken vergrößern sich von A bis C stetig, führen links zur Verknöcherung während rechts eine Nearthrose entsteht.

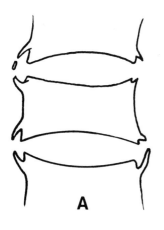 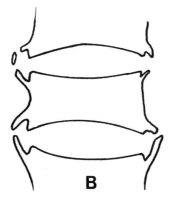 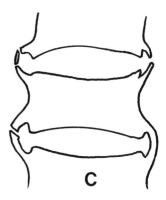

19.2 Spondylosis deformans

Knochenzacken (*Bild* II 19/3), die sich allmählich vergrößern und auch, den Zwischenwirbelraum überbrückend, verbunden sein können (*Bild* II 19/4), grenzen die »Knochenzackenkrankheit« von der Chondrosis disci (Bandscheibeverschleiß) und ihrem Endausgang in die Bandscheibezermürbung, die Osteochondrosis intercorporalis, ab: siehe Kapitel II 2. 5.3. Aus verschiedenen Ursachen können an der gleichen Wirbelsäule sowohl die Knochenzackenkrankheit wie Bandscheibeverschleiß und Bandscheibezermürbung vorkommen: *Bild* II 19/5. Näheres über die Abgrenzung zwischen diesen Krankheitsbildern, die zwar Bandscheibeschäden als Ursache haben, aber auf sehr verschiedenen pathomorphologischen Grundlagen beruhen, in *Tabelle* II 2/1 sowie in Kapitel II 19. 4. Wegen dieser wesentlichen Unterschiede müssen die Fragen der ursächlich beruflichen Schädigung oder einer Verschlimmerung durch Arbeitseinflüsse für diese Veränderungen – trotz mancher Übereinstimmungen – getrennt behandelt werden, um Fehldeutungen in der Diagnostik und womöglich Fehlschlüsse über die Bedeutung exogener Einwirkungen zu vermeiden.

Bei der Spondylosis deformans ist die Abnahme der Zwischenwirbelraumhöhe im Anfang gering, aber die an typischer Stelle liegenden charakteristischen Knochenzacken werden schon bald im Röntgenbild sichtbar: *Bilder* II 19/3 u. II 19/5 A. Da der Krankheitsvorgang mit der beschriebenen Abtrennung der Fasern des Anulus fibrosus von ihrer Verankerungsstelle in der knöchernen Wirbelkörperrandleiste beginnt (*Bild* II 19/1 Ziffer 3), ergeben sich Parallelen zur Akroosteopathie (II 18. 11.1), die unter gewissen Umständen als berufsbedingt angesehen werden kann: D-BeKV:2101. Mikroskopische Untersuchungen haben bei diesem schmerzhaften Leiden Abtrennungen der Sehnen an ihren Verankerungsstellen aufgedeckt. Hinweise auf den möglichen ursächlichen Zusammenhang mit Vibrationen enthält II 19. 8.1.

Die Spondylosis deformans tritt nur selten – in Anfangszuständen – an einem Bewegungssegment in Erscheinung, breitet sich im weiteren Verlauf fast regelmäßig auf benachbarte Bewegungssegmente aus, ergreift gelegentlich mehrere Bezirke der Wirbelsäule und kann in allen drei Abschnitten des Achsenorganes gleichartig oder abschnittsweise in verschieden starker Ausprägung bestehen: Kurven von *Junghanns* in II 2. 5.1. Demgegenüber ist bei der Chondrosis disci/Osteochondrosis intercorporalis häufig nur ein Bewegungssegment betroffen.

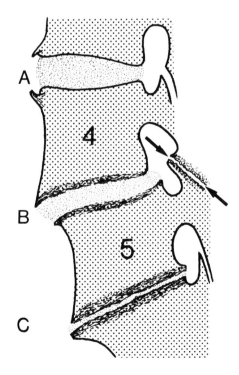

Bild II 19/5: Schematische Darstellung nach der Röntgenskizze einer 83jährigen Frau.
A: Spondylosis deformans mit kleinen knöchernen Randzacken an den Ansatzstellen des vorderen Längsbandes (vgl. *Bild* II 19/3), regelrechte Zwischenwirbelraumhöhe,
B: Pseudospondylolisthesis L 4/5 mit Höhenverminderung des Zwischenwirbelraumes, beginnender Osteochondrosis intercorporalis und Flachstellung des Wirbelbogengelenkes, arthrotische Zacken mit Einengung des Zwischenwirbelkanales sowie Verschmälerung (Pfeile) des arthrotischen Gelenkes (Vgl. *Bild* II 5/9),
C: erhebliche Osteochondrosis intercorporalis L5/S1 mit leichter Retrolisthesis von L 5 (vgl. *Bild* II 5/10).

Unrichtige Verschieblichkeit kommt bei der Spondylosis deformans selten und gegebenenfalls nur geringfügig vor, während sie bei der noch zu erläuternden Osteochondrosis intercorporalis (**II 19. 4**) als Lockerung im Bewegungssegment oft zum Krankheitsbild gehört.

Bei Erörterungen über die Berufsbezogenheit der Spondylosis deformans verweisen verschiedene Autoren (*Kersten* 1967, *Liebeskind* 1970 u. a.) auf die bevorzugte Verbreitung der Spondylosis deformans im Bereiche der unteren Brustwirbelsäule. *Kersten* beschreibt dies von den Matrosen der Hochseefischerei, die unter ungünstigen Arbeitsbedingungen die Wirbelsäule stark belasten: *Bild* II 11/13. Die besondere Häufigkeit der Spondylosis deformans an der unteren Brustwirbelsäule errechnete *Kersten* aus den Röntgenbildern von 220 Hochseefischern. Er weist auf vergleichbare Beobachtungen bei Schwerlastträgern hin. In Kapitel II 11. 7 sind unter anderem die ähnlich lautenden Angaben von *Schröter* 1972, *Layani* u. *Roeser* 1954 zusammengetragen.

Zur Begründung der Berufsbezogenheit der Spondylosis deformans an der unteren Brustwirbelsäule schreibt *Kersten* 1967: »Die Osteochondrose oder Spondylose entspricht allen Kriterien einer Berufskrankheit, wenn sie in einer Berufsgruppe (anerkanntermaßen zum Beispiel bei Bergleuten) häufiger auftritt als in der gleichaltrigen Bevölkerung und wenn die Erkrankung mit der Berufsausübung in ursächlichen Zusammenhang gebracht werden kann.«

Diesem Satz ist zuzustimmen, falls die Angaben im Nebensatz (»wenn : . .«) jeweils für den betreffenden Beruf – besser noch »für den Arbeitsplatz« – zu beweisen sind. Schwierigkeiten für eine klare Beurteilung verursacht allerdings die in dem zitierten Satz enthaltene Gleichstellung der Spondylosis deformans (**II 2. 5.1**) mit der Osteochondrosis intercorporalis (**II 2. 5.3**, **II 19. 4**).

Die statistische Klärung über das im Nebensatz des obigen Zitates angegebene »häufigere Auftreten in der gleichen Altersgruppe« stößt auf Schwierigkeiten, weil die für den heutigen Stand epidemiologischer Forschung erforderlichen, genau errechneten Vergleichszahlen nicht zur Verfügung stehen. Zu diesem Punkt schreibt *Kersten* in seiner Veröffentlichung: »Wenngleich die statistische Sicherung der Ergebnisse in bezug auf die Altersverteilung nicht gelang, werden sie doch im Vergleich mit Befunden anderer Untersucher recht überzeugend«. Die Zahlen anderer Bearbeiter des Themas stehen in diesem Punkt jedoch auf noch unsichererem Boden, wie aus der Literatur hervorgeht: vergleiche dazu II 11. 6. Wissenswert ist in diesem Zusammenhang das Ergebnis vergleichbarer Berechnungen, die in *Tabelle* II 11/10 zusammengefaßt sind und mit der Feststellung enden, daß für Wirbelsäuleveränderungen die körperliche Schwerarbeit und das Lebensalter gleiches Gewicht haben.

Alle Zahlen der genannten Bearbeiter sind ebenso wie viele Angaben von Autoren, die in weiteren Kapiteln dieses Buches besprochen wurden, mit großem Fleiß errechnet. Sie entsprechen teilweise der zu jener Zeit üblichen einfachen Berechnungsweise, die noch nicht zu den heutigen Verfahren der Statistik und Dokumentation ausgereift war. Trotzdem geben die früheren Zahlen Anhaltspunkte für mögliche Zusammenhänge zwischen Arbeitseinwirkung und Wirbelsäuleschäden. Abgesehen davon, daß nicht allzu selten Unvergleichbares verglichen wurde, und daß auch heute noch die klare Trennung der unterschiedlichen Zwischenwirbelscheibestörungen außer acht bleibt, können statistische Berechnungen immer erst dann einsetzen, wenn die bei Überprüfungen am Lebenden nur röntgenologisch zu sichernde Diagnose vorliegt und die ergometrisch erfaßbaren Einwirkungsgrößen in allen Einzelheiten bekannt sind. Dazu muß also feststehen, an welcher Stelle die Hauptbelastung der Wirbelsäule durch körperliche Schwerarbeit oder durch schädigenden Bewegungsmangel beziehungsweise durch Zwangshaltung liegt und/oder wie Vibrationen beteiligt sind. Die auf solche Weise in einem Professiogramm niedergelegten biomechanischen Daten bedürfen zur endgültigen Entscheidung zahlenmäßig ausreichender Untersuchungsreihen (über Arbeitsplatzcharakteristik, Berufsbild und Professiogramme siehe in II 9. 1, II 11. 2, II 11. 4, II 17. 2.1). Für die Endbeurteilung sind die Kenntnisse der Grundlagen pathomorphologischer Forschungen über die Veränderungen an der Wirbelsäule, speziell am Gewebe der Zwischenwirbelscheibe, und die dadurch erreichbare Möglichkeit zu eindeutigen Differentialdiagnosen erforderlich. Ebenso sorgfältig untersuchte und statistisch bearbeitete Vergleichsgruppen mit anderen, genau definierten Arbeitsplätzen oder aus gleichaltrigen Gruppen der Durchschnittsbevölkerung müssen den Ergebnissen gegenüberstehen.

Das alles wird an dieser Stelle bei der Besprechung der Spondylosis deformans ausdrücklich erwähnt, weil sie die häufigste Folgeerscheinung eines besonderen Zwischenwirbelscheibeschadens ist, und weil sie in vielen statistischen Erhebungen – insbesondere in epidemiologischen – als die Diagnose schlechthin, als »Allerweltsdiagnose«, verwendet wird. Bedauerlicherweise geschieht dies allzu häufig nur aufgrund der individuellen Angabe »Rückenschmerzen« ohne oder mit unzureichender Röntgenuntersuchung. Für jede wissenschaftliche Erörterung der arbeitsmedizinischen Probleme, die mit der Spondylosis deformans so eng verknüpft sind, wird es in Zukunft erforderlich, diesen Sammelbegriff nicht mehr als Ausweich- oder Verlegenheitsdiagnose zu verwenden, sondern auf die röntgenologisch erwiesene »Knochenzackenkrankheit« (II 2. 5.1) einzugrenzen.

Für das Problem des Arbeitseinflusses auf die Entwicklung der Spondylosis deformans bedürfen noch die häufigen Fälle von Adoleszentenkyphose (II 2. 3.2) der Aussonderung aus statistischen Errechnungen, weil auf der Grundlage dieser Vorerkrankung erfahrungsgemäß die Spondylosis deformans häufiger und in stärkerem Ausprägungsgrad auftritt. Im allgemeinen werden in derartigen Fällen die endogenen Anteile an der Entstehung der Spondylosis deformans als Hauptursache zu gelten haben, während der zusätzliche Einfluß durch Arbeitsbelastung im Hintergrund bleibt.

In der Literatur taucht vielfach der bereits erwähnte Hinweis auf, daß die Spondylosis deformans – auch in gelegentlicher Gemeinschaft mit Chondrosis disci / Osteochondrosis intercorporalis – bei Schwerarbeitern in früheren Lebensjahrzehnten als im Durchschnitt der Bevölkerung beziehungsweise gegenüber den Angehörigen weniger anstrengender Berufe auftritt. Darüber gibt *Tabelle* II 19/3 Auskunft. Sie enthält eine Auswahl der diesbezüglichen Literatur, die in anderen Kapiteln zum Teil schon kritisch besprochen ist. In *Tabelle* II 19/4 sind einige Veröffentlichungen zusammengestellt, in denen körperliche Schwerarbeit und/oder langzeitige Arbeit in Zwangshaltungen als Ursache für eine Spondylosis deformans bezeichnet wurde. Gleichzeitig wird auf den von den Autoren beschriebenen bevorzugten Sitz der Veränderungen hingewiesen.

Die Zahlen der beiden *Tabellen* II 19/3 und II 19/4, die aus deutschen und aus fremdsprachigen Veröffentlichungen stammen, scheinen in zwei Punkten eine gewisse Übereinstimmung für die Beziehung zwischen Berufsarbeit und Spondylosis zu haben:

- Infolge schwerer körperlicher Arbeit tritt die Spondylosis deformans in früheren Lebensjahrzehnten stärker auf als bei Vergleichsgruppen
- Zugleich befällt sie mit einer gewissen Bevorzugung die untere Brustwirbelsäule und zeigt Übergänge zur Lendenwirbelsäule.

Bedauerlicherweise kranken die Zahlen der beiden Tabellen an den gleichen Schwierigkeiten, die schon mehrfach hervorgehoben wurden, nämlich an uneinheitlich gewonnenen Unterlagen mit fehlender statistischer Absicherung und an der Ver-

Autoren	Jahr	Berufe	Kapitel
Schröter	1968	Zahnärzte	II 10. 3
Billenkamp	1972	Bergarbeiter	II 11. 2
Kellgren u. *Lawrence*	1952	Bergarbeiter	II 11. 2
Matthiaß	1975	Bergarbeiter	II 11. 2
Probst	1962	Bergarbeiter	II 11. 2
Szkudlarek	1970	Bergarbeiter	II 11. 2
Löhr	1968	Facher	II 11. 3
Popova	1966	Arbeiter an Betonmischmaschinen	II 11. 4
Schlomka	1955	Lastträger	II 11. 6
Schröter	1972	Lastträger	II 11. 6
Beck	1950	Druckluftarbeiter	II 12. 2.1
Maintz	1953	Druckluftarbeiter	II 12. 2.1
Jung u. *Schumann*	1975	Schwerarbeiter	II 13. 1
Dupuis et al.	1972	Traktorfahrer	II 14. 2
Rosegger	1967	Treckerfahrer	II 14. 2

Tabelle II 19/3: Zusammenstellung von Veröffentlichungen, in denen für verschiedene Berufe über das Auftreten von Spondylosis deformans in frühen Lebensjahren berichtet wird.

Autoren	Jahr	Beruf	Hals-	Brust-Wirbelsäule	Lenden-	Kapitel
Schröter	1968	Zahnärzte	x			II 10. 3
Schröter	1972	Bergarbeiter			untere	II 11. 2
Löhr	1968	Facher			gesamte	II 11. 3
Louyot u. *Dumas*	1951	Schienenleger		untere	untere	II 11. 4
Popova	1966	Betonarbeiter		gesamte		II 11. 4
Isemin	1958	Lastträger (Kopf)	x			II 11. 6
Jeanmart	1973	Stauer			gesamte	II 11. 6
Louyot u. *Dumas*	1951	Schwellenträger		untere	obere	II 11. 6
Schlomka	1955	Lastträger		gesamte	gesamte	II 11. 6
Schröter	1972	Lastträger		untere	obere	II 11. 6
Schröter	1972	Fleischabträger	x			II 11. 6
Louyot et al.	1954	Lokomotivheizer		untere	untere	II 13. 3
Kersten	1967	Hochseefischer			untere	II 19. 2
Liebeskind	1970	Schwerarbeiter			untere	II 19. 2

Tabelle II 19/4: Verteilung der Spondylosis deformans auf die Abschnitte der Wirbelsäule bei verschiedenen Berufen. Erläuterungen im Text.

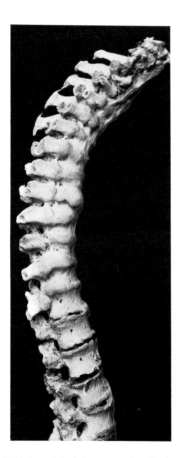

Bild II 19/6: Spondylosis hyperostotica (Zuckergußwirbelsäule). »Fließende« Verknöcherung des Längsbandes und der Rippenwirbelgelenke der gesamten Brustwirbelsäule, beginnend an der Lendenwirbelsäule (siehe auch *Bild* I 4/4).

mischung von Diagnosen. Nur wenige Autoren haben versucht, eine genaue Arbeitsvorgeschichte und eine Charakteristik des Arbeitsplatzes in ihre Erwägung einzubeziehen. Die bisherige Ausgangsbasis genügt also nicht, um die schwerwiegende Entscheidung über die Berufsbezogenheit der Spondylosis deformans zu treffen. Dazu folgen weitere Erörterungen in II 19. 9.

Weitere Literatur: *Foehr* et al. 1975, *Löhr* 1964, *Mach* et al. 1976.

19. 3 Spondylosis hyperostotica
In D-BeKV, DDR-BK und EG-BK nicht enthalten.

Die seltene Spondylosis hyperostotica unterscheidet sich von der Spondylosis deformans (II 19. 2) durch die breitflächig überbrückenden »zuckergußartigen« Verknöcherungen im vorderen Längsband: *Bild* II 19/6, siehe auch *Zeichnung* I 4/4 und Kapitel II 2. 5.2. Ihre Ursache wird bevorzugt in Stoffwechselstörungen gesucht: I 7. 5.7, II 16. 7.2. Deshalb wurden früher keine Erörterungen über berufliche Beziehungen angestellt. Nachdem 1966 *Caplan* et al. (I 7. 5.7, II 11. 2) eine bereits bei jugendlichen Bergarbeitern gehäuft auftretende Osteophytose der Wirbelsäule beobachteten, die nach den Beschreibungen der Spondylosis hyperostotica sehr ähnelt, sind weitere Prüfungen des Zusammenhanges mit körperlicher Schwerarbeit und mit Vibrationen anzuraten. Bisher genügt die beobachtete Anzahl besonders im Hinblick auf die nicht ganz geklärte Nomenklatur keineswegs für eine Anerkennung als Berufskrankheit: siehe auch II 19. 6.

19. 4 Chondrosis disci und Osteochondrosis intercorporalis

In D-BeKV und DDR-BK nicht erwähnt / in EG-BK:E 5 unklar als Knochen-Gelenk-Schäden

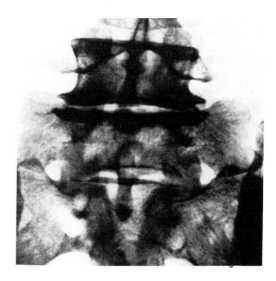

Während die Spondylosis deformans durch die Abtrennung des Faserringes von der knöchernen Wirbelkörperrandleiste (Ziffer 3 in *Bild* II 19/1) und die Knochenzacken an der Ansatzstelle des vorderen Längsbandes charakterisiert ist (*Bilder* II 19/3, II 19/5 A), zeigen sich die pathomorphologischen Veränderungen der Chondrosis disci / Osteochondrosis intercorporalis im Anfang als konzentrische Risse im Faserring und als Querrisse durch mehrere Ringschichten (*Bild* II 2/19 bei B, F u. G). Begleitender Flüssigkeitsverlust führt zur Abnahme der Zwischenwirbelraumhöhe mit sich immer stärker verdichtender Sklerose der angrenzenden Wirbelkörperabschlußplatten. Außerdem entstehen knöcherne Randlippen unmittelbar oder nahe am Wirbelkörperrand: *Bilder* II 2/21, II 19/3. Zahlreiche weitere Bilder in diesem Buch geben darüber Auskunft: siehe auch die Verwerfungen der Ringschichten in *Bild* I 6/21 A, die Vorläufer einer Chondrosis disci sind, sowie die radialen Verdichtungen der Spannungskarte (*Bild* I 6/21 B), die an Stellen häufiger Rißbildungen liegen. Wichtige Phasen der Entwicklung und vor allem die Endzustände kommen in Röntgenaufnahmen zum Vorschein: *Bilder* II 19/4, II 19/5 B u. C, II 19/7 u. a.

Mikroskopische Untersuchungen der in *Bild* II 19/1 mit den Ziffern 1, 2 und 4 belegten Gebiete des Zwischenwirbelscheibegewebes lassen die Störungen der Zwischenwirbelscheibestruktur – oft im Zusammenhang mit Veränderungen bei Ziffer 5 – erkennen. Auch die Betrachtung mit bloßem Auge, besonders bei Füllung mit gefärbter oder röntgenschattengebender Flüssigkeit, deckt solche Zerstörungen des Gewebes in pathoanatomischen Präparaten auf: II 2. 5.3, *Bild* II 2/19 bei F u. G.

Bild II 19/7: Osteochondrosis intercorporalis zwischen 4. und 5. Lendenwirbelkörper (beachte die Höhenminderung des Zwischenwirbelraumes, die Sklerose der anliegenden Wirbelkörperabschlußplatten und die verhältnismäßig kleinen Wirbelkörperrandzacken). Der untere Lendenwirbel trägt als »Übergangswirbel« beiderseits breite Querfortsatzverlängerungen in Richtung auf den Beckenkamm. Spina bifida des 1. Kreuzbeinwirbels in die der vergrößerte Dornfortsatz des letzten Lendenwirbels tief hineinragt.

Das Fortschreiten der beschriebenen Veränderungen wird von zunehmender Flüssigkeitsverarmung bis zur Austrocknung begleitet. Unrichtige Verschieblichkeit (Lockerung im Bewegungssegment), die in manchen Fällen bereits bei der körperlichen Untersuchung oder mittels Röntgenfunktionsaufnahmen zu erkennen ist, gehört oft zum Krankheitsbild. Im Gegensatz zu dem ausgesprochen verbreiteten Befall bei der Spondylosis deformans (II 19. 2) ist bei der Chondrosis disci / Osteochondrosis intercorporalis nur selten mehr als ein Bewegungssegment betroffen.

Die Abgrenzung der Spondylosis deformans von der Chondrosis disci / Osteochondrosis intercorporalis wird erleichtert durch die Beachtung der Hinweise auf ihre röntgenologische Differentialdiagnostik in *Tabelle* II 2/1 (siehe auch II 19. 2).

Die Chondrosis disci (Bandscheibeverschleiß) und ihr ernster Folgezustand, die Osteochondrosis intercorporalis (Bandscheibezermürbung), beruhen vorwiegend auf Vorgängen des Alterns im Zwischenwirbelscheibegewebe (II 2. 5.3,

II 5. 3.2.2), also auf endogenen Ursachen, das heißt auf biochemischen Veränderungen in den Geweben des Gallertkernes und des Faserringes. Trotzdem ergeben sich Hinweise und Verdachtsmomente dafür, daß eine traumatische Entstehung der einleitenden Schäden (Initialtrauma, I 6. 4.3.6, I 8. 4.2, II 19. 8.1) im Bereiche des Möglichen liegt. Unter Trauma ist dabei die einmalige Gewalteinwirkung, die zu kleinen Einrissen und/oder völliger Zerreißung des Bandscheibegewebes führen kann, aber auch die »Gewebezerrüttung« (II 18. 1) durch wiederholte Dauereinwirkungen auf das bradytrophe Gewebe zu verstehen. Nur ist im Einzelfall der Nachweis für die letztgenannte Entstehungsweise noch schwieriger zu erbringen als für das Initialtrauma (das einmalig wirkende einleitende Trauma), und endogene Faktoren sind häufiger vorder- als hintergründig beteiligt.

Bürkle de la Camp bezeichnet 1959 die chronischen Veränderungen der faserknorpeligen Zwischenwirbelscheiben – gemeint ist damit die Osteochondrose – als »reine Aufbrauchserscheinungen«. Er fügt hinzu, sie seien »nur in den seltensten Fällen chronische Folgen traumatischer Einflüsse«. Mit dem Satz läßt er also auch eine berufsabhängige Osteochondrosis intercorporalis gelten, denn in seinem damaligen Vortrag stellte er »mit besonderer Absicht das kleine sich wiederholende Trauma in den Vordergrund der Betrachtungen«.

Eine wesentliche Ursache für die biochemischen Entgleisungen im Zwischenwirbelscheibegewebe liegt nach der sich immer mehr durchsetzenden Meinung häufig in der Behinderung des Flüssigkeits- und Stoffaustausches durch Veränderungen am Wirbelkörper-Bandscheibe-Übergang: Ziffer 5 in *Bild* II 19/1. Sie sind in I 8. 3.2 beschrieben, siehe auch I 4, I 5, I 8. 3.1, I 8. 3.7, II 9. 2.2, II 9. 2.3, II 18. 5, II 18. 9.3. Diese Kapitel enthalten an einigen Stellen die von manchen Autoren geäußerten Vermutungen über Zusammenhänge mit der Berufsarbeit.

Bei derartigen Überlegungen wird stets auf die Zwischenwirbelscheiben der Halswirbelsäule hingewiesen, weil in ihnen bereits im Kindesalter beginnende und mit der Bildung der Unkovertebralgelenke in Zusammenhang stehende horizontale Spalten auftreten: *Bild* I 5/9. Sie werden von *Töndury* 1958 und von anderen Autoren auf biomechanische Einwirkungen zurückgeführt, das heißt auf die dauernde und erhebliche Dreh- und Kippbelastung der Halswirbelsäule. Unter Berücksichtigung gleichzeitiger endogener Faktoren – im Sinne einer »vorbestimmten« Entwicklung – ist damit mindestens eine mechanische Teilursache für die Zerstörung von Bandscheibegewebe in den Blickpunkt der Erwägungen gelangt.

Trotz solcher Verdachtsmomente empfiehlt sich Zurückhaltung bezüglich der beruflichen Entstehung von Schäden in den »Gefährdungsgebieten« (*Bild* II 19/1), denn es fehlt an genügend greifbar gesicherten Ergebnissen wissenschaftlicher Grundlagenforschung. Die Vibrationsforschung hat allerdings herausgefunden, daß die Zwischenwirbelscheibe unter starken mechanischen Einfluß kommt, wenn Torsionsschwingungen, also zwischen der x- und der y-Achse rasch wechselnde Schwingkräfte einwirken: *Bild* I 7/6. Sie müssen von den verbindenden Faserzügen zwischen den Lamellenringen aufgefangen werden: Ziffer 1 in *Bild* II 19/1. Weitere Forschungen sind nötig, um die schadenfrei zu überstehende Drehbelastungsgrenze dieser Fasern für einmalige gewaltsame Drehbelastung wie für langzeitig und oft wiederholte Torsionsschwingungen genauer als bisher zu bestimmen: I 6. 2.2.7, I 6. 4, I 7. 5.10.

Während in der D-BeKV Veränderungen von Zwischenwirbelscheiben nicht erwähnt sind, erkennt die DDR-BK:22 mit der Bezeichnung Spondylarthrosis deformans Zwischenwirbelscheibeschäden als Berufskrankheit an. Unklar bleibt allerdings, ob dieser Begriff lediglich für die Spondylosis deformans gilt, oder ob er auch andere bandscheibebedingte Schäden wie Chondrosis disci und Osteochondrosis intercorporalis einschließt. Auf weitere Unterschiede in der Frage zur Anerkennung des Zwischenwirbelscheibeschadens als Berufskrankheit, insonderheit auf die unklaren Angaben der EG-BK:E5, wird in der Zusammenfassung eingegangen: II 19. 9.

Über die Höhenminderung von Zwischenwirbelräumen der Lendenwirbelsäule, die er auf Bandscheibedegeneration zurückführt, womit offensichtlich die Osteochondrosis intercorporalis gemeint ist, hat *Fahrni* 1975 Berechnungen veröffentlicht, die in Kapitel II 11. 1 erwähnt sind. Ein auffallend steiler Anstieg zeigt sich bei Schwerarbeitern (bis zum 55. Lebensjahr mehr als 90%), während bei Leichtarbeitern die Häufigkeit mit 45% endet. Besonders hervorzuheben ist die geringe Anzahl von gleichartigen Schäden der Zwischenwirbelscheiben, die *Fahrni* bei einer indischen Primitivbevölkerung röntgenologisch fest-

19.4 Chondrosis disci und Osteochondrosis intercorporalis

stellte: unter 20%. Diese Befunde führt der Verfasser neben der unterschiedlichen Belastung durch Leicht- oder Schwerarbeit auf die Ruhehaltung der Inder im Hocksitz zurück: *Bild* II 11/2.

Die Zweifelsfrage, ob Dauer-Arbeitsbelastungen eine Bandscheibezermürbung mit Höhenminderung des Zwischenwirbelraumes hervorrufen können, beantworten *Caplan* et al. 1966 ablehnend. Dagegen führen sie derartige Veränderungen, die von den Autoren bei jungen Bergleuten an der präsakralen Zwischenwirbelscheibe dreimal häufiger als an anderen Lendenbandscheiben beobachtet wurden, auf zahlreiche Unfälle während der Arbeit zurück: II 11. 2. Aus dieser Mitteilung ist allerdings nicht eindeutig zu erkennen, ob mit den Arbeitsunfällen gelegentliche, in größeren Abständen wiederholte Gewalteinwirkungen oder Wiederholungstraumen gemeint sind, wie sie sich im Arbeitsalltag bestimmter Berufe als berufsspezifische Mikrotraumen (II 18. 1) einstellen können.

In die Fragen und Erwägungen zur Entstehung des Zwischenwirbelscheibeschadens spielt das an anderer Stelle eingehend erörterte Initialtrauma hinein: I 5. 4, I 6. 4.3.6, I 8. 4.2, II 19. 1, II 19. 8. Seine Bedeutung liegt in den dadurch ausgelösten Veränderungen des Bandscheibestoffwechsels (I 8. 3, I 8. 4.2), die in einem sich steigernden Schadenskreis die weitere Gewebezerstörung fördern. Soweit besteht eine Parallele zu dem Fortschreiten der Bandscheibeschäden, die selbst nach Beendigung der Schwingeinwirkungen nicht zur Ruhe kommen: I 8. 4.1. Über Beziehungen solcher Geschehnisse zur Autoimmunisierung des Zwischenwirbelscheibegewebes wurde bereits in Kapitel I 8. 3.7 berichtet: *Gertzbein* et al. 1977.

Die Ausbildung der weiter vorn in diesem Kapitel angesprochenen seitlichen Gelenke zwischen den Halswirbelkörpern, die sich als Neugelenk bereits vor dem Wachstumsabschluß formen (*Bild* I 5/9), birgt die frühzeitige Umprägung in eine Arthrosis deformans (Unkovertebralarthrose) fast zwangsläufig in sich. Das bewirken die weiterbestehenden mechanischen Belastungen, die bereits im Kindesalter an der Gelenkbildung beteiligt waren, und der horizontale Querspalt durch die Zwischenwirbelscheibe mit den unphysiologisch vermehrten Bewegungsmöglichkeiten. Das biomechanische Gleichgewicht im Bewegungssegment wird gestört, denn die doppelseitig auftretende Unkovertebralarthrose ist eng mit der unvermeidlich fortschreitenden Osteochondrosis intercorporalis gekoppelt (*Bild* II 19/8), die außerdem die Wirbelbogengelenke regelmäßig in Mitleidenschaft zieht. Daraus ergeben sich Erwägungen zu der Frage, ob lediglich eine unwesentliche Mitwirkung des Berufes oder ob eine wesentliche arbeitsbedingte Beeinflussung dem Fortschreiten der Erkrankung Vorschub leisten. Wenn durch die besonderen Berufseinflüsse beim Tragen von Lasten, beim Abtragen von Fleisch und bei ähnlicher Tätigkeit (II 11. 6) solche Veränderungen an der Halswirbelsäule in entsprechendem Ausprägungsgrad vorliegen, werden sie nach der DDR-BK:22 als Berufskrankheit gewertet. Weitere Literatur in I 5. 2, II 2. 5.5 und II 5. 4.5.

Zusammenhänge der Chondrosis disci / Osteochondrosis intercorporalis mit Vibrationseinwirkungen und deren Beziehungen zur Frage der Beteiligung von beruflichen Einflüssen werden an verschiedenen Stellen behandelt, zum Beispiel in I 7. 5.10, II 5. 3.2.5, II 9. 3, II 11. 2, II 13, II 14, II 19. 8.

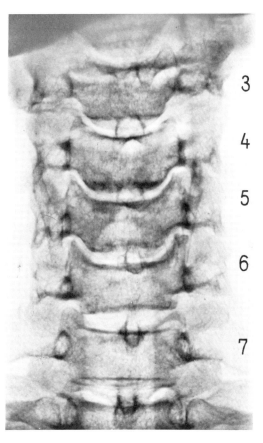

Bild II 19/8: Osteochondrosis intercorporalis und Uncovertebralarthrosis an der Halswirbelsäule.

Die biomechanischen und biochemischen Vorgänge, die für die Entstehung von Gewebeschäden der Zwischenwirbelscheibe zu beachten sind, können in den Kapiteln I 5, I 6. 3, I 7. 5.10 und I 8. 3.10 nachgelesen werden. Soweit es sich um gutachtliche Abgrenzung gegenüber dem »Rheumatismus« handelt, gibt II 16. 9.5 Auskunft.

Die Forschung nach den biochemischen Grundlagen des Bandscheibeverschleißes, über die unter anderem in I 8. 3.7 berichtet wird, hat noch keineswegs alle Schleier von den Problemen gezogen. Zwar bestehen manche Beziehungen zu den Knorpelschäden der »echten« Gelenke, über deren Biochemie *Cotta* und Mitarbeiter 1978 in einer Übersichtsarbeit berichten, aber der besondere Gewebebau des »Halbgelenkes« Zwischenwirbelscheibe und ihre in vielen Beziehungen eigenen mechanischen und damit auch mechano-chemischen Belange erfordern zur Klärung der biochemischen Zusammenhänge Erweiterung und Vertiefung spezieller Versuchsanordnungen.

Weitere Literatur: *Baader* 1954, *Berkson* 1977, *Breitenfelder* 1975, *Dupuis* u. *Christ* 1972, *Erdmann* 1953, *Junghanns* 1955, *Lederer* 1972, *Liebeskind* 1970, *Mach* et al. 1976, *Matanovic* 1977, *Pizon* 1972, *Probst* 1960, 1962, *Redetzky* u. *Thiele* 1963, *Reischauer* 1951, *Rettig* 1975, *Scherzer* 1972, *Schröter* 1956, 1959, 1961, *Seyfarth* 1957, *Wickstroem* 1978.

19. 5 Protrusio disci und Prolapsus disci

erwähnt in der DDR-BK:22 als Bandscheibeprolaps und Nucleus-pulposus-Hernie, in der EG-BK:E5 als Intervertebralhernie »durch Erschütterungen«

Die Bandscheibevorwölbung (Protrusio disci) und der infolge von Radialrissen (Ziffer 6 in *Bild* II 19/1) schließlich durch Aufbruch der äußeren Faserringschichten eintretende Bandscheibevorfall (Prolapsus disci posteromedialis und posterolateralis, II 2.5.4) verursachen im Zusammenhang mit der zugehörenden Lockerung im Bewegungssegment (Instabilitas, II 5. 3.2) die bekannten Druckerscheinungen auf die Rückenmarkwurzeln mit Ausstrahlungen: II 5. 3.3. Den verschiedenen Zuständen des Bandscheibevorfalles (*Bilder* II 2/24 u. II 2/25) gehen die in I 6. 4.2 (*Bild* I 6/21), II 2. 5.4 und II 19. 4 beschriebenen Veränderungen im Gewebe der Zwischenwirbelscheibe voraus. Das Austreten des Sequesters aus dem Bandscheiberaum wird von vielen Autoren lediglich als der durch plötzliche oder langsame Druckerhöhung bedingte – aber bereits »vor der Tür stehende« – Endausgang eines langen Prozesses gedeutet. Das haben *Reischauer* und viele andere Bearbeiter dieses schwierigen Problemes angenommen.

Über den Unfallmechanismus, der nach einigen Autoren für einen Bandscheibevorfall verantwortlich sein könnte, liegen gegensätzliche Meinungen vor, die auch Bedeutung für das berufsbezogene Auftreten eines Bandscheibevorfalles (z. B. durch Dauerdruck in Zwangshaltung der Wirbelsäule) haben. Nach weitverbreiteter Ansicht entsteht der Bandscheibevorfall nach rückwärts oder seitlich-rückwärts – soweit überhaupt eine einmalige Gewalt dabei eine Rolle spielt – durch starke Rückbeugung. Demgegenüber bezeichneten *Louyot* et al. 1956 die kraftvolle Vorbeugung als Ursache für das Austreten eines Bandscheibesequesters nach rückwärts. Diese Auffassung berührt die Fragen über das Auftreten des Bandscheibevorfalles in Beziehung zu einigen Berufen. Denn die berufliche Dauerhaltung mit besonderer Druckerhöhung in den Lendenbandscheiben ist die Zwangshaltung mit Vorbeugung. Die von *Louyot* und seinen Mitarbeitern geäußerte Ansicht sollte also im Vordergrund weiterer Überlegungen und biomechanischer Versuche stehen.

Unterstützung für die biomechanische Bedeutung der Vorbeuge bringen die Ansichten von *Sullivan* u. *Farfan* (1975). Sie glauben, daß auch für die Spondylolyse des Wirbelbogens die klassische Meinung über die gefahrbringende Rückbeuge zu Unrecht besteht. Aufgrund ihrer Überlegungen halten sie vielmehr die Vorbeuge, unter Umständen mit Drehung, für die Schädigungsursache, falls sie langzeitig genug einwirkt: I 6. 4.7.

Unabhängig von den Einzelheiten des Mechanismus, der einen Bandscheibevorfall auszulösen vermag, wird die Frage nach seiner Verursachung durch Dauereinflüsse der Arbeit nur unzureichend und mit weit auseinanderklaffenden Meinungen beantwortet, wie aus den vorhergehenden Abschnitten zu erkennen ist. Einzelheiten darüber mit Literaturangaben enthält das Kapitel II 11. 1. Soweit dort der Bandscheibevorfall angesprochen ist, sind die Meinungsverschiedenheiten zwischen den einzelnen Autoren schon deswegen nicht zu bereinigen, weil den epidemiologischen Untersuchungen ungleiche Ausgangspunkte oder Zielsetzungen zugrunde lagen. Leider werden die schmerzhaften und arbeitsbehindernden Veränderungen (Chondrosis disci / Osteochondrosis intercorporalis, Protrusio und Prolapsus disci, Spondylosis deformans u. a.) nicht auseinander gehalten. Manche Statistiken beziehen sich nur auf Wirbelsäulebeschwerden und ihre Auslösung durch verschiedene Arbeitstätigkeiten. Der Bandscheibevorfall wird einerseits als typische Schwerarbeiterkrankheit bezeichnet. Andere Bearbeiter des Problems lehnen einen Zusammenhang zwischen Schwerarbeit und Prolapsus disci vollkommen ab. So schreibt *Matthiaß* 1975: »Es ergibt sich kein Anhalt dafür, daß Schwerarbeitende früher einen Bandscheibevorfall bekommen als Leichtarbeitende«, und an anderer Stelle: »Es gibt bisher keinen Anhalt dafür, daß der operativ gesicherte lumbale Bandscheibevorfall bei Angehörigen von Berufen mit schwerer körperlicher Arbeit gehäuft oder früher auftritt«.

Weitere widerstreitende Meinungen über die Berufsbeziehungen der verschiedenen Formen von Bandscheibevorfällen sind in den Kapiteln II 10. 2, II 11. 1 und II 13. 6 besprochen. Biomechanische Grundlagen zu diesen Problemen wurden in I 6. 2.2.4, I 6. 4.3 und in weiteren Kapiteln von Teil I erörtert.

Im Anschluß an die Überschrift dieses Kapitels sind die DDR-BK:22 und die EG-BK:E5 erwähnt, weil in diesen Bestimmungen der Bandscheibevorfall nach rückwärts als Berufskrankheit bezeichnet ist. Kritische Bemerkungen dazu enthält die Zusammenfassung: II 19. 9.

Die bisherigen Ausführungen galten dem Bandscheibevorfall nach rückwärts: *Bilder* II *2/19 E*, II *2/22*, II *2/24* und II *2/25*. Das Eindringen von Zwischenwirbelscheibegewebe in den Wirbelkörper, der Prolapsus intraspongiosus disci (*Bilder* II *2/19 C*, II *2/26*, II *2/27* und II *5/6*) stellt ebenfalls biomechanische Probleme. Deshalb ist er auch im Hinblick auf arbeitsmedizinische Belange zu besprechen. Die Entstehung eines typischen *Schmorl*-Knotens durch berufliche Dauerbelastung wie Bewegungsmangel oder Zwangshaltung der Wirbelsäule ist bisher bei ordnungsgemäßem anatomischem Aufbau der Wirbelkörper-Bandscheibe-Grenzschichten nicht nachgewiesen worden. (Anerkennungsansprüche wurden aber gelegentlich gestellt.)

Das Problem, ob langanhaltende Vibrationen in der Lage sind, Mikrofrakturen und Trümmerzonen im Übergangsbereich Zwischenwirbelscheibe-Wirbelkörper unmittelbar als Ermüdungsschaden oder durch Störungen des Blutzuflusses hervorzurufen, steht noch in der Diskussion: I 4, I 8. 3.2, II 9. 2.2, II 9. 2.3, II 18. 9.1, II 19. 8.1. Sollten nach langzeitigen Schwingeinwirkungen Gewebestörungen an der Hyalinknorpelschicht der Zwischenwirbelscheibe und/oder in der knöchernen Wirbelkörperabschlußplatte tatsächlich auftreten, dann bietet die entstandene »Schwachstelle« die Möglichkeit zum langsamen Vordringen von Zwischenwirbelscheibegewebe in den Wirbelkörper, also die vibrationsbedingte Bildung eines *Schmorl*-Knotens. Noch ist dies jedoch unbewiesen.

Zur Beantwortung der Fragen einer beruflichen Verursachung liegt für den Bandscheibevorfall ebenso wie für andere Störungen der Zwischenwirbelscheibe ein umfangreiches Ursachenbündel vor, bestehend aus endogenen Voraussetzungen und exogenen Einflüssen. Nur wenn nach Abwägung aller Möglichkeiten, die in II 19. 4 geschildert sind, der endogene Ursachenanteil deutlich gegenüber exogenen beruflichen Einflüssen zurücksteht, ist die berufliche Belastung als wesentlicher Ursachenteil anzusehen.

19. 6 Zwischenwirbelscheibeschäden im Zusammenhang mit Stoffwechselstörungen

Mit den besprochenen Schäden der Zwischenwirbelscheiben sind mehr oder weniger eindeutige Änderungen im Stoffwechsel verknüpft: II 19. 2, II 19. 3, II 19. 4. Das kann mit den üblichen *Alternsveränderungen* oder mit anderen allgemeinen Umständen, zum Beispiel mit Vibrationseinflüssen oder mit örtlich den Austausch störenden Veränderungen, etwa am Wirbelkörper-Bandscheibe-Übergang, zusammenhängen.

Manche allgemeinen Stoffwechselkrankheiten wirken sich auf die Zwischenwirbelscheiben aus. Das ist auffallend bei der Ochronose / Alkaptonurie. Sie verursacht neben Verkalkungen schwere Zermürbungen der Zwischenwirbelscheiben: II 16. 7.3.

Im Zusammenhang mit berufsabhängigen körperlichen Überlastungen oder auch mit Vibrationseinwirkungen wird in der Literatur gelegentlich auf *Diabetes* und *Gicht* als verschlimmernde

Grundursachen für die Spondylosis hyperostotica hingewiesen: **II 16. 7.2, II 19. 3**.

Das Zusammenspiel von Einflüssen der genannten Stoffwechselkrankheiten mit Belastung durch körperliche Schwerarbeit, mit besonderen druckverursachenden beruflichen Zwangshaltungen und mit Vibrationen ist in der Literatur häufig geschildert. Eine Berufskrankheit kann nur angenommen werden, wenn sichere Anzeichen für das Überwiegen der beruflichen Belastung bestehen. Solche sind bisher jedoch nicht erkennbar: **I 7. 5.7, II 16. 7.2, II 16. 7.3**.

19. 7 Raumfahrt

Da in nicht allzuferner Zeit auch Deutsche beruflich an der Raumfahrt beteiligt sein werden, rücken die damit verknüpften Probleme (**II 15. 4**) in das Blickfeld der Arbeitsmedizin. Für die Wirbelsäule stellen sich Fragen über Einflüsse der plötzlichen Beschleunigung (**II 15. 3.4**) und der Schwerelosigkeit. Bei langer Aufenthaltsdauer von Astronauten und begleitenden Wissenschaftlern in den Weltraum-Laboratorien wirkt die Schwerelosigkeit ungünstig auf die Wirbelsäule: **I 8. 3.2, II 15. 4.3, II 16. 7.4**. In diesen Kapiteln ist auf die Veränderungen des biochemischen Gesamtbildes der Zwischenwirbelscheibe hingewiesen, und ihre Folgen sind geschildert: Flüssigkeitsansammlung im Zwischenwirbelscheibegewebe, Höhenzunahme des Zwischenwirbelraumes und dadurch bedingte Zunahme der Körpergröße. Die langdauernde Flüssigkeitsvermehrung mit vermindertem Austausch von Flüssigkeit und von Stoffwechselprodukten führt zur Umwandlung des chemischen Milieus im Gewebe der Zwischenwirbelscheiben. Darüber liegen Erfahrungen aus der medizinischen Betreuung der amerikanischen Astronauten vor: **II 15. 4.3**. Noch sind sie aber zu gering, um einen »raumfahrtbedingten Zwischenwirbelscheibeschaden« sicher zu erkennen und als Berufskrankheit zu erklären. Die Frage des Dauerschadens – allmähliche Entstehung einer Chondrosis disci – ist noch nicht prüfbar, da er nur durch Langzeitbeobachtungen erfaßt werden kann.

19.8.0 Vibrationen

19.8.1 Allgemeines

Feinschlägige, regelmäßige Vibrationen und unregelmäßige Erschütterungen wirken in vielen Berufen und in zunehmendem Maße auf die Wirbelsäule ein. Das ist an zahlreichen Stellen dieses Buches geschildert. Die Vibrationseinflüsse auf das Knochengerüst behandelt **II 18. 9**. Auf die dort dargelegte Begründung für die gesonderte Besprechung von Teilkörperschwingungen und von Ganzkörperschwingungen sei verwiesen. Sie wird auch in den folgenden Abschnitten durchgeführt. Das Kapitel **II 18. 9.1** enthält noch eine kurze Erläuterung von Gesetzes- und Verordnungstexten, die deshalb hier nicht besprochen werden, aber für die folgenden Ausführungen in Betracht zu ziehen sind.

Nach den Erkenntnissen aus vielen Forschungsarbeiten können Teilkörper- wie auch Ganzkörperschwingungen bis zu den Zwischenwirbelscheiben vordringen und unmittelbar wirken: **I 7. 4.2, I 7. 4.3**. Wieweit dadurch im gesunden – jugendlichen – Bandscheibegewebe Veränderungen entstehen, ist noch nicht schlüssig geklärt. Einige Überlegungen sprechen dafür. So ist zu bedenken, daß die vom Flüssigkeitsdruck des Bandscheibegewebes in Spannung gehaltenen Fasern durch Vibrationen unter vermehrte und dazu noch rasch wechselnde Belastung geraten. Schädigungen durch Dauerschwingeinflüsse sind vor allem an Konzentrationsstellen von Vibrationen, unter anderem wahrscheinlich in den Bezirken der gegenseitigen Fasereinstrahlungen der in verschiedener Richtung verlaufenden Lamellenzüge des Faserringes, zu vermuten: Erläuterungen dazu in **II 19. 1**, sowie *Bilder* **I 5/7, II 19/1**. An einer solchen Verflechtungsfront kann die Überschreitung der Belastungsgrenze mit »Gewebeermüdung« (**II 18. 1**) der zündende Funke – das durch Dauereinwirkung entstandene Initialtrauma – für einen Zwischenwirbelscheibeschaden sein: **II 19. 4**. Erfahrungsgemäß entwickelt er sich auch nach Beendigung des schädigenden Einflusses weiter. Das ist von vibrationsbedingten Schäden an anderen Körperstellen und Gewebearten bekannt: **I 7. 1, II 18. 9**. Gerade im bradytrophen Zwischenwirbelscheibegewebe wird infolge seiner schwierigen Ernährungslage bereits ein geringfügiger Schaden unausbleiblich fortschreiten und eine Chondrosis disci einleiten: II 19. 4. Allerdings befinden sich dabei die in vorhergehenden Kapiteln häufig erwähnten endogenen Ursachen mit exogenen Einwirkungen in einem nur äußerst schwierig aufzuteilenden Mischverhältnis. (Eine ähnliche Erklärung besteht für die zur Entwicklung der Spondylosis deformans führenden Abtrennungen der Randleistenfasern: II 19. 2.) Hinweise zu diesen Fragen enthalten unter anderen die Kapitel I 7. 5.6, I 7. 5.10, I 7. 5.11.

Nach heutigen Erkenntnissen bleibt jedoch das Zusammenwirken solcher Einflüsse mit dem von körpereigenen Grundbedingungen abhängenden Gewebezustand der Zwischenwirbelscheiben, also von endogenen Faktoren, noch mit einem Schleier verhangen. Das gilt auch für die Frage, ob und wieweit unmittelbare Vibrationseinflüsse in der Lage sind, Verschlimmerungen an vorveränderten Zwischenwirbelscheiben, zum Beispiel bei Adoleszentenkyphose oder bei Chondrosis disci, hervorzurufen. Neben unmittelbaren können mittelbare Vibrationseinflüsse die Zwischenwirbelscheibe auf »Umwegen« erreichen, zum Beispiel über

- vibrationsbedingte Gefäßveränderungen: I 7. 5.5
- vibrationsbedingte Muskelerregungen: I 7. 5.6
- vibrationsbedingte endokrine Störungen: I 7. 5.7.

Zu den mittelbaren Einflußmöglichkeiten von Vibrationen gehören auch diejenigen Schwierigkeiten für die Diffusionsernährung des bradytrophen Zwischenwirbelscheibegewebes, die Veränderungen an der Wirbelkörper-Bandscheibe-Grenze zur Voraussetzung haben: I 8. 3.2. Bekanntlich besteht dieses Übergangsgebiet aus der knöchernen Wirbelkörperabschlußplatte (Siebplatte) und der Hyalinknorpelplatte der Bandscheibe: *Bilder* II 2/20 und II 2/27. Mikrofissuren und Trümmerzonen sind in diesen Grenzschichten beschrieben worden: I 4, II 8. 3.2, II 9. 2.2, II 9. 2.3, II 18. 9, II 19. 5. Was darüber bezüglich der siebartigen Knochenplatte in II 18. 5 und II 18. 9 erwähnt ist, gilt auch für das Übergangsgewebe zur Bandscheibe, die Hyalinknorpelschicht: vergleiche *Bild* II 19/1 Ziffer 5.

19.8.2 Teilkörperschwingungen
D-BeKV:2103 / DDR-BK:21 / EG-BK:E/5
F-BK:35 u. 48

In II 18. 9.2 wurde bereits die fragliche Beeinflussung von Knochen und Gelenken der Wirbelsäule durch Teilkörperschwingungen erwähnt. Nähere Ausführungen enthalten die Kapitel I 7. 1, I 7. 2 mit Bild, I 7. 4.2, II 9. 2.3, II 9. 3.2, II 12. 2.1. Die Klärung der früher stark umstrittenen Frage, ob die von handgetriebenen vibrierenden Arbeitsgeräten ausgehenden Schwingungen über das mitschwingende Hand-Arm-Schulter-System auch die Halswirbelsäule schädigend erreichen können, hängt von genaueren experimentellen Prüfungen ab, als sie bisher vorliegen.

Baader berichtete 1954 über Zeitlupen-Röntgenfilme von *Stender*, die Erschütterungen der Halswirbelsäule bei der Arbeit mit einem Druckluftwerkzeug erkennen ließen. Dieses Ergebnis muß auch in Verbindung mit dem Bericht von *Horváth* u. *Kákosy* (1971) über die Abtrennung eines Halswirbeldornfortsatzes nach jahrzehntelanger Arbeit mit einem Druckluftkammer gesehen werden: II 12. 2.1, II 18. 9.2. Solche Berichte geben also ernstlich zu beachtende Hinweise auf das »Mitschwingen« der Halswirbelsäule bei Schwingerregungen über das Hand-Arm-Schulter-System.

Diese Erkenntnis kann unter Umständen die Meinung von *Gurin* (1971) bestätigen, der Schädigungen der Halswirbelsäule bei Bergleuten nach Arbeiten mit Druckluftwerkzeugen beschreibt. Allerdings müßten die Angaben noch nach neuzeitlichen Grundlagen der medizinischen Statistik errechnet werden. Ähnliches gilt für die Veröffentlichungen von *Greinemann* (1973) und von *Graczyk* (1973). Frühere Annahmen (*Beck* 1951, *Maintz* 1953, *Szkudlarek* 1970), die bei Druckluftarbeitern verstärkt gefundenen Halswirbelsäuleschäden könnten nicht durch Vibrationen, sondern durch ungünstige Arbeitshaltungen und begleitende körperliche Schwerarbeit entstanden sein, bedürfen im Hinblick auf die Berichte von *Baader* sowie von *Horváth* u. *Kákosy* der Überprüfung durch experimentelle Untersuchungen mit Messung der bis zur Halswirbelsäule vordringenden Schwingungen. Solche Forschungen sollten sich um die Klärung der Fragen bemühen, ob es allein zum vertikalen Mitschwingen oder – infolge der Arbeitshaltungen – auch zu horizontalen Schwingverschiebungen kommt. Die letztgenannten führen vor allem bei dem Hinzukommen von Rotationen (Rotationsschwingungen, Torsionsschwingungen), die unter Umständen durch bestimmte Arbeitshaltungen begünstigt werden, zu Einflüssen auf die Zwischenwirbelscheiben: I 7. 5.10, II 19. 4.

In keiner der am Kopf dieses Kapitels erwähnten Verordnungen aus verschiedenen Ländern sind Teilkörperschwingungen erwähnt, die auf dem Leitweg Hand-Arm-Schulter die Halswirbelsäule erreichen und schädigen können. Das Merkblatt zu EG-BK: E5 grenzt Teilkörpervibrationen nur unklar ab. Aus dem Text läßt sich nicht ersehen, ob die Beteiligung der Wirbelsäule durch Teilkörperschwingungen in Erwägung gezogen wurde. Nachdem die erwähnten Erkenntnisse verschiedener Autoren die Beteiligung der Halswirbelsäule an Teilkörperschwingungen wahrscheinlich machen, erscheint eine Überprüfung der Voraussetzungen ratsam, die den verschiedenen Verordnungen als Grundlagen dienten. Ergebnisse einiger der in diesem Buche angeregten Forschungen könnten dazu wesentliche Unterlagen liefern.

In ähnlicher Weise, wie die geschilderten Erkenntnisse und Überlegungen die schädigende Einwirkung von Vibrationen – darunter auch Teilkörperschwingungen – auf die Zwischenwirbelscheibe in ein neues Licht gerückt haben, gilt dies auch für vibrationsabhängige Nervenschäden, die *Laarmann* 1977 allerdings für die Teilkörperschwingungen durch Arbeiten mit Druckluftwerkzeugen bezweifelt. Näheres dazu enthalten die Kapitel I 7. 5.3 und I 7. 5.7.

Laarmann schreibt 1977 unter Hinweis auf frühere statistische Erhebungen von *Beck* 1951 und *Maintz* 1953: »Arthrosen und Spondylosen aller Wirbelsäulenabschnitte sind bei Preßluftarbeitern nicht häufiger als bei anderen Schwerarbeitern«.

Die von *Maintz* 1953 angegebenen Zahlen über die Lendenwirbelsäule entsprechen allerdings nicht ganz den von *Laarmann* gezogenen Schlußfolgerungen, wie aus Tabelle II 19/5 hervorgeht, die nach Zahlen der Originalarbeit von *Maintz* zusammengestellt wurde: Die hochgradigen und mittelschweren Folgen der Spondylosis deformans gibt *Maintz* bei Druckluftarbeitern wesentlich höher an als in der Vergleichsgruppe.

Eine kritische Betrachtung der Angaben von *Maintz* deckt allerdings Widersprüche auf. Er schreibt 1953 in seiner Veröffentlichung:

»... daß die Entwicklung der Spondylose in jüngeren Jahren doch gewisse durch Berufsbelastung bedingte Unterschiede erkennen läßt«,

womit er eine stärkere Beteiligung der Lendenwirbelsäule bei Druckluftarbeitern meint. In der gleichen Arbeit heißt es:

»Eine Schädigung durch Preßluftarbeit im Sinne vorzeitiger und vermehrter Abnutzung, wie bei den Armgelenken, gibt es an der Wirbelsäule nicht.«

Die statistischen Angaben von *Maintz* beruhen ebenso wie viele ähnliche Äußerungen auf einfacher Prozentberechnung, die nach den neueren Erkenntnissen der Statistik ungenaue Ergebnisse liefert. Außerdem ist in diesen – wie auch in anderen – Statistiken nicht beachtet worden, daß die Arbeiter mit »instabilen« Wirbelsäulen bereits in jüngeren Jahren aus belastenden Berufen ausscheiden, wenn sich Wirbelsäulebeschwerden einstellen. In höheren Lebensaltern erscheinen sie also nicht in Berechnungen ihrer früheren Berufsgruppe. In den verschiedenartigen Berufen mit Druckluftarbeit erreichen im wesentlichen nur die Arbeiter, die eine nicht schmerzhaft veränderte Wirbelsäule haben, das heißt die »Wirbelsäulestabilen«, ein höheres Berufsalter. Das gilt für viele andere Berufe mit schwerer körperlicher Arbeit in gleicher Weise.

19.8.3 Ganzkörperschwingungen
DDR-BK:22 / EG-BK: E5

Ganzkörperschwingungen, besonders solche mit einer Frequenz zwischen 5 und 8 Hz, erreichen bei zahlreichen beruflichen Tätigkeiten die Wirbelsäule und damit auch die segmental eingelagerten Zwischenwirbelscheiben. Die wissenschaft-

Spondylosis deformans	Druckluftarbeiter	Vergleichsgruppe
hochgradig	7,5	5,0
mittelgradig	31,7	21,1
geringgradig	60,8	73,9

Tabelle II 19/5: Unterschiede in der Häufigkeit der Spondylosis deformans bei Druckluftarbeitern und bei einer Vergleichsgruppe in Prozenten nach *Maintz*.

liche Forschung hat viele der mit dieser Tatsache zusammenhängenden Probleme in Angriff genommen, aber nur wenige der darin ruhenden Fragen ausreichend beantwortet. Darüber ist an verschiedenen Stellen dieses Buches, vor allem in I 6, I 7 und II 9. 3 nachzulesen. Außerdem wird auf die Ausführungen in den Kapiteln II 19. 1, II 19. 8.1 und II 19.8. 2 hingewiesen.

Obwohl die bisher erreichten Forschungsergebnisse die Vibrationseinflüsse auf das Bewegungssegment noch nicht ausreichend klären konnten, läßt sich doch erkennen, welche Stellen des anatomischen Aufbaues der Zwischenwirbelscheibe und der Wirbelkörper-Bandscheibe-Verbindung als gefährdet gelten müssen. Darüber enthält I 5. 2 Hinweise und ein Schema, das als *Bild II 19/1* wiederholt ist. Die eingezeichneten sechs Gefährdungsgebiete können nicht nur bei statischer Belastung, sondern auch bei Schwingeinwirkungen eine Rolle spielen, wobei die in der y-Achse (Schulter-Schulter) quer verlaufenden Rotationsschwingungen (I 7. 10, II 19. 4) durch raschen Wechsel ihrer Schwingrichtung möglicherweise einen besonders starken Einfluß auf die von Schicht zu Schicht des Lamellenringes ziehenden Verbindungsfasern ausüben: Ziffer 1 in *Bild II 19/1.* Aber auch die weiteren in diesem Bild bezeichneten Stellen werden durch Vibrationseinflüsse belastet. Diese Ansicht erhält ihre Bestätigung durch die Ergebnisse von Rotationsversuchen am lebenden Menschen und an menschlichen Wirbelsäulepräparaten: I 6. 2.2.7, I 6. 4.3.4, I 7. 4.1. Bisher fehlen allerdings eindeutige Ergebnisse gezielter Tierversuche (auch mit Tetrazyklinmarkierungen, siehe Kapitel I 4). Außerdem stehen spezielle Berechnungsmodelle (I 6. 5.2) für das Übergangsgebiet Wirbelkörper/Bandscheibe der menschlichen Wirbelsäule noch nicht zur Verfügung. Deshalb bleibt die Wirkung von Vibrationen auf diese Gefährdungsstellen weiterhin problematisch. Mit anderen Worten: bisher liegen ausreichend wissenschaftlich gesicherte Grundlagen über die Wirkung von Vibrationen auf die hyaline Knorpelplatte der Zwischenwirbelscheibe und/oder auf die knöcherne Abschlußplatte (Siebplatte) des Wirbelkörpers nicht vor. Die zugehörigen Fragestellungen werden in vielen Kapiteln erörtert: I 8. 3.2, II 9. 2.2, II 9. 2.3, II 18. 5, II 18. 9, II 19. 8.1.

Aus diesen Gründen bleibt auch die Wirkung von Ganzkörperschwingungen auf die Weichgewebe der Wirbelsäule problematisch. Das zeigt sich bereits im Fehlen dieses Begriffes in den nationalen Berufskrankheitenverzeichnissen. Demgegenüber enthält die Berufskrankheitenliste der Europäischen Gemeinschaften (EG-BK) im Merkblatt E 5 »Knochen-Gelenk-Schäden durch Erschütterungen« unter Einbeziehung von Schäden an den Zwischenwirbelscheiben. Die geschilderten »Erschütterungen« entsprechen auch dem Begriff der Ganzkörperschwingungen. Der dazu gehörende Wortlaut aus diesem Merkblatt ist in II 18. 9.3 wiedergegeben. Weitere Ausführungen in Kapitel II 19. 9. (Zusammenfassung).

Bei den Ganzkörpervibrationen spielt stets das umfangreiche »Muskelkorsett« der Wirbelsäule eine nicht zu vernachlässigende Rolle: I 7. 5.6. Der arbeitskonforme Kontraktionszustand einzelner Muskeln oder größerer Muskelgruppen kann den Einfluß der Vibrationen mildern. Demgegenüber erhöht eine ermüdete Muskulatur die Schwingwirkung auf die Wirbelsäule. Auf diesem Gebiet hat die Arbeitsmedizin noch viele Aufgaben für die wissenschaftliche Durchforschung und in der praktischen Anwendung der so erreichten Ergebnisse auf die Verbesserung des Verhältnisses zwischen Mensch und Maschine. Dazu gehören die Vermeidung der Ermüdung, Hilfen für Ausgleich bei Dauerarbeit unter Vibrationseinfluß und in manchen Fällen auch eine verbesserte Pausenregelung: II 17.

19. 9 Zusammenfassung zu II 19

Die Berufskrankheitenverordnung der Bundesrepublik Deutschland (D-BeKV) enthält zwar in der Ziffer 2107 eine Knochenerkrankung an der Wirbelsäule (Schipperkrankheit, II 18. 2), nennt aber keine als Berufskrankheit anerkannte Schädigung der Zwischenwirbelscheibe oder anderer Weichgewebe der Wirbelsäule. (Die Sehnenansatzerkrankungen, die Osteotendopathien, sind wegen ihrer engen Verflechtung mit zugehörigen Knochenveränderungen, zum Beispiel an den Dorn- und Querfortsätzen der Wirbelsäule, in II 18. 11 unter Hinweis auf die Problematik der Anerkennung als Berufskrankheit nach BeKV Ziffer 2102 besprochen.)

Die Ausführungen im vorstehenden Kapitel II 19, aber auch in anderen Kapiteln dieses Buches, zeichnen die vielfältigen Fragestellungen auf, die sich bei Erörterungen über die exogene und damit auch die beruflich-mechanisch bedingte Verursachung von Zwischenwirbelscheibeschäden ergeben. Das liegt an der ungenügenden wissenschaftlichen Grundlagenforschung, über deren Möglichkeit und Schwierigkeit berichtet wurde. Solche Forschungen sind auf pathomorphologischem wie auf biochemischem Gebiet notwendig und bedürfen der aufgeschlossenen interdisziplinären Zusammenarbeit mit Fachkennern der Biomechanik und mit anderen Disziplinen. Weil wichtige Forschungsergebnisse fehlen, ist die Zurückhaltung in der BeKV bezüglich der Anerkennung als Berufskrankheit für die Zwischenwirbelscheibeschäden verständlich – sie sind in der Verordnung überhaupt nicht erwähnt.

Mit dieser für die Bundesrepublik Deutschland geltenden Entscheidung ist jedoch die Problematik des Zwischenwirbelscheibeschadens und seiner Beziehungen zu beruflichen Einflüssen nicht aus der Welt geschafft. In den Empfehlungen der Europäischen Gemeinschaft (EG-BK) und in der DDR-BK werden andere, aber keineswegs übereinstimmende Ansichten vertreten. Sie bedürfen allerdings der kritischen Betrachtung. In diesen beiden Empfehlungen beziehungsweise Verordnungen und in den zugehörigen Kommentaren, über die weiter vorn an verschiedenen Stellen berichtet wurde, entspricht die Nomenklatur nicht den pathomorphologisch und röntgenographisch unterscheidbaren Veränderungen der Zwischenwirbelscheibe. Für die Klärung der berufsabhängigen Ursachen oder Ursachenanteile ist es jedoch nicht gleichgültig, ob zum Beispiel eine Spondylosis deformans, eine Chondrosis disci, eine Osteochondrosis intercorporalis oder ein Prolapsus disci vorliegt. Darüberhinaus bedarf der Gewebevorfall aus dem Zwischenwirbelraum noch weitergehender Differenzierung. Denn der Prolapsus disci posterior (postero-medialis sive postero-lateralis) und der die Bandscheibe-Wirbelkörper-Grenze durchbrechende Prolapsus intraspongiosus sind nach Ursachen und Folgen durchaus verschiedene Krankheitsbilder mit unterschiedlicher Verknüpfung zwischen endogenen und exogenen, zum Teil berufsabhängigen Ursachenanteilen.

Aber nicht allein die fehlenden wissenschaftlichen Grundlagen und die ungenauen Diagnosen von Krankheitsbildern, sondern auch die bei epidemiologischen Untersuchungen auftretenden Schwierigkeiten behindern die eindeutige Beantwortung der offenen Fragen über den Zusammenhang von Zwischenwirbelscheibeschäden mit Berufseinflüssen. Bisherige statistische Erhebungen verwendeten entweder die Allerweltsdiagnose Rückenschmerzen, oder sie vermengten – auch bei Röntgenbildauswertung – die im vorhergehenden Absatz genannten unterschiedlichen Veränderungen der Zwischenwirbelscheiben. Außerdem erfolgte häufig keine genügende Eingrenzung auf einen genau definierten Arbeitsplatz, denn unter Berufsangaben wie Bergmann oder Fabrikarbeiter verbergen sich die verschiedensten Arbeitsplätze, die sich mit zunehmender Aufgabenteilung immer mehr unterscheiden und andersgeartete Wirbelsäulebelastungen haben. Deswegen vermitteln die länger zurückliegenden epidemiologischen Studien ein ungenaues Bild über die Arbeitsbelastung des zentralen Achsenorganes. Die Unsicherheit über die Aussagen früherer Statistiken wird dadurch erhöht, daß die damaligen einfachen Berechnungsarten von den neuzeitlichen Möglichkeiten differenziert errechneter Zahlen überholt sind.

Im wesentlichen stehen also noch ungelöste Fragen in drei Problemgruppen einer allseitig befriedigend begründeten Anerkennung der Zwischenwirbelscheibeschäden als Berufskrankheit entgegen:
- trotz vieler wesentlicher Erkenntnisse noch ungenügende wissenschaftliche Grundlagenerforschung
- Fehlen einheitlicher Bezeichnungen für die pathomorphologisch und röntgenographisch unterscheidbaren Zwischenwirbelscheibeschäden
- nicht ausreichend statistisch gesicherte Ergebnisse epidemiologischer Studien.

Zu diesen drei Punkten enthalten zahlreiche Kapitel Erläuterungen bisheriger Forschungsergebnisse mit Hinweisen auf ergänzende experimentelle und klinische Forschungen, Beschreibungen spezifischer Berufsbelastungen der Wirbelsäule, Angaben über bisherige statistische Erhebungen, Literaturzusammenstellungen und kritische Anmerkungen.

Zweifellos war es ein langer und schwieriger Weg, bis die zuständigen Kommissionen der Europäischen Gemeinschaft in Ziffer E5 der EG-BK die durch Erschütterung im Beruf hervorgerufenen Schädigungsmöglichkeiten der Knochen und Gelenke an der Wirbelsäule (einschließlich Zwischenwirbelscheiben) zusammengestellt hatten. Das gilt in gleicher Weise für die Erläuterungen zur DDR-BK:22 von *Holstein* (1971), in der die Zwischenwirbelscheibeschäden erwähnt sind.

Eine neuerliche Überprüfung unter Berücksichtigung der drei Punkte erscheint jedoch angebracht, damit möglichst bald gut formulierte Entscheidungen vorliegen, für die auch Zustimmung durch andere nationale Regierungen beziehungsweise deren zuständige Behörden erreicht werden kann. Solange dies nicht der Fall ist, bestehen weiterhin die ungelösten Fragen über die Einwirkungsmöglichkeiten beruflich-mechanisch bedingter exogener Einflüsse auf das zentrale Achsenorgan. Für versicherungsrechtliche Entscheidungen liegt – bei Berücksichtigung der Empfehlungen der EG – unverändert »Der Zwischenwirbelscheibeschaden als problematische Berufskrankheit« auf dem Tisch, wenn Anträge nach § 551 Absatz 2 RVO gestellt werden.

Hilfe für solche Entscheidungen bringt der Kommentar von H. *Lauterbach* über das 3. und 5. Buch der Reichsversicherungsordnung in den Ausführungen zu § 551. Wichtig sind die Erörterungen von *Godau* (1966) und von *Erdmann* (1966), veröffentlicht in Heft 1 der Schriftenreihe »Unfallmedizinische Tagungen der Landesverbände der gewerblichen Berufsgenossenschaften«, Bericht über die Unfallmedizinische Tagung in Mainz 1966.

Noch immer hängt also die an Problemen reiche Frage des Zusammenspieles zwischen beruflicher Belastung und Bandscheibeschaden in ihrer letzten Beantwortung für den Einzelfall davon ab, ob es gelingt, diejenigen Berufe oder die besonderen Arbeitsplätze herauszufinden, die der Wirbelsäule durch körperliche Schwerarbeit, durch Bewegungsmangel, durch Zwangshaltung oder durch den Einfluß von Vibrationen so eingreifende Belastungen aufbürden, daß der exogene Ursachenanteil die endogenen Störungen überragt. Die bisherigen wissenschaftlich-experimentell erarbeiteten Grundlagen sind noch nicht ausreichend, um Endgültiges zur Klärung dieser Frage auszusagen. Ob es epidemiologischen Untersuchungen gelingt, einen solchen Nachweis zu führen, bleibt abzuwarten.

Wenn ein Autor 1977 aufgrund von umfangreichen statistischen Zusammenstellungen zu dem Ergebnis kommt, daß für die Entwicklung von Wirbelsäuleveränderungen das Lebensalter und die körperliche Schwerarbeit gleiches Gewicht haben (**II 11. 4**), dann ist Anlaß zum Nachdenken gegeben.

Der Zwischenwirbelscheibeschaden wird noch so lange eine problematische Berufskrankheit bleiben, bis die experimentellen und die epidemiologischen Forschungszweige der Arbeitswissenschaft in Zusammenarbeit mit anderen ärztlichen und/oder mit außermedizinischen Disziplinen das fehlende Wissen ergänzt haben. Die Grundlage des darüber hinausgehenden Fortschrittes ist das Erkennen der offenen Fragen.

II. 20 Schlußbetrachtung

In Teil I, der die biomechanischen und die biochemischen Grundlagen in einer kompendiumartigen Zusammenfassung enthält, und in Teil II mit Ausführungen über zahlreiche Gemeinsamkeiten, die Wirbelsäule und Arbeitsmedizin verbinden, hat der Verfasser versucht, die seit fünfzig Jahren auf dem Gebiete der Wirbelsäule herangereiften Erkenntnisse dem neuen Fach der Arbeitsmedizin näherzubringen – und das vor allem deshalb, weil sowohl in der gezielten Forschung wie auch im praktisch-ärztlichen Tagesablauf der Arbeitsmediziner die Wirbelsäule gegenüber anderen Aufgaben stiefmütterlich behandelt wird, obwohl die in zahlreichen Kapiteln zusammengetragenen Erkenntnisse eine bedeutende arbeitsmedizinische Wertigkeit der Wirbelsäule beweisen. Ihre Krankheiten und andere Schädigungen, die sich von Störungen aus der Kindes- und Jugendzeit herleiten oder Ausdruck des Alterns der Zwischenwirbelscheiben sind (II 2) und in unterschiedlicher Weise die Belastbarkeit der Wirbelsäule bestimmen (II 5), verursachen eine für die Arbeits- und für die Sozialmedizin (II 7) gleichermaßen bedeutsame Krankheitshäufigkeit und -dauer (II 6), verfrühte Invalidität sowie vorzeitigen Berufsabbruch (II 7. 3) mit hohen Prozentanteilen, die teilweise über den aus Herz-Kreislaufschäden und Störungen der Atmungsorgane zusammengefaßten Zahlen stehen. Aus diesen Tatsachen ergibt sich die Pflicht, durch Vorbeugemaßnahmen (II 8) – beginnend bei Einstellungsuntersuchungen, rechtzeitiger Zuweisung entsprechender Behandlungsmaßnahmen und fortgeführt in Nachuntersuchungen – den Trägern gefährdeter Wirbelsäulen unverzüglich einen wirbelsäulegerechten Arbeitsplatz zu vermitteln oder Arbeitshilfen zu geben. Diese Leitlinie zieht sich durch viele Kapitel, in denen Grundlagen vermittelt werden für die Beurteilung der Wirbelsäule in bezug auf ihre Belastung durch körperliche Arbeit (II 11), durch Bewegungsarmut (II 10), wie sie in vielen Berufen zunehmend in Erscheinung tritt, und durch die im Arbeitsleben stetig mehr Einfluß gewinnenden Vibrationen: I 7, II 9. 3, II 12, II 13, II 14.

Diese unterschiedlichen Einwirkungsarten haben unter gewissen Umständen enge Beziehungen zur Entstehung von Berufskrankheiten: II 18, II 19. Wenn solche Erwägungen auftauchen, muß allerdings der berufliche, mechanisch oder biochemisch wirkende Einfluß als exogene Ursache in seinem Verhältnis zu den zahlreichen endogenen Mitverursachungen, wie Vorerkrankungen im Knochen (II 5. 2) oder im Zwischenwirbelscheibegewebe (II 5. 3), ausgewogen werden. Welche Schwierigkeiten hierbei – auch in bezug auf die unterschiedlichen und in vielen Punkten unklaren nationalen Verordnungen oder länderüberschreitenden Empfehlungen – für die Anerkennung von Berufskrankheiten auftreten, weisen verschiedene Kapitel aus: siehe auch die Zusammenfassungen II 18. 12 und II 19. 9.

Die Wirbelsäuleforschung hat in den letzten Jahrzehnten ein neues Bild der Wirbelsäule gezeichnet, das die Bedeutung der Zwischenwirbelscheibe und des Bewegungssegmentes in den Mittelpunkt von Forschung und ärztlicher Praxis rückt. Veränderungen in diesem biomechanisch (I 3 bis I 7) und biochemisch (I 8) ausschlaggebenden Bereich lösen die Insufficientia intervertebralis in ihren verschiedenen Formen aus: II 5. 3.2. Die häufigen und durch ihre Ausstrahlungen in andere Körperbereiche weitergeleiteten Störungen verursachen je nach ihrem Ausprägungsgrad mehr/weniger bedeutsame Änderungen der Belastungsfähigkeit der Wirbelsäule: II 5. Mit diesen Vorgängen zusammenhängende Fragen tauchen bei der Besprechung spondylogener Krankheitsbilder und in den Beschreibungen zahlreicher beruflicher Einwirkungen immer wieder auf. So erklärt sich die allgemeine Bedeutung des als zentrale Achse im Stütz- und Bewegsystem eingegliederten Rückgrates, und wichtige Berührungspunkte mit der Arbeitsmedizin schälen sich heraus.

Obwohl die Belastungsfähigkeit der Wirbelsäule nach vielen Richtungen und mit unterschiedlichen Verfahren (I 6) in bezug auf die Wirkung von körperlicher Schwerarbeit, von Bewegungsmangel und von Erschütterungen durchforscht wurde, wodurch Belastungsgrenzwerte für manche wirbelsäulegefährdenden beruflichen Tätigkeiten bestimmt werden konnten, so ist bisher unser Kenntnisstand über die belastungsbedingten Vorgänge an der Wirbelkörper-Bandscheibe-Grenze noch nicht aufschlußreich genug: **II 8. 3.2, II 18. 5.** Wie den Ausführungen in mehreren Kapiteln zu entnehmen ist, bestehen aber in diesem Übergangsgebiet, das an der Wirbelsäule etwa fünfzigmal vorkommt, mehrere Gefährdungsgebiete: *Bild II 19/1.* Störungen an diesen Stellen und weiter im Inneren der Zwischenwirbelscheibe bestimmen als Initialschäden (**II 19.** 1) schicksalhaft Einleitung und Fortgang des Verschleißes bis zur Zermürbung, zur Osteochondrosis intercorporalis. Die Frage an die forschende Arbeitsmedizin lautet demnach: Wann geht die zunächst ruhende Leistungsschwäche der gestörten anatomischen Strukturen, die Insufficientia intervertebralis latens (**II 5.** 2), in fühlbare Krankheit über, und welche Rolle spielen Arbeitseinflüsse?

Für die Beurteilung der Frage liegt zwar eine generelle Leitlinie vor, nämlich die Abgrenzung zwischen endogenem Vorschaden und exogenem Einfluß der Arbeitsleistung. Diese Grenzziehung bedarf der Festlegung über die mechanische Beanspruchung der Wirbelsäule für jeden wirbelsäulebelastenden Arbeitsplatz – die Berufsbezeichnung reicht dafür nicht aus, siehe II 19. 9 – und hängt von dem individuell vorgegebenen Zustand der Wirbelsäule ab, wobei selbstverständlich die Gesamtexpositionszeit und die tägliche Stundendauer der wirksamen Belastung zu berücksichtigen sind. Für die Einordnung des augenblicklichen Individualzustandes der Wirbelsäule in die arbeitsmedizinische Beurteilung über den Zusammenhang mit Arbeitseinflüssen kommt es auf die Durchsicht früherer Ergebnisse von Einstellungs- und Nachuntersuchungen an: **II 8.** Dazu gehören nach der übereinstimmenden Meinung aller Autoren, die solche Fragen erörterten, entsprechende, in ihrer Aussagefähigkeit brauchbare Röntgenbilder der Wirbelsäule als unumgängliche Vergleichsgrundlage: **II 4. 3.**

Hilfreich für Überlegungen zu derartigen Entscheidungsproblemen, aber ebenso wichtig für die arbeitsmedizinische Betreuung am wirbelsäulegefährdenden Arbeitsplatz sind die Darstellungen der mechanischen Dauereinwirkung in verschiedenen Berufen und die Erörterungen der gegenseitigen Beziehungen zwischen Mensch und Arbeitsplatz in den Kapiteln **II 9** bis **II 14.** Dort werden neben den mit Bewegungsmangel und Dauerhaltung verknüpften Arbeitsleistungen auch die Einwirkungsmöglichkeiten der körperlichen Schwerarbeit sowie der Teilkörper- und der Ganzkörperschwingungen auf das zentrale Achsenorgan erläutert: über die experimentell erforschten Grundlagen dazu siehe die Kapitel **I 6** und **I 7.** In den Kapiteln **II 15** und **II 16** sind die Beziehungen zwischen Wirbelsäule und besonderen Arbeitsbedingungen wie Kälte/Wärme, Druckfall, Raumfahrt und andere sowie die nichtmechanischen Einflüsse auf die Wirbelsäule, zu denen beispielsweise chemische Stoffe, Infektionen, Tumoren und rheumatische Leiden gehören, dargestellt.

Die Beschäftigung mit den weitverzweigten Beziehungen zwischen Wirbelsäule und Arbeitsleistung, in denen Ergonomie (**II 17.** 2.2) und Ergometrie eine wichtige Rolle spielen, setzt einige Grundkenntnisse über die besondere Verbindung der Wirbelsäule mit biomechanischen und biochemischen Fragestellungen voraus, die in Teil I vermittelt werden. Hierzu kann die Arbeitsmedizin im Rahmen interdisziplinärer Zusammenarbeit noch Wichtiges beisteuern.

Ein zentrales Anliegen der Arbeitsmedizin, die Vorsorge (**II 8**), ist auch auf dem Gebiete der Wirbelsäule Anlaß zum Nachdenken darüber, ob alles Mögliche geschehen ist, oder was besserungsbedürftig sein könnte. Im Vordergrund steht der wirbelsäulegerechte Arbeitsplatz. Unter Berücksichtigung neuer anthropometrischer Grundlagen ist bereits viel für die Sitzplatzgestaltung und Arbeitsplatzmaße geschehen. Vibrationseinwirkungen wurden durch technische Verbesserungen an Geräten und Fahrzeugen vermindert. Trotzdem zwingt nicht allein der Beruf, sondern auch selbstgewählte Freizeitgestaltung den Menschen zunehmend in ungünstige Sitzhaltung und unter den Einfluß von Vibrationen. Darüber enthalten die entsprechenden Kapitel Darlegungen mit Hinweisen auf die Bedeutung des weiteren Aufbaues spezieller arbeitsmedizinischer Vorsorge. Zusammengefaßt sind die dazu verstärkt erforderlichen Maßnahmen in Kapitel **II 17** behandelt. Anregungen, die Einstellungsuntersuchung mit Beachtung der Tauglichkeitsmerkmale (**II 8.** 4) mehr als bisher auf die Wirbelsäule zu richten, haben in der Arbeitsmedizin leider noch nicht das notwendige Echo gefunden.

Die Eingliederung in den Beruf (**II 17.** 5), genauer gesagt die Zuweisung eines bestimmten, die Wirbelsäule belastenden Arbeitsplatzes, ist nicht nur bei der Ersteinstellung eines jugendlichen Bewerbers durch Untersuchung der Wirbelsäule zu klären. Auch bei vorsorgerischen Routine-Nachuntersuchungen verdient das zentrale Achsenorgan Beachtung, weil die häufig bereits im 3. und 4. Lebensjahrzehnt einsetzenden rückläufigen Veränderungen (Alternserscheinungen) in den Geweben der Wirbelsäule Belastungsschwierigkeiten signalisieren – oft ehe Beschwerden beginnen. Die rechtzeitige Umsetzung auf einen geeigneten Arbeitsplatz (**II 17. 5.4**) bewahrt den Mitarbeiter vor dem Auftreten oder vor rascher Zunahme der schmerzhaften Insuffizienzerscheinungen (**II 5. 3, II 5. 4**), vor dem verfrühten Auftreten und der raschen Zunahme der arbeitsbehindernden Beschwerden, verhindert vorzeitigen Berufsabbruch (**II 7. 3**). Daß der Werksarzt Ratschläge zu einer wirbelsäulegerechten Lebensweise und zu Behandlungsmaßnahmen (**II 17. 4.1**) erteilt, wird als selbstverständlich vorausgesetzt – aber: Wo hat die Einführung zielgerichteter Pausen (**II 17. 2.6**) sowie wirbelsäuleentlastender und kreislauffördernder Gymnastik am Arbeitsplatz (**II 17. 3.2, II 17. 4.2**) bereits begonnen?

Die Palette der Beziehungen zwischen Arbeitsmedizin und Wirbelsäule ist umfangreich. Diese aufzuzeigen und den Zusammenhängen nachzugehen, war die Aufgabe, die sich der Verfasser stellte. Ein Bündel von offenen Fragen bleibt trotz aller Bemühungen zurück. Das systematische Zusammentragen von Bausteinen in der Grundlagenforschung, wie sie in Teil I und an vielen Stellen von Teil II angeregt wird, kann in wechselseitiger Zusammenarbeit der Arbeitsmedizin mit den verschiedenen interessierten Fachdisziplinen Fortschritte bringen. Sie werden schließlich zu der gebührenden Einordnung der Wirbelsäule in die forschende, diagnostische, beratende, soziale und praktisch-ärztliche Tätigkeit des Arbeitsmediziners führen. Wenn dieses Buch Anstoß und Richtung dazu geben könnte, haben die Überlegungen, die in Jahren reiften, Erfüllung gefunden.

Literaturverzeichnis

A-BK, Liste (§ 177) der Berufskrankheiten (Österreich)

Abramovič-Poljakov, D. H. Kolcov, V. A.: Berufsbedingte Pathologie der oberen Extremitäten beim Bedienungspersonal von Rechen- und Buchungsmaschinen, Gigiena truda i professional'nye zabolevanija, Moskau 13 (1969) 22

Adamkiewicz, Z.: Condition of work of a dentist and trial of its improvement, Czas. Stomatol 21 (1968) 337

Adams, C.: Back injuries in Industry, Amer. J. Surg. 74 (1947) 258

Adams, P., Eyre, D. R., Muir, H.: Biochemical aspects of development and ageing of human lumbar intervertebral discs, Rheumatol. Rehabil. 16 (1977) 22

Agate, J. N., et al.: Industrial Fluorosis, Med. Res. Coun. Memo 22 (1949) 47

Ahlgren, S.: Anpassung der Wirbelsäule an den Arbeitsplatz, Die Wirbelsäule in Forschung u. Praxis Hippokrates Stuttgart 26 (1963) 40

Ahrendt, M.: Erfahrungen aus der Arbeit mit Kennzahlen der Arbeitsbeanspruchung, Soz. Arbeitswissenschaft 17 (1973) 34

Aitken, A.: Rupture of the intervertebral disc in industry further observations on the end results, Am. J. Surg. 84 (1952) 261

Aitken, A. P., Bradford, C. H.: End results of ruptured intervertebral discs in industry, Amer. J. Surg. 73 (1947) 365

Alekperov, I. I.; Loseva, I.E.; Trifel, N. G.: Sostojanje mišečnoji rabotosposobnosti u raboĉih zanjatih antikorozonjim rabotami pri morskoj dobjiŝe nafti. Gig. Tr. Prof. Zabol. 14 (9), 42–44, 1970. (Deutsche Titelübersetzung: Zustand der muskulären Leistungsfähigkeit von Arbeitern, beschäftigt mit Anti-Korrosionsarbeiten in der maritimen Erdölgewinnung)

Aleksieva, C., et al.: Untersuchung berufsbedingter Schäden des Knochen-, Gelenk- und Bewegungsapparates bei Arbeitern auf Schiffswerften, Higiena Sofia Bulgarien 7 (1964) 26

Alexander, R., Garrett, J. W., Robinette, J. C.: Anthropolitical applications in high altitude flight systems, Aerospace med. res. 1. (1970)

Alffram, P. A., Hernborg, J., Nilsson, B. E. R.: The influence of the high fluoride content in the drinking water on the bone mineral mass in man, Acta orthop. scand. 40 (1969) 137

Allan, J. H.: Decompression disease of bone, J. Aviat. Med., 14 (1943) 105

Allan, J. R.: Human factor problems in Helicopters, research and development, Proc. roy. Soc. Med. 69 (1976) 251

Allen, M. L., Lindem, M. C.: Significant roentgen findings in routine pre-employment examination of the lumbosacral spine, American Journal of Surg. 80 (1950) 762

Allen, T-H., Beards, S. E.: Decompression sickness in space-cabin atmospheres after only two hours of »ground level denitrogenation«, Aerospace Med. 40 (1969) 1327

Allen, Th. H., Beard, S. E,: Decompression sickness in simulated »zoom« flights, J. appl. Physiol. 26 (1969) 182

Allen, T. H., Maio, D. A., Beard, S. E., et al.: Space cabin and suit pressure for avoidance of decompression sickness and alleviation of fire hazard, J. appl. physiol. 27 (1969) 13

Allen, T. H., Maio, D. A., Bancroft, R. W.: Body fat, denitrogenation and decompression sickness in men exercising after abrupt exposure to altitude, Aerospace Med. 42 (1971) 518

Altschul, W.: Roentgenfindings in multiple myeloma and sporotrichosis, Amer. J. Roentgenol. 15 (1926) 224

Altus, R. E., Schnabel, F.: Ergebnisse einer Untersuchung über Klinik, Therapie und sozialmed. Bedeutung der Spondylitis ankylosans, Beitr. Orthop. Traumatol. 22 (1975) 680

Amico, M. de: Angeborene morphologische Veränderungen der Lumbosakralwirbel bei der Beurteilung der Arbeitstauglichkeit, Internationales Informationszentrum für Arbeitsschutz (1963) 204 u. Tagung Med. Aspekte der Berufsausbildung 29. u. 30. Nov. 1961 in Rom

Amine, A. R., Salazar, J. L.: Pseudomonas lumbar diskitis, Ill. Med. J. 151 (1977) 110

Anderson, J. A. D.: Rheumatism in industry: a review, Brit. J. industr. Med. 28 (1971) 103

Anderson, J. A. et al.: Social and economic effects of rheumatic diseases in a mining population, Ann. rheum. dis. 21 (1962) 342

Anderson, R. E.: Leukemia and related disorders, Human Path. 2 (1971) 505

Andersson, B. J., Örtengren, R., Nachemson, A., Elfstroem, G.: Lumbar disc pressure and myoelectric back muscle activity during sitting, Scand. J. Rehab. Med. 6 (1974) 104, 122, 115, 128

Andersson, B. J., Örtengren, R., Nachemson, A. L., et al.: The sitting posture: An electromyographic and discometric study, Orthop. Clin. North Am. 6 (1975) 105

Andersson, G.: Low backache in working life, Lakartidningen 73 (1976) 1305

Andrae, R.: Über Knorpelknötchen am hinteren Ende der Wirbelbandscheiben im Bereiche des Spinalkanals, Beitr. path. Anat. 82 (1929) 464

Andreeva-Galanina, T., Artamanova, D.: Die Begutachtung der Arbeitsfähigkeit bei Schwingungskrankheit (russisch) (ESK) G. I. M. L. 98 (1963)

Andreoni, D.: Derzeitige Probleme bei landwirtschaftlichen Zugmaschinen, Sicurezza nel lavoro 18 (1964) Nr. 11/12

Anspach, M.: Extrathorakale Asbestkrebse, Radiobiol. Radiother. 15 (1974) 253

Aonzo, E.: The check-up in industrial medicine, Minerva Medica 62 (1971) 1011

Arbeitsministerium Bayern: Ergebnis der gesamtstatistischen Auswertung der nach dem Jugend-Arbeitsschutzgesetz vorgeschriebenen ärztlichen Erst- und Nachuntersuchungen in Bayern im Jahre 1971, Bayer. Ärztebl. 29 (1974) 391

Archer, V. F., Saccomanno, G., Jones, J. H.: Frequency of different histologic types of bronchogenic carcinoma as related to radiation exposure, Cancer (Philad.) 34 (1974) 2056

Arlen, A.: Meßverfahren zur Erfassung von Statik und Dynamik der Halswirbelsäule in der sagittalen Ebene, Man. Med. 16 (1978) 25

Armstrong, H. A.: Principles and practice of aviation medicine, Williams & Wilkins Co. Baltimore (1939)

Armstrong, H. G.: Aerospace Medicine, Baltimore, Williams and Wilkins, Comp. (1961)

Arndt, E. G., Brandt, M., Gutewort, I. et al.: Ergebnisse ergonomischer und professiografischer Untersuchungen in Betonwerken der DDR, Schriftenreihe Arbeitsschutz 38 (1974) 350 Verlag Tribüne Berlin

Arnim, D. von, Höcherl, G.: Die Bedeutung der nichtberuflichen Erkrankungen am Arbeitsplatz aus der Sicht des Rheumatologen, Arbeitsmed. Sozialmed. Präventivmed. 11 (1976) 245

Arnold, R.: Das Krankheitsbild des Untertagebetriebes einer Zeche, Zschr. Rheumaforsch. 13 (1954) 38

Asahi, S., Ohia, W., Nashimoto, I.: Avascular bone necrosis in Japanese diving fisherman, Bull. Tokyo Med. Dent. Univ. 15 (1968) 247

Astrand, I., Kilbom, A.: Physical demands on cabin personnel in civil aviation, Aerospace Med. 40 (1970) 887

Atomic Bomb Casualty Commission (ABCC): Pathologic Studies, Hiroshima und Nagasaki 1945-1970, Human Pathologie 2 (1971) 469

Auberlen, M.: Renten statt Arbeitsplätze, Ärzteblatt Baden-Württ. 31 (1976) 248

Aubert, P.: Lombalgies et retentissement professionnel, Arch. Mal. prof. 36 (1975) 504

Aufdermaur, M.: Die pathologische Anatomie der Spondylitis ankylopoetica, Docum. rheumatol. Geigy (1953) 2

Aufdermaur, M.: Wirbelsäulenbefunde bei der chronisch-entzündlichen Polyarthritis, Z. Rheumaforsch. 17 (1958) 177

Aufdermaur, M.: Pathologische Anatomie und Pathogenese der Scheuermann-Kyphose, Die Wirbelsäule in Forschung u. Praxis, Hippokrates Stuttgart 60 (1975) 55

Autorenkollektiv: Arbeitshygienische Analyse der Arbeitsbedingungen bei der Technologie Hackfruchternte zur Erstellung des Professiogramms des Agrotechnikers, Arbeitsmedizinische Forschungsberichte Literaturstudien und Publikationen aus der DDR (1973)

Avon, G., Schmitt, L.: Electromyographie du Trapèze dans diverses Positions de travail à la Machine à écrire, Ergonomics 18 (1975) 619

Axelsson, S. A.: Analysis of vibration in power saws, Skogshogskolan. Royal College of Forestry Monograph, Stockholm 59 (1968)

Azouz, E. M., Chan, J. D., Wee, R.: Spondylolysis of the cervical vertebrae, Radiology 111 (1974) 315

B-BK, Liste des maladies professionelles (Belgien)

Baader, E. W.: Sehnenscheidenentzündungen, Meniskus- und Bandscheibenschäden als Berufskrankheiten, Med. Welt 40 (1950) 1297

Baader, E. W.: Gewerbekrankheiten, 4. Aufl. 1954, Urban u. Schwarzenberg, München

Baader, E. W.: Silikoarthritis, Z. Rheumaforsch. 9 (1954)

Baader, E. W.: Die Siliko-Arthritis, Klin. Grundlagen der 46 meldepflichtigen Berufskrankheiten, München-Berlin: Urban u. Schwarzenberg (1960) 313

Baastrup, Ch.: On the spinous processes of the lumbar vertebrale and the soft tissues between them, Acta radiol (Stockh) 14 (1933) 52

Baastrup, Ch.: Le lumbago et les affections radiologique des apophyses épineuses des vertèbres lombaire, J. Radiol. Electrol 19 (1936) 78

Badger, D. W., Dukes-Dubos, F. N., Chaffin D. B.: Prevention of Low Back Injury in the Industrial Work Force, Niosh-Sponsored Symposium, 1972

Balestra, G., Molfino, F.: Le alterazioni ossee ed osteoarticolari nelle malattie dei cassoni, Radiologia Medica 35 (1949) 987

Ball: angef. n. *Beneke*

Ball, Sharp angef. n. *Beneke*

Barbaso, E.: Sull'incidenza delle alterazioni della colonna vertebrale nel personale viaggiante di una azienda autotramviaria, La medicina del Lavoro 49 (1958) 630

Barbera-Carre, F., Funktionelle Bewertung des Arbeitsrückens, 6. Internat. Kongr. Physikal Med. 2.-6. Juli 1972 Barnosell Barcelona 1972

Barkla, D.: The estimation of body measurements in relation to seat design, Ergonomics 4 (1961) 123

Barnes, R., Longley, E. O., Smith, A. R. B. et al.: Vibration Disease, Med. Journal of Australia 1 (1969) 901

Barnett, E., Nordin, B. E. C.: The radiological diagnosis of osteoporosis, Clin. Radiol. 11 (1960) 166

Bassoe, P.: Compressed air disease, J. New and H. Dis. 38 (1911) 368

Baudyšová, J., Harnach, Z.: Die Veränderungen des Bewegungsapparates bei Berufsballettänzern und Versuch zur Würdigung der Auswahl der Jugend für das Ballett, Acta chir. orthop. traumat. Cechoslov. 27 (1960) 238

Baumann, E.: Überlastungsschäden der Wirbelsäule unter besonderer Berücksichtigung der Diskushernie, Zbl. Chir. 74 (1949) 1265

Baumann, E.: Zur Pathogenese der degenerativen Wirbelsäulenerkrankungen, Helvet. chir. acta 17 (1950) 345

Baumann, E.: Überlastungsschäden und Unfallfolgen im Bereich der Lendenwirbelsäule, Hefte Unfallhlk. 42 (1951) 33

Baumann, F., Beck, A.: Zur Frage berufsbedingter Wirbelsäulenschäden bei Jet-Piloten durch extreme Beschleunigungen, Z. Orthop. 113 (1975) 645

Baumgartner, R., Taillard, W.: Die Beanspruchbarkeit der spondylolisthetischen Wirbelsäule, Die Wirbelsäule in Forschung u. Praxis Hippokrates Stuttgart 52 (1971) 80

Beardwell, A.: Familial Ankylosing Vertebral Hyperostosis with Tylosis, Ann. of rheumatol. diseases 28 (1969) 518
Bechtoldt, W.: Zur Frage von Überlastungsschäden der Wirbelsäule bei Bandscheibendegeneration, Z. Orthop. 106 (1969) 5
Beck, A.: Radiologische Beurteilung der Wirbelsäule aus fliegerärztlicher Sicht, Wehrmed. Mschr. 17 (1973) 267
Beck, A.: Proposal for improving ejection seats with respect to sitting comfort and ejection posture, Aviation space and environ. med. (1975) 736
Beck, A.: Wirbelsäule und Flugmedizin – Einführung in die Thematik. Die Wirbelsäule in Forschung u. Praxis, 68 (1976) 9 Hippokrates Stuttgart
Beck, E. G.: Biologische Wirkung von faserförmigen Stäuben, Arbeitsmed., Sozialmed. Präventivmed. 10 (1975) 178
Beck, W.: Ergebnisse vergleichender Röntgenuntersuchungen der Halswirbelsäule von Preßluftarbeitern und Nichtpreßluftarbeitern, Hefte Unfallheilk. 42 (1951) 63
Becker, F.: Orthopädische Probleme im Rahmen des Jugendarbeitsschutzgesetzes, Fortschr. Med. 80 (1962) 133
Becker, K. D.: Belastungskriterien für Traktoristen, Arbeitsmed. Forschungsberichte aus der DDR Berlin 1973
Becker, W.: Insertionstendopathien im Bereich der Wirbelsäule, diagnostik 5 (1972) 681
Becker-Biskaborn, G. U.: Ergonomie und Normung, DIN-Mitteilungen 55 (1976) 169
Beer, R., et al.: Richtlinien zur Durchführung und Dokumentation von betriebsärztlichen Vorsorgeuntersuchungen und der arbeitshygienischen Dispensairebetreuung im Bauwesen, Mskr. 1973 des Wissenschaftl.-Techn. Zentrums für Arbeitsschutz beim Ministerium für Bauwesen der DDR
Beer, R., Behrbohm, P.: Erfahrungen und Schlußfolgerungen aus Vorsorgeuntersuchungen im Berliner Bauwesen, Eigendruck des Deutschen Zentralinstitutes für Arbeitsmedizin der DDR, Arbeitsmedizinisches Kolloquium (1971)
Beer, R., Brandt, M., Häublein, H.-G. et al., Richtlinien zur Durchführung und Dokumentation von betriebsärztlichen Vorsorgeuntersuchungen und der arbeitshygienischen Dispensairebetreuung im Bauwesen, Wiss.-Techn. Zentrum für Arbeitsschutz der DDR, Berlin 1973, als Manuskript verteilt
Behrend, T., Behrend, H.: Ätiologie und Pathogenese von Erkrankungen des rheumatischen Formenkreises bei Arbeitnehmern, Arbeitsmed. Sozialmed. Arbeitshyg. 6 (1971) 192
Beitzke, H.: Seltene Mykosen der Knochen, Virchows Arch. path. Anat. 296 (1935) 358
Bellamy, R., Lieber, A., Smith, S. D.: Congenital spondylolisthesis of the sixth cervical vertebra, J. Bone Joint Surg. 56-A (1974) 405
Bembnowski, B., Pawlicki, W.: Pathophysiologie der Wirbelsäulenerkrankungen bei Flugzeugführern, Z. Milit.-Med. 17 (1976) 22
Beneke, G.: Spondylosis hyperostotica, Vortrag 6. Rheumatologen-Kongreß, Lissabon 1967

Beneke, G.: Pathologie der wichtigsten Wirbelsäulenerkrankungen, Therapiewoche 25 (1975) 3909
Benn, R. T., Wood, P. H. N.: Pain in the back: An attempt to estimate the size of the problem, Rheumatol. Rehab. 14 (1975) 121
Bennet, G., O'Connor, P. J.: Medical wastage of military and civil aircrew in Great Britain 1963-68, Aerospace Med. 41 (1970) 550
Benvenuti, F., Ciccarelli, C.: Die Bleikonzentration am Arbeitsplatz bei der Herstellung und Verarbeitung von Bleistahl, Staub – Reinhaltung der Luft 35 (1975) 427
Bergverordnung: Steinkohlenbergwerke, Durchführung der ärztlichen Untersuchungen, Bellmann Dortmund 291 (1966) 1
Berkson, M. H.: Mechanical properties of the human lumbar spine flexibilities, intradiscal pressures, posterior element influences, Proc. Inst. Med. Chic. 31 (1977) 138
Bernardi, E. de, Röntgenologische Aspekte der Spondylopathien in der Arbeitspathologie, Riforma medica Neapel 79 (1965) 225
Bernau, A.: Röntgentechnik an der Lendenwirbelsäule, Therapiewoche 28 (1978) 525
Bernstein, D. S., Sadowsky, N., Hegsted, D. M. et al.: Prevalence of osteoporosis in highan low-fluoride areas in North Dakota, J. Amer. Med. Assoc. 198 (1966) 499
Berquet, K. H.: Die Entstehung der schlechten Haltung durch Erbe und Umwelt, Verh. dtsch. orthop. Ges. 52 (1965) 392
Berquet, K. H.: Sitzschaden und Autositz, Med. Welt 23 (1967) 1419
Berquet, K. H.: Schulmöbel – Geschichte-Auswahl-Anpassung, Monogr., Bonn 1971, Dümmler
Berquet, K.-H.: Die Bedeutung der Möbel am Arbeitsplatz für statische und degenerative Veränderungen des Haltungs- und Bewegungsapparates, ASP 9 (1974) 144
Berry, C. A.: Space Medicine in perspective, J. amer. med. assoc. 201 (1967) 232
Berry, Ch. A.: Status report on space medicine in the United States, Aerospace Medicine 40 (1969) 762
Berry, C. A.: Summary of medical experience in the Apollo 7 trough al manned spaceflights, Aerospace Med. 41 (1970) 500
Berry, Ch. A.: Man's adaptation to weightlessness, Biomedical Findings on American Astronauts Particip. in Space Missions (1971) 1
Berry, C. A., Hekhuis, G. L.: X-ray survey for bone changes in low pressure chamber operator, Aerospace Med. 31 (1960) 760
Berry, R. J.: Genetically controlled degeneration of the nucleus pulposus in the mouse, J. Bone Jt. Surg. 43-B (1961) 387
Berufsgenossenschaft: Bg. Grundsätze f. arbeitsmed. Vorsorgeuntersuchungen: Gefährdung durch Kälte bei Arbeiten in Kühlräumen, Hauptverb. d. gewerbl. Berufsgenossenschaften Bonn (1974)
Bethge, D.: Verbesserung der Lebensqualität am Arbeitsplatz durch Forschung, IfaA-Mitteilungen 51 (1974) 1

Bethge, D.: DIN-Beiblätter als praxisnahe Arbeitshilfe, Bundesarbeitsblatt Nr. 4 (1975) 119

Beyerinck, C. W.: Auftreten von Kreuzschmerzen in der Elektronengeräte-Industrie, Tijdschrift voor Sociale Geneeskunde, Assen, NL 38 (1960) 559

Billenkamp, G.: Körperliche Belastung und Spondylosis deformans, Fortschr. Röntgenstrahlen/Nuklearmed. 116 (1972) 211

Birkwald, R.: Körpermaße und Arbeitsplatzmaße, Ergebnisse für die praktische Anwendung, Informationsreg. Humane Arbeitsplätze, Bundesanstalt für Arbeitsschutz u. Unfallforschung Dortmund (1975) 4

Bischoff, H. A.: Entwicklungstendenzen der Datenverarbeitung in der gesetzlichen Unfallversicherung, Die Berufsgenossenschaft 27 (1975) 509

Bischoff, H. A.: Arbeitsbedingte Gesundheitsschädigung, Die Berufsgenossenschaft 28 (1976) 317

Bittersohl, G.: Epidemiologische Untersuchungen zur Häufigkeit und Latenzzeit von asbestinduzierten Hyalinosen, Fibrosen und Mesotheliomen, Z. ges. Hyg. Grenzgeb. 21 (1975) 369

Bittersohl, G.: Literaturbericht Kadmium, Textteil, Arbeitsmed.-Information 3 (1976) 49

Bittersohl, G. et al.: in *Kölsch*s Handbuch der Berufskrankheiten, 1972

Bittersohl, G., Ose, H.: Erfassung bösartiger Neubildungen der Atemorgane und deren Beeinflussung durch epidemiologische Faktoren, Z. ges. Hyg. Grenzgeb. 20 (1974) 36

Bláha, R., Nauš, A.: Ergebnisse der klinischen Untersuchung einer Gruppe von Speditionsarbeitern, die schwere Lasten mittels Traggurte tragen, Pracovní lékařství, Prag 15 (1963) 157

Blécourt, J. J. de: Einige Bemerkungen über die Bedeutung von Wirbelsäulenschäden anhand von Untersuchungen ganzer Bevölkerungen, Rheumat. Forsch. Prax. II, Bern/Huber (1963) 149

Blow, J.: Some factors influencing the duration of morbidity in Industry, Proc. R. Soc. Med. 63 (1970) 1158

Blow, R. J., Jackson, J. M.: An analysis of back injuries in registered dock workers, Proc. R. Soc. Med. 64 (1971) 753

Blumer, W.: Bleivergiftung durch Autoverkehr und ihre Behandlung in der Praxis, Schweiz. Rundschau Med. (Praxis) 66 (1977) 491

Blumer, W., Reich, Th.: Bleibenzin und Krebsmortalität, Schweiz. med. Wschr. 106 (1976) 503

Böger, J., Kirchhoff, H. W.: Wirbelsäule und Wehrfliegerverwendungsfähigkeit, Wehrmedizin 3 (1965) 143

Böhler, J.: Fehldeutung einer zervikalen Spondylolisthese als Luxationsfraktur, Z. Orthop. 104 (1968) 609

Böhler, L.: Eine einfache Methode zur Bestimmung der Beweglichkeit der Wirbelsäule, Münch. Med. Wschr. 80 (1933) 1826

Böhler, L.: Wirbelbrüche und Wirbelverrenkungen, Chirurg 7 (1935) 759

Böttger, M. A.: Untersuchungen über die gesundheitlichen Anforderungen an Arbeitnehmer in der Binnenschiffahrt, Sonderdruck des Bernhard-Nocht-Instituts Hamburg, 1971 – Forschungsauftrag des Bundesministeriums für Arbeit und Sozialordnung

Böttner, H.: Krebsursachen, Monatskurse f. d. ärztl. Fortbildg. 26 Vol. 2 (1976) Nr. 12

Bogetti, B.: Wirbelosteosklerose durch Caissonkrankheit Lavoro e medicina 19 (1965) 83

Bohlig, H.: Erfahrungen bei Vorsorgeuntersuchungen, Hefte Unfallheilk. H. 126 (1976) 595

Bohlig, H.: Probleme und Erfahrungen mit der EDV-gerechten Röntgenbefundung von Pneumokoniosen, Radiologe 17 (1977) 2

Bohlig, H., Hain, E., Woitowitz, H. J.: Die ILO U/C 1971 Staublungenklassifikation und ihre Bedeutung für die Vorsorgeuntersuchung staubgefährdeter Arbeitnehmer, Prax. Pneumol 26 (1972) 688

Bohlig, H., Otto, H.: Arbeit und Mesotheliom, Arbeit und Gesundheit H. 89, Thieme Stuttgart 1975

Boillat, M. A., Rouget, A., Curati, W. et al.: Radiologie et fluor osseux, Arch. des maladies professionelles de médecine du travail et de securité sociale, Paris 36 (1975) 412

Bollermann, Schürmann: Arbeitsmedizinische Vorsorgeuntersuchungen, Mitteilungen der Bau-Berufsgenossenschaft 1 (1976) 10

Bolšunova, M. J.: Experience in the physiological assessment of the work process of machine operators in various types of agriculture field work, Gig. Tr. Prof. Zabol. 14 (1970) 33

Bond, T. P., Wells, C. H., Guest, M. M.: Changes in the microcirculation following decompression, Microvasc. Res. 2 (1970) 239

Boos, O.: Die Bedeutung exogener Faktoren für Erkrankungen des degenerativen Rheumatismus aus der Sicht des Klinikers, Med. Sachverst. 61 (1965) 96

Boos, R., Rehr, I.: Hyperostotic spondylosis and Diabetes mellitus. Observations of patients in a diabetic clinic, Verh. Dtsch. Ges. Rheumatol. 1 (1969) 244

Borgioli, A., Laudati, A., Muzzi, A.: Il fluoro nelle acque potabili della provincia di Roma, Nuovi Ann. Igiene Microbiol. 19 (1968) 395

Bornstein, A.: Chronische Gelenkveränderungen durch Preßlufterkrankung, Fortschr. Röntgenstr. 18 (1911) 197

Bozdech, Z.: Spondylolisthese der Halswirbelsäule, Beitr. Orthop. Traumatol. 14 (1967) 158

Bradford, F., Spurling, R.: Die Bandscheibe / Discus intervertebralis, Enke Stuttgart 1950

Bradford-Block, J.: Vinyl chloride and angiosarcoma, J. Ky med. Ass. 72 (1974) 483

Bräunlich, A.: Ergonomische Untersuchungen zur Problematik berufsbedingter Verschleißschäden am Skelett- und Bewegungssystem bei Tiefbauarbeitern, Ergonomische Berichte (Berlin DDR), 2 (1970)

Bräunlich, A., Häublein, H. G.: Weitere Ergebnisse aus Vorsorgeuntersuchungen im Berliner Bauwesen, Zschr. ges. Hyg. 17 (1971) 361

Brandt: Bericht über Schneeberger Lungenkrebs, Zschr. Krebsforsch. 47 (1938) 2

Brandt, F., Reumschüssel, S.: Aufgaben der Arbeitsgestaltung in der Gießereiindustrie, Gießereitechnik 20 (1974) 399

Braun, R., Breil, M.: Visusschwäche bei Dunkelarbeit und Rückwirkungen auf die Halswirbelsäule, Zschr. ärztl. Fortb. 67 (1973) 732

Braun, W.: Ursachen des lumbalen Bandscheibenvorfalles, Die Wirbelsäule in Forschung und Praxis 43 (1969), Hippokrates, Stuttgart

Brech, W., Hillsmann, J. W., Bason, W. S.: Lumbosacral roentgenogramms of 450 consecutive applicants for heavy work, Arm. Surg. 129 (1964) 88

Breitenfelder, J.: Die zervikale Osteochondrose und Spondylarthrose, ein Arbeitsschaden des Zahnarztes? Z. Orthop. 113 (1975) 649

Brenner, W.: Berufskrankheitenverordnung und ihre Durchführung, Zschr. f. Allgemeinmed. 52 (1976) 1643

Brocher, J. E. W.: Die Prognose der Wirbelsäulenleiden – Eine berufsprophylaktische Betrachtung, Thieme Stuttgart (1973)

Brodzinski, R. L., Rancitelli, A. L., Haller, W. A. et al.: Calcium, Potassium and Iron Loss by Apollo VII VIII, IX, X and XI Astronauts, Aerospace Med. 42 (1971) 621

Brokmann, W.: Konzept für die Umsetzung arbeitswissenschaftlicher Erkenntnisse in die Praxis – dargestellt anhand der Einführung neuer Arbeitsstrukturen, Inform. Tagg. Humane Arbeitsplätze, Bundesanstalt für Arbeitsschutz u. Unfallforschung, Dortmund, (1975) 9

Brokmann, W.: Arbeitsgestaltung – Arbeitsstrukturierung, Der Arbeitgeber 27 (1975) 720

Brown, J. R.: Maximum weights and work loads acceptable to male industrial workers, Amer. Industr. Hyg. Ass. J. 31 (1970) 579

Brown, J.: Lifting as an industrial hazard, Amer. industr. Hyg. Ass. J. 34 (1973) 292

Brown, J. R.: Factors contributing to the development of low back pain in industrial workers, Am. Industr. Hyg. Assoc. J. (1975) 26

Brügger, A.: Vertebrale radikulare und pseudoradikulare Syndrome, Acta rheumat. 18 (1960)

Brunner, L.: Berufskrankheitenverordnung, Arbeitsmed. Sozialmed. Präventivmed. 11 (1976) 203

Bryson, D. D.: Health and Productivity, Ergonomics 13 (1970) 613

Buchter, A.: Der Arbeiter in der PVC-Industrie, in Ärztliche Berufskunde, Arbeitsmed., Sozialmed., Präventivmed. (1978) Beilage 133

Buckup, H.: Handlexikon der Arbeitsmedizin, Georg-Thieme, Stuttgart 1966

Buckup, H.: Arbeitsmedizinische Überwachung von Schweißern und Schweißarbeitsplätzen, Moderne Unfallverhütung Jg. 1978

Budzisch, H.-H., Schneider, H.-G.: Trainingsmethodische Hinweise und Ratschläge für die Erhaltung der Gesundheit und Leistungsfähigkeit des Stomatologen und seiner Mitarbeiter, Stomat. DDR 26 (1976) 279

Bücken, E. W.: Salmonellosen und Shigellosen als Berufskrankheiten bei Rückkehrern aus tropischen und subtropischen Ländern, Arbeitsmed. Sozialmed. Arbeitshyg. 12 (1971) 314

Bürkle de la Camp, H.: Klinischer Erfahrungsbericht über chronische Folgen traumatischer Einwirkungen an den Stützgeweben, Verhandlg. Dtsch. Ges. Pathol. 43. Tagung (1959) 42

Buetti-Bäuml, C.: Funktionelle Röntgendiagnostik der Halswirbelsäule, Thieme Stuttgart 1954

Buley, L. E.: Experience with a physiologically based formula for determining rest periods on long distance air travel, Aerospace Med. 41 (1970) 680

Bundesminister, Post: Richtlinien zur Feststellung der gesundheitlichen Eignung für den Dienst, Bundesminister für das Post- u. Fernmeldewesen (1976)

Bundesminister, Verkehr: Krankheit und Kraftverkehr Gutachten des Gemeinsamen Beirates Verkehrsmedizin, Schriftenreihe des Bundesministers für Verkehr 45 (1973) 11

Bundesminister (Verkehr): Richtlinien für die Feststellung der körperlichen Tauglichkeit des Luftfahrpersonals, Nachrichten für Luftfahrer Teil II der Bundesanstalt für Flugsicherung 22 (1974) 72

Bundesminister, Der neue Jugendarbeitsschutz, Bundesmin. Arbeit u. Sozialordn. 1976

Bundesrat der Schweiz: Bundesratsbeschluß über die medizinischen Mindestanforderungen an Fahrzeugführer und die ärztliche Untersuchung, (1971) und Schweiz. Ärztezeitung Nr. 28 (1971)

Bundesverband Zahnärzte, Bewegung stabilisiert die Wirbelsäule, Zahnärztl. Mitteil. 60 (1970)

Bundeswehr: deutsche, Alle Körperfehler bei Erstuntersuchungen, Geburtsjahrgänge 1942-1951, Wehrmedizinalamt Remagen

Bundeswehr: deutsche, Ausgewählte Körperfehler bei untersuchten Wehrpflichtigen nach Berufsgruppen der Geburtsjahrgänge 1942-1951, Wehrmedizinalamt Remagen

Burch, J. E.: Orthopedic evaluation of employee for consideration of employment in heavy industry, Industr. Med. Surg. 34 (1965) 127

Burchard, E. C.: National Aeronautics and Space Administration Houston/Texas, persönliche Mitteilung 1975

Bureau, R., Horeau, M., Lemeillet, Y.: A propos de quatorze observations d'arthrose barotraumatiques Semaine hôpit. Paris 33 (1955) 2342

Burkardt, F.: Verwirklichung der Integration aus der Sicht der Ergonomie, Ber. 13. Kongr. Arb. Schutz u. Arb. Med. (1973) 234

Burkardt, F.: Eignungsanforderung, Professiogramme und Ermittlung der Eignung, in: Ergonomische Aspekte der Arbeitsmedizin, 15. Jahrestagung München April 1975, A. W. Gentner, Stuttgart (1976) 89

Burkardt, F., Franz, J., Heinsius, E. et al.: Überlegungen zu arbeitsmedizinischen Vorsorgeuntersuchungen bei Fahr-, Steuer- und Überwachungspersonal, Arbeitsmed. Kolloquium des Hauptverb. d. Berufsgenossenschaften München 19. Mai 1973

Burton, A. C., Edholm, O. G.: Man in a cold environment, Arnold Publishers (1955)

Burton, R. R., Sluka, S. J., Besch, E. L., et al.: Hematological criteria of chronic acceleration stress and adaptation, Aerospace Med. 38 (1967) 1240

Burton, R. R., Smith, A. H.: Criteria for physiological stress produced by increased chronic acceleration, Proc. Society exper. Biol. (1968)

Busch, J.: Schäden durch Autofahren an Muskulatur, Gelenken und Wirbelsäule, Münch. med. Wsch. 23 (1955) 758

Buss, P.: Der Berufsgenossenschaftliche arbeitsmedizinische Dienst, Arb.Med.-Soz.Med.-Präventivmed. 12 (1977) 57

Busse, O., Stolke, D., Seidel, B. U.: Die postoperative Discitis intervertebralis lumbalis, Nervenarzt 47 (1976) 604

Bygghälsan: Erkrankungshäufigkeit in der Schwedischen Bauindustrie, Persönliche Mitteilung 1971

Caillard, J.-F., Thilliez, A.: Problèmes posés au médecin du travail par les lombalgies, Arch. mal. prof. 36 (1975) 773

Cain, J. P.: Low-back pain. Evaluation of disability, Arch. Industr. Health 19 (1959) 593

Cameron, J. R., Jurist, J. M., Sorenson, J. A. et al.: New methods of skeletal status evaluation in space flight, Aerospace Med. 40 (1969) 1119

Camra, J. J.: Wegweiser zu menschengerechten Arbeitssystemen, REFA-Nachrichten 29 (1976) 35

Caplan: angef. n. Baader

Caplan, A.: Certain unusual radiological appearances in the chest of coal miners suffering from rheumatoid arthritis, Thorax 8 (1953) 29

Caplan, A., Payne, P. B., Withey, I. L.: A Broader concept of Caplan's syndrome related to rheumatoid arthritis, Thorax (London) 17 (1962) 205

Caplan, P. S., Freedman, L. M. J., Connelly, T. P.: Degenerative joint disease of the lumbar spine in coal miners, Arthr. Rheumat. 9 (1966) 693

Caroit, M., Perignon, de M., Levernieux, J., et al.: Contribution au diagnostic étiologique des spondylodiscites, Rev. Rhumat., 42 (1975) 153

Caroit, M., Perignon de M., Séze de S.: Contribution au diagnostic étiologique des spondylodiscites, Rev. Rhumat. 42 (1975) 145

Carr, C., Jelleff, et al.: Protective agents modifying biological effects of radiation, Arch. environm. Health 21 (1970) 88

Carta, F., Perria, C., Davini, V.: Vertebral echinococcosis, J. Neurosurg. Sci, 18 (1974) 228

Carter, R. A.: Coccidioidal granuloma, Amer. J. Roentgenol. 25 (1931) 715

Carter, R. A.: Infections granulomas of bones with special reference to coccidioidal granuloma, Radiology 23 (1934) 1

Casamitjana, F. L.: Rehabilitation des Arbeitsrücken, 6. Internat. Kongress f. Physikal. Med. Barcelona (1972)

Cavigneaux, A., Laffont, H.: Untersuchung von Lendenschmerzen bei Taxifahrern, Sécurité et hygiène du travail, Paris 56 (1969) 295

Čebanova, O.: Die Arbeit in Maschinenbuchhaltereien, Ohrana truda i social 'noe strahovanie Moskau, UdSSR 2 (1970) 20

Cecchetti, E.: Schmerzhaftes Lumbalsyndrom bei einer Gruppe von Kraftfahrern, Difesa sociale, Rom 42 (1963) 82

CH-BK, Verordnung über Verhütung von Berufskrankheiten (Schweiz)

Chaffin, B.: Human strength capability and low back pain, J. Occupational Med. 16 (1974) 248

Chaffin, D. B. et al.: A longitudinal study of low-back pain as associated with occupational weight lifting factors, Amer. industr. Hyg. Ass. J. 34 (1973) 513

Chahidi, H.: L'ostéopathie professionelle des tisseurs de tapis. A propos de 64 cas, J. Chir (Paris), 109 (1975) 633

Chang, H. C. et al.: 1958, zit. nach Diethelm u. Kastert 1974

Chapman, A. E., Troup, J. D. G.: Electromyography – a method of measuring local muscle fatigue, Methods Time Measurement 1 (1969) 29

Charbonnel, A., Djindjian, R., Fève, Jr.: Probable medullary softening due to compression of occupational origin, Rev. neurol. (Paris) 122 (1970) 371

Charpentier, S.: Recommandation relative à la manutention manuelle des lourdes charges dans les professions de la métallurgie, Cahiers de notes documentaires Institut national de sécurité, Paris 32 (1963) 339

Chemin, P.: Problèmes biol. posés par l'austronaut, Biol. Med. Paris 59 (1970) 18

Chemin, Ph.: Aspect physiologique de l'acclimatement de l'homme à des conditions de vie extraterrestres, Arch. Mal. Prof. Med. Trav. Séc. Soc. 31 (1970) 375

Cherepakhin, M. A., Pervushin, V. I.: Space flight effects on the neuromuscular system of cosmonauts, Space Biology and Medicine 4 (1970) Nr. 6, Moscow Meditsina Publishing House, 1970

Chossy, R. von: Staubschäden, Zschr. f. Allgemeinmed. 52 (1976) 1662

Chossy, R. von: Die Quarzstaub- und Asbeststaublunge, Zschr. f. Allgemeinmed. 52 (1976) 1667

Christ, E.: Leistung und Gesundheit des Menschen unter Einwirkung mechanischer Schwingungen, Die Berufsgenossenschaft 25 (1973) 52

Christ, E.: Unterbrochene und Langzeit-Einwirkung stochastischer Vertikalschwingungen auf den Menschen, Arbeitsschutz, Fachteil des Bundesarbeitsblattes 7/8 (1973) 295

Christ, W.: Über die Beanspruchung der menschlichen Wirbelsäule bei der Benutzung von landwirtschaftlichen Zugmaschinen, Med. Welt 12 (1961) 227

Christ, W.: Aufbaustörungen der Wirbelsäule bei den in Landwirtschaft tätigen Jugendlichen im Hinblick auf das Schlepperfahren, Grundl. Landtechnik (1963) 13

Christ, W.: Belastung durch mechanische Schwingungen und mögliche Gesundheitsschädigungen im Bereich der Wirbelsäule, Fortschr. Med. 92 (1974) 705

Christ, W.: Die Beanspruchung des Menschen in Kraftfahrzeugen und Arbeitsmaschinen, persönliche Mitteilung

Christ, W., Dupuis, H.: Der Einfluß vertikaler Schwingungen auf Wirbelsäule und Magen (Röntgenkinematographische Studien), Zbl. Arbeitsmed. 13 (1963) 3

Christ, W., Dupuis, H.: Über die Beanspruchung der Wirbelsäule unter dem Einfluß sinusförmiger und stochastischer Schwingungen, Z. angew. Physiol. Arbeitsphys. 22 (1966) 258

Christ, W., Dupuis, H.: Untersuchung der Möglichkeit von gesundheitlichen Schädigungen im Bereich der Wirbelsäule bei Schlepperfahrern, Max-Planck-Inst. für Landarbeit und Landtechnik, Bad Kreuznach (1966) und Med. Welt 19 (1968) 1919

Chryssanthou, C. P.: Pathogenesis and treatment of decompression sickness, N. Y. St. J. Med. 74 (1974) 808

Cibrian, S.: Die Schwingungsmessungen an Ackerschleppern, Landtechn. Forsch. 2 (1958)

Cieslewicz, J.: Prevalence of rheumatic diseases in wor-

kers in the hard waste mill in one of the cotton industry plants, Med. Pracy 23 (1972) 73 u. 181
Claasen, C. D.: Über die Schwingungsbelastung und -beanspruchung von Schlepperfahrern und ihre Verminderung, Dissertation 1970, Th. München
Clark, M. L., Philip, R. B., Gowdey, C. W.: Changes in platelets and lipids in experimental aeroembolism and bends, Aerospace Med. 40 (1969) 1094
Clauss, G.: Berufsbedingte Tropenkrankheiten, Arbeitsmedizin-Sozialmedizin-Präventivmedizin 12 (1977) 109
Clay, J. R.: Histopathology of experimental decompression sickness, Aerospace Med. 34 (1963) 1107
Clegg, E. J.: Weight changes in diff. organs of the mouse at two levels of reduced atmosph. pressure, J. Appl. Physiol. 30 (1971) 764
Clemens, H. J.: Intraossale (transspinale) Angiographie der Vertebralvenensysteme mit der Bildverstärker-Röntgen-Kinematographie, Die Wirbelsäule in Forschung und Praxis Bd. 34 (1966) 88
Cobb, J. R.: Outline for the study of scoliosis instructional course lectures, Amer. Acad. Orthop. (1948) 261
Cobb, Lippmann: angef. n. *Beck*
Coburn, K. R.: Preliminary investigation of bone change as a result of exposure to reduced atmospheric pressure, Aerospace Med. 41 (1970) 188
Cockett, A. T. K., Nakamura, R. M., Franks, J. J.: Recent findings in the pathogenesis of decompression sickness, Surgery 58 (1965) 384
Cockschott, W. P.: angef. n. *Mohr*
Coenenberg, H. H.: Das »äußere« Schwingungsverhalten von Ackerschleppern, insbesondere ihre dynamischen Achselasten, Landtechn. Forsch. 6 (1962) u. 1 (1963)
Coenenberg, H. H.: Die Belastungen von Motor, Fahrgetriebe und Zapfwelle bei Ackerschleppern, Grundlagen der Landtechnik 16 (1963)
Coermann, R.: Übertragung von Fahrzeugerschütterungen auf den Organismus, Krauskopf Mainz 1965
Coermann, R.: Gestaltung von Kraftfahrzeugen nach ergonomischen Gesichtspunkten, Weltkongress für Kraftfahrmed., Wien 1967
Coermann, R. R., Lange, W.: Untersuchung der Möglichkeit einer aktiven Dämpfung für Fahrzeugsitze, Grundl. Landtechnik 21 (1971) 6
Coermann, R., Okada, A.: Übertragung von Erschütterungen auf den Menschen bei verschiedenen Abstellwinkeln der Rückenlehne, Z. angew. Physiol. Arbeitsphysiol 20 (1964) 398
Colachis, S. C. Jr., Strohm, B. R.: Radiographic studies of cervical spine motion in normal subjects flexion and hyperextension, Arch. Phys. Med. 46 (1965) 753
Colangelo, E.: Cervicobranium and the aviator's protective helmet, Aviat, space environ. med. 46 (1975) 1263
Colcher, A. E., Hursh, A. M. W.: Pre-employment Low-back X-ray Survey A Review of 1500 Cases, Industr. Med. 21, (1952) 319
Colehour, J. K., Graybiel, A.: Biochemical changes occuring with adaptation to accelerative forces during rotation, Aerospace Med. 37 (1966) 1205
Colonna, P. C., Jones, E. D.: Aeroembolism of bone marrow: Experimental study, Arch. Surg. 56 (1948) 161
Cooper, W. C., Gaffey, W. R.: Mortality of lead workers, J. occup. med. 17 (1975) 100
Coppée, G.: L'ergonomie au service des travailleurs agricoles. Le couple homme-machine au poste de commande des tracteurs, R.U.M. 114 (1971) 55
Cossu, F., Casciu, G.: Cervical spondylosis in workers using vibrating instruments, Nunt. Radiol. 33 (1967) 209
Cotta, H., Puhl, W., Niethard, F. U.: Knorpelschaden, Deutsches Ärzteblatt H. 34 (1978) 1889
Court-Brown, W. M., Doll, R.: Mortality from cancer and other causes after radiotherapy for ankylosing spondylitis, Brit. Med. J. 2 (1965) 1327
Covalt, D. A.: Rehabilitation in Industry, Grune & Stratton, Inc. New York (1958)
Craig, J. L.: Health care delivery systems of the Tennessee Val. Authority, Med. Progr. Technol. 1 (1972) 14
Crasselt, C.: angef. nach *Jaster* 1963
Cremona, E.: Die Wirbelsäule bei den Schwerarbeitern der Eisen- und Stahlindustrie sowie des Bergbaus, Kommiss. Europ. Gem. Generaldir. Soz. Angelegenheiten Dok Nr. 1911/72 d (1972)
Cremona, E.: La colonne vértébrale chez les travailleurs de force de la sidérurgie et des mines, Persönlich zur Verfügung gestelltes Manuskript aus 1972, im Besitz der Kommission der Europäischen Gemeinschaften, Generaldirektion Soziale Angelegenheiten, Doc. 1911/72
Crocker, J. F., Higgins, L. S.: The investigation of vertebral injury sustained during aircrew ejection, Technol. Inc. San Antonio Texas, Techn. Report NASA Contract, NASw-1313 (1967)
Crooks, L., McKenzie: Long term effects of ejecting from aircraft, Aerospace Med. 41 (1970) 803
Crookshank, J. W., Warshaw, L. M.: The lumbar spine in the workman, Southern Med. J. 54 (1961) 636
Cumbrowski, J., Raffke, W.: Cadmium – Ein Schadfaktor in der menschlichen Umwelt, Z. ges. Hyg. 21 (1975) 1
Cushway, Maier: Planmäßige Untersuchungen der Wirbelsäule bei Industriearbeitern, J. Amer. Med. Assoc. 92 (1929) 701
Cust, G., et al.: The prevalance of low back pain in nurses, Internat. Nursing Review 19 (1972) 169
Cyriax, J.: Posture et pain, District Nursing 12 (1969) 155
D-BeKV, Berufskrankheitenverordnung (Bundesrepublik Deutschland) (siehe auch *Wendland* u. *Wolff* 1977)
Dahmen, G.: Die sozialmedizinische Bedeutung und versicherungsrechtliche Beurteilung der arthrotischen und degenerativen Gelenk- und Wirbelsäulenerkrankungen, Arbeitsmed. Sozialmed. Arbeitshyg. 3 (1968) 214
Dalinka, M. K., et al.: Roentgenographic features of osseous coccidioidomycosis and differential diagnosis, J. Bone It. Surg. 53-A (1971) 1157
Dankis, J.: Rückenbeschwerden bei den Bauarbeitern in der Schwedischen Bauindustrie, Ref: Die Wirbelsäule in Forschung u. Praxis, Hippokrates Stuttgart 57 (1971) 59

Dassbach, A.: Pilotstudie I der Bau-Berufsgenossenschaften 1977, (Persönliche Mitteilung)
David: angef. n. Berry 1971
Davidowitsch, P.: Über die Beziehungen zwischen Bekken und Wirbelsäule und ihr Verhältnis zur Haltung und zum Haltungsindex, Man. Med. 14 (1976) 112
Davidson, J. K., Griffiths, P. D.: Caisson disease of bone, X-Ray Focus 10 (1970) 1
Davis, P. R.: Posture of the trunk during lifting of weights, Brit. med. J. 1 (1959) 87
Davis, P. R.: The nurse and her back, Nursing Times 1 (1967) 403
Davis, P. R., Troup, J. D.: Effects on the trunk of handling heavy loads in different postures, Ergonomics 7 (1964) 323 u. 465
Davis, P. R., Troup, J. D.: Effects on the trunk of erecting pit props at different working heights, Ergonomics 9 (1966) 475
Davis, P., Troup, J., Burnard, J.: Movements of the thoracic and lumbar spine when lifting, J. Anat. London 99 (1965) 13
Dawley, J. A.: Spondylolisthesis of the cervical spine, J. Neurosurg. 34 (1971) 99
DDR-BK, Berufskrankheitenverordnung (DDR) (siehe auch *Holstein* 1971)
Debrunner, H. U.: Meßmethoden in der Orthopädie, unter Berücksichtigung internationaler Vorschläge, Verh. Dtsch. Ges. Orthop. 54 (1968) 341
Debrunner, H. U.: Die klinische Untersuchung der Wirbelsäule, Z. Unfallmed. Berufskrankh. 4 (1971) 260
Debrunner, H. U.: Biomechanik der Wirbelsäule, Zschr. Unfallmed. u. Berufskrankh. 4 (1971) 245
Debrunner, H. U.: Das Kyphometer, Z. Orthop. 110 (1972) 389
Debrunner, H. U., Graden, R.: Objektive Kriterien der Wirbelsäulenmechanik, Orth. Praxis 11 (1975) 479
Debuch, L.: Die Schipperkrankheit und ihre Behandlung, Dtsch. med. Wschr. 62 (1936) 1873
Dechelotte, J., Doury, P., Pattin, S.: Nouvelle Étude sur l'Évolution a moyen terme des syndromes de Fiessinger-Leroy-Reiter observés en milieu militaire, Rev. Rhum. Mal. Osteoartic, 42 (1975) 497
Dechoux, J.: Aspects radiologiques pulmonaires observés chez les mineurs atteints de polyarthrite rhumatoide, Arch. Mal. Prof. Méd. Trav. Sec. Soc., Paris, 33 (1972) 347
Decking, D., ter Steege, W.: Röntgenologische Parameter der Halswirbelsäule im seitlichen Strahlengang, Die Wirbelsäule in Forschung u. Praxis, Hippokrates Stuttgart 1975
Decompression sickness panel: Decompression sickness and aseptic necrosis of bone, Brit. J. industr. Med. 28 (1971) 1
Dehlin, O., Hedenrud, B., Horal, J.: Back symptoms in nursing aides in a geriatric hospital, Scand. J. Rehab. Med. Göteborg/Sweden 8 (1976) 47
Dehlin, O., Grimby, G., Svanborg, A.: Work load in nursing aides, Scand J. Rehab. Med. 6 (1974) 145
Deitrick, J. E., Wedon, G. D., Shorr, E.: Effect of immobilisation upon various metabolic and physiologic function of normal man, Amer. J. Med. 4 (1948) 3
Delahaye: angef. n. *Kukla*

Delahaye, R. P., Gueffier, G.: La radiologie dynamique du rachis cervical du personnel navigant militaire (jet pilots), Rev. Corps Santé Armee 9 (1968) 593
Delahaye, R. P., Gueffier, G.: Problemes particuliers d'expertise medicale du personnel navigant militaire en radiodiagnostic.
Les normes A et B et l'aptitude »Helicoptere«, Bull. Doc. a l'usage des med de l'air 27 (1972) 1
Dencker, C. H.: Handbuch der Landtechnik, Parey, Hamburg 1961
Denham, M. J., Goodwin, C. S.: Vertebral osteomyelitis due to pseudomonas aeruginosa, Postgrad. Med. J. 53 (1977) 347
Denman, F. R., Candy, J. R., Hampton, W. R.: Zur Röntgung der Wirbelsäule bei der Einstellungsuntersuchung, Texas State J. of Medic. 57 (1961) 704
Dennert, R., Münzenberg, K. J.: Zur roentgenologischen Unterscheidung zwischen pathologischer Osteoporose und altersbedingtem Knochenabbau, Z. Orthop. 113 (1975) 1097
Deplante, J. P.: Queneau, P., Contassot, J. C. et al.: Vertèbre noire isolée; d'origine staphylococcique bactériologiquement confirmée a propos d'un cas, Lyon Med. (1974) 65
Deutschberger, O.: Report on the increase of lead poisoning as revealed by laboratory and X-Ray examinations, Proc. Rudolf Virchow Med. Soc. 19 (1960) 13
Dickmans, H., Fritze, E.: Das Caplansyndrom, Verh. dtsch. Ges. inn. Med. 65 (1959) 411
Dickson, F.: Industrial Injuries of the Back, Occup. Med. 3 (1947) 53
Dieckmann, D.: Die Wirkung mechanischer Schwingungen auf den Menschen, VDI Berichte 25 (1957)
Dieckmann, D.: Die Wirkung mechanischer Schwingungen in Kraftfahrzeugen auf den Menschen, ATZ 10 (1957)
Dieckmann, D.: Die Minderung der Schwingbelastung des Menschen in Kraftfahrzeugen, VDI-Berichte 8 (1957), Forschungsber. des Wirtschafts- u. Verkehrsministerium Nordrhein-Westfalen Nr. 635 (1958)
Dieckmann, D.: Einige Methoden zur Untersuchung des Schwingverhaltens von Kraftfahrzeugsitzen, ATZ 3 (1962)
Dieckmann, D.: Einige Untersuchungen zur Entlastung des Fahrers von Kraftfahrzeugen, Der Mensch im Verkehr Beiheft 3 Arbeitswissenschaft, Krasskopf, Mainz (1965)
Dieckmann, D.: Schwingungen in Kraftfahrzeugen, Hefte Unfallhlk. 87 (1966) 214
Dieckmann, D., Scheffler, H.: Untersuchungen von Schwingungen in einem Omnibus und ihre Einwirkung auf den Menschen, Arbeitsschutz 6 (1956) 129
Diethelm, L., Kastert, J.: Die entzündlichen Erkrankungen der Wirbelsäule, Handb. Med. Radiol. Band VI/2, Springer Berlin-Heidelberg-New York 1974
Dihlmann, W.: Funktionelle Röntgenuntersuchungen der Wirbelsäule, in Funktionsprüfungen und Befunddokumentation des Bewegungsapparates, Hrsgb. G. Josenhans, Thieme Stuttgart 1978
Dihlmann, W.: Über die typischen sakroiliakalen Überlastungsschäden, Therapiewoche 25 (1975) 3925
Diveley, R. L.: Low-Back Pain. Prevention through

Medical examination and selective job Placement, Arch. Industr. Health 19 (1959) 527

Diveley, R. L., Oglevie, R. R.: Pre-employment Examinations of the Low-back, J. Am Med. Assn, 160, 856-858, March 10, 1956

Dix, L.: Grundprinzipien der Arbeitsplatzhygiene, Zschr. f. Allgemeinmed. 52 (1976) 1540

Dodson, V. N., Dinman, B. O., Whitehouse: Iliosacral Arthritis, Arch. Environ. Helath 22 (1971) 83

Dörfler, R.: Probleme d. Kurindikation bei Werktätigen der Schwerindustrie, Arch. Phys. Ther. 22 (1970) 389

Doetsch, W., Schnabel, F.: Gesetz über Betriebsärzte, Sicherheitsingenieure und andere Fachkräfte für Arbeitssicherheit, Heider Bergisch-Gladbach (1974)

Dollhäubl: Beurteilung der Arbeitsfähigkeit nach Wirbelbrüchen, Unfallmed. Tagungen der gewerbl. Berufsgenossenschaften 2 (1967) 29

Dombois, R., Wahner, H.: Es ist nicht alles Gold, was sich Humanisierung der Arbeit nennt, Kooperation 11 (1975) 17

Donaldson, C. L. et al.: Effect of prolonged bed rest on bone mineral, Metabolism 19 (1970) 1071

Donchew, N., Rapondjiew, H., Kissew, M., Moskow, J.: Schädlicher Einfluß von Vibrationen und Lärm bei der Arbeit an Rütteltischen in Betonwerken, Arbeitsmedizinische Information Bauwesen der DDR 8 (1972) 135

Dorias, H.: Atemgifte und andere schädliche Stoffe, Die Berufsgenossenschaft 27 (1975) 260

Douglas, W. R.: The calcium metabolism problem in space medical science, Space Life Sci. 2 (1970) 151

Drasche, H.: Die orthopädischen Berufskrankheiten aus arbeitsphysiologischer und arbeitsmedizinischer Sicht, Z. Orthop. 113 (1975) 625

Drasche, H., Kraiker, H., Pennekamp, L. et al.: Ein Mehrzweckfahrzeug für arbeitsmedizinische Untersuchungen, Berufsgenossenschaft 28 (1976) 53

Duddy, J. H.: The simulation of weightlessness using water immersion techniques: An annotated bibliography, Human Factors, 11 (1969) 507

Dukes-Dubos, F. N.: The place of ergonomics in science and industry, Amer. Industr. Hyg. Ass. J. 31 (1970) 565

Dukes-Dubos, F.: What is the best way to lift and carry? Occup. Hlth. Safety (1977) Jan./Febr. 16

Dumas, G. et al.: Über eine Erkrankung bei Bahnarbeitern. Beruflich bedingte degenerative rheumatische Erkrankungen der Wirbelsäule, Rev. Rhum. 18 (1951) 12

Dunant, J. H., Menz, M. J., Schmitt, H., Waibel, P.: Fingerarterienverschlüsse bei Anspitzern einer Rohrzieherei, Z. Unfallmed. Berufskr. 67 (1974) 147

Duncan, J. A.: Health of young people in industry, Trans. Soc. Occup. Med. 20 (1970) 133

Duncan, K. P., Howell, R. W.: Health of workers in the United Kingdom Atom Energy Authority, Health Physics, Pergamon Press 19 (1970) 285

Duomarco, J. L., Rimini, R.: Venous pressure of man in space, Aerospace Med. 41 (1970) 175

Dupuis, H.: Ermüdungsfreie Maschinenbedienung, Landtechnik 14 (1954)

Dupuis, H.: Die menschliche Beanspruchung bei der Bedienung von Kraftfahrzeugen insbesondere landwirtschaftlichen Schleppern, Automobiltechn. Ztschr. 7 (1956)

Dupuis, H.: Die Bedienung der Lenkung bei Ackerschleppern, Landtechn. Forschg. 1 (1956)

Dupuis, H.: Arbeitsphysiologische Verhältnisse im Fahrerhaus, VDI-Berichte 25 (1957)

Dupuis, H.: Schlepperschwingungen am Menschen gemessen, Landarbeit, Stuttgart 7 (1959)

Dupuis, H.: Schwingungsuntersuchungen bei Schleppern auf einem Rollenprüfstand, Landtechn. Forsch, 6 (1960)

Dupuis, H.: Senkrechte Schwingungsbeschleunigungen von Fahrern in Kraftfahrzeugen, auf Ackerschleppern und selbstfahrenden Arbeitsmaschinen, Grundlagen d. Landtechnik 16 (1963)

Dupuis, H.: Recent research in tractor seating, Amer. Soc. Agricult. Engineers, June 1964

Dupuis, H.: Bewertung der Schwingbeanspruchung bei Fahrern von Ackerschleppern und Landmaschinen im praktischen Einsatz, Landtechn. Forsch. 14 (1964) 145

Dupuis, H.: Schwingungsbeanspruchung des Menschen im Kraftfahrzeug, Akt. Probl. Verkehrsmed. 2 (1965) 165

Dupuis, H.: Einwirkung von Fahrzeugschwingungen auf den Menschen, Weltkongreß f. Kraftfahrzeugmedizin Wien 7-13. Mai 1967

Dupuis, H.: Zur physiologischen Beanspruchung des Menschen durch mechanische Schwingungen, Fortschr. Ber. VDI'Z Reihe 11, Nr. 7 (1969) 1-168

Dupuis, H.: Arbeitsphysiologische Untersuchungen zur Belastung von Fahrern auf Rad- und Kettenfahrzeugen durch mechanische Schwingungen, Forschungsbericht Wehrmedizin 1973-6, Bundesministerium der Verteidigung

Dupuis, H.: Über den Stand der Meßtechnik und der Bewertung mechanischer Schwingungen, Zbl. Arbeitsmed. (1973) 138

Dupuis, H.: Mechanische Schwingungen (Vibrationen) und Stöße, Gestaltung in Arbeitsplatz und Umwelt, Ergonomie 2 Hrsg. *H. Schmidtke*, Hanser München 1974

Dupuis, H.: Messung und Bewertung von Schwingungen und Stößen, in *Schmidtke*, Ergonomie 2, Hanser München 1974

Dupuis, H.: Reaktionen des Menschen gegenüber mechanischen Schwingungen, aus *Schmidtke*, Ergonomie (1974)

Dupuis, H.: Vibrationswirkungen am Arbeitsplatz, Arbeitsmed. Sozialmed. Präventivmed. 9 (1974) 233

Dupuis, H.: Belastung durch mechanische Schwingungen und mögliche Gesundheitsschädigungen im Bereich der Wirbelsäule, Fortschr. Med. 92 (1974) 618

Dupuis, H.: Gesundheitsstörungen durch Vibrationseinwirkungen auf das Hand-Arm-System, Eigendruck eines Vortrages am 14. 10. 1975 in Luxemburg, Arbeitsmedizinische Dienste Kohle u. Stahl der Europ.-Gemeinschaften

Dupuis, H.: Zur Schwingungsbeanspruchung des Hand-Arm-Systems, Arbeitsmed. Sozialmed. Präventivmed. 11 (1976) 281

Dupuis, H.: Belastung und Beanspruchung der Wirbelsäule durch Vibration, Die Wirbelsäule in Forschung u. Praxis 68 (1976) 48, Hippokrates Stuttgart

Dupuis, H.: Arbeitsmedizin und Arbeitsschutz in Land- und Forstwirtschaft, Zbl. Arb. Med., Arb.Schutz und Prophylaxe, 27 (1977) 164

Dupuis, H. et al.: Frequenzanalyse mechanischer Schwingungen in drei Richtungen am Schleppersitz, Landtechn. Forsch. 5 (1965)

Dupuis, H., Broicher, H. A.: Schwinguntersuchungen mit elektronischer Klassierung bei praktischen Fahrversuchen, Landtechn. Forsch. 2 (1962)

Dupuis, H., Broicher, H. A.: Meß- und Bewertungsverfahren für die menschliche Belastung beim Arbeiten mit Einachsschleppern, Landtechn. Forsch. 4 (1962)

Dupuis, H., Christ, W.: Untersuchung der Möglichkeit von Gesundheitsschädigungen im Bereich der Wirbelsäule bei Schlepperfahrern, Max Planck-Inst. f. Landarbeit und Landtechnik Bad Kreuznach, Heft A, (1972) 2

Dupuis, H., Glasow, W.: Physiologischer Aufwand bei Einachsschleppern, Landtechn. Forsch. Wolfratshausen bei München, 9 (1959) 120

Dupuis, H., Hartung, E.: Schleppersitz-Untersuchungen mit Hilfe eines servohydraulischen Schwingungsimulators, Landtechn. Forschung 16 (1966) 163

Dupuis, H., Hartung, E.: Arbeitsphysiologische Untersuchungen zur Belastung von Fahrern auf Rad- und Kettenfahrzeugen durch mechanische Schwingungen, Forschungsbericht aus der Wehrmedizin Bundesministerium der Verteidigung FBWM 72-2

Dupuis, H., Hartung, E.: Untersuchung zur Belastung durch mechanische Schwingungen beim Krankentransport im Hubschrauber UH-1D, Bundesministerium der Verteidigung Forschungsbericht 74-3

Dupuis, H., Hartung, E., Louda, L.: Vergleich regelloser Schwingungen eines begrenzten Frequenzbereiches mit sinusförmigen Schwingungen hinsichtlich der Einwirkung auf den Menschen, Ergonomics 15 (1972) 237

Dupuis, H., Preuschen, R., Schulte, B.: Zweckmäßige Gestaltung des Schlepperführerstandes, Landarb. u. Technik 20 (1955)

Dupuis, H., Rieck, A.: Menschengerechte Gestaltung von Arbeitsplätzen des Verkaufspersonals, Forschungsbericht 6, Humanisierung des Arbeitslebens, Bundesminister für Arbeit und Sozialordnung 1978

Ebersbach, W.: Sozialmedizinische Bedeutung der Wirbelsäulensyndrome und des Weichteilrheumatismus, Hippokrates 47 (1976) 287

Edel, P. O., Carroll, J. J., Honaker, W., et al.: Interval et sea-level pressure required to prevent decompression sickness in humans who fly in commercial aircraft after diving, Aerospace Med. 40 (1969) 1105

Eder, H.: Konstruktionsbüro und Humanisierung der Arbeit, tb-report 7 (1976) 6

Eder, M., Tilscher, H.: Schmerzsyndrome der Wirbelsäule, Die Wirbelsäule in Forschung und Praxis 81 (1978), Hippokrates Stuttgart

Edgren, W., Vainio, S.: Osteochondrosis juvenilis lumbalis, Acta chir. scand. 227 (1957) 1

Effenberger, E., Hoffmann, H.: Arbeitsmedizin und Verkehrsmedizin in Handbuch der Verkehrsmedizin, Springer Verlag, Berlin, Heidelberg, New York 1968

EG-BK, Berufskrankheitenliste der Europäischen Gemeinschaft

Eger, W.: Rheumatische Beschwerden im Bereiche der Wirbelsäule und ihre morphologischen Grundlagen, Die Wirbelsäule in Forschung und Praxis 34 (1966) 25, Hippokrates Stuttgart

Eggeling, F.: Arbeitsmedizinische Eignungsuntersuchung. Ein Modell zur Lösung der arbeitsmedizinischen Versorgung der Beschäftigten, Arbeitsmed. Sozialmed. Präventivmed. 8 (1973) 163

Ehrlicher, H: Arbeitsmedizinische Überlegungen zur Gesundheitsgefährdung durch Benzol, Arbeitsmed. Kolloquium Hauptverb. gewerbl. Berufsgenossenschaften 1974

Ehrlicher, H.: Bedeutung und Problematik der MAK-Werte, Zbl. Arbeitsmed. Arbeitsschutz, Prophyl. 26 (1976) 25

Eichler, J.: Einstellungsuntersuchungen für Berufe der Schwerarbeit, Die Wirbelsäule in Forschung u. Praxis, Hippokrates Stuttgart 55 (1972) 15

Eisenach, R. et al., Arbeitshygienische Rahmenarbeitsplatzcharakteristiken für Berufe und Tätigkeiten in der Bau- und Baumaterialindustrie, Arbeitshygienisches Zentrum des Bauwesens der DDR, Berlin 1977, als Manuskript verteilt

Eitner, S.: Der alternde Mensch am Arbeitsplatz, Verlag Tribüne, Berlin 1975

Eklundh, M.: Rehabilitation of Swedish forestry workers with back injuries, Rehabilitation 42 (1962) 45

Eklundh, M.: Spare your back, Gerald Duckworth Co London (1965)

Eklundh, M.: Achte auf Deinen Rücken, Pflaum München 1967

Elbracht, D.: Der Arbeitsplatz »Gabelstapler«, Industrie-Anzeiger 97 (1975) 615

Eley, A. J., Kemp, F. H., Kerley, P. J. et al.: The incidence of spinal defects in high- and low fluoride areas, Lancet II (1957) 712

Ellwanger, E.: Die Bedeutung der Scheuermann-Krankheit für die Rentenversicherung, Die Wirbelsäule in Forschung u. Praxis, Hippokrates Stuttgart 60 (1976) 95

Ellwanger, E.: Berufliche Rehabilitation aus der Sicht der Rentenversicherung, Z. Allgemeinmed. 53 (1977) 208

Elsner: Lehrlingshyphose, Z. Orthop. Chir., 32 (1913)

Elsner, W.: Zur Behandlung des Zervikalsyndroms, Z. Orthop. 97 (1963) Beil.-H.S. 226

Elster, I.: Nickel als Karzinogen, Dtsch. Med. Wschr. 100 (1975) 1092

Embertsén, S.: Änderung in der Arbeitsweise der Forstarbeiter in Schweden, Symposion von Bygghälsan September 1971 (Eigenbericht)

D'Emilio, M., Di Gregorio, M.: Die Röntgenuntersuchung der Wirbelsäule bei der Beurteilung der Arbeitsfähigkeit, Securitas, Rom 54 (1969) 203

Emminger, E.: Anatomie und Pathologie des Bewegungssegmentes *(Junghanns)* der Wirbelsäule, Die Wirbelsäule in Forsch. u. Praxis 10 (1958) 7

L'Epée P., Audey, J. P., Lazarini, H. J. et al.: Présentation radiologique d'une ostéopathie fluorée, J. Med. Bordeaux 143 (1966) 865

Epstein, J. A., Epstein, B. S., Lavine, L. S. et al.: Degenerative lumbar spondylolisthesis with an intact neural arch, J. Neurosurg. 44 (1976) 139

Epstein, S.: Unusual cause of spinal cord compression: Nocardiosis, N. Y. St. J. Med. 63 (1963) 3422

Ercegovac, N., Davidovic, R.: Foramen arcuale atlantis as the etiological factor of vertebro-basilar insufficiency-decompression of the vertebral artery, Vojnosanit Pregl. 27 (1970) 435

Erdmann, H.: Endogene Ursachen bei der Wirbelsäulen-Osteochondrose des Lendenabschnittes, Arch. orthop. Unfallchir. 45 (1953) 415

Erdmann, H.: Möglichkeiten und Grenzen in der Röntgendiagnostik der Wirbelsäule, Die Wirbelsäule in Forschung u. Praxis, Hippokrates Stuttgart 28 (1964)

Erdmann, H.: Auf welche Fragen kann das Röntgenbild der Wirbelsäule Antwort geben? Die Wirbelsäule in Forschung u. Praxis, Hippokrates Stuttgart 36 (1965) 668

Erdmann, H.: Gesichtspunkte zur Begutachtung von Anträgen auf Entschädigung von Wirbelsäulenschäden »wie eine Berufskrankheit«, Schriftenreihe des Hauptverbandes der Gewerbl. Berufsgenossenschaften 1 (1966) 155

Erdmann, H.: Grundzüge einer funktionellen Wirbelsäulenbetrachtung, Man. Med. 5 (1967) 55 1. Teil, 6 (1968) 32 2. Teil, 6 (1968) 79 3. Teil

Erdmann, H.: Die Schleuderverletzung der Hals-Wirbelsäule Erkennung u. Behandlung, Die Wirbelsäule in Forschung u. Praxis, Hippokrates Stuttgart 47 (1973)

Erdmann, H.: Objektivierung von Verletzungsfolgen an Brust- und Lendenwirbelsäule mit Hilfe der klinischen (außerröntgenologischen) Untersuchung, Orthop. Praxis 11 (1975) 741

Erlenkämper, A.: Die Bewertung von Vorschäden an der Brust- und Lendenwirbelsäule aus sozialrechtlicher Sicht, Orth. Praxis, 10 (1975) 730

Ernst, J., et al.: Actinomycosis of the Spine, Acta orthop. scand. 42 (1971) 35

Eskenasy, J.: La myélopathie vértebrale vibratoire cervicale, Arch. Mal. Prof. 30 (1969) 121

Eulderink, F., Meijers, K. A.: Pathology of the cervical spine in rheumatoid arthritis, J. Pathol. 120 (1976) 91

Europäische Gemeinschaften, Merkblätter zu der Berufskrankheitenliste vom 23. Juli 1962 und 20. Juli 1966, Amtsblatt der EG Nr. 80 vom 31. 8. 1962 und Nr. 147 vom 9. 8. 1966

Evans, F. G.: Some basic aspects of biomechanics of the spine, Arch. Phys. Med. 51 (1970) 214

Evans, J. W., Boda, J. M.: Glucose metabolism and chronic acceleration, Amer. J. Physiol. 219 (1970) 893

Evans, J. W., Smith, A. H., Boda, J. M.: Fat metabolism and chronic acceleration, Amer. J. Physiol. 219 (1969) 1468

Evans, W. E. III, Barron, Ch. I.: Medical care of aircrewmen in an industr. environment, J. Occup. Med. (1968) 688

EWG-Kommission: Das Berufskrankheitenrecht der EWG, Europ. Gemeinschaften Amtsbl. 80 (1962) 2188

Ewing, C. L.: Non-fatal ejection vertebral fracture U. S. Navy fiscal years 1959, Aerospace Med. 42 (1971) 1226

Exner, G.: Die Halswirbelsäule, Pathologie u. Klinik, Thieme Stuttgart 1954

Fahrni, W. H.: Conservative treatment of lumbar disc degeneration, The Orthopedic Clinics of North America 6 (1975) 93

F-BK, Tableaux des maladies professionelles (Frankreich)

Falk, G.: Ergonomie, Die Berufsgenossenschaft 27 (1975) 384

Falk, H., Waxweiler, R. J.: Epidemiological studies of vinyl chloride health effects in the United States, Proc. roy. Soc. Med. 69 (1976) 303

Farfan, H. F.: Mechanical disorders of the low back, Lea & Febiger, Philadelphia 1973

Farfan, H. F.: Biomechanische Probleme der Lendenwirbelsäule (Titel des englischen Originals: Mechanical disorders of the low back), Die Wirbelsäule in Forschg. u. Praxis Bd. 80, Hippokrates Verlag, Stuttgart 1979

Fassbender, H. G.: Symposion »Therapie der rheumatoiden Arthritis«, Berlin 1973

Fassbender, H. G.: Pathologie der Spondylitis ankylopoetica, Med. Welt 26 (1975) 2039

Fawer, R.: Pathologie professionelle provoquée par les vibrations des marteaux-piqueurs et des perforatrices, Arch. mal. prof. 37 (1976) 739

Featherstone, D. F.: Industrial injuries – their prevention and treatment, John Wright and Sons England (1964)

Featherstone, D. F.: Rückenschmerzen und Bandscheibenvorfall, Thorsons Publishers Ltd. London (1964) 127

Fenollosa, J.: Spondylites mélitococciques, Rev. Chir. Orthop. 61 Suppl 2 (1975) 214

Featherstone, D. F.: Rückenschmerzen u. Bandscheibenvorfall, Thorsons Publishers Ltd. London (1964) 127

Ferguson, A.: Roentgenology of the spine in industry, Amer. J. surg. 74 (1947) 246

Ferm, V. H., Carpenter, S. J.: Developmental Malformations resulting from the Administration of Lead Salts, Exp. Molec Path. 7 (1967) 208

Ferris, E. B., Engel, G. L.: The clinical nature of high altitude decompression sickness, National Research council, committee on med. sci, Philadelphia (1951)

Fessler, W.: Die Bedeutung der nicht berufsbedingten Erkrankungen am Arbeitsplatz aus der Sicht des Betriebsarztes, Arbeitsmed. Sozialmed. Präventivmed. 11 (1976) 254

Fichtner, H. J.: Die Bedeutung des Morbus *Scheuermann* in der beruflichen Rehabilitation, Die Wirbelsäule in Forschung u. Praxis, Hippokrates Stuttgart 60 (1976) 89

Fichtner, H. J.: Berufliche Rehabilitation bei Erkrankungen des Haltungs- und Bewegungsapparates, Springer Verlag Berlin. Heidelberg 1977

Fiedler, R., Fiedler, K.: Arbeitsstuhl und Gesundheit, Z. ges. Hyg. 23 (1977) 889

Fielding, J. W.: Normal and selected abnormal motion of the cervical spine from the second to the seventh cervical vertebral based on cineroentgenology, J. Bone Jt. Surg. 46-A (1964) 1779

Figgins, L.: Rückgratüberlastung in der Industrie, Trade Union Clinic and Research Centre Footscray (1967) 5

Fischer, A. W., Herget, R., Mollowitz, G.: Begutachtung der Unfallfolgen u. Berufskrankheiten, Das ärztliche Gutachten im Versicherungswesen, Bd. 2 (1969) 381

Fischer, H.: Spätschäden nach Atombombendetonationen und Strahlenunfällen, Münch. med. Wschr. 117 (1975) 1893

Fischer, H.: Sport und Wirbelsäule, (Literaturübersicht) Die Wirbelsäule in Forschung u. Praxis, Hippokrates Stuttgart 65 (1976) 10

Fischer, K. P.: Wirbelsäulenganzaufnahme und Statik, Die Wirbelsäule in Forschung und Praxis, Hippokrates Stuttgart 28 (1964) 52

Fischer, V.: Spätschäden der Wirbelsäule nach Belastung, Die Wirbelsäule in Forschung u. Praxis, Hippokrates Stuttgart, 68 (1976) 32

Florescu, F., Darmanescu, G., Toro, I.: Morbidity and work capacity caused by disk diseases and spondylosis at tractor factory, Med. int. (Bucur) 23 (1971) 159

Floyd, W. F., Ward, J. S.: Anthropometric and physiological considerations in school, office and factory seating, Proc. Symp. »Sitting Posture«, London 1969, 18, Taylor & Francis

Foehr, R., Hoffmann, H.: L'importance des examens radiologiques systématiques de la colonne vertébrale en médicine du travail, Sociétés de Strasbourg (1965)

Foehr, R., Mayer, R., Vogt, J.-J.: Minderung der Arbeitsbelastung der Bündler von Feinblechen, Z. Arbeitswiss. 29 (1975) 41

Förster, G.: Verknüpfung der Ergonomie mit der Arbeitssicherheit, Sicherheitsingenieur 5 (1974) 458

Förster, G.: Organisation einer Ergonomieabteilung, Humane Arbeitsplätze, Informationstagung der Bundesanstalt für Arbeitsschutz am 13. u. 14. Mai 1975 in Dortmund, S. 4, 4

Förster, G., Winter, F.: Verknüpfung ergonomischer und arbeitsmedizinischer Aufgaben, Arbeitsmedizin – Sozialmedizin – Präventivmedizin 11 (1976) 20

Ford, L. T.: Postoperative infexton of lumbar intervertebral disk space, South Med. J. 69 (1976) 1477

Forgács, S.: Knochenveränderungen bei Diabetikern, Med. Klin. 69 (1974) 1971

Fourcade, J., Pettenati, G., Lapierre, C.: Contribution à l'étude des dorsalgies chez les travailleurs, Internat. J. prophyl. med. 3 (1959) 77

Fournier, A. M., Jullien, G.: Aspects radiologiques de la maladie des caissons, J. radiol. électrol. méd. nucléaire 40 (1959) 529

Francis, H. W. S.: Lifting injuries in ambulance crew, West Riding Health Notes 2 (1968) 22

Frank, D.: Ein Beitrag zur geroarbeitshygienischen Fragen bei Hitzearbeitern, J. Ärztl. Fortb. (Jena) 64 (1970) 1119

Frank, P., Gleeson, J. A.: Radiology now Destructive vertebral lesions in ankylosing spondylitis, Brit. J. Radiol. 48 (1975) 755

Franke, J.: Die Knochenfluorose, Therapiewoche 23 (1973) 3954

Franke, J., Runge, H., Grau, H., et al.: Physical properties of fluorosis bone, Acta orthop. scand. 47 (1976) 20

Franke, J., Wolf, H.: Ein Hilfsgerät zur Vermeidung starker Wirbelsäulenbelastung bei Kniebeugen mit hohen Gewichten, Med. u. Sport, X (1970) 365

Franke, K.: Typische Sportschäden und Sportverletzungen im Handbereich, Ztschr. Unfallmed. u. Berufskrankh. 67 (1974) 176

Franke, L.: Unfälle durch Vinylchlorid, VDI-Nachrichten 28 (1974) 2

Franke, W., Kyrieleis, Chr.: Gewerbliche Bleivergiftung als Todesursache, Med. Welt 27 (1976) 233

Franz, J.: Grundsätze für arbeitsmedizinische Vorsorgeuntersuchungen der gewerbl. Berufsgenossenschaften, Arbeitsmedizin, Sozialmedizin, Arbeitshygiene 6 (1971) 92

Franz, J.: Arbeitsmedizin im Spannungsfeld von technischer Entwicklung und Sozialgesetzgebung, Die Berufsgenossenschaft 27 (1975) 394

Freeman, K. A. R.: 1973 nach *Nachemson* 1975

French, P. R.: The Labourer's Lumbago, Practitioner 188 (1962) 355

Friberg, L.: Vergiftungen durch Kadmium, Handbuch d. ges. Arbeitsmedizin Bd. II, S. 218, Urban und Schwarzenberg, Berlin 1960

Fricke, M., Krokowski, E.: Osteoporose – Folge einer verminderten Knochendurchblutung, Z. Orthop. 113 (1975) 1043

Fricke, M., Krokowski, E.: Neue Aspekte zur Entstehung und Behandlung der Osteoporose, Therapiewoche 25 (1975) 3394

Fried, K., Novak, V., Patek, V.: Silikoarthritis und Caplansyndrom bei Keramikindustrie-Arbeitern, Fysiat. Věstn. 41 (1963) 143

Friedebold, G.: Die Begutachtung degenerativer Erkrankungen des Stützapparates, Med. Sachverständ. 60 (1964) 31, Med. Sachverständ. 31 (1964) 33

Friedel, W.: Der Ausschuß Arbeitsmedizin beim Hauptverband der gewerbl. Berufsgenossenschaften, Mitteilungsblatt, Wuppertal Bau BG 1 (1974) 26

Fries, G.: Belastung und Belastbarkeit des Jugendlichen durch Arbeit, Orhopäd. Praxis 11 (1975) 15

Fritze, A.: Erforschung von Erkenntnissen für die Verbesserung der Eignungsauslese von Anschlägern an Haupt- und Blindschächten, Der Kompaß 84 (1974) 132

Fritze, E.: Rheumatismus und Silikose als klinisches Problem, Beitr. Silikoseforsch. 6 (1964) 301

Fritze, E.: Die Diagnostik des Caplan-Syndroms und rheumatoider Pneumokonioseformen, Dtsch. med. Wschr. 89 (1964) 2244

Fritze, E.: Lungenveränderungen bei rheumatoider Arthritis, Dtsch. med. Wschr. 99 (1974) 19

Fritze, E., Gundel, E., Reisch, A. et al.: Zur Bedeutung in der Berufsarbeit gelegener Einflüsse für Ätiologie und Pathogenese entzündlich-rheumatischer Krankheiten, Arbeitsmed. Sozialmed. Präventivmed. 6 (1971) 197

Fritze, G.: Medical problems in employment of women at tractors and combines, Z. ärztl. Fortb. (Jena) 64 (1970) 957

Fürmaier, A.: Die Begutachtung und Beurteilung der degenerativen Wirbelsäulenerkrankungen vor allem im Rahmen der Sozialversicherung, Med. Mschr. 8 (1954) 274

Gajdek, D., Golębiowska, B.: Baastrup syndrome of the lumbar spine in miners, Chir. Narzadow, Ruchu. Orthop. (Pol.) 41 (1976) 171

Gala et al.: Enquête sur les conducteurs de poids lourds, Arch Mal Prof. 32 (1971) 326

Gantenberg, R.: Die Bedeutung deformierender Prozesse der Wirbelsäule, Fortschr. Röntgenstr. 42 (1930) 740

Garbe, J.: Einflüsse von Beschleunigungen auf den Menschen, Ärztl. Dienst (DB) 36 (1975) 96

Gargano, F. P.: Transverse axial tomography of the spine, Crc. Crit. Rev. Klin. Radiol. Nucl. Med. 8 (1976) 279

Gaucher, A., Poncin, B.: Incidences médico-légales de l'état antérieur dans les lombalgies traumatiques. Étude de 224 dossiers d'expertises de sécurité sociale, Annales médicales de Nancy 12 (1973) 285

Gauer, O. H., Henry, J. P., Behn, C.: The regulation of extracellular fluid volume, Annual Rev. of Physiology 32 (1970) 547

Gavu: Berufsgenossenschaftliche Grundsätze für arbeitsmedizinische Vorsorgeuntersuchungen (Hauptverband der gewerblichen Berufsgenossenschaften) (siehe auch *Franz* 1971)

GB-BK, Prescribed industrial diseases, Leaflet NI 2 (Großbritannien)

Geertz, A.: Grenzen und Sonderprobleme bei der Anwendung von Sitzkatapulten, Dissertation Techn. Hochschule Stuttgart (1944)

Geertz, A.: Limits and special problems in the use of seat catapults, AAF Aero Med. Center ATI Nr. 56946, AMRL-WPAFB 1946

Gehweiler, J. A. et al.: Spondylolisthesis of the axis vertebra, Am. J. Roentgenol. 128 (1977) 682

Geiser, M.: Rückenuntersuchungen in einer Infanterie-Rekrutenschule, Schweiz. med. Wschr. 102 (1972) 1301

Gelehrter, G.: Umwandlung der Nukleographie durch Ausweitung der Untersuchungsmethodik, Zschr. Röntgenstr. 122 (1975) 517

Geller, L.: Ermüdung und Erholung, Gesundheit im Beruf BFA 13 (1967) 3

Geller, L.: Wichtige Berufskrankheiten, Arb. u. Leistg. 27 (1974) 319

Genadinnik, I. S., Dumkina, G. Z.: Schädigung der Wirbelkörper bei Caisson-Krankheit, Gig. truda prof. Zabol. 13 (1969) 55

Gennari, U., Galli, S.: Le malattie professionali dei dentis i. Le lesioni osteomuscolari. Studio statistico, Riv. Ital. Stomatol. 26 (1971) 475

Gerard, L.: Untersuchungen über die Zusammenhänge zwischen Ischiaserkrankung Beruf, Trauma und Nucleus-pulposus-Hernie, Inaug. Diss. Mainz 1948

Gerber, A.: The osteopathic orthopedic surgeon and Industrial back problems, J. occup. Med. 14 (1972) 851

Germanischer Lloyd: persönliche Mitteilung

Gertzbein, S. D.: Degenerative disk disease of the lumbar spine, Clin. Orthop. 129 (1977) 68

Gertzbein, S. D., Tait, J. H., Devlin, S. R.: The stimulation of lymphocytes by nucleus pulposus in patients with degenerative disk disease of the lumbar spine, Clinical Orthopaedics No. 123 (1977) 149

Gingras, G., Warren, J.: Die posttraumatische Rehabilitation, Folia traumatologica Geigy 1974

Glick, E. N.: Hyperostotische Spondylosis, Internat. Kongreß 1. Physik. Med. Barcelona (1972) 17

Glover, J. R., Davies, B. T.: Training for heavy manual work, Physical education 59 (1967) 81

Glücksmann, J., Středa, A.: Změny kloubní a šlachové u orchestrálních hráčů, (Veränderungen von Gelenken und Bändern bei Orchestermusikern), Pyyakt. lék. 2 (1953) 23

Glücksmann, J., Středa, A., Kneidl, K.: Klinicko-rentgenologické změny pohybového ústrojí u baletního souboru, (Klinisch-röntgenologische Veränderungen des Bewegungsapparates beim Ballett) Acta chir. orthop. traumat. boh. 24 (1957) 312

Glücksmann, J., Středa, A., Šusta, A.: Morphological Lesions and Functional Aberrations of the Vertebral Column and on the Hands in Members of the Czech Philharmonic Orchestras, Divadelni Ústav Praha (1973)

Le Go, P., Welfling, J.: Renseignements tirés de l'examen radiologique systématique du squelette lombo-pelvien chez les candidats à l'embauche par la S.C.N.F., Presse Méd. 76 (1968) 901

Godau: Gesichtspunkte zur Begutachtung von Anträgen auf Entschädigung von Wirbelsäulenschäden »wie eine Berufskrankheit«, Unfallmed. Tagung Mainz Sept. 1966, Schriftenreihe Unfallmed. Tagungen d. Landesverbände der Gew. Berufsgenossenschaften, Heft 1

Goeminne, N.: Scolioses et unit dentaire, Rev. Stomatoodontol Nord Fr. 25 (1970) 163

Goethe, H.: Der Einfluß von Kinetosen auf die Leistungsfähigkeit, In: Mensch und Schiff, III. Marinemed.-wiss. Symposium in Kiel, Schiffahrtmed. Inst. d. Marine im Auftr. d. Inspektion des Marinesanitätsdienstes Kiel, Schmidt & Klannig, Kiel 1972

Goethe, H.: Kinetosen – Reisekrankheiten, In: Innere Med. in Praxis u. Klinik, Hrsg. *H. Hornbostel* et al., 2. Aufl. Bd. 3 Thieme, Stuttgart 1977, S. 14, 39

Goethe, H., Fischer, G.: Überlegungen zur Erfassung der physikalischen Größen, die zur Entstehung der Seekinetose führen, Zbl. Verk. Med. 3 (1957) 148

Götze, H. G., Rompe, G.: Empfehlungen zur gutachtlichen Bewertung von Personen mit Skoliosen, Z. Orthop. 115 (1977) 239

Gooding, C. A., Neuhauser, E. B. D.: Growth and development of the vertebral body in the presence and absence of normal stress, Amer. J. Röntgenol. 93 (1965) 388

Gracianskaja, L., Cirulnikova, U., Velikson, M., Komikova, S.: Klinisches Stadium der Schwingungskrankheit bei den Betonarbeitern, Gig. Tr. Prof. Zabol 74 (1962) 34

Graczyk, M.: Radiological aspect of osteoartropathy in polish divers with long employment period, Bull. Instit. Marine Med. Gdansk, 21 (1970) 7

Graczyk. M.: Schädigungen des Knochen-Gelenksystems der oberen Gliedmaßen und der Halswirbelsäule durch mechanische Vibrationen, Bull. Inst. Marine Med. Gdansk 24 (1973) 63

Grässner: Die Aktinomykose der Knochen, Diss. Hamburg 1929

Grandjean, E.: Physiologische Arbeitsgestaltung, Leitfaden der Ergonomie, Ott, Thun u. München 2. Aufl. 1967

Grandjean, E.: Sitting posture, Sitzhaltung, Posture assise, Taylor a. Francis (1969)

Grandjean, E.: Physiologische Gestaltung der Büroarbeit, Wiss. Verlagsanstalt Stuttgart 1969

Grandjean, E., Böni, A., Kretzschmar, H.: Physiologische Grundlagen für Konstruktion von Motorfahrzeugen, Automob. Club Schweiz 11 (1967) 89

Grandjean, E., Böni, A., Kretzschmar, H.: The development of a rest chair profile for healthy and notalgic people, Ergonomics, 12 (1969) 307

Grandjean, E., Hünting, W.: Ergonomics of posture – Review of various problems of standing and sitting posture, Applied Ergonomics, 8 (1977) 135

Grandjean, E., Hünting, W.: Sitzen Sie richtig? Bayerisches Staatsministerim für Arbeit und Sozialordnung, Reg.-Nr. 10/77/12, München 1978

Grandjean, E., Hünting, W., Wotzka, G., Schärer, R.: An ergonomic investigation of multipurpose chairs, Human Factors 15 (1973) 247

Grandjean, E., Kretzschmar, H., Wey, K.: Erhebungen über die Ermüdung und den Gesundheitszustand beim Verkaufspersonal eines Warenhauses, Z. Präventivmed. 13 (1968) 10

Grandjean, E., Kretzschmar, H., Wotzka, G.: Arbeitsanalysen beim Verkaufspersonal eines Warenhauses, Z. Präventivmed. 13 (1968) 1

Gray, J. S.: Constitutional factors affecting susceptibility to decompression sickness, Decompression Sickness J. F. Foulton Ed. Philadelphia, W. B. Saunders Co. 7 (1951) 182

Greenberg, M., Davies, T. A. L.: Mesothelioma Register 1967-68, British J. industr. Med. 31 (1974) 91

Greinemann, H.: Löst der Preßluftschaden typische subjektive Beschwerden aus? Zbl. Chir. 98 (1973) 43

Grieshammer, Osteomyeloskerosen, Dtsch. path. Ges. 30 (1937) 381

Griffin, Cr.: Problems of ejection from Aircraft. Spinal ejection injuries, Proc. R. Soc. Med. 68 (1975) 722

Gritz, H. A.: Die physiologischen Längenänderungen der menschlichen Wirbelsäule im Verlaufe eines Tages sowie d. Einfluß von Be- und Entlast. auf den Intervertebralabschnitt, Diss. 1975 Med. Fak. Düsseldorf

Grmek, M. D.: Die Wirbelsäule im Zeitgeschehen, Med. Welt 25 NF (1974) 70

Groeneveld, H. B.: Instrumentelle Methoden in der funktionellen Haltungsdiagnostik, Orthop. Praxis 11 (1975) 504

Groeneveld, H. B.: Metrische Erfassung und Definition von Rückenform und Haltung des Menschen, Die Wirbelsäule in Forschung und Praxis Band 66, Hippokrates Stuttgart 1976

Groh, H.: Leibesübungen und Gesundheitserziehung, Fries, Freiburg (1955)

Groh, H.: Sportmedizin, biologische und medizinische Grundlagen der Leibesübungen, Enke, Stuttgart 1962

Groh, H.: Die Belastung der Bandscheiben der Wirbelsäule, Dtsch. Ärztebl. 65 (1968)

Groh, H.: Überlastungsschäden am Bewegungsapparat beim Sport, Hippokrates 40 (1969) 870

Groh, H.: Konservative Therapie vertebraler und radikulärer Lumbalsyndr., Therapiewoche 20 (1970) 3052

Groh, H.: Zur Biomechanik von Körperübungen, Zschr. Orthop. 110 (1972) 823

Groh, H.: Leistungssport und Wirbelsäule, Selecta 14 (1972) 324

Groh, H.: Pathologische Wirbelsäulenveränderungen von 500 Leistungssportlern, Selecta 4 (1972) 332

Groh, H.: Biomechanische Aspekte der Beanspruchung und Überlastung der Haltungs- und Bewegungsorgane bei der Arbeit, Z. Orthop. 113 (1975) 636

Groher, W.: Kreuzschmerzen und Wirbelsäulenveränderungen bei Kunst- und Turmspringern, Sportarzt Sportmed. 11 (1969) 446

Groher, W.: Die Entstehung der Spondylolyse, Klinische und experimentelle Untersuchungen, Orth. Praxis 10 (1975) 214

Groher, W., Heidensohn, P.: Rückenschmerzen und röntgenologische Veränderungen bei Wasserspringern, Z. Orthop. Grenzgeb. 108 (1970) 51

Gronert, H. J.: Berufliche Eignung von Skoliose-Patienten, Orthop. Prax. 11 (1975) 8

Gross, D.: Epidemiologie der rheumatischen Wirbelsäulenerkrankungen, Die Wirbelsäule in Forschung und Praxis Bd. 34 (1966) 46

Gruber, G. J., Ziperman, H. H.: Relationship between whole-body-vibration and morbidity patterns among motor coach operators, NIOSH Cincinnati Ohio 1974, Concontract No. HSM-99-72-047

Gschwend, N.: Sitzschäden der Wirbelsäule, Z. Präv. Med. 10 (1965) 106

Gschwend, N.: Die Bedeutung des Vorzustandes als Ursache von Kreuzschmerzen, Orthop. 1 (1972) 141

Gschwend, N., Gubser: Die fliegermedizinische Beurteilung der Wirbelsäule, Eigendruck des Fliegerärztlichen Institutes Dubendorf/Schweiz (1970)

Gschwend, N., Loder, I.: Wirbelsäule und Militärflugdienst, Vierteljahrsschr. Schweiz. Sanitätsoff. 39 (1962) 28

Gschwend, N., Tschui, F.: Flachrücken und Lumbalskoliosen und prognostische Bedeutung, Schweiz. Med. Wschr. 93 (1963) 1387

Gubser, A.: Wirbelsäulenfrakturen: Entstehung, Erkennung, Beurteilung, Flugmedizin 5 (1975)

Gubser, A.: Wirbelsäulenfrakturen: Entstehung – Erkennung – Beurteilung, Die Wirbelsäule in Forschung u. Praxis, 68 (1976) 19, Hippokrates Stuttgart

Günther, H.: Fütterungsversuche mit Flugstaub einer Metallhütte an Pferden und einem Schaf, Dissertation. Tierärztl. Hochschule, Hannover (1954)

Güntz, E.: Beitrag zur pathologischen Anatomie der Spondylarthritis ankylopoetica, Fortschr. Röntgenstr. 47 (1933) 683

Güntz, E.: Die Erkrankungen der Zwischenwirbelgelenke, Arch. orthop. Chir. 34 (1934) 334

Güntz, E.: Die Kyphose im Jugendalter, Wirbelsäule in Forschung und Praxis, Hippokrates Stuttgart 2 (1957)

Gurin, J.: Analysis of the work of miners regarding its effect on the locomotor system, Egypt. orthop. J., 6 (1971) 147

Guthrie, D. I.: Beitrag zum Problem des Hebens von Hand und zur Verhütung von Kreuzschmerzen, Southafrican Med. J. 37 (1963) 651

Gutmann, G.: Chirotherapie – Grundlagen, Indikationen, Gegenindikationen und Objektivierbarkeit, Med. Welt 29 (1978) 653

Gutmann, G., Wolff, H.-D.: Die WS-Schäden als volkswirtschaftlicher Faktor, Hippokrates 30 (1959) 207

Gwozdziewicz, J.: Der Einfluß der Arbeitsbedingungen

auf das Auftreten von Lendenschmerzen bei Werftarbeitern, Biuletyn Instytut u. Med. Morskiej, Polen 15 (1964) 71
Haack, M.: Über die Beanspruchung des Menschen durch Erschütterungen auf Schleppern und Landmaschinen, Grundlagen d. Landtechnik 4 (1953)
Haack, M.: Über die günstigste Gestaltung der Schleppersitzfederung bei luftbereiften Ackerschleppern mit starrer Hinterachse, Landtechn. Forschg. 3 (1953) 1
Haack, M.: Human tolerance to vibrations occuring in tractors and agricultural machinery, Presented at ASAE Meeting (1955)
Habicht-Benthin, D., Lengsfeld, W.: Körpermaße 20jähriger Männer als Grundlage für die Gestaltung von Arbeitsgerät, Ausrüstung und Arbeitsplatz, Forschungsbericht aus der Wehrmedizin, Bundesministerium der Verteidigung FBWM 71-2
Hackethal, K. H.: Ein Verfahren zur genauen Bestimmung der Wirbelsäulenbeweglichkeit, Die Wirbelsäule in Forschung u. Praxis, Hippokrates 25 (1962) 198
Häublein, B.: Aufbau eines Altersdispensaires im VE Berliner Bauwesen, Deutsches Zentralinstitut für Arbeitsmedizin (1972)
Häublein, H.-G.: Vom Zusammenhang sogenannter Überlastungssyndrome der oberen Gliedmaßen mit der Berufsarbeit, Zschr. ges. Inn. Med. 13 (1958) 162
Häublein, H.-G.: Über Degenerationszeichen an der Wirbelsäule von Bauarbeitern, Deutsche Orthop. Ges. Tübingen, Enke Stuttgart (1958) 225
Häublein, H.-G.: Die ergonomische Bewertung der Arbeit und die arbeitshygienische Professiographie als Beiträge der Arbeitsmedizin zur sozialistischen Rationalisierung im Bauwesen der DDR. Med. Diss. B, Martin-Luther-Universität Halle-Wittenberg 1973.
Häublein, H.-G.: Über die Bedeutung der arbeitshygienischen Professiografie für die Arbeitsmedizin, Jap. J. Industr. Health 16 (1974) 469
Häublein, H.-G.: Arbeitsumwelt und Gesundheit, Z. ärztl. Fortbild. 70 (1976) 343
Häublein, H.-G.: Die Gesundheitsrelevanz der körperlichen Schwerarbeit im Bauwesen – Eine epidemiologische Studie, Zentralinst. f. Arbeitsmed. der DDr, Berlin 1977 als Manuskript verteilt
Häublein, H.-G.: Bewertung sogenannter Verschleißschäden am Bewegungsapparat als Berufskrankheit bei Bauarbeiten, XIX. Internat. Kongr. f. Arbeitsmed., Dubrovnik 25.–30. 9. 1978, Ref.Nr. 589
Häublein, H.-G.: Berufsbelastung und Bewegungsapparat, VEB Verlag Volk und Gesundheit, Berlin 1979 (im Druck)
Häublein, H.-G., Bräunlich, A.: Weitere Ergebnisse aus Vorsorgeuntersuchungen im Berliner Bauwesen, Z. ges. Hyg. 17 (1971) 361
Häublein, H.-G., Blau, E., Konetzke, G., et al.: Komplexe ergonomische und epidemiologische Untersuchungen zur Ausschaltung und Früherkennung des berufsbedingten Gesundheitsrisikos durch Luftverunreinigung am Arbeitsmarkt, Zschr. ges. Hyg. Grenzgeb. 24 (1978) 248
Häublein, H.-G., Mangler, K. H.: Prophylaxe und Rehabilitation im speziellen Verletztenheilverfahren für Berliner Bauarbeiter, Zbl. f. Arbeitsmed. u. Arbeitsschutz 17 (1967) 389

Häublein, H.-G., Rebolle, E., Schneider, D.: Medizinisch begründete Forderungen an Grenzwerte, die Kontrolle ihrer Einhaltung und der Beitrag der Arbeitsmedizin zum Schutz der Gesundheit von Bauarbeitern mit Staubexposition, Zschr. ges. Hyg. Grenzgeb. 23 (1977) 851
Hagenkötter, M.: Was sind gesicherte arbeitswissenschaftliche Erkenntnisse, Inform. Jagg. Humane Arbeitsplätze, Bundesanstalt für Arbeitsschutz u. Unfallforschung, Dortmund, (1975) 1
Hagenkötter, M.: Humanisierung am Arbeitsplatz, Kooperation Nr. 16 (1976) 3
Hain, E.: Neuere Ergebnisse epidemiologischer Studien zum Asbestoseproblem in Norddeutschland, Hefte Unfallheilk. H. 126 (1976) 536
Hain, E., Dalquen, P., Bohlig, H., et al.: Katamnestische Untersuchung zur Genese des Mesothelioms, Int. Arch. Arbeitsmed. 33 (1974) 15
Hájková, Z., Středa, A., Skrha, F.: Spondylosis hyperostotica und Diabetes mellitus, Ann. Rheumat. Diseases 24 (1965) 536
Hakelius, A.: Prognosis in sciatica, clinical follow-up of surgical and non-surgical treatment, Acta Orthop. Scand. 129 (1970) 19
Hale, H. B.: Excretion patterns of air traffic controllers, Aerospace Med. 42 (1971) 127
Hall, G.: Seltene und problematische berufsbedingte Zoonosen, Arbeitsschutz u. Arbeitsmed. 13 Kongr. (1973) 529
Hall, G.: Zoonosen als Berufskrankheiten, Homburg-Inf. Werksarzt 21 (1974) 122
Hall, H. W. Sr.: Die Hüftbeugemethode zum Heben von Gewichten, West Palm Beach, Florida 1968
Haluzicky, Kubik: Myalgie a bolesti v križoch u traktoristov, Prac. lek. 9 (1957) 121
Hamilton, E. I.: The concentration and distribution of uranium in human skeletal tissues, Calcif. tissue res. 7 (1971) 175
Hammerbeck, W.: Der äußerlich sichtbare Bandscheibenprolaps der WS, Virchows Archiv 294 (1934) 8
Harff, J.: Orthopädie und Verkehrsmedizin, in Handbuch der Verkehrsmedizin Springer Berlin, Heidelberg, New York (1968) 530
Harmsen, W. L.: Rückenschmerzen lassen sich verhüten, De Veiligheid, Amsterdam 38 (1962) 5 u. 15
Harrelson, J. M., Hills, B. A.: Changes in bone marrow pressure in response to hyperbaric exposure, Aerospace Med. 41 (1970) 1018
Hartmann, H., Fust, H. D.: Langzeit-Druckkammerversuche im Bereich 4 bis 23 atü, Dräger-Werke, Lübeck 265 (1966)
Hartung, C., Anna, O.: Biomechanische Eigenschaften weicher Gewebe, Die Wirbelsäule in Forschung u. Praxis 68 (1976) 87, Hippokrates Stuttgart
Hasan, F. M., Kazemi, H.: Chronic beryllium disease a continuing epidemiologic hazard, Chest dis. Index 65 (1974) 289
Hauptverband gewerbliche Berufsgenossenschaften: Gefährdung durch Benzol, Berufsgen. Grunds. arbeitsmed. Vorsorgeunters. G8
Hauptverband gewerbliche Berufsgenossenschaften: Gefährdung durch Chrom-VI-Verbindungen, Berufsgen. Grunds. arbeitsmed. Vorsorgeunters. G 15

Hauptverband gewerbliche Berufsgenossenschaften: Gefährdung durch Arsen oder seine Verbindungen, Berufsgen. Grunds. arbeitsmed. Vorsorgeunters. G 16 Gentner, Stuttgart 1 (1971) 1

Hauptverband gewerbliche Berufsgenossenschaften: Gefährdung durch elementaren weißen Phosphor, Berufsgen. Grunds. arbeitsmed. Vorsorgeunters. G 12

Hauptverband gewerbliche Berufsgenossenschaften: Gefährdung durch Arbeitsstoffe, die Hautkrebs oder zur Krebsbildung neigende Hautveränderungen hervorrufen, Berufsgen. Grunds. arbeitsmed. Vorsorgeunters. 1 (1971) 1

Hauptverband gewerbliche Berufsgenossenschaften: Gefährdung durch Arsen oder seine Verbindungen, Arbeitsmed. Sozialmed. Präventivmed. (1973) 38

Hauptverband gewerbliche Berufsgenossenschaften: Gefährdung durch Vinylchlorid, Berufsgenossenschaftl. Grunds., Arbeitsmed. Sozialmed. Präventivmed. 9 (1974) 226

Hauptverband gewerbliche Berufsgenossenschaften: »Mit allen geeigneten Mitteln« Perspektiven berufsgenossenschaftlicher Prävention und Rehabilitation, Schriftenreihe des Hauptverbandes, Eigenvlg. Bonn 1978

Haustein, U.-F.: Arbeitsbedingte maligne Geschwülste der Haut, Derm. Mschr. 161 (1975) 791

Havelka, S.: Neuere Erkenntnisse über die Ätiopathogenese der Altersosteoporose, Orthop. u. Traumatol. 22 (1975) 583

Hawkes, J. G.: Strains and sprains at work, Occup. health (Auckland) 4 (1970) 2

Hawkins, F.: Ergonomic aspects of crew seats in transport aircraft, Aerosp. Med. 45 (1974) 196

Haymaker, W., Johnston, A. D.: Pathology of decompression sickness: A comparison of the lesions in airmen with those in caisson workers and divers, Milit. Med. 3 (1955) 258

Hebenstreit, B.: Sicherheit beim innerbetrieblichen Transport – Erfahrungen bei der Betreuung und Testung von Lenkern von Flurförderzeugen, Kongr. f. Arbeitssch. und Arbeitsmed., Düsseldorf (1973) 163

Heide, R.: Wirkung langzeitiger beruflicher Ganzkörpervibrationsexposition, Literaturstudie des Zentralinst. f. Arbeitsmed. DDR, Berlin 1977

Heide, R., Seidel, H.: Folgen langzeitiger beruflicher Ganzkörpervibrationsexposition, Z. ges. Hyg. u. Grenzgeb. 24 (1978) 153

Heidermanns, G., Riediger, G., Schütz, A.: Asbestbestimmung in industriellen Feinstäuben und in Lungenstäuben, Staub – Reinhalt. der Luft 36 (1976) 107

Heipertz, W.: Turnen, Schulsportbefreiung und Schulsonderturnen bei Skoliose, Z. Orthop. 114 (1976) 470

Heiss, F.: Praktische Sportmedizin, Enke (1964)

Heiss, F., Franke, K.: Der vorzeitig verbrauchte Mensch, Enke, (1964)

Helberg, W., Sperling, E.: Verfahren zur Beurteilung der Laufeigenschaften von Eisenbahnwagen, Organ f. Fortschr. des Eisenbahnwesens 96, (1941) 12

Helfert, M.: Ziele und Durchsetzung der Humanisierung der Arbeit, WSI-Mitteilg. Nr. 5 (1975) 245

Heller, W., Schlegel, K. F.: Umfang und Bedeutung der Verschleißschäden an der Halswirbelsäule, Arbeitsmed. Sozialmed. Arbeitshyg. 7 (1972) 30

Hellgren, L.: The prevalence of rheum. arthritis in occupational groups, Acta rheum. scand. 16 (1970) 106

Hellner, H.: Allgemeine Krankheiten der Knochen, In Klinische Chirurgie für die Praxis, IV (1961) Thieme Stuttgart

Henderson, R. J., Hill, D. M., Vickers. A. A. m et al.: Brucellosis and veterinary surgeons, Brit. med. J. 5972 (1975) II 656

Henkel, W.: Schwingungsbewertung mit Hilfe der äquivalenten Dauerschwingbeschleunigung, Z. ges. Hygiene u. Grenzgeb. 22 (1976) 330

Henkel, W. et al.: Arbeitshygienische Messung und Bewertung von Ganzkörperschwingungen, Zschr. ges. Hyg. 18 (1972) 181 u. Zschr. ges. Hyg. u. Grenzgeb. 19 (1973) 701

Henry, G. W., Larsen, I. J., Stewart, St. F.: The roentgenologic criteria for appraising the human back as an economic asset or liability, Amer. J. Roentgenol. 79 (1958) 658

Henschel, A.: Effects of age on work capacity, Am. Industr. Hyg. Ass. J. 31 (1970) 430

Henssge, J.: Beginn, Verlauf und Behandlungsgrundlagen von Adoleszentenkyphosen (Scheuermannsche Krankheit), Internist. prax. 16 (1976) 77

Henzel, J. H.: The human spinal column and upward ejection acceleration: an appraisal of biodynamic implications, AMRL-Tr-66-233, Aerospace Med. Res. Lab. Wright-Patterson AFB, Ohio 1966

Henzel, J. H., et al.: Reappraisal of biodynamic implications of human ejections, Aerospace Med. 39 (1968) 3

Herrmann, R., Goethe, H.: Vibrationen an Bord unter dem Gesichtspunkt der Einwirkung auf den Menschen, Schiff & Hafen, 27 (1975) 126

Herschel, W., Lorenz, M.: Kommentar zum Jugendarbeitsschutzgesetz, Recht u. Wissenschaft, Heidelberg 1976

Hess, K., Straub, P. W.: Chronische Bleivergiftung, Praxis 63 (1974) 177

Hess, R.: Die Mitwirkung von Ärzten bei der Einleitung von Rehabilitationsmaßnahmen nach dem Rehabilitationsangleichungsgesetz, Z. Allgemeinmed. 53 (1977) 208

Hesse, E.: Komplikationen und Nachkrankheiten des Fleckfiebers, Arch. klin. Chir. 128 (1924) 734

Hettinger, E.: Angewandte Ergonomie. Arbeitsphysiologische und arbeitsmedizinische Probleme, Bartmann Frechen 1970

Hettinger, Th.: Test zur Erkennung der Disposition zu Sehnenscheidenentzündungen, Int. Z. angew. Physiol. 16 (1957) 472

Hettinger, Th.: Eine Modifikation des Hauttemperaturtestes zur Erkennung der Disposition zu Sehnenscheidenentzündungen, Int. Z. angew. Physiologie 17 (1958) 271

Hettinger, Th.: Arbeitsphysiologische Meßmethoden, Beuth-Vertrieb, Berlin 1964

Hettinger, Th.: Fitsein – Fitbleiben, Thieme, Stuttgart 1971

Hettinger, Th.: Die Bedeutung der Ergonomie für den Gesundheitsschutz, Ber. 13. Kongr. Arb. Schutz u. Arb. Med. Düsseldorf 1973, 427

Hettinger, Th.: Heben und Tragen von Lasten, Schriftenr. Arbeitsschutz Nr. 8 (1975) 299 Wilhelmshaven, Wirtschaftsverlag Nordwest

Hettinger, Th.: Arbeitsgestaltung Ein Paradebeispiel, Der Arbeitgeber 27 (1975) 729

Hettinger, Th.: Belastung des Menschen am Hitzearbeitsplatz, »Betriebsärztliches« 1/1975 Dr. Wolff KG.

Hettinger, Th., Paquin, K. H., Sucker, G.: Kalorienverbrauch- und Erholungszeitberechnung, Bartmann, Frechen-Köln 1968

Heuck, F.: Morphologische und biochemische Untersuchungen über den normalen Alterungsprozeß der Wirbelkörper, Die Wirbelsäule in Forschung u. Praxis, Hippokrates Stuttgart 60 (1976) 7

Hewes, D. E.: Reduced-Gravity simulators for studies of man's mobility in space and on the moon, Human Factors 11 (1969) 419

Heyde, H.: Landmaschinenlehre, Verlag Technik Berlin (1963)

Higgins, L. S.: The investigation of vertebral injury sustained during aircrew ejection, Phase 2 a, Annual Report, NASA Contract Technology Inc. Washington, D. C. Nat. Aeronautic and Space, Administration (1967)

Higgins, L. S., Enfields, S. A., Marshall, R. J.: Studies on vertebral injuries sustained during aircrew ejection. Final report, Technology Inc. Washington D. C. Office of Naval Research (1965)

Hildebrandt, F., Stier, F.: Untersuchungen zur Verbesserung und Rationalisierung der Arbeit am Reißbrett, Forschungsber. des Landes Nordrhein-Westfalen, Köln, 875 (1960) 61

Hills, B. A.: Acclimatization to decompression sickness: A Study of passive relaxation in several tissues, Clin. Sci. 37 (1969) 109

Hills, B. A.: Gas-Induced osmosis as an aetiologic agent for inert gas narcosis, gouty arthritis and aseptic bone necrosis induced by exposure to compressed air, Rev. de Physiol. Subaquatique et Méd. Hyperbare 11 (1970) 3

Hills, B. A., Lemessurier, D. H.: Unsaturation in living tissue relative to the pressure and composition of inhaled gas and its significance in decompression theory, Clin. Sci. 36 (1969) 185

Hillsman, J. W., Basom, W. C.: Lumbosacral roentgenograms of 450 consecutive applicants for heavy work, Ann. Surg., 120 (1944) 88

Hilmer, W.: Berufsbedingte Belastungen des Zahnarztes aus der Sicht des Internisten, Aus der Praxis – für die Praxis DZZ 24 (1969) 825

Hiltenkamp, W.: Zusammenhang zwischen Berufsschwere und Bandscheibenprolaps bzw. Röntgenbefund einer sog. Bandscheibendegeneration bei Kreuzschmerzpatienten, Diss. Münster 1972

Hinterhuber, H. H.: Innovation und Humanisierung der Arbeitswelt, Informationsragg. Humane Arbeitsplätze, Bundesanstalt für Arbeitsschutz u. Unfallforschung, Dortmund, (1975) 10

Hinz, P.: Die Verletzungen der Halswirbelsäule durch Schleuderung und durch Abknickung, Die Wirbelsäule in Forschung u. Praxis, Hippokrates Stuttgart Band 47 (1970)

Hinz, P.: Fehlhaltung und Fehlform am Arbeitsplatz, Z. Orthop. 113 (1975) 651

Hinz, P.: Normen der Tragfähigkeit, Belastungsfähigkeit und Beweglichkeit der Brust- und Lendenwirbelsäule, Hefte zur Unfallheilk. 129 (1977) 287

Hinz, P., Erdmann, H.: Zur manuellen Untersuchung der Halswirbelsäule in der Gutachterpraxis, Zschr. Orthop. 104 (1968) 28

Hirsch, G.: The reaction of intervertebral discs to compression forces, J. Bone Joint Surg (Brit) 37-A (1955) 1188

Hirsch, C., Nachemson, A.: Clinical observations on the spine in ejected pilots, Acta orthop. scand. 31 (1961) 135

Hirsch, C., Nachemson, A.: Clinical Observations on the spine in ejected pilots, Aerospace Med. 34 (1963) 629

Högger, D., Schlegel, H.: Leitfaden der Arbeitsmedizin, Huber, Bern 1973

Höhling, H. J., Czitober, H.: Marmorknochenkrankheit der Erwachsenen, Wien. Z. Inn. Med. Grenzgeb. 52 (1971) 305

Hoek, H. J. B.: Rückenbeschwerden bei einer Betriebspopulation, Tijdschrift voor soc. geneeskunde 10 (1972) 354

Hölzl, H. R., Riedler, L.: Wirbelsäulenosteomyelitis nach lumbaler Grenzstrangblockade, Zbl. Chir. 101 (1976) 807

Hoffmann, H.: Reihenuntersuchungen bei Berufskraftfahrern, Dtsch. med. Wschr. 82 (1957) 2219

Hoffmann, H.: Die Feststellung der Tauglichkeit oder der speziellen Eignung zum Führen eines Kraftfahrzeuges, Zbl. Verkehrs. Med. 7 (1961) 131

Hoffmann-Daimler, S.: Die Wirbelsäule unter typischen Arbeitsbelastungen, Z. Orthop. Grenzgeb. 113 (1975) 130

Holstein, E.: Melde- und Entschädigungspflicht bei Berufskrankheiten, J. A. Barth, Lpz. 1951, 4. A. (1971)

Horn, V., Franke, J.: Rasterelektronenmikroskopische Untersuchungen bei menschlicher Industriefluorose, Z. Orthop. 114 (1976) 936

Horn, W.: Die Bedeutung der Arbeitsmedizin für die Humanisierung der Arbeit in den Ländern der Europäischen Gemeinschaft, Arbeitsmed. Sozialmed. Präventivmed. 11 (1976) 140

Horváth, F., Kákosy, T.: Über die ermüdungsbewirkten Frakturen bei mit Vibrationswerkzeugen Arbeitenden, Orthop. Grenzgeb. 109 (1971) 99

Horváth, F., Rozsahegyi, I.: Evolution de l'ostéo-arthropathie chronique des caissons-aspect radiologiques, J. Radiol. Electrol. 52 (1971) 805

Horváth, F., Rozsahegyi, I.: Chronische Caisson-Osteoarthropathie in der Gelenkpfanne des Schulterblattes, Fortschr. Röntgenstr. Nuklearmed. 117 (1972) 733

Hosokawa, M., Nakaseko, M., Arai, K.: Industrial-medical researches on the taxi-drivers in great cities, Jap. J. Hyg. 24 (1969) 54

Houston, C. S.: Pre-employment radiographs of lumbar spine, J. Can. Assoc. Radiol. 28 (1977) 170

Hülsmann, P.: Berufliche Möglichkeiten für Rheumatiker mit Funktionseinschränkungen, Arbeitsmed. Sozialmed. Präventivmed. 9 (1974) 133

Hünting, W., Grandjean, E.: Ergonomie – Wissenschaft zur menschengerechten Arbeitsgestaltung, Industr. Organisation 44 (1975) 390

Hünting, W., Grandjean, E.: Sitzverhalten und subjektives Wohlbefinden auf schwenkbaren und fixierten Formsitzen, Z. Arb. wiss. 30 (1976) 161

Hueper, W. C.: Berufskrebse, Handbuch Arbeitsmedizin II, 301 Wien und München 1961

Hult, L.: Syndrome des vertèbres cervicales dorsales et lombaires, Acta orthop. scand. Suppl. 17 (1954)

Humperdinck, K.: WS und berufliche Beanspruchung, Med. Klin. 54 (1959) 835 Ruhrknappschaft Bochum

Husser, F.: Studien von Bewegungen der Brust- und Lenden-WS bei der Ausübung verschiedener Berufe unter Berücksichtigung der Berufsfürsorge für Körperbeh., Arch. orthop. Unfall-Chir. 44 (1951) 473

Hutton, W. C., Stott, J. R. R., Cyron B. M.: Is Spondylolysis a Fatigue Fracture? Spine 2 (1977) No. 3 202

Huzl, F., Stolarik, R., Mainerova, J. et al.: Vibrationserkrankungen beim Holzeinschlag, Occup. Safety and Health (1970) Labour Office Geneva

I-BK, Neue Tabelle der Berufserkrankungen in der Industrie (Italien)

Iblher, H. R.: Förderung von Projekten zur Humanisierung des Arbeitslebens in der Gießereiindustrie, Gießerei 62 (1975) 649

Idelberger, K.: Knochenveränderungen bei Leukämien, Z. Orthop. 81 (1951) 134

Incze, A., Ciordanu, I., Teodorescu, C., Pascu, P.: Aspects of morbidity and work incapacity caused by disk diseases and spondylosis in workers of the motor truck plant, the metrom plant and the I.C.I.M. Bv. workshops, Med. interna (Bucur) 23 (1971) 149

International Labour Organisation, Replies from governments and proposed conclusions, Internat. Labour Office ILO Geneva (1965)

International Labour Organisation, ILO Genf: Maximum permissible weight to the carried by one worker, International Labour Office ILO Geneva (1965)

Int. Labour Organis., ILO/Genf: Kinetic methods of manual handling in Industry, Occup. safety and health series No. 10 (1972)

Internationales Arbeitsamt, IAA/Genf: Die höchstzulässige Traglast je Arbeitnehmer, Internationales Arbeitsamt, Internationale Arbeitskonferenz (1967) Bericht VI (2)

Iselin, M.: Influence de la colonne vertébrale sur l'épicondylite, Therapeutische Umschau 34 (1977) 88

Isemin, L., Fourmier, A., Padovani, J.: Considérations à propos du rachis cervical des porteurs de tête Incidences Médicolegales, Rev. Rhumat. 25 (1958)

ISO-Standard: Guide for the evaluation of human exposure to whole-body-vibration, ISO-Standard 2631, first edition – 1974-07-01

Italiano, P.: Evolution of vertebral fractures caused by ejection and medico-legal condiserations, Riv. Med. Aero 30 (1967) 307

Ivanchuk, Juv., Karpenko, GP.: Degenerative-dystrophic changes in cervical portion of the spine in workers subjected to the effects of vibration, Gig tr Prof Zabol 13 (1969) 49

Jäger, H., Selchow, B., Thiele, W.: Studie zur Bestimmung der Dauerleistungsfähigkeit, Z. ges. Hyg. 22 (1976) 339

Jäger, H., Thiele, E., Thiele, W., Wosnitzka, H.: Studie zum Einfluß der berufsbedingten physischen Aktivität auf den Funktions- und Leistungszustand während dynamischer Arbeit, Z. ges. Hyg. 22 (1976) 336

Jancik, G.: Beobachtungen zur Berufserkrankung Vibrationsschaden, Arbeitsmed. Sozialmed. Präv.-Med. 13 (1978) 150

Jani, L.: Haltungsfehler-Scheuermann Eine Überdiagnose und Übertherapie, Therapeutische Umschau 33 (1976) 175

Jantzen, R.: Die leidigen Kreuzschmerzen, ADAC-Motorwelt 3 (1958) 100

Jantzen, R.: Über das Sitzen im Kraftwagen, Med. Klin. 53 (1958) 175

Jarzab, G. Wojcik, M.: Zagadnienie choroby zawodowej lekarza-stomatologa, (Zahnärzte) CZAS. Stomat. 22 (1969) 8

Jaster, D.: Klinik von Wirbelsäulenschäden beim Kunst- und Turmspringen, Beitr. Orthop. Traumatol. 10 (1963) 745

Jeanmart, L. E.: Les dorso-lombalgies d'origine professionelle, J. belge Radiol. 56 (1973) 1

Jenik, P.: Beziehungen zwischen den menschlichen Proportionen und der maßlichen Gestaltung des Arbeitsplatzes (Somatografie), Der Maschinenbau (Ostberlin) 12 (1963) 406

Jensen, U.: Messen des Federungskomforts von Fahrzeugen, Grundl. Landtechnik 21 (1971) 97

Jensen U., Köpper, R.: Sind Fahrerkabinen Luxus, Landtechnik 21 (1971) 545

Jensen, U., Sommerfeld, P.: Federungskomfort von Fahrersitzen meßbar, Landtechnik 4 (1970) 94

Jesse, G.: Vom Baumwollstaub zur Byssinose, Textil-Praxis 29 (1974) 216

Jesserer, H.: Die Knochenaufbaustörungen der Wirbelsäule, Die Wirbelsäule in Forschung und Praxis, Band 16, Hippokrates, Stuttgart 1960

Jesserer, H.: Osteodystrophia deformans (Morbus Paget), Therapiewoche 27 (1977) 3818

Jesserer, H. et al.: Medikamentöse, physikalische, manuelle und operative Möglichkeiten der Behandlung von Wirbelsäulenerkrankungen, Therapiewoche 25 (1975) 3981

Jesserer, H., Kirchmayer, W.: Die präsenile und senile Involutionsosteoporose, Docum. rheum. Geigy 8 (1955)

Jirout, J.: The normal motility of the lumbosacral spine, Act. radiol. 47 (1957) 345

Jirout, J.: Studien der Dynamik der Halswirbelsäule in der frontalen und horizontalen Ebene, Fortschr. Röntgenstr. 106 (1967) 236

Jönsson, M.: Einstellungsuntersuchungen bei Berglehrlingen unter besonderer Berücksichtigung der Wirbelsäule, Dtsch. Gesundheitsw. 21 (1966) 1809

Jörg, J., Becker, J., Hartung, G.: Neue Aspekte zur Caisson-Krankheit, Nervenarzt 46 (1975) 348

Jones, D. F.: Back strains: the state of the art, J. Safety Research 3 (1971) 28

Jones, H. B.: Decompression sickness, caisson sickness, diver's and flier's bends and related syndromes: Part II. Gas exchange and blood tissue perfusion factors in various body tissues, Decompr. sickness, Philadelphia W. B. Saunders (1951)

Jones, M. D.: Cineradiographic studies of the normal cervical spine, Calif. Med. 93 (1960) 293

Josenhans, G.: Der Bewegungsapparat in Abhängigkeit von Alter und Beruf, Akt. Geront. 2 (1972) 97

Josenhans, G.: Funktionsprüfungen und Befunddokumentation des Bewegungsapparates, Thieme Stuttgart 1978

Jouret: angef. nach *Cremona, E.,* La colonne vertébrale chez les travailleurs de force da la sidérurgie et des mines, Forschungsbericht für die Kommission der Europäischen Gemeinschaften, Generaldirektion Soziale Angelegenheiten, Doc. 1911/72, Luxemburg 1972

Jühe, S., Lange, C. E., Stein, G. et al.: Über die sogenannte Vinylchlorid-Krankheit, Dtsch. Med. Wschr. 98 (1973) 2034

Jürgen, W. W., Ader, K., Mönnich, H. T.: Untersuchungen zur Arbeitsschwere beim Bewegen von Lasten mittels Karren durch Frauen, Z. ges. Hyg. 22 (1976) 586

Jürgens, H. W.: Welchen Einfluß haben akzelerationsbedingte Formänderungen des menschlichen Körpers auf die angewandte Anthropologie, Zbl. Arbeitswiss. 15 (1961) 149

Jürgens, H.: Körpermaße und Bewegungsraum, arbeitswissenschaftlich gesicherte Erkenntnisse über menschengerechte Gestaltung der Arbeit, Ifa-Mitteilungen 35 (1973) 18

Jürgens, H.: Anthropometrie, Gegenwärtige und zukünftige Aufgaben, Arbeitsschutz 7/8 (1975) 252

Jürgens, H. W.: Körpermaße und Arbeitsplatzmaße, Humane Arbeitsplätze, Informationstagung der Bundesanstalt für Arbeitsschutz am 13. u. 14. Mai 1975 Dortmund, S. 4, 1

Jürgens, H. W., Helbig, K.: Die Verteilung des Körperdruckes beim Sitzenden als Grundlage für die Gestaltung von Arbeitssitzen, Forschungsbericht aus der Wehrmedizin, Bundesministerium der Verteidigung FBWM 74-1

Jürgens, H. W., Helbig, K., Lengsfeld, W.: Körpermaße 25-40jähriger Männer zur Prüfung der anthropometrisch-ergonomischen Bedeutung altersbedingter Veränderungen der Körperform, Forschungsbericht aus der Wehrmedizin, Bundesministerium der Verteidigung FBWM 73-1

Jürgens, H. W., Helbig, K., Kopka, Th.: Funktionsgerechte Körperumrißschablonen, Ergonomics 18 (1975) 185

Jugendarbeitsschutzgesetz: Der Bundesminister für Arbeit und Sozialordnung, Referat Öffentlichkeitsarbeit, April 1976

Julkunen, H., Kärävä, R., Vil-Janen, V.: Hyperostosis of the spine in the diabetes mellitus and acromegaly, Diabetologica (Berl.) 2 (1966) 123

Jumashev, G. S.: siehe *Yumashev, G. S.*

Jung, H.-D.: Beruflich bedingte, generalisierte, vom Wildschwein übertragene Erysipeloid-Infektion mit Subklaviavenenthrombose und Polyarthritis, Dt. Gesundh.-Wesen 32 (1977) 860

Jung, K.: Schumann, E.: Korrelation zwischen Beschwerden im Sinne eines vertebragenen Syndroms und röntgendiagnostisch nachweisbaren Veränderungen der Halswirbelsäule, Wiener Med. Wochenschrift, 125 (1975) 79

Jungbluth, A.: Arbeitsgestaltung – Thema: »Gesicherte Erkenntnisse«, Der Arbeitgeber 27 (1975) 717

Junghanns, H.: Der Lumbosakralwinkel, Dtsch. Z. Chir. 213 (1929) 322

Junghanns, H.: Spondylolisthese, Bruns Beitr. klin. Chir. 148 (1930) 554

Junghanns, H.: Über Wirbelgleiten, Arch. klin. Chir. 159 (1930) 423

Junghanns, H.: Spondylolisthesen ohne Spalt im Zwischengelenkstück, Arch. orthop. Chir. 29 (1930) 118

Junghanns, H.: Altersveränderungen der menschlichen Wirbelsäule
1. Die Alterosteoporose Arch. klin. Chir. 165 (1931) 303, 2. Die Alterskyphose Arch. klin. Chir. 166 (1931) 106, 3. Häufigkeit und anatomisches Bild der Spondylosis deformans Arch. klin. Chir. 166 (1931) 120

Junghanns, H.: Gibt es eine posttraumatische Osteoporose (*Sudeck*-Atrophie) an der Wirbelsäule? Hefte Unfallheilk. 44 (1953) 91

Junghanns, H.: Rudern und Wirbelsäule, Medizinische 42 (1956) 1516

Junghanns, H.: Discopathia intervertebralis, Contemporary Rheumatology (1956) 199

Junghanns, H.: Vertebragen – Wege und Irrwege, Ärztl. Fortbildg. (1957) Nr. 10

Junghanns, H.: Erkennung und Behandlung vertebragener Krankheiten, Med. Klin. (1958) 208 u. 252

Junghanns, H.: Fortschritte in Erforschung, Erkennung, Behandlung und Begutachtung der Wirbelsäulenleiden und der spondylogenen Symptome, Chir. Prax. (1958) 79

Junghanns, H.: Die Begutachtung von Unfallfolgen an der gesunden und an der vorgeschädigten Wirbelsäule, Die Wirbelsäule in Forschung und Praxis Bd. 9, Hippokrates Verlag Stuttgart 1959

Junghanns, H.: Die Insufficientia intervertebralis und ihre Behandlungsmöglichkeiten, Die Wirbelsäule in Forschung und Praxis Bd. 13, Hippokrates Verlag Stuttgart 1959

Junghanns, H.: Unbeantwortete Fragen in der Erforschung und in der Behandlung von Wirbelsäulenleiden, Die Wirbelsäule in Forschung und Praxis Bd. 15, Hippokrates Verlag Stuttgart 1960

Junghanns, H.: Einheitliche Namengebung auf dem Gebiete der Wirbelsäule, Die Wirbelsäule in Forschung und Praxis, Bd. 25, Hippokrates Verlag Stuttgart 1962

Junghanns, H.: Der Wirbelsäulenverschleiß als soziales Problem, Therapiewoche 10 (1963) 415

Junghanns, H.: Das pathologisch-anatomische Bild beim Zerivkalsyndrom, Zschr. Orthop. Beil. H 97 (1963) 142

Junghanns, H.: Die funktionelle Röntgenuntersuchung der Wirbelsäule, Radiologe (1963) 209

Junghanns, H.: Chirurgie der Wirbelsäule, in Klinische Chirurgie für die Praxis Bd. 4 Thieme, Stuttgart 1963

Junghanns, H.: Wirbelsäule und Arbeit, Arbeitsmedizin 3 (1964) 60

Junghanns, H.: Wirbelsäule und Berufsarbeit, Verhandlungen der Deutschen Gesellschaft für Arbeitsschutz 8 (1964) 253

Junghanns, H.: Colonne vertébrale et travail, Arch. des Maladies Prof., Paris 26 (1965) 57

Junghanns, H.: Chondrosis (Osteochondrosis) intervertebralis und Spondylosis deformans in ihren Beziehungen zum Trauma und zur Begutachtung, Die Wirbelsäule in Forschung und Praxis Bd. 40, Hippokrates Verlag Stuttgart 1968

Junghanns, H.: Operative Rehabilitation bei Spondylitis ankylopoetica, Therapiewoche 24 (1971) 1835

Junghanns, H.: Operative Behandlung für die Schleuder- und die Abknickverletzungen der Halswirbelsäule, Mschr. Unfallheilk. 74 (1971) 485

Junghanns, H.: Die sozialmedizinische Bedeutung von Wirbelsäulenschäden, Arb.med.-Sozialmed.-Arb.hyg. 7 (1972) 29

Junghanns, H.: Introduction à l'étude des articulations interapophysaires, Ann. Med. Phys. 25 (1972) 171

Junghanns, H.: Die Bedeutung der Insufficientia intervertebralis für die Wirbelsäulentherapie, Man. Med. 12 (1974) 93

Junghanns, H.: Fünfzig Jahre Wirbelsäulenforschung, Die Wirbelsäule in Forschung und Praxis, Hippokrates Stuttgart 63 (1975) 10

Junghanns, H.: Die Wirbelsäule in der Arbeitsmedizin, Arbeitsmedizin, Sozialmedizin, Präventivmedizin 10 (1975) 136 u. 157

Junghanns, H.: Berufsbedingte Abtrennungen von Wirbelbogenfortsätzen, Arbeitsmed. Sozialmed., Präventivmed. 11 (1976) 111

Junghanns, H.: Wirbelsäule – Arbeitsunfähigkeit – Frühinvalidisierung – ein Aufruf an die Arbeitsmedizin – Die Berufsgenossenschaft 28 (1976) 409

Junghanns, H.: Arbeitsmedizinische Vorsorge bei Wirbelsäulenschäden, Arbeitsmedizin Sozialmedizin Präventivmedizin 12 (1977) 49

Junghanns, H.: Röntgenuntersuchung der Wirbelsäule in der Arbeitsmedizin, Die Berufsgenossenschaft 29 (1977) 181

Junghanns, H.: Die Belastungen der Wirbelsäule im täglichen Leben, in der Freizeit, im Sport, im Wehrdienst, Die Wirbelsäule in Forschung und Praxis, Hippokrates Stuttgart, erscheint 1980

Junghanns, H., Fischer, H., Seifert, J.: Nomenclatura columnae vertebralis, Die Wirbelsäule in Forschung und Praxis, Bd. 75, Hippokrates Stuttgart 1977

Kaben, H., Lafrenz, M., Ziegler, K., Sänger, R.: Klinische Erfahrungen mit der Bruzellose des Menschen, Zschr. ges. Hyg. u. Grenzgeb. 22 (1976) 97

Kästner, H.: Zur Frage des Wirbelgleitens, insbesondere als Berufskrankheit, Mschr. Unfallhk. 64 (1961) 180

Kaiser, G.: Gedanken zur Gestaltung von Sitzmöbeln, Beitrag in Orthopädie und Traumatologie 24 (1977) 461

Kalthoff, H.-L.: Ergonomie – eine Notwendigkeit und Aufgabe, Gießerei 62 (1975) 645

Kaminsky, G.: Ergonomische Daten für die praktische Arbeitsgestaltung, Betriebsärztliches 1/2 (1974) 5

Kandaurova, E. J.: Geräusch- und Vibrationspegel bei landwirtschaftlichen Maschinen, Gigiene truda i professionalnye zabelevanija 3 (1960), zit. nach Rosegger, R. (1967)

Kastert, J.: siehe bei *Diethelm u. Kastert* 1974

Kaven, E.: Die Kraftanstrengung beim Einsatz von selbstfahrenden Heuerntemaschinen am Steilhang, XIII. Internationaler Kongreß für Handarbeit (1966)

Kazarian, L. E.: Identification and classification of vertebral fractures following emergency capsule egress from military aircraft, Aviation, Space, and Environmental Med. Jan. 1978, 150

Kazarian, Le., Boyd, D. D., Gierke, H. E. von: The dynamic biomechanical nature of spinal fractures and articular facet derangement, AGARD Conference Preprint 88 (1971)

Kazarian, E., Gierke von, H. E.: The effects of Hypogravic and Hypodynamic Environments on the Skeleton and Acceleration Tolerance, AMRL-TR-71-29, Symposium of Biodynamic Models and their Applications (1971) 493

Keegan, J. J.: Alterations of the lumbar curve related to posture and seating, J. Bone Jt. Surg. 35-A (1953) 589

Keil, T. U.: Das VC-Dilemma, Die medizinische Kehrseite der Kunststoffeuphorie, Ärztl. Praxis 26 (1974) 1949

Kellgren, J. H., Lawrence, J. S.: Rheumatism in miners, Brit. J. Industr. Med. 9 (1952) 197

Kellgren, J. H., Lawrence, J. S., Aitken-Swan, J.: Rheumatic complaints in an urban population, Ann. rheum. dis. 12 (1953) 5

Kelsey, J. L.: An epidemiological study of acute herniated lumbar intervertebral discs., Rheumatology and Rehabilitation 14 (1975) 144

Kelsey, J. L.: An epidemiological study of the relationship between occupations and acute herniated lumbar intervertebral discs., Int. J. Epidemiol., 4 (1975) 197

Kelsey, J. L., Hardy, R. J.: Driving of motor vehicles as a risk factor for acute herniated lumbar intervertebral disc, Amer. J. Epidemiology USA 102 (1975) 63

Kerdiles, Y., et al.: Les complications osseuses de l'aortographie lombaire. A propos d'un cas de spondylodiscite L 2-3, J. Chir. (Paris) 109 (1975) 333

Kersten, E.: Überlastungsschäden bei Hochseefischern und ihre Beurteilung im Sinne der VO über Melde- und Entschädigungspflicht bei Berufskrankheiten, Z. ges. Hyg. 13 (1967) 179

Kiene, W.: Zur Prüfung des Sitzkomforts von Ackerschleppern im Rahmen der technischen Prüfung, Landtechn. Forsch. 1 (1963)

Kiene, W.: Entwicklung einer Ersatzbahn zur Prüfung des Sitzkomforts auf Ackerschleppern, Landtechn. Forsch. 4 (1965)

Kienzler, G.: Experimentaltraining bei wirbelsäulenerkrankten und -verletzten Sportlern, Z. Orthop. 110 (1972) 801

Kimbrough, R.: An annotated bibliography of united states air force applied physical anthropology, Aerospace Med. Research Laboratory, Ohio (1972)

Kind, R., Hornstein, O. P.: Akroosteopathia ulcero-mutilans bei einem Kunststoffarbeiter, Dtsch. Med. Wschr. 100 (1975) 1001

King, A. J., Ewing, C. L.: Mechanism of Spinal Injury due to Caudocephaled Acceleration, The Orhopädic Clinics of North America 6 (1975) 29

King, Shannon: angef. nach *Gubser*

King, A. J., Vulcan, A. P.: Elastic deformation characteristics of the spine, J. Biomechanics 4 (1971) 413

King, A. I., Vulcan, A. P., Cheng, L. K.: Effects of

bending on the vertebral column of the seated human during caudecephaled acceleration, Proc. in 21st Annual Conf. of Engr. in Med. and Biol. 10 (1968) 32.3
Kinkel, H. J., Maxion, H., Hontschik, H.: Arbeitsphysiologische Untersuchungen an Kraftfahrzeugsitzen, Arbeitsmed., Sozialmed., Arbeitshygiene 6 (1971) 298
Kirchner, J.-H.: Praktische Elemente für die Humanisierung der Arbeitswelt, Z. Arbeitswiss. 29 (1975) 193
Kirchner, J. H.: Prüflisten und Datenlisten in der ergonomischen Gestaltung, Inform. Tag. Humane Arbeitsplätze, Bundesanstalt für Arbeitsschutz und Unfallforschung, Dortmund, (1975) 9
Kirchhoff, H.: Die Belastung der berufstätigen Frau und damit verbundenen gesundheitlichen Gefahren, Ärztl. Mitt. Köln 23 (1961) 1304
Kirn, A., Hahn, J.: Haltung und Fehlhaltung, Werkstatttechnik, Berlin 56 (1966) 459 u. 507
Klaas, W.: Ein Beitrag zum Problem der Berufskrankheiten der Zahnärzte, Inaug. Dissertation Tübingen 1968
Klaus, E.: Ein Fall von echter Spondylolisthese mit Spondylolyse der Halswirbelsäule, Fortschr. Röntgenstr. Nuklearmed. 110 (1969) 277
Kleensang, M. H.: Quantifizierung des menschlichen Leistungseinsatzes bei hochmechanisierten Mensch-Maschine-Systemen, Arbeitswiss. u. Prax. 32 (1974)
Kleinfeld, M., Messite, J., Zaki, M. H.: Mortality experiences among Talc Workers, J. Occup. Med. 16 (1974) 345
Klima, V. Toman, J., Zahrádka, L.: Untersuchungen von Kranken mit lumbalen vertebragenen Störungen in verschiedenen Zechen d.V.I.Leninwerke in Pilsen, Cs. neurologie 27 (1964) 264
Klotzbücher, E.: In *Kölschs* Handbuch der Berufserkrankungen, 4. Aufl. G. Fischer Jena 1972
Klotzbücher, E.: Über die arbeitsspezifische energetische Dauerleistungsgrenze, Z. ges. Hyg. 21 (1975) 621
Knebel, H.: Ausgleichssport als unternehmerische Aufgabe, Mensch u. Arbeit 17 (1965) 210
Knopp, A., Kraegeloh, W.: Jugendarbeitsschutzgesetz, Heymanns 3. Aufl. Köln 1976
Koch, C.: Frühdiagnose der Spondylitis ankylopoetica, Fortschr. Röntgenstr. 53 (1936) 418
Koch, H.: Gesundheitsschutz, Heben von Lasten, Arbeitsschutz 4 (1976) 120
Koch, W.: Entzündliche Wirbelsäulenerkrankungen, Handbuch der Orthopädie Bd. II, Thieme Stgt. 1958
Kochs, J.: Ursachen der unterschiedlichen Beurteilung der Leistungsfähigkeit der Wirbelsäule, Z. Orthop. 97 (1963) 153
Köck, P. u. Sluka, F.: Grenzlastwerte für Männer und Frauen bei Heben und Tragearbeiten in der Industrie, Büro des Österreichischen Arbeiterkammertages, Selbstverlag Wien (1970)
Köhl, U.: Les dangers encourus par les conducteurs de tracteurs, Arch. Mal. prof. 36 (1975) 145
Köhne, H.: Maschinenschreiben, Haltungsschaden über Maschinenschreiben als Ursache von Erkrankungen des Haltungs- und Bewegungsapparates, Arbeit und Leistung 27 (1973) 242
Köhne, H.: Untersuchungen zur Ergonomie des Maschinenschreibarbeitsplatzes, Z. Morph. Anthrop. 66 (1975) 330

Koelsch: Handbuch der Berufskrankheiten herausgegeben von *E. Kersten,* Gustav Fischer, 4. Aufl., Jena 1972
Koepchen, A.: Über das gehäufte Auftreten der sogenannten Schipperkrankheit bei Erdarbeitern, Dtsch. med. Wschr. 61 (1935) 1271
Koepchen, A. et al.: Die Schipperkrankheit in medizinischen und arbeitstechnischen Untersuchungen nebst Vorschlägen zur Verhütung, Leipzig 1937
Körber, E.: Über die Arbeitshaltung des Zahnarztes, Deutscher Zahnärztekalender Hanser München (1961) 226
Kolář, J., Jirásek, L., Vrabec, R.: Berufsbedingte Knochenveränderungen durch äußere Strahlenbelastung, Fortschr. Röntgenstr. Nuklearmed. 103 (1965) 584
Kolář, J., Stašek, Vl., Paleček, L. et al.: Beitrag zur Symptomatologie der strahlenbedingten Wachstumsstörungen an der Wirbelsäule, Fortschr. Röntgenstr. Nuklearmed. 103 (1965) 319
Kollmeier, H., Wehmeier, G.: Datenquerschnitt und rehabilitationsmedizinischer Bereich eines Berufsförderungswerkes, Rehabilitation 16 (1977) 25
Kollmeier, H., Wehmeier, G.: Faktoren und Ergebnisse der Rehabilitation in einem Berufsförderungswerk, Rehabilitation 16 (1977) 147
Komoike, Y.: Fatigue assessment on key punchers, typists and others, The Sumitomo Bulletin of Industrial Health 6 (1970)
Komoike, Y., Horiguchi, S.: Fatigue Assessment on Key Punch Operators, Typists and Others, Ergonomics, 14 (1971) 101
Komoike, Y., Horiguchi, Sh., Kimura, M.: Health control on key punchers typists, and others, The sumitomo bulletin of Industrial Health Nr. 5 (1969)
Konetzke, G. W.: Zur Problematik des Berufskrebs, Arch. Geschwulstforsch. 43 (1974) 326
Konetzke, G.: Vorläufige Kriterien zur Anerkennung eines Krebses als Berufskrankheit, Z. ges. Hyg. Grenzgeb. 20 (1974) 132
Kono, S., et al.: Study on the correlation between overwork of the farmers due to unphysiologic working posture and stomach troubles frequently occuring in japanese farmers, Proc. 4th internat. Congr. of rural med. Usuda, Japan 1969
Korth, U.: Ergonomische Anforderungen an Lastkraftwagen, Sicher ist sicher, Zschr. für Arbeitsschutz 26 (1975) 314
Kosiak, M., Aurelius, J. R., Hartfield, W. F.: Backache in industry, J. of Occupational Med. 8 (1966) 51
Kottke, F. J.: Evaluation and treatment of low back pain due to mechanical causes, Arch. Phys. Med. 42 (1961) 426
Kouba, R.: Preßluftschäden bei Steinarbeitern, Z. Arbeitsmed. Arbeitsschutz 12 (1967) 67
Koutný, J.: Inzidenz vertebragener Störungen unter Betriebsangestellten, Manuelle Med. 13 (1975) 106
Kovařík, J., et al.: Výsledky dlouhodobého komplexního klinického sledování brusičů skla, Sb. ved. pr. lek. Fak. Univ. Karlovy (Suppl.) 20 (1977)
Kowal, W. A.: Komplexbehandlung von Lenden-Kreuzbein-Radikuliten mit Verwendung örtlich verfügbaren Schlammes unter den Bedingungen Westsibiriens, Wojenno-medizinski Schurnal 3 (1971) 83

Kradolfer, H.: Die arbeitsmedizinische Beurteilung der Wirbelsäule, Rheumatismus in Forschung u. Praxis, Huber, Bern u. Stuttgart 2 (1963) 131

Krämer, J.: Biomechanische Veränderungen im lumbalen Bewegungssegment, Die Wirbelsäule in Forschung u. Praxis, Hippokrates Stuttgart, Bd. 58 (1973)

Kraemer, J.: Exchange of substances and fluids in the intervertebral disc., Z. Orthop. 111 (1973) 557

Krajinal, L.: Versuch einer Prävention vertebragener Erkrankungen bei Bergarbeiterlehrlingen, Prakt. lék. 46 (1966) 815

Kraus, H. et al.: Quantitative tabulation of posture evaluation, Physiother. Rev. 26 (1946) 1

Kraus, H. u. Weber, S.: Rückenschmerzen und Kontraktursyndrome in einem sitzenden Beruf, Arch. of Environmental Health, Chicago USA 4 (1962) 408

Krause, M.: Verkehrsmedizinische Bedeutung der Erkrankungen des Skelettsystems, Med. Dienst des Verkehrswesen DDR 22 (1975) 31

Krbek, F.: Anmerkungen zur werksärztlichen Einstellungsuntersuchung, Fortschr. Med. 92 (1974) 334

Kreei, L., Osborn, S.: Transverse axial tomography of the spinal column: A comparison of anatomical specimens with emi scan appearances, Radiography, 42 (1976) 73

Kressin, J.: Ergonomische Probleme in der zivilen Luftfahrt aus medizinischer Sicht, Verk. Med. 22 (1975) 319

Kreuz, L., Preuschen, G., Christ, W., Dupuis, H.: Untersuchung der Möglichkeiten von Gesundheitsschädigungen bei Untersuchung bei Fahrern auf Schleppern mit unzureichenden Sitzen (Röntgenreihenuntersuchung), Abschlußbericht an das Bundesministerium für Ernährung, Landwirtschaft und Forsten: Bonn (1961)

Krieger, H.: Die arbeitsmedizinischen Anforderungen an den Büroarbeitsplatz und an Angestellte mit Bürotätigkeit aus der Sicht des Sicherheitsingenieurs, Die Berufsgenossenschaft (1970) 257

Kriukova, D. N.: Elektromiograficheskiĭ analiz stepeni utomleniia poznykh myshts cheloveka v zavisimusti ot formy rabochego sideniá, Gig. Tr. Prof. Zabol April 1977, 12–6

Kroemer, K. H. E.: Was ist Ergonomie, Informationstagg. Humane Arbeitsplätze, Bundesanstalt für Arbeitsschutz u. Unfallforschung, Dortmund (1975) O

Krokowski, E.: Die quantitative Bewertung der Osteoporose, Z. Orthop. 101 (1966) 1288

Krokowski, E.: Langzeitbeobachtung nach Natriumfluorid-Behandlung der Osteoporose, Münch. med. Wschr. 116 (1974) 1845

Krokowski, E.: Die postmenopausische Osteoporose – ein Zeitabschnitt im normalen Knochenumbau, Med. Klin. 69 (1974) 2100

Krokowski, E.: Die Osteoporose aus radiologischer Sicht: Entwicklung einer neuen Theorie, Radiologe 16 (1976) 54

Krokowski, E.: Prophylaxe der Osteoporose – eine sportmedizinische Aufgabe, Sportarzt und Sportmed. 28 (1977) 180

Krokowski, E., Peter, E.: Muskelinsuffizienz als Teilursache der Osteoporose, Münch. med. Wschr. 119 (1977) 555

Krokowski, E., Polonyi, S., Fricke, M.: Interpretation der Osteoporosezeichen im Röntgenbild als Teilaspekt der neuen hämodynamisch-biostatischen Theorie der Osteoporose, Fortschr. Geb. Röntgenstr. Nuklearmed. 125 (1976) 310

Krüger, R.: Erfahrungen bei der Wiedereingliederung Unfallgeschädigter in Verkehrsbetrieben, Akt. Probl. Verkehrsmed. 2 (1965) 52

Kruse, H.-P.: Grundlagen der Therapie der Osteomalazie, Therapiewoche 27 (1977) 3794

Kruska, A.: Probleme der Tauglichkeit und Eignung bei Jugendlichen in Bauberufen, Deutsches Zentralinst. für Arbeitsmedizin, Forschungsberichte (1972) 63

Kruska, A.: Zur Entwicklung des Krankenstandes der Lehrlinge und jungen Bauarbeiter aus der Sicht des Betriebsjugendarztes, Zschr. ges. Hyg. Grenzgeb. 21 (1975) 459

Kryukova, D. V.: Electromyographic analysis of the degree of the postural muscles fatigue in man depending upon the shape of the working place seat, Gig. Tr. Tabol. 4 (1977) 12

Krzywicki, H. J., Consolazio, C. F., Johnson, H. L. et al.: Water metabolism in humans during acute high-altitude exposure (4 300 m), J. Appl. Physiol. 30 (1971) 806

Kučera, M., Charvát, A.: Körperüberbelastung bei Jugendlichen und ihr Einfluß auf die chronischen Schäden des Bewegungssystems, Sportzazt u. Sportmed. 6 (1976) 130

Kühhirt, M., Voll, J.: Aufgaben der Rehabilitation bei der Behandlung von degenerativen Wirbelsäulenerkrankungen, Rehabilitation 13 (1974) 43

Kulak, Linton L.: Epidemiological study of in-flight air line pilot incapacitation, Aerospace Med. 42 (1971), 670

Kundrát, J., Stŕbrný, J., Vostracil, M.: Spondylolisthesis bei Bergleuten, Acta chir. orthop. traum. cech. 35 (1968) 410

Kunert, W.: Wirbelsäule, vegetatives Nervensystem und Innere Medizin, F. Enke-Verlag, Stuttgart 1963

Kunz, F., Meyer, H. R.: Rückenbeschwerden und Wirbelsäulenbefunde bei Führern schwerer Baumaschinen, Z. Unfallmed. Berufskrankh. 62 (1969) 178

Laarmann, A. angef. n. Lederer

Laarmann, A.: Ermüdungsbrüche an Querfortsätzen als Berufskrankheit Nr. 25, Mschr. Unfallhk. 60 (1957) 144

Laarmann, A.: Differentialdiagnosen der Berufskrankheiten Schleimbeutelreizungen, Nervendruckschäden, Paratendinosen, Wirbelfortsatzfrakturen, Die Wirbelsäule in Forschung und Praxis, Hippokrates Stuttgart, 54 (1972) 99

Laarmann, A.: Gewebsregression als Berufskrankheit, Arch. orthop. Unfall-Chir. 84 (1976) 261

Laarmann, A.: Berufskrankheiten nach mechanischen Einwirkungen, Enke Verlag, Stuttgart 1977

Lachnit, V.: Über die Schädlichkeit von Blei für den Menschen, Sichere Arbeit 28 (1975) 9

Lachnit, V.: Berufliche Nierenschäden, Arbeitsmed. Sozialmed. Präventivmed. 10 (1975) 160

Ladner, O.: Humane Bürogestaltung, Bürotechnik (1976) Nr. 9, 96

Land Nordrhein-Westfalen: Landesamt für Datenverarbeitung und Statistik, Jahresbericht 1973

Land Nordrhein-Westfalen, Erkrankungen durch Vinylchlorid, Jahresbericht 1974 der Gewerbeaufsicht
Landessozialgericht Hessen: Berufliche Wirbelinfektion, Urteil vom 19. 4. 55 – 535/55 – U III 227/54 –
Landessozialgericht Niedersachsen: Die Bechterewsche Krankheit ist für keinen Beruf oder irgendeine Tätigkeit typisch und somit nicht als Berufskrankheit im Sinne von § 551 Abs. 2 RVO anzuerkennen, Urteil L 6 a U 226/69
Langard, S., Norseth, T.: A cohort study of bronchial carcinomas in workers producing chromate pigments, Brit. J. Industr. Med. 32 (1975) 62
Lange, C. E., Jühe, S., Stein, G. et al.: Die sogenannte Vinylchlorid-Krankheit, Int. Arch. Arbeitsmed. 32 (1974) 1
Lange, K. O.: Die Beeinflussung Kraftfahrer durch Erschütterung, Weltkongr. Kraftfahrmed. Wien, Mai (1967)
Lange, M.: Ein Schulbeispiel von einer Adoleszentenskoliose, die unter dem Einfluß von oft sich wiederholendem einseitigen Schwertragen entstanden ist, Z. orthop. Chir. 48 (1927) 517
Lange, M.: Die Wirbelgelenke, Enke, Stuttgart 1934
Lange, W.: Subjektive Schwingungswahrnehmung und Bewertung von Ganzkörper-Schwingungen, Arbeitsmed. Sozialmed. Präventivmed. 9 (1974) 24
Lange, W.: Zur Beurteilung von Schwingungsgemischen, die über die Sitzfläche auf den Menschen einwirken, Europ. J. appl. Physiol. 33 (1974) 151
Lange, W.: Arbeitsschutzdefizite an Putzbänken – Analyse und Maßnahmen unter ergonomischen Aspekten, Humane Arbeitsplätze, Informationstagung der Bundesanstalt für Arbeitsschutz am 13. u. 14. Mai 1975 Dortmund, S. 5, 4
Lanyi, A., Geryk, N.: Roentgendiagnostické oróblemy pri profesionalnje fluóroze, Cesk. Radiol. 22 (1968) 94
Last, G.: Pathogene Arbeitswelt, Homburg Informationen für den Werksarzt 20 (1973) 238
Latham, F.: A study in body ballistics: Seat ejection, Proc. Royal Soc. Med. B-147 (1957) 121
Laurell, L., Nachemson, A.: Some factors influencing spine injuries in seat ejected pilots, Aero space med. 34 (1963) 726
Laurig, W.: Elektromyographie als arbeitswissenschaftliche Untersuchungsmethode zur Beurteilung von statischer Muskelarbeit, Beuth Berlin-Köln-Frankfurt 1970
Laurig, W., Rohmert, W.: Ergonomische Methoden zur Beurteilung des Teilsystems »Mensch« in Arbeitssystemen, in *Schmidtke*, Ergonomie 2, Hanser München 1974
Lauschner, E. A.: Kritische Betrachtungen zu Fragen der Untersuchung auf Wehrverwendungsfähigkeit, Zbl. Verkehrs-Med. 10 (1964) 146
Lauschner, E.: Flugmedizin Handbuch der Verkehrsmedizin, Springer Verlag (1968)
Lauterbach, H.: Gesetzliche Unfallversicherung, 3. u. 5. Buch der Reichsversicherungsordnung, 3. Aufl., Kohlhammer Stuttgart
Lavault, P.: Quelques aspects de la pathologie du rachis chez le conducteur de tracteur agricole, Concours médical 84 (1962) 5863
Lawrence, J. S.: Rheumatism in coal miners, Part III. Occupational Factors, Brit. J. Industr. Med. 12 (1955) 249
Lawrence, J. S., Molyneux, M. K., Dingwall-Fordyce, J.: Rheumatism in foundry workers, Brit. J. Industr. Med. 23 (1966) 42
Lawrence-Smith, A. G.: Back strain and back sprains, Brit. J. Occup. Safety 7 (1968) 458
Layani, F., Desoille, H., Perles, L.: Les rhumatismes professionnels, Rev. Rhum. Mal. Ost. artic (1953) 15
Layani, F., Roeser, J.: Le rachis des forts des halles, Rev. Rhum. Mal. ost. artic. 21 (1954) 776
Leach, C. S., Alexander, W. C., Fischer, C. L.: Compensatory changes during adaptation to the weightless environment, Physiologist 13 (1970) 246
Leatherman, K. D.: Radiation deformities of the spine, J. Bone Jt. Surg. 52A (1970) 405
Leavitt, S. S., Johnston, T. L., Beyer R. D.: The process of recovery patterns in industrial back injury, Industr. Med. Surg. 40 (1971) 7
Lederer, E.: Erkrankungen des Stützapparates bei Infektionskrankheiten, Koelschs Handbuch der Berufserkrankungen herausgegeb. Prof. *Kersten*, Rostock, 4. Aufl. (1972) 542
Lederer, E.: Degenerative Erkrankungen der Wirbelsäule und der Gelenke, Koelschs Handbuch der Berufserkrankungen Fischer, Jena 4. Aufl. (1972)
Lederer, E.: Rheumatischer Formenkreis, Koelschs Handbuch der Berufserkrankungen 4 (1972) 527
Lee, H., Young, H. L.: Marrow cell distribution determined by cellular dry mass in mice exposed to increased gravity, Cytobios 3 (1971) 87
Leguay, G., Droniou, J.: Médecine aéronautique, médecine et armées 4 (1976) 782
Lehmann, G.: Arbeitsphysiologische Forschung und Arbeitsgestaltung. Anpassung der Arbeit an den Menschen, Ardey, Dortmund (1952)
Lehmann, G.: Praktische Arbeitsphysiologie, Thieme, Stuttgart (1953)
Lehmann, H. J., Held, K., Werner, G.: Neurologische Folgen der Taucherkrankheit, Der Nervenarzt 41 (1970) 189
Leist, J., Bauer, E.: Arbeits- und Leistungsbewertung in einem Großraumbüro aus arbeitsmedizinischer Sicht, Arbeitsmed. Sozialmed. Präv.-Med. 13 (1978) 152
Leithead, C. S., Lind, A. R.: Heat Stress and Heat Disorders, Casell London 1964
Leitz, G.: Rückenschmerzen, Bandscheibendegeneration und Arbeitsbelastung, Med. Welt 46 (1971) 1815
Lekszas, G.: Ein neues Meßgerät zur Funktionsdiagnostik der Wirbelsäule, Z. Ärztl. Fortbild. (Jena) 64 (1970) 602
Leophonte, P., Fabre, J., Pous, J., Albarede, J. L., et al.: Les pneumoconioses par le talc, Arch. Mal. Prof. 37 (1976) 513
Lereim, P., Rö, J.: Physical work performed by surgeons during orthopaedic operations, Acta orthop. scand. 46 (1975) 31
Lessing, G.: Ultraschall und Erschütterung, in *Koelsch*s Handbuch der Berufserkrankungen, 4. Aufl. Fischer, Jena (1972) 83 ff.
Levinson, Ch.: PVC zum Beispiel, Krebserkrankungen bei der Kunststoffherstellung, Rowohlt Taschenbuch Verlag Hamburg 1975

Levy, L. F.: Lumbar intervertebral disc disease in Africans, J. Neurosurg., 26 (1967) 31

Lewerenz, H. et al.: Krankheit und Kraftverkehr Gutachten des Gemeinsamen Beirates Verkehrsmedizin, Schriftenreihe des Bundesministers für Verkehr 45 (1973) 11

Lewis, E. B.: Leukemia, multiple myeloma and aplastic anemia in american radiologists, Science 142 (1963) 1492

Lewis, H. E., Paton, W. D. M.: Decompression sickness during the sinking of a caisson; a study of some factors in the pathogenesis of caisson disease, Brit. J. Industr. Med. 14 (1957) 5

Leyshon, G. E., Francis, H. W.: Lifting injuries in ambulance crews, Publ. Hlth (Lond.) 89 (1975) 71

Licul, F.: Zum Einfluß der Arbeitsschwere auf die Entstehung und den Verlauf der Polyarthritis rheumatica, Arhiv za higijenu rada i toksikologiju, Zagreb, Jugoslawien 14 (1963) 283

Liebe, S.: Die Listeriose, tierärztl. prax. 1 (1973) 489

Liebeskind, D.: Berufskrankheiten im Röntgenbild, J. A. Barth Verlag, Leipzig 1970

Liebow, A. A., et al.: Pathology of atomic bomb casualties, Am. J. Path. 25 (1949) 853

Lindem, M. C., Brown, H. J., Larsen, L. J., et al.: Röntgenographic diagnosis of structural deviations in the lumbosacral spine of persons engaged in heavy industry, Amer. J. Surg. 99 (1960) 228

Lindemann, H., Kuhlendahl, H.: Die Erkrankungen der Wirbelsäule, Enke Stuttgart 1953

Lindemann, K., Blohmke, F.: Die Behinderten-Wohnung, Die Rehabilitation 3 (1964) 139

Lipman, R. et al.: Metabolic response to acceleration in man, Aerospace Med. 41 (1970) 905

Lissner, H. R., Evans, F. G.: Effects of acceleration on the human skeleton, Prog. rep. public health serv. for Grant No. AC-00054-06 (1963)

Liu, Y. K., Ray, G.: Systems identification scheme for the estimation of the linear viscoelastic properties of the intervertebral disc, Aviat. Space Environ. Med. 49 (1978) 175

Lloyd, J. W., Decoufle, P., Moore jr., R. M.: Background information on chloroprene, J. occup. Med. 17 (1975) 263

Lockshin, M. D., Higgins, I. T., Higgins, M. W. et al.: Rheumatism in mining communities in Marion County West Virginia, Amer. J. Epidem. 90 (1969) 17

Loder, E., Amsler, H., Gschwend, N.: Die fliegermedizinische Beurteilung der Wirbelsäule, Fliegerärztl. Institut Dübendorf/Schweiz, Eigendruck 1961 (Revision von *Gschwend, Gruber* 1970)

Löffler, W., Moroni, D. L., Frei, W.: Die Brucellose als Anthropozoonose, Springer Berlin-Göttingen-Heidelberg 1955

Löhr, E.: Ergebnisse einer Reihenuntersuchung von Fachern als Beitrag zur Frage des arbeitsbedingten Bandscheibenschadens, Dtsch. Ges. Wes. 19 (1964) 2383

Loisot, P.: Connective tissue Mucopolysaccharides and Glycoproteins, Lyon Méd. 226 (1971) 33

Loskant, H.: Krebs in der chemischen Industrie, Umsch. Wiss. Techn. 76 (1976) Nr. 1, 21

Lotz, W., Cen, M.: Die Szintigraphie bei röntgenologisch unklaren Wirbelkörperverletzungen, Fortschr. Röntgenstr. 129 (1978) 228

Louyot, P.: Le rachis des poseurs de voies ferrées, Revue Rhum. 20 (1953) 908

Louyot, P.: Wirbelsäulenschäden beim Lokomotivheizer, Arch. Malad. prof., 15 (1954)

Louyot, P.: Les algies dorsales professionelles, Sem. Hop. 34 (1958) 1

Louyot, P., Dumas, G.: Le mal des coltineurs, Revus Rhum. 12 (1951) 1

Louyot, P., Gaunel, G., Delagoutte, J. P.: Lombalgies, sciatique et maladies professionnelles, Rhumatologie, 6 (1963) 265

Louyot, P., Girault, Malraison: Le rachis des arrimeurs. Revue Rhum. 4 (1956) 1

Louyot, P., Jouret, De Ren, G.: Le rachis des chauffeurs de locomotive, Revue Rhum. 21 (1954) 727

Louyot, P., Wauthier, M. T., Remy, M.: Pathologie discovertébrale dégenerative et traumatisme, Rev. rhum. 23 (1956) und Arch. mal. prof. 17 (1956) 302

Lundervold, A.: Electromyographic investigations during sedentary work, especially typwriting, Brit. J. phys. Med. (1951) 32

Lundin, F. E., Lloyd, J. W., Smith, E. M. et al.: Mortality of uranium miners in relation to radiation exposure and cigarette smoking, Health Phys. 16 (1969) 571

Lundt, P. V.: Zu Begriff und Beurteilung der Kraftfahrtauglichkeit, Bundesgesundheitsblatt 19 (1976) 237

Lutwak, L., et al.: Mineral, Elektrolyte and Nitrogen balance studies of the gemini-VII fourteen-day orbital space flight, J. Clin. Endocrinol. Metabolism 29 (1969) 1140

Lutzeier, G.: Unfallzahlen bildlich dargestellt, Anstieg der B.-krankheiten? Sicher ist sicher 26 (1975) 334

McDonald, J. C., Becklake, M. R.: Asbestos-related disease in Canada, Hefte zur Unfallheilkd. H. 126 (1976) 521

Mac Donald, W. F.: Pre-placement low back X-ray program, Industr. med. 27 (1958) 475

Mac Mahon, Olken: Beryllosis, Arch. Industr. Hyg. a. Occup.-Med. 1 (1950) 2

Macciocchi, B.: Lumbar arthritis in foundry workers, Minerva Medicoleg 86 (1966) 183

Mach, J., Heitner, H., Ziller, R.: Die Bedeutung der beruflichen Belastung für die Entstehung degenerativer Wirbelsäulenveränderungen, Z. ges. Hyg. u. Grenzgeb. 22 (1976) 352

Machan, F. G.: Analyse und Auswertung der Arbeitsunfähigkeitsschreibung in einem Großbetrieb der optischen Industrie, Zschr. ärztl. Fortbild 69 (1975) 302

Mack, P. B., LaChance, P. A.: The effects of recumbency and space flight on bone density, Am. J. Clin. Nutr. 20 (1967) 1194

Mack, P. B., LaChance, P. A., Vose, G. P., Vogt, F. B.: Bone Demineralisation During Orbital Flight, Amer. J. Roentgenol 100 (1967) 503

Macnab, J.: The twentieth annual meeting of the New Zealand Orthopaedic Association, J. Bone Jt. Surg. 52-B (1970)

Maeda, K.: Occupational cervicobrachial disorders in assembly plant, The Kurume Med. J. 22 (1975) 231

Maeda, K., Hirayama, H., Takamatsu, M.: Occupational cervicobrachial disorders of workwomen in as-

sembly lines of a cigarette factory, Jap. J. Ind. Health 19 (1977) 8
Magora, A.: Investigation of the relation between low back pain and occupation, Industr. Med. 39 No. 11 (1970) 465
Magora, A.: Investigation of the relation between low back pain and occupation; III. Physical requirements: Sitting, standing and weight lifting, Industr. med. Surg. 41 No. 12 (1972) 5; IV. Physical requirements: Bending, rotation, reaching and sudden maximal effort, Scand. J. Rehab. Med. 5 (1973) 186; V. Psychological aspects, Scand. J. Rahab. Med. 5 (1973) 191; VI. Medical history and symptoms, Scand. J. Rehab. Med. 6 (1974) 81

Magora, A., Taustein, I.: An investigation of the problem of sick-leave in the patient suffering from low back pain, Ind. Med. 38/11 (1969) 80

Maidorn, K.: Eine arbeitsmedizinische Betrachtung über die Bedeutung der betriebsbezogenen Ausgleichsgymnastik und des Ausgleichsports, Z. Arbeitsschutz, Senat Berlin 23 (1972) 372

Maidorn, K.: Urlaub und Freizeitgestaltung – eine Studie aus arbeitsmedizinischer Sicht, Zbl. Arbeitsmedizin (1973) 200 u. 229
Maillard, J. M., May, P., Boillat, M. A. et al.: Quelques aspects de la fluorose industrielle en Suisse, Arch. Mal. prof. 36 (1975) 409
Maintz, G.: Gibt es Schädigungen der Wirbelsäule durch Preßluftarbeit, Hefte Unfallheilk. 44 (1953) 154

Maio, D. A., Allen, Th. H., Bancroft, R. W.: Decompression sickness in simulated apollo space-cabins, Aerospace Med. 40 (1969) 1114
Maio, D. A., Allen, Th. H., Bancroft, R. W.: Decompression sickness and measured levels of exercise on simulated apollo missions, Aerospace Med. 41 (1970) 1162
Majdecki, T., Lukomski, Z., Piekarski, J.: Angeborene Wirbelsäulenanomalien und Ischias bei Eisenbahnbeschäftigten, Verk. Med. 24 (1977) 180
Malczynski, H.: Arbeitsplatzsimulator und Simulationsfließband, Berichtsheft über das Kolloquium Mensch-Maschine-Umwelt der Berufsgenossenschaft Nahrungsmittel und Gaststätten (1975) 30
Malczynski, H.: Ergonomie – was ist das? Betriebssicherheit Nr. 2 (1975) 2
Mallet: angef. n. *Baader,* 1954
Maltoni, C., Lefemine, G.: Carcinogenicity bioassays of vinyl chloride, Environ. Res. 7 (1974) 387
Mamerov, A. K.: Scientific organization of the work of adolescent in conditions of industrial training and practice, Gig. Sanit. 35 (1970) 100
Mangoni di S. S., Gombos, F., Ruggiero, M.: Physiological role of fluorine in living organism, Fluoride 4 (1971) 109
Manz, A.: Probleme der Caissonkrankheit und die neue Druckluftverordnung, Z. Arbeitsmed. Arbeitsschutz 25 (1975) 161
Manz, A.: Harnwegskarzinome bei Beschäftigten der Gasindustrie, Münch. Med. Wschr. 118 (1976) 65

Marafioti, R. et al.: Sui raporti tra sindrome di Baastrup e attivita lavorativa, Minerva Med., 60 (1969) 2779
Marburger, H.: Betriebssport und gesetzlicher Unfallversicherungsschutz, Personalvertretung (1977) Nr. 2 S. 57
Marimuthu, K. M., et al.: The citological effects of space flight factors, Radiation R. 42 (1970) 105
Markuske, H.: Untersuchungen zur Statik und Dynamik der kindlichen Halswirbelsäule: Der Aussagewert seitlicher Röntgenaufnahmen, Die Wirbelsäule in Forschung u. Praxis, Hippokrates Stuttgart 50 (1971)

Markuske, H.: Zur funktionellen Röntgendiagnostik der Halswirbelsäule unter besonderer Berücksichtigung des Kindesalters, Beitr. Orthop. Traumatol. 22 (1975) 671
Markuske, H.: Sagittal diameter measurements of the bony cervical spinal canal in children, Pediat. Radiol. 6 (1977) 129
Marsh, Rombold: angef. n. *Brocher* 1973
Martel, W.: Pathogenesis of cervical discovertebral destruction in rheumatoid arthritis, Arthritis Rheum. 20 (1977) 1217
Martel, W., Seeger, Jf., Wicks, Jd. Washburn, Rl.: Traumatic lesions of the discovertebral junction in the lumbar spine, Am. J. Roentgenol. 127 (1976) 457

Martius, H.: Umbauformen und andere Anomalien der unteren Wirbelsäule und ihre pathogenetische Bedeutung, Arch. Gynäk. 139 (1930) 581
Martius, H.: Klinik und Pathologie der Lumbosakralregion, Zbl. Chir. 40 (1931) 2518
Martius, H.: Die Kreuzschmerzen der Frau, G. Thieme, Stuttgart 1953
Martland, H. S.: The occurence of malignancy in radioactive persons (radium dial painters), Amer. J. Cancer 15 (1931) 2435
Mason, Th. J.: Cancer mortality in U.S. counties with plastics and related industries, Environ. Hlth. Persp. 11 (1975) 79
Massare, C.: Die lumbale Diskographie, Röntgenblätter 29 (1976) 184
Matanoviĉ, B.: Utjecaj nekih zvanja na ošteičenja intervertebralnog diska, Reumatizam 24 (1977) 164 (Übers.: The effect of various occupations on intervertebral disk lesions)
Mathies, H.: Rheumatismus und Arbeitsplatz, Arbeitsmed. Sozialmed. Präventivmed. 9 (1974) 129
Mathies, H.: Langzeittherapie von Erkrankungen des Bewegungsapparates, Therapiewoche 25 (1975) 51
Matoba, T. et al.: Clinical features and laboratory findings of vibration disease, Tohoku J. Exp. Med. 123 (1977) 57
Matoba, T., Kusumoto, H., Kuwahara, H. et al.: Pathophysiology of vibration disease, Jap. J. Industr. Health 17 (1975) 11
Matthes, H. G.: Dornfortsatzabrisse, eine typische Verletzung bei schweren Erdarbeiten, Der Chirurg 7 (1935) 665
Matthes, H.: Über Erfahrungen bei der Schipperkrankheit, Arch. orthop. Chir. 37 (1936) 232
Matthiass, H. H.: Funktionelle und mechanische Probleme beim lumbalen und cervicalen Bandscheiben-

schaden und seinen klinischen Folgen, Fortschr. Neurol 24 (1956) 397
Matthiass, H. H.: Arbeitshaltung und Bandscheibenbelastung, Arch. orthop. Unfallchir. 48 (1956) 147
Matthiass, H. H.: Die Arbeitshaltung des Zahnarztes und ihre Auswirkungen auf den Haltungs- und Bewegungsapparat, DDZ 9 (1964) 247
Matthiass, H. H.: Die Belastbarkeit der Organe des Haltungs- und Bewegungsapparates in den verschiedenen Entwicklungsphasen, Z. Orthop. 110 (1972) 732
Matthiass, H. H.: Zur Frage von Arbeitsschäden der Wirbelsäule, Z. Orthop. 113 (1975) 641
Mattingly, S.: Industrial Rehabilitation, Rheum. Phys. Med. 10 (1970) 438
Mattson, S. B.: Caplan's syndrome in association with asbestosis, Scand. J. resp. Dis. 52 (1971) 153
Mau, H.: Wesen und Bedeutung der enchondralen Dysostosen, Thieme Stuttgart 1958
Mau, H.: Idiopathische Skoliosen – enchondrale Dysostosen, Z. Orthop. 93 (1960) 317
Mau, H.: Enchondrale Dysostosen und Kyphosen der Wirbelsäule, Die Wirbelsäule in Forschung u. Praxis 15 (1960) 29
Mau, H.: Die Scheuermannsche Krankheit, Landarzt 42 (1966) 811
Mau, H.: Die sozialmedizinische Bedeutung der Wirbelsäulendysplasien, Arbeitsmedizin, Sozialmedizin Arbeitshygiene 7 (1972) 32
Mau, H.: Skoliose und Spondylolyse-Listhese, Z. Orthop. 115 (1977) 803
Mayr, A.: Neue virale Zoonosen, Hospital-Hygiene 68 (1976) 7
McCallum, R. I., Walder, D. N., Barnes, R., et al.: Bone lesions in compressed air workers, J. Bone Jt. Surg. 48-B (1966) 207
McFarland, R. A.: Human Factors in Air Transportation, New York, Toronto, London 1953
McFarland, R. A.: Human factors in relation to the development of pressurized cabins, Aerospace Med. 12 (1971) 1303
Mc Gill, C. M.: Industrial back problems. A. control program, J. Occup. Med. 10 (1968) 174
Mc Lintock, J. S.: The selection of juvenile entrants to mining, Brit. J. Industr. Med. 28 (1971) 45
Mc Michael, A. J. Spirtas, R., Kupper, L. L. et al.: Solvent exposure and Leukemia among Rubber-Workers: An Epidemiologic Study, J. Occup. Med. 17 (1975) 234
Meader, W. L.: Decompression sickness in high-altitude flight, Aerospace Med. 38 (1967) 301
Mechelen, V., van: Les rhumatismes chroniques chez les houilleurs belges. Le syndrome de Caplan, Revue rhum. mal. ost. artic. 21 (1954) 777
Medical Research Council Decompression Sickness Central Registry, University of Newcastle upon Tyne: Decompression sickness and aseptic necrosis of bone, Brit. J. Industr. Med. 28 (1971) 1
Meesters, J. N.: Medizinische Probleme beim Arbeiten unter erhöhtem Druck, De ingenieur Utrecht, NL. 80 (1968) G79
Meinecke, F.-W.: Behandlung und Rehabilitation Querschnittverletzter (Literaturübersicht), Die Wirbelsäule in Forschung und Praxis Bd. 67, Hippokrates Stgt. 1976
Melino, C.: The check-up in railroad personnel, Minerva Med. 62 (1971) 1090
Mellerowicz, H.: Ergonomie Grundriß der medizinischen Leistungsmessung für die Innere Medizin, Arbeitsmedizin, Sportmedizin, Urban u. Schwarzenberg, München (1962)
Mellerowicz, H.: Situation der Sportmedizin in der Bundesrepublik Deutschland, Hefte Unfallheilk. 117 (1973) 163
Menegaz, A. E.: Analyse der mechanischen Beanspruchungen der Lendenwirbelsäule unter diversen Arbeitsbedingungen, Man. Med. 10 (1972) 73
Menishov, A. A.: Health problems of low vibration by farm machinery, Proceedings of the 44th international congress for rural medicine, Usada Japan (1969)
Mentzel, R.: Die Zuordnung von Krankheitsgruppen zu Belastungsfaktoren am Arbeitsplatz, Arbeitsmed. Sozialmed. Präventivmed. 11 (1976) 237
Mergold, D. P.: Das klinische Bild und die Diagnose der durch Brucellose bedingten Sakroiliakal-Arthritis in der Endphase der Erkrankung, Sov. med. Moskau 27 (1963) 51
Merill, R. H.: Diving physiology and decompression illness, Mil. Med. 135 (1970) 464
Merz, M.: Die Wirbelsäule jugendlicher Hochleistungssportler, Diss. Frankfurt/M. (1975)
Meschetti, S.: Erschütterungen u. Lärm bei Landmaschinen, Macchine e motori agricoli 18 (1960)
Meurman, L. O., Kiviluoto, R., Hakama, M.: Mortality and morbidity among the working population of anthophyllite asbestos miners in Finland, Brit. J. industr. Med. 31 (1974) 105
Meyer, M., Gall, M. B.: Mycosis of vertebral column, J. Bone Surg. 17 (1935) 857
Meyer-Burgdorff, H.: Untersuchungen über das Wirbelgleiten, Leipzig 1931
Meyers, T. J.: Industrial backache, Nerv. Syst. vol. 28 (1967) 155
Miehlke, K.: Ätiologie der Spondylitis ankylopoetica, Vortragsmanuskript 1975
Miller, E. F., Graybill, A.: Motion sickness produced by head movement as a function of rotational velocity, Aerospace Med. 41 (1970) 1180
Miller, R. W.: Delayed radiation effects in atomic-bomb survivors, Amer. Ass. advancem. Science, 166 (1969) 569
Milne, J. E. H.: Thirty-two cases of mesothelioma in Victoria, Australia: a retrospective survey related to occupational asbestos exposure, Brit. J. industr. Med. 33 (1976) 115
Minister für Arbeit, Land Nordrhein-Westfalen: Erkrankungen durch Vinylchlorid, Jahresber. Gewerbeaufsicht Land Nordrhein-Westfalen (1974) 217
Minister für Arbeit, Gesundheit und Soziales des Landes Nordrhein-Westfalen: Arbeitsmedizinischer Bericht der Staatlichen Gewerbeärzte des Landes Nordrhein-Westfalen, Jahresbericht der Gewerbeaufsicht des Landes Nordrhein-Westfalen 1977
Mitschke, M.: Beitrag zur Untersuchung der Fahrzeugschwingungen, Deutsche Fahrkraftforschung u. Straßenverkehrstechnik 157 (1962)

Mitschke, M.: Theoretische und experimentelle Schwingungsuntersuchungen am Kraftfahrzeug, ATZ 7 (1963)

Mittelmeier, H., et al.: Arbeitsschäden am Haltungs- und Bewegungsapparat durch Büromaschinenarbeit, DAG-Schrift: Muß die Arbeit krank machen?

Mittelmeier, H.: Schulter-Arm-Syndrom bei Büroangestellten, Verh. Dtsch. Ges. Orthop. 1962, Z. Orthop. 97, Beil.-H 237

Mönnich, H. T., Mehlmann, D., Scamoni, G.: Stand und Entwicklung der arbeitsmedizinischen Forschung in der Landwirtschaft, Eigendruck des Deutschen Zentralinstitutes für Arbeitsmedizin der DDR, Arbeitsmedizinisches Kolloquium) 1971

Mönnich, H. T., Mehlmann, Scamoni, G.: Modell einer komplexen arbeitshygienisch-ergonomischen Bewertung von Landmaschinen, Z. ges. Hyg. 17 (1971) 321

Moffatt, C. A., Howard, R. H.: The investigation of vertebral injury sustained during aircrew ejection, Q. prog. Rep. Nr. 2 NASA contract NAS 2 – 5062 (1970)

Mohing, W.: Die sogenannten physikalischen Berufskrankheiten, Landarzt 33 (1957) 93

Mohing, W.: Wirbelsäule und Arbeitsmedizin, Sammelreferat Die Wirbelsäule in Forschung u. Praxis, Hippokrates Stuttgart 9 (1959) 20

Mohr, W.: Spondylitis bei Tropenkrankheiten, Dtsch. Ges. Rheumatologie 1 (1969) 70

Mohr, W.: Begutachtung bei Malaria-Erkrankungen, Med. Klin. 70 (1975) 1326

Mohssenipour, I., Fischer, J.: Wintersportliche Leistungsbreite Diskusoperierter, Z. Allgemeinmed. 52 (1976) 1421

Mole, R. H.: Radiation effects in man: Current views and prospect, Health Phys. 20 (1971) 485

Mongelli, S.: Osservazioni radiologiche sull' apparato scheletrico di giovani saturnini cronici, Rass. Med. ind. 21 (1952) 281

Montgomery, Ch.: Preemployment back X-rays, J. Occup. Med. 18 (1976) 495

Montmollin, M. de: Les systèmes hommes-machines, Presse Universitaire Paris 1967

Morant, G. M.: Body size and work spaces, Symp. on Human Factors in Equipment Design ed. by W. F. Floyd & A. T. Welford, London (1964)

Mordeja nach Häublein 1958

Moreton, R. D.: Spondylolysis, J. Amer. Med. Assoc. 195 (1966) 671

Moreton, R. D., Winston, J. R., Bibby, D. E.: Value of Pre-placement Examinations of the Lumbar Spine, Radiology, 70 (1958) 661

Moretti, G.: La malattia da decompressione come conseguenza di ripetute immersioni in apnea, Annali Med. Nav. (1968) 509

Moroney, W. F.: Selected bivariate anthropometric distributions describing a sample of naval aviators, Naval aerospace research Laboratory (NAMRL-1130) Pensacola, Florida (1971)

Moroney, W. F., Smith, M. J.: Intercorrelations and selected descriptive statistics for 96 anthropometric measures on 1549 naval aviation personnel, Naval Aerospace Med. Res. Lab. No. 1165, Okt. 1972

Moroney, W. F., Smith M. J.: Empirical reduction in potential user population as the result of imposed multivariate anthropometric limits, Naval Aerospace Med. Res. Lab. No. 1164, Sept. 1972

Morosow, N. S.: Chirurgische Behandlung diskogener Lendenkreuzbein-Radikulitiden unter Polarbedingungen, Wojenno-medizinski Schurnal 3 (1971) 87

Morris, J. M.: Biomechanics of the spine, Arch. Surg. 107 (1973) 418

Moseley, I.: Neural arch dysplasia of the sixth cervical vertebra. Congenital cervical spondylolisthesis, Br. J. Radiol. 49 (1976) 81

Moser, H.: Die Ligamentosis supraspinalis im rheumatischen Formenkreis, Die Wirbelsäule in Forschung und Praxis, Bd. 34 (1966) 83

Mücke, W.: Malignome – ein Hauptproblem des Arbeitsschutzes, Ärztl. Praxis 28 (1976) 457

Mühlbach, R.: Zur Frage der Wirbelsäulenveränderungen bei Wurfsportarten (mit Spezialtraining), Med. Sport Berlin 4 (1964) 218

Mühlbach, R.: Zur arbeitsmedizinischen Bedeutung einiger vertebragener Störungen aus orthopädischer Sicht, Z. ges. Hyg. u. Grenzgeb. 22 (1976) 354

Müller, E. A.: Klima im Arbeitsraum, Beuth, Berlin 1962

Müller, E. A.: Die Spondylosis hyperostotica, Arch. orthop. Unfallchir. 55 (1963) 29

Müller, E. A.: Physiologische Wege zur Erhöhung der körperlichen Leistungsfähigkeit, Sportarzt Sportmed. (1965) H. 16

Müller, E. A., Spitzer, H.: Hitzebelastung in Industriebetrieben, Westdeutscher Verlag 1952

Müller, E. A. u. Wenzel, H. G.: Die Beurteilung des Arbeitsklimas in Baader, E. W. Handb. ges. Arbeitsmed. I Arbeitsphysiologie, Urban u. Schwarzenberg Berlin 1960

Müller, K.: Probleme der Gestaltung von Arbeitsplätzen unter Berücksichtigung der anthropometrischen und physiologischen Bedingungen der Frau, Z. ges. Hyg. 21 (1975) 814

Müller, W.: Überanstrengungsschäden des Knochens, Barth Leipzig (1945)

Münchinger, R.: Gewichtheben und Bandscheibenbelastung, Schweiz. Z. Sportmed. 8 (1960)

Münchinger, R.: Hebe richtig, trage richtig, Merkbl. 1001/61 Schweiz. Unf. Vers. Anst. Luzern

Münchinger, R.: Lastentransport von Hand, Schweiz. Blätter Arbeitssicherheit 41 (1961) 14

Münchinger, R.: Arbeit und Bandscheibenbeanspruchung, Méd. et Hyg. Genève 19 (1961) 333

Münchinger, R.: Physiologische und medizinische Gesichtspunkte zur Arbeit der Hausfrau, Schw. Zschr. Gemeinnützigkeit 102 (1963) 19

Münchinger, R.: Die Funktionsstörungen der Wirbelsäule, Rheumatismus in Forsch. u. Praxis 2 (1964) 136

Münzberger, E.: Die Sicherung des adäquaten Arbeitseinsatzes älterer Werktätiger als spezifische arbeitshygienische Betreuungsleistung, Z. ges. Inn. Med. Grenzgeb. 31 (1976) 178

Münzberger, E., Springer, E., Müller, Christa: Untersuchungen zur maßlichen Gestaltung von Arbeitsplätzen älterer Werktätiger, Z. Alternsforsch. 31 (1976) 115

Muhr, G.: DGB-Programm: Chancen der Älteren im Betrieb verbessern, Die Quelle 26 (1975) 462

Murata, J.: Chronic entero-osteo-nephropathy cadmium (Itai-Itai diseases), J. Jap. Med. Assoc. 65 (1971) 15

Murell, K. F. H.: Ergonomie, Econ Düsseldorf – Wien 1971

Musiol, A.: Vertebragene Beschwerden bei Bergleuten, Zschr. Physiother. 28 (1976) 117

Musiol, A. et al.: Clinical manifestations of low-back pain in miners from the »Zofiówka« coal mine in Jastrzebie Górne, Polski Tygodnik Lekarski 29 (1974) 2211

Muthmann, D.: Zur beruflichen Situation des Skoliotikers, Z. Orthop. 114 (1976) 621

Nachemson, A.: Towards a better understanding of low-back pain: A review of the mechanics of the lumbar disc, Rheumatol. Rehabil. 14 (1975) 129

Naffziger, H. C. et al.: Lesions of the intervertebral disc and ligamenta flava, Surg. Gyn. Obstetr. 66 (1938) 288

Nathan, H.: Osteophytes of the vertebral column. An anatomical study of their development according to age, race and sex, J. Bone J. A. Surg. 44-A (1962) 243

Nauwald, G.: Studie über die Dauer der Arbeitsunfähigkeit bei Werktätigen mit Rückenschmerzen im Schiffbau, Beitr. Orthop. 19 (1972) 289

Nauwald, G.: Ein Erfahrungsbericht zur gesundheitlichen Problematik bei Einstellungsuntersuchungen von Lehrlingen in der Schiffbauindustrie, Z. ärztl. Fortbild. 70 (1976) 974

Nellen, J. R., Kindwall, E. P.: Aseptic necrosis of bone secondary to occupational exposure to compressed Air, Amer. J. Röntgenol. Radium Ther. Nuclear Med. 115 (1972) 512

Neuber, D.: Ein arbeitsmedizinischer Beitrag zur Einhaltung der Forderungen der ASAO 5 bei der Berufsgruppe der Krankenschwestern, Z. ges. Hyg. 23 (1977) 717

Neubert, H.: Die Berufskrankheiten der Haltungs- und Bewegungsorgane, Z. Orthop. 113 (1975) 621

Neugebauer, H.: Kyphose – Index für Reihenuntersuchungen, Orthop. Praxis, 11 (1975) 482

Newberry, P. D., Hatch, A. W., McDonald, J. M.: Cardio-respiratory events preceding syncope induced by a combination of lower body negative pressure and head-up tilt, Aerospace Med. 41 (1970) 373

Newell, J. D.: Prevalence, aetiology and treatment of pain in the neck and arm, Trans. soc. occup. med. 17 (1967) 104

Newhouse, M. L.: Asbestos in the workplace and the community, Ann. Occup. Hyg. 16 (1973) 97

Nicholson, A. N., Hill, L. E., Borland, R. G., Ferres, H. M.: Activity of the nervous system during the letdown, approach and landing: a study of short duration high workload, Aerospace Med. 41 (1970) 436

Niedner, F.: Zur Kenntnis der normalen und pathologischen Anatomie der Wirbelkörperrandleisten, Fortschr. Röntgenstr. 46 (1932) 628

Niemöller: angef. n. Baader, 1954

Nöh, E., Behnecke, U.: Der Wirbelsäulenschmerz des Schulkindes, Orth. Praxis 11 (1975) 564

Nordin, B. E. C. et al.: Lit. bei *Heuck* 1976

Noro, L.: Ungewöhnliche klinische Probleme, Ein Fall von berufsbedingter Arthrose, Med. Bulletin, Standard Oil Comp. New York, 25 (1965) 147

Noro, L., Koskela, A.: Some observations on human engineering problems in office work, Med. Bull. New York 21 (1962) 161

Norpoth, K.: Wodurch entsteht bei PVC-Arbeitern Krebs? Umschau in Wissenschaft u. Technik 76 (1976) 684

Nottbohm, L.: Probleme der Arbeitsstrukturierung und der Arbeitsplatzgestaltung in der Praxis, Arbeitsmed. Sozialmed. Präventivmed. 10 (1975) 200

Nurminen, M.: The epidemiologic relationship between pleural mesothelioma and asbestos exposure, Scand. J. Wk. environ Hlth 1 (1976) 128

Oeser, R.: Untersuchungen zur Gefährdungsmöglichkeit von Waldarbeitern durch Motorkettensägen, Zschr. ges. Hygiene u. Grenzgeb. 19 (1973) 197

Oeser, R., Selig, R.: Ergebnisse epidemiologischer Untersuchungen hinsichtlich der Gefährdungsmöglichkeit durch Teilkörpervibration in metallbearbeitenden Berufen, Zschr. ges. Hygiene u. Grenzgeb. 21 (1975) 118

Östlund, E., Englund, A.: Occupational safety and health in the Swedish construction industry, Work-Environment. Health 8 (1971) 27

Ogienko, F. F.: The correlations between biomechanics of the vertebral column and the genesis of sacrolumbar pains, Z. nevropat. psichiatr., Moskva 69 (1969) 496

Oh, S. J.: 1968, zit. nach *Diethelm* u. *Kastert* 1974

Ohta, Y., Matsunaga, H.: Bone lesions in divers, J. Bone Jt. Surg. 56 (1974) 3

Orne, D., Liu, Y. K.: A mathematical model of spinal response to impact, National center of urban and indust. health GRANT No UI-00025-03 (1969) und J. Biomechanics 4 (1971) 49 und AMR 24 Rev. 9063 (1971)

Ortmann, H.: Konstitutionsbiologische Untersuchungen über den Gesundheitszustand Berliner Berufsschüler, Öffentl. Gesundheitsdienst 18 (1956) 289

Ott, M. G. et al.: Respiratory Cancer and Occupational exposure to arsenicals, Arch. Environ. Health 29 (1974) 250

Ott, R., Wurm, H.: Spondylitis ankylopoetica, Steinkopf Darmstadt 1957

Ott, V. R.: Spondylosos hyperostotica, Aktuelle Probleme d. Geriatrie 3 (1970) 200

Ottavi, M.: Technical and pedagogical organization of pause gymnastics, Arthrithis. Rheumatol. 13 (1970) 497

Otto, H.: Zur Objektivierung der Asbestexposition beim Mesotheliom, Arbeitsmed. Sozialmed. Präventivmed. 10 (1975) 176

Oughterson, A. W., Warren, S.: Medical effects of the atomic bomb in Japan, Division III Vol. 8 Nat. Nuclear Energy Series. Manhattan Proj. Technical Section. McGraw-Hill Book Co. Inc. New York City 1956

Paeslack, V.: Zur Frage der beruflichen Eignung und Einsatzfähigkeit des Tetraplegikers, Orthopäd. Praxis 11 (1975) 12

Pannier, S., Piera, J. B., Bourgeois-Gavardin, Th., et al.: Para – et tétraplégies par accident de décompression, Ann. Méd. interne 126 (1975) 31

Panzke, K. H., Krause, P., Rothe, R., Schulz, G.: Meßtechnische Erfassung und Bewertung von Vibrations-

expositionen, Eigendruck des Deutschen Zentralinstitutes für Arbeitsmedizin der DDR, Arbeitsmedizinisches Kolloquium (1971)
Pap, K.: Biologic relations of discopathy, Beitr. Orthop. Traumatol. 17 (1970) 642
Pappas, G. C.: Bone changes in osteoradionecrosis, Oral Roentgenol. 27 (1969) 622
Parin et al.: angef. n. Berry 1971
Parjuk, A. F.: Neurologische Syndrome der Vibrationskrankheit bei Kranführern, Gigiena truda, Kiew 7 (1971) 121
Partridge, R. E., Anderson, J. A., McCarthy, M. A. et al.: General Aspects and Diagnostic procedures, Rheum. Dis. 24 (1965) 332
Partridge, R. E., Anderson, J. A., McCarthy, M. A., et al.: Rheumatic complaints among workers in iron foundries, Ann. Rheum. Dis. 27 (1968) 441
Parvi, V., Virolainen, M.: Roentgenographic findings of the lumbosacral spine in preemployment examinations of lumbermen with special reference to spondylolisthesis, Scand. j. work environ. & health 1 (1975) 40
Paulson, E. C.: Tractor driver's complaints, Minnesota medicine 32 (1949) 386
Pazderka, V., et al.: Spondylosis hyperostotica, Čsl. Radiol. 27 (1973) 228
Pedersen, O. F., Petersen, R., Staffeldt, E. S.: Back pain and isometric back muscle strength of workers in a Danish factory, Scand. J. Rehab. Med. 7 (1975) 125
Pelfrene, A., Shubik, P.: Le talc est-il carcinogene? Revue des données actuelles, Nouv. Presse med. 4 (1975) 801
Peres, N. J. C.: Human factors in industrial strains, Tait Publishing Co. Melbourne (1964) 110
Perich, C. A., Aballi Planell, O.: Das Problem des Fernbleibens von den Arbeitsplätzen durch Rückenschmerzen, 6. Internat. Kongress f. Physikalische Med. Barcelona (1972)
Perin, B., Fućkan-Perin, A.: Analysis of the working capacity of patients operated on for diskoradicular lesions in the lumbar region, Rheumatizam (Yugoslavia) 25 (1978) 55
Peters, T.: Arbeitsmedizinische Erkenntnisse und Erfahrungen beim Studium sogenannter Berufskrankheiten im Büro, IBM Org. Brief Nr. 2
Peters, Th.: Ist die Schreibmaschine Ursache von Armerkrankungen, Bürotechnik und Organisation 1 (1958) 16
Peters, Th.: Die Drucklufterbeiten beim Bau des Rheintunnel in Düsseldorf, Zentralblatt für Arbeitsmed. u. Arbeitsschutz 7 (1960) 158
Peters, Th.: Aktuelle Fragen des Arbeitsschutzes von Angestellten, Verhandlungen der Deutschen Gesellschaft für Arbeitsschutz 8 (1964) 42
Peters, Th.: Gesunderhaltung durch richtiges Arbeiten an der Schreibmaschine, DAG-Schrift: Muß diese Arbeit krank machen? Merkblatt Dtsch. Ges. Arbeitsschutz Frankfurt/M. (1967)
Peters, Th.: Arbeitsmedizinische Erkenntnisse und Erfahrungen beim Studium sogenannter Berufskrankheiten im Büro, IBM-Organisationsbrief/Textverarbeitung 2/1967
Peters, Th.: Arbeitsmedizinische Gesichtspunkte für die Gestaltung von Büroarbeitsplätzen, Verhandlungen Dtsch. Ges. Arbeitsschutz 10 (1969) 232
Peters, Th.: Anthropometrische und physiologische Grundlagen zur Gestaltung von Büroarbeitssitzen, Ergonomics 12 (1969) 162
Peters, Th.: Anthropometrische Meßergebnisse von 1166 Büroangestellten verschiedener Altersgruppen, Arbeitsmedizin, Sozialmedizin Arbeitshygiene 2 (1970) 40
Peters, Th.: Gesunderhaltung durch Ausgleichsgymnastik, Merkbl. d. Dtsch. Ges. f. Arb. Schutz, Frankfurt a. M. 1970
Peters, Th.: Vom Bürostuhl zum Sitzapparat, Bürotechnik, Automation Organisation 8 (1972) 1021
Peters, Th.: Arbeitsmedizinische Forderungen an moderne Arbeitsplätze, Moderne Unfallverhütung, Hütten- u. Walzwerks BG 16 (1972) 103
Peters, Th.: Arbeitswissenschaft für die Büropraxis, Schilling, Herne 1973
Peters, Th.: Gedanken und Vorschläge zu den Problemen der Gestaltung menschlicher Arbeitsplätze, (Tagungsberichtsband der Fachtagung CeBIT Hannover (1973) 25.
Peters, Th.: Sehnenscheiden- u. Sehnenansatzerkrankungen, Schulter-Arm-Syndrom und Beschwerden, stat. Belastungen u. andere physische Gesundheitsstörungen, Arbeitswissenschaft für die Büropraxis, Schilling, Herne (1973) 59
Peters, Th.: Mentale Beanspruchung von Büroangestellten im Schreibdienst und bei Vorzimmertätigkeit, Zbl. Arbeitsmed. 24 (1974) 197
Peters, Th.: Mensch-Maschine-Mensch-Umwelt-System, Arbeitsschutz 7/8 (1975) 246
Peters, Th.: Sitzkomfort aus arbeitsmedizinischer Sicht, Arzt und Wirtschaft 10 (1976) 129
Peters, Th., Jancik, G.: Über Vibrationsfolgen bei Handrichtern, Monatsschrift für Unfallheilkunde 21 (1959) 449
Peters, Th., Terhaag, L.: Bleibende Berufsschäden bei Caissonarbeitern, Arbeitsschutz, Arbeitsmed. 1972, H. 7
Peters, J., Hagedorn, M.: Die »Kaiserstuhl-Krankheit«, ein Modell der chronischen Arsen-Intoxikation, akt. dermatol. 1 (1975) 177
Petry: Silikose und Polyarthritis, Arch. Gewerbepath. 13 (1954) 3 u. 221
Petry, H.: Vorsorgeuntersuchungen in der werksärztlichen Praxis, Homburg Informationen f. d. Werksarzt 20 (1973) 38
Petzow, G., Zorn, H.: Zur Toxikologie berylliumhaltiger Stoffe, Chemiker Ztg. 98 (1974) 236
Peukert, E., Nischke, W.: Die Beurteilung der körperlichen und geistigen Eignung des Kraftfahrers, Enke Stuttgart (1963)
Philp, R. B., Gowdy, C. W.: Decompression sickness in rats during exercise at simulated low altitudes after exposure to compressed air, Aerospace Med. 33 (1962) 1433
Pilgrim, K.-O.: Arbeitssicherheit und Arbeitsmedizin im Bergbau, Glückauf 112 (1976) 612
Pillokat, A.: Die Halswirbelsäule als Krankheitsfaktor, Dtsch. Gesundheitswesen, 32 (1951)
Pittroff, R.: Berufsabhängige Erkrankungen der Hal-

tungs- und Bewegungsorgane aus versicherungsrechtlicher Sicht, Z. Orthop. 113 (1975) 617

Pittroff, R.: Erfahrungen über Vorsorgeuntersuchungen mit mobilen Einrichtungen, Die Berufsgenossenschaft 29 (1977) 156

Pitts-Fenby, T.: Injuries by lifting, Labour News, London 4738 (1962) 2

Pizon, P.: La colonne lombo-sacrée, Doin, Paris 1972

Plaats-Keyser: angef. n. Baader

Plate, E.: Gelenkerkrankungen durch Preßluft, Dtsch. med. Wschr. 38 (1912) 1768

Plunkett, E. R.: The ethics of preplacement examinations for industry by private physicians, J. Occup. Med. 13 (1971) 152

Podlesak: Fähigkeit und Grenzen zur Anpassung von Maschinen und Methoden an den Menschen, Internationales Kolloquium über Verhütung von Arbeitsunfällen und Berufskrankheiten im Hoch- und Tiefbau – Wiesbaden, 20.–22. 4. 1970, veranstaltet von der Internationalen Vereinigung für soziale Sicherheit (IVSS)

Pohl, H.-J.: Humanisierung der Arbeit für ältere Arbeitnehmer, Soziale Welt 27 (1976) 278

Pohl, H., Kilp, K.-H.: Humanisierung des Arbeitslebens – Maßnahmen bei der Blechbearbeitung, Bänder-Bleche-Rohre 16 (1975) 508

Poli, J. P., Gendre, P.: Über Fluorvergiftungen bei Bauarbeitern, Arch. Mal. Prof. 27 (1966) 496

Polis, B. D.: Hormonal determinants of mammalian tolerance to acceleration stress, J. appl. Phys. 16 (1961) 211

Poljakow, A. P.: Abrißfrakturen der Wirbelquerfortsätze, Ortopedija, (1969) 68

Popova, L. J.: Röntgenologische Veränderungen in der Wirbelsäule bei Betonarbeitern, welche der Einwirkung kombinierter Vibration ausgesetzt sind, Vest. rentg. radiol. Moskau 41 (1966) 78

Poser, H., Gabriel-Jürgens, P.: Knochen- und Gelenkveränderungen durch Druckluft bei Tauchern und Caisson-Arbeitern, Fortschr. Röntgenstr. 126 (1977) 156

Pott, F.: Krebserzeugende faserige Feinstäube, Arbeitsmed. Sozialmed. Präv.-Med. 12 (1977) 172

Poulsen, E., Jørgensen, K.: Back muscle strength, lifting and stooped working postures, Applied Ergonomics, Guildford 2 (1971) 133

Powell, M. R.: Leg pain and gas bubbles in the rat following decompression from pressure: monitoring by Ultrasound, Aerospace Med. 43 (1972) 168

Prange, C. H.: Rehabilitation nach dem Bundessozialhilfegesetz, Deutsches Ärzteblatt 8 (1972) 423

Presber, W.: Wirbelsäule und Leistungssport, Sportmedizin 7 (1957)

Presber, W., Nitz, H. P.: Zum Problem von Überlastungen an Knochen, Sehnen bzw. Knochenfascienübergängen, Arch. orthop. Unfallchir. 49 (1956) 522

Present, A. J.: Radiography of the lower back in pre-employment physical examinations, Radiology 112 (1974) 229

Preuschen, G.: Bericht über Messungen der Beanspruchung von Omnibusfahrern durch mechanische Schwingungen. Unveröffentlichtes Gutachten im Auftrage der Hamburger Hochbahn AG 1970

Preuschen, G., Dupuis, H.: Körperhaltung und Sitzgestaltung des Kraftfahrzeugführers, Proc. Symp. »Sitting Posture« London (1969) 120

Prioleau, G. R., Wilson, C. B.: Cervical spondylolysis with spondylolisthesis, J. Neurosurg. 43 (1975) 750

Pritzker, K. P. H.: Aging and degeneration in the lumbar intervertebral disc, Orthop. Clinics of North America 8 (1977) 65

Probst, J.: Über den Einfluß der Arbeit auf die Wirbelsäule, Hippokrates 32 (1960) und Schriftreihen des Zentralverbandes der Ärzte für Naturheilverfahren 8 (1962) 15

Pupponi: Pause gymnastics in a mechanography workshop, Arthritis Rheumatol. 13 (1970) 499

Queloz, W.: angef. n. Baader

Queneau, P. et al.: Spondylodiscites à pacille pyocyanique, Revue Rhumatologie Mal. Osteoartic. 44 (1977) 643

Rademacher, K., Romacker, B.: Beitrag zur objektiven Bestimmung des bewegungsmechanischen Fahrkomforts bei Straßenfahrzeugen, Rheinstahl-Technik 3 (1966)

Radin, E. L. et al.: 1973 nach *Nachemson* 1975

Radiological Health Handbook, Revised Edition (Jan. 1970), US Department of Health, Education and Welfare, Rockville, Maryland

Rahm, G.: Beruflich bedingte Strahlenschäden in der BRD Deutschland von 1953 bis 1969, Strahlenschutz am Arbeitsplatz, Jahrestagung des Fachverbandes für Strahlenschutz (1972) 261

Ramazzini, B.: Untersuchungen von denen Krankheiten der Künstler und Handwerker, Weidmann-Verlag Leipzig 1718

Rathke, F. W.: Troubles constitutionelles du développment de la colonne vértebrale, Méd. Hyg. 21 (1963) 1129

Rathke, F. W.: Der jugendliche Rundrücken, Dtsch. med. Wschr. 90 (1965) 520

Rathke, F. W., Buse, H.: Erkennung und Beurteilung jugendlicher Haltungsschäden, Ärztl. Sammelbd. 52 (1963) 85

Raynal, L., Collard, M., Elbanna, S.: Contribution à l'étude de la spondylolyse traumatique, Acta Orth. Belgica 43 (1977) 653

Reason, J. T., Brand, J. J.: Motion sickness, Academic Press, London 1975

Redetzky, H., Thiele, H.: Aktuelle Begutachtungsfragen, VEB Verlag Volk u. Gesundheit Berlin 1963

Redfield, Jt.: Die Röntgenaufnahme der Lendenwirbelsäule als Bestandteil von Einstellungsuntersuchungen für die Forst- und Holzwirtschaft, J. Occup. Med. 13 (1971) 219

Reeves, A. L.: Berrylose Zbl. Arbeitsmed. 24 (1974) 46

Refior, H. J.: Vergleichende Untersuchungen zur Frage von Wirbelkörperveränderungen bei jugendlichen Hochleistungsturnern, Orthop. Prax. 6 (1970) 160

Refior, H. J.: Die Wirbelsäule des Leistungsturners, Beobachtungen zur Entwicklung bei Kindern und Jugendlichen, Z. Orthop. Grenzgeb. 110 (1972) 741

Refior, H. J., Zenker, H.: Wirbelsäule und Leistungsturnen, Münch. Med. Wschr. 112 (1970) 463

Rein, F. R., Huth, F.: Sechs spontane primäre maligne Gefäßgeschwülste der Leber in einem Kollektiv von

30.9000 Obduktionen, Int. Arch. Arbeitsmed. 34 (1975) 237

Reiner, L.: Pre-Employment X-Ray Survey of the Lumbosacral Spine in Bus Drivers, Indstr. Med. 27 (1958) 15

Reinhardt, J.: Arbeitsschutzprobleme weiblicher Beschäftigter – Gewerbeärztliche Erfahrungen – Arbeitsschutz u. Arbeitsmed. Kongr. (1973) 77

Reinhardt, J.: Narbenkarzinom bei einer Siliko-Tuberkulose, Arbeitsmed. Sozialmed. Präventivmed. 10 (1975) 208

Reinhardt, K.: Spondylosis rheumatica cervicalis juvenilis, Dtsch. med. Wschr. 99 (1974) 1073

Reinhold, H., Tillmann, R.: Der Morbus *Scheuermann* als soziales Problem bei schwerer körperlicher Berufsarbeit, Deutsch. Gesundheitsw. 23 (1968) 1469

Reinhold, R.: Ermüdungsschaden oder persistierende Apophyse eines Dornfortsatzes der Halswirbelsäule, Mschrift Unfallheilkunde 78 (1975) 435

Reischauer, F.: Zur Frage der Spondylolyse, Bruns Beitr. klin. Chir. 162 (1935) 64

Reischauer, F.: Lumbago, Ischialgien und Brachialgien in ihrer Beziehung zur Bandscheibe, Langenbecks Arch klin Chir 267 (1951) 418

Reischauer, F.: Die Begutachtung der Wirbelbandscheibenschäden, Mschrift Unfallheilkunde Beiheft 42 (1951) 7

Reisner, H. D.: Arbeitsgestaltung Das Büro im Wandel, Der Arbeitgeber 27 (1975) 731

Rellan, D. R., Bhatacharya, A., Mehrotra, A. N., Gupta, N. C., Dhrandra, P. C.: Repetitive Trauma in the Genesis of Cervical Spondylosis, Amer. J. Phys. Med., 48 (1969) 259

Resnick, D., Shaul, St. R., Robins, J. M.: Diffuse Idiopathic skeletal hyperostosis (DISH) Forestier's Disease with Extraspinal Manifestations, Radiology 115 (1975) 513

Rettig, H.: Berufsabhängige Erkrankungen in der Orthopädie, Z. Orthop. 113 (1975) 633

Richter, L.: Gabelstapler als Arbeitsplatz entdeckt, Betriebstechnik 16 (1975) 22

Rienzo di, S.: Die brucellöse Spondylitis, Fortschr. Röntgenstr. 73 (1950) 333

Riesser, H.: Therapie mit und auf dem Pferd, Rehabilitation 14 (1975) 145

Riga, I. T., Robacki, R.: Beitrag zur entwicklungsgeschichtlichen und betriebsgestaltenden Mechanik der Wirbelsäulenkrümmungen beim Menschen, Anatom. Anz. 116 (1965) 452

Rippstein, J.: Vom Schätzen und Messen mit neuen Hilfsmitteln, Orthopäde 6 (1977) 81

Rissanen, P.: The surgical anatomy and pathology of the supraspinosus and interspinosus ligaments of the spine with special reference to ligament ruptures, Arch. orthop. scand. 46 (1960) 9

Ritchie, J. H., Fahrni, W. H.: Age changes in lumbar intervertebral discs, Canadian J. Surg. 13 (1970) 65

Ritz, E., Tschöpe, W., Bommer, J., Andrassy, K.: Diagnostik und Therapie der renalen Osteodystrophie, Therapiewoche 27 (1977) 3808

Rizzi, M.: Entwicklung eines verschiebbaren Rückenprofils für Auto- und Ruhesitze, Ergonomics, 12 (1969) 226

Rizzi, M.: Untersuchungsmethoden zur Beurteilung der Haltung, Zschr. Präventivmed. 18 (1973) 105

Rizzi, M. A.: Biomechanics of the spine, Man. Med. 14 (1976) 81

Rizzi, M. A., Covelli, B.: Biomechanischer Beitrag zur Berechnung der Kräfte der Halsmuskulatur und deren Wirkung, Z. Orthop. 113 (1975) 371

Rizzi, M., Covelli, B., Bivetti, J., Lüthi, B.: Biomechanisches Verhalten der Wirbelsäule-Segmente, Arch. orthop. Unfall-Chir. 87 (1977) 111

Rizzi, M., Gartmann, H.: Arbeitsphysiologische Aspekte vertebraler Syndrome und ihrer Prophylaxe durch technische Anpassung der Arbeitsplätze bei einer Fluggesellschaft, Z. Präventivmed. 12 (1967) 191

Roberts, D. F.: Menschliche und unmenschliche Bedingungen im Büro, Royal Society of Health, London (1962) 78

Robertson, A. M.: The challenge of the painful back – an industrial and medical problem, Transactions of Society of Occupational Medicine 20 (1970) 42

Robin, J., Fargeot, R., Moniere, L.: Résultats d'une enquête sur la fréquence des lombalgies dans une fraction de la population, Rev. Rhum. 25 (1958) 51

Robinson, H. M., Pass, C., Silverstein, E. H.: The Rehabilitation Index, Arch. Dermatol. 103 (1971) 174

La Rocca, H. Mac Nab, I.: Value of pre-employment radiographic assessment of the lumbar spine, Canad. Med. Ass. J. 101 (1969) 49 und Industr. Med. Surg. 39 (1970) 253

Rössler, H.: Berufliche Abnutzungs- und Überlastungsschäden am Bewegungsapparat aus der Sicht des Orthopäden, Verh. Dtsch. Ges. Arbeitsschutz 6 (1960) 226

Rövig, G.: Ruptur of lumbar discs with intraspinous protrusion of the nucleus pulposus, Acta chir. Scand. Suppl 144 (1949)

Rohlederer, O.: Über die Belastungsschäden des Zahnarztes, Zahnärztl. Mit. 59 (1969) 397

Rohmert, W.: Fähigkeit und Grenzen des Menschen zur Anpassung an Maschinen und Methoden, Internationales Kolloquium über Verhütung von Arbeitsunfällen und Berufskrankheiten im Hoch- und Tiefbau, Wiesbaden 20.–22. 4. 1970, veranstaltet von der Internationalen Vereinigung für soziale Sicherheit (IVSS)

Rohmert, W.: Anthropometrische Aspekte der Ergonomie, Berichtsheft über das Kolloquium Mensch-Maschine-Umwelt der Berufsgenossenschaft Nahrungsmittel und Gaststätten (1975) 21

Rohmert, W.: Der Beitrag der Ergonomie zur Arbeitssicherheit, wt-Z. ind. Fertig. 66 (1976) 345

Rohmert, W.: Ergonomische Fragen an die Arbeitsmedizin, Bericht 15. Tagung Dtsch. Ges. Arb. med. (1976) 39 Gentner Verlag Stuttgart

Rohmert, W., Becker-Biskaborn, G. U.: Ergonomische Prüfliste für den Arbeitsschutz mit Literaturanhang, Bundesanstalt für Arbeitsschutz und Unfallforschung Forschungsbericht 116 (1974)

Rohmert, W., Hettinger, T.: Körperkräfte im Bewegungsraum, RKW-Reihe, Arbeitspsychologie Beuth Berlin-Köln-Frankfurt (1963)

Rohmert, W., Rutenfranz, J., Landau, K.: Zur Beurteilung der Belastung und Beanspruchung an industriellen Arbeitsplätzen, Arb.wiss 33/3NF/(1977) 73

Rohmert, W., Schott, R.: Körperstellungen in Fertigungs-, Kfz-Reparatur- und Bergbau-Betrieben, Int. Arch. Arbeitsmed. 32 (1974) 149

Roholm, K.: Fluor-Osteosklerose, Erg. Inn. Med. 57 (1939) 822

Rompe, G.: Zur Häufigkeitsverteilung röntgenologisch nachweisbarer Strukturunregelmäßigkeiten der Wirbelkörper-Schlußplatten, Z. Orthop. 100 (1965) 16

Roques, C. F., et al.: Place de la scintigraphe osseuse dans l'exploration des spondylodiscites infectieuses, Sem. Hop. Paris 53 (1977) 34

Rosegger, Rosemarie, Das harmonische Zusammenwirken von Fahrer und Schlepper, Dtsch. Akademie d. Landwirtschaftswissenschaften, Berlin 19 (1958)

Rosegger, Rosemarie, Über vorzeitige Aufbrauchererscheinungen der Wirbelsäule bei Schlepperfahrern und ihre mögliche Abhängigkeit von Erschütterungen, Inaug. Diss. Erlangen-Nürnberg (1967)

Rosegger, Rosemarie, Rosegger, S.: Arbeitsmedizinische Erkenntnisse beim Schlepperfahren, Arch. Landtechnik, 2 (1960) 3

Rosegger, S.: Arbeitsphysiologische Probleme in der Landtechnik insbesondere beim Schlepperfahren, Grundlagen der Landtechnik, 13 (1961)

Rosegger, S.: Entwicklungstendenzen der Produktionsverfahren im Anpassungsprozeß der Landwirtschaft, Landbauforschung 1 (1966)

Rosegger, S.: Vorzeitige Aufbrauchererscheinungen bei Kraftfahrern, Zschr. f. Orthop. u. Grenzgeb. 108 (1970) 510

Rosemeyer, B.: Schädigung des Bewegungsapparates durch falsche Haltung im Autositz, Z. Orthop. 113 (1975) 653

Rosemeyer, B.: Sitzhaltung unter den Arbeitsbedingungen des Piloten, Die Wirbelsäule in Forschung u. Praxis, Hippokrates Stuttgart, Bd. 68 (1976) 81

Rosemeyer, B., Pförringer, W.: Die Sitzhaltung bei Versteifung der Hüfte oder des Lumbosakral-Bereiches, Münch. Med. Wschr. 118 (1976) 1221

Rosenklint, A.: Wirbelsäulenfrakturen nach Katapultstart, Nord. Med. 67 (1962) 419

Rosmanith, J.: Zur Frage der Entwicklung der Polyarthritis bei Rundherdpneumokoniose der Steinkohlenbergarbeiter, Arbeitsmed. Sozialmed. Präventivmed 6 (1971) 296

Rosse, E.: Ergebnisse einer Röntgenreihenuntersuchung der Wirbelsäule bei 5000 männlichen Jugendlichen, Fortschr. Röntgenstr. 97 (1962) 734

Ross, E.: angef. n. *Rübe, v. Schulte* 1974

Rothe, R., Scherer, U., Lissner, J.: Besondere Indikationen für die Anwendung der Ganzkörper-Computertomographie, Fortschr. Röntgenstr. 127 (1977) 530

Rotondo, G.: Distorsione vertebrale in volo acrobatico, Riv. Med. Aeron. e. Sp. 34 (1971) 32

Rotondo, G.: Vertebral lesions caused by ejection with the catapultable seat, mechanism, diagnosis, results and means of prevention, Riv. Med. Aeronaut. Spaz., 37 (1974) 71

Rotondo, G.: Spinal injury after ejection in Jet pilots: mechanism, diagnosis, followup and prevention, Aviat, space environ. med. 46 (1975) 842

Rowe, M. L.: Low back pain in industry, J. Occup. Med. 11 (1969) 161

Rowe, M. L.: Low back disability in industry updated position, J. of occupational Medicine 13 (1971) 476

Rózsahegyi, I., Fried, L.: Untersuchungen über die Entstehung und Dynamik der chronischen Osteoarthropathie der Caissonarbeiter, Z. Hyg. Grenzgeb. 12 (1963) 915

Rübe, W., Schulte, G. A.: Die degenerativen Erkrankungen der Wirbelsäule, Handbuch med. Radiol. Springer Berlin-Heidelberg-New York 6/2 (1974) 1

Rübsaamen, H.: Vinylchloridkrankheit, Allgemeinmed. 52 (1976) 1551

Ruff, S.: Erträglichkeit hoher stoßförmiger Verzögerungen, Luftfahrtsmed. 3 (1939) 267

Ruff, S.: Physiologische Wirkung hoher Beschleunigungen, Luftwiss. 7 (1940) 24

Ruff, S.: Brief acceleration less than one second, German aviation med. in worldware II, 1 (1950) 584

Ruffing, L.: Fehlbildungen im Bereich der Bandscheibenräume bei der Thalidomidembryopathie, Orthop. Praxis 11 (1975) 387

Rumiantsev, G., Chumak, K.: on the problem of osseous changes in the vertebral column of concrete workers subjected to the effect of total high frequency vibration, Gig tr Prof. Zabol 10 (1966) 6

Runge, C. F.: Roentgenographic examination of the lumbosacral spine in routine pre-employment examination, J. Bone It. Surg. 36 A (1954) 75

Rutenfranz, J.: Probleme der Anpassung am Arbeitsplatz aus arbeitsmedizinischer Sicht, Bericht über die 16. Jahrestagung der Deutschen Gesellschaft für Arbeitsmedizin e. V., Köln 1976, Gentner Verlag Stuttgart

Rutenfranz, J., Lehnert, G.: Methoden zur Ermittlung von Eigenschaften und Fähigkeiten einschließlich Entwicklung von Professiogrammen, in: Ergonomische Aspekte der Arbeitsmedizin, 15. Jahrestagung München April 1975 A. W. Gentner, Stgt. (1976) 97

Rutishauser: angef. n. *Baader*

Sackett, J. F., Damm, M. G., Javid, M. J.: Unreliability of epidural venography in lumbar disc disease, Surg. Neurol. 7 (1977) 35

Sackler, A. M., Weltman, A. S.: Effects of Vibration on the Endocrine system of male and female rats, J. Aviat. Med. 37 (1966) 158

Sälzer, H. J.: Normung, Arbeitsschutz und menschengerechte Arbeitsgestaltung, Leistung u. Lohn 49 (1974) 7

Sälzer, H. J.: Ergonomie in Regeln und Normen, Die Arbeit des Deutschen Normenausschusses, Informationstagg. Humane Arbeitsplätze Bundesanstalt für Arbeitsschutz u. Unfallforschung, Dortmund, (1975) 8

Sälzer, H. J.: Ergonomie, vorgeschaltete Phase, Arbeitsschutz 9 (1975) 332

Sämann, W.: Charakteristische Merkmale und Auswirkungen ungünstiger Arbeitshaltungen. Schriftenreihe Arbeitswiss. u. Praxis, Bd. 17 Beuth Köln 1970

Salmon, A.: Prevention of occup. backache, Rev. Med. Liège 25 (1970) 282

Salvisberg, M. D., Rizzi, M.: Occupationally caused rheumatic infections of air crew and air personnel, Proc. 16 Cong. Intern. Méd. aér. spac. Lisbonne (1967)

Samizadeh, A., Loew, H., Busch, G. et al.: Bestimmung des Knochenmineralgehaltes mit Hilfe der Photonenabsorptionstechnik bei renaler Osteopathie, Klin. Wschr. 55 (1977) 1005

Saunders, Ea., Jacobs, R. R.: The multiply operated back, South. Med. J. 69 (1976) 868

Schäcke, G., Essing, H.-G.: Silikose und Asbestose als Berufskrankheiten, Klinikarzt 5, 8 (1976) 641

Schaefer, H.: Humanisierung am Arbeitsplatz, Arbeitsmed. Sozialmed. Präventivmed. 12 (1977) 17

Schaller, K. H., Triebig, G., Valentin, H.: Vorsorgeuntersuchungen, rechtliche Grundlagen, Eigendruck des Institutes für Arbeits- und Sozialmedizin und der Poliklinik für Berufskrankheiten der Universität Erlangen-Nürnberg, Januar 1978

Schanz, A.: Die Lehre von den statischen Insuffizienzerkrankungen mit besonderer Berücksichtigung der Insufficientia vertebrae, Enke, Stuttgart 1921

Schanz, A.: Wirbelsäule und Bauch, Zbl. Chir. 57 (1930) 1598

Schanz, A.: Wirbelsäule und Aorta, Z. orthop. Chir. 53 (1930)

Schanz, A.: Der Bauch als Hilfstragorgan der Wirbelsäule. Zur Prophylaxe der Insufficientia vertebrae traumatica, Arch. Chir. 29 (1931) 245

Scheer, K. J.: Zum Problem der Haltungsschäden des Zahnarztes, Orthopädische Praxis 4 (1973) 156

Scheier, H. J. G.: Überblick über die verschiedenen Skolioseformen nach ätiologischen Gesichtspunkten mit prognostischen Hinweisen, Z. Orthop. 113 (1975) 558

Scheier, H. J. G., Saner, U.: Scheuermann-Erkrankung und Fliegertauglichkeit, Die Wirbelsäule in Forschung u. Praxis 68 (1976) 62 Hippokrates Stuttgart

Schein, A. J.: Evolution and pathogenesis of discogenic spine pain and associated radiculitis as seen in the New York City Fire Department, J. Mount Sinai Hosp. NY 35 (1968) 371

Schein, A. J.: Back and neck pain and associated nerve root irritation in the New York City fire department Clin. orthop. 59 (1968) 119

Scherer, U., Rothe, R., Lissner, J.: Computertomographie des Körperstammes – ein erster Erfahrungsbericht – Fortschr. Röntgenstr. 127 (1977) 399

Schermuly, W., Eggebrecht, A.: Das Röntgenbild ägyptischer Mumien, Fortschr. Röntgenstr. 125 (1976) 389

Scherzer, E.: Neurologische Folgen der Bandscheibenschäden an der Lendenwirbelsäule und ihre arbeitsmedizinischen Folgerungen, Arbeitsmedizin, Sozialmedizin, Arbeitshygiene 7 (1972) 41

Scheuermann, H.: Kyphosis juvenilis, Fortschr. Röntgenstr. 53 (1936) 1

Schilgen, L., Goetze, H. G.: Winkelbestimmungen am Patienten und auf dem Röntgenbild, Z. Orthop. 113 (1975) 414

Schilling, F., Schacherl, M.: Camp, A. et al.: Die Beziehung der Spondylosis hyperostotica zur Konstitution und zu Stoffwechselstörungen, Med. Klin. (1965) 165

Schimanski, S.: Grundlagen des Rechts der Berufskrankheiten unter besonderer Berücksichtigung der Silikose und Siliko-Tuberkulose, Kompass, Z Sozialvers. Bergbau 20 (1975) 337

Schindler, M.: Untersuchungen der arbeitshygienischen Bedingungen auf Diesellokomotiven V 75 und V 60 im Transportbetrieb eines großen chemischen Werkes, Verk.-Med. 21 (1974) 43

Schipperges, H.: Die Medizin in der Welt von morgen, Econ Düsseldorf 1976

Schlegel, H. H.: Industrielle Skelettfluorose vorläufiger Bericht über 61 Fälle aus Aluminiumhütten, Sozial- u. Präventivmed. Schweiz 19 (1974) 269

Schlegel, K. F.: Behandlung und Berufsberatung von Jugendlichen mit Scheuermann-Krankheit, Med. Klin. 59 (1964) 79

Schlesier, U.: Gesundheitsschäden durch falsche Arbeitshaltung, Quintessenz J. 1 (1971) 35

Schlomka, G.: Die Bedeutung beruflicher Belastungen für die degenerativen Gelenkleiden und deren Auswirkungen, J. ärztl. Fortbild. 4 (1956) 116

Schlomka, G.: Berufliche Überlastungsschäden der Wirbelsäule, Arch. Orthop. Chir. (1956) 300

Schlomka, G. u. Schröter, G.: zit. nach Josenhans 1972

Schlup, G. W.: Arbeitsplatz in neuer Sicht, Sicherheitsingenieur 6 (1975) 324

Schmeiser, A. u. Rössler, G.: Berufliche Zwangshaltung und Halswirbelsäule, Zschr. inn. Med. 12 (1957) 712

Schmidt, Chr. W.: Screening auf Nachbarschaftsfluorose mit der Röntgenreihenuntersuchung, Zschr. ges. Hyg. u. Grenzgeb. 22 (1976) 815

Schmidt, Chr. W.: Zur Kenntnis der Knochenfluorose mit kasuistischem Beitrag zur Abgrenzung einer Sonderform, Dt. Gesundh.-Wesen 31 (1976) 552

Schmidt, H. J.: Subjects interesting to practizing dentist, DDZ 24 (1970) 507

Schmidt, H.: Orthopädie im Sport, Sportmedizinische Schriftenreihe 8, Joh. Ambr. Barth Leipzig 1972

Schmidt, H.: Standardisierte Röntgenauswertung von Wirbelsäulen-, Becken- und Kniegelenksaufnahmen bei Sportlern aus orthopädisch-sporttraumatologischer Sicht, Med. u. Sport 16 (1974) 14

Schmidt, H.: Sportfähigkeit bei orthopädischen Erkrankungen und Veränderungen im Bereich der Wirbelsäule, Beitr. Orthop. Traumatol. 22 (1975) 123

Schmidt, K. G.: Silikosestatistik in der Gießerei Industrie als Mittel zur Beurteilung von Arbeitsplätzen, Zbl. Arbeitsmed. 24 (1974) 180

Schmidtke, H., Dupuis, H.: Arbeitstische, Konsolen und Sitze, in *Schmidtke*, Ergonomie 2, Hanser München 1974

Schmitt, E.: Die Leistungsbeurteilung der Wirbelsäule, Jahrbuch der Deutschen Vereinigung für die Rehabilitation Behinderter (1972) 87

Schmitt, E.: Klinik und Prognose der Scheuermann-Skoliose, Z. Orthop. 113 (1975) 573

Schmitt, H., Wisser, P.: Die Schipperkrankheit bei Jugendlichen, Langenbecks Arch. Klin. Chir. 268 (1951) 333

Schmorl, G.: Beiträge zur pathologischen Anatomie der Wirbelbandscheiben und ihre Beziehungen zu den Wirbelkörpern, Acta orthop. Unfallchir. 29 (1930) 389

Schmorl, G.: Beitrag zur Kenntnis der Spondylolisthese, Dtsch. Z. Chir. 237 (1932) 422

Schmorl, G., Junghanns, H.: Die gesunde und kranke Wirbelsäule im Röntgenbild, Thieme, Leipzig 1932

Schmorl, G., Junghanns, H.: Die gesunde und die kranke Wirbelsäule in Röntgenbild und Klinik, Thieme Stuttgart 5. Aufl. 1968

Schneider, W.: Einfluß der Scheuermannschen Erkrankung auf den Beruf Jugendlicher, Z. Orthop. 87 (1956) 309

Schneider, U., Will, I.: Zum Haltungsverfall der Frau, Heilkunst 71 (1958) 93

Schnurrenberger, P. R., Walker, J. F., Martin, R. J.: Brucella infections in Illinois veterinarians, Journal American vet. med. Association. 167 (1975) 1084

Schoberth, H.: Sitzhaltung – Sitzschaden – Sitzmöbel, Springer, Heidelberg 1962

Schoberth, H.: Die Wirbelsäule von Schulkindern – orthopädische Forderungen an Schulsitze, Ergonomics, 12 (1969) 212

Schoberth, H.: Sitzhaltung – ein arbeitsmedizinisches Problem, Arzt u. Wirtschaft 10 (1976) 118

Schöbel, R.: Die Auswirkungen der beruflichen Belastung auf die Wirbelsäule, Zentralbücherei des Bundesverbandes Deutscher Zahnärzte

Schöbel, R.: Die Pflege der Wirbelsäule und ihre Bedeutung für den Zahnarzt, Zahnärztl. Welt 67 (1966) 1

Schöllner, D.: Aufbrauchsschäden an Wirbelsäule und Gelenken, Arbeit und Leistung 4/5 (1967) 69

Schöllner, D.: Berufsbehindernde Erkrankungen des Zahnarztes aus der Sicht des Orthopäden, Zahnärztl. Welt 86 (1977) 422

Schoen, D., Eggstein, M., Vogt, W.: Ist die hyperostotische Spondylosis deformans eine diabetische Osteopathie, Fortschr. Roentgenstr. Nuklearmed. 110 (1969) 524

Scholz, J. F.: Zehn Jahre Rehabilitation als Schlüssel zum Dauerarbeitsplatz, Gentner Stuttgart (1968)

Scholz, W.: Über das LWS-Syndrom beim Personal der deutschen Bundesbahn, Ärztl. Dienst DB 17 (1956) 233

Schott, R.: Die Beurteilung von Arbeitsbewegungen – menschbezogen –, Arbeit und Leistung 6 (1974) 148

Schröder, O. E.: Der Mensch »Universaltransportmittel«? Schriftenreihe Arbeitsschutz 8 (1974) 113

Schröter, G.: Klinisch-röntgenologischer Beitrag zum Problem des Knocheninfarktes bei Caissonarbeitern, Mschr. Unfallhlk. 59 (1956) 161

Schröter, G.: Beitrag zur Fluor-Osteosklerose, Mschr. Unfallhlk. 59 (1956) 298

Schröter, G.: Die Begutachtung degenerativer Wirbelsäulenerkrankungen, Dtsch. Gesundheitswes. 11 (1956) 1069

Schröter, G.: Die Erkrankungen des Stütz- und Bewegungssystems, Arbeitsmedizin Abhandlung über Berufskrankheiten H 31 Leipzig J. A. Barth 1958

Schröter, G.: Beitrag zum Problem der Schipperfraktur, Zbl. Chir. 83 (1958) 1495

Schröter, G.: Hat die berufliche Belastung Bedeutung für die Entstehung oder Verschlimmerung der Osteochondrose und Spondylose der Halswirbelsäule, Dtsch. Gesundheitsw. 4 (1959) 174

Schröter, G.: Knochenschäden durch Röntgen- und radioaktive Strahlen, Arbeitsmed. 31 (1961)

Schröter, G.: Die Berufsschäden des Stütz- und Bewegungsapparates, Arbeitsmedizin H. 31 (1961) Barth, Leipzig

Schröter, G.: Knochen- und Gelenkerkrankungen durch Arbeit in Druckluft, Arbeitsmed. 31 (1961)

Schröter, G.: Abnutzungsschäden der Halswirbelsäule, Schriftenreihe ärztlicher Fortbildung 22 (1963) 256

Schröter, G.: Funktionelle Beurteilung des degenerativen Gelenk- und Wirbelsäulenleiden im Hinblick auf Arbeit und Leistungsfähigkeit, Schriftenreihe der ärztlichen Fortbildung 24 (1965)

Schröter, G.: Zur Eignung des Hettinger Testes für die Erkennung der Disposition zu Überlastungsschäden, Int. Arch. Gewerbepath. Gewerbehyg. 23 (1967) 99

Schröter, G.: Erfassung und Beurteilung beruflicher Überlastungsschäden der Wirbelsäule, Z. Ärztl. Fortbild, (1968) 719

Schröter, G.: Zur Frage der Überlastungsschäden der Halswirbelsäule bei Stenotypistinnen, Zschr. ges. Hygiene u. Grenzgebiete 14, (1968) 333

Schröter, G.: Degenerative Wirbelsäulenveränderungen und berufliche Belastung, Beiträge Orthop. Traumatol. 17 (1970) 687

Schröter, G.: Die Bedeutung von außergewöhnlicher Haltung und Belastung für die Entstehung von Abnutzungsschäden der Wirbelsäule, Beitr. Orthop. Traumatol. 18 (1971) 251

Schröter, G., Göhlert, G.: Vergleichende methodische Beurteilung verschiedener Gefäßfunktionsproben im Rahmen von Reihenuntersuchungen bei Metallschleifern, Forschungsbericht (1972) Deutsch. Zentralinst. Arbeitsmed. DDR Berlin

Schröter, G., Rademacher, W.: Die Bedeutung von Belastung und außergewöhnlicher Haltung für das Entstehen von Verschleißschäden der Halswirbelsäule, dargestellt an einem Kollektiv von Fleischabträgern, Z. ges. Hyg. 17 (1971) 841

Schüttmann, W.: Die Rolle der ionisierenden Strahlung als kanzerogener Faktor in der Arbeitsumwelt, Arch. Geschwulstforsch. 43 (1974) 384

Schütz, A.: Kriterien zur Feststellung der gesundheitlichen Gefährdung durch mineralischen Staub und ihre praktische Anwendung, Arbeitsmed. Kolloquium des Hauptverb. der gewerbl. Berufsgen. (1974)

Schuler, B.: Probleme der Behandlung des Wirbelsäulenrheumatismus, Die Wirbelsäule in Forschung und Praxis, Bd. 34 (1966) 72

Schulz, G., Schade, K.: Rheumatische Erkrankungen, Koelschs Handbuch der Berufserkrankungen, Prof. E. Kersten, Rostock, Fischer Jena 1972

Schulze, F.: Modell der Tauglichkeits- und Überwachungsuntersuchungen im Erzbergbau auf der Basis ergonomischer Professiogramme, Eigendruck des Deutschen Medizinischen Zentralinstitutes der DDR, Arbeitsmedizinisches Kolloquium (1971)

Schwartmann, J.: Praktische Arbeitsgestaltung in der Automobilindustrie, REFA-Nachrichten 28 (1975) 205

Sealey, L.: Prevention of aseptic bone necrosis among compressed air workers, F6-95-Seattle, Washington, 1967

Sealey, I. L.: Aseptic bone necrosis survey in compressed air workers, J. occup. Med. 17 (1975) 666
Sédès, M.: Un moyen de prévention des accidents de manutention manuelle; la formation physique des travailleurs, Cahiers de notes documentaires Institut national des sécurité 33 (1963) 357
See-Berufsgenossenschaft: Verwaltungs-Bericht (Gesundheitsdienst) 1975
Seelinger, H.: Gibt es eine Listeriose der Wirbelsäule, Dtsch. med. Wschr. 84 (1959) 1045
Seemann, K.: Druckluft, Gesundheitsschaden – Medizinische Aspekte der Arbeit im Überdruck, Bericht 16. Jahrestg. Dtsch. Ges. Arb. Med. Gentner Verlag Stuttgart 1976
Seemann, K.: Sporttauchen – Hinweise und Ratschläge eines Taucherarztes, Dtsch. Ärztebl. 75 (1978) 1701
Seidel, B., Troester, F. A.: Ergebnis einer gezielten Reihenuntersuchung von 60 Traktoristen auf Gesundheitsschäden durch Lärm und Vibration, Z. ges. Hyg. 16 (1970) 447
Seifert, J.: Röntgenologische und nuklearmedizinische Untersuchungsverfahren der Wirbelsäule (Sammelreferat der Literatur, Die Wirbelsäule in Forschung u. Praxis (1976), Hippokrates Stuttgart
Seiler, S.: Klinik der Blastomykose, Bruns Beitr. 156 (1932) 609
Seitz, W. A., Anderl, M.: Rehabilitation und sozialmedizinischer Dienst, Dtsch. Ärztebl. 69 (1972) 2881
Seliwanow, W. P., et al.: Über klinisch-röntgenologische, morphologische Veränderungen und die Behandlung der alkaptonurischen Osteoarthrose, Ort. travt. protez., 7 (1971) 44
Senkevič, N. A., Bojarčuk, Z. I., Sosnina, G. K.: Zur Frage des gleichzeitigen Auftretens von Silikose und rheumatoider Arthritis, Gig. truda prof. zabol. Moskau UdSSR 7 (1963) 29
Sequi, G.: Einige physiologische Aspekte des Lastentransports auf dem Rücken, Medicina del lavoro Mailand 53 (1962) 403
Serati, A.: Die Gestaltung des Führersitzes auf SBD-Lokomotiven und Gabeltraktoren, Proc. Symp. »Sitting Posture« London (1969) 148
Seris et al.: angef. n. *Beck*
Severin, E.: Degeneration of the intervertebral disc in the lumbar region, Acta chir. Scand. 89 (1943) 353
Seyfarth, H.: Sport als Behandlung und Vorbeugung von Wirbelsäulenschäden, Schriftenreihe d. Zentralverbandes der Ärzte für Naturheilverfahren 8 (1962) 93
Seyfarth, H.: Degenerative Wirbelsäulenerkrankungen und Sport, Med. Mschr. 16 (1962) 219
de Sèze, S.: Die Osteochondrose im Jugendalter und ihre Folgen für den Erwachsenen, Neurologie der Wirbelsäule u. d. Rückenmarkes, Fischer Jena (1964)
Shaw, F., Warthen, H.: Aspergillosis of bone, Sth. med. J. (Bgham, Ala) 29 (1936) 1070
Shport, I.U.E., et al.: Otsenka trudosposobnosti lits podvergshikhsia laminéktomii po povodu gryzhevykh vypadenii poiasnichnykh mezhpozvonkovykh diskov, Klin. Khir. 2 (1978) 10
Sichère, R. M., Chevalier, J., Peteghem van, J.: Incidences médico-légales des lumbagos traumatiques, Rev. Rhumatol. 24 (1959) 275
Siegmund: angef. nach *Probst*

Simons, G. R., Mirabile, Ph. D. Mirabile, P.: An analysis and interpretation of industrial medical data with concentration on industrial back problems, J. Occupational Med. (1972) 227
Singh, A., Jolly, S. S., Bansal, et al.: Endemic fluorosis epidemiological, clinical and biochemical study of chronic fluorine intoxication in Punjab (India), Medicine 42 (1963) 229
Sinicina, A. D., Rumjancev, G. J.: Untersuchungen der Wirkung von Ganzkörpervibrationen auf den Kohlehydratstoffwechsel und Adrenalinaktivität im Experiment, Gig. Tr. prof. Zabol. 8 (1964) 3
Sinilo, M. I., Mikhailenko, I. M., Daragan, T. V., Kondratenko, N. N.: Deformiruiushchie artrozy i spondilozy u teplovozostroiteléi, Vrach. Delo. (1977) 126
Sjoflot, L., Suggs, C. W.: Human reactions to whole-body transverse angular vibrations compared to linear vertical vibrations, Ergonomics 16 (1973) 455
Smelsey, So.: Study of Pilots who have made multiple ejections, Aerospace Med. 41 (1970) 563
Smith, A. H., Kelly, C. F.: Biological effects of chronic acceleration, Naval Res. Rev. 19 (1965) 1
Snijders, I. C.: The form of the human spine and some aspects of its mechanical behaviour, Acta Orthop. Belg. 35 (1969) 584
Snidjers, C. J.: The form of the spine related to the human posture, Agressologie 12 Suppl (1972) 5
Snook, S. H.: The effects of age and physique on continuous-work capacity, Human Factors 13 (1971) 467
Snook, St. H., Ciriello, V. M.: Maximum weights and work loads acceptable to female workers, J. Occupat. Med. 16 (1974) 527
Snook, S. H., Irvine, C. H., Bass, S. F.: Maximum weights and work loads acceptable to male industrial workers. A study of lifting lowering, pushing, pulling, carrying and walking tasks, Amer. Industr. Hyg. Ass. J. 31 (1970) 579
Söderström: Die ergonomische Arbeitsentwicklung in der Nahrungsmittelindustrie in Schweden, Berichtsheft über das Kolloquium Mensch-Maschine-Umwelt der BG Nahrungsmittel u. Gaststätten vom 12./13. 6. 1975 in Freiburg, S. 35
Sokolov, V. V., Nartisissov, R. P., Ivanova, L. A.: Analysis of lymphocyte population in cytochemical study of dehydrogenases of α-Glycerophosphate and Succinate in the patients with occupational diseases, Probl. Hämatol. Blutkreisl. 8 (1970) 22
Sollmann, A. H.: Röntgenganzaufnahmen der Wirbelsäule, Münch. med. Wschr. 97 (1955) 1365
Sollmann, A. H.: Sinn und Wert der Röntgenkinematographie der Wirbelsäule, Röntg. Blätter 17 (1964) 156
Somfai, J.: Der Zusammenhang zwischen den Arbeitsbedingungen und degenerativen Veränderungen des Rückgrats, Egészségtudomány, Budapest, 11 (1967) 243
Soule, R. G., Goldman, R. F.: Energieaufwand beim Tragen von Lasten auf dem Kopf, an den Händen oder an den Füßen, J. Applied Physiology, Maryland, USA 27 (1969) 687
Sozialgericht Würzburg: Bronchialkrebs als Berufskrankheit, Urteil vom 13. 4. 66–S 2 AU 242/64
Sozialminister, Hessen: Aktion Jugendarbeitsschutz, Hess. Sozialminister (1974) 1

Speakman, J. D., Bonfili, H. F., Hille, H. K. et al.: Crew Exposure to vibration in the F-4C Aircraft during low-altitude, hight-speed flight, Aerospace med. research lab. Proj. Nr. 7321 (1971)

Spencer, H.: Studies of fluoride and calcium metabolism in patients with osteoporosis, Amer. J. Med. 49 (1970) 814

Spittel, K.: Strahlengefährdung beim Betragen von Uhrenzifferblättern mit promethiumhaltiger Leuchtfarbe, Arbeitsschutz 1 (1974) 10

Springer, E. Rother, B. et al.: Untersuchung zur maßlichen Gestaltung von Sitzarbeitsplätzen, Z. ges. Hyg. Grenzgeb. 19 (1973) 179

Stapleton, J. G.: Pre-employment radiographs of the lumbar spine (letter), J. Can. Assoc. Radiol. 29 (1978) 4

Stapp, J. P.: Human exposure to linear deceleration, AF Tech. rep. 5915 Part I. Wright-Patterson AFB Ohio 1949

Stapp, J. P.: Human exposure to linear deceleration, AF Tech. rep. 5915 Part II. Wright-Patterson AFB, Ohio 1951

Stašek, V., Lokajíček, M., Palecek, L., et al.: Zum Studium des Einflusses der ionisierenden Strahlen auf die wachsende Wirbelsäule, Strahlenther. 126 (1965) 532

Stedtfeld, G.: Traumatische und degenerative Wirbelsäulenschäden im Segelflug, Die Wirbelsäule in Forschung und Praxis, Hippokrates Stuttgart 68 (1976)

Stein, G., Jühe, S., Lange, C. E., et al.: Bandförmige Osteolysen in den Endphalangen des Handskeletts, Fortschr. Röntgenstr. Nuklearmed. 118 (1973) 60

Stein, G., Jühe, S., Lange, C. E., et al.: Skelettveränderungen bei der sogenannten Vinylchlorid-Krankheit, Röntgen-Blätter 26 (1973) 3

Steinfeld, J. L.: Medical examinations for coal miners, J. Occup. Med. 12 (1970) 462

Steinhoff, D.: Zur Beurteilung der kanzerogenen Wirksamkeit eines Stoffes anhand von Tierversuchen, Arbeitsmed., Sozialmed., Präventivmed. 10 (1975) 91

Steininger, K.: Der Mensch in der Maschinenwelt, VDI Nachr. 6 (1976) 23

Steinmann, Waegner: Unfall und Berufsschädigung der Wirbelsäule beim Lastentragen, Schweiz. Med. Wschr. 59 (1929) 73

Stender: angef. nach *Baader* 1954

Stewart, J. D., Williams, D. M. J., McLachlan, M. S. F.: Acro-osteolysis in a polyvinyl chloride worker with an atypical industrial history, J. Soc. occup. Med. 25 (1975) 103

Stöfen, D.: Spielt Blei eine Rolle in der Pathogenese der Wirbelsäulenleiden, Z. Orthop. Grenzgeb. 113 (1975) 59

Stofft, E., Grosam, H.: Sport und Wirbelsäule, Anat. Anz. 137 (1975) 369

Stofft, E., Ribka, A.: Messungen der aktiven Beweglichkeit menschlicher Wirbelsäulen, Verh. Anat. Ges. 69 (1975) 777

Straube, E.: Arbeitsmedizinische Hinweise zur Beurteilung des optimalen Arbeitseinsatzes Jugendlicher in der Landwirtschaft, Ärztl. Jugdkde 67 (1976) 95

Straube, W.: Psychische Korrelationen beim Kreuzschmerz, Therapiewoche 20 (1970) 3049

Strecker, H.: Zur künftigen Gestaltung der Führerräume von Schienenfahrzeugen – Beispiel einer praktischen ergonomischen Aufgabenlösung, Zbl. Arbeitsmed. 26 (1976) 146

Sturges, D. V., Kazarian, L. E., et al.: Vertebral column kinematics, Aerospace med. res. lab. Ohio 45433 (1975)

Süsse, H. J.: Die Häufigkeit der Zervikalchondrose, Akademie-Verlag Berlin (1957) 10

Sullivan, J. D., Farfan, H. F.: The crumpled neural arch., The Orthopedic Clinics of North America 6 (1975) 199

Suntych, F., Suntychova, M.: Knochenveränderungen bei der Caissonkrankheit, Radiol. diagn. 2 (1961) 397

Suzuki, M., Takahashi, M.: Correlation of spondylosis deformans with agricultural labour in a rural district in Japan, Proceedings of the 41th internat. congr. of rural med. Usuda Japan 1969

Swiderski, G., Swiderska, K., Bielecki, M.: Das Spondylogoniometer und seine Anwendung bei der Geschmeidigkeitsmessung der Wirbelsäule, Orthop. Traumatol. 20 (1973) 593

Symanski, H.: Wandel der Berufskrankheiten durch neue Arbeitsstoffe, Dtsch. Med. J. 23 (1972) 658

Szkudlarek, H.: besteht eine Koinzidenz zwischen degenerativen Erkrankungen der Wirbelsäule und körperlicher Belastung der Bergarbeiter, Diss. Münster 1970

Tabershaw, I. R.: The health of the coal miner, J. Occup. Med. 12 (1970) 53

Tabershaw, L. R., Gaffey, W. R.: Mortality study of workers in the manufactur of vinyl chloride and its polymers, J. occup. Med. 16 (1974) 509

Taillard, W.: Die Spondylolisthese, Die Wirbelsäule in Forschung u. Praxis Band 11, Hippokrates Stuttgart 1959

Taillard, W., Lagier, R.: Pseudo-Spondylolisthésis et chondrocalcinose, Rev. Chir. Orthop. 63 (1977) 149

Takagi, S.: Raynard's phenomenon due to use of chain saws and chipping machines, Jap. Circ. J. 32 (1968) 99

Taylor, W., Pearson, J. Kell, R. L., Keighley, C. D.: Vibration syndrome in Forestry Commission chain saw operators, Brit. J. Industr. Med. 28 (1971) 83

Temming, J., Rohmert, W.: Untersuchungen über die körperliche Belastung der Bergleute beim Transportieren und Hantieren schwerer Lasten an unterschiedlich mechanisierten Arbeitsplätzen im Steinkohlenbergbau, Arbeitsmedizin Sozialmedizin Arbeitshygiene 48 (1972) 143

Tenkhoff, N.: Die Akrosteolyse durch Vergiftung mit VC (Venylchlorid), Vortrag 6. Arbeitstagung der auf dem Gebiete der Berufskrankheiten Nr. 25 u. 42 der 7. BKVO tätigen Gutachter ... am 15. 3. 72 im Vortragssaal d. Staatl. Gewerbearztes Bochum

Tepe, H. J.: Häufigkeit osteochondrotischer Röntgenbefunde der Halswirbelsäule bei 400 symptomfreien Erwachsenen, Fortschr. Roentgenstr. (1956) 85

Theissen, W., Wittgens, H.: Medizinische und außermedizinische Ursachen der vorzeitigen Pensionierung von Lokführern, Der ärztliche Dienst DB 34 (1973) 33

Thiess, A. M., Frentzel-Beyme, R.: Aktuelle Einzelbeiträge, Arbeitsmed. Sozialmed. Präventivmed. 10 (1975) 73 u. 183

Thiess, A. M., Versen, P.: Arbeitsmedizinische Gedan-

ken zur sogenannten »Vinylchloriderkrankung«, Arbeitsmed. Sozialmed. Präventivmed. 9 (1974) 146
Thompson, W. A.: Keeping the Patient with low back pain employable, Industr. Med. Surg. 22 (1953) 18
Thomsen, W.: Ist eine Zunahme der Belastungsschäden bei Jugendlichen festzustellen? Dtsch. med. Wschr. 45 (1955) u. 54 (1955)
Thornton, W. E., Hoffler, G. W., Rummel, I. A.: The body height in astronauts, in »Anthropometric changes and fluid shifts«, Meeting of the Aerospace medical association, San Francisco, April 1975
Thürauf, J., Schaller, K. H., Valentin, H.: Umweltgefährdung und Gesundheitsschäden durch Cadmium, Dtsch. Ärztebl. 72 (1975) 1129
Thumb, N.: Computergerechte Dokumentation. In Funktionsprüfungen und Befunddokumentation des Bewegungsapparates, Hrsgb. *G. Josenhans,* Thieme Stuttgart 1978
Thurner, J., Amato, V.: Das Knochengewebe – Allgemeine Gesichtspunkte seiner Anatomie und Physiologie –, Therapiewoche 27 (1977) 19
Thurner, J. u. Bodner, E.: Funktionsmechanische, deformierende Insertionstendopathien im Bereich der Halswirbelsäule, Die Wirbelsäule in Forschung u. Praxis, Hippokrates Stuttgart 26 (1963) 85
Thurner, J. u. Caruso, A. M.: Insertionstendopathien, Zschr. Orthop. 91 (1959) 209
Tichauer, E. R.: Manual handling and lifting J. Industr. Nursing 13 (1961) 289, J. Industr. Nursing (1973)
Tichauer, E. R.: Untersuchung der Biomechanik des manuellen Hebens bei simulierten industriellen Arbeitssituationen, J. safety research USA 3 (1971) 98
Tichauer, E. R., Miller, M., Nathan, I. M.: Lordosimetry: A New Technique for the Measurement of Postural Response to Materials Handling Amer. Industr. Hyg. Assoc. J. 34 (1973) 1
Tietze, B.: Humanisierung der Arbeitswelt Theoretisches Programm und politische Praxis, Arbeit u. Leistung 28 (1974) 309
Tillmann, K.: Funktionsprüfung der Wirbelsäule, in Funktionsprüfungen und Befunddokumentation des Bewegungsapparates, Hrsgb. *G. Josenhans,* Thieme Stuttgart 1978
Titov, A. P., Čerkavski, N. B., Vasilevski, A. J.: Taucher-Trauma, Sud.-med. ekspert. Moskva 12 (1969) 48
Töndury, G.: Entwicklungsgeschichte und Fehlbildungen der Wirbelsäule, Die Wirbelsäule in Forschung u. Praxis, Hippokrates Stuttgart 7 (1958)
Tope, O.: Krankheits- und Unfallursachen durch arbeitsphysiologische Mängel an Fahrzeugen, Int. Arch. Verkehrswes. 24 (1965) 558
Treier, P.: Der Arbeitsstuhl für Körperbehinderte, Arbeitsschutz, Fachteil d. Bundesarbeitsblattes 7 (1975) 241
Troup, J.: Rotation of lumbar spine disorders to heavy normal work and lifting, Lancet 1 (1965) 857
Troup, J. D. G.: Dynamic factors in the analysis of stoop and crouch lifting methods: A methodological approach to the development of safe materials handling standards, Orthop. Clinics North A. 8 (1977) 201
Troup, J. G. D.: The etiology of spondylolysis, Orthop. Clinics of North America 8 (1977) 57

Trueta, J.: Le méchanisme vasculaire de l'ostéoporose, Acta med. belg. Suppl. (1956) 165
Tsuji, H., Tamaki, T.: Studies on the intraosseous blood circulation and the bone marrow pressure in human lumbar vertebrae, Internat. Orthopaediics (SICOT) 2 (1978) 17
Tufvesson, B., Cardell, H., Martelius, E.: Rehabilitation von 240 Rückenpatienten, Läkartidningen 67 (1970) 5394
Turtiainen, K.: Chain saw vibration and vibration measurements, WK-Environ. Hlth 11 (1974) 187
Twynam, G. E.: A case of caissondisease, Brit. med. J. 1 (1888) 190
Tysiachnýi, N. D.: Modifitsirovannye kontrolńo-izmeritelńye ustroístva dlia issledovaniia funktsii poiasnichnogo otdela pozvonochnogo stolba, Gig. Tr. Prof. Zabol (Mai 1976) 48
Udris, J., Barth, H.: Beanspruchungsaspekte der Arbeitsorganisation im Bürobereich, Z. Arbeitswiss. 30 (1976) 87
Übermuth, H.: Bandscheibenschäden als Unfall und Berufskrankheit, Zbl. Chir. 78 (1953) 737
Ueda, H., et al.: Increased renin release evoked by mesencephalic stimulation in the dog, Jap. Heart J. 8 (1967) 498
Ulrich, H.: Zur Arbeitsunfähigkeitsmorbidität des seefahrenden Personals der Hochseehandelsflotte, Verk-Med. 23 (1976) 100
Unander-Scharin: On low-backpain, Acta orthop Scand Suppl 5 (1950) 1
Unger, H.: Funktion und Form der Wirbelsäule am Beispiel von Haltung und Bewegung in der Sicht des Wirbelsäulen-Therapeuten, Zbl. Chir. 85 (1960) 1153
Valentin, H.: angef. n. *Rosegger*
Valentin, H.: Die berufsbedingten Infektionskrankheiten, Arbeitsmed. Sozialmed. Arbeitshyg. 5 (1971) 192
Valentin, H.: Die neue Berufskrankheiten-Verordnung nach modernen systematischen Gesichtspunkten, Arbeitsmedizin, Sozialmedizin, Präventivmedizin 11 (1976) 121
Valentin, H.: Bösartige Erkrankungen und Beruf, Bericht über die 16. Jahrestagung der Deutschen Gesellschaft für Arbeitsmedizin e.V., Köln 1976, Gentner Verlag Stuttgart
Valentin et al.: Arbeitsmedizin, Thieme Stuttgart 1971
Valentin, H., Essing, H.-G.: Wichtige Berufskrankheiten und ihre Verhütung, Fortschr. Med. 95 (1977) 299
Valentin, H., Otto, H.: Kriterien zur Anerkennung bösartiger Neubildungen als Berufskrankheit, Die Berufsgenossenschaft 28 (1976) 151
Valentin, H., Schäcke, G.: Neue arbeitsmedizinische Perspektiven nach der Erweiterung der Europäischen Gemeinschaft 1973, Die Berufsgenossenschaft (1973) 234
VDI-2057: Beurteilung der Einwirkung mechanischer Schwingungen auf den Menschen, VDI-Verlag Düsseldorf (1963)
Veltman, G., Jühe, S., Lange, C. E. et al.: Weitere klinische Befunde und Verlaufskontrollen bei der Vinylchlorid-Krankheit, Arbeitsmed. Probl. des Transport- u. Verkehrswesen Gentner, Stuttgart 1975, S. 241
Vernik, A. J.: Hand-und WS-Erkrankungen im Textilge-

werbe, Gigiena truda i professional'nye zabolevanija 1 (1965) 21

Vernik, I. A. A.: On the problem of the role of occupational factors in the development and clinical manifestations of cervical osteochondrosis, Sovet. Med. 30 (1967) 100

Vernon-Roberts, B., Pirie, C. J.: Degenerative changes in the intervertebral discs of the lumbar spine and their sequelae, Rheumat. Rehabil. 16 (1977) 13

Versen, P.: Berufsgenossenschaftliche Aufgaben und ihre Durchführung auf arbeitsmedizinischem Gebiet, Arbeitsmed. Kolloquium Hauptverband gewerbl. BG München (1973)

Viernstein, K., Hipp, E., Oehler, W.: Der lumbale Bandscheibenvorfall, Z. Orthop. 92 (1959) 11

Vinz, H.: Über Alternsveränderungen der festigkeitsmechanischen Eigenschaften des menschlichen Knochengewebes, Orthop. u. Traumatol. 22 (1975) 525

Viola, P. L.: Pathology of vinyl chloride, Med. Lavoro 61 (1970) 174

Viola, P. L.: La malattia da cloruro di vinile, Società ital. med. lavoro, Pisa, Kongr. 1972

Viola, P. L., et al.: Oncogenic Response of Rat Skin, Lungs and Bones to Vinyl Chloride, Cancer Research 21 (1971) 516

Vogel, J. M., H. Whittle, M. W.: Bone Mineral Measurement, University of California, School of Medicine, Davis, California (persönliche Mitteilung) 1975

Vogt, H. L., Coermann, R. R., Fust, H. D.: Mechanical impedance of the sitting human under sustained acceleration, Aerospace Med. 39 (1968) 675

Volkmann, J.: Bandscheibenschaden als Berufskrankheit, Dtsch. Gesundheitswes. 7 (1952) 1495

Voltz, H.: Berufliche Abnutzungs- und Überlastungsschäden am Bewegungsapparat vom Standpunkt des Werkarztes, Verh. Dtsch. Ges. Arbeitsschutz 6 (1960) 248 u. Schriftenreihe des Zentralverbandes der Ärzte für Naturheilverfahren 8 (1962) 84

Vorobyev, Ye. J.: Medical support and principal results of examination of Soyuz-9 spaceship crew, Space Biology and Medicine, 4 (1970) Nr. 6, Moscow Meditsina Publishing House, 1970

Vose, G. P.: Review of roentgenographic bone demineralization studies of the Gemini Space Flight, Amer. J. Roentgenol. 121 (1974) 1–4

Vulcan, A. P., King, A. I., Nakamura, G. S.: Effects of bending on the vertebral column during EGZ acceleration, Aerospace Med. 41 (1970) 294

Vykukal, H.: Dynamic response of the human body to vibration when combined with various magnitudes of linear acceleration, Aerospace Med. (1968)

Wackenheim, A.: Roentgendiagnosis of the craniovertebral region, Springer Berlin 1974

Wackenheim, A., Capesius, P.: Fortschritte auf dem Gebiet der Röntgendiagnostik der Halswirbelsäule, Radiologe 15 (1975) 311

Wärnfeldt, A.: Rede vor einer Studiengruppe der deutschen Berufsgenossenschaften am 7. 7. 1976 in Stockholm, (persönliche Mitteilung)

Wagenhäuser, F. J.: Die Klinik der Haltungsstörungen und des M. Scheuermann, Zschr. Präv. Med. 14 (1969) 157

Wagenhäuser, F. J.: Die Rheumamorbidität, Huber Bern 1969

Wagner, R.: Der bewegliche Sitz, Automobiltechn. Zschr. 60 (1958) 251

Wagner, R.: 10 Jahre Jugendarbeitsschutzuntersuchungen, Erfahrungen und Zielsetzung, Fortschr. d. Med. 89 (1971) 1239

Wagner, R.: Neuordnung des Jugendarbeitsschutzgesetzes, Fortschr. Med. 92 (1974) 493

Wagner, R.: Gesetzlicher Arbeitsschutz – Aktueller Sachbestand, Arbeitsmed. Sozialmed. Präventivmed. 10 (1975) 204

Wagner, R.: Untersuchungen nach dem Jugendarbeitsschutzgesetz Erkenntnisse und Erfahrungen, Deutscher Kongreß für ärztl. Fortbildung (1976)

Wagner, R.: Gesundheitliche Betreuung, Arbeitsschutz, Fachbeilage d. Bundesarbeitsblattes 5 (1976) 151

Wagner, R.: Die Arbeitsmedizin in der Bundesrepublik Deutschland zweckmäßig konzipiert und ausgebaut, Die Berufsgenossenschaft, 29 (1977) 536

Wagner, R., Hasse, H.: Die Untersuchungen nach dem Jugendarbeitsschutzgesetz Chance oder Erschwernis für behinderte Jugendliche, Arbeitsmed. Sozialmed. Präventivmed. 9 (1974) 93

Wagner, R., Wolff, H. F.: Durch berufliche Tätigkeit im Ausland erworbene Infektionskrankheiten, Arbeitsschutz 11 (1970) 314

Wagner, R., Zerlett, G.: Die Berufskrankheiten nach der 7. Berufskrankheitenverordnung, Kohlhammer, Köln 1968

Waldeck, D.: Der Arbeitsplatz »Büro«, Die Berufsgenossenschaft 26 (1974) 447

Walder, D. N.: Adaptation to decompression sickness in caisson work, Biometeorology II. Pergamon Press 350 (1966)

Warbanow, J., Wassilewa, M.: Spezifische und nichtspezifische Veränderungen bei einem Vibrationsstreß, Z. ges. Hyg. 23 (1977) 20

Waris, W.: Lumbar disc herniation, Acta chir. Scand. Suppl 140 (1948)

Warnecke, H. J.: Arbeitserleichterungen durch Roboter und andere automatisierte Arbeitseinrichtungen, REFA-Nachrichten 28 (1975) 209

Warren, S.: The Nagasaki survivors as seen in 1947, Milit. Surgeon 102 (1948) 98

Warren, S.: Forensic pathologic criteria for radiation death, J. Forensic Sciences, 16 (19717 137

Wartenweiler, J., Jokl, E., Hebbelinck, M.: Biomechanics, Karger-Basel 1968

Watermann, F.: Arbeitsmedizin und Arbeitssicherheit aus berufsgenossenschaftlicher Sicht, Die Berufsgenossenschaft 26 (1974) 509

Watermann, F.: Berufsgenossenschaftliche Aspekte der Durchführung des Gesetzes über Betriebsärzte, Sicherheitsingenieure und andere Fachkräfte für Arbeitssicherheit, Arb. med. Kolloquium d. Hauptverb. d. Gewerbl. Berufsgenossenschaften 1974, Schriftenreihe d. Hauptverb. d. Gewerbl. BGen Bonn

Watermann, F.: Rehabilitation im Rahmen der gesetzlichen Unfallversicherung unter Berücksichtigung der sozialen und beruflichen Rückgliederung, Orthopäde 6 (1977) 92

Weatherley, C. R., Gregg, P. J., Walder, D. N., Rannie, J.: Aseptic necrosis of bone in a compressed air worker, J. Bone Joint Surg. 59-B (1977) 80

Weber, H.: Die Folgen der Arbeitsbelastung beim Transport für die Binde- und Stützgewebe einschließlich der Muskulatur, Arbeitsschutz, Wirtschaftsverlag Nordwest Wilhelmshaven 8 (1975) 313

Weichhardt, H.: Die Anpassung des Arbeitsplatzes an den Menschen aus arbeitshygienischer Sicht, Arbeitsmedizin, Sozialmed. Arbeitshygiene (1966) 11

Weickert, H.: Beurteilung der Leistungsfähigkeit bei Unfallfolgen und bei Erkrankungen des Halte- und Bewegungsap. Z. Ärztl. Fortb. (Jena) 70 (1976) 434

Weights, M. Work L.: Acceptable to male industrial workers, Amer. Industr. Hyg. Assoc. J. 31 (1970) 579

Weil, M. P. et al.: Rhumatisme et charges sociales, Rev. rhum. 1953, März

Weinmann, W.: Gesundheitsgefährdung durch Vinylchlorid, Sicher ist sicher, Z. Arbeitsschutz 25 (1974) 373

Weiser, J.: Towards tractor safety and comfort test, Arch. Belg med. soc. 28 (1970) 117

Weishaupt, S.: Dosimeter zur Ermittlung der Vibrationsbelastung, Zschr. für die gesamte Hygiene und ihre Grenzgebiete 21 (1975) 617

Weiss, A., Weiss, B.: Karzinogenese durch Lost-Exposition beim Menschen, ein wichtiger Hinweis für die Alkylantien-Therapie, Dtsch. med. Wschr. 100 (1975) 919

Wells, C. H., Bond, T. P., Guest, M. m., et al.: Rheologic impairment of the microcirculation during decompression sickness, Microvasc. Res. 3 (1971) 162

Weltman, G., Christianson, R. A., Egstrom, G. H.: Effects of environment and experience on underwater work performance, Human Factors 12 (1970) 587

Wely van, P.: Konstruktion und Krankheit, Applied Ergonomics Guildford 1 (1970) 262

Wendeborn, J. O.: Beitrag zur Verbesserung des Fahrkomforts auf Ackerschleppern, Fortschr. Ber. VDI-Zeitschr. 14 (1968) 8

Wendeborn, J. O., Hoffmann, H.: Mechanische Schwingungen an landwirtschaftlichen Fahrzeugen, insbesondere Ackerschleppern, Hefte Unfallheilk. 87 (1966) 220

Wendland, M.-E., Wolff, H. F.: Die Berufskrankheitenverordnung (BeKV), Erich Schmidt Verlag, Bielefeld 1977

Werner, A., Bourquin, P., Zumkelier, R.: Hernies disquales et corps de police, Rev. méd Suisse 79 (1959) 771

Werthemann, Rintelen: Spondylitis ankylopoetica, Z. Neurol. 142 (1932) 200

Weston, W. J.: Clay Shoveller's disease in adolescents (*Schmitt*s disease), Brit. J. Radiol 30 (1957) 378

Wezel, M.: Ein Beitrag zum Problem der Berufskrankheiten der Zahnärzte, Inaug. Dissertation Tübingen 1966

Whincup, M.: Back injuris and legal remedies, Occup. Health (Lond) 23 (1971) 120

White, A. W.: Low back pain in men receiving workmen's compensation, A follow-up study, Canad. Med. Ass. J., 101 (1969) 61

White, F. E.: The total environment of mining, Occupational Health Rev. 20 (1968) 21

Whitwell, F., Newhouse, M. L., Bennett, D. R.: A study of the histological cell types of lung cancer in workers suffering from asbestosis in the United Kingdom, Brit. J. industr. Med. 31 (1974) 298

Wickstroem, G.: Effect of work on degenerativ back disease / A review, Scand. J. Work Environ Health 4 Suppl. 1 (1978) 1

Wickstroem, G.: Symptoms and signs of degenerativ back disease in concrete workers, Scand. J. Work Environ Health 4 Suppl. 1 (1978) 54

Wieg, P.: Subjektive Einschätzung der Lärm- und Schwingungsexpositionen auf Hochseeschiffen, Verk.-Med. 23 (1976) 481

Wieg, P., Grüner, A.: Auswirkungen von Schwingungen auf die Besatzungen von Seeschiffen, Seewirtschaft 9 (1977) 84

Wieg, P., Grüner, A.: Einflußfaktoren auf die subjektive Einschätzung von Lärm- und Schwingungsexpositionen, Verkehrsmedizin 24 (1977) 275

Wieser, G.: Menschengerechte Arbeitsgestaltung, Fortschrittl. Betriebsführung u. Industrial Engineering 25 (1976) 119

Wigglesworth, E. C.: Ergonomics, Injury prevention's second generation technique, Occup. Safety and Health 3 (1973) 18 Teil I, Occup. Safety and Health 3 (1973) 21 Teil II

Wilson, R. H., McCormick, M. S., Tatum, C. E., et al.: Occupational Acroosteolysis, J. amer. med. assoc. 201 (1967) 577

Witt, E.: Höchstzulässige Traglasten für Frauen und Jugendliche, Zbl. Arbeitsmed. Arbeitsschutz 17 (1967) 10

Wittersätter, K.: Rehabilitation in Frankreich – im Vergleich zur Bundesrepublik Deutschland, Rehabilitation 16 (1977) 113

Wittgens, H.: Arbeitshygiene der Fahrzeugführer, XIV. Int. Kongr. Arbeitsmed. Madrid 1964

Wohlberedt, F.: Welche Aufwendungen für Renten entstehen der Bergbau-Berufsgenossenschaft durch einen Arbeitsunfall und eine Berufskrankheit, Kompaß Z. Sozialvers. Bergbau 83 (1973) 320

Wohlberedt, F., Drexel, G., Schmidtlein, G.: Berufserkrankungen, Die Dokumentation des Berufskrankheitengeschehens, Die Berufsgenossenschaft 27 (1975) 103

Wohlberedt, F.: Das Berufskrankheiten-Geschehen im Bergbau während der zurückliegenden 25 Jahre, Kompass, Z. Sozialvers. Bergbau 11 (1975) 374

Woitowitz, H. J.: Berufliche Lungenerkrankungen, Münch. med. Wschr. 116 (1974) 131

Woitowitz, H. J.: Arbeitsmedizin heute, Die Berufsgenossenschaft (1975) 423

Woitowitz, H.-J.: Berufsgenossenschaftliche Vorsorgeuntersuchungen bei asbeststaubgefährdeten Arbeitnehmern: Arbeitsmedizinische Erfahrungen, Die Berufsgenossenschaft 26 (1976) 453

Wolff, F.: Zoonosen als Berufskrankheit (BK) in der DDR, Z. ges. Hyg. 22 (1976) 94

Worth, G.: Staublungenerkrankungen, Arbeitsmed. Sozialmed., Präventivmed. 10 (1975) 42 u. 63

Worth, G.: Der chronisch Kranke am Arbeitsplatz, Arbeitsmed. Sozialmed. Präventivmed. 3 (1975) 63

Wotzka, G., Grandjean, E., Burandt, U. et al.: Untersuchungen zur Entwicklung eines Hörsaalsitzes, Zschr. f. Präventivmed. 14 (1969) 193

Wright, G. L., Pottala, E., Wasserman, D. E., Dukes-Dubos, F. N.: Manual lifting and related fields, Labour Safety Council of Ontario, Ontario Ministry of Labour 1972

Wünsche, O., Scheele, A.: Untersuchungen über Skelettveränderungen bei Albinoratten nach Überdruckexposition, Deutsche Luft- und Raumfahrt DLR-FB 71-29 (1971)

Wünsche, O., Scheele, G.: Kritische Dekompression aus Überdruck, Bundesanstalt für Arbeitsschutz und Unfallforschung Dortmund Forschungsbericht 7 (1973)

Wünsche, O., Scheele, G.: Knochencysten bei Albinoratten nach Dekompression aus Überdruck, Arch. orthop. Unfallchir. 77 (1973) 7

Wünsche, O., Scheele, G.: Röntgenologische Skelettuntersuchungen bei Druckluftarbeitern, Forschungsbericht Land Westfalen Nr. 2351 (1973)

Wünsche, O., Scheele, G.: Druckfallkrankheit des Fliegers, Tauchers und Druckluftarbeiters, Sanitätsdienstliches 1 (1974) 6, Information Dr. A. Wolff Bielefeld

Wünsche, O., Scheele, G.: Röntgen- Reihenuntersuchungen an Druckluftarbeitern zur Feststellung von Skelettveränderungen als Folge der Überdruckexposition, Bundesanstalt für Arbeitsschutz u. Unfallforschung, Dortmund Forschungsbericht 125 (1974)

Wünsche, O., Scheele, G.: Röntgen-Reihenuntersuchungen an Druckluftarbeitern zur Feststellung von Skelettveränderungen als Folge der Überdruckexposition, Wirtschaftsverlag Bremerhaven (1976)

Wünsche, O., Scheele, G.: Frühformen von Skelettveränderungen nach Überdruckexposition im Tierexperiment und Röntgenkontrollen bei Druckluftarbeitern, Zbl. Arbeitsmed. Arbeitsschutz u. Prophylaxe 26 (1976) 108

Wünsche, O., Scheele, G.: Entwicklung und Manifestation von Knochenveränderungen nach Überdruckexposition, Wirtschaftsverlag Bremerhaven (1976)

Wünsche, O., Scheele, G.: Kritische Dekompression aus Überdruck – Skelettuntersuchungen an Albinoratten, Wirtschaftsverlag Bremerhaven (1976)

Wünsche, O., Scheele, G.: Spätschäden durch Unterdruck-Druckfall, Ärztl. Praxis 28 (1976) 2034

Wurm, H.: Zur pathologischen Anatomie der entzündlichen WS-versteifung, Z. Rheumaforsch. 14 (1955) 337

Yoshida, G., Goto, M., Nagira, T. et al. Studies on low back pain among workers in small scale construction companie, Jap. J. industr. Health 14 (1972) 195

Yumashev, G. S., Furman, M. E.: Osteochondrosis of the spine, Mir Publishers Moscow 1976

Zaitseva, M.: The influence of working conditions on the development and course of rheumatism, Vop. Reum. 4 (1970) 59

Zettel, H.: Über Sportschäden am Stütz- und Bewegungsapparat, Mschr. Unfallheilk. 63 (1960) 448

Zichner, L., Willert, H.-G., Enderle, A.: Wie wirkt Fluor am Skelett? Orthopädische Praxis 12 (1976) 46

Zimmer-Vorhaus: Beanspruchung des Menschen bei verschiedenen landwirtschaftlichen Arbeiten mit Schlepper- und Pferdezugkraft, Dis. Stuttgart-Hohenheim (1955)

Zimmermann, G.: Gesundheitliche Schädigungen bei Traktorfahrern unter besonderer Berücksichtigung der Wirbelsäule, Vortrag auf dem SV. Intern. Kongreß für Arbeitsmedizin, Wien (1966)

Zimmermann, K. G., Adolphsen, P., Lenz, H. et al.: Alkaptonurie und Ochronose, Dtsch. med. Wschr. 97 (1972) 242

Zimmermann, L., Zimmermann, S.: Fitsein erhöht die Leistungsfähigkeit und Arbeitssicherheit, Die Berufsgenossenschaft 27 (1975) 253

Zohlen, E.: Initialtrauma des Bandscheibenschadens »Verheben«, Chirurg 25 (1954) 105

Zukschwerdt, L., Emminger, E., Biedermann, F., et al.: Wirbelgelenk und Bandscheibe, Hippokrates Stuttgart 1960

Verzeichnis der erwähnten Berufe

Abnehmerinnen 143
Ärzte
 – Chirurgen 140, 146
 – Psychoanalytiker 145
 – Tier- 230
 – Zahn- 139, 146, 147
Agrotechniker 122
Anlagenarbeiter 164
Angestellte 93, 94, 161
  s. a. Bankangestellte, Büroangestellte, Industrieangestellte, Molkereiangestellte, Postangestellte
Aquanaut 203
Arbeiter
 – Anlagen- 164
 – Asbest- 243
 – Autoreparatur- 178
 – Bau- 122, 164, 310
 – Berg-, Bergbau- 90, 93, 94, 127, 145, 147, 156, 158, 159, 160, 161, 162, 290, 311, 318, 321, 325
 – Beton- 94, 164, 166
 – Blech- 94, 164
 – Caisson- 202, 293
 – Dock- 91, 237
 – Druckluft- 293, 294
 – Elektro- 149
 – Erzbergbau- 94
 – Fabrik- 159, 161, 310
 – Fischfang- 94
 – Fließband- 140, 143
 – Forst- 94, 133, 151, 168, 183
 – Garten- 168
 – Gießerei- 122, 152, 163
 – Hafenumschlag- 174
 – Heb- u. Trage- 272
 – Holz- 164
 – Hüttenwerks- 94, 311
 – Kälte- 250
 – Kokerei- 152
 – Kraftfahrzeug- 122
 – Lade- 140, 286
 – Land- 154, 161, 168
 – Leichtindustrie- 94, 97, 98, 153, 323
 – Metall- 94, 153
 – Montage- 142
 – Montanindustrie- 250
 – Nickel- 244
 – Preßluft- 326
 – Produktions- 93, 261
 – Rohr- 164
 – Schiffswerft- 163
 – Schleifmaschinen- 140
 – Schwerindustrie- 91, 94, 98
 – Speditions- 173
 – Stahlindustrie- 273
 – Straßen- 90, 94, 167, 223
 – Tabak- 234
 – Transport- 153, 171, 174
 – Tiefbau- 122, 164, 165, 286
 – Untertage- 158
 – Uranbergwerk- 242
 – Webereimaschinen- 140
Arbeitsfahrzeug-Fahrer 104
Arbeitsmaschinenführer 163
Asbestarbeiter 243
Astronaut 43, 208, 209, 210, 211, 212, 241, 295
Autobus-Fahrer 145, 188
Autobuspersonal 188
Autoelektriker 122
Autoindustriearbeiter 127

Bäcker 122
Bankangestellte 94, 98, 145, 172
Bauarbeiter siehe Arbeiter, Bau-
Baulehrling 91
Baumaschinenführer 260
Beamte 160
Bergarbeiter siehe Arbeiter, Berg-
Bergbauarbeiter siehe Arbeiter, Berg-
Bergleute siehe Arbeiter, Berg-
Bergmann siehe Arbeiter, Berg-
Bergwerksarbeiter siehe Arbeiter, Berg-
Betonarbeiter 94, 164, 166
Bierfahrer 305
Bierfaßabträger 305
Bildhauer 140
Blecharbeiter 94, 164
Bleiarbeiter 224
Bohrer, Erdöltief- 200
Buchungsmaschinenpersonal 140, 143
Büglerin 147
Bündler 164
Büroangestellte 93, 140, 143, 145, 158, 261

Caissonarbeiter 202, 293
Chirurg 140, 146
Cockpit-Personal 191
Computerpersonal 143

Dachdecker 122
Designer 140, 143
Dichter 263
Diesellokomotivführer 115
Dockarbeiter 91, 237
Drahtzieher 152
Dreher 122
Druckluftarbeiter 293, 294

Elektriker 94, 164
 – Auto- 122
Elektroarbeiter 149
Elektromonteur 178

Elektrolokomotivenführer 115
Erdbewegungsmaschinenführer 260
Erdöltiefbohrer 200
Erzbergbauarbeiter 94

Fabrikarbeiter 159, 161, 310
Facher 163
Fahrer
– Arbeitsfahrzeuge 104
– Arbeitsmaschinen, schwere 104
– Autobus- 145, 188
– Bier- 305
– Gabelstapler- 277
– Kraft- 94, 140
– Lastkraftwagen- 277
– Lieferwagen- 174
– Personenkraftwagen- 277
– Schlepper- 76, 194–198, 277
– Taxi- 188
– Traktor-, Trecker- 90, 151, 199
Fahrzeugführer 186
Farmer 145
Feinmechaniker 143, 148
Feinschleifer 143, 148
Feuerwehrmann 216
Filmprüferinnen 143
Filmspulerinnen 143
Fischer, Hochsee 175
Fischfangarbeiter 94
Fischfangflotte, Besatzung 190
Fleischträger 171, 172, 173, 302
Fliesenleger 122
Fließbandarbeiter 140, 143
Flugsportler 203
Flugzeugbesatzung 205
Flugzeugführer s. Pilot
Former 122
Forstarbeiter 94, 133, 151, 168, 183
Fräser 122
Friseur 122, 140, 147, 179
Führer
– Arbeitsmaschinen- 163
– Baumaschinen- 260
– Diesellokomotive- 115
– Elektrolokomotive- 115
– Erdbewegungsmaschinen- 260
– Fahrzeug- 186
– Kran- 149
– Landmaschinen- 90
– Lokomotiv- 187
– Traktor- 90
– Turmkran- 200
– Winden- 152
Fußpfleger 145

Garagenwärter 223
Gartenarbeiter 168
Geiger 144
Gießereiarbeiter 122, 152, 163
Glas- und Gebäudereiniger 122
Glasschneider 183
Gleisbauer 149, 168
Gußputzer 182

Hafenumschlagarbeiter 174
Handrichter 184
Handwerker 158, 310
Hausfrau 155, 175, 177
Hebearbeiter 272
 s. a. Lastenträger, Tragearbeiter
Hochbauarbeiter 164, 168
Hochseefischer 175
Holzarbeiter 164
Hüttenwerksarbeiter 94, 311

Industrie-Angestellte 79
Industriearbeiter s. a. Arbeiter
– Leichtindustrie 94, 97, 98, 153, 323
– Metallindustrie 94, 153
– Montanindustrie 250
– Schwerindustrie 91, 94, 98
– Stahlindustrie 273
Installateur 94, 122

Kapitän, Schiffs- 94
Kartenlocher 143
Kassierer 148
Kaufmann 160
Kellner 122, 178
Kesselschmied 182
Klempner 94, 178
Koch 179
Kohlentrimmer 156
Kokereiarbeiter 152
Kosmonaut s. Astronaut
Kraftfahrer 94, 140
Kraftfahrzeugmechaniker 140
Kranführer 149
Krankenpfleger 178
Krankenpflegepersonal 94, 97, 98
Krankenschwester 145, 178

Lackierer 122
Ladearbeiter 140, 286
Landarbeiter 154, 161, 168
Landwirt 94, 151, 230
– jugendlicher 86, 91
Lastenträger 90, 171, 175, 286
 s. a. Fleischträger, Schwellenträger, Schwerlastträger
Lehrlinge 24, 107, 296
– Bau- 91
– Schiffsbau- 76, 86
Leichtarbeiter 94, 97, 98, 153, 323
Lieferwagenfahrer 174
Lochkartdokumentisten 140
Lokomotiv-Führer 187
Lokomotiv-Heizer 99, 104, 187
Luftfahrtpersonal 116

Maler 94, 122, 164
Martinsofenschmelzer 152
Maschinenmechaniker 152
Matrose 94, 122, 175
Maurer 94, 122, 164, 166
Mechaniker 178

- Fein- 143, 148
- Kraftfahrzeug- 140
- Maschinen- 152
Meißler 182
Melker 230
Metallarbeiter 94, 153
Militärpilot 117
   s. a. Pilot
Möbelpacker 286
Molkereiangestellte 230
Montagearbeiter 142
Montanindustriearbeiter 250
Monteur 122
Musiker 140
- Geiger 144
- Orchester- 143, 144, 148, 149

Näherin 142, 143
Nickelarbeiter 244

Orchestermusiker 143, 144, 148, 149

Personal
- Buchungsmaschinen- 140, 143
- Cockpit- 191
- Computer- 143
- Luftfahrt- 116
- Rechnungsmaschinen- 143
- Verkaufs- 147
Philosophen 263
Phonotypistin 143
Pilot 76, 107, 117, 118, 140, 191, 207
- Test- 208
Polizist 94, 98
Postangestellte 94, 97, 98, 145
Preßluftarbeiter 326
Produktionsarbeiter 93, 261
Psychoanalytiker 145
Purser 191
Putzer 168

Raumfahrer s. Astronaut
Rechnungsmaschinenpersonal 143
Reiniger, Glas- und Gebäude- 122
Reiseführer 188
Reißbrettzeichner 148
Rohrarbeiter 164
Rüster 168

Sanitärinstallateur 178
Sattler 122
Schaffner 187, 188
Schienenleger 167
Schiffsbaulehrlinge 76, 86
Schiffskapitän 94
Schiffswerftarbeiter 163
Schleifer, Fein- 143, 148
Schleifmaschinenarbeiter 140
Schlepper 128
Schlepperfahrer 76, 194–198, 277
Schlosser 122, 261
Schmelzer, Martinsofen- 152

Schmied 122
Schneider 140
Schriftsetzer 140
Schriftsteller 263
Schußspulerin 148
Schweißer 122, 178
Schwellenträger 174, 187
Schwerarbeiter 91, 94, 98
   s. a. Arbeiter 94, 97, 151, 152, 153, 155, 185, 305, 323, 326
Schwerindustrie-Arbeiter 91, 94, 98
Schwerlastträger 91, 147, 172
Schwester, Kranken- 145, 178
Seemann 110
Segelflieger 76, 268
Sekretärin 140
   s. a. Angestellte
Soldaten 201
Speditionsarbeiter 173
Spulenabnehmer 148
Stahlindustriearbeiter 273
Stauer 91
   s. a. Lastenträger
Steinmetz 140
Stenotypistin 141
   s. a. Angestellte
Steuermann 94
Stewardess 191
Straßenarbeiter 90, 94, 167, 223
Strickerin 143
Student 161

Tabakarbeiter 234
Taucher 203
Taxifahrer 189
Testpilot 208
   s. a. Pilot
Tiefbauarbeiter 122, 164, 165, 286
Tierarzt 230
Tischler 122, 261
Teppichknüpferin 143
Tragearbeiter 272
   s. a. Hebearbeiter, Lastenträger
Traktorfahrer 90, 151, 199
Transportarbeiter 153, 171, 174
Treckerfahrer 193, 199
Tunnelarbeiter 202, 203
Turmkranführer 200

Uhrmacher 140, 143
Untertagearbeiter 158

Verkaufspersonal 147
Verkehrspolizist 223
Vulkaniseur 122

Wäscherin 147
Wagenschieber 152
Waldarbeiter 94
   s. a. Arbeiter, Forst-
Walzmaschinenarbeiter 152

Webereimaschinenarbeiter 140
Weberin 143, 148
Wegearbeiter 164
Weltraumfahrer
  siehe Astronaut
Wicklerin 148

Windenführer 152
Winzer 244

Zahnarzt 139, 146, 147
Zeichner 140, 143, 148
Zimmermann 168

Sachregister

Abbaumaschinen, mechanisierte 162
Abkühlung mit körperlicher Belastung 201
Absentismus 91, 92, 96, 107, 256, 260
Achsenorgan s. Wirbelsäule
Ackerschlepper 194
Adoleszentenkyphose 20, 24, 26, 46, 49, 54, 73, 74, 75, 76, 86, 97, 110, 111, 195, 199, 288, 296, 325
– Häufigkeit 296
– ausgeprägte 197
– Bandscheibenvorfall 38
– Entwicklung 25
– funktionelle Behandlung 77
– Schweregrad 76
– Spätzustände 173
– Verschlimmerungsmöglichkeit 76
Ärzte, Betriebs- 103, 110
– Fach- 107
– Sport- 76
– Werk- 107
Akroosteoalgie 249, 303
Akroosteolysis 153, 220, 226
Akroosteopathie 226, 303, 315
– der Wirbelbogenfortsätze 304
Akrostealgie s. Akroosteoalgie
Aktinomykosen 229, 234
Akzelerogramm, Sitzhaltung 267, 269
Alkalichromate 226
Alkaptonurie 46, 240, 323
Alkylsulfat 243
Allradgefederte Schlepper 135
Alternsvorgänge 17
– der Zwischenwirbelscheiben 110
Alterskrankheiten 139
Alterskyphose 26, 44, 296, 297
Altersosteoporose 43
Altersrücken 90
Aluminiumlunge 244
Amine 226, 242
Anamnese, Arbeits- s. Arbeitsanamnese
Angeborene Wirbelsäulenveränderungen 17
Anilin 242
Ankylosis 69
Anlernberufe 78
Anschnallgurt 82
Anthropometrische Messungen 275
Anthropozoonosen 230
Anulus fibrosus 32, 182
Aortographie 227
Arbeit, Bundesanstalt für 105
– Dunkel- 143
– Eingliederung in die 280
– und Erholung 254
– Fernbleiben 91, 92, 96, 107, 256, 260
– im Haushalt 53, 175, 176, 177, 265
– individuelle 128

– schwere körperliche 102, 107, 110, 132, 149, 151, 258, 331
– Sitz- 110, 140, 144, 148, 177, 254, 264, 279, 294
– Sitz-Steh-Wechsel 282
– statische Muskel- 151, 262
– Wiedereingliederung 50, 67, 83, 242, 253, 280
Arbeiter, siehe Berufeverzeichnis
Arbeiterrücken 90, 151, 193
Arbeitsablauf, angepaßte Gestaltung 253
Arbeitsanalyse 127, 148
Arbeitsanamnese 50, 53, 97, 221, 226, 228, 258, 290
Arbeitsausfallzeiten, wirbelsäulebedingte 91, 92, 96, 107, 256, 260, 261
Arbeitsbefreiung, Häufigkeit 90, 91, 94, 165
Arbeitsbelastungen, Umverteilung 254
Arbeitsfahrzeuge, landwirtschaftliche 259
– motorisierte, schwere 134, 149, 193
– vibrierende 132
Arbeitsförderungsgesetz 282
Arbeitsgeräte, handgeführte 133
– schwingende 133
Arbeitsgestaltung, anthropometrische Grundlagen 255
– körpergerechte 148, 253
Arbeitshaltung, belastende 182, 240, 281
– ungünstige 325
Arbeitsmaschinen, schüttelnde 194
Arbeitsmedizin 51, 58, 80, 97, 107, 111, 140, 193, 220, 227, 245, 255, 256, 305, 324, 331, 332
Arbeitsmedizinische Beurteilung 102
– Grundsätze 107, 201, 220, 221, 222, 224, 242, 244, 250, 257
Arbeitspausen 135, 260
Arbeitsplatz, Anpassung 50, 74, 256
– für Behinderte 268
– biomechanische Gestaltung 256
– Büro- 110, 264, 266, 267
– entlastende Gestaltung 142
– Erdbewegmaschinen 76, 134, 199, 259
– Ergonomie 146, 254
– Frauen- 266
– Haushalt 53, 175, 177, 265
– Hitze- 202
– individuelle Auswahl 217, 255
– Kälte- 201
– Mechanisierung 257
– menschengerecht 104, 255
– Meßdaten 275
– simulierter 128, 134, 149, 194, 254
– Sitz- 264
– Steh- 262, 264
– Umsetzung 81, 242, 304, 333
– Vibrationseinflüsse 78, 99, 107, 110, 133, 149, 185, 191, 240, 249
– Wiedereingliederung 50, 67, 83, 242, 253, 280
– wirbelsäulegerecht 111, 257, 284, 331, 332
– Zuweisung 79, 89, 109, 130

Arbeitsplatzcharakteristik 129, 255, 316, 318
Arbeitsplatzmaße, Sitzplatzgestaltung 265, 267, 281, 332
Arbeitsplatznormen, technische 277
Arbeitsplatzwahl 80, 253
Arbeitsplatzwechsel 88, 103, 106, 110
– innerbetrieblicher 122
Arbeitsrücken, funktionelle Bewertung 130
Arbeitsschutz, Verbesserung 103
Arbeitssicherheit, Ergonomie 265
Arbeitssicherheitsgesetz 257
Arbeitsstättenrichtlinie 266
Arbeitsstättenverordnung 257
Arbeitsstunden, Begrenzung 99
Arbeitstechnik, Biomechanik 193
Arbeitstechnologie 256
Arbeitstischhöhe 265
Arbeitsunfähigkeit, langdauernde 73, 92, 111, 279
Arbeitsunfähigkeitszeiten 67, 97, 143, 154, 256, 260, 283
– in einzelnen Berufen 93
Arbeitsunlust, Ursache 279
Arbeitsvorgeschichte, siehe Arbeitsanamnese
Arbeitsweise, stereotype 140
Arbeitswelt, Humanisierung 253
Arbeitswelt, moderne Wandlungen 168
Arm-Nacken-Schulter-Muskeln 265
Armneuralgie 143
Arsen 226, 242
Arteria vertebralis 40, 186
Arthritis articulationis arcus vertebrae 231
– Illiosakral- 226
– Siliko- 237, 248
– Spondyl- 226
Arthrose in Falschgelenken 41
– Iliosakral- 302
– der Kopfgelenke 89, 302
– Osteo- 292
– Pseud- 288
– Unkovertebral- 29, 89, 186, 302, 321
– Wirbelbogengelenk- 39, 51, 70, 73, 81, 88, 157, 158, 185, 186, 189, 258, 278, 293, 300, 301
Arthrosis barotraumatica 204
– deformans 301, 312
Articulatio sacroiliaca 41
Arylsulfate 243
Asbeststaublunge 238, 243
Aspergillose, Wirbelsäule 235
Astronauten 210, 211, 258, 324
– Größenzunahme 212, 241
– Stoffwechselvorgänge 209
– Wirbelsäulefunktion 214
Astronautenosteoporose 210, 295
Atlas, Okzipitalisation 17
Atmosphärendruck, niedriger 203
Atombombengeschädigte, Langzeituntersuchung 215
Auffahrunfall 82
Ausgleichssport 139, 260
Außendruck, herabgesetzter 202
Ausstrahlschmerzen, spondylogene 67, 72
Australien, Eignungsuntersuchungen 105
Autoimmunvorgänge, Zwischenwirbelscheibe 34
Autobus, Ganzkörperschwingungen 188

Automobilindustrie 90, 127
Autositz 267

Baastrup-Krankheit 28, 41, 81, 153, 162, 174, 249, 305
Bakterien 229
Ballett 117
Bambusstab-Wirbelsäule 223, 246
Bandscheibe, s. a. Zwischenwirbelscheibe
– Ausbuchtung 24, 37
– biochemische Eigenschaft 132
– biochemisches Gesamtbild 213
– Diffusionsernährung 110, 131, 207, 211, 299, 325
– Druckbelastung 141
– Ermüdung 174
– Höhenverminderung 87, 199
– Höhenzunahme 212
– Punktion 228
– Wirbelkörper-Grenze, s. Wirbelkörper-Bandscheibe-Grenze
Bandscheibebelastungsdiagramm 270
Bandscheibedruck, Durchschnittswerte 264
– nichtnormalisierter 264
Bandscheibeerkrankung 109
Bandscheibeflüssigkeit, Biochemie 131
– Diffusionsfluß 264
Bandscheibegefüge, Lockerung 82, 83
Bandscheibegewebe, Autoimmunisierung 36
– Diffusionsweg 138
– Flüssigkeitsdruck 324
– Verschleiß 249
– Zerrüttung 240, 320
Bandscheibehypoplasie 199
Bandscheibeleiden und Beruf 309
– Folgezustände 279
Bandscheibeoperation 74
Bandscheibeprolaps 322
Bandscheiberaum, Elastizitätsverlust 37
– Höhenverminderung 34, 62, 71, 107, 111, 155
Bandscheiberückwand, Vorwölbung 37, 193
Bandscheibeschaden 36, 321
– Berufsbezogenheit 312, 329
– Klassifizierung 113
– Problematik 312
– röntgenografisch nachweisbar 94
– schmerzauslösend 67, 145
– Schwingeinwirkung 321
– zervikaler 159
Bandscheibesequester 37
Bandscheibespalte, seitlich 39
Bandscheibestoffwechsel 321
Bandscheibeveränderungen, isolierte 73
Bandscheibeverschleiß 34, 46, 49, 70, 319
– alternsabhängig 72, 283
– Schwerarbeit 152
Bandscheibeversprödung 171
Bandscheibevorfall 37, 51, 70, 73, 91, 117, 120, 152, 153, 189, 245, 249, 302, 322, 323
– Bergarbeiter 311
– berufliche Einflüsse 38, 323
– Berufsvergleiche 145
– Entstehung 153
– isolierter 74
– Operation 47, 227

– schräger 288
– Sonderform 37
Bandscheibevorwölbung 322
Bandscheibezermürbung 34, 70, 240, 315, 319, 321
Bandwürmer 233
Bang, Morbus 230
Basiläre Impression 119
Bauarbeiter 91, 93, 151
– Reihenuntersuchung 165
Bauberufsgenossenschaft 257
Bauindustrie 77, 109, 283
– schwedische 256
Baulehrling 91
Baumaschinen, motorisierte 76, 199
Baunebengewerbe 282
Bauwirtschaft 93, 94, 117, 127
– Berufszweige 167
Bechterew-Krankheit 26, 46, 66, 115, 117, 215, 222, 226, 233, 245, 247, 248, 249
Befund, Einstellungs- 106
Befunddaten, Verschlüsselung 104
Begutachtung, Röntgenbildunterlagen 63
– Sitzeinwirkung 268
Behandlung, krankengymnastische 297
Behandlungsmaßnahmen 333
Behinderte, Arbeitsplätze für 268
Belastbarkeit der Wirbelsäule 17, 62, 73
– – – endogene Schwächung 65
– – – Störung 89
Belastungen der Wirbelsäule, arbeitsbedingt 151
Belastungsdiagramm, Bandscheibe- 270
Belastungsdruck, diffusionsbehindernd 131
– Messungen 273
Belastungsgrenzwert 331
Belastungsmangel 139
Benzol 44, 226
Bergarbeiter 156
– Bandscheibevorfall 311
– Osteophytose 240
Bergbau 90, 107, 117, 127, 193, 282
– Eisenerz 152
Bergflachslunge 244
Bergleute, Arbeitsunfähigkeit 93
– Untertagebetrieb 91
Bergmannsrücken 90, 151, 162, 193, 281
Bergmannswirbelsäule 156
Beruf, Anlern- 78
– Anpassung an 50
– Gehen im 53, 255, 256, 262
– Heben und Tragen 178, 271, 272
– Lehr- 78
– Sitz- 110, 140, 144, 148, 177, 254, 264, 279, 294
– Sitz-Steh- 148, 285
– Steh- 147, 179, 262
– Teilzeitarbeit 176
– wirbelsäulegefährdend 97, 106, 253, 259
Berufsabbruch, vorzeitiger 65, 67, 73, 81, 83, 95, 97, 98, 106, 111, 129, 188, 282, 310, 331, 333
Berufsberatung 51
Berufsbilder 168, 255, 316
Berufseinwirkung, Klima 130
Berufsförderungsmaßnahmen 96, 111, 257
Berufsförderungswerk 96, 97, 106, 281

Berufsgenossenschaft, Bau- und Tiefbau- 257
– Chemische Industrie 226
– Gesundheitsdienst und Wohlfahrtspflege 147
– landwirtschaftliche 259, 266
– Süddeutsche Eisen- und Stahl- 105
– Verwaltungs- 265, 277
Berufsgenossenschaften 103, 106, 122, 147, 220, 255, 257
– Hauptverband der gewerblichen 106, 219, 255, 280
Berufsgenossenschaftliche arbeitsmedizinische Grundsätze 107, 201, 220, 221, 222, 224, 242, 244, 250, 257
Berufskrankheit 81, 85, 131, 142, 143, 162, 187, 230, 233, 248, 269, 285, 286, 292, 300
– Anerkennung einer 65, 131, 147, 219, 231, 235, 287, 288, 299, 304, 306, 311, 312, 327
– chemische Industrie 221, 241
– Harmonisierung der Rechtsvorschriften 220
– Insertionstendopathie 153, 304, 305
– Osteoporose 294
– Panoramawechsel 253
– Problematik 75, 131, 132, 292, 300, 303, 309, 329
– Radiologen 215
– Vinylchlorid-Krankheit 226
– Voraussetzung für 236, 306
– Zwischenwirbelscheibeschäden als- 320, 328
Berufskrankheiten-Listen s. Berufskrankheiten-Verordnung
Berufskrankheitenverordnung 11, 219, 220, 225, 229, 242, 254, 259, 286, 299, 307, 310, 327
Berufskrankheitenverordnung, Kommentar 103, 233
Berufsrisiko Wirbelsäule 107
Berufsunfähigkeitsrenten 98
Berufsuntauglichkeit, Seedienst 109
Berufsverzeichnis, Erzbergbau 152, 156
– spezifiziertes 130
Berufsvorgeschichte 50, 97, 221, 226, 228, 258, 290
Berufswechsel 47, 78, 97, 99, 185, 253
Beryllium 224
Beryllium-Rachitis 225
Beschleunigung, bogenförmig 190
– kurzfristig 240
– Vertikal- 136
Beschleunigungseinflüsse 206, 221, 294
Beschwerden, Halswirbelsäule 261
– Hexenschuß- 73, 92, 93
– vertebragene 91, 261
Betonmischfahrzeuge 199
Betriebsärzte 103, 110
Betriebsärztegesetz 102, 104
Betriebssport 261
Betriebstransport, innerer 174
Betriebsverfassungsgesetz 257
Bettruhe, langzeitige, krankheitsbedingte 139
– Osteoporose 294
Beurteilung, arbeitsmedizinische 102
Bewegungsablauf, stereotyper 151
– Zeitlupenaufnahme 62
Bewegungsarmut 125, 129, 139, 331
Bewegungseinheit, intervertebrale 68
Bewegungskrankheit
  s. auch Kinetosen 186
Bewegungsmangel 139, 143, 145, 185, 216, 285, 323, 331
Bewegungsmangelkrankheiten 139

Bewegungsraum, segmentaler 68
Bewegungssegment 33, 39, 40, 67, 68, 140, 141, 302, 309, 331
- Belastbarkeit bei Veränderungen 67
- Beweglichkeitsstörungen 55
- Biomechanik 34, 158
- Blockierung 69
- Funktionen 67
- Funktionsstörung 51
- Immobilitas 32
- instabiles 69
- Lockerung 33, 69, 72, 77, 88, 145, 240, 248, 316, 319
- Schädigungen 68, 77, 88
- Veränderungen 67
- Versteifung 49
- Vibrationseinflüsse 327
Bewegungsspiel, intervertebrales 68
Binnenschiffahrt 116, 122
Blastomykose, nordamerikanische 234
- südamerikanische 234
Blei 44, 123, 223
Bleianfälligkeit, Zwischenwirbelscheibe 224
Bleichromat 243
Bleivergiftung, berufsbedingte 223
- Osteoporose 224
- Osteosklerose 224
Blockierung des Bewegungssegmentes 69
- Wirbel- 71, 89
Blockwirbel 20, 29, 70, 119
- angeboren 20
Brachialgien 310
Brucellosen 229, 230
Brustkorb, Deformierung 220
Buckel, Lehrlings- 296
Büroarbeitsplatz 110, 264, 265, 266, 267
Bürokrankheit 143, 145
Büromöbelindustrie 263
Büroschreibtisch, höhenverstellbar 265
Bundesanstalt für Arbeit 105
Bundespost 122
Bundessozialhilfegesetz 280

Cadmium 44, 123, 225, 243
Caissonarbeiter 203
Canalis vertebralis, Einengung 40
Caplan-Colinet-Petry-Syndrom 238, 248
Cervico-brachiales Syndrom 312
Cestoden 233
Chemische Gifte 221
Chemische Industrie 117, 241
- - Berufsgenossenschaft 226
Chiropraktik, manuelle 67
Chirurgenbuckel 146
Chondrodystrophia fetalis 46
Chondrosis disci 21, 33, 34, 49, 68, 69, 72, 77, 81, 88, 111, 145, 162, 164, 201, 245, 249, 293, 302, 303, 315, 317, 319, 323, 325, 328
- - endogen gesteuert 303
Chorda dorsalis, Veränderungen 19, 20, 37
Chrom 226
Chromate 243
Chronisch-entzündliche Erkrankungen der Wirbelsäule 46

Coalitio vertebrae 20
Coccidioidomykose, Wirbelsäule 234
Coracoiditis 303
Corpus librum 71
Cryptococcose, Wirbelsäule 235
Cysticercose, Wirbelsäule 234

Dauerarbeitseinflüsse vibrierender Maschinen 297
Dauerarbeitsplatz, Rehabilitation 280
Dauerbelastung, berufliche 130, 255
- dynamische 295
- mechanische 130, 309
- rhythmische 290
- statisch-berufliche 131
Dauerdruck und Vibrationseinwirkung 292
- auf Zwischenwirbelscheiben 262
Dauereinwirkung 320
- berufliche 68
- mechanische 44, 85, 99, 125, 131, 285, 332
Dauerhaltung 139
- berufsbedingt 103
Dauerinvalidität 47, 280
Dauerleistung, meßbare Veränderung 130
Dauerleistungsgrenze 73, 127, 168, 199
Dauersitzarbeit 262
Dauertrauma 132
DDR, Eignungsuntersuchung 105
Deckplattenbruch, Heilung 288
Deckplatteneindellung 187
Diabetes 32, 239
- kindlicher 44
Diarthrosis interspinosa 41
Diffusionsernährung, Bandscheiben 110, 131, 207, 211, 299, 325
Diphtherie 229
Diskographie 61, 227, 228
Diskometrie 61, 264
Diskopathie, Halswirbelsäule 154
- Lenden-Kreuzbein-Übergang 167
- Röntgenzeichen 154, 155, 161
Diskussequester 71
Dissectio processus spinosi sive transversi 288
Dockarbeiter, Rückenschaden 91
Dokumentation, Berufskrankheiten 220
- Eignungsuntersuchung 103
- Kleinbild 61, 258
- Röntgenbild 61
- Wirbelsäulebefunde 58, 107, 111, 217
Dornfortsatz, Kontaktsyndrom 41
Dornfortsatzabtrennung 182, 216
Dornfortsatzfuge 22
Dornfortsatzspalte 23
Dornfortsatzspitze, Abtrennung 286
Dosimeter, Vibrationsmessung 259
Drehgleiten 26, 31, 80
Druck, atmosphärischer 202, 205
Druckänderung, Luftfahrt 205
- Umgebungs- 130
Druckeinwirkung, raumfahrtbedingte 204
Druckfalleinflüsse 204, 292, 332
Druckfallkrankheit 202, 245, 292
- Gelenkveränderungen 249
- pathomorphologische Veränderungen 204

- pathophysiologische Vorgänge 204
- Wirbelosteosklerose 293

Druckfallschaden an Wirbelknochen 292
Druckluft, Arbeiten in - 203
Drucklufthammer 286, 325
Druckluftschaden 258, 306
Druckluftwerkzeug 134, 181, 326
- Arbeit mit - 298, 299
- handbedientes 162

Druckmessung, intradiskale 273, 279
Dunkelarbeit 143
Dysbarismus 204
Dysostose, enchondrale 24, 46
Dysostosis cleidocranialis 46

Eburnisatio 45
Echinokokkus 229, 233
Eignungsprüfung, berufliche 56, 186
Eignungsuntersuchung, s. a. Einstellungsuntersuchung 53, 97, 99, 102, 104, 106, 107, 109, 110, 111, 146, 147, 165, 203, 254, 256, 290, 296
Einarbeitungsberufe 78
Eingliederung, Hilfe für berufliche 280
- Jugendlicher, berufliche 282

Einstellungsbefunde 106
Einstellungsbeurteilung der Wirbelsäule 188
Einstellungsuntersuchung 51, 62, 63, 72, 76, 79, 80, 81, 86, 101, 106, 114, 146, 162, 217, 253, 256, 280, 284, 331, 332
- normiertes Prüfverfahren 259
- wehrdienstliche 55

Eisen- u. Stahl-Berufsgenossenschaft 105
Eisenbahn, Vibrationen 186, 187
Eisenerzbergbau 152
Eisenhüttenindustrie 102
Eisenindustrie 193
Elastizitätsmodul 41
Elektrizitätswerk 109
Elektrokardiogramm 54
Elektromyogramm 142, 193, 269, 276
Elektromyographie 54, 57, 125
Elfenbeinwirbel 45, 231
Elkameter 55
Energieumsatz 125
Entlastung, Dauerhaltung 194
Epicondylitis 303, 306
Epicondylitis humeri 305
Erbkonstitutionelle Systemerkrankungen 45
Erdbaumaschinen 135
Erdbeben 216
Erdbewegungsmaschinen 76, 134, 199, 259
Erdöltiefbohrungen 200
Ergometrie 125
Ergonomie 147, 168, 253, 254, 265, 332
Erkrankung, Staublungen- 236
Erkrankungsrisiko 17
Ernährungseinflüsse auf die Wirbelsäule 238
Erschütterungen s. Vibrationen
Erwerbsfähigkeit, Minderung 67, 82, 161
Erwerbsunfähigkeit 97, 98
Erysipel 229, 231
Erysipeloid 229
Erzbergbau 113, 152

Europäische Gemeinschaft, Berufskrankheitenliste 11, 219, 220, 225, 229, 242, 254, 259, 286, 299, 307, 310, 327

Fachärzte 107
Fahrerhaus, Schwingungen 187
Fahrkrankheit 186
s. auch Kinetosen
Fahrzeug, Betonmisch- 199
- motorgetrieben 132
- Schienen- 134
- schwingungsgedämpft 134
- Vibrationen 134, 259

Fahrzeugführer 122
Falschgelenk-Arthrose 41, 303
Fanconi-Syndrom 225
Faserring, Festigkeit 193
Febris recurrens 232
Fehlbildungen der Wirbelbogenreihe 21
- der Wirbelkörper-Bandscheiben-Reihe 19, 88

Feuerwehr, WS-Beschwerden 216
Fibrosis disci 70
Fischerei, Hochsee- 94, 151, 175, 316
Fischwirbel 42, 214
Fischwirbelkrankheit 43
Fleckfieber 229, 235
Fleischträger, Arbeitshaltung 173
Flüssigkeitsaustausch, Wirbelkörper und Bandscheibe 267
Flugmedizin 208
Flugsport 203
Flugtauglichkeit 82
Flugzeug, Hochleistungs- 76, 267
- Kampf- 267
- Verkehrs- 191
- Vibrationen 134, 186

Fluor 123, 221
- Überangebot 221

Fluoridtherapie 42
Fluorose 45, 89, 222, 258
Fluorose-Industrie 222
Foramen arcuale 208
- transversarium 40

Forestier, Morbus 239, 240
Forschung, arbeitsmedizinische 128
- biomechanische 133, 138, 181, 309
- epidemiologische 329
- experimentelle 194, 329
- Vibrations- 254, 320
- Wirbelsäule- 236, 331

Forstarbeiter 94, 168, 183
Forstwirtschaft 133
Fotogrammetrie 54
Frambösie 231
Frankreich, Berufseignungsuntersuchung 105
Frauenarbeitsplatz 266
Freizeitgestaltung 256, 264, 269, 332
Frühinvalidisierung 65, 72, 75, 97, 98, 102, 111, 129, 185, 281, 310
Frühpensionierung 188
Funktionelle Röntgenaufnahme 33, 59, 319
- Wirbelsäule-Betrachtung 53

Funktions-Myelographie 61
Funktionsstühle, einstellbare 143

Gabelstapler, Vibrationen 188
Ganzaufnahme, Wirbelsäule 58
Ganzkörperschwingungen 113, 133, 134, 135, 149, 167, 168, 175, 185, 188, 190, 191, 297, 298, 299, 300, 324, 326, 332
- Grenzwerte 194
- horizontal 185
- Osteoporose 300
- vertikal 185
Ganzkörpervibrationen 240, 306, 327
  s. a. Ganzkörperschwingungen
Gartenarbeiter 168
Gefährdungskatalog 101, 111
Gefügestörungen, nicht definierte 65
Gehen im Beruf 53, 255, 256, 262
Gelenk, Falsch- 303
- Haken- 302
- Halb- 39
- Halbmond 302
- Iliosakral- 246, 247, 302
- Kopf- 39, 81, 299, 302
- Kreuzbein-Darmbein- 41, 89, 226, 301
- Unkovertebral- 39, 40, 300, 302, 320
- Wirbelbogen- 68, 140, 246, 299, 300, 301, 302
Gelenkarthrose 39
Gelenkblockierung 302
Gelenkfortsätze, Asymmetrie 115
Gelenkknorpel, Degeneration 141
- Traumatisierung 167
Gelenkveränderungen, Wirbel- 300
Gemische, Schwingungs- 133
Geschwülste, berufsbedingte bösartige 241
Gesetz, Arbeitsförderungs- 282
- Arbeitssicherheits- 257
- Betriebsärzte- 102, 103, 104
- Betriebsverfassungs- 257
- Bundessozialhilfe- 280
- Jugendarbeitsschutz- 51, 55, 56, 101, 102, 216, 224, 253
- Rentenreform- 282
Gesetzliche Grundlagen der Vorsorgeuntersuchungen 102
Gestoden 229
Gesundheitsdienst 105
- Berufsgenossenschaft 147
Gesundheitsgefälle für die Wirbelsäule 99
Gesundheitsgefahr 103
Gesundheitsvorsorge 123
Gesundheitswesen, staatlich gelenkt 105
Gewebe, bradytrophes 146
Gewebeschädigung, arbeitsspezifische 285
Gewebsflüssigkeit in Zwischenwirbelscheiben 258
Gibbus 78
Gicht 32, 239
Gilchrist, Morbus 234
Gleiten, Dreh- 26, 31, 80
Gleitwirbel 29, 30, 131
Glycinium 224
Granulom, eosinophiles 216
Grenze, Bandscheibe-Wirbelkörper- 328

- Dauerleistungs- 73
- Kopf-Halswirbelsäule- 17
- Wirbelkörper-Bandscheibe- 24, 35, 207, 293, 301, 332
Grenzlasttabellen 282
Grenzstrangblockade, lumbale 227
Grundlage, arbeitsmedizinische 128
- biomechanische 53, 125, 331
Grundlagenforschung, wissenschaftliche 320, 333
Grundsätze, berufsgenossenschaftliche arbeitsmedizinische 107, 201, 220, 221, 222, 224, 242, 244, 250, 257
Güntz-Zeichen 29
Gußputzereien 181
Gutachtenergebnis 81
Gymnastik, individuell angepaßte 280
- wirbelsäuleentlastende 333
Gymnastikpausen 256, 260, 262, 265

Hafenumschlagarbeiter, Wirbelsäuleveränderung 174
Hakengelenk 302
Halbgelenk 39
Halbgelenk Zwischenwirbelscheibe 67, 300
Halbmondgelenk 302
Halogenkohlenwasserstoffe 226
Halsrippe 17
Halswirbeldornfortsatz 325
Halswirbelsäule, Abnutzungserscheinung 142
- und Armgelenke 182
- Bewegungsstörung 302
- Brustwirbelsäule-Übergang 183, 286
- Dauerbelastung 172
- Diskopathie 154
- Druckluftwerkzeuge 181
- Erschütterung 325
- Fehlhaltungen 143
- Kinetosen 186, 188
- Kippbelastung 320
- Lues 232
- Osteochondrose 186
- Ruhighaltung 143
- Schleuderverletzung 82
- Sitzarbeit 141, 142
- Spondylosis 207
- störanfällig 142
- Verschleißschäden 105, 142, 148, 182
- Vibrationen 182
Halswirbelsäulesyndrom 143, 154, 155, 175
Haltungsschäden, Erwachsenenalter 159, 278
- Jugendlicher 277
Haltungsskoliose, berufliche 178, 193
Haltungsstörungen, leichte 194
Haltungsverfall der Frau 177
Hand-Arm-Schulter-System 325
- - - - Schwingungen 183
Handelsflotte, Hochsee- 190
Handelsschiffahrt 94
Handwerkzeuge, mechanisierte 151
- motorgetriebene 183, 193
- vibrierende 181
Hauptverband der gewerbl. Berufsgenossenschaften 106, 219, 255, 280
Hausfrauenarbeit 53, 175, 265
- Pendelsitz 177
- Rückenbeschwerden 176

Hautkarzinome 244
Heben 53
– Druckbelastung 270
– falsches 270, 271
– aus gebückter Stellung 271
– Grenzlastwerte 274
– Jugendliche 273
– richtiges 270, 271
– Schulung 178
– wirbelsäuleschädigend 261
– wirbelsäuleschonend 271
Hebetechnik 270
Hemispondylus dorsalis 21
Hettinger-Test 58
Heubner-Herter-Krankheit 239
Hexenschuß 73, 92, 93
Hiatus sacralis, Traktorfahren 194, 195
Histoplasmose, Wirbelherde 234
Hitzearbeitsplätze 202
Hoch- und Tiefbau 105
Hochbauarbeiter 164
Hochleistungsflugzeuge 76, 267
Hochleistungs-Segelflugzeuge 268
Hochleistungssport 258, 286
Hochleistungssportler, Spondylolysen 290
Hochleistungstraining, sportliches 301
Hochseefischerei 94, 151, 175, 190, 316
Hochseehandelsflotte 190
Hohlrücken 77
Hüttenindustrie 113
Humanisierung der Arbeit 254
Hungerosteopathie 44
Hyalinknorpelplatte 39, 291
Hydroxylapatitgehalt, Wirbelkörper 43
Hypermobilitas intervertebralis 69, 70

Iatrogenosen 228
Iliosakralarthritis 226
Iliosakralarthrose 302
Iliosakralgelenke 246, 247, 302
Immobilitas intervertebralis 69, 70, 89
– non permanens 71
Impftuberkulose 230
Impression, basiläre 119
Impuls, mechanischer 69
– Zusatz- 69, 201
Inaktivitätsosteoporose 43, 139
Incarceratio intercorporalis 71
– intervertebralis 69
– intraarticularis 71
– intradiscalis 71
Index discalis 156
Industrie, Bau- 77, 109, 283
– Büromöbel- 263
– Eisen- 193
– Eisenhütten- 102
– Schiffbau- 109
– Schwer- 101, 118, 145, 151, 162, 282
– Sitzmöbel 265
– Stahl- 152
Industriearbeiter 98
Infektion, Berufserkrankung 236
– iatrogene 227

– Tetanus- 233
Infektionserreger 227
Initialschaden 213, 309, 332
Initialtrauma 320, 324
Insertionsosteotendopathie 141, 303, 304
Insertionstendopathie 153, 304, 305
Instabilitas intervertebralis 30, 32, 69, 70, 75, 79, 89, 96, 322
Insufficientia intervertebralis 68, 70, 71, 72, 73, 75, 89, 91, 113, 193, 302, 331, 332
– – latens 69, 81, 201, 332
– vertebrae 68
Insuffizienz, Rücken- 110
Invalidisierung 74, 102, 111, 129
– Dauer- 280
– Früh- 65, 72, 75, 96, 98, 102, 111, 129, 185, 260, 281, 283, 310
– wegen Rheumatismus 283
Invalidität 240
– Begutachtung 162
Invaliditätsansprüche 256
Ischialgie 70, 73, 91, 93, 97, 261, 310
– Häufigkeit 145
Ischias, Lokomotivführer 187
Isthmus interarticularis 289
Itai-Itai-Krankheit 225
Italien, Eignungsuntersuchungen 105

Jugendarbeitsschutzgesetz 51, 55, 57, 101, 102, 216, 224, 253

Kadmium 44, 123, 225, 243
Kältearbeitsplätze 201
Kaiserstuhlkrankheit 244
Kalziumverminderung, alternsbedingt 42
Kampfflugzeuge, Beschleunigung und Vibrationen 267
Kantenabtrennung, Wirbel- 119
Karzinom, Wirbelsäule- 215
Katapultstart 206, 267
Keilwirbel 20, 25, 115, 119, 216
Kesselschmied 181
Kinematographie, Röntgen- 194
Kinetosen 186, 188, 189, 190
Kissing spine 41
Klassifikation, Staublungen 236
Kleinbilddokumentation von Röntgenbildern 61, 63, 258
Klimatische Berufseinwirkung 130
Klippel-Feil-Syndrom 23
Kneifzangenmechanismus 29, 31, 70, 73
Knochen-Gelenk-System, Vibrationseinflüsse 300
Knochen-Knorpel-Grenze, Kapillargebiete 204
Knochenbrüchigkeit, angeborene 46
Knochendichte, Veränderungen 294
Knochendystrophie, Sudeck- 294, 295
Knochengerüst, Aufbau 66
– Belastbarkeit bei Veränderungen 66
– Infektionen 66
– Störungen 89
Knochenkrankheit, Marmor- 46, 215, 222, 231, 258
Knochenstörung, alternsbedingt 51
Knochenzackenkrankheit 31, 88, 314, 316
Knorpelplatte, Hyalin- 39

Knoten, Schmorl- 17, 20, 24, 37, 46, 74, 87, 88, 115, 167, 187, 323
Körperhaltung, lässige 24
– Wechsel 260
Körperlänge, Verminderung 265
Körperliche Untersuchung der WS 58
Körpermaße, anthropometrische 267
Kontorsionisten 227
Kopf-Halswirbelsäule-Grenze 17
– – Übergang 248
Kopfgelenke 39, 81, 299, 302
– Arthrose 89, 302
Kosmonautenwirbelsäule 210
Kraftfahrzeug 186
Kraftverkehr 117
Kraftwagen, Kranken- 189
– Last- 134, 188, 259
– Personen- 134, 188
Kraftwagensitz 267
Krankengymnastik, aufbauende 50
Krankenkraftwagen 189
Krankentransportpersonal, Rückenbeschwerden 272
Krankheit, s. a. Morbus
– Baastrup- 28, 41, 81, 153, 162, 174, 249, 305
– Bechterew- 26, 46, 66, 115, 117, 215, 222, 226, 233, 245, 247, 248
Krankheit, Berufs- 81, 85, 131, 142, 143, 162, 187, 230, 233, 248, 269, 285, 286, 292, 300
– Bewegungs- 186
– Bewegungsmangel- 139
– Büro- 143, 145
– Druckfall- 202, 245, 292
– entzündlich-rheumatische 250
– Fahr- 186
– Fischwirbel- 43
– Heubner-Herter- 239
– Itai-Itai- 225
– Kaiserstuhl- 244
– Knochenzacken- 31, 88, 314, 317
– Kümmell-Verneuil- 174
– Lendenbandscheibe- 91
– Marmorknochen- 46, 215, 222, 231, 258
– Parasiten- 235
– Pilz- 229, 235
– Raynaud- 110, 226
– rheumatische s. Rheumatismus
– Scheuermann- 24, 25, 51, 75, 76, 86, 106, 109, 114, 115, 118, 120, 195, 273, 282
– Schipper- 131, 182, 216, 286, 306
– Schneeberger Lungen- 242
– Schreib- 142, 143
– See- 190
– spondylogene 70, 72, 73
– Staublunge- 236
– Vibrations- s. Vibrationen
– Vinylchlorid (VC)- 225
Krankheiten, Alters- 139
– außereuropäische 235
– Verschleiß- 49
Krankheitsbilder, spondylogene 331
Krankheitserscheinungen, spondylogene 98
Krankheitshäufigkeit durch Wirbelsäuleschäden 91
Krankheitspotential 111

– exogene Belastung 197
– Verschleißfaktor 159
Krankheitsrisiko 72, 77
Krankheitswert 17
Krebsleiden, berufsbedingt 241
Kreuzbein-Darmbein-Gelenk 41, 81, 226, 301
– – – Arthrose 40, 89
Kreuzschmerzen 73, 90, 91, 99, 149, 152, 176
– Krankenschwester 178
– statistische Übersicht 90
Kümmell-Verneuil-Krankheit 174
Kyphometer 55
Kyphose 24, 51, 77, 91, 97, 111, 115, 116, 273
– Adoleszenten- 20, 24, 38, 46, 49, 54, 76, 86, 97, 110, 111, 173, 199, 288, 296, 325
– Alters- 26, 44, 296, 297
– angeborene 19, 24
– Aufrichtungoperation 47
– Dauerdruck 141
– Gruppeneinteilung 113
– Häufigkeit 87
– knickartig 44
– Lehrlings- 296
– osteoporotische 44, 45
– rundbogige 78
– Schüler- 24
– Total- 54
– unfallbedingt 86
Kyphoskoliose 26, 51, 54

Laboruntersuchungen 54
Labourer's spine 151
Landarbeiter 168
Landmaschinenführer 90
Landwirt, Röntgenkontrolle 91
Landwirtschaft 117, 122
Landwirtschaftliche Berufsgenossenschaft 259, 266
Langzeituntersuchung 151
Lastenheben 90, 115
Lastenträger 90, 171
– Achillesferse 174
Lastentragen 115
Lastgewicht, höchstzulässiges 171
Lastkraftwagen, Vibrationen 134, 188, 259
Lastwagensitze, Verbesserung 259
Lebersarkom, Wirbelsäulemetastasen 243
Lehrberufe 78
Lehrlingsbuckel 296
Lehrlingskyphose 296
Leichtindustrie 145
Leistungsfähigkeit nach Operation 73
Leistungsschwäche 69, 72, 73, 81, 201
– ruhende 332
Leistungssport 53
Leistungsvorgeschichte 50, 53
Lenden-Kreuz-Gegend-Belastung 301
Lenden-Kreuz-Schmerzen 94, 98, 144, 202, 249
Lenden-Kreuzbein-Grenze, Übergangswirbel 89
Lenden-Stützkorsett 260
Lendenbandscheibe, Druckerhöhung 322
– Druckverhältnisse 271
– Gefährdungsmöglichkeit 273
Lendenbandscheiben-Krankheit 91

Lendenlordose, knickartige 54
Lendenrippe 18
Lendenstütze, Anpassung 267
Lendenwirbelsäule, Belastung 269
– Bewegungssegmente 163
– Druckverhältnisse 268
– Druckverteilung 177
– Hohlkrümmung 265
– Kreuzbein-Abschnitt 81, 187
– – Übergang 27, 79, 113, 156, 270, 271, 303
– mechanische Beanspruchung 159
– Röntgenaufnahme 107
– Rückwärtsverschiebung 91
– Schmerzsyndrom 94, 145, 154, 155, 176
Lendenwirbelsäulestörungen 107
Lendenwirbelsäuleverschleiß 110
Lepra 231, 235
Leptospiren 229
Leukämie 227
– strahlenbedingte 215
Leukome 227
Lieferwagen 134
Ligamentum interspinosum 41
Listeriose 229, 232
Lockerung im Bewegungssegment 240, 248, 316, 319
– – – Versteifungsoperation 227
Lokomotivheizer, Lendenwirbelsäule 187
Lordose 28, 116, 174
– Ausgleichs- 28
– Geradehaltung 28
– Streckung 28
Lordosimetrie 55
Lost-Kampfstoff 226, 227
Lues 229, 231
Luftfahrt 186
– Druckänderungen 205
Lumbago 69, 93, 97, 202, 310
– Erkrankungshäufigkeit 158, 159
Lumbalgie 93, 187, 261
Lumbalisation 18, 89, 115
Lumbalpunktion 227
Lumboischialgie 202
– kältebedingt 201
– -Syndrom 153
Lumbosakralregion, Schmerzen 90
Lumbosakralstörungen, Arbeitsausfallkosten 96
Lungenkarzinom, Wirbelsäulebeteiligung 242, 243, 244
Lungenkrankheit, Schneeberger 242
Lungenröntgenbild, Kodierung 237
Luxemburg, Eignungsuntersuchungen 105

Mähdrescher 194
Magenbeschwerden, Fahrgeschwindigkeit 199
Malaria 229, 233, 235
Malazische Osteopathien 44
Malleus 229
Maltafieber 230
Manipulationsbehandlung 71
Marmorknochenkrankheit 46, 215, 222, 231, 258
Marmorwirbel 45
Maschine-Hand-Arm-System 162, 183
Maschine-Mensch-Einheit 254
Maschinen, Bau- 76

– Erdbau- 135
– Erdbewegungs- 76, 199
– ortsfeste 200
– Polier- 183
– Schleif- 183
– Schuhindustrie 183
– vibrierende 133, 183, 193, 258
Masern 229
Matrosen, Zwischenwirbelscheibeschäden 176
Mechanische Dauereinwirkung auf die Wirbelsäule 44, 85, 99, 125, 131, 285, 332
Medizin, Arbeits- 107, 111, 140, 220, 227, 245, 255, 256, 305, 324, 331, 332
– Flug- 208
– manuelle 67
– Präventiv- 49, 140, 280
– Raumfahrt- 208, 209, 211, 240
– Sozial- 140
– Sport- 290
Meningozele 23
Menisci, Wirbelbogengelenke 68, 71
Menopause 177
Mensch-Arbeitsplatz 254
Mensch-Maschine-System 128, 149
Mesotheliom, Wirbelsäule 238
Messungen, somatographische 275
Metastasen, Wirbelsäule- 140, 223, 226, 238, 241, 242, 243
Milkman-Syndrom 225
Mikrofraktur, Schmerzursache 132
– subchondrale 131, 132
– Wirbelkörper-Bandscheibe-Übergang 291
Mikrotrauma 132, 207
Minderung der Erwerbsfähigkeit 67, 82, 161
Minor's spine 151
Mongolismus, Wirbelsäule- 46
Monila psilosis 239
Morbus, s. a. Krankheit 81
– Baastrup 162
– Bang 230
– Bechterew 26, 46, 66, 115, 117, 222, 226, 233, 245, 247, 248
– Forestier 239, 240
– Gilchrist 234
– Paget 45, 115
– Reiter 248
– Scheuermann s. Scheuermannkrankheit
– Schmitt 287
Muskel, Arm-Nacken-Schulter- 265
Muskeln, Stoffaustausch 263
Muskelarbeit, dynamische 151
Muskelkorsett der Wirbelsäule- 102, 260, 297, 327
Muskelkraft 57
Muskelleistung, statische 151, 262
Muskelrheumatismus 156
Muskulatur, Bedeutung 53
– Leistungsschwäche 57
– wirbelsäulestützende 256
Musterungsuntersuchung 107
Myelographie 61
Myelome 227
Myelomherde, Wirbelsäule 227
Myelomeningozele 21

Myelopathie, chronische 70
Myeloszintigraphie 61
Mykosen 229
Myogramm 273

Nachgehende Untersuchungen auf Vergiftungsfolgen 123
Nachsorgeuntersuchung 293
Nachuntersuchung 103, 258, 293, 331, 332
– arbeitsmedizinisch 312
Nacken-Schulter-Arm-Schmerz 70, 142, 202
– – – -Syndrome 185
Nackenschmerz 69, 146
– Sitzberufe 145
Nearthrose, interspinale 305, 314
Neoarthrose 78
Neoarticulatio interspinosa 41
Nervenwurzel, segmentale 68
– spinale 70
Neuralgie, thorakale 149
Neurofibromatosis 46
Nickel 244
Nocardia asteroides 234
Nocardiose, Wirbelsäule 234
Nodulus intraspongiosus Schmorl 35, 37, 74, 88
Nomenclatura columnae vertebralis 17, 36, 85, 104, 152, 157, 220, 301
Nomenklatur 17, 85, 104, 158, 244, 249, 285, 288, 296, 298, 310, 328
– der EG 220
Notdienste 216
Noxen, exogene 17
Nucleus pulposus 288
– – Vorfall 310
Nukleographie 35, 61
Nulldurchgangswinkelmesser 55

Ochronose 46, 240, 323
Okzipitalisation des Atlas 17
Okzipitalwirbel 17
Oleo-Goniometer 55
Omnibusse 134, 135, 186
Operation, Bandscheibe- 74
– urologische 227
– versteifende 67, 227
– Wirbelsäule- 47, 51, 66, 83, 227, 278, 280
Orchestermusiker, Wirbelsäuleschäden 143
Oscillogramm 54
Ossificatio disci 70
– ligamentorum 70
Osteoarthralgien 204
Osteoarthropathien 206
Osteoarthrosen 292
Osteoarthrosis proc. spin. 41
Osteochondrose 32, 106, 116, 121, 142, 167, 185, 189
– berufsbedingt 145
– juvenile 312
– Lendenwirbelsäule 174
– nach Schleudersitzausschuß 207
– Spondylose 148
– zervikale 142
Osteochondrosis, Halswirbelsäule 141
– dissecans 204

– intercorporalis 21, 33, 34, 39, 49, 51, 68, 69, 71, 72, 74, 77, 79, 80, 81, 88, 158, 162, 164, 201, 207, 240, 245, 249, 293, 300, 303, 315, 317, 319, 321, 323, 328, 332
– – Folgeerscheinungen 186
– – bei Tabes 232
– – Vibrationseinwirkung 321
– intervertebralis 156
Osteodystrophia deformans 45
Osteodystrophie 24
Osteolysen 204
Osteomalazie 24, 239, 243, 294, 295
Osteomyelitis, Spondyl- 227, 231, 233
– Wirbel- 227, 231
Osteomyelosklerosen 215
Osteopathie, Hunger- 44
– malazische 44, 66, 89
– renale 44
Osteoperiostitis 228
Osteopetrose 45, 91, 295
Osteopetrosis, Spondyl- 231
Osteophytose, Bergarbeiter- 240
Osteopoikilie 46
Osteoporose 24, 41, 51, 66, 89, 140, 187, 222, 214, 232, 243, 258, 278, 290, 294, 300, 312
– Alters- 43, 139
– Astronauten 210, 295
– barotaktisch 43
– berufsbedingt 139, 296
– Berufskrankheit 294
– Bettruhe 294
– Bleivergiftung 224
– Cadmium- 225
– endokrine Einflüsse 42, 294
– exogene Einflüsse 294
– Ganzkörperschwingungen 300
– hormonale präsenile 139, 177
– Inaktivitäts- 43, 139
– Mangel- 43
– postmenopausisch 43
– Vibrationen 295
– Weltraumfahrer 294
Osteosklerose 45, 89, 215, 222, 295
– Bleivergiftung 224
Osteotendopathie 304, 327

Paget, Morbus- 45
Panmyelopathien 227
Paracoccidioidose 234
Paragonimiasis, Wirbelsäule 233
Parasiten 227, 233
Parasiten-Krankheit 235
Paratyphus 229, 230, 231, 232
Pausengymnastik 256, 260, 262, 265, 333
Pensionierung, Früh- 188
Periostitis 303
Periostosen 303
Personenkraftwagen, Vibrationen 134, 188
Pflugarbeit, Dauerleistungsgrenze 194
Phosphor 44, 123, 224
Phosphornekrose 224
Pilotendienst 76, 82
Pilotentauglichkeit 101
Pilzinfektionen 227, 229, 233, 234, 235

Plasmozytom 234
Pneumonie 229
Pockenvirus 232
Poliermaschinen 183
Polizei 216
Polyarthritis, primär chronische 245, 248
– rheumatoide 245
Polyvinylchlorid 225
Ponticulus posterior atlantis 208
Portio interarticularis 29
Präventivmedizin 49, 140, 280
Preßluftwerkzeuge 181
Professiografie 166
Professiogramme 130, 156, 168, 169, 170, 199, 255, 316
Prognose der Wirbelsäuleleiden 49, 50, 51, 102
Prolapsus disci 20, 37, 38, 74, 288, 322, 323, 328
– – posterolateralis 35, 73, 322
– – posteromedialis 73, 322
– – intraspongiosus 328
– – traumaticus disci 39
Protozoen 227, 233
Protrusio disci 37, 232, 323
– postero-medialis disci 35
Pseudarthrose 288
Pseudarthrosis transitoria 303
Pseudomonas aeroginosa 233
Pseudospondylolisthesis 30, 33, 79, 116, 195, 199
Pumpmechanismus, Diffusionsernährung 110, 141, 148, 212, 262, 265, 282

Quarzstaublunge 236, 243
Querfortsatz, verbreiterter 78
Querfortsatzabbruch 18, 162
Querschnittlähmung 82

Rachitis, Beryllium- 225
Radionuclide, inkorporierte 214, 215
Randleistenfaser, Abtrennung 325
Randleistenfaserring 306
– Abtrennung 240
Randleistenverankerung 306
Randlippen, Lendenwirbelkörper 187
Randwülste, knöcherne 240
Raumfahrer, Lumbalgieanfall 214
Raumfahrt 208, 240, 324, 332
– Schwerelosigkeit 240
– Weltraumlabor 241
Raumfahrtmedizin 208, 209, 211, 240
Raynaud-Krankheit 110, 226
Regio transitoria lumbosacralis 303
Rehabilitation 65, 280
– Bundesarbeitsgemeinschaft für – 280
– Grundlagen 281
Rehabilitationsindex 283
Rehabilitationsklinik 97
Rehabilitationsmaßnahmen 67, 81, 162
Reichsversicherungsordnung 102, 103
Reihenuntersuchung, arbeitsmedizinische 57, 198
Reiter, Morbus 248
Renten, frühzeitige 98
– Reformgesetz 282
Retrolisthesis 30, 79, 80, 195
Rheumabegriff 216, 245, 249

Rheumatismus 91, 95, 104, 133, 146, 187, 221, 244, 248
– Begriffsausweitung 245
– Begutachtung 249
– Berufskrankheit 245
– degenerativ 34, 245
– Differenzierung 90
– entzündlicher 281
– Infekt- 304
– Invalidisierung 283
– Muskel- 156
– Rücken- 81
– Schwerarbeit 250
– Ursachen 250
– Wirbelsäuleleiden 245
Rickettsien 229
Rickettsiose, Wirbelsäulebeteiligung 232
Rippe, Hals- 17
– Lenden- 18
– Thorakal- 17
Röntgenbild, Aussagefähigkeit 332
– Begutachtungsgrundlage 63
– Kleinbilddokumentation 61, 63, 258
Röntgenbildauswertung, standardisiert 61
Röntgenbilddokumentation 61
Röntgendiagnose, Spondylitis 228
Röntgenfilme, Zeitlupen- 182, 325
Röntgenfunktionsaufnahme 33, 59, 319
Röntgenganzaufnahme 61
Röntgenkinematographie 194
Röntgenschichtaufnahme 61, 228
Röntgen-Schrägschichtaufnahme 80, 89
Röntgenuntersuchung in der Arbeitsmedizin 53
– mit Belastung 61
– Einstellungs- 63
– funktionelle 62
– Gefahren 63
– gezielte 58
– kinematographisch 62, 194
– Schrägaufnahme 79
– Stufenplan 59, 61
– Überwachung 63
– Vorsorge, Vorbeugung 63
Röntgenzeichen, Diskopathie 154, 155
Rotationsschwingungen 183, 325
Rotz 229, 231
Rücken, Alters- 90
– Arbeiter- 90, 151, 193
– Bergmanns- 90, 151, 162, 193, 281
– Hohl- 76
– Rund- 76, 168
– Traktor- 90, 151, 193, 281
Rückenbeschwerden 53
– Arbeitsbehinderung 122
– Beurteilung 67
– Großwerft 261
– Technisierung 194
Rückenindex 55
Rückeninsuffizienz 110
Rückenleiden, sozialmedizinische Bedeutung 95
– im Berufsleben 261
Rückenmark, Druckwirkung 70
Rückenmarkbeteiligung, Frühsymptom 234
Rückenmuskulatur 57, 65

- Aktionspotentiale 267
- Insuffizienz 55
- Rheumatismus 65
- wirbelsäulestützende 262

Rückenrheumatismus 81
Rückenschmerzen 90, 91, 146
- Berufsbezogenheit 152
- häufigste Ursachen 66
- Krankenschwester 178
- Lokomotivführer 187
- prozentuale Häufigkeit 257
- Sitzberufe 145
- statistische Übersicht 90
- ungenaue Diagnose 65

Rückenstütze 144
Rückfallfieber 232
Rückgratverkrümmung 178
Ruhesitz 267
Ruhr 233
Rumpfheben, Haltedauer 57
Rundrücken, fixierter 168
RVO-Bestimmungen 103

Sakralisation 18, 89, 115, 119
Sakroiliakalgelenke, Brucella-Infektion 231
Salmonellosen 229, 230, 231
Sarkom, osteogenes 225
Saturnismus 223
Schadstoffe, chemische 103
Scharlach 229
Scheuermann-Krankheit 24, 25, 51, 75, 76, 86, 106, 109, 114, 115, 118, 119, 120, 195, 273, 282
Schichtaufnahmen, Röntgen- 61, 228
- Schräg- 80, 89
Schienenfahrzeug, Vibrationen 134
Schiffahrt, Handels- 94
- See- 186
Schiffbauindustrie 109, 181
Schiffe, Vibrationen 186, 190
Schipperkrankheit 131, 182, 216, 286, 306
Schleifmaschinen, Vibrationen 183
Schlepperfahrer, Berufsbelastung 196, 197, 198
- Untersuchungsreihe 194
Schleppersitze 259, 266
Schleudersitz, Wirbelsäuleschäden 207
Schleuderverletzung der Halswirbelsäule 82
Schlingern 190
Schmerzen, arbeitsbehindernd 91
- Kreuz- 73, 90, 91, 99, 149, 152, 176
- Lenden-Kreuz- 94, 98, 202
- Nacken- 146
- Nacken-Schulter-Arm- 70, 142, 202
- Rücken- 90, 146
- wirbelsäuleabhängige 278
Schmetterlingswirbel 21
Schmitt, Morbus 287
Schmorl-Knoten 17, 20, 24, 46, 74, 75, 87, 88, 114, 115, 167, 187, 323
- traumatisch 37
- vibrationsbedingt 323
Schneeberger Lungenkrankheit 242
Schober-Zeichen 105
Schreibkrankheit 142, 143

Schreibmaschinentische, Normung 266
Schreibtische 266
Schreibtischplatten, geneigt 53
Schülerkyphose 24
Schuhindustrie, Maschinen 183
Schulbank 53, 264
- aufrechtes Sitzen 75
Schulter-Arm-Syndrom 58
Schwangerschaft 177
Schweden, Eignungsuntersuchung 105
Schweinebandwurm 234
Schwerarbeit 153, 156, 165
- körperliche 102, 107, 110, 132, 149, 151, 258, 331
- langjährig ausgeübte 311
- Rheumatismus 250
- Vibrationen 151, 319
Schwerarbeiterberuf, Weiterbeschäftigung 109
Schwerarbeiterkrankheit, Bandscheibeschäden 152
Schwerelosigkeit 139, 208, 294
- Anpassung des Menschen 209
- Volumenverschiebung 211
Schwerfahrzeuge 199
Schwerindustrie 101, 118, 145, 151, 162, 282
- Arbeiter 90, 162
Schwerlastträger 91, 171
Schwimmen 262
Schwingbeschleunigung, gefährliche 186
- zulässige 187
Schwingeinwirkungen 133, 134, 137, 181, 193, 279, 321
Schwingungen, s. a. Vibrationen 125, 134, 137, 149
- Aufschaukelung 194
- Breitband- 137
- Ganzkörper- 113, 133, 134, 135, 149, 167, 168, 175, 188, 190, 191, 297, 298, 299, 300, 324, 326, 332
- mechanische 151
- ortsfeste Maschinen 149
- Rotations- 183, 325
- Sinus- 132, 137, 193
- stochastische 137, 260
- Teilkörper- 113, 133, 168, 181, 297, 298, 299, 324, 325, 332
- Torsions- 320, 325
- Vertikal- 134, 193
Schwingungsarten 137
Schwingungsdämpfung 54, 135, 267
Schwingungsgemische 133
Schwingungspegel 190
Schwingungsweg 137
Seediensttauglichkeit 109, 116
Seekrankheit 190
Seeschiffahrt 122, 186
Segelflieger 76
Segelflugzeug, Hochleistungs- 268
Segmentverschiebung, hemimetamere 23
Sehnenscheidenentzündung 143
Seitkrümmung, unfallbedingt 87
Seitverschiebung 31
Sepsis 229
Shigellosen 233
Silikatose, Wirbelsäule 238
Siliko-Arthritis 237, 248
Silikose, Wirbelsäule 238
Simulatoren, Arbeitsplatz- 254

Sinusschwingungen 132, 138, 193
Sitz, Auto- 267
– Kraftwagen- 267
– Ruhe- 267
– Schlepper- 259, 266
– Standard- 259
– wirbelsäulegerecht 189
Sitz-Steh-Berufe 148, 285
– – Wechselarbeit 282
Sitzarbeit 110, 140, 144, 148, 177, 254, 264, 279, 294
– Dauer- 262
– einförmige 282
Sitzarbeitsplatz, ergonomisch gerechter 265
Sitzbelastung, berufsmäßige 269
Sitzberufe 110, 140, 144, 148, 177, 254, 264, 279, 294
– Bandscheibevorfall 145
– Bewegungsmangel 260
– Nackenschmerzen 145
– Rückenschmerzen 145
– Vibrationseinflüsse 149
Sitzen, ermüdungsarmes 265
– in der Schule 53
– Stehen-Wechsel 147
– ungünstige Haltung 264
– Vibrationen 140
Sitzeinwirkung, Begutachtung 268
Sitzflächenneigung 267
Sitzgefahren, Vorbeugung 267
Sitzgestaltung, wirbelsäulegerecht 186
Sitzhaltung, Akzelerogramm 267, 269
– langdauernde 148
– Schule 264
– ungünstig 332
– Vibrationen 144, 185
Sitzkomfort 265
Sitzkonstruktion 266
Sitzlehnenneigung 267
Sitzplatz, Arbeits- 263
Sitzplatzgestaltung, Arbeitsplatzmaße 332
Sitzproblem, vielgestaltiges 264
Sitzstuhl 265
Sitzverbesserung 191
Sklerose 223
Skoliose 26, 44, 51, 77, 89, 91, 106, 109, 111, 115, 116, 195, 216, 226, 273, 296
– Begutachtung 78, 296
– Dreh- 78
– fibropathisch 27
– Gliederung 87
– Haltungs- 27, 78, 178, 193
– idiopathische 27
– Lumbal- 19
– myopathisch 27
– neuropathisch 27
– strukturelle 27
– osteochondropathisch 27
– spondylolisthetische 291
– unfallbedingt 87
– wuchsbedingt 86
– zunehmend 282
Skoliosetorsion 118
Skoliosewinkel 118
Skorbut 229, 235, 239

– Wirbelkörpersinterung 239
Somatographische Messungen 275
Sozialmedizin 140
Spatium intercorporale, Höhenabnahme 228
Spina bifida 21, 114, 115, 117, 119
– – occulta 194
Spine, Labourer's- 151
Spondylarthritis 226
– ankylopoetica 70
Spondylarthrosis 116, 311
– deformans 301, 320
Spondylitis 117
– ankylopoetica 26, 46, 66, 115, 117, 215, 222, 226, 233, 245, 247, 248, 249
– ankylosans 245, 246
– arteficialis 227
– brucellosa 230
– infectiosa 228, 231
– superficialis anterior 46, 227
Spondylo-Osteopetrosis 231
Spondylodese 83
Spondylodiscitis 46, 83, 228, 233, 247, 248, 249
– arteficialis 47
– erregerspezifische 231
– rheumatica 248, 249
spondylogene Krankheit 73, 95
Spondylogoniometer 55
Spondylolisthese, Hochleistungssportler 29
Spondylolisthesis 23, 29, 30, 33, 77, 79, 89, 106, 107, 111, 115, 116, 117, 120, 121, 131, 195, 275, 286, 290, 291
– Pseudo- 30, 33, 79, 116, 195, 199
Spondylolyse 111, 115, 116, 199, 290, 322
– berufsbedingte 290
– ohne Gleitvorgang 79
– Häufigkeit 29
– Mikrotrauma 290
– skoliotische 291
Spondylolysis 23, 79, 115, 131, 195, 275
– Ermüdungsbruch 290
– interarticularis 21, 289
– prozentuale Häufigkeit 51
Spondylomalacia marantica, Erwachsenen-Sprue 239
Spondylose, Entwicklung 160
– Fortschreiten 160
– Halswirbelsäule 207
– Überlastungs- 152
Spondylosis deformans 31, 32, 33, 34, 37, 49, 51, 70, 73, 74, 88, 142, 145, 151, 157, 158, 167, 185, 189, 198, 201, 240, 249, 255, 300, 306, 313, 314, 319, 323, 328
– – Arbeitseinfluß 317
– – der Bergleute 158
– – Berufsbezogenheit 75, 316, 317, 318
– – Druckluftarbeiter 181, 326
– – endogener Anteil 317
– – Häufigkeit 157, 160, 164, 172, 175, 326
– – Randlippen 314
– – Schweregrade 160
– – Schwerlastträger 172
– – Ursache 312
Spondylosis hyperostotica 32, 70, 75, 239, 318, 324
– rheumatica cervicalis juvenilis 249
Spondylosteomyelitis 227, 231, 233

Sporotrichose 234
Sport 262
- Betriebs- 261
- Flug- 203
- Hochleistungs- 203, 258, 286
- Leistungs- 53, 298
- Tauch- 203
- als Vorbeugung 261
- Winter- 83
- Zwischenwirbelscheibe 132
Sportarzt 76
Sportmedizin 290
- Wirbelsäulenbefunde 61
Sportschaden 138, 285
Sporttraumatologie 61
Sportunfall 285
Sprue 239
Stahlindustrie 94, 107, 152
Standardsitze 259
Staphylokokken 227
Statistik, Grundlagen der medizinischen 325
- über Krankheitshäufigkeit 91
- über Rücken- und Kreuzschmerzen 90
Statokinesiometer 54
Staublunge, Asbest- 238
- Quarz- 236
Staublungenerkrankung 236
Stauer 91
- Arbeitshaltung 174
Steharbeit, langzeitige 149
Steharbeitsplätze 262, 264
Stehberufe 147, 179, 262
Stehen 53, 140, 255, 256
- im Beruf 262
- Sitzen-Wechsel 147
- vorgebeugte Haltung 146
Stehsitz, gewichtentlastender 263
Stehsitz-Stehpult-Kombination 144
Steinkohlenbergwerke 114
Steinkohlenindustrie 122
Stochastische Schwingungen 137
Stoffwechselstörungen 130, 201, 210, 238, 239, 321, 323
Strahlen, ionisierende 130, 214
Strahlflugzeug, Beschleunigungseinfluß 206
Straßenarbeiter 90
Straßenbahn, Vibrationen 188
Straßenbau 181
Streptokokken 232
Stütz- und Bewegsystem 286, 331
- - - Belastung 254
- - - Erkrankung 93
- - - Funktionen 101
- - - leistungsmindernde Veränderungen 92
- - - Verschleißschäden 95
Styloiditis 303, 304, 306
Subluxation 71
Sudeck-Knochendystrophie 294, 295
Symptome, spondylogene 69
Syndrom, Caplan-Colinet-Petry- 238, 248
- cervico-brachiales 312
- diskovertebrales 90
- Fanconi- 225
- Halsrippen- 17

- HWS- 143, 155, 174
- Klippel-Feil- 23
- Lendenwirbelsäule- 94, 155, 176
- lumbo sacrales 312
- Milkman- 225
- Nacken-Schulter-Arm- 185
- Schulter-Arm- 58
- Skalenus- 17
- Sudeck- 295
- Zervikal- 141, 177, 304
- Zervikalmigräne- 279
- Zervikobrachial- 279
Syphilis 231
Systemerkrankung, erbkonstitutionelle 45, 86
Szintigraphie 61

Tabes 231
Talkumlunge 238, 244
Tauchsport 203
Tauglichkeitsbestimmungen 140
Tauglichkeitsmerkmale 99, 107, 111, 117, 193, 253
Tauglichkeitsprüfung 58
- Piloten 101
Tauglichkeitsuntersuchung 109
Tauglichkeitsvorschriften 116
Teerkrebs 244
Teilkörperschwingungen, s. a. Schwingungen, Vibrationen 112, 133, 168, 181, 297, 298, 299, 324, 325, 332
Teleskopverschiebung 30
Tennisellbogen 305
Tetanus-Infektion 233
Textilbetrieb 127
Thermographie 54
Thorakalrippe 17
Tiefbauarbeiter 105, 164
Tiefbauberufsgenossenschaft 257
Toluidin 242
Tolurose 235
Tomographie, Transversal-Axial- 62
Torsionsschwingungen 186, 320, 325
Torsionswirbel 26, 28
Tragen 53
- Grenzlastwerte 274
- Jugendliche 273
- Schulung 178
- Wirbelsäuleschädigung 261
- wirbelsäuleschonend 270
Traktoristen 90
Traktorrücken 90, 151, 193, 281
Trampolinturner 301
Trauma, Dauer- 132
- und Infektionsfolgen 47
- Initial- 320, 324
- Mikro- 132
- subklinisch 132
Tropenkrankheiten 229, 236
Trümmerfeldzonen 131
Trümmerfraktur, Mikro- 36
Tuberkulose 228, 229, 230, 231, 234, 238
Tumor, Wilms- 216
Tumoren, bösartige Wirbelsäule- 241
Typhus abdominalis 229, 230, 231

Überbeanspruchung, funktionsmechanische 285
Überdruck, mechanisch-physikalische Verhältnisse 203
Übergang, Halswirbelsäule- Brustwirbelsäule- 183, 286
- Kopf- Hals- 248
- Lenden-Kreuzbein- 27, 79, 113, 156
Übergangsgebiet, Wirbelkörper/Bandscheibe 293, 327
Übergangswirbel 18, 115, 119
- Lenden-Kreuzbein-Übergang 19, 119, 194, 275
- Osteochondrosis intercorporalis 303
- unsymmetrisch 18
Überlastung, Bewegungsarmut 141
Überlastungsschäden 178
- Disposition 58
- sakroiliakale 81
Überlastungs-Spondylose 152
Überwachungsuntersuchung 51, 62, 63, 73, 77, 81, 88, 101, 122, 179, 193, 217, 221, 227, 253, 257, 278, 280, 284, 294

Umgebungsdruck, Änderung 202, 204
Umschulung bei Wirbelsäuleleiden 65, 81, 83, 97, 280
Unfall, Auffahr- 82
Unfallverhütungsvorschrift 137
Unfallversicherung, gesetzliche 104
- Träger 236
Unkovertebralarthrose 29, 89, 186, 302, 321
Unkovertebralgelenk 39, 40, 300, 302, 320
Untersuchung, arbeitsmedizinische 301
- arbeitsplatzbezogene 106
- Eignungs- 53, 97, 99, 102, 104, 106, 109, 110, 146, 147, 165, 203, 254, 256, 290, 296
- Einstellungs- 51, 62, 63, 79, 80, 86, 101, 106, 114, 146, 162, 203, 217, 253, 256, 280, 284, 331, 332
- elektronenoptische 306
- epidemiologische 217, 322, 329
- ergometrische 127, 185, 265
- experimentelle 325
- Labor- 54
- Langzeit- 151
- mikroskopische 315, 319
- Musterungs- 107
- Nach- 103, 258, 293, 331, 332
- Röntgen- 53, 58
- Tauglichkeits- 109
- Überwachungs- 62, 63, 73, 77, 81, 88, 101, 122, 179, 193, 217, 221, 227, 253, 257, 278, 280, 284, 294
- Vorsorge- 58, 63, 81, 101, 165, 178, 187, 256, 284
Untersuchungsbogen 104
Untersuchungseinheiten, mobile 105, 257
Untersuchungsgruppen, interdisziplinäre 105
Untersuchungsstellen, ärztliche, arbeitsmedizinische 101, 103, 105, 257
USA, Eignungsuntersuchung 105

Vakuumphänomen 44
Variationen der Wirbelsäule, angeborene 17
Variola 232
Venographie, epidurale 62
Veränderungen, angeborene 17
- im Bewegungssegment 67
- endogene 111
- Scheuermann- 116
- wachstumsbedingte 17

Verheben 178
Verkehrsfahrzeuge, Sinusschwingungen 185
Verkehrsflugzeuge 191
Verkehrswesen 117
Verkrümmungen, Belastungsfähigkeit von WS- 87
Verschiebung, Teleskop- 30
- Wirbel- 17, 29, 33, 78, 79, 80
Verschleiß, Bandscheiben- 34, 46, 49, 70, 319
Verschleißhäufigkeit, Zunahme 158
Verschleißschäden der Wirbelsäule 49, 95, 110, 185, 198, 258, 261, 283, 299
Versteifungsoperation 67, 227
Vertebra alata 21
Vertikalbeschleunigung 136
Vertikalschwingungen 134
Verwaltungs-Berufsgenossenschaft 265, 277
Verzeichnis, Gefährdungs- 111
Vibrationen 36, 54, 87, 94, 99, 103, 104, 110, 125, 131, 132, 149, 165, 166, 167, 168, 186, 188, 191, 193, 206, 258, 260, 267, 285, 297, 306, 312, 323, 324, 326, 331
- und Arthrose 303
- berufsbedingt 78, 99, 107, 110, 133, 149, 185, 191, 240, 249
- Bewegungssegment 327
- und Dauerdruck 286, 292
- Druckluftarbeit 182
- feinschlägige 175, 188, 258
- fortgeleitete 185
- Ganzkörper- 188, 240, 306, 327
- Gewebezerfaserung 304
- Handbohrmaschinen 156, 182
- Knochen-Gelenk-System 300
- Osteochondrosis intercorporalis 321
- Osteoporose 295
- schädigender Frequenzbereich 259
- Schwerarbeit 151, 319
- Sitzhaltung 140, 144, 149
- Torsions- 186
- Verminderung 186
- Zwangshaltung 329
Vibrationsarbeitsplätze 78
Vibrationsausschläge, Spitzenbeschleunigung 259
Vibrationsbelastung, Dosimeter 259
Vibrationsforschung 254, 320
Vibrationskrankheit 133, 167, 181, 193, 297
Vibrationsstärke, Halswirbelsäule 182, 186
Vinylchlorid-Krankheit 225
- - als Berufskrankheit 226
Viren 229
Virusgrippe 229
Viruspneumonie 229
Vitamin-D-Mangel 44
Vorbeugemaßnahmen 72, 179, 186, 188, 219, 253, 322, 331
Vorfall, Bandscheibe-
s. Bandscheibevorfall
Vorgeschichte 53
- Berufs- 50, 97, 221, 226, 228, 258, 290
- Leistungs- 50, 53
Vorschaden, endogener 332
Vorsorge, arbeitsmedizinische 53, 105, 332
- Röntgenuntersuchung 63
Vorsorgemaßnahmen 51, 146, 253, 266

Vorsorgeuntersuchung 58, 63, 81, 101, 165, 178, 187, 256, 284
- arbeitsmedizinische 62, 111, 140, 294
- arbeitsplatzbezogen 106
- betriebliche 106, 107, 122
- Dokumentation 165
- gesetzliche Grundlagen 102
Vorveränderungen, Weiterentwicklung 106

Wachstumsbedingte Wirbelsäuleveränderungen 17
Wärmearbeitsplätze 201
Wandern 262
Wasserspringer, jugendlicher 301
Weltraum, Schwerelosigkeit 139
Weltraumfahrer-Osteoporose 294
Weltraumfahrt 130
Werksärzte 107
Werkzeug, Druckluft- 134, 181
- Preßluft- 181
Wiedereingliederung in den Beruf 50, 67, 83, 242, 253, 280
Wilms-Tumor 216
Wintersport 83
Wirbel, Block- 20, 29, 70, 119
- Elfenbein- 45, 231
- Fisch- 42, 214
- Keil- 20, 25, 115, 119, 216
- Marmor- 45
- Schmetterlings- 21
- Torsions- 26, 28
- Übergangs- 18, 115, 119
Wirbelblockierung 71, 89
Wirbelbogenepiphyse 22
Wirbelbogenfortsatz, Abtrennung 162, 286, 287
- Akroosteopathie 304
- Schmerzen 140
Wirbelbogengelenk 68, 140, 246, 299, 300, 301, 302
- Flachstellung 80
- Gelenkzotte 72
- Menisken 240
- subchondrale Nekrosen 293
- Teleskopverschiebung 79
- Verschleiß 249
Wirbelbogengelenkarthrose 29, 39, 40, 51, 72, 79, 80, 81, 88, 157, 158, 186, 189, 258, 278, 279, 293, 300, 301
Wirbelbogengelenkspalte 30
Wirbelbogenreihe, Fehlbildung 21
Wirbelbogenspalte 22, 88
Wirbelbruch, Aufrichtungsoperation 227
Wirbelfraktur bei Schleudersitzstart 206
Wirbelgleiten, siehe Spondylolisthesis
Wirbelinfektion, metastatische 228
Wirbelkanal, Einengung 31
Wirbelkantenverformung 17
Wirbelknochen, Druckfallschaden 292
Wirbelkörper, avaskuläre Osteonekrose 293
- Eburnisation 222
- intervertebrale Hernien 298
- Knochenzacken 33, 198
Wirbelkörper-Bandscheibe-Grenze 24, 35, 138, 205, 207, 293, 301, 328, 332
- - Reihe, Fehlbildungen 19, 88
- - Übergang 293, 295, 309, 327

- - - Diffusionsernährung 313
- - - Mikrofraktur 291, 306
Wirbelkörperabschlußplatte 24, 77, 131, 214
- Einbuchtung 87
- knöcherne 33, 291
- Mikrofrakturen 300
- Sklerose 35, 157, 240, 247
- unregelmäßige 17, 87
Wirbelkörperanlage, knorpelige 19
Wirbelkörperentwicklung, regelrechte 22, 66
Wirbelkörperepiphysen, persistierende 288
Wirbelkörperhypoplasie 216
Wirbelkörperkantenabtrennung 37, 38, 288
Wirbelkörperpunktion 227
Wirbelkörpersinterung 42, 43, 45, 66, 67, 89, 214
Wirbelkörperspalte 21
Wirbelkörperzusammendrückbruch 81
Wirbelluxation, Stabilisierungsoperation 227
Wirbelosteomyelitis 227, 228, 231
Wirbelosteosklerose, Druckfallkrankheit 293
Wirbelsäule, Aktinomykose 234
- Alterserscheinung 283, 333
- Arbeiter- 90, 151, 193
- arbeitsmedizinische Wertigkeit 331
- Astronauten- 210, 211
- Aufbrauchschäden 49, 91, 110, 185, 198, 258, 261, 283
- Bambusstab- 223, 246
- Belastungsfähigkeit 50, 55, 58, 62, 66, 69, 72, 83, 89, 101, 104, 142, 165, 178, 191, 331
- belastungsgefährdet 117, 127, 163
- Bergmanns- 90, 151, 156, 162, 193, 281
- und Beruf 98, 99, 123, 140, 148, 156, 179, 194, 206, 258, 269, 306, 329
- berufsbedingte Infektionen 227
- Bewegungsmangel 142, 260, 323
- biomechanische Probleme 130
- Bleivergiftung 223, 224
- bösartige Tumore 241
- Chirurgen- 146
- Coccidioidomykose 234
- Dauerhaltung 102, 294
- Dauerleistungsfähigkeit 127
- Dekompensation 151
- Druckfalleinflüsse 204, 292, 293, 332
- Druckluftwerkzeuge 134, 183, 326
- dynamische Funktion 54
- einseitig belastet 102
- Einstellungsbeurteilung 188
- Einstellungsrisiko 107
- Ergonomie 147, 168, 253, 254, 265, 332
- exogene Einflüsse 98, 329
- Fluorose 45, 89, 222, 258
- Hebeschäden 271
- Individualzustand 332
- Initialschaden 213
- ionisierende Strahlen 215
- Kälteeinwirkung 201
- Kalkabbau 214
- Knochen-Gelenk-Schäden 301
- konstitutionelle Schwäche 193
- Kosmonauten- 210
- Längenzunahme 212
- Lastenträger 173

- leistungsmindernde Befunde 165
- Leistungsvermögen 53
- mechanische Beanspruchung 99, 257, 332
- Muskelkorsett 110, 260, 296, 327
- Myelom 227
- Osteophytose 240, 318
- Osteosklerose 45, 89, 215, 222, 295
- Pilzinfektion 234
- Röntgen-Ganzaufnahme 58
- Sitzmöbel 176
- Sportmedizin 61
- Stoffwechselstörung 130, 201, 210, 239, 321, 323
- Sportschaden 138, 285
- Tauglichkeitsmerkmale 99, 107, 111, 117, 193, 253
- Trageschäden 271
- Tragfestigkeit 66
- Umweltbedingungen 211
- Vergiftungskrankheit 221
- Verminderung der Belastbarkeit 214
- Verschleiß 49, 91, 110, 185, 198, 258, 261, 283, 299
- Vibrationseinflüsse 54, 119, 133, 135, 137, 165
- Zahnärzte 146
- Zuckerguß- 32, 75, 318
- Zwangshaltung 77, 78, 140, 141, 151, 178, 185, 188, 206, 255

Wirbelsäulebetrachtung, funktionelle 53
Wirbelsäuelfehlbildung 22
Wirbelsäuleinfektion, unmittelbare 228
Wirbelsäuleleiden, s. Wirbelsäuleschaden
Wirbelsäulemetastasen 140, 223, 226, 238, 241, 242, 243
Wirbelsäulenorm 101
Wirbelsäuleoperation 47, 51, 66, 83, 227, 278, 280
Wirbelsäuleprofil 53
Wirbelsäuleschaden, Arbeitseinflüsse 92, 98, 99, 101, 127, 156, 167, 216, 219, 260, 316
- druckfallbedingt 205
- Häufigkeit 97, 98, 106, 257
- Klassifizierung 50, 101, 112
- Orchestermusiker 143
- Prognose 49, 50, 51, 102
- sozialmedizinische Bedeutung 95, 283
- volkswirtschaftliche Bedeutung 129, 283
- Schwingeinwirkung 185, 196
Wirbelsäulesteife, schmerzfreie 74
Wirbelsäulentherapeut 66
Wirbelsäuletyphus, Berufskrankheit 230
Wirbelsäuleveränderungen, berufsbedingt 187, 188, 219
- entschädigungspflichtig 241
- entwicklungsbedingt 65
- Gefährdungsliste 113
- Gesetze, Richtlinien 117
- Häufigkeit 86, 109, 310
- Literaturübersicht 86
- wachtsumsbedingt 17
- Wehrdienst 117
Wirbeltuberkulose 230, 238
Wirbelverschiebung, s. a. Spondylolisthesis 17, 29, 30, 33, 78, 79, 80

Xyloidin 242
Xyphoideodynie 303

Zahnärzte, berufsmechanische Belastung 146
Zeitlupen-Röntgenfilm, Bewegungsablauf 62
- - Erschütterungen 182, 325
Zermürbung, Bandscheiben- 34, 70
Zervikalmigräne-Syndrom 279
Zervikalsyndrom 141, 177, 304
Zervikobrachial-Syndrom 279
Zinkchromat 243
Zivilluftfahrt 117
Zoeliakie 239
Zooanthroponosen 229
Zoonosen 229
Zuckergußwirbelsäule 32, 75, 318
Zusatzimpuls, allergisch 69
- endokrin 69
- klimatisch 69
- psychisch 69
- schmerzerzeugend 202
- thermisch 69, 201
- toxisch 69
Zwangshaltung im Beruf 151, 185, 206, 255
- Bewegungsmangel 143
- Bürotätigkeit 139
- gebückte 167
- langdauernde 140
Zwischengelenkstück, Dauerbelastung 290
- Ermüdungsfraktur 290, 291
- Festigkeitsminderung 295
- Veränderungen 29
Zwischengelenkstückfuge 21, 22, 23, 30, 79, 131, 289
Zwischenwirbelkanal 21
- Einengung 80
- Inhalt 67
Zwischenwirbelraum, Höhenverminderung 17, 156, 240, 247
- Überknöcherung 70
Zwischenwirbelraumhöhe 33, 315
Zwischenwirbelscheibe, s. a. Bandscheibe 87, 131, 140, 298, 303
- Altern 331
- Ansammlung von Flüssigkeit 212
- Berufseinflüsse 309
- Berufskrankheit 327
- Berufsschädigung 174
- Bewegung 141, 260
- biochemisches Gesamtbild 324
- biomechanisch-biochemische Reaktionen 240
- biomechanische Vorgänge 321
- Bleianfälligkeit 224
- Dauerbelastung 132
- Dauerdruck 262
- Diffusionsernährung 110, 131, 207, 211, 299, 325
- Druck 265
- Druckerhöhung 207
- dynamische Funktion 131
- flüssigkeitsbedingte Höhenzunahme 212, 214
- Gefährdungsgebiet 332
- Halbgelenk 67, 300
- Höhenverminderung 88, 115
- Kalkeinlagerung 292
- Leistungsfähigkeit 208
- Mucopolysaccharide 224
- Pathoanatomie 130
- als Sehnenansatz 306
- Stoffwechsel 125, 323

– Veränderungen 88, 106, 111, 310
– Vibrationseinflüsse 325
Zwischenwirbelscheibebeschwerden, raumfahrtbedingt 324
Zwischenwirbelscheibedegeneration 36
Zwischenwirbelscheibegewebe, Anfälligkeit 313
– Autoimmunisierung 321

– biochemische Entgleisung 320
– Spalte 35
– Vorerkrankung 331
– Zermürbung 73
Zwischenwirbelscheibeschaden 323
– beruflich-mechanisch bedingt 328
– Berufskrankheit 309, 320, 328